CHIRURG

DE

MAITRE HENRI DE MONDEVILLE

CHIRURGIEN DE PHILIPPE LE BEL, ROI DE FRANCE

COMPOSÉE DE 1306 A 1320

TRADUCTION FRANÇAISE

AVEC DES NOTES, UNE INTRODUCTION ET UNE BIOGRAPHIE

Publiée sous les auspices du Ministère de l'Instruction publique

PAR

E. NICAISE

PROFESSEUR AGRÉGÉ A LA FACULTÉ DE MÉDECINE DE PARIS
CHIRURGIEN DE L'HÔPITAL LAËNNEC
ANCIEN PRÉSIDENT DE LA SOCIÉTÉ DE CHIRURGIE DE PARIS
ANCIEN MEMBRE DU CONSEIL DE SURVEILLANCE DE L'ASSISTANCE PUBLIQUE

AVEC LA COLLABORATION

Du Dr SAINT-LAGER et de F. CHAVANNES

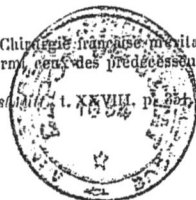

Ce monument de la Chirurgie française méritait
de trouver sa place parmi ceux des prédécesseurs
de Guy de Chauliac.
LITTRÉ, *Hist. litt.* t. XXVIII, p. 324.

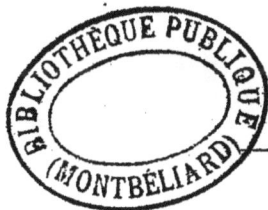
PARIS

ANCIENNE LIBRAIRIE GERMER BAILLIÈRE ET Cie

FÉLIX ALCAN, ÉDITEUR

108, BOULEVARD SAINT-GERMAIN, 108

1893
Tous droits réservés

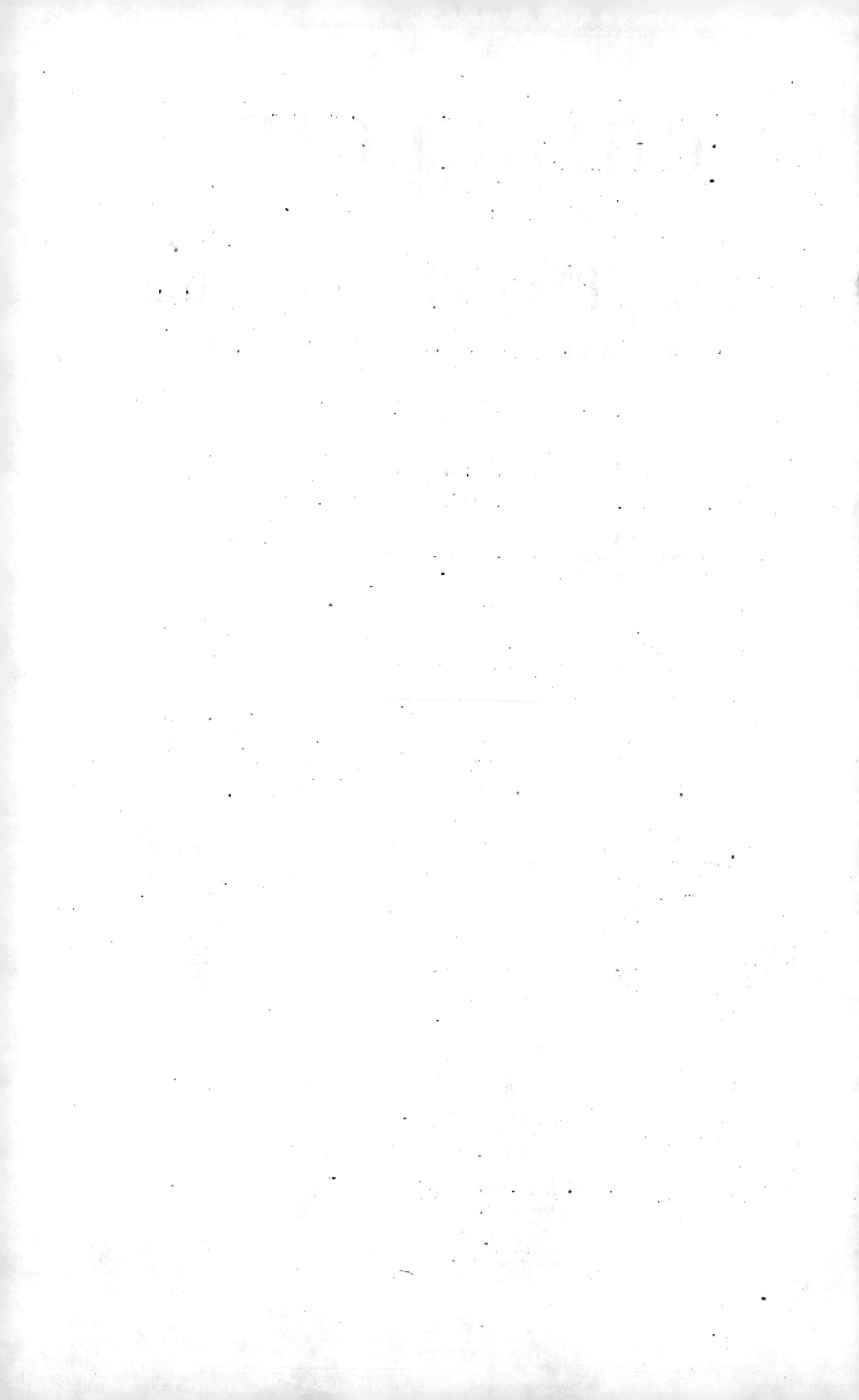

CHIRURGIE

DE

MAITRE HENRI DE MONDEVILLE

COULOMMIERS. — IMPRIMERIE PAUL BRODARD

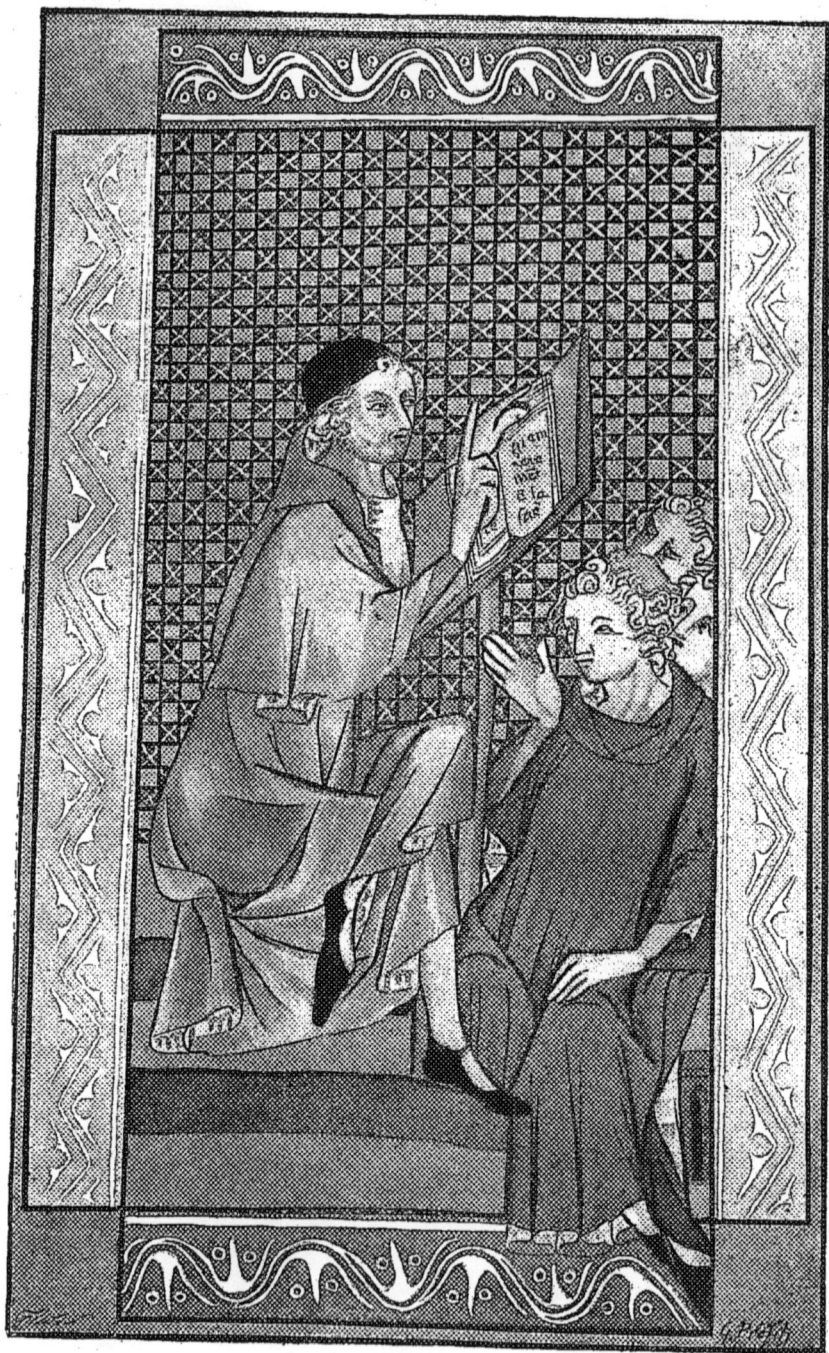

HENRI DE MONDEVILLE

D'après une miniature du manuscrit français 2030 de la Bibl. Nat. de Paris écrit en l'an 1314,
du vivant de l'auteur.

Nicaise. — H. de Mondeville.

Front.

PRÉFACE

Ce monument de la Chirurgie française méritait de trouver sa place parmi ceux des prédécesseurs de Guy de Chauliac.

LITTRÉ, *Hist. littér.*. t. XXVIII, p. 351.

Depuis plusieurs années, je me suis appliqué à l'étude des *Origines de la chirurgie française*. Déjà en 1890 j'ai publié une édition de la *Chirurgie* de Guy de Chauliac, puis successivement divers travaux sur l'état de la chirurgie au moyen âge. Aujourd'hui je donne une traduction de l'œuvre de Henri de Mondeville, le plus ancien auteur français qui ait écrit un Traité de Chirurgie.

Né pendant la seconde moitié du XIIIe siècle, Mondeville écrivit son ouvrage sous le règne de Philippe le Bel dont il était chirurgien. Venu à une époque où l'ignorance et la superstition étaient grandes, où la Scolastique régnait dans les Écoles, il faisait partie de cette élite de novateurs ardents, que l'on trouve pendant la Pré-Renaissance, et dont les idées nous étonnent par leur hardiesse et leur originalité.

Henri de Mondeville s'était particulièremeut adonné à l'étude de la Médecine et de la Philosophie : Quoique plein de respect pour les Pères de ces deux sciences, et pour les maîtres dont il avait suivi les leçons (Théodoric, Lanfranc et Pitart), cependant il nous apparaît comme un apôtre du libre examen et de l'évolution progressive de la science : en chirurgie, il fut un véritable précurseur, puisque comme il sera expliqué ultérieurement, il professa, malgré la plus vive opposition, une doctrine nouvelle sur le traitement des plaies, doctrine qui devait attendre 600 ans avant de triompher.

Par suite de circonstances difficiles à saisir, l'œuvre de H. de Mondeville était restée inédite jusqu'en ces derniers temps. L'édition latine donnée l'an dernier par le Dr Pagel et la traduction française que nous publions actuellement, seront certainement considérées par tous ceux qui s'intéressent à l'histoire de la Médecine, comme une juste réparation de l'oubli dans lequel est restée pendant si longtemps l'œuvre d'un Maître qui dans l'ordre chronologique pourrait être appelé à bon droit le Père de la Chirurgie française, et qui est une de nos gloires nationales.

D'ailleurs la publication de cet ouvrage importe non seulement à l'histoire de la Médecine enseignée dans notre pays, à la Faculté de Paris, dans une chaire qu'occupe avec tant de compétence le savant professeur Laboulbène, elle importe aussi à l'enseignement de la Médecine elle-même, car malgré son ancienneté, ce livre peut être encore aujourd'hui consulté avec profit, notamment en ce qui concerne les principes de la Pathologie générale, de la Déontologie médicale, et enfin relativement à la direction qu'il est utile de donner aux études, afin de développer chez les élèves une certaine dose d'indépendance d'esprit et d'initiative personnelle.

Ces considérations diverses ont déterminé M. Bourgeois, Ministre de l'Instruction publique, à accorder à ce livre l'honneur d'être publié sous les auspices de ce ministère, témoignant une fois de plus de sa sollicitude pour tout ce qui touche à l'enseignement et de son désir d'encourager les travaux historiques.

Les manuscrits de la *Chirurgie* de Mondeville venus jusqu'à nous sont peu nombreux, la plupart sont incomplets; seule la Bibliothèque Nationale de Paris possède des manuscrits complets.

C'est le Dr Pagel, privat-docent à l'Université de Berlin, qui a eu le mérite de publier le premier le texte latin de Henri de Mondeville [1] en utilisant les manuscrits de Berlin, d'Erfurt et les manuscrits complets de notre Bibliothèque Nationale, mis libéralement à sa disposition par le Gouvernement de la République.

M. Pagel a ajouté au texte de Mondeville des notes diverses et un glossaire des synonymes dû à M. Steinschneider; il m'a gracieusement autorisé ainsi que son éditeur, M. Hirschwald, à reproduire tout ce que renfermait son édition. Je lui adresse, ainsi qu'à M. Hirschwald, tous mes remercîments.

Dans le travail considérable que j'ai entrepris, j'ai été secondé par M. F. Chavannes qui, par sa connaissance spéciale du latin du moyen âge, m'a facilité la traduction des trois premiers traités; sa collaboration a été non seulement savante, mais dévouée.

1. J.-L. Pagel, 1892, *Die Chirurgie des Heinrich von Mondeville* (Hermondaville) nach Berliner, Erfurter und Pariser Codices zum ersten Male herausgegeben. Berlin, A. Hirschwald.

Au moyen âge, la matière médicale jouait un rôle important même dans le traitement des maladies chirurgicales, et comme Mondeville était très versé sur ce sujet. ce qu'il a dit méritait d'être conservé et reproduit avec une exactitude absolue. Pour la traduction du cinquième traité, qui forme l'Antidotaire, le Dr Saint-Lager, de Lyon, connu par ses travaux sur la botanique ancienne et contemporaine, a bien voulu me prêter son concours; de plus il a composé un glossaire des Synonymes des noms des médicaments simples et établi leur concordance avec les noms nouveaux. Grâce à la collaboration du Dr Saint-Lager le livre que je publie, pourra être utilement consulté par tous ceux qui désirent avoir des notions exactes sur la Matière médicale ancienne. Que mon savant confrère reçoive l'expression de toute ma gratitude.

E. Nicaise.

INTRODUCTION

Pour apprécier un auteur et se rendre compte de son œuvre, il est indispensable de se le représenter au milieu de la société dans laquelle il agissait. Déjà, dans l'Introduction de la *Grande chirurgie* de Guy de Chauliac, j'ai eu l'occasion d'étudier toutes les questions intéressantes pour le chirurgien, qui se rapportent à l'état politique et social du xive siècle, à l'enseignement de la médecine, à sa pratique, etc. J'ai recherché quels étaient les livres médicaux que l'on possédait, j'ai indiqué les traductions des auteurs grecs et arabes.

Ces questions que j'étudiais et exposais pour montrer le cadre dans lequel se trouvait Guy de Chauliac, écrivant sa *Chirurgie* en 1363, se représentent, à peu près les mêmes, à propos de Henri de Mondeville, écrivant de 1306 à 1320. Il n'est pas utile de répéter ce que j'ai dit dans ma précédente Introduction et ailleurs [1]. Je reprendrai seulement certains points pour les étudier plus longuement et pour les compléter avec les documents fournis par le livre de Henri de Mondeville lui-même, renvoyant pour les autres à mon édition de Guy de Chauliac où je traite des questions suivantes : le moyen âge dans ses rapports avec les sciences ; la médecine et la chirurgie avant le xive siècle ; les doctrines médicales régnantes ; les auteurs cités par Guy, leurs livres ; on y trouvera encore un essai sur la médecine et la chirurgie au xive siècle ; — à la fin du volume, j'ai donné une description des instruments employés au moyen âge, avec planches, et un glossaire des termes usités.

Dans la présente Introduction j'étudierai brièvement : la chirurgie à Paris au xive siècle ; l'enseignement de la chirurgie à Paris ; la suppuration et le traitement des plaies d'après Henri de Mondeville ; les origines de la chi-

---

1. E. Nicaise, *La grande chirurgie de Guy de Chauliac,* composée en l'an 1363, revue et collationnée sur les manuscrits et imprimés latins et français, avec des notes, une introduction sur le moyen âge, sur la vie et les œuvres de Guy de Chauliac, un glossaire, etc. Paris, F. Alcan, 1890.

Propos général des plaies et solutions de continuité, par Guy de Chauliac. Revue de chir., 1891.

Les écoles de médecine et la fondation des Universités au moyen âge, Revue scientifique, 1891.

Les origines de la Faculté de médecine de Montpellier, in l'Université de Montpellier, 1891.

L'enseignement de la médecine au moyen âge, Revue scientifique, 1891.

La pharmacie et la matière médicale au XIVe siècle, Revue scientifique, 1892.

L'anatomie et la physiologie au XIVe siècle, Revue de chir., 1893.

rurgie française; la biographie de H. de M.; les auteurs qu'il cite; sa bibliographie; enfin je reproduirai plusieurs *pièces justificatives* qui sont des pages de l'histoire de la chirurgie.

I. — LA CHIRURGIE A PARIS AU XIVᵉ SIÈCLE

L'état dans lequel se trouvait la pratique de la chirurgie à Paris pendant le moyen âge, est une des questions sur lesquelles les historiens s'entendent le moins, et aujourd'hui encore il ne faut pas prétendre l'exposer complètement. Je m'appuierai sur les documents que j'ai trouvés et dont je reproduis les principaux à la fin de l'Introduction, sous le titre de *Pièces justificatives*. Tout incomplets qu'ils sont, ils montrent qu'à Paris, à côté de quelques médecins-chirurgiens clercs, il y avait une corporation de chirurgiens laïques, des barbiers chirurgiens et une quantité de charlatans. Nous nous occuperons successivement de chacune de ces catégories de praticiens.

Médecins-chirurgiens. — L'École de médecine était composée de l'ensemble des Maîtres en médecine créés dans son sein et jusqu'en 1634, les cours furent faits par deux d'entre eux seulement ayant le titre de Régents, lesquels ne restaient en fonctions que pendant deux ans. Il n'y avait pas de cours spécial pour la chirurgie; cependant, à la fin du XIIIᵉ siècle, l'École accueillit Lanfranc avec de grands égards et l'autorisa à faire un cours. Mais en 1350 elle revint à son intolérance primitive et défendit à ses bacheliers d'exercer la chirurgie manuelle.

On ne sait pas quelles étaient les relations de Mondeville avec l'École, il en parle une seule fois, à propos d'un travail qu'il se proposait de publier, mais qu'il retardait de crainte des Régents.

Parmi les Maîtres en médecine, lesquels étaient clercs, un très petit nombre exerçaient la chirurgie. Celle-ci était en effet considérée comme un métier, et en outre le fait de se livrer à un travail manuel constituait un acte avilissant; il n'était donc pas décent qu'un clerc, qu'un Maître en médecine s'abaissât à pratiquer la chirurgie. Il faut remarquer ce préjugé, car il domine la médecine pendant plusieurs siècles et il donne l'explication de bien des choses; en particulier, des rapports des médecins avec les chirurgiens. Le médecin avait seul le droit d'ordonner, et ses prescriptions étaient exécutées les unes par le chirurgien, les autres par l'apothicaire; mais cette organisation de la médecine n'était pas acceptée par tous, Mondeville et Guy de Chauliac s'élèvent énergiquement contre elle, et en réalité, dans la pratique de tous les jours, les chirurgiens agissaient le plus souvent de leur propre initiative. Une miniature du xv° siècle, que je reproduis ici, donne une juste idée de la situation réciproque du médecin, du chirurgien et de l'apothicaire. Le médecin en grand costume est au milieu, à sa droite un apothicaire prépare un médicament, à sa gauche un chirurgien aiguise son couteau.

Il y a là une particularité de mœurs qui doit fixer l'attention, et qui montre la distance considérable qu'il y avait entre le médecin et le chirurgien; le premier était un personnage qui ne devait pas faire œuvre manuelle, le second n'était qu'un artisan, qui aurait dû obéir au médecin; il n'y avait nullement égalité entre eux.

Parmi ceux qui pratiquaient la chirurgie, les médecins-chirurgiens étaient les plus instruits, et quoique peu nombreux seuls ils ont fait faire des progrès à cette science pendant le moyen-âge; c'est dans leurs ouvrages que se trouvent ses origines (tels ont été G. de Salicet, Lanfranc, Mondeville, Guy de Chauliac).

Chirurgiens laïques. — Les artisans qui pratiquaient la chirurgie à Paris, depuis longtemps sans doute, se réunirent en corporation comme les autres corps de métier, au xiii° siècle seulement; leurs statuts se trouvent dans le *Livre des métiers* d'Étienne Boileau. Ils constituent le document le plus ancien concernant les chirurgiens de Paris (p. j. i). Ces statuts ont été modifiés plusieurs fois dans le xiv° siècle, mais on ne possède que la formule de 1379 qui est reconnue vraie et authentique par Delanoue, (p. j. xi).

La corporation est formée sur le modèle de celle des autres métiers, elle a des Maîtres, des Prud'hommes; dans le cours du xiv° siècle elle multiplie les grades et institue des Bacheliers, des Licenciés; elle est fermée et se recrute elle-même.

Lors de sa formation, au xiii° siècle, le Prévôt de Paris, après avoir consulté les Prud'hommes du métier, a élu six Chirurgiens jurés pris parmi les meilleurs et les plus loyaux, pour veiller à l'exercice de la profession et examiner ceux qui étaient indignes de pratiquer, y compris les barbiers (p. j. xii). Les femmes étaient admises à exercer la chirurgie après examen, ainsi que le prouvent l'édit de 1311 (p. j. ii) et d'autres.

En outre, ceux qui pratiquaient la chirurgie s'étaient réunis en une Confrérie placée sous l'invocation de saint Côme et de saint Damien, patrons des chirurgiens. La *Confrérie de Saint-Côme et Saint-Damien* aurait été instituée du temps de saint Louis, le 25 février 1255, mais on ne sait rien de précis sur ses origines. D'ailleurs elle n'était pas composée exclusivement de chirurgiens de Paris, car dans une charte de 1360 (p. j. v), qui en confirme l'établissement, le Roi dit qu'il la ratifie et confirme « comme confrère d'icelle avec les chirurgiens de Paris et autres ». Le roi lui-même en faisait donc partie *et d'autres encore.*

Les chirurgiens sont donc, comme on le voit, tout à fait indépendants de la Faculté de médecine, celle-ci n'intervient ni dans leur enseignement, ni dans la collation des grades. — D'après l'édit de 1311, qui modifia les Statuts du xiii° siècle, les maîtres chirurgiens, jurés, sur la convocation et sous la présidence du premier chirurgien du Roi, se réunissent en jury pour examiner ceux qui sollicitent la *Licence d'exercer*, et selon le résultat de l'examen, la

Licence est octroyée par le chirurgien du Roi et non par un autre (p. j. II).
Dans la charte de 1360 (p. j. V) les deux chirurgiens du Roi (qui étaient aussi
dénommés chirurgiens jurés du Roi en son Châtelet), et le prevôt des chirur-

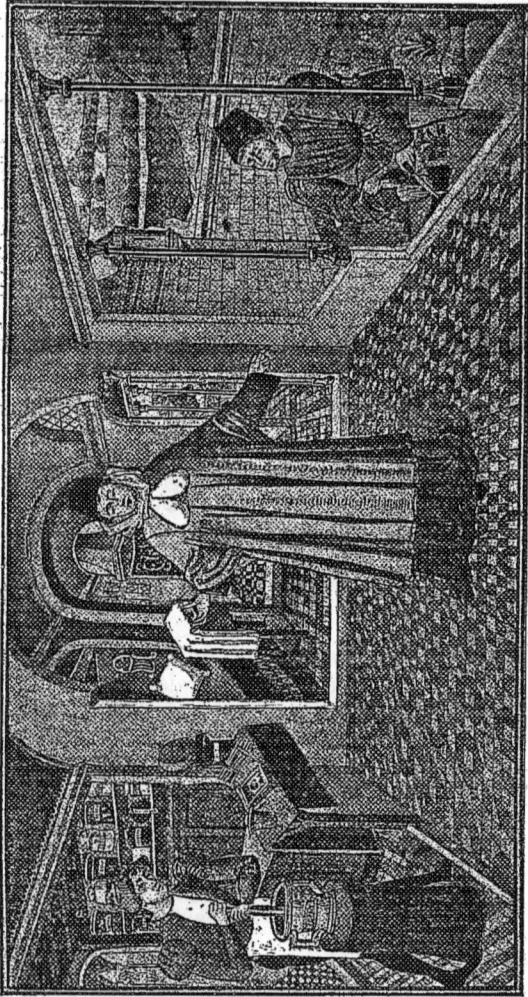

Fig. 1. — LE MÉDECIN, LE CHIRURGIEN ET L'APOTHICAIRE.
Reproduction d'une miniature d'un ms. de Guy de Chauliac (V. édit. 1890, p. 553).

giens convoquent les autres chirurgiens licenciés de Paris, pour l'examen des
candidats ; mais ces modifications dans la composition du jury accordant la
Licence, n'ont que peu d'importance.

Dans une charte de 1370 (p. j. VIII) il est question des Bacheliers dans l'art
de chirurgie ; cette qualification montre que déjà les Chirurgiens avaient
modifié leurs Statuts et créé des grades, c'est-à-dire bien avant qu'il soit
question du *Collège des Maîtres Chirurgiens* ; la première mention que j'en
ai trouvée est de 1553 (p. j. X).

D'après une charte de 1327 (p. j. iii) les deux chirurgiens du Roi en son Châtelet doivent *visiter tous les jours les malades de l'Hôtel-Dieu* jusqu'à 1350 . . . . les pauvres qu[i . . . .]ans *dans les hôpitaux*; par contre ils sont dispensés du guet et de la garde des portes de Paris; les Barbiers en étaient dispensés depuis cinq ans. Ainsi donc, au xivᵉ siècle, les chirurgiens du Roi étaient de droit Chirurgiens de l'Hôtel-Dieu; nous voyons aussi que c'est à cette époque qu'il faut faire remonter l'*établissement des consultations gratuites*.

Tels sont les chirurgiens de Paris; ajoutons qu'ils étaient généralement peu instruits et quelquefois sans éducation, ce qui ressort nettement de ce qu'en dit Mondeville dont l'ouvrage jette sur l'histoire de la Chirurgie à cette époque un jour tout nouveau.

La corporation des chirurgiens laïques ou de Saint-Côme, malgré tous ses efforts, ne paraît pas avancer beaucoup pendant le xivᵉ siècle, le nombre de ses membres est peu considérable, dix d'après Malgaigne; les Barbiers, au contraire, font des progrès, ils étaient 26 en 1301, ils sont 40 en 1395. Cependant les chirurgiens deviennent plus exigeants, plus difficiles, ils refusent de faire certaines opérations, qu'ils abandonnent aux barbiers; plus tard ils formeront les chirurgiens de robe longue et au xviᵉ siècle les Maîtres composeront le Collège de chirurgie.

A côté des chirurgiens laïques, un grand nombre de personnes pratiquent la chirurgie, d'abord les Barbiers, puis une quantité d'irréguliers qui sont signalés dans les arrêtés des Rois de France et dont Mondeville aussi nous montre les agissements.

Barbiers. — Au xivᵉ siècle le rôle des Barbiers n'a pas encore l'importance qu'il prendra au xvᵉ et surtout au xviᵉ, mais il commence à se dessiner et déjà ils entrent en lutte avec les chirurgiens. A cette époque, chaque bourgeois avait son barbier et c'était à lui que l'on confiait la saignée, dont presque tout le monde usait alors. — Il y aurait un curieux travail à faire sur la pratique de la saignée au moyen âge, elle était si générale, si fréquente, que des arrêtés spéciaux déterminaient les heures, les endroits où l'on devait jeter le sang, combien de temps on pouvait le garder (p. j. xiv); autant de précautions prises dans l'intérêt de l'hygiène publique. Un pareil travail serait rempli de documents intéressants.

Les barbiers ne pratiquaient pas seulement la saignée, car les chirurgiens leur abandonnaient d'autres petites opérations, les ventouses, l'arrachement des dents, le traitement des entorses, etc., contribuant ainsi à favoriser leurs empiétements dans le domaine de la chirurgie, empiétements auxquels ils étaient toujours disposés.

Le plus ancien document qui existe sur les Barbiers est de 1301 (p. j. xi); cette pièce montre que déjà ils pouvaient prendre la qualification de *Chirurgiens barbiers* et exercer la chirurgie, après avoir passé un examen de suffisance, devant les Maîtres en chirurgie.

En 1365 les Barbiers de Paris sont dispensés du guet, parce que, dit la charte (p. j. xii), presque tous pratiquent la chirurgie et que la nuit les Chirurgiens font souvent défaut.

C'est seulement de 1371 que datent les Statuts de la communauté des Barbiers de Paris, ceux qui ont pu précéder ayant été perdus, ainsi que dit l'ordonnance (p. j. xiii). Le premier barbier du roi est garde du métier des barbiers, comme le premier chirurgien du roi est garde du métier des chirurgiens de Saint-Côme. — Ces statuts sont confirmés et augmentés par une ordonnance de 1383 (p. j. xv).

Les Lettres patentes de 1372 (p. j. xiv) sont avec la convention de 1301 les premiers documents officiels, qui montrent que déjà la lutte est engagée entre les Barbiers et les Chirurgiens. Dans ces Lettres il est dit que les Barbiers ont coutume de traiter et guérir toutes espèces de clous, bosses et plaies ouvertes, si les plaies ne sont pas mortelles, et le Roi les maintient dans leur coutume, donnant tort aux Chirurgiens qui avaient réclamé contre eux. En effet, disent les Lettres, plusieurs pauvres gens qui ont en même temps plusieurs maladies notoirement curables par herbe ou autrement, ne pourraient en tel cas recourir aux Mires Chirurgiens jurés « qui sont gens de grant estat et de grant sallaire », comme ils recourent aux Barbiers.

Cette ordonnance montre donc qu'à la fin du xive siècle, les Chirurgiens de Saint-Côme, comme les Médecins, étaient devenus « gens de grant estat et de grant sallaire », et qu'ils refusaient souvent leur concours manuel, ce dont les Barbiers profitaient. — Plus encore que les chirurgiens ceux-ci étaient ignorants et sans éducation, il suffit de lire leurs statuts, et de remarquer les conditions qu'on leur imposait.

Leur situation a grandi davantage dans les siècles suivants, d'autant que plusieurs étudièrent sérieusement et s'élevèrent. — En 1494, la Faculté prescrit qu'un cours de chirurgie sera fait aux barbiers; en 1505, ils obtiennent de nouveaux privilèges et forment la corporation des Barbiers chirurgiens, ou *Chirurgiens de robe courte*, d'où va sortir A. Paré, les Chirurgiens de Saint-Côme étant les *Chirurgiens de robe longue*. Ces derniers tout en faisant des cours n'ont pas encore d'enseignement officiel organisé, cependant les Maîtres ont formé le *Collège des Chirurgiens jurés*. En 1577, ils sont autorisés par Lettres patentes à faire des leçons, mais les cours du *Collège de Chirurgie* ne sont définitivement institués qu'au xviie siècle.

En résumé, on voit qu'au commencement du xive siècle, au temps de Mondeville, la chirurgie est exercée à Paris par trois ordres de praticiens reconnus : les Chirurgiens clercs et lettrés, également Maîtres en médecine, les Chirurgiens de la confrérie de Saint-Côme ou Chirurgiens laïques, qui n'ont aucun rapport avec la Faculté de médecine et enfin les Barbiers chirurgiens, obtenant la Licence d'exercer des chirurgiens de Saint-Côme.

Des irréguliers. — La chirurgie était encore pratiquée par un nombre considérable de charlatans, d'irréguliers, dont l'action était d'autant plus facile que l'ignorance et la superstition étaient grandes non seulement dans le peuple, mais même chez les nobles; les ordonnances royales en témoignent et Mondeville y insiste.

La plupart de ceux qui pratiquaient la chirurgie entraient, dit-il, dans la corporation par des voies détournées, comme font les voleurs et les larrons. C'est ainsi qu'agissaient tous les illettrés, tels que barbiers, tireurs de sort, débauchés, trompeurs, faussaires, alchimistes, courtisanes, entremetteuses, accoucheuses, vieilles femmes, juifs convertis, sarrasins, etc.

Il est à remarquer qu'il y a une certaine analogie entre ce que dit Mondeville à ce sujet, et ce qui se trouve dans l'édit de 1311, si souvent cité. Mondeville était chirurgien du Roi et ami de Pitart, il intervenait bien probablement dans ces questions; il avait même recueilli des documents en vue sans doute d'une réorganisation de la pratique de la médecine et de la chirurgie.

Mondeville ne s'en prend pas seulement aux Charlatans vulgaires, il va plus loin. Il est plus qu'étonnant, dit-il, il est absurde, que non seulement ceux dont je viens de parler; mais des rois, des princes et des prélats, des chanoines, des curés, des religieux, des ducs, des nobles et des bourgeois se mêlent de chirurgie et surtout du traitement des maladies des yeux qui est si difficile que bien peu de chirurgiens sont suffisants et experts en ces matières. — Il insiste en plusieurs endroits sur la *superstition du public*, qui est plus disposé à croire ceux qui disent tenir leur science de Dieu même, tandis qu'il témoigne de la défiance envers les chirurgiens sérieux.

Il est nécessaire de bien se représenter cet état de la société et cette organisation médicale pour se rendre compte des difficultés que devaient rencontrer à toute heure les médecins et les chirurgiens instruits et consciencieux.

Aujourd'hui, la situation du médecin et du chirurgien est telle, qu'ils paraissent pour ainsi dire irresponsables. Aussi, nous avons quelque peine à concevoir ce qui existait au xivᵉ siècle, où à chaque instant nous voyons les Maîtres recommander de ne pas entreprendre une cure douteuse, de ne pas traiter les maladies incurables et cela parce que si la mort survient, elle sera attribuée au médecin, ce qui alors n'était pas sans danger. — Force était donc de se mettre en garde contre l'ignorance et la superstition du public.

L'opinion du peuple, dit Mondeville (p. 149), a plus de poids à elle seule et joue un plus grand rôle que tout le reste. Que jamais un chirurgien n'ait la hardiesse de faire une opération, quand bien même sa nécessité serait absolument démontrée, si le vulgaire y est opposé.

Tous les documents du moyen âge s'accordent pour montrer combien la pratique de la chirurgie présentait de dangers, dans certains milieux du moins. Ceci explique les précautions que prenaient certains chirurgiens, s'ils avaient à intervenir dans un cas grave. Malgaigne rapporte que Roland au moment de faire une opération pour une hernie du poumon (?) chez un malade que les plus habiles chirurgiens de Bologne avaient considéré comme incurable, demanda à l'évêque la permission d'opérer et se fit garantir par le malade lui-même, par son seigneur et par ses amis qui assistaient à l'opération.

Cet état de la société, en même temps que le peu d'instruction et la timidité des chirurgiens, explique aussi l'existence et la vogue des *opérateurs périodeutes*, des coureurs, comme dit Guy de Chauliac, des inciseurs (p. j. xviii) que l'on retrouve jusqu'au xviiiᵉ siècle. Ceux-ci s'enfuyaient lorsqu'on s'émotionnait des insuccès ou des décès qui suivaient leurs opérations.

On voit par ce qui précède que la chirurgie et les chirurgiens ne jouissaient d'aucune considération dans le peuple et même chez les grands; le chirurgien n'était qu'un artisan et le malade ne voulait le payer que comme un manœuvre, sans tenir compte du service rendu à sa santé. — Tous les malades agissent de même, dit Mondeville, même les riches; il se montre sévère pour eux et se laisse alors entraîner trop loin à propos du salaire; il est vrai qu'il n'a pas mis en pratique les règles qu'il propose, car sa grande et belle clientèle ne lui a pas donné la fortune. Il veut relever la chirurgie et les chirurgiens, il veut que le chirurgien soit considéré selon ses connaissances scientifiques et les services qu'il rend. — Il faut, dit-il, soigner les pauvres pour rien, mais le chirurgien n'est pas tenu de soigner gratuitement le riche qui estime plus sa richesse que sa santé; dans ces conditions le chirurgien qui soigne consciencieusement son malade a le droit de se préoccuper du salaire qui lui est légitimement dû.

Il montre combien peu sont utiles en général les conseils gratuits, et il fait cette remarque « que le malade croit difficilement qu'on lui donne pour rien quelque chose de précieux ».

II. — L'ENSEIGNEMENT DE LA CHIRURGIE A PARIS
AU XIVᵉ SIÈCLE

Nous avons vu ce qu'étaient les Chirurgiens du XIVᵉ siècle, nous devons maintenant rechercher à quelles sources ils puisaient leur instruction. Nous savons qu'avant l'institution des Universités il y avait à Montpellier un enseignement libre très développé, très réputé, comprenant la médecine et la chirurgie et que l'on venait chercher de tous les points de l'Europe. Cet enseignement persista quelque temps après l'institution des Universités. Comme à cette époque une assez grande liberté régnait sur ce point, on peut admettre que de temps à autre, dans les grands centres comme Paris, un chirurgien plus instruit, plus entreprenant que les autres, réunissait autour de lui quelques élèves; on avait ainsi des Écoles temporaires, mais on ne trouve la trace d'aucun enseignement régulier de la chirurgie. La plupart des praticiens s'instruisaient en se plaçant comme apprentis auprès des Maîtres de la corporation des chirurgiens. D'un autre côté, il n'y avait pas de *Traité de chirurgie* d'origine française, mais seulement des *Pratiques*, manuels de recettes et de formules, de très faible valeur.

C'est en Italie que la chirurgie est le plus étudiée; ce sont les Chirurgiens italiens du XIIIᵉ siècle qui, les premiers, ont commencé à réagir contre l'empirisme et l'ignorance; les chirurgiens de Salerne et de Bologne en particulier ont essayé de fixer dans leurs écrits les principes de la chirurgie et ont montré la nécessité de son union avec l'anatomie et la médecine; c'est ainsi qu'ont agi, entre autres, G. de Salicet, Hugues (de Lucques), Théodoric et Lanfranc. Ceux qui voulaient connaître la chirurgie allaient donc l'étudier en Italie, c'est ce que firent Mondeville et Guy de Chauliac.

Mais quel était l'enseignement de la chirurgie à Paris, car l'instruction que trouvait l'apprenti auprès du Maître chirurgien, était insuffisante : sur ce point les documents sont peu nombreux. On sait que Lanfranc, chassé d'Italie par la lutte des partis politiques, vint à Lyon et à Paris à la fin du XIIIᵉ siècle; il fut accueilli avec faveur par la Faculté elle-même, fut autorisé à faire un cours de chirurgie et rédigea sa *Grande chirurgie*. Ce cours fut fait pour les élèves de la Faculté et pour les apprentis chirurgiens. Jusqu'ici il représentait tout ce que l'on connaissait de l'enseignement de la chirurgie à Paris, à la fin du XIIIᵉ et au commencement du XIVᵉ siècle. Le livre de Mondeville nous apporte des documents nouveaux, car ce livre est précisément le cours de chirurgie fait par l'auteur lui-même. Mais dans quelles conditions ce cours a-t-il été fait ?

Mondeville nous dit en 1306 qu'il appartient à l'Étude de Paris et qu'il expose publiquement la chirurgie dans les Écoles devant la plus grande et la plus noble assemblée d'étudiants en médecine et d'autres personnes distinguées, il répète les mêmes dires en 1312; d'un autre côté il parle de la Faculté de médecine, comme d'un corps qu'il redoute, car ayant l'intention d'écrire un ouvrage sur certaines maladies, il retarde sa publication, dans la crainte de l'intervention des Régents.

De ce qui précède, il ressort clairement que Mondeville a fait pendant plusieurs années un cours de chirurgie, dans les Écoles de Paris ; que lui-même appartient à l'Étude de Paris, qu'il est « scholaris Parisius ». Longtemps après, le 15 janvier 1390, les Chirurgiens, dans leur adresse à l'Université, disent également : « Nos vestri scholares et discipuli ». — Il semble donc que ces écoles dépendaient de l'Étude ou Université de Paris, et il est probable qu'elles ne faisaient pas partie de la Faculté de médecine.

Des documents précis tirés des manuscrits de Delanoue, Prévôt des Chirurgiens et Chirurgien juré du Roi en son Châtelet, nous apprennent qu'au xvi⁰ siècle les Maîtres Chirurgiens jurés étaient associés pour former le *Collège des Chirurgiens,* de même que l'ensemble des Maîtres en médecine formait l'*École de médecine.* Ce collège des chirurgiens existait-il déjà au xv⁰ siècle, je ne sais. — Ce qui est certain également c'est qu'au xvi⁰ siècle un cours de Chirurgie était fait dans le Collège des Chirurgiens, et qu'il fallait passer par ce cours et non par un autre pour faire partie des Maîtres. C'était le Collège des chirurgiens qui accordait après examen les degrés ordinaires de Bachelier, Licencié et Maître.

Quoiqu'on ne trouve pas de documents qui établissent l'existence de ces cours aux xiv⁰ et xv⁰ siècles, il est bien probable qu'ils ont toujours existé.

Mondeville parle longuement de ceux qui étudiaient la chirurgie, des lettrés, des étudiants intelligents et ignorants et de ceux qui prétendent avoir la science infuse. Il témoigne beaucoup de sollicitude pour les hommes de bonne volonté qui veulent apprendre, c'est pour eux surtout que j'écris, dit-il, et en effet son livre est fait de telle sorte qu'il est accessible à celui qui ignore beaucoup, en même temps qu'il satisfait le lettré.

Il est donc à remarquer, d'après ce que dit Mondeville, que les cours de chirurgie étaient suivis par les étudiants clercs, élèves de la Faculté, sachant le latin et par des apprentis chirurgiens qui ne le connaissaient pas tous. Quoique Mondeville ait écrit sa chirurgie en latin, on peut supposer que dans son cours, il faisait comme Falcon au xvi⁰ siècle, lequel enseignait la Chirurgie d'après Guy de Chauliac, lisant le texte latin de Guy et le commentant en français.

Pour faciliter les études des apprentis, la Chirurgie de Mondeville a du reste été transcrite en français, de son vivant même, presque immédiatement après qu'il l'eut écrite, ainsi que le prouve un manuscrit de la Bibliothèque Nationale de 1314, qui contient la première rédaction de l'auteur (ms. n⁰ 9). — Cette traduction vient à l'appui de mon hypothèse, que Mondeville commentait son cours en français, quoique ayant écrit son livre en latin; celui-ci était alors la langue des ouvrages scientifiques.

On voit de combien de difficultés toutes ces questions historiques sont entourées, et quelle prudence il faut apporter dans leur examen. — Quand les documents font défaut, il faut savoir attendre, plutôt que d'édifier des conclusions basées sur des hypothèses.

En résumé, l'étude de la chirurgie était difficile en France, au commencement du XIVᵉ siècle; aucun auteur français n'avait écrit un Traité de chirurgie, Mondeville fut le premier; il n'y avait que des *Pratiques* sans valeur réelle. L'enseignement de la Chirurgie n'était pas organisé, les Facultés l'avaient éliminé de leur programme; en même temps les préjugés de l'époque éloignaient les hommes craintifs de la pratique de cet art; les cours de Lanfranc et de Mondeville paraissent être des exceptions; mais nous avons vu que probablement l'association des Chirurgiens a continué à avoir des Écoles, des cours et des examens.

En Italie, la chirurgie avait été honorée pendant le XIIIᵉ siècle, aussi les ouvrages de ses chirurgiens servaient-ils à l'enseignement; de plus la tradition s'était conservée dans ses Écoles, et c'est là qu'allaient s'instruire ceux qui voulaient connaître cette branche de la médecine. Aux ouvrages des auteurs italiens, venaient s'ajouter les traductions latines des auteurs grecs et arabes.

Si la France était en retard sur l'Italie, c'est elle qui a pris l'avance au XIVᵉ siècle, par les ouvrages de Henri de Mondeville et de Guy de Chauliac.

Dans ces conditions on comprend l'importance que devait avoir en France l'œuvre de Mondeville; ses manuscrits paraissent en effet avoir été nombreux au XIVᵉ siècle; dans la suite Guy de Chauliac a pris la première place.

III. — DE LA SUPPURATION ET DU TRAITEMENT
DES PLAIES D'APRÈS MONDEVILLE

Pour mettre en évidence les idées et les tendances de notre chirurgien, nous ne pouvons mieux faire que d'exposer ce qu'il dit de la suppuration et du traitement des plaies ; questions qui appartiennent aux fondements de la chirurgie.

Pendant des siècles la suppuration fut considérée comme une condition naturelle, je dirais presque physiologique, du travail de cicatrisation, de là sont venus les pansements avec des suppuratifs.

Cette opinion s'est perpétuée jusqu'à nos jours et aujourd'hui encore, il y a des chirurgiens qui croient que la suppuration ne peut être évitée dans les plaies contuses. Cependant elle est une complication, et dans la plupart des cas on peut la prévenir par une méthode de traitement appropriée.

Le fait de considérer la suppuration comme une complication des plaies passe pour être une conquête de la chirurgie contemporaine, mais l'histoire nous apprend que le combat engagé aujourd'hui contre la suppuration, depuis l'emploi des pansements d'A. Guérin et de Lister, a déjà eu lieu, avec les mêmes ardeurs et le même enthousiasme d'un côté, la même résistance de l'autre, et c'est la résistance qui a fini par l'emporter ; la suppuration est sortie victorieuse et a régné sur les plaies encore pendant 600 ans.

Le récit de cette lutte se trouve dans l'ouvrage de Henri de Mondeville.

Déjà Théodoric, vers 1260, avait modifié le traitement des plaies employé à son époque, où l'on cherchait à produire la suppuration ; il avait remplacé les suppuratifs par les pansements avec le vin et donné certains préceptes sur lesquels nous reviendrons tout à l'heure. Henri de Mondeville a été plus loin que son maître Théodoric et le premier, je crois, il a cherché à démontrer que *la formation du pus n'était pas nécessaire dans la cicatrisation des plaies* et qu'il fallait l'éviter.

Comme le traitement de Théodoric était inconnu en France, Mondeville a cherché à l'introduire dans la pratique militaire et civile. Mais ici, je veux lui laisser la parole, c'est la meilleure manière de poser la question et de faire saisir l'œuvre de ce chirurgien précurseur, qui est *le premier chirurgien français qui ait écrit un Traité sur la chirurgie*. Voici ce qu'il écrivait en 1312 :

« Il est bien périlleux pour un chirurgien d'opérer autrement que ne font d'habitude les autres chirurgiens : — Nous l'avons éprouvé pour le traitement des plaies selon la méthode de Théodoric, maître Jean Pitart et moi qui avons les premiers apporté cette méthode en France, et l'avons employée les premiers à Paris et dans plusieurs guerres, contre la volonté et l'avis de tous, en particulier des médecins. Nous avons enduré bien des dédains et des paroles honteuses de la part du peuple, et de la part de nos confrères, les chirurgiens, bien des menaces et des périls. De certaines personnes et des médecins, tous les jours et à chaque nouveau pansement, nous avons supporté des discussions et des paroles si violentes, qu'à demi vaincus et fatigués de tant d'opposition, nous avions presque renoncé à ce traitement, et nous l'eussions complètement abandonné, sans l'appui du sérénissime comte de Valois. Mais ce prince nous est venu en aide, ainsi que quelques autres personnages qui nous avaient vus dans les camps soigner les plaies suivant cette méthode. De plus nous étions soutenus par la vérité; mais si nous n'avions été forts en la foi, renommés auprès du roi, médecins royaux et quelque peu lettrés, il nous eût fallu nécessairement abandonner ce traitement. »

Celui-ci, du reste, cessa d'être employé après la mort de Henri de Mondeville, et Guy de Chauliac, qui écrivait cinquante ans après, en parle avec un certain dédain et rejette la doctrine de Mondeville sur la suppuration.

Néanmoins ce traitement des plaies, quelque peu antiseptique, a été pratiqué par un certain nombre de chirurgiens à la fin du xiii⁰ siècle et au commencement du xiv⁰, c'est-à-dire pendant environ une cinquantaine d'années.

Voyons maintenant ce que sont la doctrine et le traitement des auteurs dont nous parlons.

A l'époque de Mondeville, il y avait deux modes de traitement des plaies, celui dit des anciens, et celui de Théodoric ou des modernes, que Mondeville a modifié.

Suivant *les anciens*, la suppuration est utile, et si elle ne se produit pas il faut la provoquer, d'où l'emploi des médicaments suppuratifs. Ceci établi, quand les chirurgiens anciens se trouvent en face d'une plaie, d'abord ils laissent écouler une certaine quantité de sang, afin de prévenir les complications inflammatoires, puis ils sondent la plaie, l'élargissent, et y mettent des tentes ou des plumasseaux imbibés de blanc d'œuf et de suppuratifs, le tout est maintenu par un bandage. En même temps le malade est soumis à un régime sévère d'où la viande et le vin sont exclus; on lui donne une potion chirurgicale, un vulnéraire, dont la tradition existe encore dans le peuple.

Ce traitement entraîne toujours la suppuration et amène souvent de l'inflammation et du phlegmon.

Le *traitement des modernes* ou de *Théodoric* diffère complètement de celui des anciens, car il s'appuie sur cette doctrine, qu'on doit chercher à éviter la suppuration, au lieu de vouloir la produire.

Dans ce traitement on arrête immédiatement l'écoulement du sang, on ne sonde pas les plaies, ou du moins très rarement, on ne les élargit pas, ni on n'y met pas de tentes, au contraire on les réunit et on les suture. Les modernes considéraient le contact de l'air comme la cause principale de la suppuration, ainsi que nous le croyions nous-mêmes au début de l'emploi de la méthode antiseptique actuelle, jusqu'au moment où l'on a attaché une plus grande importance à la contamination par le contact, par les mains, les instruments, etc. — C'est précisément pour éviter le contact de l'air, que Théodoric recommande de réunir immédiatement la plaie. — Comme topique le vin seul est employé, et c'est à Théodoric que l'on doit ce traitement systématique; mais la plaie elle-même ne doit pas être lavée avec le vin, j'entends la plaie récente. C'est après la suture qu'on la fomente, en dehors seulement, avec des plumasseaux imbibés de vin chaud.

Voici d'ailleurs la manière de faire le pansement : une fois la plaie débarrassée des corps étrangers, on doit, avant de la fomenter, en réunir et suturer les lèvres; alors avec des compresses faites d'étoupes ou avec des plumasseaux imbibés de vin, on fomente la plaie suturée et les parties voisines. Les plumasseaux exprimés sont ensuite appliqués sur la plaie et comprimés sur elle, afin d'absorber l'humidité qui peut en sortir; on répète plusieurs fois cette application et compression, puis on procède au pansement : les plumasseaux et compresses sont étalés, on les applique les uns sur les autres de chaque côté de la plaie, afin de comprimer davantage le fond de la plaie que la ligne de réunion. — Par-dessus ces plumasseaux, les recouvrant ainsi que la plaie, on en place 2 ou 3 autres imbibés de vin, afin de conserver la chaleur interne et de préserver la plaie contre le milieu ambiant. Enfin sur le tout on met un grand plumasseau sec qui retient la chaleur naturelle, et on enroule les bandes selon les règles.

Avec ce traitement on évite le plus souvent la suppuration, ou s'il s'en produit elle est peu considérable. — Il faut ajouter, qu'autant que possible on cherchait à obtenir la réunion des bords de la plaie au moyen des bandages, ce qui facilitait la sortie des exsudats; la suture était employée quand le bandage était insuffisant; et à propos des plaies de tête, Mondeville spécifie qu'on ne serrera pas la suture si l'on craint la suppuration.

Comme régime, Théodoric prescrit le vin et la viande, quelquefois dès le lendemain; de plus, il donne une potion vulnéraire ou un pigment, cela dans les plaies pénétrantes de la poitrine et du crâne.

Henri de Mondeville, dans son traitement, va plus loin que Théodoric. Non seulement il cherche à éviter la suppuration, mais il insiste davantage sur ce point et la considère comme inutile et dangereuse. Pour lui comme pour Théodoric elle est due à l'*action prolongée* de l'air, ce à quoi on peut parer par la réunion rapide de la plaie. — Il faut, dit-il, craindre la suppuration, qui loin de purger le corps, l'affaiblit au contraire; on doit tout faire pour l'éviter. — Sur ces données, Mondeville a institué une méthode de traitement des plaies, grâce à laquelle il peut obtenir la guérison de toute plaie simple sans qu'il y ait de pus en quantité notable. — Il ne dit pas qu'il supprime toute suppuration, mais qu'il en a peu, que la guérison est rapide, facile, les pansements rares, et que parfois il a obtenu la cicatrisation sans aucune suppuration avec un seul pansement.

Il y a encore une grande distance entre la méthode de Mondeville et la méthode dite antiseptique; mais il y avait loin aussi, entre sa pratique et celle des anciens.

Ce qui distingue le pansement de notre chirurgien de celui de Théodoric, c'est qu'il ne donne jamais de potion chirurgicale, ne sonde jamais les plaies et qu'il applique immédiatement sur la plaie réunie une sorte d'emplâtre antiseptique [1].

Il résume ainsi son nouveau traitement : Ne pas sonder les plaies, enlever les corps étrangers, réunir les lèvres des plaies autant que possible et suturer si c'est nécessaire, fomenter ensuite avec du vin chaud, et dessécher avec des étoupes exprimées comme nous l'avons exposé plus haut, appliquer l'emplâtre étendu sur une pièce d'étoffe et le recouvrir avec des étoupes trempées dans du vin chaud et exprimées, placer ensuite les bandes selon les règles de l'art.

Dans le pansement des plaies de poitrine, sa pratique montre encore sa préoccupation constante de mettre les plaies à l'abri du milieu ambiant. On applique alors sur la plaie un emplâtre spécial, étendu sur un linge, et que l'on a fendu au niveau de la plaie, afin de laisser sortir l'exsudat ; par-dessus on met un plumasseau d'étoupe sec, pour recevoir cet exsudat. On recouvre le tout du même emplâtre étendu sur un morceau d'étoffe, de crainte que la chaleur vitale ne s'exhale et que le froid extérieur ne pénètre ; ce second emplâtre représente jusqu'à un certain point la théorie du mackintosh.

Je terminerai en rapportant ce qu'il fait dans les plaies du gros intestin. — On suturera la plaie de l'intestin avec de la soie, par des points très serrés et comme les pelletiers cousent les peaux, on fomentera avec du vin chaud, on desséchera, on mettra de la poudre rouge cicatrisative ; puis on réduira l'intestin de façon qu'il reste près du péritoine, sur les autres intestins, si possible, et aussitôt après on suturera la plaie extérieure de la paroi, de peur que l'air, qui est suppuratif et froid, n'amène de la suppuration dans le ventre et de la douleur et torsion des intestins. J'ai vu, dit-il, des plaies de ce genre, qui avaient été *immédiatement* fermées et recousues d'après la méthode des modernes, guérir en très peu de temps sans douleur, avec un seul pansement ; tandis que des malades semblables traités par la méthode des anciens, avaient le ventre rempli de pus et mouraient. Ce fait n'a pas besoin de commentaires.

Conclusion. — Au xive siècle a existé une méthode de traitement des plaies basée sur cette doctrine que l'air, élément froid et suppuratif, est la cause de la suppuration et que celle-ci n'est pas un phénomène utile et nécessaire, mais doit être évitée. — Les promoteurs de cette doctrine, Théodoric et Mondeville surtout, en ont déduit un traitement des plaies, avec réunion immédiate des lèvres de la plaie, avec emploi du vin chaud comme topique et application d'un pansement destiné à la fois à recevoir les sécrétions de la plaie et à la protéger contre le milieu ambiant. En général, ce traitement ne supprimait pas complètement toute excrétion, mais il donnait des résultats absolument différents de ceux du traitement des anciens.

Cette période de la chirurgie, qui fut de courte durée, est restée inconnue jusqu'à notre époque, le livre de Mondeville étant resté lui-même inédit.

---

1. *Emplâtre de Mondeville.* — Rp. Suc de Plantain, de Bétoine, d'Ache filtrés aa 1 livre, Résine clarifiée et Cire nouvelle pure aa 1 quart. On ajoute Térébenthine 1 livre. On étend sur un morceau d'étoffe.

IV. — DES ORIGINES DE LA CHIRURGIE FRANÇAISE

Les sciences sont en transformation incessante, elles exigent des recherches et des études non interrompues, car il y a toujours des progrès à accomplir. Elles sont nées par l'accumulation successive des travaux de nos ancêtres, leurs origines réelles, leurs prémisses, sont dans ces temps éloignés que l'histoire nous a transmis. Pour ce qui concerne les sciences médicales, leurs prémisses se trouvent dans les travaux des médecins grecs. L'histoire de ce peuple antique est prodigieuse, il fut, on peut presque dire en toutes choses, l'initiateur de la civilisation actuelle.

Je ne me propose pas de rechercher ici la naissance et le développement des principes de la chirurgie, mon but est plus modeste. Les vérités acquises se sont transmises pendant les premiers siècles historiques, mais il a fallu les réunir, et en faire la synthèse. Je veux seulement indiquer les ouvrages de chirurgie qui se sont succédé, et rechercher quels sont parmi eux, ceux qui ont servi de point de départ à notre littérature chirurgicale, et donné le plan d'ensemble des Traités qui servent à l'enseignement actuel de la chirurgie ; quels sont les premiers chirurgiens qui ont essayé de formuler et pour ainsi dire de codifier les principes de cette science.

Quand on lit un ouvrage ancien on a parfois une tendance à croire qu'il représente l'état de la science à l'époque où il parut ; c'est là une erreur que la réflexion fait reconnaître immédiatement. Combien de livres écrits à notre époque, par exemple, sont faits par des auteurs très versés sur une partie de la science chirurgicale, mais qui pour les autres ne représentent pas l'état de la science prise dans son ensemble ! Il en était de même autrefois. Bien des livres donc ne représentent que le degré d'instruction de leur propre auteur et ne peuvent servir à juger de ce que savent les contemporains. C'est là une vérité banale, qu'on oublie quelquefois, et c'est ainsi que nombre d'erreurs historiques se propagent.

Au moyen âge en particulier, on trouve des différences extraordinaires entre des auteurs de la même époque ; à côté d'œuvres remarquables qui pourraient presque passer pour avoir été écrites il y a quelques années, on en trouve d'autres où il n'y a qu'ignorance grossière et superstition.

Quand il s'agit d'art et de littérature on admet sans contestation que chez les anciens il y avait des hommes qui pensaient et écrivaient comme ceux de notre temps ; les littérateurs, les poètes, les artistes de l'antiquité n'ont pas été dépassés, ni même atteints quelquefois, par ceux de notre siècle.

Quand il s'agit de sciences on ne pense plus de même et l'on est disposé à croire que notre supériorité sur les anciens est absolue. Sur ce point cependant, les idées tendent à se modifier, car on a reconnu que plusieurs des principes fondamentaux des sciences étaient connus depuis longtemps. Les temps modernes ont apporté des progrès considérables dans toutes les sciences, mais surtout en élargissant leur cadre, en multipliant l'application des principes fondamentaux et encore dans ce fait que la science est connue par un nombre de personnes de plus en plus grand, tandis qu'autrefois elle était le privilège d'un petit nombre.

Pour ce qui concerne la médecine et la chirurgie, à mesure qu'on pénètre davantage chez les anciens, on reconnaît qu'il y avait parmi eux des esprits élevés et instruits; en puisant dans les ouvrages des uns et des autres on arriverait à reconstituer un Compendium où l'on retrouverait les principes qui font la base de nos connaissances actuelles.

Consacrant depuis plusieurs années une partie de mon temps aux études historiques et ayant porté surtout mes recherches sur ce qu'était la chirurgie au moyen âge, je crois pouvoir tenter un essai sur les origines de la chirurgie française. Je ne dirai que quelques mots, me réservant de reprendre cette question.

Après la chute de l'empire romain, après les destructions faites par les envahisseurs, il y eut de longs siècles de barbarie et d'ignorance, puis peu à peu le réveil se fit, la reconstitution commença et une civilisation nouvelle, celle dont nous jouissons aujourd'hui, jeta ses racines. La période pendant laquelle les efforts furent plus marqués constitue la Pré-Renaissance; commencée au xiie siècle, elle est dans tout son éclat au xiiie et se continue au xive.

La médecine et la chirurgie ont subi le sort commun, d'autant que les livres principaux étaient en langue grecque, que personne ne connaissait plus. — La reconstitution fit des progrès lorsque Constantin (xie siècle) et Gérard de Crémone (xiie siècle) eurent traduit en latin les ouvrages des auteurs arabes et ceux des Grecs qui avaient été translatés en arabe; alors les écoles de Salerne et de Bologne prirent un grand essor, puis vinrent celles de Montpellier et de Paris. L'effort fait par les chirurgiens fut considérable; commencé par les chirurgiens italiens, il fut continué par les chirurgiens français au xive siècle. Les prémisses de la chirurgie actuelle sont donc dans les livres de ces auteurs; le plan d'ensemble d'après lequel sont établis nos livres didactiques de chirurgie générale a sa source dans les Traités de cette époque, en particulier dans l'œuvre remarquable de Guy de Chauliac, qui mérite justement le titre de *Fondateur de la chirurgie didactique*. Mais ici se place H. de Mondeville, à qui nous devons notre premier Traité de chirurgie, dont Guy de Chauliac a suivi le plan.

Les Grecs n'ont pas laissé de traité complet de Chirurgie; Hippocrate a écrit sur cette science plusieurs monographies fondamentales; Galien et Oribase l'ont disséminée dans leurs ouvrages; Paul d'Égine, au viie siècle, lui a consacré tout son sixième livre. Celse, au ier siècle, le premier auteur latin, lui avait donné une large part dans ses écrits, en plus de ses livres VII et VIII.

Chez les Arabes, des chapitres de chirurgie sont disséminés dans les ouvrages de Razès, d'Haly-Abbas, d'Avicenne, Avenzoar et Averroès. Albucasis (x° siècle) a composé un Livre de Chirurgie qui est loin aussi de former un Traité complet.

En Occident, pendant les siècles de barbarie, on possède peu de moyens d'instruction, le grec est ignoré, les ouvrages grecs et arabes ne sont pas traduits, on n'a que quelques livres incomplets, quelques *Pratiques* et *Réceptaires*. Cependant l'École de Salerne commence à briller; elle se développe après les traductions de Constantin et de Gérard de Crémone. Alors seulement les études médicales se réveillent et l'on cherche à lutter contre l'empirisme aveugle. Les premiers Traités de Chirurgie sont ceux de Roger, de Roland et des Quatre Maîtres (xiii° siècle). — Ils sont bientôt dépassés par ceux de l'École de Bologne.

C'est du xiii° siècle en effet que date la rénovation de la Chirurgie ; elle fut commencée par les chirurgiens italiens, parmi lesquels il faut citer surtout Guillaume de Salicet, Hugues de Lucques, Théodoric et Lanfranc ; leurs ouvrages sont en progrès les uns sur les autres; on reconnaît en les comparant, que l'on est à une période d'activité, qu'une tradition chirurgicale se forme, et se transmet des uns aux autres en se perfectionnant. Mondeville, élève des chirurgiens italiens, de Théodoric et de Lanfranc, dépasse ces derniers dans ses écrits. Quelques années plus tard, Guy de Chauliac va réunir tous les travaux des auteurs qui l'ont précédé et en former un livre didactique qui pendant trois cents ans servira à l'enseignement de la chirurgie, par le grand nombre de ses manuscrits et par ses 69 éditions. Aussi Malgaigne a-t-il pu dire après Ackermann : Hippocrate seul excepté, il n'est pas un seul Traité de chirurgie, grec, latin ou arabe, que je mette au-dessus ou même au niveau de ce magnifique ouvrage, la *Chirurgie* de Guy de Chauliac.

Il est à remarquer que les Traités de chirurgie du moyen âge, dont nous venons de parler, sont dus à des Maîtres en médecine qui se sont adonnés à la chirurgie; les chirurgiens laïques dont nous avons montré le peu d'instruction n'ont rien produit de remarquable, encore moins les barbiers.

En résumé, l'impulsion est donnée par les chirurgiens italiens et français des xiii° et xiv° siècles, qui joignent leurs propres recherches à la science venue des grecs et des arabes; les principes fondamentaux de la chirurgie sont posés, le plan d'ensemble de son étude est établi pour longtemps; les ouvrages de Mondeville et de Guy de Chauliac le démontrent. Il est donc permis de dire que dans ces derniers livres spécialement se trouvent les Origines de la chirurgie française.

V. — BIOGRAPHIE DE H. DE MONDEVILLE

On a peu de renseignements sur la vie de Henri de Mondeville, on ne sait que ce qu'il dit dans son livre. Guy de Chauliac lui avait donné une grande place dans son ouvrage, mais après lui, il est à peine fait mention de Mondeville. Son nom se trouve il est vrai dans les Dictionnaires et les ouvrages d'histoire de la médecine, mais c'est tout. Au xviiie siècle, Marchand lui consacre un article intéressant, dans lequel.il parle de plusieurs manuscrits. — A notre époque, Malgaigne lui rend justice (1840), puis Chereau publie en 1862 une longue Notice qui rappelle l'attention sur notre premier chirurgien ; Littré, en 1881, joint son éloge à celui de Chereau et regrette que les œuvres d'un tel auteur ne soient pas encore publiées : « L'homme et l'ouvrage, dit-il, demeurent dignes de louanges, l'homme qui voyant nettement qu'il n'y avait rien dans l'éducation médicale qui ne dût appartenir à la chirurgie, a voulu faire profiter ses confrères et ses disciples des résultats d'une longue pratique tant à la ville qu'aux armées,... l'ouvrage, qui n'est point une compilation, mais où l'auteur fait preuve d'indépendance, d'expérience, de jugement et de lecture. Tout inachevé qu'il est, on doit regretter qu'il soit demeuré enfermé dans les Bibliothèques, car ce monument de la chirurgie française méritait de trouver sa place parmi ceux des prédécesseurs de Guy de Chauliac. » — Plus tard Corlieu fit une communication à l'Académie de Médecine ; mais c'est à Pagel, de Berlin, qu'on doit de connaître mieux Mondeville, car il publia le premier le texte latin de sa Chirurgie, dont nous donnons aujourd'hui une traduction. — Après six siècles d'attente, Mondeville a donc dans la littérature. médicale, la place à laquelle il a droit.

Henri de Mondeville est né en Normandie, et selon l'usage de l'époque on ajouta à son nom « Henricus », celui de son pays natal, ainsi qu'on fit plus tard pour Guy de Chauliac. — Mais le nom de notre chirurgien est écrit de bien des manières différentes.

D'abord on n'est pas fixé sur le lieu de sa naissance. Si l'on est d'accord pour le faire naître en Normandie, on ne sait pas exactement en quel point. Chereau pense qu'il est né au petit village de *Mandeville*, à 4 kilomètres de Caen ; Littré fait remarquer qu'il y a en Normandie un autre village du nom de *Emondeville* (Manche, arr. de Valognes). — Dans les manuscrits on trouve surtout les noms de Mondavilla, Amondavilla, avec des variantes insignifiantes, puis Amoda villa et Mundi villa (ms. n° 13), Hermondaville (Guy de Chauliac), Armandaville (Chereau). — Dans les tablettes de cire de 1301, se trouve le nom de Amondavilla ; le manuscrit français de 1314, fait à Paris du vivant de l'auteur, porte Mondeville ; le catalogue de la Bibliothèque du Louvre de 1373 [1] écrit Mondeville et Mandeville.

Il est difficile de se prononcer entre les noms de Mondeville et Amondaville, qui répondent à deux villages de Normandie, d'autant que des manuscrits du vivant de l'auteur portent l'un ou l'autre de ces deux noms, Amondaville dans les tablettes de cire de 1301 et le manuscrit 7131, et Mondeville dans le manuscrit français de 1314. — Le nom « Henri de Mondeville » a prévalu, nous l'adopterons.

On ne sait où H. de Mondeville a fait ses premières études de Médecine, probablement à Montpellier et à Paris. Il devint clerc et maître en médecine ; puis il alla en Italie où il fut le disciple de Théodoric, qui jouissait alors d'une grande réputation et qui professait des Doctrines nouvelles dans le traitement des plaies.

Mondeville étudia la Chirurgie avec passion ; elle était alors tombée très bas et était pratiquée surtout par des ignorants. — Mondeville, qui semble être un homme enthousiaste, indépendant, disposé à la lutte, conçoit le projet de la relever, continuant en cela ce qu'avaient déjà tenté les chirurgiens italiens, Guillaume de Salicet, Hugues de Lucques, Théodoric et Lanfranc. Mais jusqu'alors personne en France n'avait rien fait pour cette science.

Le premier document qui parle de Mondeville est de 1301 ; il nous apprend que Mondeville est *Chirurgien du roi*. Il est porté en effet sur des tablettes de cire comme ayant accompagné le roi en Flandre, dans un voyage qu'il y fit entre le 28 avril et le 29 octobre 1301, avec la reine et ses enfants. D'après ces tablettes, H. de Amondaville reçut de J. Breton, pour 234 jours passés en 1301 avec les fils du Roi et à la Cour et 9 en dehors, la somme de 41 livres 2 sols 4 deniers ; les tablettes indiquent encore des services de 56 jours passés à la Cour et 9 en dehors, puis de 40 jours à la Cour et 10 en dehors [2].

En 1301, le service médical de la maison du Roi comprenait, outre H. de Mondeville, trois autres chirurgiens, Jacques de Sienne, Jean de Padoue et Jean Pitart, puis trois médecins, Jean de Paris, Guillaume de Gross et Guillaume d'Aurillac, de son vrai nom Guillaume Bauffet, qui fut nommé évêque de Paris le 23 juin 1304 et mourut le 30 décembre 1319 [3]. Cet exemple est un

---

1. Van Praert, 1836. *Inventaire ou catalogue des livres de l'anc. bibl. du Louvre fait en 1373* par Gilles Mallet.
N° 393. La cirurgie, Maître Henry de Mondeuille en caiers, sans aiz.
Inventaire de 1411, n° 1103. La cirurgie de Henry de Mandeuille escripte de lettre de forme, a deux coulombes, historie 2 figure, couuert de cuir rouge a empraintes, a cinq bouillons 2 fermoirs de laton.
N° 1112. Une partie du liure de Mandeuille escript de lettre de forme a une coulombe en cayers couuers de pchemin.
2. Cocchi, 1746. *Lettera critica sopra un manoscrito in cera*, Firenze. P. 44 : Magister Henricus de Amondavilla pro duodocies XX et XIV diebus cum liberis Regis et in Curia et IX diebus extra usque ad vadia XLI l. II s. IIII d. habuit per Jo. Britonem, — et pag. 14 dicitur fuisse LVI dies in Curia et IX d. extra Curiam, — et pag. 24 XL dies in Curia et X d. extra.
3. Denifle, 1891. *Chartularium universitatis parisiensis*, Paris, Delalain, p. 116. — *Lettres de Cocchi*, I, 412. — *Hist. littér. de la France*, t. XXVIII, p. 327.

des nombreux qui montrent en quel honneur était la médecine auprès de l'Église, et le rôle important que jouaient certains médecins.

H. de Mondeville conserva ses fonctions de chirurgien du Roi jusqu'à la mort de Philippe le Bel, et fut également chirurgien de son successeur, Louis le Hutin. Ces fonctions n'étaient pas permanentes, mais selon les circonstances et la nécessité le chirurgien était appelé en service auprès du Roi et des siens. C'est ainsi qu'il accompagna plusieurs fois les armées, soit avec le Roi, soit avec le comte de Valois, et put appliquer pour la première fois en France, la méthode de Théodoric dans le traitement des plaies et cela avec un grand succès. Le service de chirurgien militaire qu'il remplit plusieurs fois, ne contribua pas peu à lui donner l'expérience dont il fait preuve à chaque page de son livre.

Après l'année 1312, il se plaint vivement du service royal, pour lequel il ne recevait rien. C'est alors qu'à son grand désespoir il perdit inutilement beaucoup de temps, parce que le Roi l'envoya successivement à Arras, « apud Angliam », dans plusieurs parties de son royaume, accompagnant les armées et la Cour. Enfin le Roi lui permit de rester définitivement à Paris. — A propos du passage « apud Angliam », Malgaigne se demande si H. de Mondeville n'aurait pas accompagné le comte d'Evreux, envoyé en ambassade en Angleterre en 1312. Ceci reste obscur.

Lorsque, probablement sur la recommandation de Pitart qui avait été son maître à Paris, Mondeville fut désigné pour être chirurgien du Roi, il enseignait la médecine et la chirurgie à la Faculté de Montpellier; il y enseigna aussi l'anatomie, et faisait encore ce cours en 1304, ainsi que l'indique le manuscrit de Berlin (n° 15), que M. Pagel a publié. — Il resta donc quelque temps à Montpellier quoique chirurgien du Roi, et ne commença à enseigner à Paris qu'en 1306. — La renommée des Écoles de Médecine de Montpellier leur avait valu le privilège de fournir des médecins et des chirurgiens aux Rois de France et aux autres princes.

Mondeville fut en relations avec Bernard de Gordon, qui enseignait aussi à Montpellier, et avec Guillaume de Brescia, médecin des papes Boniface VIII, Benoît XI et Clément V; aussi a-t-on dit que c'était d'après le conseil de ces deux savants qu'il s'était déterminé à écrire sa *Chirurgie*. Le ms. 13 002 (n° 4) cite G. de Brescia, comme en ayant été l'instigateur, et le ms. 7131 (n° 7) cite B. de Gordon; ces citations sont des notes marginales ajoutées aux manuscrits.

Mondeville avait une existence très occupée : en outre de ses fonctions de chirurgien du Roi et des armées, il enseignait dans les Écoles de Paris et l'anatomie et la chirurgie. Le ms. de Vienne (n° 12) dit qu'il lisait sa chirurgie en 1311, « eleganter ante fabrum ». Lui-même nous dit en 1312, qu'il a lu à Paris les deux premiers Traités de sa chirurgie publiquement, dans les écoles, sans rétribution et devant une grande et noble assemblée d'étudiants en médecine et d'autres personnes distinguées.

Sa clientèle était nombreuse grâce à la grande réputation dont il jouissait auprès des étudiants, des citoyens, des personnages de la Cour et des étrangers de passage. « Parfois, dit-il, je puis à peine écrire une ligne en un jour, sans compter qu'il me faut aller dans les Écoles et courir çà et là toute la journée pour gaguer ma vie, puisque je dois subvenir par mon travail à tout ce qui est nécessaire à moi et à ma maison. »

Mais sa santé s'altère et il laisse percer des inquiétudes pour la première fois dans l'Introduction du troisième Traité, écrite vers 1316, après la mort de Louis le Hutin, de l'embaumement duquel il parle. Pour des causes diverses Mondeville était resté longtemps sans travailler à sa Chirurgie commencée en 1306, il s'y remet à cette époque et une des raisons qui le déterminent, c'est, dit-il, la crainte de mourir avant d'avoir achevé son œuvre. « Mais comme je crains que la mort ne me prévienne, puisqu'il n'y a rien de plus certain que la mort, et rien de plus incertain que l'heure de la mort,... pour moi qui ne suis ni marié, ni prébendé, ni attaché à personne ou au service de personne, qui ne reçois aucun subside pour mes dépenses, je ne veux pas différer davantage la tâche que je me suis imposée. Poussé par la crainte de la mort et de peur que si je meurs cette chirurgie ne reste incomplète, ce qu'à Dieu ne plaise, j'entreprends de rédiger ce qui reste à rédiger, après avoir invoqué le secours du Christ. »

Dans l'Introduction de la troisième Doctrine du Traité III, H. de Mondeville parle encore de sa santé et dit que depuis trois ans, quoique languissant, sa vie se prolonge, pour ainsi dire miraculeusement, contre le jugement unanime des médecins et il supplie le Créateur que, de même qu'il a prolongé la vie du roi Ézéchias, de même il prolonge la sienne, pour le bien commun, jusqu'à ce qu'il ait achevé son ouvrage. — Sa maladie paraît avoir débuté vers 1316, et comme elle dure depuis trois ans au moins, c'est donc vers 1319 ou 1320 qu'il écrit ce qui précède.

Mais le mal fait des progrès, car Mondeville ne peut rédiger la troisième Doctrine du Traité III, il laisse de côté le Traité IV sur les fractures et les luxations et arrive au Traité V, à l'Antidotaire, dont il entreprend la rédaction pour répondre aux demandes instantes de ses élèves, et parce que, dit-il, « je ne suis pas destiné à vivre longtemps, étant asthmatique, toussailleux, phtisique et en consomption ». Il ne peut même achever l'Antidotaire dont le chapitre X manque. On voit d'après cela que H. de Mondeville a dû succomber à une phtisie à marche lente.

J'ai essayé en rapprochant les passages où il parle de sa santé, de la date de l'embaumement de Louis le Hutin, de déterminer l'époque de sa mort.

Louis le Hutin ayant succombé en 1316, c'est après cette date que Mondeville écrit son Traité III dans lequel il raconte cet événement et c'est là qu'il parle pour la première fois de sa santé et de sa crainte de la mort. Dans l'Introduction de la 3e Doctrine, il dit, comme nous venons de le voir, que depuis trois ans sa santé est des plus précaires : en admettant qu'elle soit devenue si mauvaise immédiatement après la rédaction de la 1re Doctrine, ce serait au plus tôt en 1319 ou 1320, qu'il aurait écrit l'Introduction de la 3e Doctrine. D'autant plus qu'étant donnée la nature de sa maladie, dont la marche est lente et lui permet de travailler un peu, on peut supposer que la période des trois années de vie languissante a été précédée par une période plus ou moins longue pendant laquelle il a rédigé les deux premières Doctrines du Traité III.

Je suis donc disposé à placer la mort de H. de Mondeville après 1320, ou au plus tôt à cette date. Chereau et Pagel la placent entre 1317 et 1320; Littré pense qu'il a pu mourir après 1320.

S'il reste de l'obscurité sur la date de la mort de H. de Mondeville, cette obscurité est bien plus grande si l'on veut déterminer l'âge auquel il est mort. Mondeville est élève de Théodoric, qui habitait Bologne et qui mourut à un âge très avancé, en 1298, à l'âge de quatre-vingt-treize ans (Hirsch); il est probable qu'il ne professait ni ne pratiquait plus depuis longtemps. De plus, en 1301, nous trouvons Mondeville parmi les chirurgiens du roi, ce n'était plus probablement un jeune homme. Enfin la miniature du ms. 2030, que nous reproduisons en frontispice et que je considère avec Malgaigne, Chereau, Littré et Pagel comme représentant H. de Mondeville, peut nous permettre de faire quelques remarques. Ce ms. est de 1314, écrit par conséquent du vivant de Mondeville qui est représenté faisant son cours. Le Maître, en robe violette, bas rouges et calotte noire, paraît ici de taille assez élevée, il est maigre, la figure est maigre et fine; la barbe est peu fournie, quoique portée tout entière; elle est grise ainsi que les cheveux, ce qu'indique nettement la miniature coloriée; si l'on voulait donner un âge à ce portrait, on pourrait prononcer celui de cinquante ans.

Étant donné donc que Mondeville a été élève de Théodoric, vers 1280 au plus tard vu l'âge de ce chirurgien, qu'il était en 1301 chirurgien du Roi, je pense qu'en 1314 Mondeville avait plus de cinquante ans; en tenant compte de toutes ces remarques, on peut émettre l'hypothèse que notre chirurgien est mort vers l'âge de soixante ans. M. Pagel pense que, né vraisemblablement vers 1270, il est mort vers 1320; mais ayant été l'élève de Théodoric, Mondeville a dû naître à une date antérieure, vers 1260.

Après avoir montré Mondeville comme chirurgien du Roi et des armées, professeur dans les écoles de Montpellier et de Paris, après avoir relaté sa vie professionnelle, sa maladie, disons quelques mots de ce qu'était l'homme, le chirurgien, l'auteur.

Mondeville nous apparaît comme un esprit ardent, nourri par de nombreuses lectures sur les lettres et la philosophie, en outre de la chirurgie. Son honnêteté est évidente; il parle avec franchise et personne n'échappe à ses critiques, pas même le Roi. Il s'attaque aux prêtres, aux nobles, dont il montre l'ignorance. Il fait voir combien les idées de superstition ont de puissance, lui-même semble presque complètement échapper à ce courant: mais il conseille au médecin d'en tenir compte, si le malade ou quelqu'un de son entourage fait des remarques sur les jours lunaires ou égyptiaques, par exemple.

Il n'était pas marié, et s'en félicite grandement; plusieurs fois dans son livre, il attaque les femmes, leurs mœurs, leurs dépenses: on voit qu'il a de la rancune contre elles, et cela depuis longtemps, car il s'en prend vivement aux femmes de Montpellier.

Malgré sa grande réputation, sa clientèle nombreuse, il n'a pas amassé de fortune et il fait remarquer qu'il est toujours obligé de travailler pour vivre. Il a conscience de sa valeur propre; il s'indigne contre les malades qui refusent au chirurgien un salaire convenable. Sa grande clientèle ne lui rapportait pas suffisamment; on peut supposer qu'il était timide au sujet de la question du salaire, aussi donne-t-il des conseils aux jeunes chirurgiens et dans un moment de mauvaise humeur se laisse-t-il entraîner à émettre des principes qu'il n'a pas suivis et que l'on doit rejeter.

H. de Mondeville est du petit nombre des médecins lettrés qui au moyen âge se sont adonnés à la chirurgie dont la pratique était, par suite des préjugés de l'époque, considérée comme un métier. Il l'aimait avec passion et il a voulu la relever de l'état misérable dans lequel elle était tombée. Il avait largement profité des leçons de Théodoric, et il mit en pratique dans les armées et dans sa clientèle les principes qu'il avait puisés auprès de ce maître, en cherchant à les perfectionner. C'est ainsi qu'il préconisa une méthode de pansement des plaies devant conduire à la réunion rapide ou par première intention, et qu'il soutint contre tous que l'on devait éviter la suppuration, laquelle n'était pas un phénomène nécessaire des plaies. Il considère la ligature des artères dans les amputations comme une pratique courante, et qu'on ne doit jamais négliger.

Le chirurgien doit connaître, dit-il, l'anatomie et la médecine, et le premier il traite dans son livre des questions de pathologie générale, à propos des contingents. Les règles qu'il préconise dans le traitement des maladies, ne seraient pas désavouées aujourd'hui pour la plupart. Plusieurs de ses descriptions sont remarquables, par exemple ce qu'il dit à propos de l'interrogatoire des malades, à propos de la consultation, etc.

Après un long plaidoyer en faveur de la chirurgie il termine par cette péroraison :

« Vous donc, chirurgiens, si vous avez opéré consciencieusement chez les riches pour un salaire convenable, et chez les pauvres par charité, vous ne devez craindre ni le feu, ni la pluie, ni le vent; vous n'avez pas besoin d'entrer en religion, de faire des pèlerinages, parce que par votre science vous pouvez sauver vos âmes, vivre sans pauvreté et mourir dans vos maisons, vivre en paix et avec joie, et exulter parce que votre récompense est grande dans les cieux. De même que Jésus Christ en faisant œuvre de chirurgien a voulu honorer les chirurgiens, de même le roi de France les honore en guérissant les scrofules. »

Nous avons vu quelle était sa doctrine au point de vue de la suppuration et du traitement des plaies, pour le reste il adopte la doctrine humorale, il l'expose complètement et donne un chapitre remarquable sur la génération des humeurs. Il croit à la *Nature médicatrice*, à l'efficacité de son intervention dans les maladies. C'est la nature, la vertu (virtus) ou la force vitale (mots synonymes) qui combat contre les agents morbides et qui tend à réparer les désordres qu'ils causent; le médecin doit bien connaître ce travail naturel, le prévoir, le diriger quelquefois, mais jamais le combattre. « La nature, dit Mondeville, est comme le joueur de viole, dont la musique conduit et règle les danseurs; nous, médecins et chirurgiens, nous sommes les danseurs, et nous devons danser en mesure, quand la nature joue de la viole. »

Si Mondeville s'appuie sur Galien, il est partisan du libre examen et cherche à développer l'initiative individuelle.

Son livre donne une idée exacte de ce qu'étaient les doctrines anciennes, il est aussi une sorte de Traité élémentaire de pathologie générale chirurgicale et de déontologie médicale, en même temps qu'il contient une étude remarquable des plaies.

Mondeville fait preuve d'érudition, il connaissait les auteurs grecs et arabes dont les livres avaient été traduits, puis les ouvrages italiens; ses indications bibliographiques sont nombreuses, ce qui était une nouveauté pour l'époque; elles encombrent même parfois son texte, car on ne pouvait alors se contenter d'indiquer l'édition et la page, il fallait pour guider le lecteur reproduire les premiers mots du passage cité, d'où des longueurs.

Son exposition est claire, il multiplie volontiers les détails et les définitions, comme pour enseigner des ignorants.

Son style est simple, animé, original, on ne trouve d'obscurité que dans quelques citations; il est bref, concis; quelquefois même, dans le raisonnement, après avoir posé les prémisses, il n'achève pas, quand la suite va de soi [1]. On sent qu'il est habitué à accompagner son texte de commentaires verbaux, c'était du reste la manière d'enseigner au moyen âge, on lisait puis on commentait. Il use et abuse quelquefois du syllogisme, ses descriptions sont déductives, il va de division en division, faisant un raisonnement dichotomique, qui quelquefois allonge inutilement la description; c'est la méthode en usage dans les Écoles du moyen âge. Il cite souvent des vers, peut-être quelques-uns sont-ils de lui; cette manière d'écrire était alors à la mode, comme l'a montré Gaston Paris; il aime aussi à citer des exemples, ce qui est aussi une particularité de son époque; Mondeville du reste le fait remarquer; il aime également les proverbes; de temps en temps il lance une boutade et des remarques singulières, comme à propos de l'excommunication des médecins, et des morsures des animaux.

---

1. Ainsi quelquefois il commence une citation, et sans la terminer il écrit : etc., ut visum est (comme on sait, p. 107).

VI. — AUTEURS CITÉS PAR MONDEVILLE

Avant d'analyser le livre de Mondeville, nous devons nous arrêter sur les auteurs qu'il a cités ; par ce procédé, que j'ai suivi dans mon étude sur Guy de Chauliac, on peut se rendre compte du degré d'instruction de l'auteur et savoir si son œuvre représente réellement l'état de la science au moment où il vivait. On trouve dans sa *Chirurgie* environ 1308 citations, réparties entre 59 auteurs ; nous laissons de côté quelques noms propres qui ne se rapportent pas à des écrivains. Nous passerons les auteurs en revue par ordre chronologique en indiquant leurs ouvrages et la date des traductions ; chemin faisant nous signalerons les ouvrages principaux non consultés par Mondeville. Au début il annonce modestement qu'il suivra Avicenne pour l'étude de l'anatomie, Théodoric pour la description du traitement des plaies et Lanfranc pour les autres parties. Mais il a considérablement étendu ce programme, surtout par l'adjonction de chapitres originaux et de faits nouveaux tirés de son expérience, aussi son livre est-il loin d'être une compilation, c'est une œuvre originale.

L'ouvrage de Mondeville montre que non seulement il était un médecin érudit et expérimenté, mais aussi qu'il cultivait les lettres et surtout la philosophie. Son livre porte l'empreinte de la Logique et de la Philosophie d'Aristote.

Parmi les philosophes il cite PLATON (430-348) et DIOGÈNE (413-323).

Son philosophe favori, celui de tout le moyen âge, est ARISTOTE, qu'on ne nomme même pas, on dit « le Philosophe » ; il le cite 47 fois et énumère un nombre relativement considérable de ses Traités : *la Politique, la Métaphysique, la Physique, l'Elenchus* (les Preuves), *le Traité de l'âme, le Traité des causes, l'Ethique, les Antérieurs* (Priora), *les Postérieurs* (Posteriora), *les Topiques, Sur les Harmonies, l'Histoire des animaux, le Traité du ciel et du monde.* Les Écoles d'Occident connaissaient tous ces livres grâce aux traductions latines faites d'après les translations arabes.

Il cite encore CATON (204-149), SÉNÈQUE (2-65), *Traité de la Clémence,* puis les *Dits* ou *Moralités des philosophes,* ouvrage du XIIIᵉ s. dont il ne nomme pas l'auteur, qui est Alard de Cambrai.

Viennent ensuite PORPHYRE (IIIᵉ s.), commentateur d'Aristote ; BOÈCE (470-524), philosophe romain qui a écrit le *De disciplina scolarium,* la *Consolation de philosophie,* traduite par Jean de Meun (le continuateur du *Roman*

de la Rose), lequel a dédié sa traduction à Philippe le Bel. Mondeville cite en
outre ALBERT LE GRAND (1205-1289), pour son livre *De animalibus*.

Dans les Lettres, Mondeville cite HORACE (66 av. J.-C.-9), OVIDE (43 av. J.-C.-
18), *l'Art d'aimer*; puis *le Remède d'amour*, qu'il attribue à tort à Ovide, et
qui d'après G. Paris serait dû à un auteur du moyen âge, du XIIe ou XIIIe s. Il
y eut alors une série de poèmes de ce genre, auxquels *l'Art d'aimer* d'Ovide
servit de point de départ. — Il cite PLINE (23-74); LUCAIN (38-65); PRISCIEN,
du VIe s., et son commentateur PIERRE HÉLIE; *l'Art militaire* de VÉGÈCE
(IVe s.), ou le *De re militari*, traduit par Jean de Meun sous le titre : *La Che-
valerie*.

Les auteurs de médecine cités par Mondeville sont nombreux. Le premier en
date est naturellement HIPPOCRATE (460-377 av. J.-C.); on l'appelle encore
Diodius, le divin Hippocrate. Quelques-uns de ses livres furent traduits
de l'arabe par Constantin et Gérard de Crémone, mais il est connu à cette
époque par les *Commentaires* de Galien sur les *Aphorismes*, les *Pronostics* et
le *Régime dans les maladies aiguës*, qui étaient les seuls livres d'Hippocrate
traduits en latin au commencement du XIVe s.

Des ouvrages des médecins alexandrins, Mondeville ne cite que le *Centilo-
quium* de PTOLÉMÉE (IIIe s. av. J.-C.).

Parmi les médecins de Rome, il cite les suivants : DIOSCORIDE (Ier s.). Il n'est
connu qu'indirectement par les savants du moyen âge, car son *Traité de
matière médicale* n'a été traduit en latin que fort tard.

THESSALUS, élève de Thémison, a pratiqué la médecine à Rome sous Néron;
Galien, ennemi des méthodistes, l'a fortement attaqué.

GALIEN (IIe s.) est le maître de la médecine arabe, et devient celui de la médecine du moyen âge quand ses ouvrages eurent été traduits de l'arabe en latin.
D'après Corlieu[1], les questions chirurgicales sont particulièrement traitées
dans *le Médecin* (t. XIV de l'éd. Kühn), la *Thérapeutique à Glaucon* (t. XI),
et surtout dans la *Méthode thérapeutique* (t. X). Mondeville le cite 431 fois,
mettant à contribution les ouvrages suivants, disposés suivant l'énumération
chronologique qu'en a faite Hahn; j'y ajoute les divers titres donnés par
les traducteurs et ceux qui se trouvent dans notre chirurgien :

I. *De temperamentis* libri III. Constantin l'a intitulé *De complexione*, M. dit *De
complexionibus*. — II. *De assuetudinibus*. — III. *De anatomia*. — IV. *De juvamentis
membrorum* (M.), *De l'utilité* ou *Usage des parties*: traduit par Daremberg. — V. *De
locis affectis* libri VI. Constantin lui donne le titre de *De interioribus membris*, employé
par Mondeville; traduit par Daremberg. — VI. *De differentiis febrium* libri II. —
VII. *De diebus criticis* libri III. — VIII. *De simplicium medicamentorum temperamentis
et facultatibus* libri XI. *Des médicaments simples*. — IX. *Ars medica* (τέχνη ἰατρική), *Ars
parva* des Arabistes, ou *Traité de l'art médical*. C'est probablement à Constantin
qu'on doit les mots *Microtechni* et *Techni* adoptés par les Arabistes. — X. *De morbo
et accidenti*. — XI. *De compositione medicamentorum secundum genera* libri VII; le
Catageni des Arabes; c'est, dit Mondeville, un Antidotaire chirurgical. — XII. *De
methodo medendi*; Constantin lui a donné le titre de *Megatechni*, employé par Mon-

---

1. Corlieu, 1885. Les médecins grecs de 210 à 1453.

deville. — XIII. *De sanitate tuenda* libri VI. C'est le *De regimento sanorum* de Constantin, *De ingenio sanitatis* de Mondeville. — XIV. *De antidotis* libri II. — XV. *De medicinis famosis* (Mondev.). — XVI. *De exercitio.*

Sont encore cités les *Commentaires* de Galien sur trois ouvrages d'Hippocrate indiqués plus haut, les *Aphorismes*, les *Pronostics* et le *Régime dans les maladies aiguës.*

Le nombre des ouvrages de Galien indiqués par Mondeville est donc considérable et tel à peu près qu'il pouvait être à son époque; les citations sont quelquefois assez longues; quelques-unes varient dans les divers manuscrits; mais ceci doit être attribué aux copistes qui ont interpolé des notes marginales. M. Pagel pense que Galien n'est cité que de seconde main, d'après les manuels de Thaddée et surtout de Jean de Saint-Amand, mais Mondeville dit expressément dans son Antidotaire qu'il a lu la description d'un remède dans un livre de Galien dont il a oublié le titre. Il est possible qu'il fasse plusieurs citations de seconde main, mais toutes n'ont pas cette origine.

Entre Galien et l'École de Salerne, nous avons Oribase (IVe s.)[1], traduit en arabe au IXe s., Aëtius (VIe s.), Alexandre de Tralles (VIe s.)[2], Paul d'Égine (VIIe s.)[3]; Mondeville n'en cite aucun. Il nomme PHILAGRIUS, médecin grec du IVe s., et PHILARETE (VIIe s.), pour son livre *De pulsibus.*

Mais pendant que l'Occident était dans la barbarie, la civilisation arabe arrive à son apogée, les auteurs grecs sont traduits, les Arabes eux-mêmes font des livres, et la translation en latin de ces deux sortes d'ouvrages, à la fin du XIe siècle et surtout pendant le XIIe, vient influencer et vivifier les écoles d'Occident; la médecine et la chirurgie prennent un essor plus grand.

H. de M., sur 1340 citations, en a 525 qui appartiennent aux auteurs arabes. Le plus ancien qu'il cite est Sérapion. Il s'agit de SÉRAPION L'ANCIEN, du IXe siècle, qui a été aussi désigné sous le nom de JANUS DAMASCENUS.

Henri de Mondeville fait de ces deux noms deux auteurs différents. Il cite Sérapion 38 fois, à propos de sa *Pratique* et de ses *Agrégations*, et il cite 24 fois les *Aphorismes* de Damascenus. On a publié en effet, sous le nom de Janus Damascenus, des *Aphorismes*, que Leclerc rapporte à Mesuë l'Ancien. — Sérapion a écrit un petit Traité, le *Konnach* ou *Pandectes*, en sept livres, qui a été traduit en latin par Gérard de Crémone, sous le titre de *Breviarium*, et plus tard par Alpagus, sous le titre de *Practica* (cité par Mondeville). Hirsch dit que les *Pandectes* ont aussi été traduites sous le nom de *Aggregator Breviarium* : ceci représente probablement les *Aggregationes* citées par Mondeville.

Parmi les autres auteurs cités par Mondeville, nous trouvons :

JOHANNITIUS ou *Joannice* des documents latins, c'est HONEIN (809-873). Il a

1. Oribase. *Ses Œuvres.* Texte grec et traduction française, par Bussemaker et Daremberg, Paris, 6 vol., 1851-1876.

2. Alexandre (de Tralles). Texte original et traduction allemande par le Prof. Th. Puschmann, Vienne, 1878-79, 2 vol. Cet ouvrage mériterait, comme le dit Corlieu, d'être traduit en français.

3. Paul d'Égine, *Chirurgie*, texte grec et traduction française par R. Briau, Paris, 1855.

fait de très nombreuses traductions du grec en arabe; son *Introduction au Microtechni* de Galien a été traduite en latin sous le titre de *Isagoge Johannitii.*

JEAN MESUÉ est cité 13 fois, à propos de sa *Pratique*. Les historiens ne sont pas d'accord sur les auteurs qui portent le nom de Mesuë, ni sur leurs ouvrages; nous avons vu, en effet, que Leclerc et Würstenfeld également attribuent à Mesuë l'Ancien les *Aphorismes* de Jean Damascenus. Quant aux citations de Mondeville, elles paraissent se rapporter à MESUE LE JEUNE, du XIᵉ siècle, qui a écrit sur les médicaments. Ses ouvrages ont eu une très grande réputation au moyen âge, mais on ignore quand et par qui fut faite leur traduction latine. La *Pratique médicale* de Mesuë est demeurée incomplète.

M. Pagel vient de publier [1] une partie d'un manuscrit de la Bibl. nat. de Paris (ms. 7131, lat.), laquelle a pour incipit: *Cyrurgia J. Mesuë*, quam magister Ferrarius Iudaeus cyrurgicus transtulit in Neapoli de Arabico in Latinum; mais ce travail est d'origine douteuse et ne contribue pas à éclairer la question des Mesuë.

Puis vient RAZÈS (xᵉ s.) que Mondeville cite souvent, au moins 45 fois, à propos du *Mansoury* ou des *Livres dédiés à El-Mansour* (Almansor), du *Livre des divisions* et d'un autre qu'il intitule *Des expériences*, etc. Au sujet de cet auteur, nous devons faire remarquer que les chirurgiens du moyen âge ne savaient pas toujours à qui attribuer les traités qu'ils avaient dans les mains, car quelquefois les manuscrits ne portaient pas le nom de l'auteur. C'est ainsi que Henri de Mondeville attribue à Razès la *Chirurgie d'Albucasis*, considérant le mot *Albucasis* comme désignant une chirurgie, un livre; « Chirurgia Albucasis dicta », écrira également plus tard Guy de Chauliac; aussi Mondeville dit-il : « Razis in Albucasem ». En vérifiant dans la *Chirurgie* d'Albucasis les citations faites par Mondeville, j'ai constaté qu'elles étaient exactes, et qu'il n'y avait pas lieu d'admettre qu'Albucasis ait fait un commentaire de Razès (p. 120).

Guy de Chauliac a commis la même erreur, car il dit dans son résumé historique (p. 13) : On trouve ensuite Razès, Albucasis et Alcaran qui (soit qu'ils représentent un seul auteur ou plusieurs) s'est très bien comporté surtout dans les *Livres à Almansor*, dans *les Divisions* et dans la *Chirurgie* dite d'Albucasis.

Il est un autre ouvrage de Razès, à propos duquel Mondeville fait encore une confusion, je veux parler du *Continent*, ou plus exactement du *Totum continens*, car c'est sous ce dernier titre que ce livre est désigné par Mondeville et Guy de Chauliac. Cet ouvrage s'appelait *Helham* en arabe, dit Guy de Chauliac, ou *Elangi, Elhangi, Elham*, etc., selon les erreurs des copistes, car le vrai nom arabe serait *Haouy*. Il fut traduit en latin, au xiiiᵉ s., par Ferraguth sous le nom de *Totum continens*. — Mondeville a pris Elangi pour un nom d'auteur et dit par exemple, p. 630 : « ELANGI, dans son livre appelé le *Totum continens* ».

HALY ABBAS (xᵉ s.) a écrit un traité complet de médecine, le *Kamel* ou

1. Pagel, *Die angebliche Chirurgie des Johannes Mesuë*, Berlin, 1893, Hirschwald, in-8, 139 p. — Le Dr Pagel a fait publier le 4ᵉ livre de J. Mesuë (non contenu dans la publication précédente), par un de ses élèves, qui en a fait l'objet de sa Thèse inaug. : Dr F.-A. Sternberg, *Das 4 Buch der « Angeblichen Chirurgie des Johannes Mesuë »*; Berlin, 1893.

Maleky, qui jouit d'une grande vogue jusqu'au *Canon* d'Avicenne, ouvrage dans lequel on retrouve l'ordre adopté par Haly Abbas dans la description des maladies. Le *Maleky* fut traduit en latin par Constantin, au XI° s., qui lui donna le nom de *Pantegni*; en 1127, Étienne d'Antioche fit une nouvelle traduction latine du *Maleky*, sous le titre de *Regalis dispositio*; c'est la traduction citée par Mondeville; ce dernier puise surtout dans le chapitre des *Divisions de la chirurgie*, qu'il ne faut pas confondre avec le livre des *Divisions* de Razès.

Mondeville cite un autre livre qu'il attribue à Haly, mais qui est probablement de Razès. Il dit : « Haly libro De aggregationibus chirurgiæ VII° Almansoris », or les livres dédiés à Almansor sont de Razès. M. Pagel fait ici une correction, il pense qu'il est « mieux » de mettre *De aggregatoribus*.

Isaac, médecin juif du X° siècle, a écrit *De dietis particularibus*, ouvrage qui a été commenté par J. de Saint-Amand, sous le nom de *Quaestiones super Diaetas Isaaci* (Paderstein).

Albucasis (X° siècle) est cité 18 fois, mais sous le nom de Razès, pour sa *Chirurgie* qui forme le trentième livre de son encyclopédie médicale, le *Tesrif* ou *Azaravius*. Cette *Chirurgie* a été traduite en latin au XII° siècle par Gérard de Crémone, et par Channing en 1778; en 1861, Leclerc en a donné une traduction française.

Avicenne (XI° siècle) est cité 307 fois. Mondeville dit qu'il le suit particulièrement pour l'Anatomie qui est disséminée dans le *Canon*; mais il le cite très souvent encore dans les autres Traités. Son influence sur la médecine fut en effet considérable, ce qu'il dut à ses théories philosophiques, à ses descriptions des maladies et aussi beaucoup aux classifications qu'il en a données, suivant en cela le plan tracé par Haly Abbas dans le *Maleky* ou *Regalis dispositio*. En outre du *Canon*, Mondeville cite le *Cantique des cantiques*, l'*Antidotaire* et le livre *De viribus cordis et medicinis cordialibus*. Le *Canon* fut traduit en latin à la fin du XII° siècle par Gérard de Crémone et par Alpagus.

Ali Rodoam ou Haly Rodoan, Ali ben Rodhouan, XI° siècle, est cité 38 fois, à propos de son *Commentaire* sur le *Techni* de Galien et particulièrement à propos du *Traité des signes* et du *Traité des causes*. H. de Mondeville dit expressément (p. 143) que Haly a fait un *Commentaire du Techni*, et Guy de Chauliac dit que cet Haly est Haly Rodoam (l'édition de 1559 porte Halyab. rodean tertio techni). Le *Commentaire du Techni* est donc de Haly Rodoam et non de Haly Abbas (p. 14). D'un autre côté, à propos du *Techni* de Haly, ne doit-on pas penser au *Pantechni* de Haly Abbas? Il reste là un point à éclaircir, ce qui pourra être fait par la confrontation des textes.

Avenzoar (XI° siècle) est l'auteur du *Teissir*, que Mondeville ne connaît pas.

Averroes (1126-1198), cité 18 fois, médecin et philosophe, est le plus grand nom de l'époque musulmane. Mondeville cite de lui le *Colliget*, qui répond au premier livre du *Canon* d'Avicenne; la traduction latine est du XIII° siècle, on l'attribue à Armengaud, médecin de Montpellier. Il cite encore un livre *Sur la Thériaque* et un *Commentaire du Cantique des cantiques d'Avicenne*.

Rabbi Moyse Maimonide (1135-1204). Il a écrit des *Aphorismes de médecine* qui ont été traduits en latin sous le nom de *Regimen sanitatis*; a écrit aussi un traité *De venenis*. Le Dr Rabbinowicz a publié en 1865 une traduction du *Traité des poisons* de Maimonide; Heinschneider a publié en 1873 : *Gifte und ihre Heilung nach Maimonides* (Virchow's Archiv, Bd 57).

Mondeville paraît avoir fait peu de cas des Salernitains, car il né les cite que 25 fois :

Constantin (1015-1087) est cité 13 fois, à propos de son *Traité sur les maladies des yeux* et de son livre *De incantationibus et conjurationibus, sortilegiis, maleficis, medicinis suspensis ad collum et ad alias partes corporis*.

Bartholomaeus, salernitain, est cité à propos de sa *Pratique médicale*, ou *Introductiones et experimenta in practicam Hippocratis, Galeni, Constantini, graecorum medicorum.* — Puis vient Alphanus, médecin salernitain du xie siècle.

Nicolas (xiie siècle) a écrit un *Antidotaire* très réputé pendant le moyen âge et commenté par Mathaeus Platearius (xiie siècle), qui est également l'auteur d'un traité de matière médicale : *De simplici medicina liber, inscriptus Circa instans*, ainsi que l'a montré le Dr Saint-Lager dans ses *Recherches sur les anciens herbaria*, qu'il est nécessaire de consulter ainsi que son *Histoire des herbiers* [1], pour ce qui concerne ces questions. Dans le *Circa instans* il ne s'agit que de matière médicale, aussi est-ce avec raison que Pagel relève l'erreur de Mondeville qui, voulant citer (p. 665) un traité d'astronomie, parle de ce livre. Il s'agit probablement du *Circa signa universalia* signalé p. 180.

À l'école de Salerne nous trouvons encore Roger, le plus ancien des chirurgiens italiens ; il a écrit un *Traité de chirurgie*.

Roland, élève de Roger, aurait écrit sa *Chirurgie* vers 1264.

Les quatre maîtres, qui ont fait un *Commentaire sur Roger et Roland*; il a été publié par Daremberg [2].

Nous placerons ici Macer (Floridus); ce nom paraît être, d'après Choulant, le pseudonyme d'un auteur du xiie siècle qui écrivit un poème sur les Vertus des herbes.

Au xiie siècle l'école de Bologne tend à remplacer l'école de Salerne; au xiiie elle l'emporte sur toutes les écoles d'Italie et ne tarde pas à partager la prépondérance avec Montpellier et Paris. La chirurgie y est en honneur, ainsi que le prouvent les ouvrages qui en sont sortis et en particulier celui de Théodoric. Aussi ceux qui veulent s'instruire dans cette science vont-ils à Bologne, c'est ce que fit H. de Mondeville qui eut pour maître Théodoric. Plus tard Mundini y relèvera l'Anatomie.

Parmi les chirurgiens de Bologne, Mondeville cite :

Hugues de Lucques, qui meurt vers 1258; il n'a rien écrit, mais il est connu par l'ouvrage de Théodoric, son fils et son élève : c'est, dit Malgaigne, le premier chirurgien que puisse citer l'Europe moderne avec honneur.

Brunus : il a écrit vers 1252 une *Grande chirurgie*, qui est une compilation; il a aussi donné une *Petite chirurgie*.

1. St-Lager, 1885. *Histoire des herbiers*, Paris, J.-B. Baillière
2. Daremberg, 1854. *Glossulæ quatuor magistrorum super chirurgiam Rogerii et Rolandi*. Paris.

Théodoric (1208-1298) est le fils de Hugues de Lucques, qui fut aussi son maître; il entra dans l'ordre des frères prêcheurs de Bologne, à l'exemple des fils des plus nobles familles, tout en continuant à exercer la médecine; il fut nommé en 1266 évêque de Cervia, mais habita Bologne et fut un des principaux représentants de son Ecole. C'était un chirurgien de grande valeur, à l'esprit indépendant et original; nous avons vu qu'il fut le promoteur d'une méthode de traitement des plaies qui se rapproche singulièrement de la pratique actuelle. Il parle aussi pour la première fois des cures par salivation au moyen des frictions mercurielles (Hahn). Il a écrit une *chirurgie*, après 1264, pour laquelle il aurait copié Brunus, d'après Guy de Chauliac; il est possible qu'il ait emprunté certains passages à cet auteur, mais Théodoric n'est pas un simple compilateur. Mondeville parle de sa *Grande chirurgie*; ce terme était employé au moyen âge pour différencier un traité complet, à la fois doctrinal et pratique, d'un petit traité où se trouvaient seulement le traitement et les formules et qui était désigné sous le nom de *Petite chirurgie*. Plusieurs auteurs ont en effet écrit une *Grande* et une *Petite chirurgie*, mais rien ne prouve que Théodoric ait écrit une *Petite chirurgie*. — Mondeville le cite 113 fois et dit qu'il le suivra pour ce qui concerne le traitement des plaies. Il signale aussi de lui un petit livre intitulé *Des Secrets*.

Guillaume de Salicet meurt vers 1276 à Vérone. Il a terminé sa *Chirurgie* en 1275; elle est plus complète que celle de ses prédécesseurs. G. de Salicet est considéré comme le premier chirurgien du XIIIᵉ siècle; « valens homo fuit », dit Guy de Chauliac. Son livre a été traduit en français par Nicolas Prévot, médecin, Lyon, 1492; Paris, 1505, 1596.

Thaddée (1215-1295), de Florence, a écrit des manuels d'après les livres de Galien, manuels dont s'est servi Mondeville.

Mondeville cite encore Jean de Saint-Amand, médecin du XIIIᵉ siècle, à propos de son *Commentaire sur l'Antidotaire* et de son livre intitulé *Revocativum memoriae* qui a encore pour titre *Abbreviationes librorum Galeni*; c'est une sorte de compendium des doctrines régnantes au XIIIᵉ siècle.

M. Pagel croit que Mondeville a puisé des citations de Galien dans Thaddée et surtout dans J. de Saint-Amand. Ce dernier auteur a été étudié par M. O. Paderstein [1], dans sa thèse inaugurale faite sous l'inspiration de M. Pagel; parmi les ouvrages de J. de Saint-Amand il cite l'*Expositio sive additio super Antidotarium Nicolai Praepositi*, déjà imprimé; puis *Super Rhasis Antidotarium*, non encore imprimé; les *Concordantiae*, et les *Aureolae* ou *Areolae sive Tractatus de virtutibus et operationibus medicinarum simplicium et compositarum*. MM. Paderstein, Eicksen et Müller-Kyphe publient diverses parties du *Revocativum memoriae*.

Lanfranc de Milan, élève de Guillaume de Salicet, vint à Paris vers 1295 après s'être arrêté à Lyon. A Paris, il enseigna la chirurgie avec grand succès et contribua à la relever; Mondeville, qui a été son disciple, l'appelle son maître et a continué son œuvre. Les uns disent que Lanfranc fut accueilli avec

1. O. Paderstein, 1892. *Ueber Johannes de Sancto Amando*. Inaug. Diss. Berlin, Schumacher. — Eicksen, *Historisches über krisen und kritische Tage*. — Müller-Kyphe, *Ueber die ars parva Galeni*. — Pagel, *Die Areolæ*, 1893.

enthousiasme par les Maîtres en médecine et en particulier par le doyen de la Faculté, Passavant, d'autres que grâce à l'amitié de Guillaume de Brescia il fut admis au Collège de Saint-Côme. Nous avons discuté plus haut ce qu'étaient les Écoles de médecine de Paris au commencement du xiv° siècle, et montré que le Collège de Saint-Côme n'existait pas encore. — Lanfranc écrivit sa *Grande chirurgie* peu après 1295 et mourut vers 1306. Son livre a été traduit en français par Yvoire, Lyon, 1490.

H. de Mondeville considère la *Chirurgie* de Lanfranc comme occupant le premier rang avec celle de Théodoric; c'est Lanfranc qu'il prendra pour guide dans ses trois derniers Traités, les maladies spéciales, les fractures et les luxations, et l'antidotaire; en un endroit il désigne le livre de Lanfranc sous le nom de *Compendium*.

ANSELME DE JANUA (1270-1303) ou Ancel de Gênes est également cité, puis SIMON DE GÊNES, pour ses *Synonymes*; ARNAUD DE VILLENEUVE, pour ses *Aphorismes*.

BERNARD DE GORDON, professeur à Montpellier, était contemporain de Mondeville, qu'il aurait poussé à écrire sa *Chirurgie*; mais Mondeville, d'après son caractère de novateur, ne paraissait pas avoir besoin de ce conseil, que d'autres ont dit avoir été donné par G. de Brescia. B. de Gordon a écrit un livre de médecine qui a joui d'une grande réputation, le *Lilium medicinae*. Les uns disent qu'il a été rédigé en 1305, mais voici ce que l'on trouve dans l'explicit de la traduction française faite en 1377 : « Cy finist la Pratique... laquelle fut accomplie en la noble estude de Montpellier, après qu'il (Gordon) eust leu l'espace de XX ans, l'an mil CCC et XXII, et translaté du latin en françois à Rome l'an mil CCCLXXVII, et imprimé à Lyon l'an mil CCCCXCV, le dernier jour d'Aoust. » — M. Pagel pense que notre auteur s'est servi du *Lilium medicinae*, surtout pour les chapitres lèpre, morsure de chien, etc. Mais il n'est pas certain que le *Lilium medicinae* fût déjà écrit; les deux auteurs ont pu puiser à une source commune. — Mondeville cite aussi de lui un livre *sur la Thériaque*.

GUILLAUME DE BRESCIA, contemporain de Mondeville, a été médecin et chapelain de Clément V (p. 1).

JEAN PITART est l'un des maîtres pour lesquels Mondeville manifeste le plus de respect et d'admiration, il est le premier chirurgien de Philippe le Bel; il semble non seulement avoir enseigné Mondeville, mais aussi l'avoir protégé pendant sa carrière. Pitart est cité dans les *Ordonnances* que nous reproduisons aux *Pièces justificatives*. Quoique plus âgé que Mondeville, il mourut après lui. Jean Pitart serait encore nommé en septembre 1328 comme chirurgien du roi (in Arch. Nat., Paris, J. J. 65ª, n° 285). L'orthographe de son nom varie, Picardi, Piccardi, Piquardi, Pitardi ut communiter legitur, dit le Père Dénifle, dans son histoire de l'Université de Paris, etc.

La liste des auteurs cités se termine par Maître ROBERT FABER, premier médecin du roi.

LISTE DES AUTEURS CITÉS PAR MONDEVILLE

DONT LES OUVRAGES SONT INDIQUÉS CI-DESSUS [1]

Albucasis	18	Lanfranc	17
Albert le Grand	2	Lucain	1
Razès	7	Hugues de Lucques	4
Alphanus	1	Macer	1
Haly ben Rodhouan	38	Mesuë J	13
Haly Abbas	12	Rabbi-Moyse	5
Jean de Saint-Amand	2	Nicolas	3
Aristote	47	Ovide	8
Avenzoar	1	Philagrius	1
Averroès	17	Philarète	1
Avicenne	307	Pitart	5
Bartholomaeus	3	Platearius M	2
Boëce	1	Platon	3
G. de Brescia	1	Pline	9
Brunus	1	Priscien	2
Caton	5	Ptolémée	1
Constantin	13	Quatre Maîtres	1
Damascène	24	Razès	38
Diogène	3	Roger	2
Dioscoride	8	Roland	2
Faber R	1	G. de Salicet	5
Galien	431	Sénèque	1
Gordon	2	Sérapion	38
Hélie P	1	Thaddée	1
Hippocrate	68	Théodoric	113
Horace	1	Thessalus	2
Isaac	2	Urso (?)	1
Anselme de Janua	2	Végèce	1
Simon de Gênes	2	A. de Villeneuve	4
Johannitius	2		

1. Cette liste, avec le nombre des citations de chaque auteur, est faite d'après celle de l'édition de M. Pagel; elle comprend 59 auteurs et 1308 citations.

VII. — LA CHIRURGIE DE H. DE MONDEVILLE

Le livre commence par une *Introduction* dans laquelle Mondeville met son œuvre sous la protection de Dieu, de saint Côme et de saint Damien, et indique le plan général de sa chirurgie qui contiendra cinq traités; c'est le premier ouvrage de ce genre qui ait cette division. Il s'excuse de modifier ce que les anciens ont laissé, car il ajoutera les choses nouvelles qu'il a apprises par expérience ou *par doctrine*, c'est-à-dire par l'enseignement de ses maîtres; il annonce que son livre sera plus complet que les autres, car il a rassemblé beaucoup de secrets; à cette époque, en effet, chaque praticien prétendait avoir des secrets. Déjà il parle des rapports du chirurgien avec le malade; c'est un sujet qu'il a à cœur, car après lui avoir consacré de longues pages dans les Notables, il y reviendra souvent dans le cours du livre.

Puis vient un chapitre sur la manière de compter au moyen des chiffres arabes, ce qui était appelé alors l'*Algorisme*. Ces notions n'étant pas connues de tous, il les résume pour ses disciples.

Ensuite commence le *premier Traité*, celui de l'*Anatomie*. Mondeville insiste sur la nécessité pour le chirurgien de connaître le corps humain; afin de lui en faciliter l'étude, il met en tête de sa chirurgie un résumé de ce qui est indispensable. Il le tire du premier livre d'Avicenne, dans lequel l'Anatomie est disséminée en divers endroits. Avant lui, Lanfranc, convaincu aussi de la nécessité de mettre constamment sous les yeux des chirurgiens les notions anatomiques, avait disséminé celles-ci dans les chapitres de sa Chirurgie; G. de Salicet lui avait consacré son Traité IV, très court. Mais en somme c'est surtout des œuvres de Galien que sont tirées les descriptions anatomiques des Arabes et des auteurs du moyen âge.

Mondeville cite d'autres auteurs qu'Avicenne, peut-être est-ce de seconde main; il dit aussi qu'il s'appuie sur son expérience. Cependant il ne semble pas qu'il ait disséqué dans le sens que nous attachons aujourd'hui à ce mot, mais certaines descriptions de rapports de viscères semblent montrer qu'il a étudié la splanchnologie. Lorsqu'il était à Bologne avec Théodoric, Mundini n'avait pas encore commencé son cours d'anatomie. Notre auteur a fait de cette science une étude assez complète, car il l'a enseignée à l'école de Montpellier, se servant de planches et de pièces artificielles, pour le crâne du moins; c'était là le commencement de ce qu'on a appelé de nos jours l'anatomie clastique. Les manuscrits comprennent la description de douze dessins, lesquels sont représentés par de petites miniatures dans le manuscrit 2030 (n° 9) : j'en ai reproduit un spécimen, p. 13. Ces dessins ne se retrouvent pas dans les autres manuscrits, il n'y a que la place laissée en blanc pour les recevoir. Quelques-uns, le 7131 et le Q 197, et d'autres qui contiennent la première rédaction de Mondeville indiquent 19 dessins au lieu de 12. M. Pagel donne la rubrique de ces dessins supplémentaires (p. 639).

Le traité d'anatomie, qui n'est qu'un court résumé, contient douze chapitres; après des généralités sur les divers tissus, se trouve la description des viscères et des parties qui les contiennent; les descriptions des membres sont très brèves. Ce Traité n'a actuellement qu'une valeur historique, c'est du reste celui qui porte le moins l'empreinte du Maître. Il présente cependant un certain intérêt, en ce sens, qu'il donne des définitions précises des termes employés à cette époque, ce qui est d'autant plus utile pour la lecture des livres de ce temps que ces définitions manquaient dans Guy de Chauliac; puis il insiste sur les usages et les fonctions qu'on attribuait aux organes.

Nous dirons seulement quelques mots des termes dont la signification est la moins nette. Mondeville attribuait une grande sensibilité aux tissus blancs, nerfs, tendons, ligaments et aponévroses, et les considérait comme étant de la nature des nerfs, en admettant entre eux des différences; les *tendons* ou *cordes* étaient plus rapprochés des nerfs que les ligaments; les *tendons* étaient formés par le mélange d'une partie des ligaments des jointures avec des nerfs. Il est à remarquer que M. Sappey a signalé la présence de nerfs nombreux dans les tissus fibreux, tendons et ligaments.

Du reste Galien avait déjà montré l'excessive compréhension du mot *nerf* dans le langage médical. Il y a trois sortes de nerfs, dit-il dans les *Commentaria in Hippocratis librum de Alimento* (livre III) et dans le traité *De motu musculorum* (livre I) : Il y a d'abord ceux qui méritent véritablement ce nom et qui, doués d'une vive sensibilité, naissent du cerveau et de la moelle épinière; secondement ceux qui unissent les os et que nous appelons *ligaments*, ils sont dépourvus de sensibilité; en troisième lieu il y a les *cordes* à sensibilité très obtuse, que nous appelons *tendons*. J'ai conservé quelquefois l'expression « corde » dans ma traduction. — On sait que le mot *nerf* a encore aujourd'hui dans le langage populaire, l'acception vague autrefois dénoncée par Galien.

La chair musculaire forme les *muscles* et les *lacertes*, qui sont tout un, dit Guy de Chauliac, nonobstant H. de Mondeville. Ce dernier en effet réserve le nom de muscles à ceux de ces organes qui sont allongés, épais au milieu et grêles aux extrémités, et qui ressemblent alors, dit-il, à un rat (mus), d'où le nom de *musculus*; ce qui n'est pas muscle serait lacerte, ajoute-t-il.

D'après Guy de Chauliac, *lacerte* viendrait de « lacertus » (lézard), et représenterait les muscles grêles et allongés. H. de Mondeville au contraire semble réserver le nom de lacertes à des muscles larges.

Le système de la veine porte est bien indiqué. — Les humeurs sont étudiées complètement dans le premier chapitre de la doctrine II du Traité III, intitulé DE LA GÉNÉRATION DES HUMEURS. L'exposé est des plus intéressants.

A propos du cœur, l'auteur nous montre l'*esprit* se formant dans une prétendue cavité de la paroi interventriculaire, puis pénétrant dans le ventricule gauche, d'où il est porté avec le sang par les artères dans tout le corps. Ce sang des artères est le *sang vital*, qui porte la *vie*; celui des veines est le *sang nutritif*, qui porte la nourriture. Les artères ont deux tuniques, tandis que les veines n'en ont qu'une; les artères doivent, en effet, résister aux mouvements violents de l'esprit du sang. — L'esprit change de nom et de propriété dans chaque organe, il y a l'*esprit de l'âme* dans le cerveau, l'*esprit nutritif* dans le foie, *générateur* dans les testicules, etc.

Ne connaissant ni la grande, ni la petite circulation, Mondeville ne se rendait pas compte des fonctions des poumons; il croyait que l'air arrivait dans les poumons exclusivement pour rafraîchir le cœur. Avec les autres auteurs il faisait jouer un rôle important à la *luette* qui préparait et modifiait l'air avant sa pénétration dans la poitrine.

On comprend quelle a dû être l'immense révolution produite par la découverte de Harvey (1617). C'était du jour au lendemain l'effondrement de tout ce qui existait, de tout ce que l'on savait et croyait.

La digestion était mieux connue que la respiration et la circulation; la première digestion s'accomplit dans l'estomac, s'achève dans le cæcum; une seconde digestion se fait dans le foie, une troisième digestion s'accomplit au sein des tissus, une autre, qui s'accomplit également dans tout l'organisme, donne naissance à une superfluité qui va former le sperme.

Je renvoie pour ce qui concerne l'histoire de l'anatomie et d'autres remarques sur l'état de l'anatomie et de la physiologie au xIVᵉ siècle, à ce que j'ai dit dans mon édition de Guy de Chauliac (p. 25) et à un travail publié dans la *Revue de chirurgie* [1].

Dans le Traité II sont étudiés les plaies et les ulcères; Mondeville y a ajouté des généralités qui en réalité n'appartiennent pas spécialement à ce Traité, mais à toute la chirurgie, il les a placées en tête du Traité. Celui-ci est le plus considérable de l'ouvrage, dont il forme presque la moitié (395 p. sur 855); les généralités de leur côté forment un peu plus du tiers du Traité. Elles présentent un grand intérêt, tant au point de vue historique que par les enseignements que l'on peut y puiser encore aujourd'hui; c'est une des parties les plus originales du livre. Semblable exposé ne se retrouvera pas avant longtemps dans les livres qui suivront et ne se trouve dans aucun de ceux qui ont précédé. L'auteur s'y montre tout entier, homme instruit, indépendant, critiquant l'un et l'autre, enthousiaste, quelque peu passionné même; son style est original, vif, animé. Il est inutile de recommander la lecture de ces pages.

Ces généralités comprennent plusieurs parties distinctes : d'abord l'Introduction du Traité II, puis les Notables et les Contingents qui servent d'Introduction à toute la chirurgie, enfin les généralités qui s'adressent spécialement aux plaies.

Il est à remarquer que cette partie du livre a été ajoutée par Mondeville à sa première rédaction de 1306 (voy. p. LI), et cela après l'année 1312; je partage sur ce point l'avis de M. Pagel. Ainsi, dans le remarquable manuscrit 7131, toutes ces généralités ne forment que 11 colonnes, tandis qu'elles remplissent

1. Nicaise, 1893. *L'anatomie et la physiologie au XIVᵉ s.*, in *Rev. de chir.*

dans mon édition, 138 pages; elles manquent également dans d'autres manuscrits. Guy de Chauliac, qui cite souvent Mondeville, s'est servi de la seconde rédaction, car il parle des Notables [1]. L'Introduction du Traité II appartient aussi à toute la chirurgie, car elle porte surtout sur les qualités que doit avoir le chirurgien.

Les Notables sont au nombre de 16, c'est là surtout que Mondeville traite des rapports des chirurgiens entre eux, avec les médecins et les malades, sujet difficile, abordé avec franchise, dont l'aspect varie selon les temps; car grâce aux progrès de l'éducation, ce qui a pu être la règle il y a 600 ans est devenu, de nos temps, l'exception. Ces notables seront lus avec intérêt, ils sont suggestifs (voy. note p. 95) et contribueront à l'éducation du jeune lecteur, mais pour bien les juger il est indispensable de se reporter à la partie de mon Introduction où je parle de l'état de la chirurgie et des chirurgiens au xive siècle. J'insiste sur ce point, car sans cela on s'exposerait à juger et interpréter inexactement les paroles de l'auteur. Mondeville narre les ruses et les fourberies des ignorants et des charlatans, des ambitieux; esprit probablement un peu caustique, il revient souvent sur ce sujet, dans maints endroits de son livre; il dit ce que beaucoup pensent et taisent par sagesse et par prudence. Il se plaint beaucoup des malades; c'est aussi une question sur laquelle les temps ont apporté de grands changements, quoique la plupart de ses critiques restent vraies. Alors, en effet, les chirurgiens étaient confondus avec les artisans et traités comme eux; aujourd'hui ils occupent une situation on pourrait presque dire privilégiée. Aussi, plusieurs des remarques de Mondeville au sujet du salaire ont moins leur raison d'être aujourd'hui; il émet là des opinions qui nous choquent, mais il dit également des choses qui sont toujours vraies. C'est avec raison qu'il parle de la légitimité des honoraires convenables et proportionnés à la fortune du malade; mais il ne faut pas que tout soit subordonné à cela; ce n'est pas d'ailleurs ce qu'il veut dire, mais il ose soutenir qu'il faut agir de réciprocité envers les riches qui cherchent à tromper le médecin, et qu'on n'est pas tenu de traiter par charité ceux qui préfèrent leur richesse à leur santé.

Les Notables traitent aussi de plusieurs sujets intéressants de pathologie générale, mais c'est surtout dans les 52 Contingents qu'il en est question; il s'agit là de toutes les conditions particulières qui peuvent influencer et modifier la maladie et le traitement (voy. note p. 121). L'auteur examine successivement l'influence des choses naturelles, non naturelles ou extrinsèques, contre nature, etc. Ces choses représentent les particularités qui viennent de l'organisme même et du dehors, et renferment les conditions hygiéniques nécessaires à la santé. Elles ont continué à être ainsi dénommées jusqu'à la fin du xviiie siècle, et l'on verra que les sujets traités par Mondeville se retrouvent dans les Traités actuels de pathologie générale et de séméiologie.

1. A ce propos, je signalerai une erreur commise dans mon édition de Guy de Chauliac. Au lieu de : « Henri de Hermondaville commença à Paris un traité fort notable » (p. 14), il faut : « H. de H., de Paris, commença par des Notables un traité... » — Du reste, à la page 98, cette édition porte : « jaçoit que Henric en ses Notables... », ce qui corrige le lapsus de la page 14.

On lira les Contingents comme on aura lu les Notables, beaucoup sont à signaler; quelques-uns traitent encore de déontologie.

Enfin les généralités comprennent les préliminaires qui concernent spécialement les plaies. Après avoir dit quelques mots sur les sectes des Médecins et des Chirurgiens, Mondeville aborde un sujet nouveau, un nouveau mode de traitement systématique des plaies, basé sur la doctrine de la réunion des plaies sans suppuration, celle-ci devant être évitée comme une complication. On trouve là une comparaison du traitement des plaies selon la méthode des anciens, selon celle de Théodoric, et selon la sienne propre. Inutile d'insister sur l'importance de ce chapitre; il est nouveau pour nous, il nous révèle une période de la chirurgie restée complètement inconnue.

Je renvoie à ce que j'ai dit plus haut sur ce traitement.

La première doctrine du Traité II donne d'abord l'étude détaillée des conditions à remplir dans le traitement des plaies, l'extraction des traits, l'arrêt de l'hémorragie, les topiques à appliquer, les bandages, les sutures, les potions à donner aux blessés, les évacuations auxquelles on doit les soumettre, la diète et le régime des blessés, les complications inflammatoires des plaies, la manière de les prévenir et de les traiter, enfin la manière d'obtenir la cicatrisation. Après cette étude générale, vient celle des plaies en particulier, des plaies des nerfs et des tissus blancs, des plaies de tête avec fracture du crâne. Comme elles étaient les plus communes, c'est à leur propos que Mondeville entre dans le détail du pansement nouveau, dont il est le promoteur avec Théodoric. Viennent ensuite les contusions de la tête et les opérations que nécessitent les fractures du crâne, puis les plaies de la face, des veines et des artères, les plaies de la poitrine, celles du ventre; un chapitre sur les plaies dangereuses et mortelles, un autre sur les médicaments qui conviennent aux plaies, sur les complications des plaies, en particulier, le spasme et le tétanos. La première doctrine se termine par un chapitre général sur la contusion. Ces chapitres sont intéressants et dévoilent un praticien expérimenté qui n'hésite pas à donner de nombreux détails, parce qu'il s'adresse surtout à des lecteurs qui ignorent encore. Le traitement et les pansements sont tous basés sur les principes sur lesquels nous avons déjà insisté.

La seconde doctrine du Traité II ne renferme que quatre chapitres, sur les ulcères, les morsures et les piqûres, les fistules et le cancer ulcéré.

A propos du traitement de la rage, H. de Mondeville rapporte le traitement par immersion dans l'eau de mer qu'on employait alors en Normandie, et qui a continué à être en usage. Cette renommée durait encore au xviie siècle, dit Littré (p. 349), car des dames de la cour de Louis XIV, mordues par une chienne, furent envoyées à la mer, ainsi que Mme de Sévigné nous le raconte : « Si vous croyez les filles de la reine enragées, vous croyez bien. Il y a huit jours que Mmes Du Ludre, Coetlogon et la petite de Rouvray furent mordues par une petite chienne qui était à Théobon; cette petite chienne est morte enragée, de sorte que Ludre, Coetlogon et Rouvray sont parties ce matin pour aller à Dieppe et se faire jeter trois fois dans la mer. »

Le Traité III s'occupe des maladies qui ne sont ni plaies, ni ulcères, ni maladies des os; il est divisé en 3 doctrines : la première renferme des chapitres divers, la seconde traite des apostèmes, la troisième, qui devait exposer la chirurgie spéciale, n'a malheureusement pas été écrite, mais Mondeville a voulu en donner le cadre, et il insiste sur l'importance qu'il y attache. Ce cadre est en effet plus complet que ceux qu'on trouve dans les livres qui l'ont précédé et il a servi aux auteurs qui sont venus après lui, en particulier à Guy de Chauliac.

La première doctrine renferme, avons-nous dit, des chapitres divers, aussi est-il difficile de la désigner par un nom général, cependant Mondeville l'appelle « Doctrina decorationis ». En effet plusieurs chapitres originaux, curieux, traitent assez longuement des soins du corps, en toutes ses parties, chez l'homme et chez la femme, ce que l'on appelait alors « Decoratio ». Ces soins étaient poussés très loin à cette époque licencieuse. Paris possédait un grand nombre d'établissements portant le nom d' « Étuves » qui étaient autant de lieux de débauche, où les femmes se faisaient épiler pour plaire à leurs amants, de même qu'au XVIIIe siècle, sous le Régent, les gentilshommes se faisaient faire la même opération pour plaire à leurs maîtresses.

A l'embellissement se rattache l'étude de plusieurs maladies de la peau, le prurit, la gale, l'impétigo, les dartres, la morphée, l'albarras, la lèpre, celle des poux, des cirons qui s'enfoncent sous la peau, entre les doigts (sarcopte de la gale), des brulûres, qu'il conseille de soigner au début par de l'eau chaude, au lieu d'eau froide, en application du même principe qui fait employer le froid contre les froidures ; enfin vient l'étude des varioles, des rougeoles.

A propos du chapitre des dartres, Mondeville fait une incursion dans le domaine de la médecine ; il étudie les humeurs peccantes, les symptômes auxquels on reconnaît quelle est l'humeur qui agit et le traitement qui convient à chacune d'elles. Il voulait d'ailleurs que le chirurgien fût un peu médecin, mais il lui conseille de rester dans ses attributions et de ne pas empiéter sur celles des médecins. Il revient plusieurs fois sur cette question, tout en défendant avec énergie la chirurgie et les chirurgiens lettrés. Aussi dit-il dans le chapitre de la dartre : le chirurgien agira « en sauvegardant toujours ici comme partout, les attributions et les droits des médecins. En effet, je ne conseille pas et il n'est pas digne que le chirurgien se mêle de ces choses, à moins qu'il ne connaisse les principes de la médecine, et encore ne le fera-t-il que dans un cas pressant ou lorsqu'on manque de médecins. »

A côté de ces chapitres, nous avons celui sur les incisions qui est en réalité un chapitre de généralités sur les opérations, puis des chapitres sur les cautères, la saignée, les sangsues, les ventouses, qui auraient été bien placés en tête de l'Antidotaire, comme l'a fait Guy de Chauliac.

Il y a un chapitre important sur l'amputation des membres et la section des os ; la ligature des artères y est présentée comme une pratique admise, qui ne suscite pas de remarques. Nous sommes loin de la légende qui représente A. Paré comme employant le premier la ligature des artères dans les amputations. Cette pratique était restée, semble-t-il, dans la tradition des chirurgiens italiens, où Mondeville l'a puisée et peut-être A. Paré. Celse en parle aussi comme d'une chose simple, ainsi qu'Oribase, lequel rapporte la pratique d'Archigène d'Apamée, liant les vaisseaux après les amputations et plaçant un lien à la racine du membre pendant l'opération.

En un mot l'idée de lier l'artère aurait toujours existé. Ce sujet montre l'inconvénient qu'il y a, quand on lit un livre ancien, à supposer que ce livre représente l'état de la science, tandis que l'auteur n'en connaissait bien que certaines parties. Ainsi J.-L. Petit, si expérimenté sur certaines questions, préfère la compression avec des bourdonnets à la ligature des vaisseaux; s'il fait la ligature, le fil embrasse les chairs, sans cela le vaisseau serait coupé, dit-il. — Le même auteur, à propos des sutures, considère les procédés des pelletiers, etc., comme si extravagants, si cruels que pour la gloire de leurs auteurs, il est porté à croire qu'ils ne les ont jamais pratiqués. Je ne parlerai point, dit-il, de ces cruelles manières d'opérer; pour les connaître on lira les traités des opérations des anciens, on pourrait dire de leurs martyrologes.

Un chapitre curieux décrit la conservation et la préparation des cadavres; un autre est sur l'engraissement et l'amaigrissement du corps, sur le flegme salé. Littré (*Hist. littér. de la France*, t. XXVIII p. 340) rappelle que ce nom est conservé dans le nord le l'Espagne, le *flema salada* y désigne la pellagre ou une maladie très voisine de la pellagre.

Enfin on trouve deux chapitres sur les tumeurs, sur les verrues et les porreaux et sur la tumeur simple. Ils auraient pu être rattachés à la Doctrine des apostèmes; Guy de Chauliac n'a pas de chapitre sur la tumeur simple.

La seconde doctrine du Traité III porte sur les Apostèmes, sur leurs différentes espèces, et sur les apostèmes propres aux diverses régions du corps. — Elle commence par un important chapitre sur la génération des humeurs, c'est une étude de physiologie qui est indispensable pour aider à comprendre les opinions et les théories de cette époque. L'exposé de Mondeville est précis et clair. — Après un chapitre sur l'apostème en général, quoiqu'il fasse la remarque spécieuse que l'apostème en général n'existe pas, qu'il n'y a que des apostèmes particuliers, il entre dans l'étude des différentes espèces d'apostèmes, que je résume dans le tableau ci-dessous. — Après cette étude des espèces il décrit les apostèmes selon les régions : apostèmes extérieurs de la tête, apostèmes des oreilles, de la gorge, du cou, des bras, de la poitrine (avec la fistule de la poitrine), des mamelles, des parois du ventre, des testicules, de la verge, de l'anus, du périnée, des hanches, des cuisses; des chapitres sont consacrés aux apostèmes des émonctoires du cerveau, du cœur, et du foie, qui sont sous les oreilles, dans les aisselles, aux aines. A propos de ces glandes émonctoires il fait une remarque, que nous trouvons remarquable pour l'époque, parce que nous supposons à tort que les anciens pensaient autrement que nous, en même temps qu'elle montre la perspicacité de Mondeville. Il dit en effet que dans les opérations sur les émonctoires, il ne faut pas enlever toute la glande, parce qu'elle sert à recevoir les superfluités des organes principaux (p. 689). C'est une opinion qui vient de se manifester de notre temps, à propos de l'ablation du corps Thyroïde et des expériences de Brown Séquard. Chaque tissu, chaque organe est nécessaire à l'ensemble de l'organisme, auquel il fournit une sorte de *sécrétion interne*, dit Brown Séquard.

Nous ferons précéder le tableau des apostèmes de celui des humeurs qui prennent part à leur formation.

TABLEAU DES HUMEURS D'APRÈS H. DE MONDEVILLE

```
Chyle ┐
      │         ┌ Flegme naturel.
      │ Flegme ┤                        ┌ F. aqueux.
      │         │                        │ F. mucilagineux.
      │         │                        │ F. vitreux.
      │         └ Flegme non naturel ┤ F. gypseux.
      │                                  │ F. salé.
      │                                  │ F. doux.
      │                                  │ F. pontique, 2 espèces.
      │                                  └ F. acide, 2 espèces.
      │
      │         ┌ Bile naturelle.
      │ Bile   ┤                        ┌ B. citrine.
      │         │                        │ B. vitelline.
      │         └ Bile non naturelle ┤ B. prasine.
      │                                  │ B. aerugineuse.
      │                                  └ B. brûlée, 3 espèces.
      │
      │ Sang { naturel.
      │      { non naturel, 3 espèces.
      │
      └ Mélancolie { naturelle.
                    { non naturelle, 5 espèces.
```

TABLEAU DES APOSTÈMES D'APRÈS H. DE MONDEVILLE

```
Apostèmes ┐
          │ formés par une      ┌ Sang, forme       Phlegmon.
          │ hum. naturelle, 4  │ Bile              Erysipèle.
          │                     │ Flegme            OEdèmes.
          │                     └ Mélancolie        Squirrhe.
          │
          │                      ┌ Sang et bile, forment       { Phlegmon érysipélateux.
          │                      │                              { Erysipèle phlegmoneux.
          │                      │ Sang et flegme subtil        Apost. intermédiaire.
          │ formés par plusieurs │ Sang et flegme épais         Glandes et nœuds mous.
          │ hum. natur., 9      │ Sang, flegme et mélancolie   Scrofules, glandes.
          │                      │ Bile et flegme               Apost. insuppurable.
          │                      │ Flegme épais et mélancolie  { Glandes et nœuds durs.
          │                      │                              { Scrofules dures.
          │                      └ Les 4 humeurs                Carboncle, anthrax.
          │
          │                  ┌ Non      ┌ Sang  { Sang subtil et chaud forme  Erysipèle bâtard.
          │                  │ maligne │        { Sang épais                   Furoncle.
          │ formés par      ┤          │ Flegme { Flegme subtil et mou       { Goitre.
          │ une hum.        │          └        { Flegme gypseux              { Tortue.
          │ non natur., 8   │                                                  Nœuds durs.
          │                  │          ┌ Bile   { Bile ténue et liquide      Feu persique.
          │                  └ Maligne ┤ brûlée { Bile épaisse                Fourmi.
          │                            └ Mélancolie brûlée                     Prune.
          │
          │ formés par plusieurs ┌ Les hum. non malignes forment { Glandes.
          │ hum. non natur., 4. ┤                                 { Scrofules dures.
          │                      └ Les hum. malignes              { Miliaire.
          │                                                        { Herpès.
          │
          │                ┌                        Apostème cancéreux.
          │                │                         Cancer ulcéré.
          │ Divers. ┤ . . . . . . . . . . . .  Apostème aqueux.
          │                │                         Apostème venteux.
          │                │                         Verrues, porreaux.
          └                └                        Tumeur simple.
```

Aux apostèmes étudiés dans cette doctrine, il faut ajouter ceux dont il a été question dans la Doctrine I, les verrues et les porreaux et la tumeur simple, puis le cancer ulcéré qui est placé dans la Doctrine II du Traité II.

Nous arrivons à la troisième Doctrine, celle qui contient la chirurgie spéciale dont les Rubriques des 43 chapitres montrent toute l'importance qu'elle devait avoir ; mais Mondeville est épuisé par la maladie, il n'écrit qu'une courte introduction où il ne parle que de l'âme, de son union intime avec le corps ; on le sent en détresse, il invoque Dieu et le remercie d'avoir prolongé sa vie depuis trois ans, mais il demande encore un sursis afin de finir son livre.

Le sursis ne vint pas, nous ne possédons rien de la troisième Doctrine, ni du Traité sur les Fractures et les Luxations. D'après ce que l'on connaît de Mondeville, on doit le regretter grandement, car son livre complété eût été une œuvre magistrale, qui aurait tenu une grande place, à côté de celle qui a été occupée par Guy de Chauliac ; Mondeville aurait eu, il est vrai, contre lui l'animosité des Universités ecclésiastiques du moyen âge à cause de son esprit critique, et des efforts qu'il fait pour montrer à chacun qu'il doit, tout en respectant et suivant ses maîtres, avoir ses raisons personnelles pour se déterminer dans ses actions.

L'ouvrage se termine par l'Antidotaire, qui représente une somme de travail considérable, et dont la préparation a dû être longue, aussi suis-je disposé à croire qu'il était composé en grande partie lorsque Mondeville écrivait l'introduction de la 3e Doctrine du Traité III. Pareille étude ne semble pas être l'œuvre d'un phtisique anhélant, toussailleux, épuisé.

Des considérations générales servent d'introduction à l'Antidotaire. Mondeville en montre la nécessité et dit comment il doit être édifié ; il décrit les diverses espèces de topiques chirurgicaux, les procédés de combustion et de lavage des médicaments, le mode de préparation des topiques composés.

Il recommande encore une fois au chirurgien de bien se pénétrer de ce qu'il a dit dans ses Notables et ses Contingents. Il le prémunit de nouveau contre la perfidie de son temps. Après avoir prescrit les règles qu'il doit suivre il dit : Mais ces règles ne peuvent servir aujourd'hui à cause de la méchanceté, de la perfidie et de la perversité des modernes. Étant forcés de nous mettre en garde contre la malice des hommes et de conformer notre conduite à celle de nos contemporains, comme il est préférable de tromper les trompeurs, plutôt que d'être victimes de leurs fraudes, nous sommes quelquefois entraînés à dénaturer et à vicier notre art et, aujourd'hui surtout, à prendre toutes sortes de précautions. A cause de ces inquiétudes pénibles et de ces craintes, dès que nous sommes mandés auprès d'un malade nous appliquons *aussitôt* un topique ; ces topiques alors doivent être inoffensifs.

Là encore il lance une apostrophe en faveur de l'initiative individuelle. — Ce serait, dit-il, une absurdité et presque une hérésie de croire que Dieu glorieux et sublime, ait accordé à Galien un sublime génie à condition qu'aucun mortel après lui ne découvre rien de nouveau. Quoi ! Dieu aurait ainsi abandonné une partie de sa puissance ! Dieu n'a-t-il pas donné en propre, à chacun de nous, comme à Galien, un génie naturel ? Misérable serait notre esprit, si nous ne devions connaître que ce qui a été découvert avant nous.

Mondeville étudie les répercussifs, les résolutifs, les maturatifs, les régénérateurs, les corrosifs, les caustiques, et les émollients ; puis dans un important chapitre, il expose la synonymie des noms obscurs. — La maladie l'a empêché de composer le dernier chapitre.

Au moyen âge, la matière médicale jouait un rôle important et le nombre des substances qu'elle employait était considérable [1] ; Mondeville passait pour bien les connaître, c'est pourquoi ses élèves lui réclamaient depuis longtemps un Antidotaire. Ce Traité de son livre a une très grande valeur, mais comme à chaque ligne se trouvent des mots techniques de botanique ancienne et de matière médicale, lesquels le plus souvent sont mal orthographiés ou déformés par les copistes, l'assistance d'un savant compétent était nécessaire afin de rendre cette partie du livre aussi intelligible que les autres. — Le Dr Saint-Lager, de Lyon, connu depuis longtemps par ses travaux spéciaux, a bien voulu me donner son concours pour la traduction de ce cinquième Traité, et pour la revision des termes de matière médicale (V. note p. 819). Il a fait en outre une œuvre originale en établissant la concordance des noms anciens avec les noms nouveaux, travail considérable qui ne peut manquer de rendre des services à ceux qui étudieront ces questions. Ce glossaire est indispensable pour faciliter l'intelligence des termes dont plusieurs sont tombés en désuétude [2] ou ont aujourd'hui un sens différent de celui qu'ils avaient autrefois [3] ;

---

1. Les quantités des médicaments étaient indiquées par des caractères spéciaux qui furent employés pendant longtemps. La livre correspondant à 16 onces était représentée par le signe ℔, valant 490 gr. environ ; l'once, ℥, valant 30 gr. 1/2 ; le gros ou 72 grains, ℈, valant près de 4 gr. ; le scrupule, ℈, valant 1 gr. 1/3 ; le grain, GR ou ℊ, valant 5 centigrammes ; le 1/2 grain, ℔, valant 25 milligrammes.

2. Il suffira de citer les suivants : *Anabula, Acus muscata, Balaustia, Baucia, Branca Ursina, Cataputia, Gallitrichum, Gratia Dei, Memitha, Millemorbia, Malum terrae, Panis porcinus, Panis Cuculi, Psidia, Pes gallinaceus, Pes columbinus, Sanamunda, Ungula caballina, Uva lupina, Urtica mortua, Zizania.*

3. C'est ainsi, par exemple, que les termes génériques *Vitis, Viola, Urtica, Trifolium, Apium* sont pris actuellement dans une acception beaucoup plus restreinte qu'au moyen âge. Le genre *Vitis* comprenait autrefois, outre *Vitis vinifera*, plusieurs plantes sarmenteuses, notamment *Vitis alba* (*Bryonia diœca*), *Vitis nigra* (*Tamus communis*).

L'appellation *Viola* était donnée par les anciens botanistes non seulement aux espèces qui portent encore maintenant cette dénomination, mais encore au Violier ou Giroflée jaune (*Cheiranthus cheiri*), à la Violette ou Julienne des Matrones (*Hesperis matronalis*), puis à deux Amaryllidacées dites Violettes blanches (*Leucoium vernum* et *Galanthus nivalis*).

Le genre *Urtica* comprenait, outre les Orties véritables (*Urtica diœca, urens* et *pilulifera*), plusieurs Labiacées du genre *Lamium* et quelques espèces de la famille des Scrofulariacées.

Dans le genre *Trifolium* on faisait rentrer toutes les herbes à feuilles trifoliolées ou trilobées, c'est-à-dire celles qui composent actuellement les genres *Trifolium, Medicago, Lotus, Trigonella, Psoralea, Menyanthes, Oxalis* et *Hepatica*.

Enfin sous la désignation générique *Apium* se trouvaient réunies des plantes actuellement réparties parmi les Ombellacées, les Cruciacées et les Renonculacées.

Suivant les temps et les lieux, le même nom a été donné à des plantes différentes. En Italie la *Branca Ursina* était l'*Acanthus mollis*, en France et dans le centre de l'Europe c'était la Berce ou *Heracleum Sphondylium*. Pour les médecins arabes et salernitains, le Bedegard était le Chardon Marie (*Silybum Marianum*), pour les médecins français c'était l'Églantier (*Rosa canina*). (Saint-Lager.)

d'autres enfin ont subi dans le langage officinal ou sous la main des copistes, des altérations qui souvent les rendent méconnaissables [1].

D'après le Dr Saint-Lager ces altérations n'ont pas été faites par H. de Mondeville, mais existaient déjà depuis longtemps dans le langage pharmaceutique, comme on peut le constater en lisant les ouvrages des médecins de Salerne, et notamment ceux de Constantin, de Platearius et de Matthaeus Silvaticus; on les retrouve aussi dans les écrits de Vincent de Beauvais, de Thomas de Cantimpré, de Barthélemi de Glanville, ainsi que dans les compilations appelées *Herbarius, Grant Herbier, Hortus sanitatis.* Certains noms de plantes, tels que *Iris, Stoechas, Colocynthis, Hypocistis* étaient employés inconsciemment sous la forme du génitif [2].

---

1. A titre d'exemple, nous trouvons dans l'édition latine de la Chirurgie de Henri de Mondeville (1892), les noms suivants dont le Dr Saint-Lager a restitué (entre parenthèses) l'orthographe :

Ægloceron (Ægoceras), *Affodillus* (Asphodelus), *Aliterion* (Anthericon), *Antimus* (Anthemis), *Argimon* (Argemone), *Arogon* (onguent Arégon).

Botrucium (Batrachion).

Calcumenon (Chalcophonon), *Camentilon* (Chamæmelon), *Carcamus* (Carthamus), *Celidonia* (Chelidonion), *Centum Galli* (Centrum Galli), *Cicamour* (Sycomorus), *Currage* (Cul-Rage), *Cussus* et *Cyseos* (Cissos), *Cottanus* (Cotoneum Malum).

Dyaquilon (Diachylon), *Dyasnuton, Dyasunton, Dyasunton* (Diaphoenicon), *Dragontea* (Dracontium).

Enula (Inula), *Escalonia* (Ascalonia), *Eviscus* (Malvaviscus).

Gersani (Galbanum).

Herba venti (Herba vitri), *Erba oniterola* (Erba vetriuola), *Herbus* (Ervum), *Hierobrotanum* (Hiera botanê), *Hypoquistidos* (Hypocistis).

Lardana (Bardana), *Linocostis* (Linozostis).

Menstruum montium (Menstruum mortuorum).

Natracheon (Batrachion).

Parison (Prasion), *Periteria* (Parietaria), *Petrosilium* (Petroselinum), *Perdiciados* (Perdicias).

Senaton (Senecio), *Sicadis* (Sicyos), *Silmon* (Selinon), *Spimyrrha* (Smyrna), *Stichados* (Stœchas).

Tarinus (Thermos), *Triceon* (Tricoccum).

Yarus (Arum), *Yringus* (Eryngium), *Ysopus* (Œsypus).

2. L'ignorance de la langue grecque au moyen âge ne se trahit pas seulement par l'altération des noms pharmaceutiques ci-dessus énumérés, mais aussi par celle des termes anatomiques, médicaux et chirurgicaux, comme par exemple : *anathomia, cyrurgia, flebotomia, dyafragma, corda, epar, perytoneon, sephiros, thenantos, discrasia, ydropicus, ysophagus, ylia,* etc.

Le nom du père de la médecine était écrit *Ypocrates*; celui du célèbre auteur du *Traité de matière médicale* était écrit Dyascorides. Le livre de Galien contenant la description des médicaments suivant l'ordre des genres (κατὰ γένη) était appelé *Cathageni*. Le livre de Galien connu sous le nom de Grand Art (μεγαλοτέχνη) était dit *Megategni*. (La lettre finale des mots Catageni et Megatechni employés par les médecins arabes et salernitains montre que déjà, au moyen âge, la voyelle η avait le son i, comme dans le grec moderne.)

H. de Mondeville ignorait le grec comme ses contemporains. C'est ainsi, par exemple, qu'il assure que *Scilla* vient du mot grec *spolia*, donnant à entendre que le bulbe de la Scille se compose d'écailles qui se détachent facilement les unes des autres. D'après lui, *Arsenicum* vient de *Arsen* et du verbe *ago. Carpobalsamum* vient du grec *Carpos*, qui signifie bois. On voit par là que notre chirurgien confond le *Carpobalsamum* avec le *Xylobalsamum.*

Certaines erreurs sont si grossières que vraisemblablement elles doivent être imputées aux copistes, comme par exemple l'inversion faite au n° 190 du Glossaire: « *Staphis agria* est appelé en grec *Passula montana* »; ou certaines altérations qui dénotent une ignorance complète des termes les plus usités dans le langage officinal : *Dyasnuton* pour *Diaphœnicon* (Saint-Lager).

Ces erreurs n'ayant pas été signalées dans l'édition latine publiée en 1892, il nous a paru utile de les corriger. Toutefois, nous avons eu soin de faire connaître la forme archaïque par laquelle l'auteur a exprimé sa pensée.

Tous ceux qui ont essayé de lire les écrits des naturalistes et des médecins antérieurs à l'époque de la Renaissance savent quelle difficulté ils ont eue à trouver dans la nomenclature moderne les équivalents des anciens termes pharmaceutiques. C'est pourquoi nous nous plaisons à espérer que les explications données dans le Glossaire par le Dr Saint-Lager seront bien accueillies, non seulement parce qu'elles faciliteront l'intelligence de l'ouvrage de H. de Mondeville, mais aussi parce que, réunies à celles que nous avions déjà données en 1890 dans la Grande Chirurgie de Guy de Chauliac, ainsi qu'à celles qui se trouvent en plusieurs écrits du Dr Saint-Lager concernant la nomenclature botanique et zoologique, elles pourront servir à ceux qui voudront étudier la Matière médicale.

Tel est le livre de H. de Mondeville. Une dernière question reste à examiner : pourquoi ce livre a-t-il été laissé de côté et jamais imprimé. On a dit qu'il était incomplet, mais tel qu'il est il forme un tout avec ses généralités, son étude des plaies et des tumeurs, son antidotaire, et sur ces chapitres il est ou égal ou supérieur aux autres livres du moyen âge.

On peut supposer que la rivalité qui existait entre les médecins et les chirurgiens a été pour quelque chose dans cet abandon; Mondeville défend énergiquement la chirurgie, ce qu'il dit ne devait pas plaire à la Faculté, en lutte constante avec les chirurgiens; dans les Universités, l'autorité ecclésiastique préférait Guy de Chauliac, plus classique, plus modéré, qui ne cherche pas à réveiller autant le libre examen. Mais alors, dira-t-on, les chirurgiens auraient dû s'emparer de ce livre, où leur défense est présentée de façon si vive; mais il semble qu'ils ne le connaissaient pas, car Guy de Chauliac, le seul auteur qui l'ait largement utilisé, néglige précisément de parler des parties qui lui donnent son cachet le plus original.

VIII. — BIBLIOGRAPHIE DE L'ŒUVRE DE HENRI DE MONDEVILLE

La Bibliographie de l'œuvre de Henri de Mondeville sera courte; elle comprend 18 manuscrits et 2 imprimés. M. Pagel n'a trouvé en effet que 18 copies et après avoir fait les mêmes recherches que lui et avoir adressé une lettre circulaire aux Directeurs des principales Bibliothèques d'Europe je n'ai rien trouvé à ajouter, sauf que le manuscrit actuel du British Museum (n° 14) est une traduction hollandaise.

MANUSCRITS

Il est nécessaire pour juger les manuscrits de Mondeville, de rappeler les conditions dans lesquelles cet auteur a composé son livre; on reconnaîtra qu'il a fait deux rédactions, la première de 1306 à 1308, la seconde de 1312 à 1320.

Il a commencé son Traité en 1306, puis l'a interrompu; en 1308, il allait jusqu'à la fin de la Doctrine I du Traité II, ainsi que le montre le manuscrit d'Erfurt (n° 8). En 1312 il achève et complète les deux premiers Traités; puis nouvelle interruption; en 1314 la première Doctrine du Traité III n'était pas rédigée, sauf le chapitre des Incisions, ce que montre le manuscrit français 2030; c'est après la mort de Louis le Hutin (1316) qu'il travaille à ce troisième Traité, dans l'Introduction duquel il parle pour la première fois de sa santé; il rédige alors les Doctrines I et II et plus tard dans l'Introduction de la IIIᵉ il dit qu'il est malade depuis trois ans. Comme la première allusion à sa maladie est de 1316, au moment où il écrit ce qui precède, on est en 1319 ou 1320. — C'est quelque temps après cette époque qu'il a terminé sa Chirurgie commencée en 1306.

En examinant les manuscrits qui sont parvenus jusqu'à nous, on constate que les principaux peuvent être divisés en deux groupes, les manuscrits complets et ceux qui ne comprennent que les deux premiers Traités incomplets. Or ces derniers sont tous antérieurs à 1316, ils ne peuvent donc être des résumés des manuscrits complets. En outre, suivant ce que dit Mondeville dans son ouvrage, on est conduit à penser que ces manuscrits sont une première rédaction de sa chirurgie. En 1312, 1316 et les années suivantes il achève et complète son œuvre et l'on a alors les manuscrits complets, dont la similitude entre eux est évidente ; c'est la seconde édition manuscrite, donnée par Mondeville. La plus ancienne de ces copies est le manuscrit 1487 de la Bibliothèque nationale (n° 1). — Après la publication des manuscrits complets, les premiers ont dû être tout à fait abandonnés ; du reste, il n'en existe aucune copie postérieure à 1314. Ce qui confirme cette manière de voir, c'est que nous voyons Guy de Chauliac, qui cite si souvent Mondeville, le faire d'après l'édition complète, où se trouvent les *Notabilia*, les manuscrits de la première rédaction ayant à leur place des *Advertanda*.

Cette opinion qui représente Mondeville revoyant et complétant ses deux premiers Traités en 1312, etc., a été soutenue par M. Pagel, et c'est celle à laquelle je me suis rallié.

Parmi les manuscrits les plus anciens, n°s 7, 8, 9 de mon catalogue, le manuscrit 7131 de notre Bibliothèque nationale mérite de fixer l'attention. En effet, autour d'un texte occupant le milieu de la page, se trouvent des notes nombreuses, placées partout, même sur des petits morceaux de parchemin, ajoutés à la page ; ces notes se rencontrent à toutes les pages du Iᵉʳ et du IIᵉ Traité. Elles sont de deux écritures, les unes de la même écriture que celle qui occupe le centre de la page se rapportent au texte écrit avant 1308, les autres sont de la même écriture que celle de la 2ᵉ Doctrine du Traité II écrite en 1312. — Ce manuscrit a donc appartenu à deux personnes, puisqu'il est de deux écritures ; il n'y a pas de ratures ; le texte est donc copié, ce n'est pas un original de Mondeville.

Enfin ce manuscrit si intéressant a été lui-même copié, avec intercalation des notes dans le texte, aux renvois indiqués, et cette copie forme le manuscrit d'Erfurt, Q. 197 (n° 8) ; la traduction française de 1314 présente une grande analogie de texte avec le manuscrit 7131.

Ce dernier permet de faire une autre remarque générale, qui rend compte de la manière dont se faisaient les interpolations. Sur un manuscrit avec marges, le possesseur inscrit des notes quelconques, le copiste qui vient ensuite les insère dans le texte. — C'est ainsi que le manuscrit d'Erfurt, Q. 197, avons-nous dit, renferme entre ses lignes et non plus en marge les additions du manuscrit 7131 ; c'est ainsi que le manuscrit 13002 (n° 4) renferme des interpolations de la *Chirurgie* de Lanfranc, et la note concernant G. de Brescia, qui se retrouve dans l'édit. de 1892 (p. 10).

On dit de certains manuscrits que ce sont des cahiers de cours, des cahiers de notes prises au cours. — Mais à l'époque où nous sommes, au commencement du xivᵉ siècle, il n'y avait pas de papier, le parchemin était rare et cher (*G. de Ch.*, 1890, p. cvii), et toutes les miniatures qui nous représentent des cours, et elles sont nombreuses, nous montrent toujours les étudiants écoutant, mais sans prendre de notes. Ce qui servait généralement à cette époque pour prendre les notes provisoires, c'était des tablettes de cire, sur lesquelles on écrivait avec un stylet. Puis, les notes recopiées, ou devenues inutiles, on les effaçait en chauffant légèrement la cire et la comprimant un peu, de façon à faire disparaître tous les traits du stylet.

D'un autre côté, il est certain que des étudiants studieux copiaient des manuscrits, ou rédigeaient sur du parchemin des notes prises par eux, ou prêtées par le Maître. Ainsi la Bibliothèque de l'Université d'Erlangen possède un manuscrit de la *Grande Chirurgie* de Guy de Chauliac qui a été copié à Montpellier par un étudiant, Jean Frawenburg de Hesse, lequel était venu dans cette Université pour y étudier la médecine. — De même, la Bibliothèque d'Erfurt possède un manuscrit, Q. 210 (n° 16), qui comprend un résumé de l'anatomie de H. de Mondeville, d'après le cours qu'il a fait en 1304.

I. — Manuscrits complets (4).

(*Seconde rédaction de Mondeville.*)

1° Manus. Bibl. nat. de Paris, n° 1487, n. a., latin.

Le premier feuillet contenant le commencement de l'Introduction manque; il manque aussi un feuillet entre ceux qui sont paginés 90 et 91.

A la fin : « Explicit ».

Manuscrit du xive siècle, 219 feuillets, in-fol., parchemin, lettres gothiques, 2 colonnes.

Dans la 1re doct. du traité II, les commentaires interlinéaires ainsi que les Explications ou Déclarations préalables sont en caractères plus petits que la Pratique proprement dite, le « nudus tractatus ». Il en est de même dans trois autres mss., les n°s 7131, 7139 et Q. 197 d'Erfurt.

Ce manuscrit, d'une lecture facile, renferme peu de fautes, il m'a servi pendant tout le temps de ma traduction. La similitude du texte de ce ms. avec celui des mss n°s 7139, 7130 et 16642 est remarquable.

2° Manus. Bibl. nat., n° 7139, latin.

Incipit : « Incipit *cyrurgia magistri Henrici de Amondavilla* ».

Manuscrit du xive ou du xve siècle, in-4°, 215 feuillets, parchemin, lettres gothiques, 2 colonnes.

La 1re doct. du traité II est écrite en caractères de deux grosseurs, comme dans le ms. 1487. — Au fol. 149 existe une lacune qui est comblée par une addition faite sur un petit feuillet séparé. La même lacune se retrouve dans le ms. de Berlin (Pagel).

Sur le feuillet qui précède le feuillet 1, se trouve cette note : « Chirurgia Henrici de Amondavilla, Chirurgi Philippi IV Regis Francorum, an 1306. Codex scriptus XV saeculo post medium. »

Ce manuscrit a appartenu à Jacques Mentel, de Château-Thierry; il a servi à Littré pour son étude sur Henri de Mondeville.

3° Manus. Bibl. nat., n° 7130, latin.

Pas d'Incipit. — A la fin : « Explicit ».

Manuscrit du xve siècle, in-fol., 147 feuillets, parchemin, écriture cursive, 2 colonnes. La pagination commence par le chiffre 180. L'anatomie va jusqu'au folio 193b; les notabilia vont du folio 194b au f. 214a; dans l'antidotaire manquent les folios 315 et 316.

Ce manuscrit a été particulièrement utilisé par Chereau, pour son travail sur Henri de Mondeville.

4° Manus. Bibl. nat., n° 13 002, latin.

Explicit : « Et sit finis Deo gratias
Finito libro sit laus et gloria Christo »
S. bertries.

Manuscrit du xvᵉ siècle, 244 feuillets, in-4, papier. Henri de Mondeville est désigné sous le nom de Henri de Amondaville. Au début de l'Introduction, il est dit dans le texte que c'est à la requête de Guillaume de Brescia que Henri de Mondeville entreprit son livre. Ceci est une interpolation (voy. p. 1); il y a, du reste, dans le texte, de longues interpolations de la *Grande Chirurgie* de Lanfranc (Pagel).

Ce manuscrit s'éloigne un peu comme correction du texte des mss 1487, 7130, 7139, qui sont remarquables par leur accord (voy. p. 123, 176, 177).

II. — CHIRURGIE COMPLÈTE, SANS L'ANATOMIE (1).

5° Manus. Bibl. nat., n° 16 642, latin.

L'Introduction et le Traité de l'Anatomie manquent.

Le manuscrit commence par l'Introduction du Traité II, et se continue sans interruption jusqu'à la fin.

Incipit : « In nomine domini amen serenissimo domino nostro philippo dei gratia francorum regi ex parte cirurgici sui Henrici de Mondavilla incipit ».

Explicit : « Deo gratias ».

Dum dolet medico infirmus medicus sit pignore firmus.
Nam quum sanus erit in vanum munera querit.

Manuscrit probablement du xvᵉ siècle, in-4, 758 pages, papier et parchemin, écriture cursive, 2 colonnes. Son texte concorde avec celui des mss 1487, 7130, 7139, mais certains passages manquent.

En tête de la première page se trouve une miniature qui représente le maître devant cinq élèves.

Ce manuscrit a appartenu à Jean Bude (24 février 1488), audiencier de Charles VIII, puis à Jacques Dioneau (1581), conseiller et chirurgien des rois Charles IX et Henri III.

III. — CHIRURGIE INCOMPLÈTE (1).

6° Manus. Bibl. royale de Berlin, n° 56, latin.

Manuscrit du xivᵉ siècle, 174 feuillets, parchemin, lettres gothiques.

Ce manuscrit est incomplet et incorrect. Le traité d'anatomie manque : dans le second traité, les notables, les déclarations préliminaires et interlinéaires manquent. A partir du feuillet 40 le texte est assez correct, dit M. Pagel, qui l'utilise, en le complétant par les leçons des mss de Paris.

IV. — MANUSCRITS CONTENANT LES TRAITÉS I ET II (3).

(Première rédaction de Mondeville.)

7° Manus. Bibl. nat., 7131, latin.

Renferme 13 ouvrages de différents auteurs. La *Chirurgie d'Henry de Mondeville* commence le volume.

Incipit : « In nomine Domini, Amen. Serenissimo domino nostro Philippo, Dei gracia Francorum regi, ex parte cyrurgici sui, Henrici de Amondavilla. Incipit practica cyrurgie theorice roborata, edita ad utilitatem communem, incepta Parisius, anno post incarnationem millesimo trecentesimo VI°. »

Au bas du premier feuillet on trouve cette note : « Et ad peticionem et preceptum scientifici viri magistri Bernardi de Gordonio, in preclarissimo studio Montispessulani summi professoris in sciencia medicine ».

Manuscrit du XIV° siècle, le plus ancien ; parchemin, 166 feuillets ; les 56 premiers contiennent une partie de l'œuvre de Mondeville ; l'anatomie est écrite sur 2 colonnes avec des notes nombreuses sur les marges. Dans le Traité II, 1re Doctrine, la partie pratique, le « nudus tractatus », est écrite en gros caractères et occupe le milieu de la page, laissant en dehors et en bas de larges marges où se trouve un abrégé des Notables, des Déclarations préliminaires et des Explications interlinéaires. — Les Notables commencent par « Advertandum » au lieu de « Notandum ».

La disposition de ce manuscrit est conforme à ce que dit Mondeville (p. 89, 405), il semble donc qu'il se servait pour ses *Lectures* d'un ms. ayant cette disposition sur les marges duquel il inscrivait, à l'occasion, des addenda et des notes. (Dans les mss 1487 et 7139, où il y a également deux écritures, le texte fin se trouve non en marge, mais entre les parties de texte en grosse écriture.)

Dans ce manuscrit 7131, la 2e Doctrine du Traité II (fol. 46-56) est en écriture fine et d'une autre main ; elle y est entière, jusqu'à la fin du ch. 4.

Dans l'anatomie il n'y a pas de figures, mais des places sont réservées pour 19 figures, dont Pagel donne la rubrique (p. 639 de son édition), tandis que les mss complets et définitifs de Mondeville n'indiquent que 13 figures. Dans le Tr. II, Doct. 1, ch. 5, fol. 31r, sont quatre petites figures au trait, des instruments servant à la trépanation.

Le manuscrit 7131 est presque identique à celui d'Erfurt, Amplon., Q. 197 : ces mss renferment les mêmes matières ; la doctrine 2 du traité II est dans ces deux mss d'une écriture différente de ce qui précède.

D'après M. Pagel, il s'agirait de cahiers d'écolier, ou plutôt d'un texte primitif plus court, écrit par Henri de Mondeville, vers 1306-1308. Il aurait ajouté plus tard la Doctrine 2 du Traité II ; en 1312, les deux premiers traités auraient été complétés et achevés (p. 405). J'ai montré plus haut (p. LI) qu'il s'agit, en effet, d'une sorte de première rédaction.

Dans ces deux mss, le texte de l'anatomie et celui de la partie pratique de la Doctrine 1 du Traité II (nudus tractatus) est à peu près identique au texte correspondant des mss complets et de la traduction française faite en 1314, qui ne comprend en plus que le chap. 1 du Traité III.

8° Manus. Erfurt, Bibl. Amploniana, Q. 197, latin.

Manuscrit du XIV° siècle, de l'an 1308, parchemin, in-4. Il contient trois ouvrages : celui de Henri de Mondeville va du fol. 63 au fol. 138 : l'anatomie, fol. 63-78 ; la chirurgie, fol. 78-138. Celle-ci ne contient que le Traité II.

A la fin de la Doctrine 1 de ce Traité se trouve la mention de l'achèvement de la copie du ms. : « anno domini millesimo trecentesimo octavo die sabbati ante festum beati Clari ». Suivent encore 10 feuillets comprenant la Doctrine 2 du Traité II, d'une main différente et avec beaucoup d'abréviations.

La Doctrine 1 du Traité II est écrite en deux caractères de grosseur différente, comme dans les mss 1487, 7139, 7131.

Ce manuscrit très incomplet est presque identique au ms. 7131 (Pagel).

9° Manus. Bibl. nat., n° 2030, français.

Fol. 2, Incipit : « Le proheme de ceste cyrurgie au nom de nostre seigneur amen. A nostre tres serenissime Seigneur phelippe par la grace de dieu des francois roy est commencie la pratique de cyrurgie de par Henri de Mondeville son cyrurgien roboree par theorique faite à l'utilité du commun commencie a paris en l'an 1306 ».

Cet incipit est reproduit au bas de la seconde colonne du verso du fol. 4, à la fin de la table des matières contenues dans le volume.

Fol. 33 v°, à la fin du traité de l'Anatomie, au commencement de la seconde colonne, on lit : « Explicit ceste translation de latin en francois fut acomplie en lan de 1314 le jeudi darrain jour doctoure vegille de toux sains en viron nonne de jour. »

Dom. Scriptori debeta de meliori.

Fol. 108, à la fin : « Explicit et cetera. »

Manuscrit du xiv° siècle, 1314, 108 f., parchemin, belle écriture gothique, 2 colonnes.

Ce manuscrit contient l'Introduction générale, le chapitre sur l'algorisme, et les deux premiers traités sans les notables, ni les déclarations, comme les mss 7131 et le Q. 197 d'Erfurt. Il a en plus qu'eux le ch. 1 de la Doct. 1 du Traité III, « des Incisions » (fol. 102-108), qui probablement n'était pas rédigé lors de la copie de ces deux mss.

L'incipit du ms. 2030 est la traduction exacte de celui du ms. 7131.

Le Traité d'anatomie renferme 14 miniatures de 4 à 5 centim. de côté; la première que nous reproduisons (p. 13, voir la note) représente le chirurgien et un corps nu; les 13 autres représentent les principaux dessins dont Henri de Mondeville se servait pour faire son cours. Je dis les principaux, parce que le ms. 7131 (n° 7) laisse 19 places pour recevoir les dessins anatomiques; il y en avait donc d'autres en dehors des 13 du ms. 2030. En outre, Henri de Mondeville se servait d'un crâne artificiel pour l'étude de l'anatomie de la tête.

Sur le verso du premier folio se trouve une miniature qui représente le maître devant ses élèves, je la reproduis en frontispice. Étant donné que ce manuscrit est fait en 1314, du vivant de Mondeville, je considère cette miniature comme représentant Mondeville, c'est du reste l'opinion de tous ceux qui ont examiné ce manuscrit. Cette miniature ne ressemble pas aux figures de convention que l'on trouve souvent dans les manuscrits et dont j'ai reproduit plusieurs dans mon édition de Guy de Chauliac.

V. — FRAGMENTS DE CHIRURGIE (1).

10° Manus. Erfurt, Bibl. Amploniana, Q. 230, latin.

Le volume renferme 15 travaux. Le 13°, fol. 166 à 170, contient un fragment de la *Chirurgie de Henri de Mondeville* (Tr. II, Doct. 2, ch. 2, p. 440-452), avec la suscription : Cure lesionum ab aliquibus brutis, etc.; ce fragment s'étend dans mon édition, depuis p. 440 : « Le traitement curatif des lésions faites par les animaux... », jusqu'à p. 452, l. 19 : « Il convient aussi... »

Manuscrit du xiv° siècle, écrit en 1395, 180 f., papier.

VI. — ANATOMIE COMPLÈTE (4).

11° Manus. Bibl. nat., n° 6910 A, latin, in-fol.

Le volume contient divers ouvrages : fol. 59-75, l'anatomie de Henri de Mondeville; fol. 75 verso. Explicit anathomia Henri de M. — Fol. 76, commence la *Chirurgie de Guy de Chauliac* (édit. 1890, p. CXI, n° 16).

Manuscrit du XVe siècle, parchemin, capitales ornées, coloriées, écriture fine et serrée, vides pour les figures. Le premier folio du volume, non paginé, porte au verso une belle miniature du corps humain sur lequel sont dessinés les signes du zodiaque, elle est reproduite dans mon édition du *G. de Ch.*, p. 560, et dans l'édit. actuelle p. 499.

12° Manus. K. K. Hof-Bibliothek de Vienne, cod. Pal. Vind., 2466, latin.

Le volume renferme plusieurs manuscrits; l'*Anatomie* de Henri de Mondeville remplit les feuillets 1-24.

Incipit : In nomine domini amen serenissimo domino nostro Philippo. Dei gratia Francorum regi, ex parte cyrurgici sui Henrici de Amondavilla. Incipit practica cyrurgie theorice roborata edita in utilitatem communem, incepta Parisius anno Domini M°CCC°VI° quae fuit eleganter ab illo lecta ibidem. Anno Domini M°CCC°XI° in civitate ante fabrum.

Commence par : « In honorem laudem et gloriam Jesu Christi... » et finit fol. 24 verso : « in algorismo sic.

Explicit anathomia magistri Henrici de Amondavilla Deo gratias. »

Manuscrit du XIVe siècle, 160 fol. in-4, 2 colonnes; la place des lettres initiales et des figures est laissée vide.

V. Tabulae codicum manuscriptorum praeter graecos et orientales in bibliotheca Palatina Windobonensi asservatorum (vol. II, p. 79).

Ce manuscrit dit que Henri de Mondeville a commencé son anatomie à Paris en 1306, et qu'en 1311 il la lisait dans la même ville.

13° Manus. Standbibliothek de Berne, n° 227, latin.

Le volume renferme 7 manuscrits d'écritures différentes, le sixième, des f. 53ª à 74ª, contient l'anatomie de Henri de Mondeville.

F. 53ª. Incipit *anathomia* magistri *Henrici de Mundi Villa.*

F. 74. Explicit anathomia totis corporis humani ceterarum que ejus partium compilata a magistro *henrico de amoda villa* normanno illustrissimi philippi regis francorum cirurgico quam composuit et regit parisius a. d. MCCCVI deo gratias et marie ejus matri. »

Manuscrit du XVe siècle, in-4, papier, 127 f., gothique, une colonne. En note : Fuit Barbati doctoris a. 1472.

(V. Catalogus codicum Bernensium, bibliotheca Boagarsiana, edidit et praefatus est Hermannus Hagen, etc., Bern, 1875, n° 227.)

Ce manuscrit, que j'ai compulsé à Berne, contient le texte de l'anatomie de Mondeville telle qu'elle se trouve dans sa rédaction de 1306; en outre, l'Explicit nous dit que Henri de Mondeville était Normand. — L'incipit lui donne le nom de « Henricus de Mundi Villa »; l'explicit, celui de « Henricus de Amoda Villa ».

14° Manus. British Museum, Cotton Galba E. XIII, hollandais.

Le volume renferme plusieurs travaux sur la médecine, traduits en « Dutch ».
Les f. 1 à 17ᵇ contiennent l'*anatomie* de Henri de Mondeville.

Fol. 1. Incipit : « *Henricus de Mundavilla* des alder eydelst vorseids conines cyrurgien studerendet wornende in die alder... enste steide parijs ende alder werdichste
studie also nu ».

Fol. 17. « Explicit anatomia Henrici. »

Manuscrit du commencement du xvᵉ siècle, gr. in-4, 151 fol., velin, 3 colonnes
de 60 lignes en moyenne. La traduction en bas allemand (hollandais, flamand)
semble correspondre au texte latin publié par M. Pagel.

Ce manuscrit a souffert beaucoup de l'incendie de 1731.

M. Pagel donne, p. 631, l'indication suivante, d'après un catalogue de 1802 :
« Galba E XIII. Codex membran. in-fol. min. in capsula : the remains of a medical
MS. faid to be Hen. de Mundaville's practice of surgery (partly Latin and partly
Dutch) »; à la p. 651 il dit : « 18, London Cotton Galba E. XXII (British Museum),
theils deutsch, theils englisch.

Chereau dit de son côté, p. 26 : « In catalogus librorum manuscriptorum
Angliae, 1697, in-fol. tij, p. 110, n° 4161, in-fol. A Treatise of chirurgery trans-
lated into english out of latin from de *Amanda villa*, the french King's surgeon. »

La description du ms., telle que je la donne, est extraite d'une correspondance
directe avec le Conservateur du British Museum.

VII. — Résumé de l'anatomie (2).

15° Manus. Bibl. royale de Berlin, Cat. fol. 219.

Le volume contient plusieurs travaux.

3° F. 78-87. Anatomie de Henri de Mondeville, Incipit : In nomine domini amen.
Incipit *Anathomia* quae spectat ad cyrurgicum instrumentum, ordinata in Montepessulano a magistro *Hinrico de Munda Villa*, illustrissimi regis Francorum cyrurgico
ad instantiam quorundam venerabilium scolarium medicinae, secundum quod
ostensa fuit et prosecuta sensibiliter et publice coram ipsis anno Domini MCCCIV. »

Manuscrit du xivᵉ siècle (de 1304?), in-fol.

Le texte n'est pas conforme à celui qui se trouve dans la Chirurgie complète de
Henri de Mondeville, commencée en 1306, mais en plusieurs endroits il concorde
avec celui des mss 7131 et Q. 197. Il se rattache probablement à la rédaction donnée
par Mondeville en 1304. Ce manuscrit est identique quant au fond à un manuscrit
d'Erfurt, Q. 210, et comme lui contient l'indication de 13 figures.

M. Pagel a publié le texte de ce manuscrit de Berlin : *Die Anatomie des Heinrich
von Mondeville*, Berlin, G. Reimer, 1889, br., 80 p.

16° Manus. Bibl. d'Erfurt, l'Amploniana, Q. 210, latin.

Le volume renferme 9 travaux, le sixième des fol., 83 à 106ᵃ, comprend un *résumé
de l'anatomie* de H. de M.

Incipit : « In nom. Dom., am. Inc. anath. que spectat ad cyrurgicum, ordinata in
Montepessulano a magistro Henrico de Mundavilla illustrissimi regis Francorum
cyrurgico ad instanciam quorundam venerabilium scolarium medicine secundum

quod ostensa fuit et prosecuta sensibiliter et publice coram ipsis à D.M⁰CCC⁰ quarto. Sicut dicit Galienus sexto de ingenio sanitatis necessarium.

Explicit : Expl. anath., D. grat.

Manuscrit du xiv⁰ siècle, 142 f., parchemin et gros papier, d'origine française ou italienne.

Le texte est identique, quant au contenu, à celui du manuscrit de Berlin (f. 219) publié par M. Pagel (v. n⁰ 15). Il contient la description de 13 figures qui sont les mêmes que celles de ce manuscrit.

V. cat. Schum, p. 467.

VIII. — FRAGMENTS D'ANATOMIE (2).

17° Manus. Bibl. nat., n⁰ 16 193, latin.

Renferme plusieurs ouvrages, le 6⁰ et dernier est formé par l'Introduction et une partie du Traité d'anatomie de Henri de Mondeville, fol. 162 à 168, jusqu'à l'anatomie générale des muscles; il y a des vides pour les figures.

Manuscrit du commencement du xiv⁰ siècle, 168 f., in-fol., parchemin, écriture difficile à lire, 2 colonnes.

18° Manus. Erfurt, Amplon., Q. 178, latin.

Le volume renferme 25 travaux, le n⁰ 22 (f. 169ᵇ-173) contient l'anatomie de Henri de Mondeville très abrégée.

Incipit : Inc. anat. cyr. magistri Hinr. de Mund. quondam cyrurgici regis Francie quam cum arte cyrurgie publice legit Parisius et apud Montempessulanum.

Explicit : D. gr. Expl. Anat., etc.; de presenti termino Marie laus et filio.

Manuscrit de la première moitié du xiv⁰ siècle, 175 fol., parchemin.

IMPRIMÉS

Nous n'avons à signaler que deux publications, dues à M. le Dʳ Pagel.

1° ANATOMIE DE MONDEVILLE.

Die Anatomie des Heinrich von Mondeville, von Dʳ Pagel. Berlin, G. Reimer, 1889, 80 p.

C'est le cours d'anatomie fait par Mondeville à Montpellier en 1304, d'après un manuscrit de la Bibl. royale de Berlin (n⁰ 15 de notre catalogue). Cette anatomie est moins complète que celle qui forme le premier traité de la *Chirurgie* publiée en 1306 et complétée en 1312. Il s'agit soit du cours, tel que le faisait Mondeville en 1304, soit d'un cahier résumé par un étudiant, d'après le manuscrit dont Mondeville se servait; en tout cas cette anatomie est incomplète, aussi M. Pagel a-t-il imprimé le texte complet de l'anatomie de Mondeville, dans son édition de 1892.

·2° CHIRURGIE DE MONDEVILLE.

Die Chirurgie des Heinrich von Mondeville, zum ersten Male herausgegeben von Dr J.-L. Pagel, nebst einer Abhandlung über Synonyma und einem Glossar von M. Steinschneider. Berlin, 1892, A. Hirschwald. In-8, 663 p. (Le texte avait paru déjà dans les *Archives de Langenbeck*, t. XL, 1890, etc.)

Publier un manuscrit latin jusque-là inédit est une œuvre longue et minutieuse, difficile parfois. Quel plan adopter? Nous supposons d'abord que l'on a choisi parmi les divers manuscrits, s'il y en a plusieurs, celui qui paraît le plus correct, les autres ne devant servir que pour fournir des variantes.

Suivra-t-on exactement le texte latin, en y ajoutant la ponctuation et les alinéas; ou bien essaiera-t-on de corriger les mots et la construction des phrases, car alors il n'y avait pas d'orthographe officielle ni de syntaxe?

· Daremberg, qui fait autorité en la matière, dit dans son introduction aux *Gloses des quatre maîtres* [1], à propos des règles qu'il a suivies pour la constitution du texte : « Je me suis attaché à reproduire scrupuleusement le texte du manuscrit; pour cela, non content de le copier et de le relire deux fois, j'ai fait une nouvelle et dernière revision sur les feuilles imprimées. Je ne me suis point attaché à corriger le texte partout où cela eût été nécessaire ; d'abord la langue du moyen âge n'est pas assez fixe pour qu'on s'arrête à toutes les tournures de phrase vicieuses ou à tous les mots qui paraissent irréguliers. (Dans les manuscrits du XIVe siècle, le *c* et le *t* ont à peu près la même forme, le *c* est employé souvent où nous mettons le *t*; de plus la combinaison *ae* est toujours représentée par *e*.)

« J'ai donc conservé, dit Daremberg, toutes les irrégularités d'orthographe, surtout dans les noms de plantes ou les autres termes techniques. J'ai mis un point d'interrogation après les mots dont la lecture ou le sens m'ont paru douteux. » Mais il reste toujours beaucoup de fautes, aussi Daremberg dit-il qu'il faudrait toujours commencer par la seconde édition, pour mieux faire.

M. Pagel s'est servi, pour édifier le texte latin, des manuscrits de Berlin, d'Erfurt et des manuscrits complets de Paris qui seuls permettaient de mener à bien ce grand travail. Le gouvernement français a envoyé ces manuscrits à Berlin pour être communiqués à M. Pagel; c'est une libéralité que l'on ne peut que louer; elle doit être d'usage entre toutes les nations, car toutes profitent des progrès scientifiques.

· Le texte de l'édition de 1892 diffère sensiblement, en plusieurs passages, non dans le fond, mais dans la forme, du texte des manuscrits complets, surtout dans le commencement de l'ouvrage. M. Pagel ne dit pas si ces variations ont été introduites par lui, ou s'il les a trouvées dans les manuscrits de Berlin et d'Erfurt. Par la reproduction de quelques phrases j'ai montré en quoi consistaient ces différences de texte. En outre, M. Pagel n'a pas multiplié suffisamment la ponctuation et les alinéas, ce qui rend la lecture assez pénible.

---

1. *Glossulae quatuor magistrorum* super chirurgiam Rogerii et Rolandi, nunc primum ad fidem codicis Mazarinei edidit Dr C. Daremberg, Parisiis, J.-B. Baillière, 1854.

Comme cet auteur n'a pas, partout, reproduit à la lettre le texte des manuscrits complets, j'ai dû dans ma traduction donner les passages de ces manuscrits qui diffèrent du texte adopté dans l'édition de 1892 ; ce sont là autant de variantes qui étaient nécessaires pour le complément du texte de Mondeville.

M. Pagel a joint à son édition des parties intéressantes, en dehors des variantes et notes qui sont au bas des pages. Il a donné une description, un peu disséminée, des manuscrits de Mondeville, puis à la fin du volume il a ajouté un chapitre sur la matière médicale dû à Moritz Steinschneider ; là se trouvent des notices sur les principaux auteurs et ouvrages de matière médicale, puis un glossaire des Synonymes du chapitre 9 de l'Antidotaire ; enfin M. Steinschneider a rectifié les noms arabes, estropiés par les copistes.

M. Pagel montre que Mondeville n'était pas inférieur aux chirurgiens de son temps dont les œuvres ont été déjà imprimées et il en fait un grand éloge. Il a complété son appréciation dans le discours qu'il a prononcé lors de son installation comme Privat docent à l'Université de Berlin [1], et dans plusieurs articles, il a mis au jour divers côtés de cette figure historique.

TRADUCTION FRANÇAISE DE LA CHIRURGIE DE HENRI DE MONDEVILLE.

Le livre de Mondeville devait occuper dans notre littérature la place à laquelle il a droit sous tant de rapports. Après l'édition latine de M. Pagel, il était nécessaire que la chirurgie de Mondeville fût publiée en langue française, afin de vulgariser davantage un Traité qui appartient aux *Origines de notre chirurgie*. Le ministère de l'Instruction publique, en faisant à cette œuvre l'honneur d'être publiée sous ses auspices, a montré tout l'intérêt qu'il apportait à la publication du premier Traité de chirurgie d'origine française, en même temps qu'il mettait son importance en relief.

On ne sait si la seconde rédaction de la chirurgie de Mondeville a été traduite en français, pendant le moyen âge, car aucun manuscrit français n'est parvenu jusqu'à nous ; celui de 1314 comprend seulement la traduction des deux premiers traités, tels qu'ils étaient dans la première rédaction. Cette traduction s'éloigne donc beaucoup du texte des manuscrits complets et n'a pu me servir que pour quelques variantes.

Pour faire ma traduction je me suis servi surtout de deux textes, de l'édition de M. Pagel et du manuscrit 1487 de notre Bibliothèque nationale, qui est remarquable sous tous les rapports et le plus ancien, je crois, des manuscrits complets ; en outre, il offre peu de fautes ; je me suis servi aussi d'autres manuscrits, mais rarement, le manuscrit 1487 suffisant pour le contrôle.

J'ai donc confronté, pour ainsi dire mot à mot, le texte de l'édition de 1892 avec celui du manuscrit 1487, car mon but était de donner une traduction reproduisant aussi littéralement que possible ce qu'avait écrit Mondeville. J'ai

---

1. Pagel, Die chirurgische Hodegetik und Propädeutik des Heinrich von Mondeville, in *Deutsche med. Zeitung*, nᵒˢ 14 à 17, 1892.

admis que les manuscrits complets de Mondeville, si concordants entre eux, faisaient foi contre tout autre manuscrit.

Ceci m'a conduit à insérer dans mon édition un assez grand nombre de variantes au texte de l'édition de 1892; je me suis trouvé ainsi amené à donner non seulement une traduction de la chirurgie de Mondeville, mais encore à compléter le texte latin publié par M. Pagel. Les travaux de ce genre sont toujours susceptibles d'additions, à mesure que les éditions se succèdent. — Aux variantes, j'ai ajouté des notes se rapportant à quelques mots obscurs, et j'ai donné le texte latin, quand il pouvait être interprété en des sens différents.

Je me suis attaché à donner une idée du style original et imagé de notre chirurgien; je n'y suis pas toujours arrivé, mais je compte sur la bienveillance du lecteur. Je me suis efforcé aussi de rendre la lecture du livre facile, en divisant les longs paragraphes des manuscrits, en multipliant les alinéas et en employant les italiques; j'ai suivi, en un mot, les règles qui m'avaient guidé dans mon édition de Guy de Chauliac.

A la traduction de Mondeville et aux variantes du texte latin, j'ai ajouté une introduction dans laquelle, sans reproduire ce que j'ai dit dans l'Introduction de Guy de Chauliac, j'étudie plus longuement certaines questions controver- sées sur lesquelles j'espère avoir apporté quelque lumière, telles que *la chirurgie à Paris au* XIVe *siècle* et *l'enseignement de la chirurgie*. Puis je résume la doctrine de Mondeville dans le traitement des plaies et je montre le rôle de son œuvre dans les *origines de la chirurgie française*. Je donne ensuite la biographie de Mondeville, la liste des auteurs cités par lui, l'analyse de son livre, puis l'histoire de ses manuscrits, etc.

Le volume se termine par un Glossaire des Synonymes, la reproduction des instruments de chirurgie et une table alphabétique.

En outre, ayant trouvé un portrait de Mondeville dans une miniature, faite en 1314 (ms. n° 9), j'ai reproduit ce précieux document, sans y rien changer, et je l'ai placé en tête de mon livre.

Au traité de l'anatomie j'ai ajouté, non dans le texte, mais en notes, des figures de Johannes Peyligk et de Magnus Hundt, rééditées par le Dr Stockton Hongh (voy. note p. 27). Ces figures, les premières publiées après la découverte de l'imprimerie (elles datent de 1499 et 1501), ont par ce fait un caractère historique, de plus elles concordent encore avec le texte de Mondeville et éclaircissent certains passages.

IX. — PIÈCES JUSTIFICATIVES [1]

Pièces concernant les Chirurgiens.

I

STATUTS DES CHIRURGIENS AU XIIIe SIÈCLE.

Des cireurgiens [2].

I. Pour ce que il puet avenir que quant murtrier ou larron sunt bleciez ou blecent autrui, viennent celeement aus cyrurgiens de Paris et se font guerir celeement,

1. J'ai réuni ici les pièces justificatives concernant les Chirurgiens et les Barbiers, que j'ai pu trouver dans les documents du xiiie et du xive siècle, sans poursuivre plus loin.

2. *Du livre des métiers d'Etienne Boileau*, rédigé au xiiie siècle, in Documents inédits sur l'histoire de France, t. XLI, 1837.

Dans ce volume, les statuts ont pour en-tête : « *Ordonnances relatives aux chirurgiens* », p. 419. On y trouve la note suivante :

« Cette ordonnance sans date qui paraît être de la fin du xiiie s. est le premier acte public connu au sujet des chirurgiens. Il semble résulter de cet acte qu'auparavant ils n'avaient pas de maîtres jurés. Le pouvoir qui leur fut accordé d'éliminer les hommes *indignes* d'exercer la chirurgie fut trouvé insuffisant, et en 1301 tous les barbiers, au nombre de 26, approuvèrent un acte ainsi conçu (voy. pièce n° XI, p. LXIX).

Le Livre des métiers d'Étienne Boileau a été réédité dans l'*Histoire générale de Paris*, 1879. Les statuts reproduits p. 208, ont pour titre : « Des Cireurgiens ». On y trouve les notes ci-jointes : « Les chirurgiens constituaient une corporation formée sur le modèle des autres métiers. Lors de la rédaction de leurs règlements le prévôt de Paris nomma 6 jurés. »

Note de la p. 208. « Bien que la rédaction de ce titre (les statuts) ne soit pas conforme au modèle adopté généralement dans les statuts d'Étienne Boileau, nous croyons devoir le comprendre dans le Livre des métiers. Le manuscrit de la Cour des comptes, qui est notre guide, contenait ce statut; et dans la table des 4 manuscrits où l'on a relevé soigneusement les dates des pièces postérieures, le statut des chirurgiens est coté sans date comme les statuts remontant à E. Boileau. La copie de ces statuts est reproduite exactement dans les 3 manuscrits que nous suivons : au ms. Sorb., fol. 215 v°; au ms. Lam., fol. 31 v° et au double fol. 120 v°; au ms. Châtelet, fol. 131 v°.

L'écriture de ce titre est un peu plus récente, ou peut être seulement d'une autre main que la plupart des statuts et moins soignée, mais elle est certainement antérieure à celle de plusieurs autres statuts qui ont été considérés comme faisant partie du *Livre des métiers*. Une copie moderne des statuts d'E. Boileau (Bibl. nat., ms. Fr. 8117) a supprimé, sans en donner la raison, le statut des chirurgiens. M. Depping, qui a suivi l'ordre adopté dans cette copie, ne l'a pas reproduit. »

Après avoir donné les statuts, l'édition de 1879 ajoute, p. 209, en note : « On lit en marge cette indication : Item, le IIIe feuillet en la fin. En effet, au fol. 249 v°, on trouve les noms des *Barbiers cirurgiens* (datés de 1301) à qui il est interdit d'exercer le *métier de chirurgie*. »

ainsinc que les murtres et les sans et les amendes le Roy sont perdues et celées, li prevoz de Paris, pour le pourfit lou Roy et de la ville de Paris, par le conseil de bonnes gens a pourveu et ordenné :

II. Que nul *cyrurgien souffisans* d'ouvrer de cyrurgie ne puist afetier (panser), ne fere afetier par lui ne par autrui nul blecié quel que il soit, à sanc ou sans sanc, de quoi plainte doive venir à la joustice, plus haut d'une fois ou de deus, se péril i a, que il ne le face savoir au prevost de Paris ou à son commandement.

III. Et ce ont juré et doivent jurer tuit cil qui sunt digne d'ouvrer et seront.

IV. Et comme en Paris soient aucun et *aucunes* qui s'entremetent de cyrurgie qui n'en sunt pas digne, et perilz de mort d'omes et mehains de menhes en aviennent et porroient avenir, li prevoz de Paris, par le conseil de bonnes gens et de *preud'omes du mestier*, a esleu **VI** *des meilleurs et des plus loîaus cyrurgiens de Paris*, liquel ont juré sur Sains devant le prevost que eus bien et loîaument encercheront et examineront ceus qu'ils creront et cuideront qu'il ne soient digne d'ouvrer, et n'en deporteront ne greveront ne por amour ne por haïne. Et ceus qui n'en seront digne, il nous en baudront les nons en escrit, et nos leur deffenderons le mestier, segont ce que nos verrons que resons soit. Et si nous baudront en escrit les nons de ceus qui seront digne d'ouvrer de cyrurgie, pour fere le serement devant dit.

V. Se aucuns des **VI** jurez devant diz moroit, li **V** esliroient le plus preud'ome et le meilleur de cyrurgie qu'ils trouveroient et le nous baudroient en escrit, au lieu de celui qui mors seroit, et feroit le serement devant dit.

VI. Li **VI** juré desus dit pour services des serjans et por autres coustanges qu'il auront ou mestier desus dit, auront le quart denier des amendes qu'ils feront lever du mestier, si comme de ceus qui iroient contre leur serement, et comme de ceus à qui nous deffendrons le mestier qui n'en sont digne se il s'en entremetoient sur nostre deffense. Les nons des **VI** cyrurgiens jurez examineeur sont teil : mestre HENRI DOU PERCHE, mestre VINCENT son flux, mestre ROBERT LE CONVERS, mestre NICHOLAS son frère, mestre PIERRE DES HALES et mestre PIERRE JOCE.

II

ORDONNANCE DE PHILIPPE LE BEL, DE NOVEMBRE 1311.

Édit portant défense à toute personne d'exercer la chirurgie à Paris, sans avoir été examinée par les maistres chirurgiens Jurés de Paris, convoqués par le premier chirurgien du Roi, qui seul a droit d'octroyer la licence d'exercer la chirurgie. (Traduction de l'édit publié en latin.)

Philippe, par la grâce de Dieu, roi des Français. Par le rapport de personnes dignes de foi, il est parvenu jusqu'à nous, non pas une fois, mais plusieurs et souvent, que nombre d'*étrangers, de professions et états différents, les uns meurtriers, les autres voleurs de grand chemin, quelques-uns faux-monnayeurs, d'autres vagabonds et libertins, dupeurs, alchimistes, usuriers*, se permettent d'exercer, dans notre Ville et Vicomté de Paris, la pratique et l'œuvre de l'Art chirurgical, comme s'ils avaient été suffisamment examinés dans la science susdite et étaient Jurés. Bien qu'ils soient peu instruits sur ce sujet et presque inexpérimentés, ils osent exercer et pratiquer publiquement, suspendant leurs bannières à leurs fenêtres comme de vrais Chirurgiens instruits. En outre, la plupart du temps, malgré notre défense et nos ordonnances, ils vont dans les *lieux sacrés et privilégiés* panser plus d'une fois et visiter les blessés; toutes choses qu'ils se permettent de faire imprudemment, les uns, afin de pouvoir par leur opération de traitement malhabile extorquer frauduleusement de l'argent aux malades, d'autres afin de pouvoir cacher plus facilement sous le manteau de cet art, la honte de leur état et les vices de leur mauvais travail. D'où il résulte souvent que par suite de la mauvaise pratique et de l'inconscience du régime convenable de ces ignorants non jurés, plusieurs blessés qui n'étaient pas atteints mortellement, dont les membres n'étaient pas perdus ou mutilés, ou bien sont morts, ou bien ont perdu des membres ou ont été infirmes, et ceux qui les avaient blessés ont été, les uns pendus, les autres bannis injustement, ô douleur! tandis que la fausseté et la perversité de ces hommes réprouvés et leur œuvre détestable restent et sont restées inconnues et impunies, — donc, faisons savoir à tous ceux qui existent présentement et à ceux qui viendront ensuite, que Nous, considérant ce qui précède, voulant obvier aux dangers de ce genre, pour que — dans la Ville de Paris, qui est particulièrement le lieu où la science coule le plus abondamment, qui enfante aussi des savants, et recevant dans son sein des ignorants, après les avoir baignés dans les ruisseaux féconds de sa doctrine, en fait des hommes remarquables par la connaissance des diverses facultés, — de tels abus ne se renouvellent point, pour l'honneur des honnêtes gens et des savants, et pour la sécurité et la paix de tout le peuple de la Ville et de la Vicomté de Paris, afin que de chez eux la secte des pervers soit extirpée radicalement : — Par le présent Édit, décidons — que dans la Ville et Vicomté de Paris, aucun *chirurgien* ou aucune *chirurgienne* ne se permette d'exercer d'une façon quelconque l'art ou l'œuvre de Chirurgie et de s'en mêler publiquement ou en secret dans quelque juridiction ou terre que ce soit, — à moins qu'ils n'aient été d'abord examinés avec soin et approuvés en cet art même, par les *Maîtres Chirurgiens Jurés* demeurant à Paris, appelés par Maître Jean Pitart notre affectionné *Chirurgien Juré de notre Chatelet de Paris*, en son vivant, ou par ceux qui lui succéderont en cette charge, qui seront tenus par le lien de leur serment d'appeler les autres Chirurgiens susdits selon le cas et toutes les fois qu'il sera nécessaire — et à moins que par lui ou par ses successeurs en cette charge, comme il a été dit, d'après l'approbation des autres chirurgiens ou de la majorité, *la voix de l'appelant lui-même comptée parmi les autres*, ils n'aient mérité d'obtenir la *Licence d'exercer* dans l'art en question; — auquel, en raison de son office qu'il tient de nous, et à ses successeurs dans cette charge, nous voulons qu'appartienne l'*octroi de cette Licence* et à aucun autre. Ceux qui auront été examinés et approuvés par lui et ses successeurs, de la manière indiquée, seront tenus avant d'exercer, de prêter serment, en présence de notre Prévôt de Paris, qu'ils exerceront consciencieusement cet office, que de plus ils ne visiteront ou ne panseront un blessé quelconque dans les lieux sacrés et privilégiés, si ce n'est seulement la première fois, et que aussitôt après cette visite ou ce pansement, ils révéleront ou même déclareront cette blessure à notre Prévôt de Paris ou à son lieutenant, ou aux Auditeurs du susdit Chatelet. — Donnons donc à notre Prévôt de Paris actuel et à ses successeurs, par la présente ordonnance, en tant que sous la vertu du serment auquel ils sont tenus, en raison de leur administration, ordre d'assurer la publication solennelle et l'exécution ferme du présent statut, maintenant et toujours, lorsqu'il sera expédient, dans la Ville et Vicomté de Paris. Les *Bannières de tous les Chirurgiens et Chirurgiennes* susdits, non approuvés et Jurés, comme il est dit, qui resteront suspendues à leurs maisons, après la publication de cet édit, seront brûlées publiquement devant les mêmes maisons, leurs personnes mêmes seront saisies et conduites en notre Chatelet de Paris et seront retenues autant que nous l'aurons justement prescrit. On leur défendra rigoureusement et formellement qu'à l'avenir ils ne se permettent pas d'exercer l'art susdit, à moins d'avoir été préalablement examinés et approuvés par cedit Maître Jean ou ses successeurs audit office, comme il a été dit, et à moins d'avoir prêté le serment susdit. Mais si quelqu'un d'eux refusait de prêter le serment, nous voulons que l'œuvre et l'exercice dudit art lui soit absolument interdit. Et si contrairement à notre défense et interdiction ils osaient pratiquer ledit art, nous voulons qu'ils soient punis *prima ratione* par notre Prévôt susdit, selon que la qualité du fait l'exigera, et qu'il lui appartiendra. Pour que le présent édit ait force et durée dans l'avenir nous avons fait apposer notre sceau à la présente pièce. Fait à Paris, au mois de novembre, l'an du Seigneur 1311. (*Ordonn. des Rois de France*, t. I, 1723, p. 491; — *Rech. sur l'origine de la Chir.*, 1744, p. 437 [1].)

---

1. Cet édit, reproduit ici *in extenso*, a servi pendant longtemps de base aux édits qui

III

CHARTE DE 1327 PAR LAQUELLE LES DEUX CHIRURGIENS DU ROY ET DU CHATELET DOIVENT VISITER TOUS LES JOURS LES MALADES DE L'HÔTEL-DIEU.

Du 16 janvier 1327. Charte du Roy Charles le Bel, portant concession aux chirurgiens du Roy et du Chatelet de Paris, de douze deniers Parisis par chacun jour, à prendre sur l'émolument de la Vicomté de Paris, pour visiter les malades de l'Hôtel-Dieu. (*Rech. sur l'origine de la Chir.*, 1744, p. 440.).

IV

ÉDIT DU ROY JEAN I, AVRIL 1352.

Il porte défense à toute personne d'exercer la chirurgie à Paris, sans avoir été examinée, et est conçu presque en les mêmes termes que celui de Philippe le Bel, de 1311. (*Ordonn. des Rois de France*, t. II, 1729, p. 496; — *Rech. sur l'orig. de la Chir.*, 1744, p. 441.)

V

CHARTE DE CHARLES, FILS AINÉ DU ROY JEHAN, RÉGENT DE FRANCE PENDANT LA PRISON DE SON PÈRE EN ANGLETERRE.

Cette charte, de juin 1360, confirme l'établissement de la confrérie de Saint-Cosme et Saint-Damien, dont le Roi fait partie avec les chirurgiens de Paris et d'autres; elle défend la pratique de la chirurgie avant d'avoir obtenu la licence, après examen par les jurés du Châtelet, le prévôt de la Confrérie et les chirurgiens licenciés de Paris.

Charles, etc. A touz presens et à venir, Salut.— Comme nous ramenans à memoire les grans vertus et innumerables merites dont les glorieux Martirs *Sains Cosme* et *Damien* furent et sont plains et recommandez envers nostre Seigneur Jesus-Christ, et les très grans vertus et miracles que le Sauveur de tout le monde par leur intercession, a faiz ou temps passé, et fait encore chascun jour à plusieurs personnes opprimées de griefs maladies en plusieurs parties de leurs corps, et pour la très-vraie et parfaite devocion et affection que Nous avions et avons encore ès merites d'iceulx Martirs, Nous soions ja pieça entrez en leur Confrerie en l'Église Sains Cosme et Damien à Paris : Savoir faisons que Nous en l'onneur et remanbrance desdiz glorieux Martirs, ladite Confrarie et tous les poins d'icelle *en la maniere que contenu est en l'Ordenance sur ce faite*[1], avons ratiffié approuvé et confermé *comme Confrere d'icelle avec les Cirurgiens de Paris et autres*, et de certaine science, plaine puissance, auctorité et libéralité Royal dont Nous usons, ratifions, approuvons et confermons de grace especial : et pour ce que en certains Privileges ja pieça octroiés ausdiz *Maistres Cirurgiens Licentiés* oudit Art et à leurs predecesseurs, entre les autres choses est contenu, que aucun sur paine d'amende volentaire à estre appliquiée à Monsieur et Nous, ne s'entremettre en aucune maniere de pratiquer en ladite science de Cirurgie, se il n'est Licentiez oudit Art, *examinez et approuvez par les Jurez du Chastelet de Paris et Prevost de ladite Confrairie, appellez avec eulx les autres Cirurgiens Licentiez à Paris*, si comme esdis Privileges puet plainement apparoir, Nous de l'auctorité que dessus, et en ampliant nostre dite grace, desirans de tout nostre cuer proceder

ont été pris contre l'exercice illégal de la médecine. On peut supposer que Mondeville alors chirurgien du Roi a contribué à sa rédaction, car on en retrouve des traces dans son texte même (p. 97).

1. In *Rech. sur l'orig. de la Chir.*, 1744, p. 447 : Du temps de saint Louis, le 25 février 1255, a été érigée en l'église Saint-Cosme la confrérie de Saint-Cosme et Saint-Damien, patrons des Chirurgiens. *Sauval, Hist. et antiq. de Paris*, édit. de 1724, t. I, p. 412.

à l'augmentation et accroissement du Service Divin, en ensuivans les traces des
Predecesseurs de Monsieur, et de Nous Roys de France, et afin que Monsieur, les
Predecesseurs et Nous soions participans ès biens, Prieres, Messes et devotes Oraisons qui seront faites et célébrées en ladite Confrarie, ausdis Confreres ou nom de
ladite Confrarie, avons donné et octroié perpetuelment et à touzjours, donnons et
octroions par la teneur de ces présentes, la moittié entièrement desdites amendes
pour tourner et convertir au proufit de ladite Confrarie et non autre part. Si donnons en mandement par ces mesmes Lettres au Prevost de Paris ou à son Lieutenant qui à present est et qui pour le temps avenir sera, que lesdites amendes
toutes et quantes-fois que elles escheront, il lieve, execute ou exploicte, ou face
lever, executer et exploicter selon la teneur desdiz Privileges dont il lui apperra,
desquelles il face bailler la moitié au Receveur de Paris present ou à venir, et
l'autre moitié aus Prevost et Confreres de ladite Confrarie; et à nos amés et feaulx
les Gens des Comptes de Monsieur et Nous à Paris, que lesdiz Prevost et Confreres
ou nom de ladite Confrarie, facent, seuffrent et laissent joïr et user plainement et
paisiblement de nostre présente grace, et contre la teneur d'icelle ne les empeschent
ou seuffrent estre empeschiez en aucune maniere, non-obstant quelconques Orde-
nances, inhibitions, Mandemens ou deffenses faites ou à faire, et Lettres empetrées
ou à empetrer au contraire. Et que ce soit ferme chose et estable à touzjours, Nous
avons fait mettre nostre Seél à ces presentes : sauf en autres choses le droit de Monsieur et le nostre, et l'autrui en toutes. Fait et donné à Paris, l'An de grace mil trois
cens soixante, ou mois de Juing.

Par Monsieur le Regent, presens Messieurs Adam de Meleun et J. de la Riviere.
(*Ordonn. des Rois de France*, t. III, 1732, p. 420; — *Rech. sur l'origine de la Chir.*, 1744,
p. 446.)

VI

ÉDIT DU ROY CHARLES V, DU 19 OCTOBRE 1364.

Il est conçu presque dans les mêmes termes que les ordonnances de 1311 et
de 1352, défendant à quiconque l'exercice de la chirurgie, avant d'avoir été examiné;
de plus le Roy fait don à la confrérie de Saint-Cosme et Saint-Damien, de la moitié des
amendes, confirmant le contenu des Lettres patentes de Juin 1360. (In *Ordonn. des
Rois de France*, t. IV, 1734, p. 499; — *Rech. sur l'orig. de la Chir.*, 1744, p. 448.)

VII

CHARTE DU ROY CHARLES V, DU 21 JUILLET 1370.

*Cette charte dispense les chirurgiens, Maîtres Jurés Licenciés et Bacheliers du guet et
de la garde. Il y est question aussi des non gradés.* (Traduction de la charte publiée
en latin.)

Charles, par la grâce de Dieu, Roi des Français, au Prévôt de Paris ou à son
Lieutenant, salut. — Sur l'indication de nos chers *Maîtres Jurés Licenciés et Bacheliers* [1]
dans l'art de chirurgie, demeurant à Paris, il nous a été représenté qu'eux-mêmes,
avant d'exercer ledit art, sont tenus de s'engager par serment par-devant vous,
d'exercer honnêtement leur office. Par cela, ils ne sont nullement tenus de révéler
ou d'intimer à vous ou aux auditeurs de notre Chatelet de Paris, les blessés existant dans la Ville ou Vicomté de Paris, ni leurs blessures (vulnus) et leurs plaies
(plaga), si ce n'est toutefois ceux et celles qui se trouveraient dans des lieux sacrés

1. Cette charte est le premier document qui reconnaît aux chirurgiens des grades
divers : Maîtres, Licenciés et Bacheliers. Les Chirurgiens en effet avaient modifié leurs
statuts et créé ces grades par analogie avec ce qui existait dans l'École de Médecine
(V. p. j., XI).

et privilegiés; à cause de quoi, ils ont jusqu'ici prêté serment et ont accoutumé de prêter serment d'exercer honnêtement, en présence du chancelier de notredit Chatelet. Néanmoins, vous vous efforcez, — envers ceux qui n'ont pas prêté le serment comme il est dit, et quand la présentation et approbation d'eux ou de quelques-uns d'entre eux, n'a pas été faite devant vous, et aussi quand ladite révélation ou intimation n'a pas été faite, et aussi quand des *non gradés* se sont mêlés dudit exercice, *bien qu'il y ait des hommes expérimentés qui ont accoutumé d'exercer sous la direction et au nom des Maîtres* — de tirer de tous des amendes et de les contraindre à révéler ou à intimer à vous ou auxdits Auditeurs, après la première visite ou le premier pansement, les blessés et les plaies, non seulement de ceux qui sont dans les lieux sacrés et privilégiés, mais aussi des autres, quels qu'ils soient indistinctement; et déjà vous avez fait jurer à quelques-uns d'entre eux qu'ils révéleront tout, à vous ou auxdits Auditeurs. En outre, comme il faut que pour exercer ledit office, ils soient prêts à toute heure, *vous voulez qu'ils soient exempts de l'obligation de garder les portes de notre ville de Paris, ainsi que du guet de jour et de nuit,* « ipsos pro premissis diversis modis et viis punire volendo, in ipsorum et Reipublicæ, cujus sunt servicio deputati, grave dispendium, prout sumus sufficienter informati ». — En conséquence, Nous, considérant ce qui précède, et en outre qu'il importe peu que le serment soit prêté devant vous ou devant ledit Chancelier, considérant aussi qu'ils ont droit à la moitié des amendes provenant des susdits qui n'ont pas été approuvés, et qui n'ont pas prêté serment, en vertu de la donation que nous leur avons faite, pour qu'elles soient appliquées exclusivement au profit de la Confrérie, qu'ils font en l'honneur des bienheureux martyrs Cosme et Damien, avons fait à eux tous et à chacun, et faisons pour ce cas, remise de toute amende quelconque dont ils pourraient être tenus et sont tenus envers nous pour le motif susdit, et cela de notre science certaine et grâce spéciale, à la condition toutefois que eux-mêmes et chacun d'entre eux soient tenus dans la suite de jurer et de demander approbation, conformément à leurs privilèges. Et par surcroît, considérant que lesdits Exposants offrent spontanément pour nous et le salut de notre âme, de nos prédécesseurs et de nos successeurs à l'avenir, *de visiter et de panser gratuitement les pauvres qui ne peuvent être admis dans les Hôpitaux et auront besoin de leurs visites et remèdes,* — nous voulons et leur concédons que pour ce qui est desdits blessés, des blessures et plaies qu'ils doivent révéler, il soit fait autrement que par le passé et qu'il a été prévu dans les privilèges, à eux octroyés par nous et nos prédécesseurs, déjà très peu tenus pour ce qui est du guet et de la garde des portes, — qu'ils en soient désormais libres et exempts; mandant à vous que vous les fassiez jouir de notre présente grâce et faveur, en paix et sécurité, sans les molester en rien, ni les faire molester, ni permettre quoi que ce soit contre leurs personnes ou leurs biens; mais les relevant de leurs serments prêtés en sens contraire et contrairement à la teneur et à la série de leurs privilèges, comme nous-mêmes, dans les cas permis, nous les en relevons par la teneur des présentes, et imposons silence sur toutes ces choses à notre Procureur. Donné en notre Hôtel de Saint-Paul, 21 juillet 1370, 7e année de notre règne. (*Ordonn. des Rois de France*, t. V, 1736, p. 322; — *Rech. sur l'orig. de la Chir.*, 1744, p. 452.)

VIII

LETTRES PATENTES DU ROY CHARLES VI, DU MOIS D'OCTOBRE 1381.

Ces Lettres confirment l'ordonnance du 19 octobre 1364 sur l'exercice de la chirurgie, et le don de la moitié des amendes à la confrérie de Saint-Cosme et Saint-Damien. (*Ordonn. des Rois de France*, t. VI, 1741, p. 626; — *Rech. sur l'orig. de la Chir.*, 1744, p. 457.)

IX

LETTRES DE CHARLES VI, DU 3 AOUT 1390.

Ces Lettres portent simplement défense d'exercer la médecine et la chirurgie à ceux qui n'en seront pas jugés capables. (*Ordonn. des Rois de France*, t. VII, 1735, p. 354.)

X

ORDONNANCE DE 1553 CONCERNANT LA POLICE DU ROYAUME.

P. 382. — Ordonnances faites par la Chambre ordonnée par François Ier en 1553, au temps des Vacations, concernant la Police de la Ville et Fauxbourgs de Paris, pour obvier au danger de la peste.

. . . .

P. 384, note 20. — Aussi que le *Collège des Chirurgiens* de celledite Ville eslira deux d'entre eux *Maistres Chirurgiens Jurez*, pour visiter, medicamenter et panser lesdits malades pestiferez, et auront chacuns d'eux des gages pour cette présente année six vingt livres parisis, dont pareillement leur sera avancé un quartier et en ce faisant seront contraints à la charge dessus dite (in *Ordonn. des Rois de France*, t. II, 1729).

XI

STATUTS DES CHIRURGIENS DE PARIS [1].

Ce sont les Ordonnances et Statutz de la confrairie ST COSME *et* ST DAMIEN, *aux chirurgiens de la ville de Paris, lesquelles Ordonnances et Statutz furent ordonnées par feu maistre* JEHAN PITART *et autres plusieurs chirurgiens qui vivoient pour ce temps, c'est assavoir lan de grace mil deux cens soixante huict.*

[1]. L'histoire des chirurgiens de Paris est encore obscure, surtout pour ce qui concerne le moyen âge; afin d'en permettre une étude plus précise j'ai recherché et réuni les documents officiels et authentiques, et je crois rendre service en les publiant ici.

Les *Statuts des Chirurgiens* ont particulièrement donné lieu à des controverses; j'ai reproduit, sous le n° I des *Pièces justificatives*, les Statuts du *Livre des métiers*, mais ils ont été remplacés par d'autres plus complets, que tous les écrivains s'accordent à attribuer à Pitart, tout en différant quant à la date de leur première rédaction.

Le texte des Statuts primitifs attribués à PITART est introuvable et les ordonnances royales n'en font pas mention; seule la charte de 1370 (p. j., VII) parle des Maîtres, Licenciés et Bacheliers et de ceux qui ne sont pas gradés, s'appuyant probablement sur ces Statuts.

Ceux qui sont parvenus jusqu'à nous sont de 1379 et rédigés en français; à cette date les chirurgiens ont revisé et confirmé leurs statuts qui ont été collationnés et certifiés par J. DELANOUE et L. HUBERT en 1603. Leur manuscrit se trouve à la Bibliothèque de la Faculté de médecine de Paris; ce sont les plus anciens documents que nous ayons, ceux qui ont servi à ces statuts paraissent aujourd'hui perdus.

Jérôme DELANOUE, qui fut reçu Maître en l'année 1574, a été Prévôt des chirurgiens; comme Louis HUBERT il était chirurgien-juré du Roi en son Châtelet.

DELANOUE reproduit encore le texte de deux autres statuts rédigés en latin, mais ils sont de date plus récente.

Le texte latin le plus long (f. 48 à 74) porte en tête cette note : « Les chirurgiens qui demandaient en 1545 la confirmation de ces Statuts qu'ils avaient produits comme vrais s'en désistèrent cependant et déclarèrent qu'ils ne prétendaient plus s'en servir, ayant été attaqués de faux par la Faculté de médecine, du décanat de M.-J.-B.-F. MARTINEN pour lors doyen de ladite Faculté de médecine de Paris ». — Ces statuts ont été imprimés en 1743 et ce sont eux qui se trouvent dans les *Recherches sur les Origines de la chirurgie en France*, 1744 (p. 387-422). — D'après la note ci-dessus il n'y a pas à en tenir compte, c'est également ce qu'ont fait Pasquier et Malgaigne.

L'autre texte latin et le texte français ont beaucoup d'analogie entre eux : le texte

Statuts de 1379.

I

Ilz ordonnerent, affirmerent et jurerent sur les sainctes parolles de Dieu devant lofficial de Paris [1] qui pour ce temps vivoit, a tenir bien et loyaument et justement a tousiours mais sans faillir, les ordonnances qui sensuivent.

II

Premierement, ordonnerent les devans ditz chirurgiens, que a lobseque de chacun chirurgien confrere trespasse, aura, qui les demandera au Prevost, quatre cierges commungs ardans et la croix et le paelle de la Confrarie : Et aussy il sera tenu davoir laissie a ladicte Confrarie pour ledict paelle, cierges communs et ladicte croix, la somme de vingt solz parisis du moins, nonobstant quil ne ait ledict poille, cierges communs et ladicte croix, et parmy ce, lesditz Maistres chirurgiens de ladicte Confrarie seront tenuz de faire dire et celebrer une haulte messe de requiem, a dyacre et soubsdyacre et vigilles a trois pseaumes et trois lecons, pour lame dudict deffunct, et bailler durant ledict service le luminaire de ladicte Confrarie avec celui desditz Maistres, comme il est acoustume de faire audict *service qui ce faict chacun moys en leglise de Mossieurs* Sts Cosme *et* Damien a Paris (art. 1 du texte latin).

III

Item, ordonnerent lesditz chirurgiens, que *tous Chirurgiens tant Maistres que Bacheliers de ladicte Confrarie* viendront et seront tenuz a venir, par les sermens dessusditz, a lobseque de chacun chirurgien Maistre trespasse. Et aussy a offrir a la messe. Et si ilz defaillent, ou cas quil leur sera faict assavoir ou intime du Prevost de ladicte Confrarie ou du clerc ordonne a ce, ilz seront tenuz de paier deux solz parisis au proufflct de ladicte Confrarie, par les sermens dessusditz : Et mesmement se ilz sont a Paris et il leur avoit este intime ou faict assavoir par lun dessusditz, et depuis allassent hors, ilz seront tenuz de paier lamende de deux solz, laquelle amende sera au proufflct de ladicte Confrarie (a. 2).

latin (f. 29-44) a 38 articles; les 3 derniers, qui ne sont pas dans le texte français, ont été ajoutés en 1577. Ce texte latin est postérieur au texte français que Delanoue considère comme le premier et le plus ancien; en outre ce dernier est beaucoup mieux ordonné que le texte latin. — Je n'ai trouvé les statuts latins publiés nulle part; seul Pasquier *, dans son intéressante étude sur les Chirurgiens et les Barbiers, qui a servi de point de départ aux travaux postérieurs sur ce sujet, en cite quelques articles.

Le texte français paraît donc être le plus ancien après les statuts du *Livre des Métiers*; il a toujours formé le fond des statuts des chirurgiens, dans les diverses revisions qu'ils ont subies. — Ces statuts français ne se trouvent que dans le manuscrit de Delanoue et je crois qu'ils n'ont jamais été imprimés; ils le sont donc ici pour la première fois. Je les reproduis littéralement d'après le texte de Delanoue; à la fin de chaque article j'indiquerai l'article correspondant des statuts en latin de 38 articles; ce travail de concordance a été fait par Delanoue. (Je n'écris pas « De La Noue », car dans son manuscrit, ce chirurgien signe toujours en écrivant son nom en un seul mot « Delanoue ».)

Aux *Archives nationales* existent deux documents concernant les statuts des chirurgiens (carton M, 70) :

— No 12 : *Chirurgiens de Saint-Cosme ou de Robbe longue.* — Cette pièce donne un résumé des actes principaux qui concernent les chirurgiens de Saint-Côme de 1311 à 1660.

— No 13 : *Statuts et règlements pour les communautés des chirurgiens*; ils sont du xviiie siècle et ne sont pas spéciaux aux chirurgiens de Paris.

Au xviiie siècle on trouve de nouvelles rédactions des Statuts de la communauté des chirurgiens : *Statuts des maitres en chirurgie de Paris*, 1765 (Bibl. Fac. méd., Mélanges, n° 90957, t. XXXI). — *Règlement pour le Collège de chirurgie* (Même volume).

1. Ce serment se faisait devant l'official a cause de la confrairie permise par M. l'Evesque de Paris (note de Delanoue).

* Pasquier, 1643. *Les recherches de la France.* Paris, in-fol., p. 859-873.

IV

Item, ordonnerent que le Prevost le fera assavoir apres que ledict chirurgien sera trespasse, et feront chanter une messe de requiem en leglise de St Cosme, a laquelle messe les chirurgiens seront tenuz a estre, sur peine de lamande de deux solz parisis, a tourner au prouffict de ladicte Confrarie.

V

Item, ordonnerent lesditz Chirurgiens, que se il avenoit que aucun des Maistres chirurgiens confrere soit trespasse, il est de raison que quatre des plus auctorisez chirurgiens portent le poille sur le corps au moustier et en terre : Et mesmement aussy quatre des Bacheliers ou plus seront tenuz de porter le corps aussy au moustier et en terre : Et ou cas que les amis du trespasse le vouldroient faire porter par aucuns portes chappes ou aucuns varles, ilz le peuvent faire (a. 3).

VI

Item, se *le Prevost desditz chirurgiens faict faire aucune assemblee par le consentement des Jurez ou daucun Maistre* [1] : Et il est faict assavoir tant aux Maistres comme aux Bacheliers, ilz encourront en lamende ou cas qu'ilz ny vendront. Et si ilz vont hors depuis quil leur aura este intime, toutevoies aussy bien encourront ilz en amende, laquelle amende sera aux Maistres a six deniers et aux Bacheliers a douze deniers, et au prouffict de ladicte Confrarie, et seront leurs excusations nulles. Et aussy *lesdictes assemblees se feront a* Saint Jacques de la Boucherie, se le Prevost de ladicte Confrarie ne mande autre lieu expressement (a. 4).

VII

Item, se aucun chirurgien ne veult paier ladicte peine quant il y sera encouru, le Prevost de ladicte Confrarie le doit et peut faire convenir devant juge ordinaire, affin que ledict juge le contraigne de paier, et quil soit repute pour parjure tant quil ayt paye (a. 4).

VIII

Item, lesditz chirurgiens ordonnerent, que se aucun Maistre chirurgien est villené daucun Bachelier en chirurgie, et il soit notoire chose entre les autres Maistres chirurgiens : icelluy Bachelier sera tenu de payer la somme de vingt solz parisis pour lamende au prouffict de ladite Confrarie, et ung cierge d'une livre pesant pour ayder a dire les messes de ladicte Confrarie : et aveques se sera aussy tenu de crier mercy audict Maistre qui aura este injurie, en la presence desditz Maistres, sy plaist audict qui aura este injurie, et ou cas que ledict Bachelier ny veult obeyr, il est tenu pour parjure, et *luy peult on denier le degre de la Licence.*

Et pareillement, lesditz chirurgiens ordonnerent, que se aucun Maistre chirurgien est villene ou injurie daucun Licencie ou autre Maistre chirurgien, icelluy injuriant sera tenu de payer lamende telle que le Prevost et la communaulté ordonneront, sur peine destre repute pour parjure de ladicte communaulté (a. 5 et 6).

IX

Item, ordonnerent que quiconque sera Prevost de ladicte Confrarie, sera tenu de pourchacier lesdites peines et les autres choses necessaires a ladicte Confrarie, aux coux et despens de la dessusdite Confrarie (a. 6).

1. Pour faire assemblee est nécessaire pour garder lordre avoir le consentement des deux Jurez perpetuels du Roy au Châtelet et College, et en leur absence dautre Maistre comme le Doyen et ceulx que lesditz Jurez mandent (Delanoue).

X

Item, ordonnerent de non reveler le secret de la compaignie des Chirurgiens quant on est a *lexamen ou en aucune collation* [1], sur la peine destre repute pour parjure et de paier lamende de cinq solz, ou a la voullonte desditz Jurez et d'aucuns Maistres, au prouffict de ladicte Confrarie, si ce nestoit chose licite a reveler (a. 7).

XI

Item, ordonnerent que tous ceulx qui vouldront entrer en ladicte Confrarie comme Chirurgiens, payeront un franc pour entrer.

XII

Item, ordonnerent que lesditz Chirurgiens entrans en ladicte Confrarie doibvent jurer avant quilz soient receus, par les sermens dessusditz, a tenir bien et loyaument a leur pouvoir tous les pointz et estatus de ladicte Confrarie (a. 8).

XIII

Item, ordonnerent que comme il est et puet estre a Paris, par proces de temps, aucunes gens qui sentremettent de loffice de Chirurgie, et toutesvoies ilz ne sont pas souffisans a ce faire, et par ce en puet ensuivre moult de perilz, pour laquelle chose fut ordonne que lesditz Chirurgiens mettent peine de expeller lesditz faux pratiquans, selon la teneur de leur privilege : et ce point soit tres estroitement tenu et pourchasse, aux depens de ladicte Confrarie (a. 20).

XIV

Item, ordonnerent que se aucun Chirurgien Maistre, confrere de ladicte Confrarie, par cas de fortune, devenoit pauvre, que lesditz Chirurgiens confreres seront tenuz ayder audict pauvre Chirurgien, chacun du sien, selon son pouvoir et son vouloir, selon lestat dudict decheu (a. 21).

XV

Item, ordonnerent que se il avenoit que aucun Maistre Chirurgien eust visite aucun malade en cas de necessite ou autrement, et il plaisoit au malade ou a ses parens d'avoir autre chirurgien pour le visiter, le survenu sera tenu de faire contenter le premier, apres la visitation faicte par ledit survenu, *selon le cas et la qualite de la personne*. Et ou cas que ledict premier Chirurgien ne seroit content du salaire a luy faict, icelluy pourra avoir recours au Prevost et communaulte desditz Chirurgiens, pour en disposer ainsy quil appartiendra, et qui fera autrement il sera repute pour parjure et prive de ladicte communaulte, et payera lamende d'un marc dargent applique au prouffict de ladicte Confrarie (a. 22).

XVI

Item, nul Chirurgien ne doit oster juridiction nulle a nul de ses compaignons, sur peine destre repute pour parjure et de paier lamende dun marc dargent, ne ne doit prendre juridiction sil nest Maistre. Et pareillement, lesditz Chirurgiens ordonnerent que nul Maistre passe de nouvel (nouvellement reçu) ne pourra tenir ni exercer nulle juridiction a son propre et prive nom, pour les inconveniens qui en pourroient ensuir, jusques a quatre ans du moins, et de cet article ung chacun Maistre Chirurgien est tenu de en faire lettre soubs son seing manuel, avant quil soit passe Maistre et la bailler au Prevost de la communaulte desditz Chirurgiens (a. 23-24).

XVII

Item, lesditz Chirurgiens ordonnerent, que tous Chirurgiens qui seront passez par *lexamen touchant la Licence*, seront tenuz de payer avant quilz ayent *la Maistrise*, et

---

1. Collation désigne un assemblée après souper (Du Cange).

devant quilz soient presentez devant monsieur le Prevost de Paris ou son Lieutenant, par le Prevost et communaulte desditz Chirurgiens, pour faire le sermen acoustumez, la somme de douze escuz dor, sauf la grace des Maistres.

Item, ordonnerent que, devant quilz soient presentez a Monsieur le Prevost de Paris ou son Lieutenant, iceulx Licentiez doivent paier auxditz Maistres Chirurgiens, *le jour quilz receveront le bonnet Magistral au chappitre de Lhostel Dieu de Paris*, comme on a acoustume de faire, a chacun desditz Maistres, *ung bon bonnet double tainct en escarlatte et gans doubles violez ayant brodure et houppe de soye* : Lesquelz bonnets et gans le Prevost de la communaulte desditz Chirurgiens doit choisir, appele avecques luy ung ou deux des Maistres de ladicte communaulte avecques ledict Licentie ou son commis, et apres ce ledict Prevost les doit seller du seau de ladicte Confrarie et les bailler a son compaignon, et doit aussy bailler aux Bacheliers, a chacun, une paire de *gans simples* : Et au partir dudict Hostel Dieu, il doit *paier ung disner solempnel*, comme il est acoustume de ce faire (a. 25,26).

XVIII

Item, chacun Maistre doit porter honneur a son devancier (a. 27).

XIX

Item, quiconque sera Prevost, il est raison quil soit appele aux collations[1], si ce nest pas sermens, qui se font anal lan (annuellement) en la Ville de Paris, sil plaist à ceulx qui font faire les collations (a. 28).

XX

Item, ceux qui sont *Jurez doibvent estre assis en lexamen audessus : et le Prevost de la Confrarie apres eux.* Et doibvent demander lesdictz Jurez les derreniers : Et aussy ledict Prevost doit demander avant eulx : Et mesmement en responces, avant lesditz Jurez doit deposer en son ranc, et les autres Licentiez doibvent ensuyvant par ordre (a. 29).

XXI

Item, quant lon faict ung Maistre, lon doit lire les ordonnances, et luy faire jurer sur Sains (sur les Saints) a les tenir loyaument. Et *quant ung nouveau Maistre sera licentie*, il sera tenu de donner au clerc de ladicte confrarie deux francs du moins ou sa robe sil luy plaist, maisque la robe vaille plus de deux francs, avant que lon lui donne sa Licence, affin de echever (écarter) les perilz qui en peuvent ensuivre pour l'âme (a. 30).

XXII

Item, ces ordonnances doibvent estre leues tous les ans, presens tous les Maistres et Bacheliers, aux comptes lendemain (de la fête) de la confrarie, et qui ny est doit paier cinq solz, sil na essoine (excuse) raisonable (a. 9).

XXIII

Les ordonnances dessusdites, *les plus grant parties, furent ordonnees par feu Ma Jehan Pitard et plusieurs autres chirurgiens, lan de grace mil ij. c. LXViij*, Lesquelz chirurgiens, lesditz estatuz et ordonnances jurerent par leurs sermens, si comme dessus est dict, devant lofficial de Paris, a tenir ferme et stable (a. 31).

XXIV

Lesquelles ordonnances dessusdites, les *chirurgiens a present demourans a Paris*, Cest assavoir, Ma HENRY DE MORAN, a present Jure du Roy nostre sire : et Ma GEOFFROY

1. C'est-à-dire assemblées (Delanoue).

DU COSTIL, maistre JEHAN DE VINIERES, Ma JEHAN DROUART, maistre SYMON BOUR-
GEOIS, maistre OUDART DE TRIQUETOT, maistre JEHAN DE TROYES : Et Ma JEHAN LE
GRANT, tous ensemble et chaçun pour soy, jurerent et ordonnerent a tenir fermement ces presens estatutz et ordonnances dessusdites : *Et fut ce confirme par lesditz
chirurgiens, l'an mil trois cens soixante et dix neuf* (a. 31).

Additions de l'an 1396.

XXV

Item, ordonnerent que *nulz ne sera tenu pour Bachelier si ne vient a lexamen*, affin
que les Maistres sachent quil seet. Et selon ce quilz saront, les Maistres les doibvent appeler Bacheliers et traittier amiablement, en payant deux escuz dor.

XXVI

Item, se aucuns des *jeunes hommes qui se dient a present Bacheliers*, ou ceulx qui
vendront ou temps avenir, pour les inconveniens qui en pourroient ensuivre, ne
veulent jurer lesditz estatus, et venir a lexamen quant il sera commande des Maistres, Les ditz maistres le doibvent debouter a toujours mais de Licence et de leur
compaignie, et les faire pugnir par justice, car autrement *se perdroit la science de
chirurgie* (a. 11).

XXVII

Item, *nul Bachelier ne doit tenir varlet comme aprentiz*, si nest par le congie des
Maistres. Et se aucun a servi ceulx qui se dient Bacheliers, se nest par le congie
des Maistres, et le Bacheller et aprentiz doibvent estre deboutez hors de Licence et
compaignie des Maistres : car nul ne sera ja bon Maistre si ne prent bonne forme,
de bon Maistre, de disciple et daprentiz (a. 12).

XXVIII

Item, que nulz despens ne se facent de largent qui est en la boeste, lequel est
venu daumosnes, si ce nest au service Nostre Seigneur : Et se aucunement ya des-
pence outre la recepte du siege, que ce soit aux despens de ceulx qui feront la provision, ou de ceulx qui les biens useront, si ce nest du commandement des Jurez et
Prevost, et aucuns autres Maistres (a. 32).

XXIX

Item, que *nulz Maistres ne prengnent nulz aprentiz se ilz ne sont biaux et bien formes*,
et que lesditz Maistres ayent bonnes lettres deulx : Et si avenoit que lesditz
aprentiz se vousissent partir de leurs Maistres devant leur temps et terme faict et
acompli, contre la voulente de son maistre, que *nulz Maistres ne les preignent, ne
recoivent, ne laissent avec eulx aler, ne pratiquer, ne aprendre*, jusques a tant quil ait
bonne lettre de quittance de son dit maistre : Et se il avenoit que sondit Maistre luy
fut trop rigoureux, que les Iurez du Chastellet, appelle avec eux des plus souffisans
maistres puissent, sur ce pourvoir, selon ce que a raison appartient (a. 34).

XXX

Item, que *nulz Maistres ne Bachelier ne prengent nulz apprentiz se ilz ne sont clercs
grammariens pour faire et parler bon latin, car la science de chirurgie pourroit autrement venir au neant* : car ce sera le prouffit et honneur de la science : Et est une
chose en quoy le Roy et toutes gens de bien ont moult grant plaisir. Et ce point sur
tous les autres soit garde (a. 33).

XXXI

Item, afferment et jurent les *Maistres qui sont a present* a tenir lesdites ordonnances et estatus fermes et estables. Cest assavoir, maistre JEAN LE GRANT : Maistre JEHAN DE TROYES, chirurgiens Jurez du Roy notre Sire, Maistre JEHAN LE CONTE, Prevost desditz chirurgiens, Maistre SYMON BOURGEOIS, Maistre OUDART DE TRIQUETOT, Maistre GILLE DESSOUBZLEFOUR, Maistre ROBERT LE BON, Maistre GUILLAUME DU COUSTIL, Maistre JEHAN GERME, et Maistres JAQUES DE TROIES. Et firent ledict serment, *lan mil trois cens quatre vingtz et seize* : le vingt huictiesme jour de septembre (a. 35).

Additions de l'an 1424.

XXXII

Item, jurerent lesditz chirurgiens Maistres el Bacheliers, quilz *ne visiteroient nul malade avecques Barbiers* plus hault dune foiz ou de deux (a. 14).

XXXIII

Item, avecques les ordonnances dessusdites, ordonnerent, affermerent a tenir ferme et estable, les Maistres cy apres nommez. Cest assavoir, JEHAN LE CONTE, HENRY DE TROIES, ADAM MARTIN, JEHAN GILLEBERT, MICHIEL LE CHARRON, JEHAN DESSOUBZLEFOUR, JEHAN FOURTIER, GUILLAUME DE LA CHAPPELLE, GEUFFROY SERRE, ROGER RENOULT, DENIS PALLUAU, que pour aucuns certains grans affaires et necessitez que les dessus nommez ont et peuvent avoir affaire, pour les besongnes de ladite confrarie, que tous Bacheliers qui doresnavant passeront du jour de leur Licence ung moys ou six sepmaines, il *paieront ung marc dargent*, se ilz nont congie desditz Maistres de alonguier ledit temps, au prouffict de la Confrarie. Faict *lan mil quatre cens vingt-quatre*, le lendemain de la Saint Cosme (a. 15).

Additions de l'an 1471.

XXXIV

Item, ordonnerent lesditz chirurgiens, que tous *inciseurs touchant lextraction de la pierre et aussy pour la cure de la roupture intestinale*, qui seront trouves suffisans par les Maistres chirurgiens de Paris, sont tenuz de paier pour chacune incision pour lesditz cas, *pour la confrarie de Sts Cosme et Damien fondée à Paris, la somme de treize blancs*, lesquelz par serment lesditz inciseurs bailleront pour ladite Confrarie de leur propre argent, soient faictes lesdites incisions en la Ville ou Prevoste et Vicomte de Paris : Et de ceulx qui seront incisez en la Ville de Paris, *ledict inciseur sera tenu de bailler au Maistre chirurgien qui sera avecques luy*, lesditz treize blancs, sur peine destre parjure, et de cinq solz parisis d'amende (a. 16).

XXXV

Item, ordonnerent lesditz chirurgiens que tous ceulx qui ne venront aux *octaves de Sainct Cosme a Luzarches*, paieront autant comme ung chacun de ceulx qui yront despendra de bouche (dépensera pour vivre), tant a laler comme au venir, et ny aura quelque excusation, soit sain ou malade (a. 17).

XXXVI

Item, ordonnerent cedit jour les dessusditz Maistres chirurgiens, que comme il a este acoustume par leurs predecesseurs, que ung chacun *Maistre Licentie en chirurgie a Paris* sera tenu de degre en degre a *tenir le baston de la confrarie* des glorieux martirs St Cosme et St Damien, nonobstant que aucuns diceulx feussent ou allassent demourer hors de ladite Ville de Paris : Lesditz Maistres demourans et *regens ladicte confrarie* seront tenuz a le faire assavoir ausditz absens. Et sera tenu ung chacun qui prent ledit baston de paier ledict jour que il prent, pain, vin et poires apres vespres : *et le lendemain, jour des comptes, doit paier la pitance :* Cest assavoir, buef, mouton, oe (oie) sallee et les pastes, et ce cest a jour de poisson, il doit paier ledit poisson : Et lannee ensuivant il doit paier et faire faire le luminaire, lequel doit estre de trente deux livres de cire, cest assavoir quatre cierges, chacun de quatre livres, et deux torches, chacune de viij livres : mais on luy doit bailler le vieulx luminaire : Et avecques ce doit paier les chappeaux (de fleurs pour les Saints), herbe verd, et le may, et mesmement apres vespres ladite vigille il doit paier, pain, vin et poires. Et quant est de donner a leuvre, au cure, et a ladite Confrarie, on sen rapporte a la bonne discretion dudit bastonnier, et ne paiera la Confrarie que le pain et le vin (a. 18).

XXXVII

Item, derechef ordonnerent lesditz Maistres, pour les difficultez qui sont survenues touchant larticle faisant mention du *voyage de Luzarches,* que ung chacun maistre qui sera defaillant daller audit voyaige de Luzarches, il paiera pour le deffault la somme de douze solz parisis. *Faict lan mil quatre cens soixante et unze,* — nonobstant que la femme dudict Maistre defaillant y voise, elle paiera autant cómme ung des Maistres, et ne sera ledict Maistre son marÿ deffaillant en quelque maniere excuse quil ne paye ladite somme de douze solz parisis. Et se aucun desditz Maistres mayne sa femme seulement avec luy, ledict maistre et sa femme ne paieront que pour une teste. *Faict lan dessusdit par les Maistres qui sont de présent,* cest assavoir, DENIS OUDAULT, PIERRE DE VOUTENAY, REGNAULT PIQUOT, JEHAN BLONDEAU, JAQUES PALLUAU, JEHAN PEUPLE, JEHAN MALESIE et ROBERT MORILLON, le jour du retour de Luzarches, apres les comptes fais et paraphes (a. 19).

Et au bas est escript en latin :

Nos hieronimus DELANOUE et LUDOVICUS HUBERT D. et M. in chirurgia : Regiae facultatis D. chirurgorum Rectores : Ac praepositura parisiensis Regia nostri Henrici quarti christianissimi in Castelleto stabillitae substituti et jurati : praeterea dict. Hubert confraternitatis B. Martirum Cosmae et Damiani Collegii, facultatisque Regiae D. et M. chirurgorum juratorum nunc praepositi : fidem facimus, asseveramusque haec superiora, gallico sermone 37 articulis notata et descripta antiqua et authentica esse statuta dicti ordinis seu Collegii M. et D. chirurg. Paris. eaque ut et recentiora a nobis et consocijs nostris recepta, et ut authentica observata : Ideo ut certa fides ad praedicta statuta authentica habeatur chirographia nostra subscripsimus, comprobavimusque : Anno salutis nostrae millesimo sexcentesimo tertio, pridie Calend. octob.
Signe Dalanoue et Hubert.

(*Manuscrit de Delanoue et Hubert,* t. I, f. 15. Bibl. de la Fac. de méd. de Paris, nº 89.)

Pièces concernant les Barbiers.

XII

RÈGLEMENT DE 1301 A PROPOS DES CHIRURGIENS BARBIERS.

L'an de grâce mil trois cenz et j, le lundi après la mi-aoust, furent semons tuit li barbiers qui s'entremettent de cirurgie, dont les nons sont ci-deseuz escriz, et leur fut defendu sus peine de cors et de avoir que cil qui se dient *cirurgien barbier* que il ne ouvreront de l'art de cirurgie devant ce que il soit examinez des *mestres de ci-rurgie* savoir mon se il est souffisant audit mestier fère.

Item, que nul barbier, se ce n'est en aucun besoin d'estancher le blecié, il ne s'en pourra entremetre du dit mestier; et si tost que il aura atenchié ou afeté il le fera a savoir a joustice, c'est a savoir au prevost de Paris ou a son lieutenant, sus la peine desus dite.

Extrait du *Registre des métiers d'E. Boileau, in* Documents inédits sur l'Histoire de France, t. XLI, 1837, p. 419. — Se trouve aussi dans *Rech. sur l'origine de la Chir.*, Quesnay, 1744, p. 435.

Cette pièce montre qu'en 1301 des barbiers avaient le droit de porter le titre de *chirurgien barbier*, et d'exercer la chirurgie, après avoir passé un examen de suffi-sance devant les *Maîtres en chirurgie*.

XIII

LETTRES DE CHARLES V, DE 1365, PORTANT QUE LES BARBIERS DE PARIS NE SERONT PAS SUJETS A ALLER FAIRE LE GUET.

Karolus, etc. Notum facimus universis tam presentibus quam futuris, Nos vidisse litteras infrascriptas, sigillo Prepositure nostre Parisius, sigillatas, ut videbatur, formam que sequitur, continentes.

A Touz ceulx qui ces Lettres verrunt, Jehan Bernier, Chevalier le Roy nostre S. Garde de la Prevosté de Paris, Salut. Savoir faisons Nous avons receu les Lettres d'ou Roy nostre S. à Nous presentées de la partie des Barbiers de la Ville de Paris, desquelles la teneur est telle.

Charles par la grace de Dieu Roy de France : Au Prevost de Paris ou à son Lieu-tenant, Salut. Lez Barbiers de nostre bonne ville de Paris, *qui sont jusques au nombre de quarante,* Nous ont exposé, que comme depuiz certein temps en ença, les Maistres et Clercs du Guet de nostre Chastellet de Paris, aïent ordené que lezdiz exposans, yroient de troiz sepmaines en troiz sepmaines, touz à un certein jour, faire guect par nuit oudit Chastellet, et ou cas qu'il en seroient refusans, pour chascune nuyt, chacun desdiz exposans qui seroit defaillant, païeroit six deniers parisis; et encores sont contrains semblablement de jour en jour, à faire ledit guect; et qui pis est, depuiz Pasques en en-ça ou environ, aïent derechief ordené lezdiz Maistres et Clers, que cellui desdiz exposans, qui sera deffaillant d'aler faire ledit guect audit terme, païera pour chascune nuit, douze deniers parisis, pour amende, et au Sergent qui fera l'execution, s'il est refusant de païer la dicte amende, douze deniers parisis, qui ne souloit païer que six deniers, comme dit est; lesquelles choses sont en leur grant grief, préjudice et dogmage, se par leur ne leur est sur ce pourveu de remede gracieux et convenable; mesmement car il vont veillier et guectier aux portes et sur les murs de la Ville de Paris, en la maniere que font les autres de ladicte Ville; et que il n'est pas trouvé en nostre Chambre des Comptes, ès Regis-tres dez Mestiers de la Ville de Paris, que lezdiz exposans soient tenuz à faire ledit guect en nostredit Chastellet; et auxi que dez dessusdiz quarante exposans, il ne sont pas plus de vingt et six tailables à faire le guect dessusdit; pour ce que les uns sont demourans à Seigneurs, et en terres franches en ladicte ville de Paris, et les autres sont vielz et anciens : Et avec ce, pour ce que il eschiet bien souvant que lez aucuns d'iceulx exposans, lezquelz *presque touz, s'entremectent du fait de surur-gie,* sont envoïez querre par nuit à grant besoing, *en deffault des Mires et Surgiens* de ladicte Ville, dont, se yceulx exposans n'estoient trouvez en leurs maisons, plu-sieurs grans perilz et inconveniens s'en pourroient ensuir : Pour ce est-il que Nous, euë consideration aux choses dessusdictes, Vous mandons et deffendons, que lezdiz Barbiers vous ne contraigniez, faictes ou souffrez estre contrains en aucune manière, à faire ledit guet, et païer les deffaulx et amendes dessusdictes, fors en la fourme et maniere que vous lez trouverez par lez Registres de la Chambre dez Comptes à Paris, et de nostredit Chastellet, ad ce estre tenuz : Car ainsin leur avons Nous ottroïé et ottroïons par cez presentes, de grace especial, de laquelle Nous voulons et mandons que vous les faictes et laissiez joïr et user paisiblement; nobostant ladicte Ordennance, et quelconques autres ad ce contraires. Donné à Paris, le 14e jour de Fevrier, l'An de grace 1364 et le premier de nostre Regne. Et estoient ainsi signées. Par le Roy en sez Requestes. NICZON.

Suit l'entérinement et accomplissement desdites lettres du 5 janvier 1365 et mars 1365. (*Ordonn. des Rois de France*, t. IV, 1734, p. 609.)

XIV

STATUTS DE DÉCEMBRE 1371 POUR LA COMMUNAUTÉ DES BARBIERS DE LA VILLE DE PARIS, SOMMAIRE DE L'ORDONNANCE.

1º Le premier Barbier et Valet de Chambre du Roy, est Garde (et Juge) du Mestier des Barbiers de la Ville de Paris; et il a le droit de se choisir un Lieutenant.

2º Nul ne peut exercer le Mestier de Barbier à Paris, s'il n'a esté examiné par le Maistre (et Garde), et par les quatre Jurez.

3º Les Barbiers qui seront diffamés pour cause de débauches, ne pourront exercer leur Mestier.

4º Les Barbiers ne pourront exercer leur Mestier sur les Lépreux.

5º et 6º Les Barbiers ne peuvent exercer leur Mestier, si ce n'est pour saigner et pour purger (scarifier), les jours de fêtes indiqués.

7º Si les Barbiers refusent d'obéir au Maistre, au Lieutenant ou aux Jurez du Mestier, le Prévost de Paris leur donnera des Sergens, pour faire exécuter leurs Jugemens.

8º Le Maître, le Lieutenant et les Jurez du Mestier, auront la connaissance de tout ce qui le regarde; et lorsque des Barbiers soutiendront des procès pour la conservation de leurs droits, le Procureur du Roy se joindra à eux.

9º Les Barbiers ne pourront prendre les apprentifs de leurs Confreres.

10º Les Barbiers assignés par le Maître ou son Lieutenant, seront tenus de comparoistre devant eux.

Charles, etc. Savoir faisons à tous presens et avenir, que oye la supplication des *Barbiers* de nostre bonne Ville de Paris, contenant, que comme de si longtemps qu'il n'est mémoire du contraire, il aïent esté en bonne possession et saisine, et soient encores, d'estre gardez et gouvernez, et l'estat du Mestier, pour cause du bien d'icellui, par le Maistre Barbier et Varlet de Chambre de noz predecesseurs Roys et de Nous, afin que sur icelluy Mestier, aucune fraude ou mauvaisté ne fussent comises, pour cause de certains malefices qui sur ce se povoient ou porroient faire, ou prejudice et blasme dudit Mestier; et pour ce ait toujours esté Garde dudit Mestier, pour le bien et proffit commun, nostredit Barbier et Varlet de Chambre, et ait eu la congnoissance de toutes les Causes appartenantes audit Mestier, et encores a, par certains *privileges ja pieça à eulx octroïés, qui ont esté perdus :* sur lesquelz ou aucuns articles d'iceulx lesdiz Barbiers ont eu par les Reformateurs ordenez à Paris, l'an mil CCCLXII. Sentence contre aucuns qui les y vouloient empeschier, laquelle Nous avons veüë, Nous leur veuillons renouveler et octroïer de nouvel par noz Lettres, leursdiz privileges, lesquelx s'ensuivent.

1º Que nostredit premier Barbier et Varlet de Chambre, est et doit estre Garde dudit Mestier, comme autreffoiz; et qu'il puet instituer Lieutenant, auquel l'en doit obéir comme à lui, en tout ce qui audit Mestier appartient ou appartiendra.

2º Que aucun Barbier de quelconque condicion, ne doit faire office de Barbier en ladicte Ville et Banlieue de Paris, se il n'est essaïez par ledit Mestre et les IIII Jurez, en la maniere et selon ce qu'il a esté acoustumé ou temps passé, et est encores de present.

3º Que aucun Barbier de quelconques condicion et auctorité qu'il soit, ne face Office dudit Mestier, ou cas qu'il sera reputé et notoirement diffamé de tenir, et avoir été diffamé de Bourdellerie et Maquerelerie; ouquel cas il en soit à toujours privé, sans le ravoir; et oultre, que tous ses ostilz soïent acquis et confisqués; comme chaieres (sièges), bacins, rasoirs et autres choses appartenans audit Mestier; dont Nous devons avoir la moitié, et l'autre au Maistre dudit Mestier.

4° Qu'il ne doivent estre si hardiz de faire Office de Barbier, sur ladicte paine, à Mesel (lépreux) ou à Mesele, en quelconque maniere que ce soit.

5° Qu'il ne doivent faire aux jours defenduz, aucune chose de leurdit Mestier; fors de *saingnier* et de *pugnier* (scarifier), en paine de V sols; c'est assavoir, II sols à Nous, II sols audit Mestre, et XII deniers à la Garde du Mestier; c'est assavoir, au Lieutenant.

6° Que aucun Barbier ne doit faire Office ou Ouvre de Barberie, aux V festes Nostre-Dame [1], S. Cosme S. Damien, la Thiphanie, aux IIII Festes solempnelz [2]; et ne doit pendre Bacins aux Feries de Noel, de Pasques, et de la Penthecoste, sur ladicte painne d'amende de V sols, à estre distribuez, comme dit est.

7° Se aucun Barbier vouloit faire le contraire, et ne vouloit obéir audit Mestre, son Lieutenant et Jurez, que le Prevost de Paris, lui enfourmé de ce, leur doit bailler de ses Sergens en aides de droit, pour soustenir leur exploit.

8° Que se aucuns des diz Barbiers vouloit sur ce proceder, que nostre Procureur sur ce informé, pour le bien publique, et pour le nostre, soit adjoint avecques eulx, pour soustenir le droit et privileges desdiz supplians; et que de ce qui touche l'Office dudit Mestier, la cognoissance en soit renduë audit Maistre, ou son Lieutenant et aux Jurez.

9° Que aucun Barbier ne doit oster ou soustraire à un autre Barbier, son Aprentis ou Varlet, sur ladicte Amende de V sols, ainsy estre distribuez, comme dit est.

10° Que s'aucun Barbier est adjorné à cause dudit Mestier, pardevant ledit Maistre ou son Lieutenant, qu'il soit tenus de y comparoir, sur l'Amende de VI deniers, au prouffit dudit Maistre ou de son Lieutenant.

Neantmoins yceulx Barbieurs se doubtent que pour cause de la perte de leursdiz privileges; combien que depuiz il aïent obtenuë ladicte Sentence, comme dit est, il ne soit empeschiez en leursdiz privileges, et la saisine et possession d'iceulz, de laquelle il ont joy et usé, comme dessus est dit, se par Nous ne leur est sur ce pourveu de nostre grace et remede, comme il dient. Nous adecertes, attendu et considerez ce que dit est, avons octroïé et octroïons auxdiz Barbiers, pour eulx et leurs successeurs Barbiers de nostredicte Ville, de nostre certaine science, auctorité Royal et grace especial, les privileges et les choses dessus dictes, et chascunes d'icelles, et qu'il en puissent joïr et user paisiblement d'orenavant, ainsy et par telle maniere que Justiciers, Officiers et Commissaires, presens et avenir, ou à leurs Lieutenants, et à chacun d'eulx, si comme à lui appartendra, que lesdiz Barbiers et leursdiz successeurs presens et avenir, facent et laissent joïr et user de nostre presente grace, selon la fourme et teneur, sanz eulx empeschier ou molester au contraire, en aucune maniere. Et que ce soit ferme chose, etc., sauf, etc. Donné à Paris, ou mois de Decembre, l'an de grace mil CCCLXXI et le VIIIe de nostre Regne. Visa. Ainsi signé. Par le Roy. Yvo. (*Ordonn. des Rois de France*, t. V, 1736, p. 440.)

XV

LETTRES DU 3 OCTOBRE 1372 QUI MAINTIENNENT LES BARBIERS DE PARIS DANS LE DROIT DE PANSER LES CLOUS, LES BOSSES, LES APOSTUMES, ET LES PLAYES QUI NE SONT PAS MORTELLES.

Charles par la grace de Dieu Roy de France. De la partie des *Barbiers* demourans en nostre bonne Ville et Banlieüe de Paris, Nous a esté exposé en complaignant,

1. La Nativité, l'Annonciation, la Visitation, la Purification, l'Assomption.
2. Pâques, la Pentecôte, la Toussaint, Noël.

que jasoit ce que eulz et leurs devanciers Barbiers demourans en ycelle Ville et Banlieue, de la nature et à cause de leur office ou mestier de Barberie, *aïent acoustumé de curer et guerir toutes manieres de cloux, de boces et plaies ouvertes, en cas de peril et autrement, se les plaies ne sont mortelles,* toutes les foiz que ilz en sont requis ou appelez à ce, et de bailler pour ce aux paciens emplastres, onniement et autres medecines convenables et necessaires ausdites plaïes, cloux et boces, ainsi comme bon leur semble, et de ce ont lesdiz Barbiers joy et usé paisiblement et sanz empeschement aucun, par tel et si long temps qu'il n'est memoire du contraire; neantmoins les Cirurgiens et Mires Jurez en nostre bonne Ville de Paris, soubz umbre de certains privileges que ilz se disoient et dient avoir de noz predecesseurs Roys de France sur ce, que aucun ne se puet ne doit mersler ou entremettre en aucune maniere des choses dessus dittes ne du fait de Cirurgie, fors que lesdiz Jurez tant seulement, qui par la science et art dudit fait de Cirurgie que ilz ont, pevent et doivent mieulx curer et guerir toutes manieres de plaies et de maladies, et oster touz perilz de corps humains, si comme ilz dient, se sont nagaires efforciez de troubler et empescher lesdiz Barbiers et chacun d'eulx, en l'exercice des choses dessus dites, qui est ou grant prejudice et lesion desdiz Barbiers et de leurs successeurs Barbiers, et aussi contre raison et le bien publique de touz noz subgiez; attendu que *plusieurs poures gens qui à la foiz ont plusieurs et diverses maladies accidentelles, desquelles l'en a par usaige et longue experience noctoire congnoissance de la cure d'icelle, par herbe ou autrement, ne pourroient en tel cas, ainsi comme ilz font des Barbiers, recouvrer desdiz Mires Jurez qui sont gens de grant estat et de grant sallaire,* et ne les avoient de quoy satiffier; et pour ce, Nous qui de tout nostre povoir voulons pourveoir au bien publique de nos subgez, et les relever de toutes oppressions, avons par l'advis et deliberacion de nostre Conseil, fait veoir diligemment les privileges desdiz Mires Jurez, et lesdites Parties oyr en toutes bonnes raisons, qu'ilz ont voulu dire et proposer sur ces choses l'une à l'encontre de l'autre, par devant les Genz de nostre grant Conseil et des Genz de nostre Parlement; et avecques ce, avons fait par plusieurs foiz assembler en nostre Court de Parlement et ailleurs, le Prevost des Marchans de nostredite Ville de Paris, avec plusieurs autres personnes, jusques à très grant nombre, pour enquerir et savoir plus meurement et à plain qui estoit la plus prouffitable à ordener à faire en ceste partie, pour l'utilité du bien commun et de noz subgez dessus diz. Savoir faisons à tous presens et avenir, que Nous, par le rapport et advis de nostredit Conseil, et de tous ceulz qui pour ce ont esté appellez et assemblez, eu aussi consideration et deliberation sur lesdites raisons desdites Parties, et sur lesdiz privileges, de nostre certaine science et grace especial, avons ordené et declairié, et par la teneur de ces presentes ordenons et declairons, que *lesdiz Barbiers* et tous leurs successeurs Barbiers demourans en nostredite bonne Ville et Banlieuë de Paris, et chascun d'eulx, se ilz sont pour ce appellez et requis, *puissent doresenavent bailler et administrer à tous nos subgez, emplastres, ongnemens et autres medecines convenables et necessaires pour guerir et curer toutes manières de cloux, boces, apostumes et toutes plaies ouvertes, en la manière que dit est dessus, et qu'il ont usé et acoustumé de faire ou temps passé, sans ce qu'ilz soient ou puissent estre doresenavent molestez, troublez ou empeschiez en ceste partie, par lesdiz cirurgiens et Mires Jurez,* ou par vertu de leurdit Privileges, ou autrement, en aucune maniere. Si donnons en mandement par la teneur de ces meismes Lettres, à noz amez et feaux noz Genz tenans nostre present Parlement à Paris, et qui le tendront ou temps à venir, au Prevost de Paris, et à touz noz autres Justiciers et subgiez, ou à leurs Lieuxtenans, presens et à venir, et à chacun d'eulx, si comme à lui appartendra, en commectant se mestier est, audit Prevost de Paris ou à son Lieutenant, que de nostre presente grace, Ordenance et declaration, facent et laissent doresenavant à toujours mais perpetuelment, joyr et user paisiblement lesdiz Barbiers, et tous leurs successeurs Barbiers demourans en nostredite bonne Ville et Banlieue, et chacun d'eulx, sanz les troubler ne empescher, ou souffrir estre troublez ou empeschiez, ou aucun d'eulx, en aucune maniere au contraire; mais tout ce qui y soit fait ou attempté, mettent et ramennent ou facent mettre et ramener sanz delay au neant, et au premier et deu estat. Et pour ce que ce soit ferme chose et estable à tousjours, Nous avons fait mettre nostre Seel à ces Lettres : Sauf nostre droict en autres choses, et l'autrui en toutes. Donné en nostre Chastelet du Louvre à Paris, l'an de grace mil trois cens soixante et douze, et de nostre Regne le neuvieme, ou mois d'octobre, trois jours.

Par le Roy, J. de Remis. (*Ordonn. des Rois de France*, t. V, 1736, p. 530.)

XVI

ORDONNANCE DE CHARLES VI, DE MAI 1383.

Statuts pour la communauté des Barbiers de la Ville de Paris.

Les dix premiers articles sont la reproduction et la confirmation des statuts de décembre 1371; il y a en plus les articles 11 à 14.

Sommaire de l'ordonnance.

. . . .

11° L'Appel des Sentences du Maistre et du Lieutenant, sera porté devant le Prevost de Paris.

12° Les Barbiers ne pourront s'assembler sans sa permission.

13° Les Barbiers ne pourront aller raser ni exercer leur Mestier dans les Etuves, ni autre part.

14° Lorsque les Barbiers feront une saignée le matin, ils seront obligez de jetter le sang une heure après midy, et lorsqu'ils saigneront quelques-uns l'après disnée, par necessité ou autrement, seront obligez de jetter le sang, deux heures après qu'ils auront esté saignez.

Charles, etc. Savoir faisons à touz presens et avenir, que comme par aucuns de noz predecesseurs Rois de France, ayent esté anciennement donnez certains privileges aux Barbiers de nostre bonne Ville de Paris, des quelx ils ont joy et usé paisiblement ou temps passé; maiz par cas d'aventure ilz furent perduz; et pour ce nostre très chier Seigneur et Pere que Dieux absoille les leur conferma, renouvella et octroya de nouvel, par ses Lettres sellées en las de soie et cire vert, faictes et données ou mois de Décembre, l'an de grace MCCCLX et onze, et le VIIIᵉ de son règne; lesquels Nous avons veuës, et avons fait veoir et visiter à grant diligence et à meure deliberacion par nostre Prevost de Paris et les Gens de nostre Conseil, les quelx ont advisié y estre faictes, mises et adjoustées aucunes declaracions, addicions, mutacions, modiffications et correccions, contenues ès poins et articles desdiz privilleges, en la forme et maniere qui ensuit....

. . . .

11° Que en cas d'Appel ou d'Amendement, le Prevost de Paris aura la congnoissance desdiz Barbiers.

12° Que lesdiz Barbiers ne pourront faire aucune assemblée sans le congié dudit Prevost de Paris.

13° Que aucun Barbier de nostre dicte bonne Ville de Paris, nirra, ne ne pourra ou devra aler rere, ne faire autre chose à aucune personne aux Estuves ne autre part, sur peine de V Solz, à appliquier comme les autres paines dessus dictes.

14° Que tous les Barbiers de nostre Ville de Paris qui saigneront gens avant disner, seront tenus de geter le sanc de ceus qui auront esté saigniez, dedens une heure après midy; et se aucuns par neccessité de maladie ou autrement, se font saignier après midy, ilz seront tenuz de getter ledit sanc dedens deux heures après ce qu'ilz seront saignez, sur peine de ladicte amende de V Solz, à appliquier comme les autres peines dessus dictes.

Tous les quelx privilleges, poins et articles, si comme il sont cy-dessus escripts, declariez et corrigiez, nonobstant ce que de nouvel Nous pour certaines causes ayens revoquié, rappellé et mis au neant tous les privilleges, Confraries et Assemblées des

NICAISE. — H. de Mondeville.   *f*

Mestiers de nostre Ville de Paris, Nous de nostre puissance et auctorite Royal et de grace especial, à yceulz Barbiers de nostre dicte bonne Ville de Paris, pour eulz et leurs successeurs Barbiers à tousiours-maiz, avons agreable et les confermons, et yceus donnons et octroyons de nouvel par la teneur de ces presentes, et voulons qu'ilz en usent à tousiours comme dessus est dit et declarié. Si donnons en mandement à nostre Prevost de Paris, qui à present est et à ceulz qui seront ou temps avenir, et à touz noz Justiciers, Officiers et Commissaires, presens et avenir, ou à leurs Lieuxtenants, et à chacun d'eulz, si comme à lui appartendra, que lesdiz Barbiers de nostre dicte bonne Ville de Paris, et ceulz qui ou temps avenir seront, facent et laissent joir et user paisiblement desdiz privileges cy-dessus escripts et contenus, et de chacun d'eulz, sans leur faire ou souffrir estre fait sur ce destourbier ou empeschement aucun; maiz rappellent et facent rappeller et remettent au premier estat et deu, tout ce qu'il trouveroient estre fait ou attempté au contraire. Et que ce soit ferme chose et estable à tousiours, Nous avons fait mectre à ces présentes nostre Séel ordenné en l'absence du grant : Sauf en toutes choses nostre droit, et l'autruy. Ce fu fait et donné à Paris, au mois de May, l'an de grace MCCCIIII* et trois, et le tiers de nostre regne.

Par le Roy, à la relation de Monseigneur le Duc de Berry, J. de Monteacuto. (*Ordonn. des Rois de France*, t. VII, 1745, p. 15.)

X. — BIBLIOGRAPHIE

DES OUVRAGES OÙ IL EST QUESTION DE H. DE MONDEVILLE [1]

Guy de Chauliac, 1363. *La grande chirurgie*, in édit. 1890, p. 14 et passim, cité 86 fois.

Cocchi A., 1746. *Lettera critica sopra un manoscritto in cera*, etc., Florence, in-4, 48 p.

Cocchi A., 1761. Discorsi Toscani, Firenze, in-8, 2e partie, p. 189.

Marchand, 1758. *Dict. historiq.*, La Haye et Paris, in-fol., 2 v., t. II, p. 22.

Haller, 1774. *Bibl. chirurgica*, Bâle, in-4, t. I, p. 152. *Bibl. anat.*, I, p. 145.

Peyrilhe, 1780. *Histoire de la Chir.*, t. III, manuscrit.

Van Praert, 1836. *Invent. ou Catal. des livres de l'anc. bibl. du Louvre*, fait en 1373, par Gilles Mallet, in-8, nos 393, 1103 et 1112.

Malgaigne, 1840. *Œuvres d'A. Paré*, Introd., p. L-LIII.

Haeser. *Geschichte der medicin*, I, p. 737, 768.

Henschel. *Ianus*, II, p. 149, 151.

Choulant, 1858. *Graphische Incunabeln für Naturgesch. und Med.*, Leipzig, p. 125.

Chereau, 1862. Henri de Mondeville (*Mém. de la Soc. des antiquaires de Normandie*, t. XXV).

Daremberg, 1870. *Hist. des sc. méd.*, t. I, p. 283, 298, 299, 303, 320.

Littré, 1881. *Hist. littér. de la France*, t. XXVIII, p. 325-352.

Gurlt, 1886. *Biograph. Lexicon der Aerzte*, t. IV, p. 263.

Corlieu, 1889. Henri de Mondeville (*Acad. de méd.*, 24 sept., *France méd.*, 26 sept., p. 1332).

Töply, 1889. In *Wiener klin. Wochenschrift*, no 50, p. 967.

---

1. Nous ne donnons l'indication que d'un petit nombre d'ouvrages; le nom de Henri de Mondeville ou de Hermondaville se trouve bien dans la plupart des livres qui traitent de l'histoire de la médecine, mais il y est simplement mentionné ou accompagné d'erreurs.

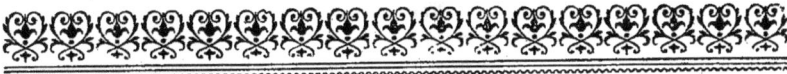

CHIRURGIE

DE MAITRE HENRI DE MONDEVILLE

CHIRURGIEN DE TRÈS NOBLE SEIGNEUR PHILIPPE IV, ROI DE FRANCE

INTRODUCTION

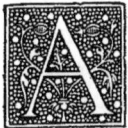

A *l'honneur, louange et gloire du Seigneur Jésus-Christ et de la bienheureuse Vierge sa Mère, et des Saints Martyrs Cosme et Damien, et de notre très illustre Seigneur Philippe[1], par la grâce de Dieu, roi des Français, ainsi que de ses quatre fils Sérénissimes, savoir seigneur Louis[2], premier-né, déjà roi de Navarre, Philippe[3], Charles[4] et Robert[5] (que tous avec leur brillante lignée aient une vie fortunée, heureuse et longue, pour pouvoir gouverner profitablement le peuple Français)[6], et par-dessus tout pour*

---

1. Philippe IV, dit le Bel, a régné de 1285 à 1314; il est mort à l'âge de 46 ans.
2. Né en 1289, mort en 1316, roi de France, sous le nom de Louis le Hutin.
3. Né en 1293, mort en 1322, roi de France, sous le nom de Philippe le Long.
4. Né en 1296, mort en 1328, roi de France, sous le nom de Charles le Bel.
5. Mort en bas âge.
6. A cette place, on trouve intercalé dans le texte du ms. latin 13002 de la Bibl. nat., entre « Gallicanum » et « insuper », le passage suivant : « et ad petitionem et praeceptum scientissimi et magnifici viri Magistri Guillelmi de Briscia, summi professoris in scientia medicinae et olim medici Bonifacii Papae quarti et Benedicti papae et ad praesens Clementis Papae ». Ce passage est comme une addition marginale. Le pape Boniface cité ici est Boniface VIII.
De plus, le ms. latin 7131 de la Bibl. nat. porte au bas du premier feuillet ce renvoi : « et ad peticionem et preceptum scientifici viri Magistri Bernardi de Gordonio, in preclarissimo studio Montispessulani, summi professoris in sciencia medicine ».
Guillaume de Briscia et Gordon étaient contemporains de H. de Mondeville, qui

l'intérêt général, qui selon le Philosophe [1] *au* IIe *livre des « Politiques »
doit être préféré à l'intérêt particulier, — moi Henri de Mondeville, chirurgien de très illustre Seigneur le roi susdit, étudiant et
demeurant en la célèbre cité de Paris et en sa très excellente Étude,
je me propose, quant à présent, c'est à savoir en l'année 1306, de
rédiger brièvement et d'exposer publiquement et sensiblement* [2] *dans
les écoles, pour autant qu'il me sera possible, toute l'œuvre manuelle
de la chirurgie.*

*Cette chirurgie contiendra cinq traités : Le premier sera sur l'ana-
tomie comme étant le fondement de la chirurgie, abrégée comme il
convient pour l'usage des chirurgiens, telle qu'Avicenne l'a exposée
et qu'elle a pu être extraite au mieux de cet auteur, par moi et par
d'autres qui valaient mieux que moi, et telle que je l'ai vue par expérience.*

*Le second sera sur le traitement général et particulier des plaies,
contusions et ulcères, tel qu'il a pu être extrait, pour le mieux, du premier et du second livre de la Grande Chirurgie de Théodoric (Thedericus), et contiendra un traitement nouveau et facile, nouvellement
acquis et mis en lumière par l'expérience des modernes, et hors texte,
des éclaircissements, et les raisons de tout ce qui est dit dans le traité* [3].

*Le troisième sera sur le traitement de toutes les maladies qui ne
sont ni plaies, ni ulcères, ni affections des os, maladies qui arrivent
communément à tous les membres du corps et à chacun d'eux, de la
tête aux pieds, et pour le traitement desquelles il faut recourir aux
chirurgiens.*

*Le quatrième sera sur le traitement des fractures, dislocations,
torsions et pliements des os* [4].

*Le cinquième sera un antidotaire. Ces trois derniers traités ont été
ordonnés, de la manière qui vient d'être dite, par maître Lanfranc,
de Milan, dans sa Chirurgie.*

*Les trois auteurs précités, c'est-à-dire Avicenne pour l'anatomie,
Théodoric pour le traitement des plaies, Lanfranc pour le traitement*

enseignait à Montpellier en même temps que Gordon. G. de Briscia, physicien et
chapelain de Clément V, a été consulté par ce dernier au sujet de la bulle du 8 septembre 1309 concernant les statuts de l'Étude de Montpellier (*G. de Ch.*, 1890, p. LII).

1. Aristote, que les auteurs du moyen âge désignent simplement par le mot « le
Philosophe ».

2. *Sensibiliter*, par les sens, matériellement, c'est-à-dire, en faisant appel aux
sens, en montrant des dessins, des cadavres.

3. « Et cum quibusdam declarationibus et causis omnium dictorum in tractatu
positis extra textum. » H. de M. parle ici des explications du Traité II, qui sont en
petit texte dans plusieurs mss, et qu'il avait donc rédigées dès 1306.

4. « Plicationum ossium »; le manuscrit français dit « et desplications des os ».

des ulcères et des autres maladies, sont à mon avis les premiers, et ont mis plus de clarté que tous les autres auteurs et praticiens, dans chacune de ces parties, par la manière dont ils les ont exposées.

Mais dans les œuvres humaines, il n'y a rien d'absolument parfait, bien plus, des successeurs de moins de mérite améliorent, corrigent et ornent parfois les ouvrages excellents de prédécesseurs qui leur étaient supérieurs, en y ajoutant ce qu'ils ont trouvé de nouveau par l'expérience et la pratique. Puis, cela même que l'on ordonne un jour, le lendemain ou sur le moment même, on l'ordonne et on le dispose soi-même différemment, ce pour quoi on mérite des louanges et des remerciements, car on excite ainsi l'intelligence de l'homme d'art et de science à mieux faire, afin qu'il puisse autant que cela est possible, accomplir une œuvre irréprochable et parfaite. Aussi mes lecteurs ne seront pas inquiets [1], si aux préceptes de nos maîtres prénommés, j'ajoute parfois, ou retranche, ou si je transpose, suppliant ceux qui liront cet ouvrage, qu'eux aussi, pour l'intérêt général, suppléent avec bienveillance à ses défauts, suivant le mot de Galien au 5e livre du « De morbo et accidenti » (chapitre cinquième et dernier, qui commence par : « Dico namque quod mala complexio, etc. ») : « Les paroles des anciens doivent être expliquées amicalement par leurs successeurs, et s'il y manque quelque chose, cette lacune doit être comblée par eux avec bienveillance ». Ainsi font ces ouvriers qui allant et venant par les rues et les places de Paris, les dimanches et jours de fêtes, cherchent et retouchent des ouvrages mécaniques, tels que murs, maisons et autres travaux semblables, commencés ou achevés. Ils sont fort utiles aux ouvriers, par leur prévoyance, et aux bourgeois dans la construction de leurs maisons, d'où on les appelle « ouvriers des dimanches et fêtes ».

En remaniant donc avec soin les ouvrages excellents et déjà complets de ces maîtres, et d'autres fameux chirurgiens, j'y ajouterai, sans rien cacher, tout ce que j'ai pu apprendre à Paris et à Montpellier, en opérant, écoutant, et enseignant (legendo) publiquement la chirurgie pendant plusieurs années dans ces deux villes, et la médecine à l'Étude de Montpellier seulement. J'y mettrai aussi tout ce que j'ai pu recueillir par expérience et par doctrine, de mes maîtres, en tous lieux, et principalement de mon très habile maître en cet art, maître Jean Pitard, chirurgien lui aussi de notre très illustre Sei-

---

1. « Non taedeat auditores. » Henri de Mondeville rédige, dans le présent livre, les cours qu'il a faits et lus, et parfois dans son texte, il emploie l'expression *d'auditores.*

gneur le roi, en les écoutant enseigner et en les voyant pratiquer. De cette façon, les élèves intelligents qui voudront apprendre la chirurgie, en auront joie et contentement, principalement ceux qui sont lettrés et connaissent au moins les principes généraux de la médecine, et entendent les termes de l'art; car c'est pour eux surtout qu'un ouvrage de ce genre est écrit.

Qu'il soit ou ne soit pas utile aux illettrés, c'est une considération qui ne m'est pas indifférente. Il y a, il est vrai, quelques-uns d'entre eux qui, bien que stupides et absolument ignorants, sont merveilleusement orgueilleux et fats, et disent qu'en dépit des chirurgiens clercs (cyrurgicus clericus), ils tiennent depuis un temps immémorial de leurs ancêtres aussi illettrés qu'eux, le don inné et héréditaire de l'opération manuelle. Et à ceux-ci acquiescent, comme participant et associés à leur stupidité et à leur ignorance rageuse, tous les illettrés, les nobles et les grands d'aujourd'hui d'abord, et ensuite tout le vulgaire, d'où découlent très souvent de graves dangers. A ces chirurgiens orgueilleux et illettrés, à leurs malades, et à ceux qui ont foi en eux, notre présente doctrine ne vient pas en aide dans leurs besoins, comme Dieu lui-même ne vient pas en aide à ceux qui le dédaignent.

Il est d'autres chirurgiens illettrés plus aimables, non rebelles, et qui déplorent outre mesure de ne pas connaître la science des lettres et l'art de la chirurgie, avouant que le peu de science qu'ils peuvent posséder, ils le doivent aux chirurgiens lettrés et aux médecins. On concédera justement, qu'à ceux-là notre présente doctrine sera profitable, ainsi qu'à leurs patients dans leurs maladies, comme Dieu ne refuse pas le pardon à qui le demande humblement.

Mais les disciples lettrés de [la chirurgie, dont nous avons parlé, peuvent et doivent se réjouir, et tout le peuple avec eux, s'il y prend garde, puisqu'on les met ici à même d'apprendre rapidement, tranquillement, gratis, et comme par un don de charité, tout ce que nous modernes et tous nos prédécesseurs, en voyageant par tous les territoires, nous avons appris dans de vaillants et très périlleux faits d'armes, et dans les Études fameuses, avec de lourdes peines et des dépenses journalières, exposant nos personnes aux plus graves dangers et à de nombreuses privations. On leur offre en outre ici, comme il a été dit, le plus grand nombre possible de secrets rationnels et éprouvés, recueillis dans les auteurs de médecine, employés, puis laissés par eux dans leurs écrits, et épars et dispersés en d'autres lieux. Ces secrets sont le produit de l'expérience de savants, probes et anciens; ils ne voulurent les révéler, même à leur fils premier-né, qu'en péril de mort, comme s'ils étaient

*plus précieux que tout. De ces secrets, laissés successivement par
tous les auteurs et les savants, depuis la première origine du monde
jusqu'à présent, et laborieusement réunis par leurs successeurs et
par les modernes, de ceux du moins qui sont rationnels, les chirurgiens modernes et autres hommes de l'art, composent leurs livres,
chacun selon sa propre faculté.*

*Je me propose, dans tout le cours de cette Somme, de traiter très
brièvement et superficiellement ce qui est de peu d'utilité pour
l'œuvre manuelle, ou est déjà suffisamment exposé dans d'autres
« Sommes de chirurgie », et dans les auteurs de médecine. Je mettrai
mes soins à m'arrêter plus longuement à l'explication de tout ce qui,
facile ou difficile, est utile dans la pratique, ou ne se trouve pas
très clairement décrit dans ces auteurs et ces Sommes. Autant qu'il
convient à une œuvre de chirurgie, j'insisterai avec quelque longueur,
jusqu'à ce que ces choses soient aussi claires que possible, car une
parole mal comprise induit souvent le lecteur en erreur, erreur bien
plus redoutable si elle est commise sur le corps humain, que sur tout
autre corps composé des quatre éléments. Ceci ressort de l'autorité de Galien, dans le Commentaire sur le premier des Aphorismes
d'Hippocrate, sur la partie « Experimentum fallax ». Il dit à cet
endroit que, si une expérience faite sur du bois, du cuir, ou quelque
autre corps semblable ne réussit pas bien, il n'en résulte presque
aucune détérioration dans ces objets, c'est-à-dire que le dommage
est nul ou fort petit; mais si c'est sur le corps humain que l'expérience ne réussit pas, le sujet est détruit, et il subit comme une
sorte de mort, c'est-à-dire une destruction irrémédiable, cela à cause
de la noblesse du sujet, par rapport à tous les autres corps. Si, par
exemple, l'on coupe sans le vouloir ou à dessein une partie du bois ou
du cuir, ou si tout le bois ou le cuir est gâté, on trouve facilement
une autre partie ou un autre tout semblable, équivalent en toutes
ses parties ou même préférable. Mais si c'est à un homme que l'on
ampute le pied, la cuisse ou un autre membre, jamais le pied ou
la cuisse d'un autre ne les lui remplacera, ou ne lui sera de quelque
utilité.*

*Puisqu'une expérience ou une opération chirurgicale, faite d'une
manière défectueuse sur le corps humain, est si dangereuse, je conseille, me rappelant les paroles d'Albucasis, dans l'Introduction de
la première et de la seconde partie de sa Chirurgie, de ne pas
soigner les maladies graves, dont nous ne prévoyons pas une heureuse issue et la guérison. Le même précepte se trouve dans les
paroles d'Albucasis et de Jean Mesuë qui, dans leur Avant-propos,
disent sous l'autorité de Galien : Ne vous chargez pas du traitement*

des mauvaises maladies, de crainte qu'on ne vous appelle mauvais médecins, et que les envieux ou le vulgaire ne trouvent contre vous des paroles de blâme; et que le désir du gain ne vous y induise pas. Croyez donc Galien quand, à propos de l'Aphorisme de la première partie « Quando stetit aegritudo, etc. », il dit : Il faut abandonner ceux qui, d'après les signes pronostiques, doivent mourir, c'est-à-dire les malades incurables.

Il se présente parfois des malades qui, sans dire franchement les circonstances de leur maladie, promettent une grande somme d'argent pour allécher et tromper les chirurgiens opérateurs, afin qu'ils veuillent bien les soigner. Nous devons résister prudemment à ces gens-là, ajoutant foi pour reconnaître les maladies, plutôt aux préceptes de notre art, desquels il ne faut point dévier, qu'aux discours de sots qui nous renseignent à l'encontre de cet art. Il vient de même parfois, des malades demandant qu'on leur promette une cure certaine dans un délai fixe, sinon ils ne se confieront pas au chirurgien. Qu'on ne leur promette absolument rien, si ce n'est d'opérer aussi honnêtement que possible, plaçant tout le reste de la fortune de l'affaire dans les malades eux-mêmes, se rappelant le dire de Galien, sur la fin du premier Aphorisme d'Hippocrate, première section : « Il importe de faire entrer en compte, non seulement soi-même, mais encore le patient, les assistants et les circonstances extérieures ». Galien indique par là que, pour la guérison d'une maladie guérissable quelconque, quatre conditions sont nécessaires, dont une seule dépend du médecin, les trois autres, d'autres que lui. Si de ces quatre conditions une seule, quelle qu'elle soit, fait défaut, si nous n'y prenons pas garde, et lors même que les trois autres se trouvent remplies, jamais la maladie ne guérira. Puisque la guérison d'une maladie dépend à la fois du médecin, du malade, des assistants et des accidents extérieurs, que le chirurgien, responsable seulement du quart de la cure, n'en prenne pas à l'avance la garantie totale, puisque cette cure dépend pour plus du triple de trois autres conditions.

Que mes lecteurs ne soient pas fâchés, si pour mieux faire et pour plus de brièveté (les modernes la goûtent fort, parce que les choses brèves se disent plus rapidement, s'apprennent plus aisément et se confient plus fermement à la mémoire), je réserve, pour l'Introduction du second Traité, l'exposition plus complète des dix points qui sont communément exposés dans la Préface des autres Chirurgies. Le premier point est, comment doivent être les ouvriers de cet art pour atteindre la fin qu'ils se proposent; le second, comment doivent être les malades; le troisième, comment doivent être les assistants; le quatrième, de quelle manière on peut mettre ordre aux accidents extérieurs, et de quelle façon corriger la malice des maux; le cinquième, ce qu'est la chirurgie; le sixième, d'où elle tire son nom; le septième, combien de moyens a le chirurgien; le huitième, combien la chirurgie a d'espèces; le neuvième, quel est son sujet; le dixième, quel est le but ou l'intention principale des chirurgiens.

Afin que chacun puisse trouver facilement, dans le cours de l'ouvrage, tout ce dont il a besoin, je mettrai en tête de chaque traité ou doctrine, tous les titres ou rubriques de tous les chapitres, dans l'ordre que je suivrai dans le traité; la suite des traités de cet ouvrage étant celle qui a été indiquée dans l'introduction.

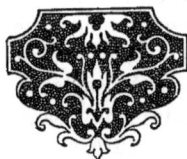

DOCTRINE DE L'ALGORISME [1]

ET ART DE COMPTER PAR SES FIGURES.

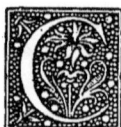

COMME ceux qui doivent être initiés à cet art de chirurgie ne connaissent pas tous les figures numérales de l'algorisme, ni leurs significations, figures par lesquelles, pour plus de brièveté, on désigne tous les nombres de cette chirurgie, pour en faciliter l'intelligence nous examinerons deux questions générales : 1° combien il y a de ces figures et quelles elles sont; — 2° ce qu'elles signifient. — La première question se subdivise en deux : 1° combien il y en a? Dix; 2° quelles elles sont. Les voici : 1, 2, 3, 4, 5, 6, 7, 8, 9, 0. — Dans la seconde, ce que signifient ces figures, on recherche quatre points : 1° ce que signifie une figure quelconque employée seule et nue, c'est-à-dire sans titre placé au-dessus; 2° ce qu'elle signifie employée seule avec un titre placé au-dessus; 3° ce qu'elle signifie avec une autre figure, sans titre au-dessus; 4° ce qu'elle signifie avec une autre figure et un titre au-dessus. Au moyen de ces dix figures, employées de l'une de ces quatre manières, on peut exprimer un nombre particulier quelconque.

Premier point : chacune de ces figures, employée seule, excepté le seul chiffre 0, zéro, c'est-à-dire la dixième figure, désigne un nombre propre et particulier; ainsi 1 désigne un, une ou uns et ainsi de suite, selon les divers cas, genre et nombre du substantif auquel il est adjoint. La figure 2, employée de la même manière, signifie deux (duo, duae, duo, duorum, etc.), comme 1, selon les diverses formes du substantif; 3 signifie trois; la figure 4, quatre, et ainsi des autres et de 9, la dixième figure exceptée, 0. Zéro est un chiffre qui ne désigne aucun nombre [2], ni placé seul, ni uni aux autres figures; cependant, ajouté aux autres, il compte, et augmente le nombre que celles-là désignent, comme on verra dans la suite.

Quant au second point : ce que signifie une figure quelconque employée seule, avec un titre placé au-dessus, il faut savoir que, si le titre placé en haut au même niveau, est représenté par les lettres « er », la figure signifie de par le titre, « premier »; si le titre est « ère », elle signifie « première »; « ers »,

---

1. Ce chapitre n'a rien à faire avec la chirurgie, c'est un chapitre d'arithmétique, sur les chiffres arabes et le système décimal; comme ces notions étaient encore peu répandues, H. de M. les relate ici pour les chirurgiens. *Algorisme*, dans la langue romane, désignait l'art de calculer (Du Cange). — Dans les mss de H. de M., ce chapitre est placé après les Rubriques du premier Traité, il en est de même dans l'édition de Pagel; nous croyons préférable de le placer après l'introduction générale.

2. « 0, quae est cyfra quae nullum numerum signat. »

« premiers » ; « ères », « premières », et ainsi de suite. De même pour la figure 2, qui signifie « deux » : si elle est surmontée de « ème », elle signifie « 2ᵐᵉ », si le titre est « d », elle signifie « 2ᵈ », et ainsi de suite. Également pour la figure 3, qui désigne « trois » ; si elle est surmontée de « ème », elle signifie « troisième », et ainsi de suite pour les autres figures, comme il est dit [1]. Il en est ainsi de chaque figure, jusqu'à la figure 9 inclusivement.

Quant au troisième point, ce que signifie une figure quelconque jointe à une autre, et ce qu'elles signifient ensemble, il faut savoir que chaque figure a une signification différente, selon qu'elle est placée avant ou après la figure à laquelle elle est jointe, et l'on entend dans cet art, que la figure qui est du côté droit de l'autre est placée devant la figure qui est à sa gauche, à la manière des Arabes et des Juifs. Nous, Latins, dans les lettres latines, nous regardons la place de gauche comme la première, parce que nous écrivons en commençant à gauche et en avançant vers la droite; les Arabes et les Juifs écrivent en sens contraire, et désignent de même les places inversement. Sur la signification des figures unies ensemble, on donne cinq règles générales. 1ʳᵉ règle : Toute figure désignant un nombre, jointe à une autre et placée du côté droit, c'est-à-dire à la première place selon l'ordre des Arabes, désigne simplement son nombre susdit. — 2ᵐᵉ règle : Toute figure mise à la seconde place suivant les Arabes, c'est-à-dire à gauche, à la première selon nous, désigne dix fois le nombre qu'elle désignait à la première place. — 3ᵐᵉ règle : Toute figure placée du côté gauche, à la troisième place, exprime cent fois son nombre simple. — 4ᵐᵉ règle : Toute figure mise à la quatrième place, désigne mille fois sa signification simple. — 5ᵐᵉ règle : Toute figure mise à la cinquième place désigne dix mille fois sa signification. Posons, par exemple, à côté les unes des autres 4 figures dont chacune prise en elle-même désignerait un : 1111. Celle qui est à la place de droite, c'est à-dire à la première place, garde sa signification propre et simple, à savoir, un. La figure placée immédiatement à côté de la précédente est à la seconde place, et désigne dix fois un, d'après la seconde règle, ce qui fait dix, et ainsi les deux figures ensemble désignent onze. La troisième figure, qui est à la troisième place, désigne d'après la troisième règle cent fois un, cela fait cent; ainsi ces trois désignent ensemble cent onze. La quatrième, qui est à la dernière ou quatrième place, désigne mille fois un, d'après la quatrième règle, ce qui fait mille; ainsi toutes les quatre désignent ensemble mille cent onze. Si l'on met maintenant devant ces quatre figures, du côté droit, c'est-à-dire à la première place, la figure zéro (figura ziffrae), la figure qui était à la première place, passera à la seconde, celle qui était à la seconde, à la troisième, celle qui était à la troisième passera à la quatrième, et ainsi de suite. La figure qui signifiait 1 signifiéra 10; celle qui signifiait 10

---

1. « Sciendum est quod si titulus suprapositus equalis « us » literis signatur, titulo signat « primus »; si titulus sit « a » litera, signat « primA »; si « m » « primum »; si « i », « primi »; si « ae », « primAE », et sic deinceps; eodem modo sicut figura 2, quae signat « duo », si ei superponatur primus titulus signat « 2 us », si « a », « 2 A », si « m », « 2 m », si « i », « 2 i » et sic deinceps. Similiter figura 3, quae signat « tria » : si superponatur primus titulus, signat « tertius »; si « a », « tertiA »; si « m », tertium », et sic deinceps de figuris aliis, sicut dictum est. »

signifiera 100; celle qui valait 100 vaudra 1000, et celle qui signifiait mille signifiera dix mille, suivant les règles susdites. Et ainsi toutes les figures désigneront onze mille cent dix.

Quatrième point, à savoir ce que signifient plusieurs figures réunies, lorsqu'elles sont surmontées d'un titre ; on donne la règle que voici : Lorsqu'un titre est placé au-dessus de plusieurs figures réunies, il désigne au concret le même nombre qui était désigné auparavant à l'abstrait[1]. Par exemple, si deux figures dont chacune signifie un, sont placées l'une à côté de l'autre sans titre, elles désignent onze, d'après les règles énoncées plus haut ; si on leur ajoute un titre représentant les lettres « ème », elles signifient onzième [2], et ainsi des autres figures et nombres, suivant qu'on les met à diverses places, et que les titres placés au-dessus varient de diverses façons.

---

1. « Ipse significat eumdum numerum in concreto, quem prius significabat in abstracto. »

2. « Si superponatur eis titulus equivalens « u » et « s » literis, signant « undecimus » ; si « a », signant « undecimA » ; si « m » litera, signant « undecimuM ».

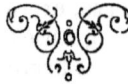

PREMIER TRAITÉ

RUBRIQUES DU PREMIER TRAITÉ

Le premier traité a **UNE SEULE DOCTRINE** *qui a 12 chapitres.*

Le CHAPITRE PREMIER *traite de l'anatomie des membres homogènes, tant simples que composés.*

Le CHAPITRE DEUXIÈME, *de l'anatomie des parties supérieures de la tête.*

Le CHAPITRE TROISIÈME, *de l'anatomie de la face et de tous ses membres.*

Le CHAPITRE QUATRIÈME, *de l'anatomie de tout le cou et des membres qui y sont contenus.*

Le CHAPITRE CINQUIÈME, *de l'anatomie des épaules.*

Le CHAPITRE SIXIÈME, *de l'anatomie des bras.*

Le CHAPITRE SEPTIÈME, *de l'anatomie de la poitrine et de tous les membres qui y sont contenus.*

Le CHAPITRE HUITIÈME, *de l'anatomie de la région des organes de la nutrition et de tous ceux qui y sont contenus.*

Le CHAPITRE NEUVIÈME, *de l'anatomie de la matrice, des reins, de la vessie, et de toutes leurs parties.*

Le CHAPITRE DIXIÈME, *de l'anatomie des hanches, du pubis et des aines.*

Le CHAPITRE ONZIÈME, *de l'anatomie des membres générateurs, du péritoine et de l'anus.*

Le CHAPITRE DOUZIÈME, *de l'anatomie des cuisses et de tous les membres inférieurs.*

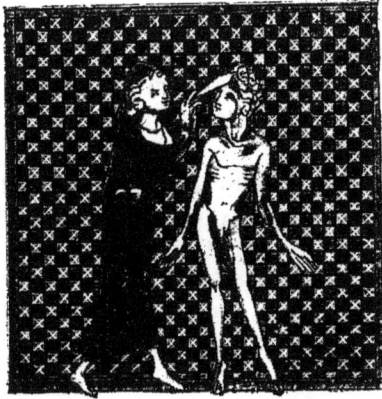

INTRODUCTION A LA DOCTRINE DE L'ANATOMIE

C'EST *là la figure[1] d'un chirurgien debout, tenant à la main un rasoir avec lequel il fait, dans les divers membres d'un homme qui se tient nu devant lui, diverses incisions, selon la diversité de ces membres, et selon la doctrine donnée[2] dans l'anatomie qui suit.*

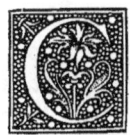

COMME il est très coûteux et difficile à tout chirurgien, de posséder le livre qu'Avicenne a écrit sur la médecine, et au commencement duquel il a traité de l'anatomie, d'une manière assez dispersée, et comme quelques-uns de ceux qui possèdent ce livre ne peuvent saisir rapidement ce qu'il dit sur ce sujet, ou s'ils le peuvent, c'est par un long travail; — comme quelques autres auteurs de médecine et même de chirurgie, qui ont traité de l'anatomie, l'ont divisée par petites parts, dans les différentes sections de leurs ouvrages; — et comme l'anatomie est l'exacte division et la connaissance du corps humain et de chacun de ses membres et parties, de ce corps qui est l'objet de toute la science médicale et aussi de la chirurgie,

1. H. de M. se servait de dessins dans son cours d'anatomie; de ceux-ci il ne reste nulle trace, mais le ms. 2030 contient 14 miniatures qui en indiquent le sujet, seulement, vu leur petitesse, elles ne représentent aucun détail; nous ne reproduirons ici que la première miniature, en même grandeur que l'original (fol. 8), dont la légende est ci-dessus : cela donnera une idée de ce que sont les autres.

2. Le mot *Doctrine* signifie ce que l'on enseigne, ce dont on traite, l'exposé que l'on fait.

ainsi qu'il apparaîtra mieux ci-après, — pour toutes ces raisons, mon intention présente est de traiter de l'anatomie au commencement de cet ouvrage, grosso modo, par les sens, et en même temps brièvement. Je ne me propose pas de discuter à fond, ni minutieusement, ni peut-être jusqu'à une extrême exactitude, mais seulement pour autant qu'il suffit aux besoins du chirurgien.

Pour saisir rapidement notre intention, à l'égard de cette anatomie, il faut considérer auparavant deux points : 1° les généralités, à propos desquelles le Philosophe dit, au 1er livre des *Elenchi* : Si l'on ignore les choses générales, on ignorera nécessairement l'art; — 2° que l'anatomie doit être étudiée en détail et par les sens. Haly dit, en effet, sur le *Techni* [1], au traité DE SIGNIS, chapitre 17, avant ce passage « secundum vero partem, quae secundum cerebrum » : « Dans la doctrine, toutes les choses générales sont insuffisantes, jusqu'à ce qu'on les ait appliquées aux choses particulières. »

Quant au premier point, à savoir les *généralités*, il faut considérer cinq cas : 1° qu'il est nécessaire au chirurgien opérateur de savoir l'anatomie ; 2° ce que c'est que l'anatomie ; 3° d'où l'anatomie tire son nom; 4° ce qu'est un membre, et de quelle façon il se divise; 5° quelle connaissance générale nous avons des membres consemblables dont se composent les membres officiaux, et aussi le corps entier.

La première proposition, à savoir qu'il est nécessaire pour le chirurgien opérateur, etc., peut être démontrée présentement de trois manières : 1° par les autorités; 2° par un exemple évident; 3° par la raison. Par les autorités, cela est prouvé par Galien, au 5e du *Megatechni*, chapitre 4, où il expose le traitement des plaies des cordes, et au chapitre 5, où il enseigne le traitement des plaies du ventre et des intestins. Il dit, en effet : il est nécessaire pour le chirurgien opérateur de savoir l'anatomie, pour qu'il ne prenne pas un large ligament pour une membrane, et un ligament rond pour un nerf, et ne s'égare pas dans ses opérations. — Avicenne dit la même chose, liv. I, f. 4, au chapitre vingt-six, intitulé : SUR L'OUVERTURE DES APOSTÈMES, qui commence par ces mots : « qui plagam sectare voluerit, etc. » Il dit en effet dans ce passage, qu'il importe que l'opérateur connaisse, dans l'anatomie, celle des nerfs, des veines et des artères, afin qu'il ne se trompe pas et ne coupe pas un

1. Ce *Tegni*, ou plutôt *Techni*, est-il le *Maleky* d'Haly Abbas? Constantin, en le traduisant en latin, à la fin du XIe siècle, a dissimulé le nom de l'auteur et publié l'ouvrage sous le titre de *Pantechni*. D'un autre côté, il y a le *Techni*, ou *Tegni* de Galien. Ce dernier est l'*ars medica* (τὲγνη ἰατρική). C'est probablement à Constantin qu'on doit le mot de *Microtechni*, de *Techni*, adopté par les Arabistes pour désigner l'*ars medica*, l'*ars parva* de Galien. Constantin a encore donné le titre de *Megatechni* au *De methodo medendi* de Galien. — H. de M. lève les doutes, car au Contingent 22 (Tr. II, D. 1, ch. I), il cite le *Techni* de Galien et le *Commentaire* de Haly sur ce Traité.

de ces organes. — Cela peut être prouvé par un exemple : car un aveugle
opère de la même façon sur du bois, qu'un chirurgien sur le corps dont
il ignore l'anatomie. Or l'aveugle en coupant du bois se trompe parfois;
ainsi, lorsqu'il croit couper le bois selon sa largeur, s'il vient à le placer
selon la longueur, il en coupe quatre fois plus qu'il ne pensait. De
même le chirurgien opérateur qui ne sait pas l'anatomie, commet des
erreurs dans les opérations. — Cela peut être démontré encore par le
raisonnement, puisqu'aucun artisan ne travaille bien sur un objet qu'il
ne connaît pas. Comme le corps humain est l'objet de tout l'art médical, dont la chirurgie est le troisième instrument, il s'en suit que le
chirurgien qui fait des incisions dans les différentes parties du corps
et dans ses membres, sans connaître leur anatomie et leur composition,
ne pourra jamais bien opérer.

Quant à la seconde proposition générale, il faut savoir que l'anatomie
est ce qu'est une exacte division. — Troisième proposition générale : anatomie est un mot formé de « ana », qui veut dire exacte, et de « tomos »,
qui veut dire division[1]; c'est comme si l'on disait exacte division (recta
divisio). Bien qu'une division exacte quelconque, d'un objet quelconque,
divisible exactement, puisse être appelée anatomie, cependant ce nom
est appliqué par excellence à l'exacte division du corps humain, parce
qu'une telle division est plus nécessaire, plus utile, demande plus d'art,
que celle de tout autre corps divisible, comme cela est évident; de
sorte que, lorsqu'on parle d'anatomie sans rien ajouter, on entend seulement par là l'exacte division du corps humain et de ses membres[2].

1. ἀνατομή, de ἀνατέμνειν, couper en morceaux.
2. Pagel, « Intelligitur solum de recta divisione ». Manuscrit 1487, « Intelligitur
solum de recta divisione humani corporis et membrorum ».

CHAPITRE PREMIER

De l'anatomie des membres consemblables [1] *simples et composés.*

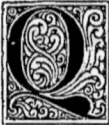

UANT à la quatrième proposition générale : ce que c'est qu'un *membre* [2], et de quelle manière il se divise d'abord, il faut savoir que c'est à ses membres que le corps humain doit d'être et d'être connu, comme tout autre corps. Or le corps humain existe par ses parties; c'est donc par elles qu'il doit être connu. Mais ses parties sont ses membres; c'est donc par les membres que doit être connu le corps. Et quia propter quod unumquodque tale, etc., il faut connaître d'abord les membres, et puisqu'une chose est connue dans sa manière d'être par deux voies, par la définition et par la division, — voyons ce qu'est un membre, en le définissant et en le divisant.

Un *membre* est une partie solide du corps, formée par le premier mélange des humeurs, comme les humeurs sont formées du premier mélange des aliments, et les aliments du premier mélange des éléments, ainsi que le dit Avicenne, liv. I, f. 1, doct. 5, au chapitre 1 intitulé : Pour savoir ce qu'est un membre et ses divisions. De tous les membres du corps, suivant Johannitius et d'autres auteurs, et selon Avicenne, au chapitre cité, les uns sont *consemblables*, les autres *officiaux* [3].

Quant à la cinquième proposition, des *subdivisions des memres,b* il faut savoir que les membres *consemblables* sont tous ceux qui entrent dans la composition des officiaux, qu'ils soient *simples*, comme la chair, le nerf, ou *composés* comme la corde, le muscle, la main, le doigt, etc., qui entrent dans la composition du bras. Les *officiaux* sont tous ceux qui ont un office dans le corps, comme la corde, le muscle, la main, le bras, etc.

---

1. *Consimilis*, entièrement semblable. Guy de Chauliac (p. 31) dit que les membres *consemblables* sont ceux qui ne sont pas divisibles en d'autres espèces, et dont toutes les parties sont semblables au tout, de nom et de raison. Il y a des membres *consemblables simples* ou homogènes, comme l'os, le nerf, et des membres *consemblables composés*, comme la main, le doigt. Il en résulte que le mot consemblable, d'après le sens que lui donnent les auteurs du moyen âge, n'a pas d'équivalent exact dans le langage actuel; mais on peut employer comme à peu près synonyme le mot *semblable*.

2. *Membrum*, membre, est un terme générique qui désigne, pour les auteurs du moyen âge, une partie du corps, un membre, un tissu, un organe, un appareil. Nous conserverons ce mot avec son sens ancien, le remplaçant à l'occasion par le mot « organe ».

3. « Officialia », officiaux, qui ont des devoirs, des fonctions.

Par conséquent, les mêmes membres sont dits consemblables et officiaux selon le cas, consemblables en tant que parties, comme la main est partie du bras, — officiaux en tant que formant un tout.

Des membres consemblables, les uns sont simples, tels que le nerf et la chair; les autres composés, tels que la corde, le muscle, la main. Un membre est dit *simple*, quand il n'est pas composé de diverses substances, tels sont l'os, le nerf; — est dit *composé*, celui qui est composé de diverses substances ou membres, ainsi le tendon, composé de nerfs et de ligaments.

Des membres consemblables, les uns sont *spermatiques*, d'autres *non spermatiques* [1], d'autres en partie spermatiques, d'autres en partie non spermatiques. Pour la clarté de cette division, il faut noter qu'à la génération du fœtus concourent deux spermes qui, par rapport à la quantité, sont petits, eu égard à la quantité qui est due par la nature au fœtus. Il a donc fallu que le sang menstruel leur fût ajouté, pour suppléer leur petitesse, de sorte qu'il y a dans le corps des membres purement spermatiques, comme les nerfs et autres semblables, des membres non spermatiques, comme la chair et autres pareils, des membres en partie spermatiques, en partie non spermatiques, ainsi les muscles et autres semblables.

Il y a six *membres consemblables, simples, spermatiques* : os, cartilage, ligament, nerf, artère, veine; cinq *membres consemblables simples non spermatiques* : chair, graisse, pannicule adipeux, axonge, fibre. Que l'on divise un quelconque de ces corps simples, consemblables, tant spermatiques que non spermatiques, en parties les plus petites qui soient sensibles, chacune de ces parties est *homogène* à son tout et s'appelle du nom de son tout; ainsi la plus petite partie d'un os est et s'appelle os, d'un nerf, nerf, etc. Par là ils sont dits *consemblables*, parce que leur plus petite partie conserve le nom de son tout. Il y a donc, comme on a vu, *onze membres consemblables simples* dans tout le corps.

Outre ces membres, il y a dans tout le corps quelques membres consemblables simples, qui entrent dans sa composition, et que quelques-uns appellent membres secondaires, d'autres, *superfluités des membres*; chacune de leurs plus petites parties, lorsqu'on les divise, s'appelle du nom de son tout et est homogène à son tout. Il y en a quatre : moelle, ongle, poil et cheveu.

---

1. Les membres *spermatiques* sont ceux auxquels il a suffi pour leur formation, du concours des deux spermes; quant aux membres *non spermatiques*, ils sont dus, en totalité ou en partie, à l'apport du sang menstruel. Les auteurs du moyen âge semblent supposer que, par suite de l'absence des règles pendant la grossesse, le *sang menstruel*, qui est retenu dans le corps, va porter son concours aux deux spermes, pour aider à la génération des membres qui ne sont pas exclusivement spermatiques. Telle est du moins mon interprétation.

Sont formés de ces membres consemblables simples, les membres composés, dont une partie quelconque, que l'on en sépare, n'est pas nommée du nom de son tout, et qui sont dits *officiaux*, parce qu'ils ont un office dans le corps : les uns sont purement et absolument spermatiques, les autres, en partie spermatiques et en partie non spermatiques. Les composés purement spermatiques consemblables, ou, à un autre point de vue, officiaux, sont : la corde, les membranes, la peau. Les composés consemblables ou officiaux, en partie spermatiques, en partie non spermatiques sont au nombre de deux : le muscle et le lacerte (*musculus* et *lacertus*).

De ces membres consemblables, simples, composés, et de ces superfluités des membres, sont composés tous les membres du corps et même tout le corps; et tout ce qu'il y a dans le corps de solide est composé de ces membres, ou est l'un d'eux. Après les avoir vus, voyons maintenant par ordre, l'anatomie, la composition, les fonctions, les usages de chacun de ces membres, *qui sont au nombre de 20.*

Première des 13 figures qui suivent, lesquelles suffisent pour pouvoir démontrer très clairement toute l'anatomie et l'histoire du corps humain, aussi bien de l'homme que de la femme, aussi bien entier qu'ouvert, aussi bien de la partie antérieure que de la postérieure, et l'anatomie de tous ses membres et de chacun en particulier, tant des internes que des externes, des entiers que des divisés ou diversifiés, de toutes les façons dont on peut les diversement présenter à l'intellect humain. Voici la première figure d'un homme, sur lequel sont peints, vus par la partie antérieure, les os, les cartilages, les ligaments et leurs articulations. Dans les membres particuliers et éloignés, comme les cuisses et les bras, apparaissent les principaux nerfs simples, les cordes et chacun de leurs muscles.

Figure (2) d'un homme dans lequel, vus par la partie postérieure, apparaissent les os, les cartilages, tous les autres membres énumérés ci-dessus et tous les nerfs, pour autant qu'ils prennent naissance dans la moelle épinière (nucha).

I. Anatomie et fonctions des membres consemblables simples et purement spermatiques [1].

L'*os* est le premier membre consemblable simple, purement spermatique, le premier en dureté, froid et sec de complexion, insensible, inflexible, comme il ressort d'Avicenne, l. I, f. 1, et comme il est univer-

---

1. « *Anathomia et utilitates membrorum consimilium simplicium pure spermaticorum, quorum numerus est praedictus.* » — Les derniers mots de cette rubrique n'ont pas d'utilité et peuvent être supprimés sans inconvénient.

sellement admis dans l'anatomie des os. La raison de la création des os
est de soutenir le corps entier et chacun de ses membres. Qu'il y ait
plusieurs os et non un seul, à cela il y a deux raisons : 1° il est nécessaire qu'un membre se meuve seul, indépendamment d'un autre; s'il
n'y avait qu'un os, cela ne se pourrait faire d'aucune façon; 2° il est
nécessaire que les os exercent dans le corps divers offices, qu'un os
unique ne pourrait tous exercer. Les os de tout le corps, outre les os
sésamoïdes, sont au nombre de 202, comme il apparaîtra dans la suite.
Toutefois, suivant que l'on compte deux os pour un seul ou le contraire,
plusieurs pour un seul ou le contraire, ou suivant que l'on met ou non
les dents au nombre des os, et à cause encore du nombre différent des
dents chez les différentes personnes, ce nombre pourra être diminué ou
augmenté.

Le *cartilage* est un membre consemblable simple, purement spermatique, le plus rapproché de l'os pour la dureté, froid et sec de complexion,
insensible et souple. Il y a eu six raisons à la création du cartilage
dans le corps : 1° pour qu'il n'y eût pas contact de l'os dur avec des
membres mous, mais qu'il y eût un corps intermédiaire moyennement
dur; 2° pour que dans les concussions et les compressions, les membres
mous ne fussent pas blessés par les membres durs; 3° pour que les
extrémités articulaires des os, qui sont cartilagineuses, frottassent molle-
ment l'une contre l'autre; 4° il était nécessaire qu'il y eût en quelque
endroit de certains membres, quelque chose de moyennement dur,
comme le cartilage cymbalaire [1] dans le larynx; 5° il est nécessaire que
quelques membres soient soutenus, se plient et s'étendent, comme les
narines, les oreilles, etc., toutes choses qui ne peuvent se faire sans
le secours du cartilage; 6° pour que le cartilage fît l'office d'un os, en
soutenant certains muscles, qui mettent en mouvement quelques membres, ainsi que cela a lieu à la paupière supérieure.

Le *ligament* (ligamentum) est un membre consemblable simple, spermatique et le plus voisin du cartilage pour la dureté, froid et sec de complexion, souple, insensible, naissant sur les os qu'il relie (colligat); il
est appelé alors *thenantos* [2]; il est appelé *alcoab* (alcoab), lorsqu'il les
entoure (ligat) [3]. Il y a quatre raisons de la création dans le corps des

1. Le cartilage cymbalaire c'est l'épiglotte.
2. « Dicitur thenantos » : τένων, tendon, fait au génitif τένοντος. C'est de là que
vient *thenantos*; H. de M. emploie ce mot comme synonyme de *ligament*; Guy
de Ch. en fait, au contraire, un synonyme de *corde, tendon* : « Chordae seu tenantes
quod idem est » (éd. 1559, p. 8; éd. 1890, p. 37).
3. H. de M. fait une distinction entre « colligare » et « ligare »; le premier s'applique à l'organe qui relie les os entre eux, c'est-à-dire au *ligament* proprement
dit; le second à l'organe qui recouvre les os, au *périoste*, l'*alcoab* des Arabes.

ligaments ou thenantos : 1° pour relier les divers os, puisqu'il était nécessaire que plusieurs os supportassent le corps, et d'autre part qu'un membre pût se mouvoir indépendamment d'un autre ; 2° pour prendre part avec les nerfs à la composition des cordes et des muscles ; 3° pour servir dans les articulations, de siège, de protection et de couche à quelques nerfs [1] ; 4° pour que, par leur moyen, fussent suspendus certains membres internes qui ont besoin de suspension, comme la matrice, etc. La raison de leur souplesse est de permettre à un membre de se mouvoir indépendamment d'un autre. La raison de leur insensibïlité est qu'ils ne soient pas lésés dans les mouvements multiples des articulations.

Un *nerf* est un membre consemblable simple, spermatique, qui tient le milieu entre la dureté et la mollesse, froid et sec de complexion, souple, très sensible, fort, tenace, ayant son origine dans le cerveau ou dans la moelle, et portant de là, dans chacun des autres membres, la sensibilité et le mouvement. L'utilité de la création des nerfs dans le corps est que par leur moyen tous les membres aient la motilité et la sensibilité. Le nombre des principaux nerfs est de 75, dont 7 paires prennent naissance dans le cerveau, et 30 paires dans la moelle, plus un impair. Ceux qui sortent du cerveau sont dits *sensitifs* ; ceux qui sortent de la moelle sont dits *moteurs* ; toutefois *les uns et les autres possèdent la vertu sensitive et motrice* ; les uns davantage, il est vrai, les autres moins.

Figure (3) d'un homme dans lequel, par une ouverture du ventre et de la poitrine, on voit les veines et les grandes artères qui prennent naissance dans le foie et le cœur, et vont dans les membres éloignés du corps, ainsi que les poils, les ongles et les cheveux.

Une *artère* est un membre consemblable simple, spermatique, qui tient le milieu entre la dureté et la mollesse, nerveux, creux, qui prend naissance dans le cœur, portant de là, dans chaque membre, le *sang vital* et l'*esprit*, froid et sec de complexion dans sa substance, chaud cependant et sec si l'on considère le contenu. Il y a trois raisons à la création des artères dans le corps : 1° pour que par leur dilatation elles attirent l'air, qui réfrigère le cœur ; 2° pour que par leur contraction les vapeurs (fumositas) soient expulsées ; 3° pour que par elles le sang, la chaleur vitale et l'esprit, soient distribués du cœur dans tous les membres.

Une *veine* est un membre consemblable simple, spermatique, qui tient

1. Les anciens attribuaient une grande sensibilité aux tissus blancs, nerfs, tendons, ligaments et aponévroses, et les considéraient comme étant de la nature des nerfs, tout en admettant entre eux des différences ; les tendons, par exemple, étaient plus rapprochés des nerfs que les ligaments. H. de M. : « Ut ligamenta sint quorundam nervorum sedes et quies et culcitra in juncturis ». — G. de Ch. dit : « Ligamenta sunt de nervorum natura » (éd. 1559, p. 8 ; éd. 1890, p. 37, 709).

le milieu entre la dureté et la mollesse, nerveux et creux, qui prend naissance dans le foie, portant, de là aux autres membres, le *sang nutritif*,
froid et sec de complexion dans sa substance, chaud cependant et humide,
si l'on a égard au contenu. L'utilité de la création des veines est qu'elles
portent la nourriture du foie aux autres membres.

II. *Anatomie et fonctions des membres consemblables simples non spermatiques.*

*Figure (4) d'un homme écorché, portant sa peau sur les épaules
pendue à un bâton; on y voit la peau de la tête recouverte de cheveux,
la peau des mains et des pieds, la chair lacerteuse sur tout le corps,
la chair glanduleuse blanche des mamelles et des émonctoires, et par
une ouverture du ventre, la graisse, le pannicule adipeux et l'axonge.*

L A *chair* (caro) est un membre consemblable simple, non spermatique, approchant du dernier degré de mollesse, formé en grande
partie de sang menstruel condensé par la chaleur, chaud et humide de
complexion, insensible, s'approchant de la rougeur du sang. Les raisons
de la création de la chair sont nombreuses et diverses; aussi n'a-
t-il pas suffi d'une seule espèce de chair; il a été nécessaire qu'il y en
eût *plusieurs espèces*, c'est à savoir trois : l'une molle, l'autre grossière
et visqueuse, la troisième glanduleuse. Les raisons d'être de la chair sont
les unes communes à toute espèce de chair; les autres conviennent seulement à l'une de ses espèces, à la chair molle, à la chair visqueuse ou à
la chair glanduleuse. Les raisons d'être de la *chair en général* sont au
nombre de trois : 1º elle protège le corps du froid comme un vêtement;
2º elle protège le corps du choc des choses dures, en cédant devant elles;
3º par son humidité, elle rafraîchit le corps en été. Les raisons d'être
de la *chair molle* sont au nombre de deux : 1º elle remplit les creux et
les interstices de certains membres consemblables, pour la beauté de la
forme; 2º elle empêche que les membres consemblables, qui sont durs,
ne frottent les uns contre les autres sans un intermédiaire plus mou. Les
raisons d'être de la *chair dure et visqueuse* trouveront place dans l'anatomie des muscles du bras. Les raisons de la création de la *chair glanduleuse* sont au nombre de trois : 1º elle amène le sang à une couleur
semblable à la sienne, comme par exemple la chair des mamelles et des
testicules amène le sang à la couleur blanche; 2º elle attire les superfluités
des principaux membres, ainsi du foie, et les recueille dans son tissu
lâche; 3º elle sert de repos et de pont aux veines qui passent d'un
membre à l'autre.

La *graisse* (pinguedo) est un membre consemblable simple, non spermatique, plus mou que la chair, formé d'une partie subtile du sang menstruel congelé par le froid, froid et humide de complexion, insensible, de couleur blanche; elle est placée entre des parties de chair.

Le *pannicule adipeux* (adeps) est un membre consemblable, etc., comme la graisse; il est sous la peau, séparé de la chair.

L'*axonge* (axungia) est de même nature que les précédents, séparée de la chair et située à l'intérieur, autour des reins et des intestins.

Ces trois corps se ressemblent comme les espèces d'un même genre. Ils se ressemblent encore en ce que chacun d'eux, lorsqu'on le fond, donne du saindoux, s'ils proviennent d'un corps humain; s'ils proviennent d'autres animaux, ils donnent, lorsqu'on les dissout au feu, tantôt du suif, tantôt du saindoux. S'ils proviennent d'animaux non ruminants, tels que le porc, ils donnent, à la liquéfaction, du saindoux; au contraire, s'ils proviennent d'animaux ruminants, tels que le bœuf, le mouton, la chèvre, leur liquéfaction donne du suif.

Le *suif* (sepum) et le *saindoux* (sagimen) diffèrent des trois corps indiqués plus haut, en ce que le suif et le saindoux sous leur forme propre, n'entrent pas dans la composition des animaux comme les trois premiers, mais résultent de leur dissolution par le feu. De même, le suif et le saindoux diffèrent entre eux, en ce que le saindoux est comestible et plus onctueux et plus humide que le suif. Le suif n'est pas comestible.

Graisse et *onctuosité* (crassities et unctuositas) sont synonymes et sont genre, par rapport aux cinq substances énumérées ci-dessus; comme celles-ci sont des espèces d'un même genre, on prend abusivement l'une pour l'autre. Les raisons de la création de toutes ces substances dans le corps sont au nombre de trois : 1° pour que les membres entourés par elles soient fortifiés dans l'attraction, la rétention, la digestion, etc.; 2° pour que les membres secs qui sont près d'eux, comme les reins et autres semblables, soient humidifiés et baignés par leur onctuosité et leur humidité; 3° pour que par eux certains membres soient garantis du froid.

La *fibre* (villus) est un membre consemblable simple, grêle, oblong, souple, qui entre dans la composition du lacerte et du muscle; si elle est charnue, elle est insensible, chaude et humide de complexion, non spermatique; si elle est nerveuse, elle est sensible, froide et sèche de complexion, spermatique. La raison de la création des fibres est que par elles, opère la vertu attractive et d'autres semblables. Les autres fonctions des fibres seront exposées au chapitre de l'anatomie des parois du ventre.

III. Anatomie et fonctions des membres consemblables composés purement spermatiques.

L A *corde* (corda) est un membre consemblable official, composé, purement spermatique, nerveux, fort, résistant, entre la dureté et la mollesse, souple, moyennement sensible, froid et sec de complexion. Les raisons de la création des cordes seront exposées dans l'anatomie du bras.

Figure (5) d'un homme ouvert par le milieu par devant, du sommet de la tête à l'anus, dans lequel on verra le crâne et le cerveau coupés par le milieu, la dure-mère suspendue au crâne, les nerfs optiques allant du cerveau aux yeux, les membranes de la poitrine et du ventre avec le diaphragme, et les suspenseurs des testicules, qu'on appelle didymes, comment ils naissent de la membrane du péritoine (syphac).

La *membrane* (panniculus) est un membre consemblable official composé, purement spermatique, nerveux, fort, résistant, entre la mollesse et la dureté, froid et sec de complexion, souple, très sensible, mince. Les raisons de sa création dans le corps humain sont au nombre de six : 1° pour que plusieurs parties d'un même corps soient reliées les unes avec les autres, ainsi la membrane qui enveloppe les os relie les os de la tête [1] ; 2° pour que certains membres soient suspendus par elle, comme les reins sont suspendus au dos, et autres semblables ; 3° afin que certains membres, qui par eux-mêmes sont insensibles, soient rendus sensibles par elle ; 4° pour qu'elle contienne certains fluides ; ainsi les tuniques des yeux contiennent leurs humeurs ; 5° pour qu'elle préserve certains membres des dommages extérieurs ; ainsi fait l'enveloppe du cœur pour le cœur ; 6° pour qu'elle forme séparation entre des choses qui ont des buts différents ; ainsi le diaphragme entre les organes spirituels et nutritifs (spiritualia et nutritiva).

La *peau* est un membre consemblable official composé, purement spermatique, nerveux, fort, résistant, entre la dureté et la mollesse, souple, très sensible, mince, tempéré de complexion, entourant tout le corps extérieurement. La raison pour laquelle les qualités de la peau sont tempérées (temperamentum cutis), est pour qu'elle sente d'une manière tempérée, parce que si elle sentait d'une façon exquise, comme un nerf simple, l'homme ne pourrait s'exposer à une chaleur ou à un froid excessifs. La raison de la sensibilité de la peau est de prémunir le corps, qu'elle entoure tout entier, contre les lésions douloureuses.

1. Il veut parler du périoste et du péricrâne.

IV. Anatomie des membres consemblables officiaux composés,
en partie spermatiques, en partie non spermatiques.

L E *muscle* est un membre consemblable official composé, en partie
spermatique, en partie non spermatique, sensible, tenant le milieu
entre la dureté et la mollese, grêle aux extrémités, gros au milieu, un
peu arqué dans la forme, fournissant à quelques membres le mouvement volontaire et naturel. Les raisons de la création et de la composition du muscle seront exposées dans l'anatomie du bras. Le nombre des
muscles de tout le corps est de 53.

Le *lacerte* est un membre consemblable official composé, en partie
spermatique, en partie non spermatique, sensible, composé de fibres
très déliées ou de filaments de chair simple et de nerfs. Ses usages
seront exposés dans l'anatomie du bras.

V. Anatomie des parties qui, entrant dans la composition
du corps humain, sont dites superfluités des membres.

Figure (6) d'un homme dans lequel apparaissent par la section du
dos et du crâne, la moelle du cerveau, la moelle de l'épine jusqu'à
la queue, et les autres moelles de tous les os qui en ont.

L A *moelle* (medulla) est une superfluité pure de la nourriture des os,
faite d'une portion grossière et onctueuse de cette nourriture,
placée dans les cavités de certains os; toutefois Avicenne dit que c'est
la nourriture des os, l. I, f. 1, etc. Au sujet des superfluités autres que
la moelle, et même au sujet des dents, il ne paraît pas qu'on ait jusqu'à
présent beaucoup hésité à en faire des superfluités [1]. La première
raison est qu'elles ne sont pas formées d'un premier mélange des
humeurs, comme l'est peut-être la moelle; la seconde, qu'elles tombent
et repoussent, et non pas la moelle; la troisième, qu'elles croissent continuellement, et non pas la moelle, si ce n'est aussi longtemps que croissent les os; la quatrième, que leur ablation n'amène pas l'altération de
l'individu, tandis que celle de la moelle l'entraîne, même au plus haut
degré, semble-t-il. Lorsque celle-ci est écrasée, l'homme guérit rarement de sa blessure; c'est là une des causes pour lesquelles l'homme
qui a les extrémités amputées à distance des articulations, meurt plus

_____

1. « Et cum dicit Avicenna quod est nutrimentum ossium, l. I, f. 1, etc., de
ceteris superfluitatibus a medulla et etiam de dentibus quo ad praesens non videtur
magnum dubium, quin sint superfluitates. »

vite [1], alors cependant qu'une blessure éloignée des jointures est plus facile à guérir qu'aux articulations mêmes, cela pour beaucoup de causes qui seront exposées dans la chirurgie. Les raisons de la création de la moelle et de sa présence dans les cavités des os, sont au nombre de trois : 1° elle humecte et fortifie un peu les os, afin qu'ils ne se brisent pas ; 2° comme le sang dont se nourrissent les os, est différent de leur complexion, la moelle est retenue dans leurs cavités, pour que par un long séjour elle s'assimile aux os en substance et en couleur, et qu'ils se nourrissent d'elle, lorsqu'il sera nécessaire ; 3° elle empêche par son humidité et son onctuosité que les os ne deviennent trop secs.

L'*ongle* est une superfluité des membres, formée d'une fumée grossière et terrestre, extraite des humeurs par l'action de la chaleur naturelle ; il est plus dur que la chair, plus mou que l'os, froid et sec de complexion, placé aux extrémités extérieures (in extremitatibus silvestribus digitorum) des doigts, croissant continuellement selon sa longueur, moyennement souple, rond. La raison de la création des ongles est qu'à certains animaux ils servent d'armes. La raison pour laquelle l'ongle est moyennement dur, c'est que s'il était tout à fait dur il se briserait, s'il était trop mou, il ne retiendrait pas fermement ce qu'il saisit. La raison pour laquelle il se trouve aux extrémités des doigts, c'est qu'il les protège comme un anneau qui porte un chaton. La raison pour laquelle il est à la partie extérieure, est, que c'est elle qui est le plus exposée aux dommages. La raison pour laquelle il n'est pas à la partie intérieure (in parte domestica), c'est qu'il empêcherait le toucher par cette partie. La raison pour laquelle il croît sans cesse selon sa longueur, est que sans cela il viendrait à manquer complètement, puisqu'il s'use à l'usage. Les raisons pour lesquelles il est peu souple, sont au nombre de trois : 1° pour qu'il saisisse mieux et retienne les petits objets qu'il prend, comme des aiguilles, etc. ; 2° pour que l'homme se gratte avec ses ongles, quand il lui démange ; 3° pour qu'avec l'ongle il raie, déchire, fende certaines choses, lorsqu'il le faut. La raison pour laquelle il est rond, c'est pour qu'il résiste mieux aux dommages du dehors.

Le *poil* est une superfluité des membres, formée d'une fumée grossière qui se dégage de la matière visqueuse condensée par une chaleur de feu, qui en résout la partie subtile et condense le résidu en forme de poil.

Le *cheveu* est le poil de la tête.

L'utilité de la création des poils et des cheveux sera exposée dans l'anatomie de la tête.

---

1. Les renseignements que l'on possède sur les résultats des opérations, au moyen âge, sont à peu près nuls ; H. de M. nous montre ici la gravité des amputations par suite de l'inflammation de la moelle, comme cela existait, il y a vingt ans, avant la méthode antiseptique.

CHAPITRE DEUXIÈME

De l'anatomie de la partie supérieure de la tête, c'est-à-dire
de la boîte cranienne [1] et de ses parties.

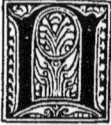

OUS avons vu plus haut la première division des membres,
puisque tous les membres du corps humain sont, ou consemblables, ou officiaux, et que tous les membres officiaux
sont composés de membres consemblables. Après avoir vu
l'anatomie de tous les membres consemblables, voyons celle des *membres*
officiaux, et en premier lieu l'anatomie de la tête, ensuite celle de chacun
des autres membres, successivement et par ordre, jusqu'aux ongles des
pieds.

Il y a cinq raisons pour lesquelles il faut voir d'abord l'anatomie de la
tête : 1° elle est plus élevée; 2° elle est à l'extrémité du corps; 3° elle
est plus digne, parce qu'en elle est la vertu sensitive qui est la voie vers
l'intelligence, puisqu'il n'y a rien dans l'intelligence qui ne soit auparavant en quelque manière dans le sens [2]; 4° c'est le membre que nous
voyons le premier; 5° elle est exposée à plus de dommages.

Quiconque veut démontrer l'anatomie interne et externe de la tête,
sensiblement et complètement, doit, s'il ne peut se procurer une vraie
tête humaine, avoir un *crâne artificiel* qu'on puisse ouvrir, dentelé aux
commissures, divisé en quatre parties, afin que, lorsqu'il aura démontré
l'anatomie externe, il puisse l'ouvrir, pour que l'on voie par les sens
l'anatomie des membranes et du cerveau.

Ce crâne doit être muni à l'extérieur de choses qui tiennent lieu
de cheveux, de peau, de chair lacerteuse et de la membrane qui relie
les os [3]. De même à l'intérieur, on doit figurer quelque chose qui représente, d'une façon sensible, la forme des membranes et du cerveau.

La tête humaine, pour autant que cela regarde les besoins du chirurgien, est composée ou formée de deux parties principales, c'est à savoir
de la face avec ses parties et de la partie postérieure et supérieure, qui
s'étend des dernières racines des cheveux en avant, jusqu'aux dernières
racines des cheveux en arrière. Or cette partie postérieure, couverte

---

1. « Olla capitis ». Olla, pot. En Languedoc, le mot *oulle* correspondait au latin
olla. Ici « olla capitis » signifie le *crâne*, la boîte cranienne.
2. Maxime de scolastique vulgaire répétée par Hobbes et Locke.
3. La chair lacerteuse, c'est l'aponévrose et les muscles épicraniens; la membrane qui relie les os, est le péricrâne.

de cheveux, est appelée, par le Philosophe, au Iᵉʳ livre du *De historiis*, chapitre IV, « pot de la tête ». Elle se compose de trois parties principales : 1° la partie charnue, qui est en dehors du crâne; 2° le crâne; 3° les membranes et le cerveau.

La partie charnue est composée de cinq parties, à savoir les cheveux, la peau, la chair lacerteuse, les veines, artères et nerfs, et la membrane qui recouvre les os de la tête [1].

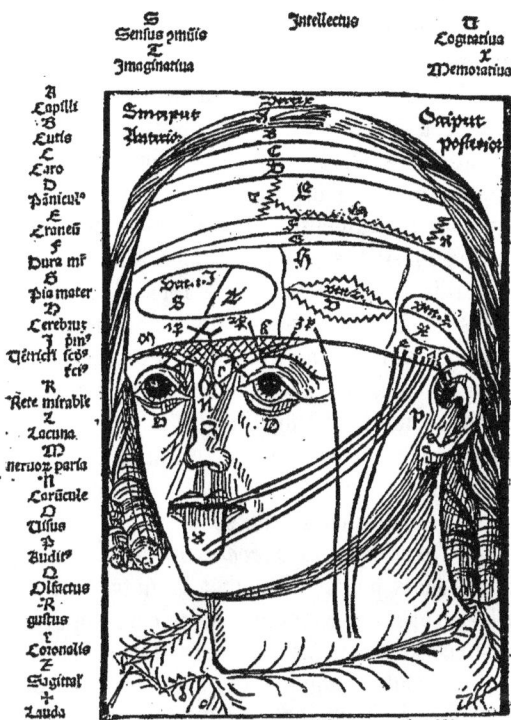

Fig. 3. — La tête, selon Magnus Hundt.

1. L'anatomie est restée stationnaire pendant le moyen âge, et jusqu'à Vésale (1542) (voy. le résumé historique de mon édit. de Guy de Chauliac, 1890, p. 25); on enseignait celle de Galien et d'Avicenne. Mundini, au commencement du xivᵉ siècle, remit son étude en honneur, mais il y ajouta peu de choses. C'est pourquoi les figures anatomiques publiées après la découverte de l'imprimerie, concordent avec les descriptions des auteurs antérieurs. Nous reproduisons ici, *en notes*, les figures de Johannes Peyligk et de Magnus Hundt, que le docteur Stockton Hough, de Trenton, vient d'éditer de nouveau avec grand soin. Ces figures, qui datent de 1499 et 1501, s'accordent encore avec les descriptions de Henri de Mondeville, à près de deux siècles de distance *.

* JOHANNES PEYLIGK, 1499. *Compendium philosophiae naturalis*, Lipsiae. — MAGNUS HUNDT, 1501. *Antropologium*, etc., Liptzick. — STOCKTON HOUGH, 1890. *Incunabula medica*, Trenton, New-Jersey, E. U.

La nécessité de la création et de la situation élevée de la tête est démontrée par Galien; au VII° l. du *De juvamentis*, chapitre II, Avicenne répète la même chose dans la première proposition du troisième *Canon*, en prouvant que la tête fut créée à cause des yeux, et non à cause du cerveau ou des autres sens. En effet, les animaux qui n'ont pas de tête, ont les organes des autres sens dans la poitrine, tandis qu'aucun animal n'a d'yeux dans la poitrine, puisqu'ils seraient par là même inutiles, devant être dans un lieu élevé, comme un observateur à son poste. C'est pourquoi, les animaux qui ont des yeux sans avoir de tête, les ont sur quelque appendice, comme les limaces; mais comme il serait peu convenable et dangereux, que l'homme eût les yeux sur une longue corne, ainsi que les limaces, la nature a élevé toute la tête à cause des yeux, etc. Comme cette argumentation est fort confuse et confusément transmise, pour cela — suivant la doctrine du Philosophe qui, au II° l. des *Politica*, enseigne à ramener l'argumentation dans une discussion confuse à trois termes et deux propositions, — réunissons tout ce que nous avons dit dans une seule raison, comme suit : la tête a été créée et placée haut, à cause du sens et de l'organe qui ne sont commodément situés que dans elle, parce que si elle avait été créée à cause des autres sens, c'eût été en vain. Or les yeux ne sont commodément nulle part, si ce n'est dans la tête, tandis que l'origine des autres sens et leurs organes peuvent être ailleurs, dans la poitrine par exemple; d'où il suit, que la tête fut créée et élevée au-dessus de tous les membres du corps, à cause des yeux et non à cause des autres sens.

On a vu ce que c'est que le *cheveu*, de quoi et de quelle manière il prend naissance. Mais puisque Dieu et la nature ne font rien en vain, voyons donc les usages de chacune des parties de la tête et ensuite de tout le corps, successivement et par ordre. Les raisons de la création des cheveux sur la tête sont au nombre de quatre : 1° pour défendre le cerveau et les autres parties, de la chaleur, du froid et des autres effets nuisibles du dehors ; 2° pour que la tête en soit plus belle; en effet, s'il n'y avait pas de cheveux, la tête et la face seraient uniformes; 3° pour que la couleur des cheveux atteste au dehors la complexion du cerveau ; 4° pour que les fumées de la tête s'exhalent par eux et sortent facilement, parce que si de la matière des cheveux il s'était formé quelque corps solide, comme de la peau, les fumées n'auraient pu s'exhaler facilement au travers.

La *peau* de la tête est lacerteuse, épaisse, plus poreuse que la peau du reste du corps. Les raisons de sa création sont au nombre de deux : 1° pour préserver le cerveau du froid, du chaud et des autres effets nuisibles du dehors ; 2° pour qu'elle sente par avance le froid et le chaud, ce que ne font pas les cheveux, qui ne sentent pas. La raison de la porosité plus grande de la peau de la tête, est qu'il faut qu'à travers elle s'exhalent les fumées de la tête et de tout le corps. L'avantage de son épaisseur, plus grande que celle de la peau d'une autre partie du corps, c'est que, comme elle est plus poreuse, si elle n'était pas plus épaisse, elle ne préserverait pas le cerveau des effets nuisibles du dehors.

La *chair lacerteuse* de la tête est placée immédiatement sous la peau, sur la membrane qui recouvre les os; elle est composée de fibres très ténues de chair simple, de nerfs, de veines et d'artères (comme les autres lacertes de tout le corps, ainsi que cela a été vu), qui vont suivant la direction des cheveux, c'est-à-dire partout en descendant. Les raisons de la création des lacertes dans la tête, et dans tous les membres du corps sont au nombre de quatre : 1° pour préserver la tête des dommages extérieurs; 2° la deuxième raison, qui est commune aux lacertes de la tête et de tout le corps, est que par leur épaisseur ils réconfortent la digestion des membres placés sous eux; 3° par leur moyen les divers membres attirent, retiennent, digèrent, expulsent leur nourriture (nutrimentum); 4° en vue de la beauté des membres, etc.

Sous des lacertes de la tête passent, sur la membrane qui recouvre les os, des *veines* qui viennent du foie. Sorties de l'intérieur, elles vont à l'extérieur de l'occiput, par le trou de l'os basilaire, afin de nourrir la chair extérieure de la tête, comme on le verra dans l'anatomie du bras; elles pénètrent dans le crâne par la commissure médiane et portent au cerveau et à ses membranes le sang nutritif; on verra dans la suite l'anatomie et les usages de ces veines. Il sort de même quelques *nerfs*, etc.

Immédiatement sous ces lacertes et veines, se trouve la *membrane qui recouvre les os de la tête* [1]; elle est continue avec la dure-mère et de la même substance qu'elle; mais elle en diffère en ce que celle-ci est plus proche du cerveau et située à l'intérieur du crâne; le péricrâne est à l'extérieur et se continue avec elle dans toutes les commissures du crâne. Les fonctions du péricrâne sont doubles : 1° fortifier la faible union des os de la tête par sa forte adhésion; 2° empêcher que la dureté du crâne ne blesse les lacertes de la tête qui sont mous.

La seconde partie principale qui entre dans la composition de la tête est la partie osseuse, c'est-à-dire le *crâne*, qui est un os composé de plusieurs os unis par des sutures superficielles, à l'intérieur et à l'extérieur, dur, plan sur les surfaces, spongieux à l'intérieur, de forme ronde, un peu oblongue. Il y a pour que le crâne soit composé de plusieurs os deux raisons générales, dont l'une est tirée des besoins des organes qui sont sous le crâne ou sont contenus en lui, l'autre des besoins du crâne lui-même. La première raison de la pluralité des os du crâne tirée

---

1. Il s'agit du *péricrâne*; mais à cette époque, on n'employait pas encore de mots d'origine grecque dans le langage scientifique.

de lui-même, en comprend trois : 1° si le crâne était un os unique, une
lésion faite à l'une de ses parties, se communiquerait au tout, ce qui
serait un mal; c'est pourquoi le crâne a été ainsi composé; 2° il importe
qu'il soit dur dans une partie et mou dans l'autre; alors quand la partie
dure sera frappée, la partie plus molle pourra être seule lésée, la partie
dure restant intacte; 3° il recevrait parfois deux blessures du même
coup, car s'il était frappé dans la partie dure, il pourrait être blessé en
ce point et la partie molle être aussi atteinte. La seconde raison de la
pluralité des os dans le crâne, tirée des besoins des organes contenus
en lui, s'appuie elle-même sur quatre raisons : 1° pour que les veines qui
portent la nourriture au cerveau puissent pénétrer par ses commissures,
ce qui ne pourrait se faire, si le crâne était un seul os continu et
indivis; 2° pour que les nerfs sensitifs et moteurs sortent par les commissures, portant la sensibilité et le mouvement aux parties situées en
dehors de la tête; 3° pour que les fumées qui s'élèvent du cerveau puissent s'exhaler par ces commissures; 4° pour que la dure-mère puisse se
suspendre aux commissures du crâne.

La raison pour laquelle les commissures du crâne sont seules fortement dentelées, est qu'il importe que par elles passent bien des choses,
nerfs, veines, fumées, ce qui ne se pourrait faire, si elles étaient reliées
au moyen de forts ligaments. La raison pour laquelle le crâne est dur,
c'est pour qu'il protège le cerveau et les membranes des dommages extérieurs, et soit pour eux un casque et un bouclier défensif. La raison pour
laquelle il est plan à l'intérieur et à l'extérieur, c'est pour que ni la dure-
mère ni la membrane qui recouvre les os, ne soient blessées par des
aspérités. Les raisons pour lesquelles il est spongieux au milieu sont au
nombre de trois : 1° pour que les fumées puissent s'exhaler plus librement
grâce à cette porosité; 2° pour qu'il soit plus léger, afin que le cerveau
ne soit pas surchargé de son poids; 3° pour retenir dans ses pores le sang
qui est sa nourriture. Les raisons pour lesquelles il est rond sont au
nombre de deux : 1° pour pouvoir contenir davantage; en effet la figure
ronde a une plus grande capacité que les autres figures, comme il ressort
de l'opinion de Galien, au VII° l. du *De juvamentis*, à la fin du chapitre II,
où il donne les raisons de la rotondité des figures; 2° pour mieux défendre
le cerveau et lui-même des nuisances du dehors et leur mieux résister.
Les raisons pour lesquelles il est oblong, sont au nombre de deux :
1° parce que la substance du cerveau est oblongue; 2° pour que les nerfs
et la moelle qui sortent du premier et du second ventricule du cerveau,
aient de la place pour sortir entre le cerveau et le crâne, et ne rencontrent pas le crâne immédiatement à leur sortie, ce qui les blesserait.

Le nombre des os de la tête a été différemment indiqué par les auteurs;
cependant tous sont d'accord, si on les comprend bien. En effet les uns

comptent quatre os, n'entendant par là que les principaux; c'est à savoir l'os coronal, l'occipital (landa) et les deux pariétaux (verrualia); d'autres en comptent six, ajoutant à ceux que nous venons de nommer les deux os pétreux; d'autres en comptent cinq, ajoutant non les deux os pétreux, mais le seul os basilaire; d'autres sept, ajoutant les pétreux et l'os basilaire; d'autres encore divisent le coronal en deux suivant sa longueur, ce qui se voit quelquefois; d'autres enfin, comme Avicenne, en ajoutent deux à celui-là, un à chaque tempe (tympor) et les appellent os pairs (ossa paris). C'est ainsi que le nombre des os est augmenté. La vérité est qu'il y a quatre os principaux de la tête : le coronal, l'occipital et les deux pariétaux, que les deux os pétreux ne sont pas principaux, et qu'il ne faut pas mettre au nombre des os de la tête l'os basilaire, si ce n'est parce qu'il soutient toute la tête et les os susdits, dont il est la base, ce pourquoi il est dit basilaire (basillare). Les quatre os principaux sont dits *principaux*, parce qu'ils vont jusqu'à la dure-mère et sont en contact avec elle. Ainsi les os pétreux ne sont pas principaux, puisqu'ils ne vont pas jusqu'à la cavité du crâne, et que la dure-mère ne se suspend pas à eux comme elle le fait aux précédents.

Le premier os de la tête, qui s'étend de l'extrémité supérieure du nez jusqu'à la commissure qui divise la tête en travers, est dit *coronal* et sa commissure est dite coronale; c'est l'os qui s'étend d'une tempe à l'autre.

Deux autres os recouvrent le cerveau sur les côtés, et par leur bord antérieur se continuent avec l'os coronal, et eux-mêmes se rejoignent sur le sommet de la tête, par la commissure verruale. C'est à eux que se rattachent, sous les oreilles, les os maxillaires supérieurs. Ces os sont plus solides à leur bord supérieur près de la commissure verruale que plus bas. La raison de cette solidité est qu'ils recouvrent la partie supérieure du cerveau, qui est la plus exposée aux dangers; ils sont comme un bouclier qui protège et défend le cerveau. Ces os sont dits *verruaux* [1], du nom de leur commissure qui est dite verruale, parce qu'elle se joint à la commissure coronale : la jonction de ces deux commissures présente en effet l'aspect d'un manche de vrille (manubrii verrui, sive fraculae), instrument avec lequel les charpentiers percent le bois. Cette même commissure verruale (à partir de la commissure coronale) réunie avec la commissure de l'occipital est dite *sagittale*, parce qu'elle ressemble à une flèche.

Le quatrième os de la tête, qui se trouve à sa partie postérieure et à sa poupe, se joint au bord postérieur des deux os pariétaux par la commissure lambdoïde (commissura lande), il s'appelle l'os *occipital* (os

1. Ce sont les os pariétaux, réunis entre eux par la suture sagittale, et en arrière à l'occipital, par la suture lambdoïde.

lande). Sa forme est déterminée par celle de la commissure lambdoïde qui ressemble à la lettre grecque lambda [1], ou à la figure 7 en algorisme. Elle a cette forme Λ, c'est-à-dire que la partie supérieure est seule commune aux deux commissures.

Tous ces os s'assemblent comme les scies et les clefs, en insérant et entrecroisant leurs parties l'une dans l'autre, et cela sans aucun ligament intermédiaire ; ce mode d'assemblage des os est appelé *en dents de scie* (serratilis), et les commissures de cette espèce sont dites « en dents de scie ». La raison pour laquelle les os de la tête sont seuls joints ainsi, est qu'il était nécessaire, comme on l'a vu, qu'il passât par les commissures de la tête plus de choses que par les autres.

Il faut noter que, si ces quatre os principaux de la tête enveloppent toute sa partie supérieure, ils la soutiennent de même à la partie inférieure et se rejoignent sous le cerveau, non pas toutefois en dents de scie, mais au moyen de forts ligaments.

L'os *coronal* a quatre trous bien évidents, deux pour les yeux et deux pour les narines ; en outre l'os coronal a quelques petits trous qui ne sont pas si évidents pour nous, et qui traversent sa partie inférieure du côté du palais et de la bouche : ils donnent passage aux nerfs qui portent le sentiment et le mouvement à la langue, à la luette, et aux autres membres de la bouche.

Les deux os *pariétaux* ont de même deux trous bien évidents, c'est-à-dire un pour chaque os, faits pour les oreilles ; par eux sortent du cerveau les nerfs auditifs qui se terminent dans ces trous ; ils ont, en outre, quelques autres trous percés dans la partie inférieure, moins évidents.

L'os *occipital* a un seul grand trou dans sa partie inférieure, en arrière, à travers lequel la moelle sort du cerveau, portant le mouvement et le sentiment à tous les membres inférieurs. Comme les autres os, il a encore quelques trous fort petits qui se dissimulent à nos yeux, et par lesquels quelques superfluités reumatiques (superfluitates reumaticae) sont envoyées du cerveau à la luette et à la poitrine, même au poumon.

Sous l'occipital se trouve l'*os basilaire*, dur, épais, court, perforé dans son milieu ; ce trou est placé droit au-dessous du trou de l'occipital et lui est opposé. L'os basilaire soutient toute la tête, et s'articule immédiatement avec la première vertèbre du cou, comme on le verra plus bas.

Sur les deux os pariétaux qui recouvrent les parties latérales et supé-

---

1. Le texte latin est ici « lamda » ; ailleurs il est « landa », « lande ». Le texte de Guy de Chauliac donne « lauda ». Tous ces mots incorrects veulent indiquer le « lambda » des Grecs ; en tout cas, ils s'appliquent à l'*os occipital*, et à la *suture lambdoïde*. (V. *Guy de Ch.*, p. 41, 715). — Dans les auteurs du moyen âge, on trouve aussi le mot *laude* pour désigner l'*os hyoïde*.

rieures du cerveau, sont ajoutés deux os, un sur chacun, qui sont appelés *mendeux* (mendosa) [1], parce que leurs articulations sont mendeuses; ils sont dits aussi *os pétreux*, eu égard à la partie où passent les trous des oreilles, parce que là ils sont durs et denses comme des pierres. Les raisons pour lesquelles ces os furent ajoutés à la partie inférieure des pariétaux sont au nombre de quatre : 1° les pariétaux, sont plus faibles à leur partie inférieure que dans le haut; 2° cette partie est plus plane, moins arrondie, par conséquent moins capable de résister aux dommages du dehors, elle a donc besoin d'eux; 3° dans les os pariétaux, se trouvent les trous des oreilles, qui les affaiblissent, c'est pourquoi il fut nécessaire de les doubler des os pétreux; 4° la substance du cerveau est fort proche de ces trous, et les os pariétaux sont faibles en cet endroit; aussi les os pétreux y ont-ils été ajoutés, pour que l'air fût mieux altéré et qu'en les traversant en allant vers le cerveau, il fût très atténué (multipliciter degraderetur). Les raisons de l'addition des os pétreux par mode d'apposition (per modum appodiationis), et du remplacement des articulations en dents de scie, par des articulations superficielles, sont, que s'ils pénétraient plus avant dans les pariétaux ils les affaibliraient plus qu'ils ne les fortifieraient. Les raisons pour lesquelles les trous des oreilles sont tortueux, sont au nombre de deux : 1° pour que l'air qui les traverse pour aller vers le cerveau soit altéré, afin qu'il ne blesse pas ce dernier, et subisse des atténuations dans de nombreuses révolutions; 2° parce que si des sons très violents pénétraient directement et subitement jusqu'au cerveau, ils le blesseraient. En effet une impression trop violente gâte le sens, comme on le voit au II° l. du *De anima*; mais le séjour prolongé du son dans lesdites révolutions en diminue la violence.

Quand ces six os, au moyen des trois commissures en dents de scie et des deux mendeuses (écailleuses), sont joints ensemble de la manière qui a été dite, au-dessus de l'os basilaire, il s'en suit tous les avantages que nous avons décrits, et la tête doit être comme une sphère de cire un peu comprimée sur les côtés. Il arrive, comme le veut Galien, que l'on rencontre d'autres formes de tête, différentes de celle-là; elles sont dites alors de formes anormales, et cela plus ou moins, selon qu'elles s'éloignent plus ou moins de la forme naturelle décrite ci-dessus.

Figure (7) dans laquelle on voit l'ensemble, la composition et les articulations des 6 os de la tête, pour autant qu'on les aperçoit de la partie supérieure.

1. On désignait sous ce nom les os pétreux ou *temporaux*, parce qu'ils s'unissent aux pariétaux au moyen d'une suture qui diffère des autres, qui est mendeuse, trompeuse; c'est la suture écailleuse. Mendosus, faux, qui n'est pas de bon aloi. (*G. de Ch.*, p. 41, 716.)

Figure (8) dans laquelle on voit l'ensemble, la composition et les articulations des 6 os de la tête et des 6 os de la face, et de quelle façon ils s'articulent ensemble et quelle figure ils prennent, lorsqu'on les regarde par le côté.

Il faut noter ici que, quoi que prétende le vulgaire sur la diversité des os et des commissures de la tête de la femme et de l'homme, et quoique le Philosophe, au Ier l. du *De historiis*, au commencement du ch. 4, dise en parlant de l'anatomie du crâne, que c'est un os rond ayant chez les femmes une seule jointure sur la circonférence de la tête, et chez les hommes trois qui sont réunies en une, comme chez la plupart des autres, — il faut noter donc que la pure vérité est qu'il n'y a absolument aucune différence entre eux, comme on le constate dans l'atrium de St Innocent, à Paris, où se trouvent cent mille crânes.

La troisième partie principale qui entre dans la composition de la partie supérieure de la tête, est composée elle-même de trois choses principales : les membranes, le cerveau et ses émonctoires. Pour former les membranes des veines viennent du foie, en passant de l'intérieur dans la partie charnue extérieure de la tête, par le trou de l'os basilaire. Elles descendent ensuite sous le crâne par la commissure médiane, et y rencontrent des artères venant du cœur par l'intérieur ; elles s'entrelacent toutes ensemble sur ce point et constituent la *dure-mère*, qui se suspend aux commissures du crâne au moyen de veines, de nerfs et d'artères. Ces derniers traversent aussi les commissures et constituent extérieurement la membrane qui relie les os et entoure tout le crâne. — Ainsi le crâne se divise en quatre parties. — La raison pour laquelle lesdites veines descendent, c'est pour que leur sang soit rendu plus subtil par cette descente. La raison pour laquelle lesdites artères montent, c'est afin que le choc du sang qu'elles renferment soit modéré par cette ascension. Les raisons pour lesquelles la dure-mère est suspendue au crâne, sont au nombre de deux : 1° parce que si elle touchait la pie-mère, elle la froisserait par sa dureté ; 2° afin que le pus qui tombe d'une plaie de la chair extérieure soit retenu sous le crâne, sur sa propre surface et ne vienne pas léser la pie-mère et le cerveau.

Ces artères, veines et nerfs, après avoir formé la dure-mère, se réunissent une seconde fois sous le crâne en un tout, se divisent, se tissent ensemblent et constituent la *pie-mère*. Celle-ci porte ce nom, parce qu'elle enveloppe pieusement le cerveau, comme une mère pieuse enveloppe son fils, et la dure-mère parce qu'elle enveloppe durement ce même cerveau. La raison pour laquelle il y a plusieurs membranes au cerveau, est que s'il n'y en avait qu'une, elle serait ou dure ou molle, ou médiocrement dure ; si elle était dure, elle blesserait ; molle, elle serait blessée; médiocrement dure, elle blesserait et serait blessée. Il a donc été nécessaire qu'il y en eût deux, l'une dure, l'autre molle; la dure contre le crâne, pour servir d'intermédiaire entre lui et la pie-mère, afin qu'il ne la blessât pas; la molle, pour servir d'intermédiaire entre la dure-mère et le cerveau, qu'elle ne blesse pas et qu'elle préserve de la dureté de la dure-mère.

Quant à la seconde partie, qui est le *cerveau*, il faut savoir qu'après avoir tissé et composé la pie-mère, lesdites artères et veines entrent dans la substance du cerveau, lui apportant du foie la nourriture, du cœur la vie et l'esprit. Cet esprit est digéré dans le cerveau même par une nouvelle digestion, et il y devient l'*esprit de l'âme*[1]. La pie-mère touche immédiatement le cerveau et le divise en apparence en trois *ventricules*; chacun d'eux semble, en apparence du moins, être divisé par le milieu[2], division qui paraît plus profonde dans le *ventricule antérieur*, au point qu'il semble en former deux (Fig. 4 et 5). Il est plus grand et plus large que les autres, et donne asile à plusieurs esprits[3]. Il reçoit en effet plusieurs choses : c'est en lui que réside la faculté imaginative, qui reçoit du sens commun les apparences des choses sensibles[4]; lesquelles il a lui-même reçu du monde extérieur, apportées qu'elles lui sont par les organes spéciaux. On juge que tout le cer-

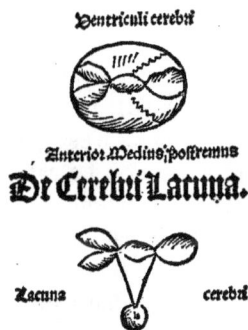

Ventriculi cerebri

Anterior. Medius. Posterus

De Cerebri Lacuna.

Lacuna   cerebri

Fig. 4 et 5, de J. Peyligk.

1. Ms. 2030 : « est fait esperit de lame ». Les mss latins portent « spiritus animalis », peut-être pour « spiritus animae ».

2. Pagel : « Apparenter dividit in 3 ventriculos *aut cellulas et destinguit* quorum *ventriculorum* quilibet per medium saltem *exterius* apparenter videtur esse distinctus ». — Ms. 1487 : « Apparenter dividit in 3 ventres quorum quilibet saltem apparentur per medium videtur esse distinctus ». — Ms. 2030 : « le divise apissablement en 3 ventres desquiex chascun est devise par le mileu apissamment ». — — Le ms. 7139 donne la même leçon que le ms. 1487, moins le mot « videtur ».

3. Pagel : « species »; mss 1487 et 7139 : « spiritus »? — ms. 2030 : « car il ia pluiseurs esperis ».

4. Pagel : « species rerum sensatarum »; — ms. 7139 : « species rerum sensitivarum »; — ms. 2030 : « les especes des choses sensibles ».

veau est froid et humide relativement [1]; le *premier ventricule* est jugé
chaud et sec par rapport aux autres. Le *ventricule du milieu* est beaucoup plus petit que les autres; c'est en lui que se trouve la faculté
d'appréciation, c'est là qu'on discerne, réfléchit et juge des choses présentées; ce ventricule est dit chaud et humide, comparé aux autres.
Ensuite on rencontre le *troisième ventricule*, dans lequel réside la
faculté de la mémoire; il est plus grand que celui du milieu, plus petit
que le premier. Comparé aux autres, on le juge froid et sec; il reçoit et
thésaurise les pensées et les perceptions [2]. De sa partie postéro-inférieure
sort la moelle, par le trou de l'occipital et celui du basilaire; elle est
enveloppée de deux membranes, formées de la substance de la pie-mère
et de la dure-mère mélangées.

La forme du cerveau et des membranes ne peut être montrée, ni
peinte très exactement; mais nous en donnons des spécimens, etc.

Le cerveau est un membre spermatique, principal, official, de complexion froide et humide, blanc, lâche, mou, médiocrement visqueux,
présentant trois ventricules.

Il est spermatique, en effet il fut formé de deux spermes; principal,
car seul il est formé de trois éléments principaux; official, parce qu'il
exerce les offices du sentiment et du mouvement; froid et humide pour
deux raisons : 1° pour que par sa froideur et son humidité il tempère
et diminue l'extrême chaleur et siccité du cœur; 2° de peur qu'une
chaleur excessive développée par le mouvement du cerveau ne le sur-
chauffe et ne l'enflamme. La raison pour laquelle il est blanc, c'est pour
qu'il soit comme une table rase, indifférent à toute impression. La
raison pour laquelle il est lâche, c'est pour que les choses conçues
puissent passer facilement à travers. La raison pour laquelle il est mou,
c'est pour qu'il cède et aide aux mouvements des facultés (vertutum motibus). La raison pour laquelle il est médiocrement visqueux, c'est afin
que les nerfs soient médiocrement forts et tenaces, et ne soient pas
gênés dans leurs opérations par une trop grande viscosité et une trop
grande dureté. Les raisons pour lesquelles il est divisé en plusieurs ventricules, sont au nombre de deux : 1° pour que les esprits y soient retenus

1. « Frigidum et humidum respective. » — Manuscrit français 2030 : « froit e
moiste par regart resonnable ».
2. « Major medio, minor primo, et (1487 : ut) qualibet mediante (1487 : medietate)
primi, qui comparatus ad alios frigidus et siccus judicatur, qui pernunciatas repraes-
sentatias (1487 : rerum sententias) recipit et eas thesaurizat. » — Manuscrit français 2030 : « il est gregnour (*a*) que cil du milieu et plus petit que cil devant et est.....
froit et sec au regart des autres; et cil retient recort et met en trésor les sentences
des choses prononcées qui li sont présentées des autres et ventrels ».

a. Gregnieur : le plus considérable (Du Cange).

pendant un temps suffisant pour une nouvelle digestion; 2° pour que chaque faculté puisse exercer suffisamment son action sur les choses conçues avant qu'elles passent d'un ventricule dans l'autre; or cela ne peut se faire en un moment.

Quant à la troisième partie, les *émonctoires*, il faut savoir, selon Galien, au VIIIᵉ l. du *De juvamentis*, chap. 1 et 2, que les deux qui sont les plus proches du cerveau se trouvent sous ce dernier, entre la dure-mère et l'os sur lequel repose ledit cerveau. Le premier naît de la pie-mère et est appelé *lacune* (lacinia) [1] (V. la fig. 5); à sa partie supérieure il est rond, ample et ouvert là où se joignent à lui deux canaux et le ventricule inférieur qui se rétrécit, jusqu'à ce qu'il entre dans la tête de la glandule, laquelle est creuse et recouverte d'un *rete mirabile* qui s'étend à quelque distance d'elle. La lacune naît de la pie-mère et le rete mirabile de la lacune. Ces deux émonctoires sont les membres les mieux protégés de tout le corps, parce que l'animal mourrait avant que quelque dommage extérieur les atteignît.

CHAPITRE TROISIÈME

De l'anatomie de la face et de ses membres.

Figure (9) d'un homme fendu par devant, du milieu du front à l'anus, c'est-à-dire par le milieu du nez, de la bouche et de la langue; à l'intérieur apparaissent intacts le nœud de la gorge, le canal de la nourriture et de l'air, le cœur, le poumon et le diaphragme, l'estomac et l'épiploon, le foie, la rate et l'intestin, de quelle façon ils se groupent et sont dans l'homme vivant, le plus près possible de la vérité.

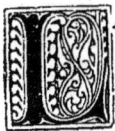

LA seconde partie principale qui forme la tête humaine est la *face*, laquelle se compose de plusieurs parties principales, le front, les oreilles, etc.

Le *front* est la partie supérieure de la face; il s'étend d'une oreille à l'autre. Sa longueur est par le travers du corps et de la tête; sa largeur s'étend des dernières racines des cheveux de devant jus-

---

1. *Lacinia* est probablement mis, par erreur du copiste, pour *lacuna*. Le ventricule inférieur (ou moyen) se termine en infundibulum à sa face inférieure. — (*Guy de Ch.*, p. 43, 715.) — La glande émonctoire serait le corps pituitaire.

qu'aux yeux et au nez. Le front, divisé selon sa longueur, se compose de
trois parties, c'est à savoir d'une partie médiane qui s'étend des cheveux
au nez, entre les yeux et au-dessus d'eux, et de deux parties qui vont des
yeux aux oreilles. La partie médiane s'appelle communément *front*, les
autres *tempes*. La partie médiane se compose d'une partie supérieure
qu'on appelle aussi communément *front*, et d'une partie inférieure vers
les yeux, qui se compose des sourcils et des paupières. L'utilité des *sourcils* et de leur proéminence est de défendre les yeux des dommages du
dehors [1]. Les avantages des *paupières* sont au nombre de deux : 1° elles
dirigent les apparences (species) des choses visibles vers la pupille,
comme une tonnelle (tonnella) dirige les perdrix vers la cage; 2° elles
défendent les yeux des choses légères qui pourraient leur nuire, comme
de la poussière, etc.

Le front tout entier avec toutes ses parties est composé de deux parties :
d'une partie charnue extérieure, qui est une portion de la face, et d'une
partie interne osseuse, qui est l'os coronal, partie du pot de la tête; elle
supporte la partie charnue du front dont on a vu l'anatomie. Cette partie
charnue est composée de peau, de chair lacerteuse et de la membrane
qui recouvre les os, dont on connaît l'anatomie.

L'anatomie et l'utilité de la peau du front ont été vues au chapitre de
l'anatomie des membres consemblables. La chair lacerteuse du front est
semblable à la chair de la tête, si ce n'est que la longueur des lacertes
est suivant la largeur de la tête et de tout le corps.

I. *Anatomie des organes de l'ouïe et de l'oreille.*

C OMME on l'a vu au sujet de l'anatomie des membres consemblables, du
ventricule antérieur du cerveau naissent sept paires de nerfs, dont la
première se rend aux yeux, la seconde à leurs lacertes, la troisième à la
langue; les autres paires vont à la dure-mère, aux autres membres intérieurs de la tête, à la bouche et aux autres membres de la face, leur apportant, du cerveau, la vie et le mouvement.

Ainsi, les nerfs qui sont les organes de l'ouïe naissent du cerveau et lui
apportent les formes (species) des sons; ils sont creux et se dilatent dans
l'orbite du trou de l'oreille, s'y divisent un grand nombre de fois et s'y
terminent. Les raisons de la cavité de ces nerfs sont au nombre de deux :
1° pour que l'esprit auditible (spiritus audibilis) puisse circuler librement
par eux; 2° pour que les formes perceptibles des sons puissent être
portées par leur cavité jusqu'au cerveau. Les raisons pour lesquelles les

---

1. Le manuscrit 1487 ajoute : « afin que les yeux fatigués dorment et reposent
sous leur ombre ».

trous de l'oreille sont tortueux, ont été indiquées dans l'anatomie de la tête.

L'oreille est un membre qui aide à l'audition ; c'est un membre consemblable official, froid et sec de complexion, cartilagineux, nerveux, faisant saillie à l'extérieur de la tête, souple. La raison de la création de l'oreille et pourquoi elle s'élève de façon apparente à l'extérieur de la tête, c'est pour que les sons, qui sont fluxibles, s'abritent sous son ombre, jusqu'à ce qu'ils soient saisis par l'organe de l'audition Les raisons pour lesquelles l'oreille a été faite souple, sont au nombre de deux : 1° pour pouvoir se plier sous la coiffe ou la mitre ; mais cette raison est faible, car les animaux ont des oreilles souples, bien qu'ils n'usent pas de mitrès ; 2° parce que si elles n'étaient pas souples, comme elles sont en contact fréquent avec des corps étrangers durs, elles seraient blessées. La raison pour laquelle elles sont cartilagineuses, est pour qu'elles se soutiennent et puissent cependant se plier.

II. Anatomie des yeux.

Figure (10) et forme de l'œil, ou image de l'œil.

L'œil est un membre consemblable, official, composé, froid et humide de complexion, organe de la faculté visuelle, intermédiaire par lequel les formes visibles sont présentées au sens commun. Galien en parle au IIIᵉ l. du *De juvamentis*, au chapitre 2, disant que la tête et le cerveau ont été créés à cause des yeux, afin qu'ils fussent placés en un lieu supérieur et élevé, comme un observateur à son poste, ainsi qu'on l'a vu ci-dessus.

Sur l'anatomie de l'œil, les opinions varient suivant les différents auteurs. Les uns en effet comptent trois tuniques dans l'œil, ne comptant pas la tunique conjonctive comme étant de la substance de l'œil ; d'autres en comptent quatre, la tenant pour être de la substance de l'œil ; d'autres, six, en divisant en deux chacune des trois tuniques principales, et n'y ajoutant pas la tunique conjonctive ; d'autres enfin, en comptent dix, ayant égard à autre chose ; et tous disent vrai, en se plaçant à des points de vue différents. Il en est de même quant aux humeurs, les uns disent qu'il n'y en a qu'une seule divisée en trois parties ; les autres affirment qu'il y a dans l'œil trois humeurs absolument différentes.

D'une manière générale, l'œil est composé de deux parties principales, les *tuniques* et les *humeurs*. L'anatomie des tuniques est comme suit : de la substance intérieure du cerveau, c'est-à-dire de son ventricule antérieur, naissent en avant deux nerfs, l'un à droite, l'autre à gauche ; on les appelle la *première paire de nerfs*. Seuls ils sont creux comme un roseau, suivant Galien, au X⁰ l. du *De accidenti et morbo*, chapitre 1. Les raisons pour lesquelles ils sont creux, sont au nombre de deux : 1° pour que l'esprit visible (spiritus visibilis) se rende facilement par leurs cavités jusqu'à l'œil; 2° pour que les formes des choses visibles arrivent librement par elles au sens commun.

Lorsque ces nerfs sortent de la substance du cerveau ils rencontrent immédiatement la pie-mère, de la substance de laquelle ils reçoivent une tunique qui les entoure; ensuite, avant de pénétrer dans la dure-mère, ils se rencontrent l'un l'autre, se réunissent, et de leurs deux cavités n'en font plus qu'une; puis ils se séparent et se rendent chacun à sa place ou à sa région propre, c'est-à-dire le nerf droit à droite et le gauche à gauche. Ils rencontrent alors la dure-mère, dont ils reçoivent de même une tunique; ensuite ils entrent dans le crâne, le traversent et réapparaissent extérieurement dans les orbites des yeux. Les raisons d'un pareil revêtement de tuniques sont qu'elles protègent les nerfs contre les lésions. Les raisons pour lesquelles les nerfs optiques se réunissent, avant d'entrer dans le crâne et d'apparaître sous les orbites des yeux, sont au nombre de trois : 1° afin que s'il arrive quelque dommage à l'un des yeux, l'autre reçoive tout l'esprit visible, et l'on voit qu'il le reçoit, car lorsqu'un œil est fermé la pupille de l'autre se dilate manifestement[1]; 2° pour que, par les deux yeux, la chose vue nous apparaisse unique; car si ces nerfs ne se réunissaient pas, une seule chose vue nous paraîtrait double, comme cela semble être chez les porcs et les autres animaux qui ont une pupille plus haute que l'autre; 3° pour que les nerfs se fortifient réciproquement et constituent des yeux vigoureux, comme s'ils naissaient tout près.

L'*orbite* est une cavité extérieure du crâne dans laquelle l'œil est placé. Lorsque lesdits nerfs sortent du crâne et pénètrent dans l'orbite, ils s'élargissent jusqu'à entourer les trois humeurs de l'œil. De chaque nerf avec ses tuniques se forment autour de ces humeurs *trois tuniques* : de la dure-mère naît la *tunique sclérotique*, de la substance de la pie-mère la *tunique secondine*, et de la substance nerveuse du nerf optique la *tunique rétine*, plus délicate que les autres et entourant immédiatement les humeurs. Les raisons de la multiplicité des tuniques, de la grossièreté des grossières, et de la délicatesse des délicates, sont au nombre de trois :

---

1. Pagel : « ut si accideret uni oculo nocumentum, alter totum spiritum visibilem reciperet, et quod recipiat, videatur, quoniam, quando unus clauditur pupillus, alterius oculi elongatur manifeste ».

Manuscrit 1487 : « ut si uni occulo accideret nocumentum alter totum spiritum visibilem recipit, et quod recipiat videtur quia unus clauditur oculus pupilla occuli elargatus manifeste ».

On remarque que le texte de M. Pagel présente, par rapport au ms. 1487, des changements dans la construction de la phrase, dans le temps des verbes et même que quelques mots sont changés.

1° pour que le sang nutritif des yeux subisse des atténuations multiples; 2° s'il n'y avait qu'une tunique, elle ne suffirait pas à protéger les humeurs contre la dureté de l'orbite osseuse, 3° elle serait, ou grossière, ou moyenne, ou délicate; si elle était grossière, elle blesserait les humeurs, si elle était délicate, elle ne suffirait pas à les défendre, et serait blessée avec elles, si enfin elle était moyenne, elle blesserait ou serait blessée.

La rétine fut faite délicate pour deux raisons : 1° pour ne pas blesser les humeurs par sa grossièreté; 2' pour ne pas empêcher leur dilatation. La raison pour laquelle la sclérotique fut faite dure, est afin qu'elle enveloppât l'œil entier et le défendît contre les dommages extérieurs. Comme il n'était pas utile, mais fâcheux, que la tunique grossière rencontrât sans intermédiaire la tunique délicate, on fit la tunique secondine, qui par sa dureté moyenne protège la rétine contre la plus grande dureté de la sclérotique.

Or chacune de ces trois tuniques peut être divisée elle-même en deux tuniques ou deux parties, comme on a vu, en la partageant par son milieu selon la plus grande épaisseur de l'œil. La partie antérieure de la rétine, ou la tunique qui en naît, est appelée *tunique* ou *partie aranéenne* (aranea), elle est traversable, c'est-à-dire transparente, diaphane, c'est-à-dire translucide. La partie antérieure de la secondine ou la tunique qui en naît, est appelée *uvée*; elle est semblable à la pellicule d'un grain de raisin; elle est délicate, solide et entoure immédiatement l'humeur albuginée; elle doit être d'une couleur intermédiaire entre le noir et le vert, et donne à l'œil sa couleur; elle est percée au centre d'un trou que nous appelons *pupille*. La raison pour laquelle elle est perforée, c'est qu'elle n'est pas transparente. La partie antérieure de la sclérotique, qui est de la substance de la dure-mère, ou la tunique qui en naît, est appelée *tunique cornée,* elle est transparente, traversable et diaphane comme une corne transparente, au point qu'elle n'empêche pas que la forme d'une chose extérieure visible, arrive à travers elle jusqu'à l'humeur albuginée. La cornée, avec la sclérotique dont elle naît, enveloppe tout l'œil; la rétine et l'aranée entourent immédiatement deux humeurs; la secondine et l'uvée sont entre les autres tuniques.

Comme l'œil ainsi composé n'était pas assez ferme dans l'orbite, qu'au contraire il pouvait se mouvoir de lui-même en vacillant, de la membrane extérieure qui recouvre les os de la tête, la nature a formé une tunique attachant fermement l'œil dans l'orbite; elle porte le nom de *conjonctive*, parce qu'elle enveloppe et attache l'œil. Mais elle ne le recouvre pas entièrement, car elle empêcherait la vision par son épaisseur; elle l'atteint un peu en avant du point où les tuniques antérieures de l'œil se réunissent aux postérieures; c'est là ou à peu près, que les humeurs vitrée et albuginée se rejoignent.

La seconde partie principale dont se compose l'œil, sont les *trois humeurs*; elles sont placées à son centre; la première d'entre elles en commençant par l'intérieur, du côté du cerveau, s'appelle *vitrée*, elle est semblable à du verre liquéfié, claire, rosée, liquide. Les raisons de la fluidité de cette humeur sont au nombre de deux : 1° pour que le sang nutritif de l'humeur cristalline s'épure en passant à travers elle, comme de l'eau à travers une éponge; 2° pour que l'esprit visible (spiritus visibilis) s'épure en passant à travers elle, quand il va du cerveau à l'humeur cristalline. Cette humeur vitrée, commençant au fond de l'œil du côté du cerveau, baigne l'humeur cristalline, jusqu'au point où, la tunique aranée les séparant, elle rencontre l'humeur albuginée, laquelle entoure de même l'humeur cristalline en avant, du côté extérieur.

L'*humeur albuginée* est comme une superfluité du cristallin; elle est transparente, froide, claire, placée dans la partie extérieure et antérieure. Les raisons pour lesquelles elle fut placée à la partie extérieure et antérieure sont au nombre de trois : 1° pour protéger le cristallin contre les dommages extérieurs; 2° si les formes des choses visibles touchaient le cristallin sans intermédiaire, elles le fatigueraient trop; 3° pour tempérer et diminuer par sa froideur, la chaleur que le cristallin acquiert par son mouvement.

L'*humeur cristalline* entourée par les humeurs vitrée et albuginée, est placée au milieu d'elles et au centre de l'œil entier; elle est appelée par quelques-uns *humeur glaciale*; elle est très claire, présente à sa partie postérieure la forme d'une pomme de pin (pineata), c'est-à-dire une forme pointue, à sa partie antérieure une forme un peu aplatie. Les raisons pour lesquelles elle est aplatie à la partie antérieure, sont au nombre de deux : 1° pour qu'elle reçoive mieux les choses senties; 2° pour qu'elle puisse mieux retenir celles qu'elle a reçues. Cette humeur est *l'organe propre et principal de la faculté visuelle*; toutes les autres parties de l'œil, ainsi que le nerf optique sont à son service, et sont comme des instruments à son usage et à sa discrétion.

III. *Anatomie des organes de l'odorat et du nez.*

DE la partie antérieure du cerveau, droit au-dessus des deux trous du crâne, qui sont eux-mêmes au-dessus de l'extrémité supérieure du nez, naissent deux appendices, comme les mamelons des seins, qui ne sont pas de véritables nerfs, mais sont cependant les organes de l'odorat. Vis-à-vis d'eux, il y a une sorte de fosse, située entre les deux yeux, sous l'extrémité supérieure du nez qui la recouvre. Il y a deux raisons de la création de cette fosse : 1° pour qu'elle reçoive et qu'elle expulse les

superfluités du cerveau; 2° pour qu'en elle se repose l'air qui apporte
l'apparence (species) d'une chose qui peut être sentie, jusqu'à ce qu'elle
soit saisie par l'organe de l'odorat.

De cette fosse, deux trous s'avancent vers la bouche et le palais, par le
colatoire (colatorium) [1]. Les usages de ces trous sont au nombre de trois :
1° pour que, lorsque la bouche est fermée, l'aspiration de l'air vers les
poumons puisse se faire; si cela n'était pas, il faudrait que la bouche
fût continuellement ouverte; 2° pour que par eux, en soufflant fortement,
on débarrasse ledit colatoire des immondices visqueuses; 3° pour aider à
la prononciation des lettres, ce qui fait dire que l'on parle du nez, lorsque
ces orifices sont obstrués de quelque manière.

Devant cette fosse et ce trou se trouve le *nez*, membre consemblable
official, spermatique par son origine [2], froid et sec de complexion, faisant saillie sur la face, souple. Il est composé de trois parties principales, d'une partie charnue extérieure, de deux os et de quelques cartilages. Les raisons de la proéminence et de la forme du nez, sont au
nombre de trois : 1° pour qu'il recouvre les superfluités que le cerveau
expulse et lui envoie; 2° pour qu'il reçoive et conserve l'air, qui est
l'agent nécessaire du transport des choses qui peuvent être senties;
3° pour qu'une partie de l'air aspiré par le nez soit apportée au cerveau.

La partie du nez qui nous apparaît la première, la partie charnue, est
formée de peau et de chair lacerteuse, dont la composition a été décrite
ci-dessus dans l'anatomie d'autres parties. La partie osseuse est composée de deux os en forme de triangle, qui s'appuient l'un sur l'autre et
dont les extrémités se réunissent à la partie supérieure du nez, avec l'os
coronal; ils se continuent à leur partie inférieure par deux cartilages.
La partie cartilagineuse se compose desdits cartilages et d'un troisième,
qui divise intérieurement le nez par le milieu selon la longueur, et forme
la séparation des deux narines. Les avantages des deux cartilages qui
soutiennent l'extrémité inférieure du nez, sont les mêmes que ceux du
cartilage de l'oreille. L'utilité du cartilage médian est que, s'il arrive
quelque dommage à l'une des parties, l'autre fait la fonction du tout.

1. Les deux trous qui s'avancent vers la bouche et le palais par le colatoire, sont
les deux *orifices postérieurs des fosses nasales*; le colatoire serait l'*arrière-cavité des
fosses nasales*. — Par les trous de la lame criblée, les superfluités du cerveau seraient
versées goutte à goutte dans la fosse située au-dessous (*colare*, verser goutte à
goutte). — Il semble que certains auteurs aient donné le nom de *colatorium* à la
lame criblée elle-même. — H. de M. dit que la luette pend de l'extrémité du palais
et du colatoire.

2. « Coram dictis fovea et foramine situatur nasus et est membrum consimile vel
officiale, etc., a *domino* (1487 : *divino*) spermaticum. » — Manuscrit 1487 : « Nassus
situatur cora dictis foramine et fovea et est membrum consimile vel officiale, etc., a
domino spermaticum ».

IV. Anatomie de la bouche et de tous les membres qui y sont contenus.

D<small>E</small> l'estomac, par l'intermédiaire du *mery* (mery) ou canal de la nourriture ou *œsophage*, ce qui est la même chose, vient une membrane qui entoure intérieurement toute la bouche; la preuve qu'elle vient de l'estomac, c'est que lorsqu'on touche l'intérieur de la bouche, il se produit immédiatement une envie de vomir. Dans la bouche se termine l'extrémité supérieure de l'œsophage et du canal de l'air, que l'on appelle *tube du poumon* et *trachée-artère* (canna pulmonis et trachea arteria), dont l'orifice dans la bouche est recouvert par le cartilage cymbalaire, qui est la troisième partie du larynx, c'est-à-dire du nœud de la gorge[1]. Ce *cartilage cymbalaire* s'élève quand on parle et ne recouvre alors que très lâchement le canal de la nourriture et celui de l'air; quand on avale de la nourriture, il s'abaisse et recouvre alors étroitement la voie de l'air, tandis que le canal de la nourriture reste ouvert. En effet, si au moment de la déglutition il ne recouvrait pas le canal de l'air, la nourriture y pénétrerait, comme cela arrive souvent lorsqu'on veut parler en mangeant; on tousse alors sans interruption, jusqu'à ce que ce qui était entré soit expulsé.

La *luette* pend de l'extrémité du palais et du colatoire, au-dessus de l'orifice desdits canaux et au-dessus du cartilage cymbalaire. C'est un membre froid et humide, épais en haut, grêle en bas, souple. Il y a trois raisons de sa création : 1° pour tempérer et adoucir la dystempérie (distemperantia) de l'air qui se rend au poumon; 2° pour aider à l'articulation des sons; 3° pour recevoir les superfluités qui lui sont envoyées du cerveau.

La *langue* est un membre placé dans la cavité de la bouche, composé de chair molle, blanche, peu serrée, mêlée de nerfs, de veines et d'artères; c'est l'organe du sens du goût, et elle a près de sa racine deux sources (fontes)[2] qui l'humectent. C'est un membre consemblable, official, froid et humide de complexion, il est l'organe de la parole. Il y a trois raisons de sa création : 1° lorsqu'on mange, elle roule les aliments à travers la bouche, pour qu'ils soient mieux mâchés; 2° elle distingue entre les saveurs et les transmet au sens commun; 3° elle aide à la pro-

---

1. Ms. 1487 : « Cartilago cymbalaris que est tertia pars epigloti i. e. nodi gutturis ». Le *cartilage cymbalaire*, c'est ce que nous appelons l'*épiglotte*; « epiglota » et « nodus gutturis », c'est le *larynx* avec la pomme d'Adam. — « *Mery* » désignait l'*œsophage*. (G. de Ch., p. 159; *gargamelle*, p. 713; *mery*, p. 48, 716.)

2. Ce sont les glandes sublinguales, qui souvent, dans les mouvements de la langue, au moment des repas, éjaculent de la salive.

nonciation du discours, des mots et des lettres. La raison pour laquelle la chair de la langue est blanche, est afin qu'elle amène la salive aqueuse à une couleur semblable à la sienne. La raison pour laquelle il y a deux sources près de la racine de la langue, est afin de tempérer et modérer la sécheresse et la chaleur trop grandes, qui résulteraient de ses mouvements exagérés.

Les *dents*, suivant quelques-uns, ne sont pas des membres, parce qu'elles ne sont pas formées d'une combinaison première des humeurs, etc., comme on l'a vu plus haut, au chapitre de l'anatomie des superfluités qui entrent dans la composition du corps humain. — Selon d'autres, les dents sont des membres consemblables, officiaux, spermatiques, de la plus grande dureté, plantés dans les mâchoires. Les raisons de leur création sont au nombre de trois : 1° elles préparent les aliments pour la digestion en les mâchant ; 2° elles aident à l'émission des sons ; de là provient que ceux auxquels il manque des dents, parlent un peu imparfaitement ; 3° elles servent d'armes à certains animaux. Le nombre des dents est différent suivant les individus, les uns en ont 32, les autres 28.

On est divisé d'opinion pour savoir si ce sont ou non des os. Les uns disent que ce sont des os, parce qu'elles sont extrêmement dures ; d'autres disent qu'elles n'en sont pas, parce qu'elles sont sensibles et qu'elles repoussent, même chez des gens décrépits. Les premiers disent qu'elles ne sont pas sensibles par elles-mêmes, mais par leur union avec la gencive, ou que de tous les os, les dents seules sont sensibles.

Les *lèvres* sont des membres consemblables, officiaux, très lacerteux, froids et secs de complexion. Elles ont trois raisons d'être : 1° elles sont pour la bouche et pour ses membres, comme la porte pour la maison : les services que la porte rend à la maison, les lèvres les rendent à la bouche ; 2° elles concourent à l'émission des sons ; 3° elles empêchent les aliments de sortir de la bouche, et les retiennent jusqu'à ce qu'ils soient bien mâchés.

V. Anatomie des mâchoires.

Mâchoires, joues, maxillaires (mandibula, gena, maxilla), c'est une même chose. L'homme a 4 mâchoires, 2 supérieures et 2 inférieures ; les mâchoires supérieures sont immobiles chez tous les animaux, excepté chez le crocodile. Les mâchoires sont composées de deux parties principales, à savoir une partie charnue extérieure et une partie osseuse intérieure. La partie charnue se compose de peau et de chair lacerteuse, comme les autres membres dont il a été parlé. La partie osseuse se compose de 4 os, dont les 2 supérieurs, qui appartiennent aux *mâchoires supérieures*, sont fortement unis avec l'os coronal, au milieu des orbites des yeux, par leur bord supérieur. Par leurs extrémités supérieures ou postérieures ils se rattachent, vers les oreilles, aux os pétreux, au moyen de forts ligaments ; dans leur bord inférieur, sont plantées les dents supérieures ; leurs extrémités antérieures se rejoignent au milieu de la lèvre supérieure, sous le cartilage médian du nez.

Aux extrémités postérieures de ces os, se relient les extrémités postérieures des os *maxillaires inférieurs*, c'est à savoir sous les oreilles, et cela au moyen de forts ligaments et d'un appendice arrondi[1] qui fait corps avec eux, et roule dans un trou tortueux qui lui est proportionné, et dont on a grand'peine à l'extraire ; le trou en question se trouve dans les extrémités postérieures des os supérieurs. C'est grâce à ces ligaments, à cet appendice et à certains muscles charnus, que les mâchoires inférieures se meuvent, en haut par des muscles inférieurs, et en bas par des muscles supérieurs ou postérieurs[2], roulant de toute part les aliments lorsque l'on mange. Les deux maxillaires inférieurs se soudent entre eux au milieu du menton ; dans leur bord supérieur sont plantées les dents inférieures.

Ces mâchoires inférieures sont mobiles. Les raisons pour lesquelles elles le sont, sans que les supérieures le soient, sont au nombre de deux : 1° elles sont légères et par là plus aisées à mouvoir ; 2° elles sont plus éloignées du cerveau, et ne lui causent ainsi par leur mouvement aucun dommage. Les raisons pour lesquelles la mâchoire supérieure ne se meut pas, sont au nombre de deux : 1° pour que ses mouvements n'affaiblissent pas son union avec les os de la tête ; 2° de peur qu'étant si près du cerveau, elle ne lui cause quelque dommage par ses mouvements.

CHAPITRE QUATRIÈME

De l'anatomie du cou et des membres qui y sont contenus.

ALIEN expose l'anatomie du cou au VIII° l. du *De juvamentis*, au commencement, et montre que le cou existe à cause des poumons, puisque les animaux qui ne possèdent pas de poumons n'ont ni cou ni voix, excepté les poissons.

Le cou est tout ce qui est situé entre la tête et les épaules (spatula),

---

1. Pagel : « Additamento carneo ». Manuscrit 1487 : « additamento curvo ».
2. Pagel et ms. 1487 : « Mediantibus autem dictis ligamentis et additamento moventur et mediantibus quibusdam lacertis carnositatis dictarum mandibularum moventur superius per inferiores et inferius per superiores seu posteriores moventur... ».

entre le menton et le thorax. Il est composé de quatre parties principales : les vertèbres, les nuques, la gorge, le gosier ; en outre, il est traversé par le canal de l'air et celui de la nourriture, qui ne sont pas de sa
substance.

Les *vertèbres* du cou sont au nombre de 7, elles forment le support
du cou entier ; la première est reliée à l'os basilaire par de nombreux
ligaments faibles et ténus ; la septième, étant la dernière, est reliée de la
même manière à la première vertèbre du dos. La seconde vertèbre au
contraire est rattachée à la première, au moyen de ligaments forts et
peu nombreux ; la troisième est rattachée à la quatrième, de la même
manière , et ainsi des autres jusqu'à la septième.

La raison pour laquelle les ligaments de la première vertèbre avec le
basilaire et de la septième[1] avec la première du dos, sont faibles, est qu'il
est nécessaire que la tête se meuve en plusieurs sens, indépendamment du
cou et le cou indépendamment du dos ; ce qui existe dans ces articulations.
Les raisons pour lesquelles les ligaments sont nombreux, sont au nombre
de deux : 1° des ligaments faibles mais nombreux supportent la tête comme
l'auraient fait un petit nombre de ligaments forts ; 2° s'il y en avait eu
un petit nombre de forts, ils n'auraient pas obéi aussi facilement aux
mouvements variés de la tête et du cou.

Chacune des 7 vertèbres du cou présente deux trous, un de chaque
côté ; par ces 7 paires de trous, sortent 7 paires de nerfs importants qui
prennent naissance dans la moelle, et se répartissent dans la tête, la face,
le cou, les bras, les épaules et la poitrine. Ces nerfs s'unissent à quelques
filaments des nerfs de la tête, *et de tous les filaments de ces nerfs
mélangés avec de la chair, se forment les muscles et les lacertes,*
instruments des mouvements volontaires de ces parties.

La seconde partie principale du cou est constituée des deux *nuques*
(cervices)[2], ce sont des parties·charnues placées en long immédiatement
sur les deux côtés des vertèbres, de l'os basilaire jusqu'à la septième
vertèbre du cou ; plus bas elles s'étendent de la même manière, le long
des côtés des vertèbres de toute l'épine, jusqu'à l'os caudal, et prennent
le nom de *longes*. La raison de la création des nuques et des longes, c'est

---

1. Pagel : « Et secundae spondilis » ; — manuscrit 1487 : « et septimi spondilis ».
— Le manuscrit 1487 emploie les mots *spondile* ou *spondilus*.
2. Les gouttières vertébrales sont remplies de chaque côté par des masses mus-
culaires longitudinales, qui s'étendent de l'occipital au sacrum ; les anatomistes
anciens désignent sous le nom de « cervices », que l'on peut traduire par *nuques*,
les masses charnues situées entre l'occipital et la septième cervicale, et par celui
de « longae », *longes*, celles qui sont au-dessous, jusqu'au sacrum (V. *Guy de Ch.*,
p. 48, 708, 716). Aujourd'hui, on désigne particulièrement sous le nom de *longes*
les vertèbres dorsales et lombaires avec leurs muscles ; le *râble* comprend les
régions lombaire inférieure et sacrée supérieure.

afin que les nerfs se reposent sur elles comme sur des coussins, lorsqu'ils sont fatigués par le mouvement et le travail.

La troisième partie principale du cou est appelée *gosier* (guttur). Le *nœud antérieur du gosier* (nodus anterior gutturis), placé immédiatement sous le menton, est une saillie de l'*épiglotte* ou nœud du gosier[1].

La quatrième partie principale est dite *gorge* (gula); elle est formée par les deux côtés antérieurs du cou, prolongés jusqu'aux deux nuques; ils renferment des chairs lacerteuses, à travers les parties postérieures desquelles, du côté des nuques, montent vers la tête de grosses veines qu'on appelle *organiques* ou *veines guidem*[2]. De chaque côté, sous ces dernières, montent de même deux grandes artères, dont la section entraîne le plus grave danger et parfois la mort.

L'autre portion du cou, qui est à l'intérieur et passe à travers sa cavité sans être de sa substance, se compose de trois parties, le canal de la nourriture et celui de l'air, quelques grandes veines et artères qui se rendent à la tête, pour les raisons énumérées plus haut dans l'anatomie de la tête, enfin le *canal de la nourriture, œsophage, méry*, ce qui est une même chose. Ce dernier s'étend de la bouche jusqu'à l'orifice de l'estomac, en traversant la partie inférieure et postérieure du cou, adhérant à toutes ses vertèbres et à celles du dos jusqu'à la cinquième. En ce point il s'éloigne des vertèbres, se dirige vers la partie antérieure de la poitrine, passe à travers le diaphragme, et à la sortie de ce dernier il se continue et se termine par l'orifice de l'estomac. L'œsophage est composé de deux tuniques, l'une interne, l'autre externe; la tunique interne est composée de fibres longitudinales qui lui donnent sa faculté attractive, par laquelle il attire de la bouche les aliments; la tunique externe est composée de fibres latitudinales, au moyen desquelles l'œsophage chasse les aliments qui se rendent dans l'estomac. Il n'a pas de fibres transversales, parce qu'il n'a besoin de rien retenir, si ce n'est pour sa propre nutrition.

Le *tube du poumon*, le *canal de l'air*, ou la *trachée-artère* (canna pulmonis, via aeris et trachea arteria) sont une même chose. Il est situé dans le cou, à côté de l'œsophage, et se continue de la bouche jusqu'au poumon, le long de la partie antérieure du cou, près de la gorge. Il est

---

1. Les anciens, par le nom d'épiglotte, désignaient le larynx; le nœud du gosier représente le cartilage thyroïde, et le nœud antérieur du gosier, la saillie qu'il fait en avant, que nous appelons la pomme d'Adam (V. *Guy de Ch.*, p. 48).

2. Le mot de « gula », *gorge, cou*, peut être considéré comme représentant la partie antérieure du cou, limitée en arrière par le bord postérieur des muscles sterno-mastoïdiens; les « nuques » représentent la partie postérieure du cou. — Les chairs lacerteuses désignent plus particulièrement, sans doute, les *muscles sterno-mastoïdiens*; les *veines organiques* ou *guidem* (organicae sive venae guidem) sont les *veines jugulaires*. Les artères dont il est question sont les *carotides* (V. *Guy de Ch.*, p. 49; *Guidegi*, p. 714; *Apoplectiques*, p. 707).

composé d'anneaux cartilagineux, reliés les uns aux autres par une membrane; ces anneaux présentent, du côté du canal de la nourriture, une interruption d'environ un quart de leur circonférence. La raison de cette interruption des anneaux, c'est afin qu'ils cèdent aux gros bols qui passent dans l'œsophage.

Entre l'œsophage et le tube du poumon, se trouve une partie ou une membrane intermédiaire lacerteuse, appelée *ysmon*[1], c'est là que se forment les esquinancies.

Vers les extrémités de ces deux canaux, dans la bouche, se trouve le *larynx*, cartilage composé de trois cartilages, dont un est le cartilage cymbabaire, déjà cité, qui recouvre alternativement ces canaux.

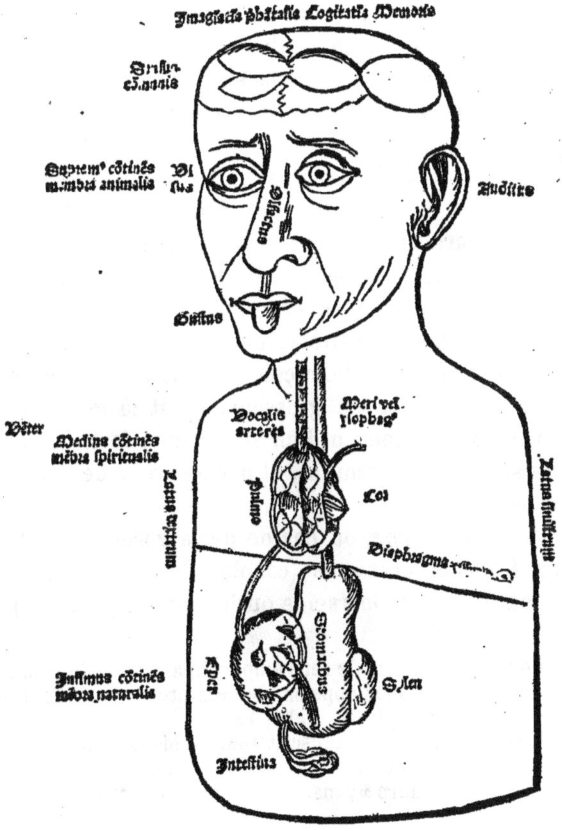

Fig. 6. — Tête et tronc, de J. Peyligk.

1. « Ysmon », manuscrit français : « Ysmen ».

CHAPITRE CINQUIÈME

De l'anatomie des épaules.

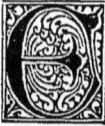

ÉPAULE, *omoplate*, *spatule* (humerus, heroplata et spatula), c'est une même chose. L'épaule est la partie du corps qui, de chaque côté, s'étend du cou aux bras, au-dessus de la partie supérieure de la poitrine.

L'épaule se compose de deux parties, à savoir de chair et d'os. La chair est lacerteuse comme ailleurs. La partie osseuse des deux épaules ensemble se compose de cinq os et des os des adjutoires (adjutorium) [1], dont les extrémités font partie de l'articulation de l'épaule. Cependant ils ne sont pas comptés dans les cinq os susdits, mais on les met au nombre des autres os du bras, comme on le verra ci-après. Les deux épaules se composent donc de cinq os, de telle façon que dans la formation de chacune entrent deux os et demi, de la manière suivante : le premier est l'os de l'épaule, autrement nommé *omoplate* (heroplata) par les anciens. Son extrémité postérieure s'incline vers l'épine dorsale et est élargie, mince, placée entre les côtes supérieures et les lacertes de la chair extérieure. L'autre extrémité du même os s'arrondit au niveau de l'articulation de l'épaule, et au sommet de cette rotondité se trouve une cavité, appelée boîte de l'épaule [2], parce qu'elle reçoit l'extrémité supérieure de l'humérus qui lui est proportionnée en grosseur. C'est là que ces os s'unissent fortement ensemble, au moyen d'un nerf [3] dur, fort, flexible, insensible, qui s'attache sur leurs extrémités, et porte le nom de tendon (thenantos), de ligament ou de cahap.

La *fourche de la gorge*, ou chaîne de la gorge ou de la poitrine, qui s'appelle en français *clavicule* (canole) du cou [4], est un os fait en manière de fourche, dont la racine ou le manche pénètre et repose dans

1. L' « adjutorium » est, dans le sens employé par Henri de Mondeville, la partie du membre supérieur que nous appelons le *bras* proprement dit. L'*os de l'adjutoire* est notre *humérus* (Voy. *Guy de Ch.*, p. 51, 706).

2. Pagel : « Pixis humeri »; manuscrit 1487 : « pissis humeri »; manuscrit français : « la boiste de l'espaulle ».

3. Pagel : « ligamento duro »; ms. 1487 : « nervo duro »; il s'agit probablement du tendon du biceps.

4. « Furcula gulae vel cathena gulae vel pectoris, qui gallice vocatur « canole » colli et est os factum ad modum furculae. » Les anciens sous le nom de « furcula gulae » désignaient les deux *clavicules* ensemble, réunies à la première pièce du *sternum*. L'on avait ainsi un os à deux branches. — Quant à l'os semblable à un bec d'oiseau, c'est l'*acromion*.

une cavité, qui se trouve au milieu de l'os le plus élevé du thorax. Les branches de la fourche s'étendent vers les deux épaules, une vers chacune, et s'y joignent aux os respectifs de chaque épaule et de chaque bras, pour fortifier et soutenir leurs articulations.

Outre ces os, on trouve encore pour fortifier ces articulations, deux petits os semblables au bec d'un oiseau, c'est à savoir un os à chaque épaule. Ils sont fixés entre les os de l'épaule, et les extrémités de l'os de la fourche, comme un coin qui affermit le lieu. Ainsi chaque épaule est composée de l'omoplate, de l'*os rostral*, et de l'une des extrémités de l'os de la fourche; ce qui fait pour les deux épaules, cinq os.

CHAPITRE SIXIÈME

De l'anatomie des bras et des parties qui sont au-dessous.

LE bras est tout le membre qui pend en bas, de la jointure de l'épaule jusqu'aux ongles des doigts. Il se compose de quatre parties principales : 1° en commençant par la partie profonde, d'une partie osseuse, qui est au milieu ou au centre; 2° de nerfs, cordes, ligaments et muscles, qui se trouvent immédiatement sur les os; 3° d'artères et de veines; 4° de lacertes et de peau.

Les os du bras entier, de l'épaule en bas, sont au nombre de 30, dont quelques-uns ont de la moelle au milieu. Le premier et le plus élevé est, comme on a vu, l'*os de l'adjutoire*, dont l'extrémité supérieure arrondie va à l'articulation de l'épaule, et pénètre dans la cavité ou boîte de l'omoplate. Dans l'adjutoire [1] il n'y a qu'un seul os, qui n'a pas de compagnon; il est gros, un peu recourbé du côté interne, très creux, plein de moelle. Les raisons de la grosseur de cet os sont au nombre de deux : 1° parce qu'il importait qu'il fût fort par lui-même; 2° pour que sur sa circonférence, quatre grands muscles pussent trouver place. La raison pour laquelle il est recourbé, est qu'il s'adapte mieux aux choses qu'il embrasse. La raison pour laquelle il fut fait creux, est afin qu'il fût plus léger et plus obéissant aux mouvements des muscles. — Cet os présente à son extrémité inférieure, c'est-à-dire à l'articulation du coude, deux proéminences, dont l'une est plus saillante et plus longue que l'autre;

1. « Adjutorium », c'est le bras proprement dit; l'os de l'adjutoire, c'est l'humérus, avons-nous dit.

elles sont faites comme le milieu d'une de ces roues, avec l'aide desquelles on puise l'eau des puits, et que l'on appelle en français « poulies ». (ms. 1487). Ces proéminences pénètrent dans une cavité proportionnée, que forme toute l'extrémité supérieure du grand focile, immédiatement contre le petit focile du bras.

L'*avant-bras* [1] a, du coude à la main, deux os, à savoir le grand et le petit focile [2]; le petit va du coude au pouce par la partie supérieure, antérieure ou interne de l'avant-bras; l'autre, le grand focile, va du coude vers le petit doigt, jusqu'à l'articulation de la main ou poignet (racheta). A son extrémité supérieure, s'ajoute un appendice en forme de bec, qui chevauche sur l'articulation du coude, à la partie postérieure, et constitue la pointe du coude, lorsque le bras se fléchit en avant [3]. Les raisons de l'existence de cet appendice sur l'articulation du coude, sont au nombre de deux : 1° il protège l'articulation contre les dommages extérieurs; 2° il empêche le bras de se plier en arrière, de peur qu'un mouvement excessif ne lui nuise.

Les deux *fociles* sont fixés l'un dans l'autre de telle façon, que le petit paraît entrer dans le grand et y être comme fiché. Ils sont unis dans l'articulation du coude, avec l'os de l'adjutoire, au moyen de forts ligaments. Les raisons pour lesquelles il y a deux os dans l'avant-bras, tandis que dans l'adjutoire il n'y en a qu'un, sont au nombre de trois : 1° si on porte l'avant-bras en haut il protège, lorsqu'il le faut, la tête et les autres membres comme un bouclier défensif; 2° un des deux os reste sauf, si l'autre est blessé; 3° l'os sain est un soutien pour l'os blessé, au moment de la blessure. Ces deux fociles s'unissent, au niveau de l'articulation de la main, aux os du poignet, qui sont au nombre de 8, dont les 4 supérieurs se relient aux 4 inférieurs qui sont du côté de la main [4], et ceux-ci s'unissent aux quatre os de la paume, dont chacun se relie au premier os de chacun des quatre doigts, autres que le pouce. Chacun de ces quatre doigts a trois os; le pouce en a 3, comme chacun des doigts, mais n'a pas d'os qui lui corresponde dans la paume de la main; son premier os se

1. « Brachium » désigne ici l'*avant-bras*. Henri de Mondeville se sert de ce mot pour désigner soit tout le membre supérieur, soit seulement l'avant-bras.
2. Sous le nom de *fociles*, on désigne ici les *os de l'avant-bras*; le *grand* focile est le *cubitus*, le *petit* est le *radius*.
3. Cet appendice est l'olécrâne.
4. Pagel : « Ista duo focilia continuantur in junctura manus in suis extremitatibus inferioribus cum ossibus rachetae manus quae sunt 8, quorum 4 superiora continuantur cum 4 juncturis quae sunt versus manum et haec 4 inferiora continuantur cum 4 ossibus pectinis manus. » — Ms. 1487 : « Ista 2 focilia continuantur in junctura manus que sunt 8 quorum 4 superiora continuantur cum 4 inferioribus que sunt versus manum et haec 4 inferiora continuantur cum 4 ossibus pectinis manus. »

rattache immédiatement à l'extrémité inférieure du petit focile du bras. Les raisons de la diversité de situation et de position du pouce, par rapport à celle des autres doigts, sont au nombre de deux : 1° afin que le pouce, étant opposé à chacun des autres doigts, prenne mieux avec eux ce qui doit être pris ; 2° pour que, opposé aux autres doigts, il retienne fermement ce qui a été pris. Tous ces os, depuis l'articulation de l'épaule, se relient entre eux, au niveau de toutes les articulations, au moyen de ligaments.

La seconde partie principale, qui entre dans la composition du bras, se compose de nerfs, de ligaments, de cordes et de muscles.

De la moelle épinière, se rendent à chaque bras, à travers les vertèbres du cou, quatre grands *nerfs* faciles à voir, un vers l'extérieur, un vers l'intérieur, un vers la partie supérieure et un vers la partie inférieure, apportant au bras et à ses parties, du cerveau et de la moelle, le sentiment et le mouvement; ils forment une partie des 7e et 9e paires et la 8e paire en entier. Prenons pour type le nerf extérieur, car il en est de même, à leur manière, des trois autres nerfs.

Le *nerf extérieur* donc, qui porte à la partie extérieure du bras le sentiment et le mouvement, va de la moelle à l'articulation de l'épaule sans se mélanger à rien, très sensible, grêle et débile.

Au moment où il passe sur l'articulation, il se mélange avec une partie du ligament qui en sort; *le composé de ces deux éléments s'appelle corde* [1]. Les raisons du mélange du ligament avec le nerf, sont qu'il supplée aux trois défauts qu'a ce dernier : 1° l'insensibilité du ligament modère l'extrême sensibilité du nerf, qui aurait été souvent molestée; 2° le ligament supplée par sa masse au peu de masse du nerf; il faut en effet que le nerf se divise dans les différentes parties du bras, pour pouvoir y exercer son office; 3° la force et la dureté du ligament viennent en aide à la faiblesse du nerf, lequel est insuffisant et trop faible pour exercer tous ses offices.

Ce qu'est un nerf, une corde, un muscle, un ligament, on l'a vu plus haut, au chapitre de l'anatomie des membres consemblables. Le ligament, comme on l'a vu, est épais et par là supplée à la finesse du nerf; fort, il supplée à la faiblesse du nerf; insensible, il tempère et modère l'excessive sensibilité du nerf simple. Et il ne faut pas croire qu'il y ait dans tout le bras un nerf moteur simple sans mélange; on y rencontrera ladite corde ou ses divisions, qui, là où elles sont notables, s'abritent

---

1. « Corda » désigne ce que nous entendons par *tendon*; mais les anciens considéraient cet organe comme formé de nerfs et de ligaments; à cause de cela nous préférons conserver dans notre traduction le mot *corde*. Nous réserverons le mot *tendon* pour les cas où ils l'emploient eux-mêmes.

immédiatement sur les os. C'est d'elles dont parle Galien, lorsqu'il dit
au Ier l. du *De interioribus*, au milieu du chapitre 7 : les nerfs sont
naturellement placés dans la profondeur du corps, pour que ce qui se
trouve au-dessus d'eux les défende contre les dommages du dehors.
Cependant, les branches de quelques nerfs, qui ne sont pas des principaux, se dispersent dans les lacertes des bras et dans leurs divisions,
jusqu'à ce qu'ils se terminent extérieurement dans la peau.

A partir du point où ladite corde a été constituée, comme nous avons
dit, elle se rend dans le bras, lui apportant le sentiment et le mouvement;
si par exemple elle veut, sur l'ordre de l'âme, le ramener vers la partie
postérieure, le muscle externe se contracte, et l'interne s'allonge; si,
au contraire, le bras doit se fléchir vers le dedans, le muscle interne se
contracte et l'externe s'allonge. Il en est de même des muscles supérieur
et inférieur. Mais lorsque le bras, sur l'ordre de l'âme, se contracte et
s'étend tout entier, toutes les cordes sont alors également et uniformément étendues.

Cette corde en s'éloignant de l'articulation de l'épaule, se dirige vers
l'avant-bras et la main, et à la distance de trois travers de doigt ou environ de l'articulation de l'épaule, elle se divise en fibres très ténues et
se mélange avec de la chair simple, divisée comme elle; *le composé de
ces éléments divisés s'appelle muscle* (musculus). Les raisons de l'union
de la chair simple avec la corde pour composer le muscle, sont au nombre
de trois : 1° les fibres de cette chair servent, lorsqu'il en est besoin, de
coussin de repos à la corde; 2° elle tempère et modère par son humidité
la sécheresse que la corde acquiert par le mouvement; 3° la forme des
membres et des muscles est plus belle que si elle était uniformément
ronde et égale partout, comme une anguille. Et comme ce composé de
corde et de chair simple, qu'on appelle muscle, est très nécessaire, la
nature l'a revêtu d'une sorte de membrane pour qu'il se conservât mieux.
Or le muscle est, comme il a été dit, épais au milieu et grêle aux extrémités, *ressemblant ainsi à un rat* (mus); c'est pourquoi il est appelé
muscle. Lorsque le muscle s'approche de l'articulation du coude, à une
distance de trois travers de doigt, il s'amincit puis prend fin. Les fibres
de la corde reviennent alors à leur unité, et reconstituent une corde
comme auparavant; celle-ci se dirige vers la main, et lorsqu'elle arrive
sur l'articulation du coude, elle se mélange avec une partie d'un ligament venant de la jointure, comme cela s'était fait auparavant, pour les
raisons marquées ci-dessus. Lorsqu'en allant vers la main, elle a dépassé
l'articulation du coude de l'espace susdit, mêlée de nouveau à de la chair
simple, elle reconstitue un muscle comme auparavant. Elle se dépouille
encore une fois de chair, et de nouveau se forment des muscles, puis
la corde se dépouille encore de chair, cela autant de fois qu'entre deux

articulations, se forme un muscle proportionné au membre et au lieu, jusqu'aux dernières extrémités des doigts, de façon que la plus petite articulation comme la moyenne ou la plus grande ait, lorsque cela est nécessaire, son mouvement propre.

Des veines et des artères du bras.

La troisième partie principale qui entre dans la composition du bras, comprend les veines et les artères; ce qu'est une veine, une artère, quel office elles ont à exercer dans le corps, combien il y a de raisons de leur création, tout cela a été démontré plus haut dans l'anatomie des membres consemblables. Dans chaque bras [1], outre les veines cachées, il y a cinq grandes veines apparentes, qui venant du foie se dispersent à travers la substance du bras. En effet, d'une grande veine qui sort seule de la convexité du foie (gibbo epatis), c'est-à-dire de sa partie extérieure, comme on le verra, qui est le tronc de toutes les veines, excepté des mesaraïques, et qu'on appelle *rameuse* (ramosa) ou « kilis » [2], se détachent deux branches, l'une ascendante, l'autre descendante. La branche ascendante, appliquée contre l'épine, se ramifie, au niveau de l'union de chaque vertèbre avec la suivante, et envoie un rameau de chaque côté, puis un rameau dans le diaphragme, et un, deux, trois ou plusieurs rameaux capillaires dans l'enveloppe du cœur. En passant sous cette dernière, la branche ascendante envoie au cœur un grand rameau, qui pénètre dans son ventricule droit; ensuite elle se divise, envoyant un rameau vers chaque bras; chacun de ceux-ci se divise encore et envoie un rameau au cou et au larynx; le rameau restant se rend à l'aisselle.

Prenons l'un d'eux pour exemple, puisqu'il en est de même de l'autre.

1. L'obscurité de quelques points de ce passage m'engage à le mettre sous les yeux du lecteur, afin de lui permettre de juger ou modifier la traduction.
« In quolibet brachio ultra venas absconditas sunt 5 magnae venae apparentes, quae venientes ab epate per brachii substantiam disperguntur, quia ex vena quadam magna, quae sola oritur a gibbo epatis; i. e. a parte ejus exteriori, ut patebit, et est truncus omnium venarum exceptis mesaraycis et vocatur ramosa sive kilis (1487 : bilis) et ramificantur duo rami, unus ascendens, alter descendens; cum autem ascendens ascendit, adherendo spinae ramificatur dividens inter quascunque 2 spondiles et ramos ex utroque latere unum et in dyafragmate unum et in ca(p)sula cordis unum aut 2 aut 3 aut plures capillares et transiens infra (1487 : juxta) dictam casulam mittit ad cor ramum magnum, dextrum ejus ventriculum subintrantem, deinde principalis ascendens dividitur mittens versus quodlibet brachium ramum unum, quorum quilibet dividitur mittens ad collum et epiglotam ramum unum, singulus ramus tendit ad singulam assellam. »
2. Cette veine est nommée *rameuse*, parce qu'elle se subdivise en rameaux pour se distribuer dans tout le corps. Elle est dite *Kilis*, de χυλός, chyle, parce que, pour les anciens, elle contient le chyle qu'elle a repris dans le foie, où la veine porte l'avait apporté.

Sous les aisselles chaque rameau se bifurque; l'une des divisions se rend, à travers la partie qui est sous l'aisselle, jusqu'au pli du coude; là elle apparaît nettement et s'appelle *veine hépatique* ou *basilique*; elle continue ensuite et se rend vers la main, par la partie inférieure de l'avant-bras; elle se détourne vers la partie externe de la main, et apparaît entre le petit doigt et l'auriculaire. A la main droite, ce rameau veineux s'appelle *salvatelle* ou *hépatique*, à la main gauche il s'appelle *splenique*.

La seconde division, seconde partie ou seconde veine, en laquelle se partageait le susdit rameau, se dirige, sous l'aisselle, vers la partie extérieure du bras ou de l'épaule. Elle s'y subdivise : l'une des divisions se rend vers la partie charnue de la tête, on l'a vue dans l'anatomie de cette région, et monte ensuite dans le cerveau. La seconde division, dite veine *dorsale*, se rend à la partie postérieure du bras, et s'y divise encore; son plus grand rameau se rend à la partie externe de la main et s'y termine. L'autre se subdivise près de l'épaule, et donne la *corde du bras* [1], qui par la partie postérieure du bras se rend dans la partie postérieure et inférieure de la main et s'y termine (voy. fig. 7 et 8); l'autre branche avance et s'enroule autour du bras, jusqu'à ce qu'elle apparaisse au pli du coude, où elle prend le nom de *veine céphalique* ou *de la tête*. Elle avance ensuite sur l'avant-bras, et se rend à la partie externe de la

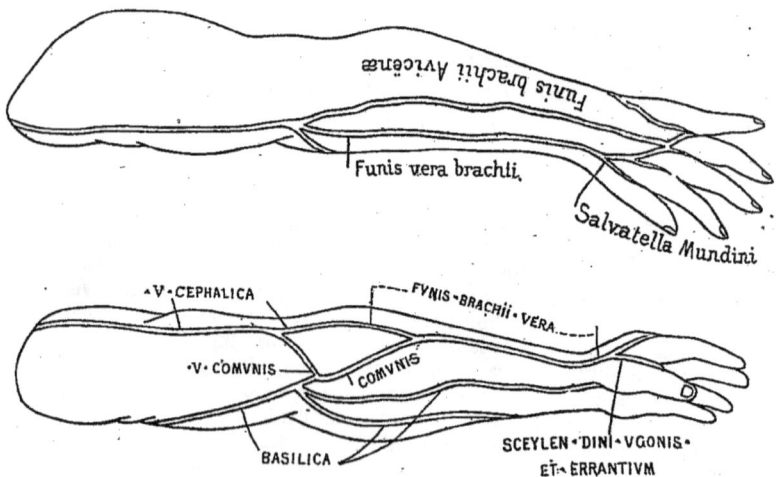

Fig. 7 et 8. — Veines du bras, funis brachii, etc. Ces figures sont copiées dans les *Commentaires de Carpi sur l'anatomie de Mundini*, f. CLXXVI, édit. de 1521. (Voy. p. 28 de G. de Ch., 1890.)

1. « Alter autem ramus prope humerum subdividitur scilicet in funem brachii. »

main, jusqu'à ce qu'elle y apparaisse entre le pouce et l'index et y prenne comme plus haut le nom de *céphalique*.

De cette céphalique qui vient de l'épaule, et de l'hépatique qui vient de l'aisselle, naissent deux rameaux, un de chaque veine, qui s'unissent ensemble et constituent la *veine médiane* ou *pourprée*, ou *noire*, ou encore *noirâtre*, *commune* ou *cardiaque*, ce qui est la même chose.

Il y a donc dans chaque bras cinq veines, c'est à savoir : la dorsale, l'hépatique, la corde du bras, la céphalique et la cardiaque. Toutes ces veines cachées se divisent infiniment, jusqu'à devenir capillaires; ces divisions ne regardent pas le chirurgien, car elles n'occasionnent ni différences, ni difficultés dans l'œuvre de chirurgie. Il suffit au chirurgien de connaître la place des grands nerfs, veines et artères, afin qu'il sache les éviter, lorsqu'il fait des incisions, et guérir leurs blessures, lorsque c'est nécessaire. Il faut noter, que partout où dans le corps on rencontre une veine, on rencontre aussi une artère; une grande artère, là où est une grande veine, une moyenne là où est une veine moyenne, une artère capillaire où est une veine capillaire; partout où se rend une veine pour apporter la *nourriture*, là se rend une artère pour porter la *vie*. Il faut noter encore que les artères sont plus profondes que les veines, et le plus souvent au-dessous d'elles, parce qu'elles renferment un sang plus précieux; aussi la nature ne veut-elle pas les exposer aux dommages du dehors.

La quatrième partie principale dont se compose le bras, consiste en *lacertes* et en *peau*. Ce qu'est le lacerte, la peau, et quelles sont les raisons de leur création dans le corps entier, et dans chacune de ses parties, cela a été vu au chapitre de l'anatomie des membres consemblables et au chapitre de l'anatomie de la tête. Toute la partie charnue du bras qui n'est pas du muscle, est du lacerte. *Les lacertes sont composés de trois sortes de fibres :* de fibres longitudinales, par lesquelles la faculté attractive du membre, auquel appartiennent les lacertes, opère et a de la force; de fibres latitudinales, par lesquelles la faculté expulsive a de la force et opère, et de fibres transversales, par lesquelles la faculté rétentive a de la force; tous ces lacertes réconfortent par leur épaisseur la vertu digestive [1].

---

1. Pagel : « Confortant vertutem sua spissitudine digestiva ». Manuscrit 1487 : « confortant virtutem suam spissitudine digestivam ». Le manuscrit français : « tous ces lacertes confortent par leur espoisseté la vertu digestive ». Du Cange : espoisse, épaisseur.

CHAPITRE SEPTIÈME

*De l'anatomie de la poitrine et de tous les membres
qui y sont contenus.*

*Figure (11) d'un homme fendu par le milieu, par derrière, du sommet
de la tête jusqu'à la queue (cauda), par le milieu de l'épine; par cette
fissure, apparaîtra la partie postérieure de tous les organes internes.*

LA poitrine est toute la partie du corps qui s'étend du cou et des
épaules, jusqu'au niveau du diaphragme en bas. Les raisons
pour lesquelles la poitrine est placée au-dessus du ventre, sont
au nombre de deux : 1° pour que les superfluités ne soient
pas expulsées à travers la poitrine; 2° pour que la poitrine soit près de
la bouche, par laquelle elle aspire l'air (c'est ce que dit Galien, au IVe
l. du *De juvamentis*, chapitre 2).

La poitrine est composée tout entière de deux parties principales :
l'extérieure et l'intérieure. La partie extérieure se compose de trois
parties : le thorax, qui est en avant, le dos, qui est en arrière, et les
deux côtés, qui sont la région des côtes.

Le *thorax* se compose de trois parties : la peau et la chair lacerteuse
extérieure apparente, les mamelles, des os. On a dit ce qu'est la peau.
Les lacertes du thorax sont longitudinaux, latitudinaux, etc., comme
ceux des autres membres.

Les *mamelles* sont, tant chez l'homme que chez la femme, formées de
nombreux nerfs, veines, artères, et de chair molle, blanche, glanduleuse
et spongieuse. Les raisons de la création des mamelles chez l'homme
furent au nombre de trois : 1° pour réconforter par leur épaisseur la
chaleur naturelle et la digestion des esprits; 2° pour protéger et défendre
contre les dommages du dehors, les organes de la poitrine; la 3° raison,
qui regarde seulement les mamelles de la femme, est qu'en elles se fait
la génération du lait. Il était en effet nécessaire que l'enfant nouveau-né
fût nourri d'un aliment peu différent de celui dont il se nourrissait dans
l'utérus, et il était nécessaire que ce fût un aliment facile à digérer, à
cause de la faible résistance de l'enfant. C'est pour cela que furent créées
dans les mamelles de nombreuses cavités, remplies de chair molle et
blanche, dans lesquelles se forme le lait. Les raisons pour lesquelles les
mamelles des femmes sont sur la poitrine, alors que le plus souvent les
autres animaux les ont ailleurs, sont au nombre de trois : 1° la poitrine
est une place noble, notable et honnête, et ainsi elles peuvent être mon-

trées honnêtement[1]; 2° réchauffées par le cœur, elles lui renvoient sa chaleur, de sorte que cet organe se réconforte lui-même; 3° la troisième raison s'applique aux grandes mamelles seulement, qui par cela qu'elles recouvrent la poitrine, réchauffent, recouvrent et réconfortent l'estomac.

Aux mamelles de la femme, se rendent plusieurs veines qui y apportent de la matrice, le sang menstruel, que leur vertu digestive fait passer de la couleur rouge au blanc, pour qu'il devienne semblable de couleur aux mamelles, de même que le chyle qui se rend de l'estomac dans le foie, passe à la couleur rouge du foie. Comme le lait est nécessairement blanc, puisqu'il est le résidu de la nutrition des mamelles qui sont blanches, il est nécessaire que la nourriture de celles-ci soit blanche, puisque la nutrition d'une partie se fait par une nourriture semblable à elle.

Les *os du thorax* sont au nombre de sept, dont la longueur est selon la largeur du thorax; ils s'appuient l'un sur l'autre latéralement, leurs extrémités sont cartilagineuses. Celles-ci, au nombre de quatorze, se continuent avec les extrémités antérieures des 14 grandes côtes de la poitrine. L'*os supérieur* du thorax offre au milieu de sa partie supérieure une pixis ou petite cavité, dans laquelle, comme on l'a vu, repose le pied de la fourche de la gorge. De même l'*os inférieur* a dans son milieu un prolongement cartilagineux, qui pend sur l'orifice de l'estomac et est souple, etc. Il n'y a qu'une seule raison de la création de ce cartilage, c'est qu'il protège l'estomac contre les dommages extérieurs; de même la raison de sa flexibilité, c'est qu'il cède à l'orifice de l'estomac lorsque celui-ci est rempli, et qu'il s'abaisse sur lui lorsqu'il est vide [2].

Les *côtes* occupent les deux côtés de la poitrine, qui comme les autres membres sont formés de peau et de chair lacerteuse. De chaque côté, se trouvent sept grandes côtes qui sont dites les *vraies côtes* de la poitrine; leurs extrémités postérieures se rattachent, de chaque côté, aux plus élevées des 12 vertèbres du dos. Les cinq vertèbres inférieures du dos sont placées immédiatement sous les précédentes, et s'y rattachent; à elles se relient les extrémités postérieures des dix *côtes imparfaites*, dites *fausses*, incomplètes, *mendeuses* (mendosae), petites ou diminuées, cinq de chaque côté, qui sont placées latéralement sous les grandes côtes. Les extrémités antérieures de ces cinq petites côtes ne se continuent pas par

---

1. Pagel : « Et ideo possunt curialius exhiberi ». — Ms. 2030 : « Et pour ce il puet traites plus courtoisement ».

2. L'os supérieur du thorax paraît être une partie de l'extrémité supérieure du *sternum* (au-dessous du bord supérieur), qui reçoit le pied de la fourche, c'est-à-dire l'extrémité interne des deux clavicules avec le bord supérieur du sternum; les sept os du thorax formeraient le sternum avec les sept cartilages des vraies côtes, de chaque côté. L'os inférieur du thorax est l'extrémité inférieure du sternum avec l'*appendice xyphoïde*.

des os, mais seulement par les flancs du ventre. Les raisons pour lesquelles ces dix petites côtes sont incomplètes par devant, et ne se continuent pas avec des os, sont au nombre de deux : 1° elles obéissent plus
facilement à la dilatation et à la contraction des organes nutritifs ;
2° grâce à leur flexibilité et à leur peu de résistance, elles se brisent
moins facilement.

Les *vertèbres du dos* sont au nombre de douze, correspondant de
chaque côté, aux extrémités postérieures des douze côtes, tant grandes
que petites, de sorte que chaque vertèbre, par ses deux côtés, se rattache à des côtes.

La seconde partie principale qui entre dans la composition de la poitrine, est sa partie interne, qui est constituée par une cavité appelée *ventre
supérieur* par quelques-uns, tandis que la cavité des organes nutritifs
est appelée *ventre inférieur*. Le diaphragme sépare ces ventres et les
distingue. Dans la cavité de la poitrine avant tout, sont contenus deux
organes, à savoir le cœur et les poumons.

Le *cœur* est l'organe principal par excellence [1], formé de matière spermatique primaire, dont la quantité est complétée par de la chair dure,
presque lacerteuse, forte, officiale. Il donne à tous les autres membres
du corps entier le *sang vital*, la *chaleur* et l'*esprit*. Tous les membres
nommés dans la description ci-dessus, sont connus, si ce n'est que la
chair du cœur est presque lacerteuse. En effet, si elle était du véritable
lacerte, le mouvement du cœur serait volontaire et non naturel, ce qui
n'est pas le cas, puisque aucune volonté n'a prise sur lui. Le cœur a la
forme d'une pomme de pin, et se trouve au milieu de la cavité de la
poitrine, et au milieu de toute la poitrine, comme le veut son rôle, comme
un roi au milieu de son royaume. Sa pointe ou extrémité inférieure est
un peu inclinée vers la gauche de la poitrine, ainsi que le dit le Philosophe, au Ier l. du *De historiis animalium*, à la fin du chapitre 6. Les
raisons pour lesquelles il se tourne du côté gauche sont au nombre de
deux : 1° pour qu'il ne comprime pas le foie, ou ne soit pas comprimé
par lui ; 2° pour que par sa chaleur il réchauffe la partie gauche qui est

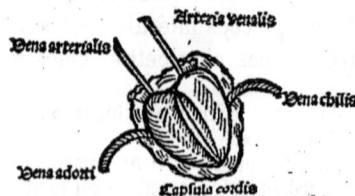

Fig. 9. — Cœur, de J. Peyligk.

1. La figure 9 nous montre le cœur en position avec ses quatre vaisseaux, la veine
artérielle, l'artère veinale, la veine chilis et l'aorte.

froide. S'il dévie parfois de cette position dans les cadavres, chez les hommes vivants il est toujours placé ainsi. Cependant, chez tous les autres êtres qui ont un cœur, il est placé juste au milieu, du moins virtuellement.

Il faut noter que le cœur seul a du sang dans sa substance; dans tous les autres membres, le sang est contenu dans les veines. La tête du cœur est placée en haut, elle est plus grosse et n'incline ni d'un côté ni de l'autre; elle est rattachée aux parties postérieures de la poitrine par quelques ligaments, qui n'ont pas d'égaux en force dans tout le corps; ils ne touchent pas la substance du cœur, si ce n'est à la partie supérieure, où ils prennent naissance. La raison pour laquelle ces ligaments sont si forts, c'est afin que le cœur soit absolument ferme à la place qu'il occupe. La raison pour laquelle les ligaments ne s'attachent pas à ses côtés, c'est pour qu'ils ne gênent pas le mouvement de ses parties superficielles.

Le cœur a deux *ventricules* ou deux cavités, le ventricule gauche est un peu plus élevé que le droit, à cause de la position du cœur qui est celle-ci [1]. Entre les deux ventricules se trouve une paroi intermédiaire, dans la partie inférieure de laquelle, en son milieu, existe une cavité que quelques-uns appellent le *troisième ventricule*. Sur chacun des deux ventricules principaux du cœur, se trouve un appendice cartilagineux, fort, flexible, présentant une cavité à la façon d'une oreille de chat; les bourreaux et le vulgaire les appellent *oreillettes* ou petites cornes du cœur (auriculae vel corniculae cordis); elles se contractent et se dilatent tour à tour. La raison de ces cavités est qu'il y reste en réserve, pendant quelque temps, de la nourriture et de l'air, pour tempérer et nourrir le cœur.

Au ventricule droit se rend une veine venant de la veine rameuse, comme on a vu au chapitre de l'anatomie du bras, qui apporte un sang grossier, épais et chaud pour nourrir le cœur. Elle pénètre par ce ventricule dans la substance du cœur, à travers laquelle le sang se répand, afin que les diverses parties de l'organe s'en nourrissent. Ce qui reste de ce sang, trop abondant pour la nutrition du cœur, est rendu plus subtil par la vertu du cœur, et chassé dans la cavité de la paroi intermédiaire, où il s'échauffe, se subtilie, se digère et se purifie. Ainsi purifié, il passe dans le ventricule gauche, où il donne naissance à l'*esprit*, qui est plus clair, plus subtil, plus pur, plus resplendissant que toutes les choses corporelles formées des quatre éléments, et est par conséquent plus proche de la nature des choses supercélestes. Il forme entre le corps et l'âme un lien amical et approprié, et est l'instrument immédiat de l'âme, ce qui fait que les esprits sont les porteurs des facultés.

1. Les mss ne renferment pas la figure qu'annonce le texte. Voy. la fig. 9, de Peyligk, en note, dans la page 60.

Du ventricule gauche du cœur, à côté de la cavité de son oreillette, sortent deux artères, dont l'une a une seule tunique, comme les veines, et s'appelle l'*artère veinale,* elle porte du cœur au poumon la portion de sang nutritif destinée à le nourrir, et se divise dans sa substance; c'est ce que dit Galien au VI° l. du *De juvamentis membrorum,* au chapitre 2 : nous voyons que le cœur est reconnaissant au poumon du bienfait qu'il en reçoit, l'air, au point de lui céder pour sa nourriture du même sang dont il se nourrit. — L'autre artère a deux tuniques et est dite *grande artère* [1]; d'elle, naissent toutes les artères qui se dispersent à travers tout le corps, dans ses parties inférieures et supérieures, afin de le vivifier, ainsi que chacun de ses membres, par l'esprit vital et le sang qu'elles contiennent et transportent. Cet esprit est l'instrument de toutes les facultés (virtus) [2] de l'âme, et prend naissance dans le cœur, ainsi qu'il a été exposé ci-dessus; il est dit *cardiaque.* Lorsqu'il passe dans les ventricules du cerveau, il est soumis à une nouvelle digestion et devient l'*esprit de l'âme* [3]. De même dans le foie il devient l'*esprit nutritif,* dans les testicules *générateur;* il devient ainsi esprit de toute espèce, pour que grâce à lui les vertus puissent exécuter leurs multiples opérations.

Dans les artères qui ont deux tuniques, c'est l'enveloppe interne qui est la plus dure. La raison en est qu'elle s'oppose et résiste plus fortement aux mouvements du sang et de l'esprit vital, qu'elle contient immédiatement. Les raisons pour lesquelles les artères ont deux tuniques sont au nombre de deux : 1° une seule tunique ne suffirait pas pour résister aux mouvements violents du sang et des esprits; 2° ce qui est contenu en elles, est ce qu'il y a de plus précieux, et avait par conséquent besoin d'une protection plus forte.

Les raisons pour lesquelles l'artère veinale n'a qu'une seule tunique, sont au nombre de deux : 1° pour qu'elle obéisse plus rapidement à la dilatation et à la contraction, en portant l'air froid du poumon au cœur; 2° du cœur au poumon la distance est courte, et par suite les dangers qui menacent ne sont pas si grands. Les raisons de la création des artères dans tout le corps, ont été exposées au chapitre de l'anatomie des membres consemblables.

Le *poumon* est un membre de création primaire, spermatique, qualitativement formé de chair lâche, official, composé, le van du cœur (ventilabrum cordis), chaud et sec de complexion naturelle, accidentel-

1. La *grande artère* représente l'*aorte,* vena adorti, fig. 9.
2. « Virtus » ou « vertus », car H. de M. emploie les deux mots, est une expression générique dont le sens varie beaucoup; tantôt elle exprime les fonctions, les qualités d'un organe, les facultés de l'âme, la force de résistance du corps (virtus patientis). Nous conserverons quelquefois ce mot, dont le sens est toujours indiqué nettement par celui de la phrase où il se trouve.
3. Le ms. 2030 dit : « esperit de lame ». — Voy. la note 1, p. 33.

lement froid et humide, enveloppé d'une membrane nerveuse. Les raisons pour lesquelles il est enveloppé d'une telle membrane, sont au nombre de deux : 1° elle rassemble, retient et conserve la substance lâche du poumon; 2° par elle le poumon est sensible, ce qu'il n'est pas par lui-même, afin qu'il ne soit pas blessé sans le sentir par les dommages extérieurs. La substance du poumon fut d'abord formée des deux spermes, et comme il suffisait de peu de chose pour le compléter, il leur fut ajouté une chair légère et spongieuse. Le poumon est donc composé de cette chair, des ramifications de l'artère veinale et de la veine artérielle, et du tube du poumon. Le fait qu'il est naturellement chaud et sec, provient de la rapidité de son mouvement; il est froid et humide accidentellement, parce que sa substance est lâche et qu'il est placé droit au-dessous du cerveau, dont il reçoit des matières froides, humides et catarrhales.

Le poumon est divisé par le milieu, comme l'est toute la poitrine, par une membrane qui prend naissance dans le diaphragme; on en parlera plus loin. La raison de cette division du poumon est que s'il arrive une lésion à l'une de ses parties, l'autre reste saine et intacte, et peut rendre les services et exercer l'office du poumon entier.

Les raisons de la création du poumon dans le corps, sont au nombre de trois : 1° pour aspirer de l'air froid du dehors afin de rafraîchir et aider le cœur; 2° pour modifier et purifier l'air aspiré, avant qu'il se rende au cœur, afin que cet organe ne soit pas blessé par ses qualités excessives; 3° pour aspirer les superfluités fumeuses du cœur, en les expulsant avec le souffle.

Le poumon est placé autour de l'enveloppe du cœur, il l'entoure ainsi que ses appendices, et est en contact avec elle lorsqu'il est rempli d'air; quand il est vide, il ne la touche pas. Lorsqu'il aspire de l'air, il se remplit et se gonfle, jusqu'à combler presque toute la cavité de la poitrine, lorsqu'il chasse l'air dans l'expiration, il s'affaisse et retombe vide comme le soufflet des forgerons, ou comme une vessie crevée vide d'air.

Le *diaphragme* est un membre official, composé de deux membranes, entre lesquelles se trouve une couche intermédiaire de chair lacerteuse; il est placé environ au milieu du corps, en travers, sous la région des organes spirituels [1], la séparant des organes nutritifs. Ce qu'est un membre official, un membre composé, une membrane, de la chair lacerteuse, cela a été exposé plus haut. Le diaphragme est appelé par le Philosophe, au Ier l. du *De historiis*, « diazoma ». Les raisons pour lesquelles il occupe cette place, sont au nombre de trois : 1° pour qu'il sépare les organes nutritifs de ceux de la respiration; 2° pour que la chaleur

---

1. Sous le nom de « membra spiritualia », les anciens désignaient les organes de la respiration, spirituels, immatériels.

vitale ne se répande pas en bas vers les organes de la nutrition; 3° pour
que les fumées malignes, qui s'élèvent des organes de la nutrition, ne
soient pas nuisibles à ceux de la respiration. Les usages de la chair
lacerteuse intermédiaire du diaphragme sont au nombre de deux : 1° par
le mouvement de ses lacertes, elle aide parfois le mouvement de la respiration et du poumon; 2° elle facilite la cicatrisation du diaphragme, si
ce dernier vient à être blessé.

Le diaphragme est placé en avant sur l'orifice de l'estomac, qui est
appelé vulgairement *fourche*; il adhère à l'os inférieur du thorax[1], sur
toute son étendue, ensuite il se sépare de ses extrémités, et en descendant, il se rend sur les extrémités antérieures des dix fausses côtes, et y
adhère jusqu'à ce qu'il parvienne à la dernière d'entre elles; de là il
se continue de chaque côté avec ces deux dernières, en se dirigeant
vers l'épine dorsale, jusqu'à ce qu'il s'insère à la dernière des douze
vertèbres du dos. Il se continue ainsi sans interruption, depuis les deux
dernières côtes et le thorax jusqu'à l'épine, de sorte que c'est une même
membrane continue et indivise, qui sépare transversalement toute la cavité
interne ou four (clibanum), en poitrine et ventre. Son bord (limbus) se
réfléchit en haut sur une largeur d'un travers de doigt environ, adhérant
de chaque côté à la dernière côte. Sa position est oblique pour deux
raisons : 1° l'expulsion des matières stercorales est rendue plus facile, etc.;
2° la respiration est facilitée.

De la membrane supérieure du diaphragme en naît une qui enveloppe
le cœur[2], et est dite *enveloppe du cœur*. Il en naît également une qui
divise toute la poitrine et le poumon par le milieu, ainsi qu'une autre qui
tapisse intérieurement toute la poitrine. Celle-ci a deux usages : 1° de
retenir, concentrer et conserver la chaleur intérieure; 2° de préserver les
membres pectoraux des dommages extérieurs. La raison de la création de
la membrane qui divise toute la poitrine par le milieu est que, s'il arrive
quelque dommage à l'une des parties de la poitrine, tout l'esprit vital
soit conservé dans l'autre.

Les raisons de la création de l'enveloppe du cœur, sont au nombre de
deux : 1° pour qu'elle maintienne autour du cœur la chaleur qui lui est
si précieuse, et que cette chaleur ne se répande pas par toute la poitrine;
car toute vertu concentrée en un seul point, est plus forte que lorsqu'elle
est dispersée, ainsi que le dit le Philosophe, au livre *De causis*; 2° pour
protéger le cœur contre les dommages extérieurs.

1. Extrémité inférieure du sternum avec l'appendice xyphoïde.
2. La membrane qui enveloppe le cœur, casula ou capsula cordis, est le *péricarde*;
la membrane qui divise toute la poitrine et le poumon, par le milieu, est représentée
par les *médiastins*; la membrane qui tapisse la poitrine, est la *plèvre*.

De la membrane inférieure du diaphragme naît le *péritoine*, ainsi qu'on verra dans l'anatomie de cette partie. De la même façon naissent du péritoine les *didymes*, et de ceux-ci le péritoine du *scrotum*, c'est-à-dire la membrane interne qui tapisse intérieurement tout le scrotum [1].

CHAPITRE HUITIÈME

De l'anatomie de la région des organes de la nutrition.

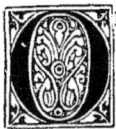

On appelle communément ventre, toute la région des organes de la nutrition, qui s'étend de la face inférieure du diaphragme, intérieurement et extérieurement, jusqu'aux reins et au pubis [2]. Cette région se compose de deux parties principales, une extérieure et une intérieure. La partie extérieure se compose elle-même de deux parties, d'une membrane qui entoure immédiatement de toutes parts, tous les organes nutritifs internes, et porte le nom de péritoine, puis de chair lacerteuse, qui avec la peau en dehors, forme ce qui est appelé *mirach* [3].

Le *péritoine* est un membre spermatique, official, nerveux, composé de fibres très ténues et de nerfs, froid et sec, sensible, entourant de tous côtés immédiatement tous les organes de la nutrition; il prend naissance dans la membrane inférieure du diaphragme; de lui naissent comme on le verra les didymes. Les raisons de la création du péritoine sont au nombre de trois : 1° contenir les organes de la nutrition; 2° les protéger; 3° les rattacher au dos. Le péritoine s'insère aux vertèbres du dos; l'estomac, l'intestin, la matrice et les reins, s'y relient de même, au moyen de quelques forts ligaments.

Le *mirach*, comme on l'a dit, est le composé qui forme la paroi du ventre en dehors du péritoine, à la partie antérieure, car du côté du dos il n'y a pas de partie des organes nutritifs qui lui corresponde, non plus

---

1. « Eodem modo ab ipso syphace oriuntur didymi et ab eis oritur syphac ossei i. e. panniculus ejus interior, qui osseum totum interius circumvolit. » — *Syphac* est le nom par lequel les Arabes désignent le péritoine (V. *Guy de Ch.*, p. 722). Les *didymes* sont des prolongements du péritoine qui vont jusqu'aux testicules, dans le scrotum (V. *Guy de Ch.*, p. 68, 185, 710). — « Osseum » est mis, par erreur, pour « oscheum » (de ὀσχέον, scrotum); il s'agit du *scrotum* (V. *G. de Ch.*, p. 717).
2. « Pecten » désigne le *pubis* (*G. de Ch.*, p. 187, 717).
3. Le *mirach* est pour les Arabes la *paroi abdominale antérieure*, sans le péritoine (*G. de Ch.*, p. 58, 716).

que des vertèbres, · excepté quelques vertèbres du dos et le rein ; le mirach est donc composé de la partie antérieure et des deux côtés du ventre.

Chaque *côté* a deux parties, une supérieure, qui est dite côté du ventre (latus ventris), et une inférieure qui touche la région du rein, du pubis et de l'aine, et que l'on appelle « ylia »[1], vulgairement en français « *flanc* ».

La composition du mirach et de ses parties est partout uniforme. Il est formé en avant de la peau du ventre, puis de lacertes, descendant du thorax, d'autres montant du pubis, d'autres venant des deux côtés ; les uns sont longitudinaux, les autres latitudinaux, les autres transversaux. Par les lacertes longitudinaux s'exerce la vertu attractive ; par les transversaux, la vertu retentive ; par les latitudinaux, la vertu expulsive. La raison de la création du mirach, c'est qu'il aide à l'expulsion du fœtus, des ventosités, des matières stercorales et de l'urine. Les raisons pour lesquelles il est charnu et épais, sont au nombre de deux : 1° pour que par son épaisseur et sa partie charnue, il renforce la vertu digestive, et préserve les organes de la nutrition des dommages extérieurs. Comme le péritoine entoure immédiatement tous ces organes, ainsi le mirach entoure immédiatement le péritoine. Tout ce qui forme la paroi du ventre, tout le composé qui est en dehors du péritoine, est donc le mirach, ainsi qu'il ressort de l'autorité de Galien, au IV° l. du *De ingenio*, chapitre 4, qui ordonne qu'en suturant les plaies de la paroi du ventre, on suture tout le mirach avec le péritoine ; or rien autre ne peut être suturé avec le péritoine, si ce n'est ce tout, donc ce tout est le mirach.

La seconde partie principale dont se compose la région des organes nutritifs, comprend les *organes de la nutrition* internes, qui sont au nombre de six : l'estomac, les intestins, l'épiploon (zirbus)[2], le foie, la vésicule du fiel (cistis fellis) et la rate. Voyons-les par ordre.

Les raisons pour lesquelles le ventre est placé sous la poitrine, sont au nombre de deux : 1° afin que les superfluités du ventre ne soient pas expulsées à travers la·poitrine ; 2° pour que la poitrine soit près de la bouche, d'où elle aspire l'air ; car si cet air passait à travers les organes nutritifs, il serait infecté par eux.

On a dit plus haut, au chapitre de l'anatomie du cou, que le canal de la nourriture commence dans la bouche, passe à travers le cou et la poitrine, perfore le diaphragme, après quoi il se dilate immédiatement et constitue l'orifice de l'estomac et l'*estomac* lui-même, dont la forme est presque ronde, présentant cependant une légère gibbosité sur un des

---

1. « Ylia » correspond à *ilium*, flanc.
2. « Zirbus » est un mot arabe pour désigner l'*épiploon* (G. *de Ch.*, p. 59, 723).

bords; c'est pour cela que le Philosophe dit, au Ier l. du *De historiis ani-malium* : l'estomac de l'homme est semblable à un petit chien.

L'estomac est un membre official composé, spermatique par son origine [1], nerveux, sensible, dans lequel s'accomplit la première digestion. Il est official par sa fonction qui est nécessaire à tout le corps; s'il s'en abstenait, tout le corps périrait nécessairement. Il est, eu égard à ses fonctions, non seulement un membre principal ou noble, mais le membre principal par excellence et le plus noble, parce que s'il cesse ses fonctions, les membres principaux sont détruits. Il en est de même du *foie* et de quelques autres.

Les fonctions de l'estomac, selon Galien, au VIe l. du *De juvamentis*, chapitre 1er, et selon le Philosophe au XIIIe l. du *De historiis*, sont d'être le réservoir de la nourriture de tout le corps, d'être pour tous les membres, ce qu'est la terre pour ce qui naît d'elle, d'absorber pour lui-même et pour tout le corps, et de digérer la nourriture, de purifier, de séparer les fèces, et de retenir le chyle, comme s'il était le cuisinier de tout le corps.

L'estomac se compose de deux membranes, l'interne est nerveuse, fibreuse; l'externe plane et charnue. La membrane interne a des fibres

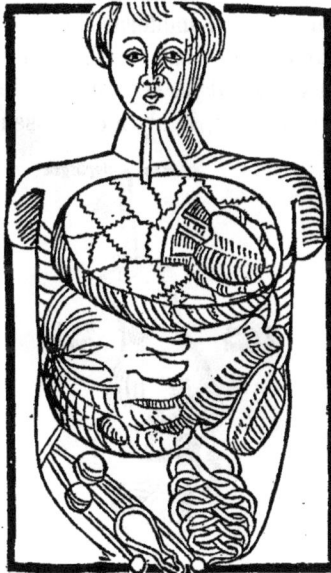

Fig. 10. — Viscères du tronc, de Magnus Hundt.

1. « A divino spermaticum. » Manuscrit français : « Compost de la seignorie spermatique ».

longitudinales par lesquelles elle attire; elles s'étendent jusqu'à la bouche et y font l'office de mains, et des fibres transversales par lesquelles elle retient. La membrane externe a des fibres longitudinales, par lesquelles elle expulse. L'orifice inférieur de l'estomac est plus resserré que le supérieur.

La raison pour laquelle la tunique interne de l'estomac est nerveuse, c'est pour qu'elle sente sa vacuité (inanitio). La raison pour laquelle la tunique externe est plus charnue, c'est pour que, par sa chaleur et son épaisseur, elle aide la vertu digestive de l'estomac. La membrane ou tunique interne est nourrie et ravivée par les sucs (succositas) du chyle; la membrane externe est nourrie de sang envoyé du foie, et vivifiée au moyen d'une artère qui vient du cœur. L'un et l'autre se nourrissent de bile (cholera). Les raisons pour lesquelles l'orifice supérieur est plus large que l'inférieur, sont au nombre de deux : 1° il est nécessaire qu'il donne passage à des aliments de substance plus grossière; 2° les aliments y passent en plus grande quantité; à savoir, tout ce qui peut devenir chyle et est attiré vers le foie, et toutes les fèces qui descendent dans l'intestin [1].

Les *intestins* sont au nombre de six. La cause de leur création est que les fèces soient évacuées par eux (Galien le dit au VI° l. du *De juvamentis*, chapitre 2). Il faut entendre ici (ceci à cause des plus jeunes), que lorsque les auteurs anciens ou modernes, ou les praticiens, parlent de l'anatomie des intestins ou de leur nombre, et en comptent six, il faut entendre, que pour eux il s'agit de six portions du même intestin, et que dans chaque homme et animal, il n'y a qu'un seul intestin continu, inin-

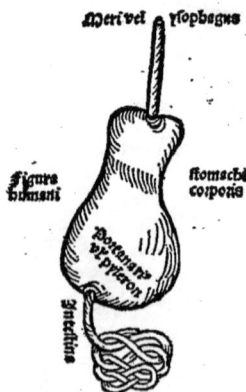

Fig. 11. — L'estomac, de J. Peyligk.

<hr>

1. Pagel : « Et cum tota faece *cum* descendit ad intestina ». Manuscrit 1487 : « et cum tota fece *que* descendit ad intestina ».

terrompu sur toute sa longueur, commençant à l'orifice inférieur de l'estomac, ou à la bouche, et se terminant à la marge de l'anus [1]. Cependant, il présente diverses parties et diverses formes, selon qu'il a à exercer différentes opérations et différents offices dans le corps; c'est pour cela qu'on a donné, à ses diverses parties ou portions, différents noms. Le Philosophe, au Ier l. du *De historiis animalium*, dit des intestins, que le ventre inférieur de l'homme, c'est-à-dire les intestins, est semblable à celui du porc, et que, comme le canal de la nourriture et l'estomac ont deux tuniques, il en est de même de tous les intestins.

Le premier des intestins s'appelle le *duodénum*, parce que sa longueur mesure douze travers du pouce de l'homme auquel il appartient; il est dit aussi portier (portanarium), parce qu'il ferme la porte inférieure de l'estomac; il est droit, afin d'écarter plus facilement et plus vite, les matières stercorales, de l'orifice inférieur de l'estomac.

A ce premier intestin, le duodénum, se rattache le *jéjunum*, qui est toujours vide, même chez les animaux morts. Il reste vide pour deux raisons : 1° il reçoit de la vésicule du fiel, la bile qui l'irrite et en chasse les fèces et les matières stercorales; 2° il donne naissance à plusieurs mésaraïques, qui aspirent son contenu.

Le jéjunum se continue par l'*intestin grêle*, qui est enroulé, et que l'on appelle encore iléon (yleon); c'est le dernier des intestins grêles.

Le quatrième intestin, qui continue l'iléon, est appelé sac. ou *borgne*[2], « orobus sive orbus, sive saccus, sive monoculus », ce qui est la même chose. Il a un orifice unique, *en lui s'achève et se complète la première digestion;* c'est le premier des trois gros intestins. La raison pour laquelle il n'a qu'un orifice, est pour que les fèces y séjournent plus longtemps, jusqu'à ce que tout leur suc (succositas) ait été extrait, par les dernières mésaraïques qui y prennent naissance.

Le cinquième intestin qui fait suite à ce dernier, porte le nom de *côlon*, il reçoit les fèces dépouillées de toute chose utile, aussi aucune mésaraïque n'y aboutit-elle; il est situé en avant contre le péritoine, en travers du ventre, entre ce dernier et les autres intestins.

Le sixième intestin, qui fait suite au précédent, est appelé *longaon*; il se termine à l'anus et est le dernier; il a vers sa terminaison, quatre lacertes qui séparent les fèces qui sortent, de celles qui restent, et les retiennent ou les expulsent parfois volontairement. Ils ferment et ouvrent l'intestin, comme une bourse s'ouvre et se ferme, au moyen de ses cor-

---

1. Pagel : « Ab inferiori stomachi orificio, *ut ab ore*, et in ani margine *terminantur* ». — Manuscrit 1487 : « ab inferiori stomachi orificio *aut ab ore*, et in ani margine *terminatur* ».

2. Il s'agit du cæcum.

dons; il est droit, afin que les fèces soient expulsées plus facilement.

Les raisons de la longueur et de l'enroulement des intestins sont au nombre de trois : 1° pour que lorsqu'on prend de la nourriture, on ne soit pas obligé de l'expulser immédiatement[1]; 2° pour que la digestion faite incomplètement dans l'estomac, se complète dans les intestins; 3° pour que le suc de la nourriture qui aurait échappé à un système de mésaraïques, soit saisi par l'autre.

Le *foie* est un membre principal, official, composé, spermatique par son origine, quantitativement complété par du sang, insensible en soi, sensible par accident, enveloppé d'une membrane nerveuse, *dans lequel s'accomplit la seconde digestion*. Qu'il soit principal, cela est évident de par le Philosophe, au XIVe l. du *De historiis*, de par Avicenne, dans ses *Cantica*, et de par Galien au IVe l. du *De juvamentis*, chapitre 3, et dans l'*Anatomia*. Il est official comme l'estomac, composé de matière spermatique nerveuse, de laquelle naissent ses veines, et comme celle-ci était en petite quantité, la nature lui donna en outre du sang coagulé, jusqu'à concurrence d'une quantité suffisante. Les raisons pour lesquelles il fut entouré d'une membrane nerveuse, sont au nombre de trois : 1° pour qu'il soit relié par elle au dos et au diaphragme; 2° pour qu'elle retienne et conserve sa substance, qui n'est ni visqueuse, ni ferme; 3° pour que par elle il ait la sensibilité, ce qu'il n'a pas par lui-même, afin qu'il ne soit pas blessé par des dommages extérieurs, sans le sentir. La raison pour laquelle le foie est formé de sang coagulé, c'est pour que le chyle qui s'y rend de l'estomac, y prenne la couleur du sang. Les autres parties de la description ci-dessus, sont connues par la description du poumon. La raison de la création du foie fut, qu'*en lui est engendré le sang nutritif*.

La forme du foie est semblable à celle de la main; le Philosophe au Ier l. du *De historiis*, dit que le foie de l'homme est semblable à celui du

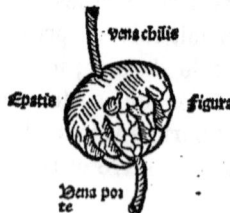

Fig. 12. — Le foie, de J. Peyligk.

1. Manuscrit français : « La 1 que il ne fust pas necessaire a homme de metre hors la viande si tost comme il eust prise ».

bœuf. Les appendices du foie, qu'on appelle pennes (panni)[1], sont comme les doigts de la main; chez les uns ils sont au nombre de cinq, de quatre chez d'autres, chez d'autres de trois. La gibbosité du foie représente le dos de la main; la « syma »[2], le creux ou la paume de la main, ou sa concavité. La raison pour laquelle il a cette forme, est afin qu'il s'applique mieux sur l'estomac; il s'y applique en effet comme une main sur une pomme qu'elle tient. La raison pour laquelle il s'applique ainsi sur l'estomac, est pour qu'il renforce sa vertu digestive. Sa chaleur est pour l'estomac comme celle du feu pour un chaudron ou une marmite. Le foie est placé du côté droit de l'estomac; cependant le Philosophe dit au Ier l. du *De historiis*, que chez quelques animaux, il se trouve sur son côté gauche, le touche immédiatement, et s'incline un peu plus vers le bas, c'est-à-dire vers le fond de celui-ci.

De la substance intérieure spermatique du foie, naissent trois veines suivant les uns, deux seulement suivant les autres, toutes formées de sa substance, comme des rameaux qui naissent sur un tronc.

Du syma, dans la concavité du foie, naît une grande veine, appelée *porte* (porta), de laquelle naissent toutes les veines mésaraïques, dont le nombre est différent, selon les différents auteurs; ces veines sont à la veine porte, comme les rameaux à leur arbre ou à leur tronc. De ces mésaraïques, les unes rejoignent le fond de l'estomac, d'autres le duodénum, d'autres le jéjunum, d'autres les circonvolutions de l'intestin grêle, d'autres le cæcum, et rapportent de ces organes au foie, le suc de la nourriture. La raison pour laquelle il y a plusieurs systèmes de veines mésaraïques est afin que, si quelque chose a échappé à un système, le système suivant le saisisse. C'est dans ces veines mésaraïques que commence la *seconde digestion*, de même que la première commence dans la bouche; elles apportent à la veine porte, le chyle déjà un peu modifié. Par cette veine, il entre dans le foie, puis est dispersé à travers ses veines et digéré en elles, comme on le verra au chapitre de la digestion des humeurs, et comme cela a été indiqué plus haut. L'office de la veine porte et de toutes les mésaraïques, est d'apporter au foie le chyle venant des dits membres, et non pas de rien porter, du foie, aux autres membres.

Quand les veines capillaires, qui forment les racines de la veine porte, se sont répandues à travers la substance du foie, dans sa partie infé-

---

1. « Panni » est ici, probablement par erreur, pour *pennae*, pennes. Guy de Chauliac dit : « cum quinque lobis seu pennulis ad modum manus », édit. 1559.

2. « Syma » désigne ici la face inférieure ou concave du foie. Est-il mis là pour σιγμα, le sigma des Grecs, représentant les sillons de la face inférieure du foie; ou pour sinus, voulant dire ici concavité? Un passage qui se trouve plus bas, semble montrer que par ce mot, l'auteur a voulu désigner les sillons qui sont à la face inférieure du foie, il y est dit : « Ab ejus syma in concavitate oritur quaedam magna vena. »

rieure, elles se rendent toutes vers sa gibbosité; là elles reforment une veine unique, et constituent la grande veine qui, sortant de la gibbosité du foie porte le nom de *veine rameuse* ou *kylis* ou *profonde*, comme on a vu dans l'anatomie des bras. Elle se divise en deux troncs, dont l'un monte et l'autre descend; chacun de ces derniers à son tour, se divise un grand nombre de fois, jusqu'aux veines capillaires. Par elles et par leurs rameaux, le sang nutritif est porté du foie à chacun des membres du corps.

La troisième veine qui, suivant certains médecins, sort immédiatement de la substance du foie, suivant les autres de la veine rameuse, est la *veine artérielle*, qui porte du foie au poumon le sang nutritif bilieux et subtil. Seule, elle est formée par deux tuniques et sort, suivant le Philosophe et la réalité, du ventricule droit du cœur. La raison pour laquelle elle a deux tuniques, est qu'elle porte du cœur au poumon, pour le nourrir, le sang bilieux et subtil.

La fonction de la veine profonde ou kylis et de tous ses rameaux, est de porter le sang nutritif, du foie, à chaque membre du corps, et non pas de rien rapporter des autres membres au foie.

Toutes les veines autres que la veine artérielle, tous leurs rameaux et même les mésaraïques n'ont qu'une tunique et naissent, suivant les médecins, du foie, par l'intermédiaire de la veine kylis ou de la veine porte, comme d'une racine. Selon le Philosophe et la réalité, elles naissent du ventricule droit du cœur, comme un tronc de sa racine, et elles se ramifient à partir du foie, comme les rameaux naissent de leur tronc.

La *vésicule du fiel* (cistis fellis) est un membre official, composé de toute sorte de fibres, spermatique, nerveux, etc.; c'est un sac membraneux, qui pend du sygma du foie et est le réservoir de la bile. Elle a trois canaux (pori) : un par lequel elle attire la bile du foie, comme par un cou, au moyen de fibres longitudinales; cela pour que le sang nutritif soit purifié de la bile. Elle a un second canal, par lequel elle envoie la bile aux intestins; la bile en effet stimule et lave ces derniers, et aide la vertu expulsive. Par un troisième canal, elle envoie au fond de l'estomac, de la bile qui fortifie et renforce sa digestion. La raison de sa situation à côté de l'estomac, est de renforcer par sa chaleur, la digestion de cet organe. La raison de la création de la vésicule du fiel, est pour qu'en elle s'amasse l'humeur bilieuse et que le sang en soit épuré, afin que les membres ne soient pas infectés par le sang, infecté lui-même par la bile, et ne se refusent pas à le recevoir.

Le « *splen* » porte en français le nom de « *rate* », c'est un membre spermatique, official, etc., comme le foie; c'est le réservoir de la mélancolie[1]. La rate a deux canaux, l'un par lequel elle attire la mélancolie du

---

1. « Melancholia » est la *bile noire* ou l'atrabile, la *mélancolie.*

foie, et l'autre par lequel elle l'envoie à l'orifice de l'estomac; il ne sort rien de la rate que par l'estomac. Elle est enveloppée d'une membrane qui est de la substance de celle de l'estomac. Les raisons d'être du premier canal sont au nombre de deux : 1° pour que, de la mélancolie ainsi attirée, la substance de la rate fasse sa nourriture, après l'avoir digérée; 2° pour que le sang nutritif soit débarrassé de l'infection mélancolique[1]. Les raisons d'être du second canal sont que la mélancolie, par sa « ponticité », excite l'appétit de l'estomac, comme le font les astringents acides. Les raisons pour lesquelles la rate est enveloppée par une membrane, sont au nombre de quatre : 1° pour contenir sa substance; 2° pour la défendre; 3° pour que grâce à elle, la rate ait la sensibilité; 4° pour relier la rate à l'estomac, et aux côtes. La rate est située à gauche de l'estomac, entre ce dernier et les côtes, s'inclinant vers le dos. Elle a une forme oblongue, comme on voit ci-contre[2], et elle est pour l'estomac comme une ceinture ou comme une langue qui le réchauffe. Elle est semblable à la rate du porc, ainsi que dit le Philosophe, au XIII° l. du *De historiis*.

« Zirbus et omentum » (épiploon) désignent la même chose; c'est un membre official, composé de la veine et de l'artère qui nourrissent et vivifient la membrane externe de l'estomac, auquel l'épiploon est suspendu. Dans l'épiploon, s'entrelacent l'artère et la veine, auxquelles s'ajoute, pour le parfaire, du sang liquide menstruel, coagulé par le froid; il s'en suit qu'il est froid et sec, par le fait des deux parties qui le composent. Les raisons de la création de l'épiploon sont au nombre de deux : 1° défendre en quelque façon les organes nutritifs des dommages du dehors; 2° renforcer, par son épaisseur, l'estomac et les autres organes nutritifs et fortifier leur digestion. L'épiploon s'étend de l'estomac au pubis, et entoure en dedans du péritoine et de toutes parts, tous les organes nutritifs internes, chez l'homme seulement, afin de renforcer sa digestion, qui est plus faible que celle des autres animaux, pour deux raisons : 1° parce qu'il a la peau du ventre mince; 2° parce qu'il n'a pas le ventre garni de poils.

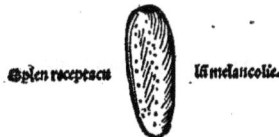

Fig. 13. — La rate, de J. Peyligk.

1. Le texte latin porte : « a feculentia melancholica », pour « a foetulentia melancholica », sans doute.
2. Les mss ne contiennent pas de figure.

CHAPITRE NEUVIÈME

De l'anatomie de la matrice, des reins, de la vessie
et de leurs parties.

Figure (12) qui représente seulement la moitié inférieure d'un homme, de l'articulation de l'épine qui est au milieu des côtes, jusqu'aux articulations des pieds, fendu par le milieu, de la fourche du ventre [1] à l'anus, vu par derrière. On aperçoit le rectum reposant sur l'épine, les reins contre les deux côtés de l'épine, et les canaux urinaires se rendant de la veine kylis aux reins, et de là se continuant vers la vessie; on voit la vessie intacte, la verge fendue par le milieu, le scrotum et les testicules entiers, l'un apparaissant dans la première partie du scrotum et l'autre dans la seconde.

Figure (13) qui représente seulement la moitié inférieure d'une femme, de l'articulation de l'épine qui est au milieu des côtes, jusqu'aux doigts des pieds, fendue par le milieu du ventre, de la fourche de l'estomac à l'anus. On y voit la matrice reposant sur le rectum, et dans son intérieur, les deux testicules entre son col et sa grande cavité [2]; on aperçoit la vessie sur le col de la matrice en bas, entre les vertèbres de la queue et les os des hanches.

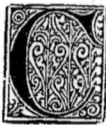

Comme la matrice, les lombes, les reins, l'axonge des reins et la vessie, se trouvent dans la partie inférieure de la région des organes de la nutrition, bien qu'ils ne soient pas de ces organes, voyons pour l'ordre, leur anatomie, immédiatement après celle des organes susdits.

La *matrice* (matrix) est un membre official composé, spermatique, nerveux, froid et sec; c'est l'appareil de la génération chez les femmes, semblable à l'appareil de la génération chez les hommes, sauf qu'il est renversé. Le col de la matrice représente la verge chez l'homme, la matrice le scrotum, et elle se comporte par rapport à la verge, de la même manière que celle-ci par rapport au canal de l'urine.

1. « A furcula ventris », c'est-à-dire depuis l'*épigastre*; la *fourche du ventre* est formée par l'appendice xyphoïde et le rebord des côtes de chaque côté. Nous avons vu la *fourche de la gorge*, au cou, formée par le bord supérieur du sternum et les deux clavicules.
2. « Et duo testiculi intra ipsam inter ipsius collum et magnam concavitatem. » — Manuscrit français : « en laquele apert lanmatrique gesant sus le longation. Et les 2 coillons dedens lie entre le col de lie, etc. »

La matrice est formée de deux tuniques, composées comme celles de l'estomac, pour les mêmes raisons. La matrice est placée sur le rectum, en bas, entre ce dernier, la vessie et les autres intestins. La raison de sa position au milieu de ces organes, est que ceux-ci protègent l'embryon contre les dommages extérieurs. La matrice n'a, chez les femmes, que deux cavités ou cellules; les autres animaux ont autant de cellules qu'ils ont de bouts de mamelles. La matrice a un long cou, comme le canal de l'urine, à chaque extrémité de son cou se trouve un orifice, c'est à savoir l'un à l'intérieur et l'autre à l'extérieur; l'interne se ferme après l'époque de la conception, tandis que l'externe reste ouvert. Celui-ci est fait de façon à pouvoir s'ouvrir et se fermer en tout temps, il s'appelle *vulve* ou con (vulva vel cunnus); c'est un trou extérieur, situé entre les cuisses, dans la région du pubis. Il présente en son milieu une membrane lacerteuse, qui pend un peu au dehors, et qui est appelée par Razès, au II° du *Mansoury*, chapitre 7, « *tentigo* »[1]. Il y a deux raisons de la création de cette membrane : 1° pour qu'elle serve de passage à l'urine et que celle-ci ne se répande pas dans toute la vulve; 2° pour que, lorsque la femme est assise les cuisses écartées, elle altère l'air qui pénètre dans la matrice, comme la luette fait pour l'air qui pénètre dans la bouche. En outre, le col présente dans sa cavité, entre ses deux orifices[2], de nombreux enroulements et plis, rapprochés et placés l'un dans l'autre, comme les feuilles d'une rose, avant qu'elle s'ouvre, ou comme l'orifice d'une bourse fermée par un cordon, cela afin que l'urine seule puisse sortir

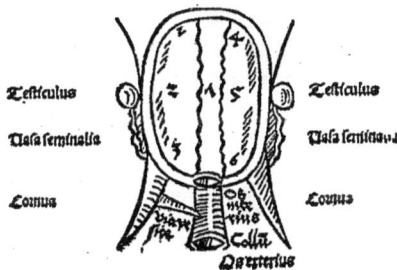

Fig. 14. — La matrice, de Magnus Hundt.

1. « A Rasy II° Almansoris, cap. 7, « tentigo ». — L'auteur désigne ici l'ouvrage de Razès intitulé *Mansoury*, dédié à El Mansour ou Almansor (*Guy de Ch.*, p. XXXVI). Le tentigo, c'est le *clitoris*.

2. Pagel : « Deinde ante (1487 : autem) collum inter sua dicta orificia in sui concavitate habet multas involutiones... » — Avec « ante », la phrase n'a pas de sens; la leçon du manuscrit 1487, avec « autem », est, croyons-nous, la vraie. Il s'agit ici des replis de la muqueuse vaginale qu'on observe quand aucune cause n'a encore déplissé le vagin; on les voit au mieux chez le nouveau-né.

jusqu'au moment de l'accouchement. Vers le milieu du col, se trouvent, chez les vierges, des veines qui se déchirent au moment de la défloration.

Dans les côtés de l'orifice interne[1], se trouvent deux *testicules* et deux *vaisseaux spermatiques* (vasa spermatica), qui sont un peu plus petits que les vaisseaux du sperme (vasis spermatis) chez l'homme. Par ces vaisseaux, le sperme de la femme est chassé vers le fond de la matrice au moment du coït, et se mélange avec celui de l'homme. Plusieurs veines se rendent du foie à la matrice; à l'époque de la grossesse elles apportent la nourriture au fœtus; ces mêmes veines, à l'époque de la naissance (nativitas)[2], apportent des autres membres, à la matrice, les superfluités qui forment les règles, lesquelles sont expulsées par la nature au moment voulu.

Dans la région des organes de la nutrition, en bas, à la partie postérieure, se trouve la *région des reins*, laquelle se compose de deux parties principales, l'externe et l'interne. L'externe se compose de peau en dehors, etc., et de cinq vertèbres, qui sont dites vertèbres des reins; l'interne se compose de quatre parties : les lombes, les reins, l'axonge et la vessie.

Les *lombes* sont des chairs lacerteuses longitudinales, placées en dehors des vertèbres, entre ces dernières et le péritoine, le long des deux côtés des vertèbres, comme les *longes* en dehors. Les raisons de la création des lombes, sont que les reins reposent sur elles comme sur un coussin, avec le péritoine entre eux, comme un drap.

Les *reins* sont des membres officiaux, composés des deux spermes et de chair lacerteuse dure. Ils sont au nombre de deux : un rein droit et un rein gauche; le droit est un peu plus haut que le gauche. Ils sont placés à côté de leurs vertèbres, auxquelles ils sont attachés, l'un d'un côté, l'autre de l'autre. La veine kylis donne une veine à chaque rein. Elles sont dites conduits urinaires ou *canaux des reins* (pori uritides vel canales renum)[3], et pénètrent dans la substance spermatique

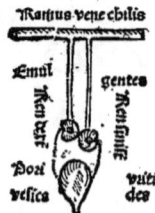

Fig. 15. — Appareil urinaire, de J. Peyligk.

1. Pagel : « In lateribus orificii ejus *exterioris* ». — Ms. 1487 : « In lateribus orificii ejus *interioris* ».
2. Le ms. 2030 dit : « au temps de vacuite ».
3. Ce sont les veines émulgentes ou rénales.

intérieure qui est au milieu des reins, où elles apportent de la susdite veine, l'aquosité urinale, qui n'est cependant pas tout à fait dépourvue de sang. De cette aquosité ainsi amenée dans les reins, la vertu séparative de ces derniers attire et sépare le sang, pour leur propre nutrition; cette aquosité ainsi dépouillée prend le nom d'*aquosité urinale*, et est envoyée par les deux canaux urinaires (per poros uritides) à la vessie. Les reins de l'homme sont semblables à ceux de la vache, noueux, comme s'il y en avait plusieurs réunis ensemble, et ayant plusieurs cavités. C'est pourquoi les maladies des reins sont plus difficiles à guérir, et que ces organes sont plus denses que les autres membres [1]. Il y a à cela deux raisons : 1° pour que les reins soient moins lésés par l'acuité de l'urine qui les traverse; 2° pour que l'urine, traversant leur substance dense, soit mieux filtrée et concentrée. Les raisons pour lesquelles il existe deux reins et non pas un seul, sont au nombre de trois : 1° s'il n'y en avait qu'un, il faudrait qu'il fût considérable, et il occuperait ainsi la place d'autres membres; c'est pourquoi, etc.; 2° s'il n'y en avait qu'un, il serait ou sur l'épine, ou d'un des deux côtés. Il ne peut être sur l'épine, car il occuperait, etc.; il ne peut être d'un des côtés, car par son poids il ferait pencher tout le corps de ce côté-là; 3° pour que, quand cela est nécessaire, l'un puisse faire l'office des deux. Aux reins, se rend du cœur une artère, qui passe à travers le foie. Raison : afin qu'elle leur apporte le sang vital, l'esprit et la chaleur. De même, le foie leur envoie quelques veines. Raison : afin qu'elles apportent du foie, à leurs parties extérieures, le sang nutritif.

L'*axonge* est une substance grasse (crassicies) qui enveloppe les reins, comme il a été dit au premier chapitre sur l'anatomie des membres consemblables. La raison de sa création est qu'elle tempère et diminue la chaleur des reins, due à l'irritation de l'urine.

La *vessie* est placée un peu au-dessous des reins, entre l'os du pubis et le rectum. C'est un membre official, composé de deux membranes nerveuses, froid et sec de complexion, dont le col est un peu charnu, allongé chez les hommes, et se continuant par la verge en traversant le périnée [2], court chez les femmes, se rattachant à la vulve. La place de la vessie est chez les hommes entre l'os du pubis et le rectum, chez les femmes entre cet os et la matrice; tout animal qui a du sang ou un grand poumon, possède une vessie. A la vessie, se rattachent près de son col les canaux urinaires

1. « Quare morbi renum difficilioris curationis existunt et sunt solidiores ceteris membris. »

2. « Perytoneon », de Περιτόναιον, veut dire péritoine, mais dans les traductions de l'arabe on a par erreur employé ce mot pour désigner le périnée, Περίναιον. C'est ce que confirme Guy de Chauliac : « Perinoeum est illud quod arabica translatione peritonaeum dicitur » (éd. 1559, p. 38; édit. 1890, p. 69).

ınternes, qui des reins apportent l'urine; ils pénètrent dans deux trous de la tunique externe de la vessie, près du col. Lorsque l'urine a ainsi pénétré entre les deux tuniques de la vessie, par un mouvement naturel, elle remonte un peu entre l'une et l'autre tunique, vers le fond, car le fond est plus élevé que le col, elle trouve alors la tunique interne perforée, et pénètre dans la cavité de la vessie. Par le fait que l'urine chemine ainsi entre les deux tuniques, il arrive que plus la vessie est remplie d'urine, plus les tuniques sont fortement pressées l'une contre l'autre; et comme les trous des deux tuniques ne sont pas placés vis-à-vis l'un de l'autre, l'urine ne peut refluer par eux, à moins que le col de la vessie ne soit obstrué au point qu'il n'y puisse absolument rien passer. Il y a dans le col de la vessie un lacerte qui, lorsqu'il est contracté, retient l'urine; lorsqu'il se relâche, l'urine est immédiatement expulsée.

CHAPITRE DIXIÈME

De l'anatomie des hanches, du pubis et des aines.

Es hanches se composent de deux parties, l'une intérieure, l'autre extérieure. La partie intérieure se compose elle-même de deux : les vertèbres qui sont dites vertèbres des hanches, et les deux os des hanches. Aux vertèbres des reins, se rattachent directement trois vertèbres séparées, qui sont dites vertèbres des hanches; à celles-ci succèdent trois vertèbres soudées, qui forment l'os caudal; elles sont également appelées par quelques-uns, vertèbres des hanches. Qu'elles le soient ou non, cela ne crée aucune difficulté, aucune différence dans l'œuvre de chirurgie.

Récapitulons donc le nombre des vertèbres : le cou en a 7, le dos 12, les reins 5, les hanches 6; il y en a ainsi 30. Chaque vertèbre est perforée par le milieu suivant la longueur; à travers tous ces trous, passe comme une tige (sicut cignus), la moelle épinière. Chaque vertèbre a quatre appendices, quelques-unes davantage. Chacune a des trous latéraux, à travers lesquels entrent des veines et des artères, venant du foie et du cœur, qui apportent à la moelle la vie et la nourriture. Chaque vertèbre, deux seulement exceptées, est reliée aux vertèbres contiguës par de forts ligaments, de sorte que l'une peut à peine se mouvoir sans l'autre; tout cet ensemble de vertèbres porte le nom d'*épine* ou de *dos*, et est la base de la charpente de tout le corps.

Au dernier os de la queue ou à la vertèbre composée, se soudent les os des hanches, auxquels se relient tous les os inférieurs; ils soutiennent tous les os supérieurs lorsque l'homme est debout. Ils sont cartilagineux et plus grêles près de l'os caudal que près du pubis; chacun d'eux présente vers son milieu une cavité, dans laquelle roule l'extrémité supérieure de l'os de la cuisse, qu'on appelle vertebron (vertebrum), et la cavité s'appelle « scia » [1]; toute l'articulation formée de ces parties porte le nom d'*articulation de la hanche*, et le composé entier de ces membres et de la chair extérieure s'appelle *hanche*.

Aux os des hanches et à leur extrémité antérieure se soude l'*os du pubis*, qui suivant les uns est une de leurs parties, suivant d'autres est un os unique, distinct des autres, suivant d'autres enfin, est composé de deux os.

Chaque os des hanches a, suivant les uns, quatre appendices ou quatre parties; cependant d'après les chirurgiens, chacun d'eux n'est compté que pour un os, et l'os du pubis également pour un, bien qu'il paraisse être composé en son milieu de deux os.

La seconde partie principale qui entre dans la composition des hanches, avec ces trois vertèbres et les deux os susdits, est la partie extérieure et inférieure charnue, qu'on appelle *nates*, en français *siège* ou *fesses* [2]. Immédiatement sous la région des organes de la nutrition, en dedans, attenant au mirach et aux flancs, se trouve la *région du pubis*, qui est immédiatement au-dessus des membres de la génération. Cette région offre une partie intérieure osseuse, dont on a vu l'anatomie et la composition; elle a de même une partie extérieure charnue, qui s'étend du mirach du ventre à la verge, et d'une cuisse à l'autre, elle se compose du pubis et des aines.

Le *pubis*, ou la région du pubis, est un lieu poilu qui entoure la racine de la verge, tant au-dessus que de côté.

Les *aines* sont des dépressions, qui s'enfoncent entre le pubis, les flancs et les cuisses; ce sont, suivant les uns, les émonctoires du foie et des testicules; ils occupent profondément un grand espace, dans lequel se trouve une chair spongieuse, lâche, glanduleuse, qui absorbe parfois beaucoup de superfluités envoyées des testicules et du foie; aussi s'y forme-t-il souvent, par voie de dérivation, des apostèmes que l'on appelle « bubones », en français vulgaire « verbles » ou clapoires [3].

---

1. Manuscrit français 2030 : « et chascun de ceus a environ le mileu une boiste en laquelle e tornee lextremite desus de l'os de la cuisse qui est dite vertebrun et la boiste est apelee scia et toute la jointure composte de ces choses est apele la jointure de la hanche ».

2. Pagel : « Vocantur nates, in gallico « sessos » vel « nages »? [1487 : fesses nathes.]

3. Le manuscrit 1487 dit : « alibi clopores ». — D'après Littré, *l. c.* (*Hist. lit. de la France*, t. XXVIII, p. 325-352) : « berbe » ou « encloupeure ». — Il s'agit des *bubons, adénites inguinales.*

CHAPITRE ONZIÈME

De l'anatomie des organes de la génération chez l'homme,
de l'anus et du périnée.

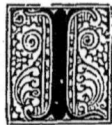

MMÉDIATEMENT au-dessous de la région du pubis, se trouve celle des membres de la génération chez l'homme, qui va jusqu'au périnée; de là ce que dit le Philosophe, au Ier l. du *De historiis*, chapitre 4 : à la terminaison du pubis est la verge. Cette région se compose de deux parties principales, l'une extérieure et l'autre intérieure. L'extérieure a deux parties : la verge et le scrotum.

La *verge* est un membre honteux (veretrum), membre official, composé d'un grand nombre de nerfs et d'artères, etc. Ce nom de membre honteux lui fut donné par les hommes, comme il ressort de la façon de parler de Haly, qui dit sur le *Techni*, au TRAITÉ DES CAUSES, chapitre 37 : J'ai vu un homme qui avait un membre honteux, des testicules et une vulve. Mais les noms de verge et de membre par excellence, lui ont été donnés par les femmes, comme il ressort de leur façon de parler, et cela pour cause. Les raisons de la création de la verge, suivant le Philosophe, au XIVe l. du *De historiis*, chapitre 5, sont au nombre de deux : 1° pour que l'urine soit expulsée par elle; 2° pour que par elle soit expulsée la matière spermatique. Le Philosophe dit de la verge au même lieu, que c'est le seul membre qui augmente et diminue sans lésion de sa substance; son augmentation sert au coït, sa diminution à ses autres fonctions. Galien dit de ses dimensions dans le « *De anatomia* », que la verge doit être d'une longueur moyenne de six à neuf travers de doigt. La raison de sa longueur, est qu'elle atteigne le lieu de la génération dans la matrice, au moment de l'émission de la semence; en effet, si elle était plus courte, elle ne l'atteindrait pas. La raison pour laquelle elle ne doit pas être plus longue, est donnée par Avicenne, l. III, f. 2, qui dit : si elle était plus longue, le sperme se refroidirait en elle avant de tomber dans la matrice. — La verge est formée principalement d'un cartilage, qui est de la substance de l'os caudal; elle est plus nerveuse qu'aucun autre membre de sa grosseur, et est creuse, présentant deux trous, à savoir celui par lequel passe l'urine, qui est plus élevé, et celui par lequel la matière spermatique est éjaculée, qui est plus bas. Avicenne indique un troisième trou, par lequel auraient lieu les pollutions inconscientes. La raison pour laquelle la verge est creuse, est qu'elle puisse se remplir parfois d'esprit et de vapeur. Le milieu de la verge, c'est-à-dire tout ce qui est entre sa tête et sa racine, est un tout uniforme; mais sa tête est composée de deux parties, à savoir une partie extérieure et une intérieure. La partie extérieure est une peau mobile, qui peut être ramenée en arrière et s'appelle *prépuce*. C'est ce qui fait qu'Avicenne dit, au livre III, chapitre des MALADIES DES MEMBRES GÉNÉRATEURS : Les ulcères qui se forment sur la tête de la verge demandent des dessiccations ou des desséchants plus énergiques, que ceux qui se forment sur le prépuce ou la peau ou coiffe [1]; en effet, si le prépuce est perforé par ulcération (corrosio), le trou fait ne guérit pas dans la suite. Le Philosophe dit aussi au chapitre cité : l'extrémité de la verge s'appelle gland, la peau qui la recouvre est dite coiffe [2]. La raison de la mobilité du prépuce est que son frottement favorise les mouvements de la matière spermatique, de sorte qu'elle jaillit plus rapidement des testicules et des vaisseaux spermatiques, afin de procurer dans le coït une plus grande jouissance. La raison de sa création est de protéger la chair de la verge contre les dommages extérieurs. La partie interne de la tête qui est en avant de la verge, est formée d'une certaine chair musculeuse délicate, qui si elle est détruite en totalité ou en partie, ne se régénère jamais, et donne une cicatrice déprimée; grâce à elle, la tête n'est pas blessée par un frottement vigoureux, mais elle sent très bien.

Le *scrotum* ou bourse est un membre official, composé, etc., et quoiqu'on le compte parmi les membres générateurs, il n'est cependant pas des principaux; ce nom de *bourse* lui a été donné par les femmes, comme plus haut. Les raisons de la création du scrotum furent au nombre de deux : 1° pour tenir au chaud et renforcer par son épaisseur et ses poils, les testicules et les vaisseaux du sperme; 2° pour les protéger contre les dommages extérieurs. Le scrotum se compose de deux parties, l'une extérieure et l'autre intérieure. L'extérieure est composée de la peau en dehors et de lacertes longitudinaux, latitudinaux et transversaux, de la même manière que le mirach du ventre, et cela pour les mêmes raisons, aussi l'appelle-t-on *mirach du scrotum*. Le scrotum est divisé, tant à l'intérieur qu'à l'extérieur, en deux parties rendues évidentes par une suture qui va de l'anus à la verge, par le milieu. La raison de cette division est que, s'il arrive quelque dommage à l'une des parties, l'autre reste saine et intacte. La partie interne du scrotum, qui enveloppe les testicules, comme le péritoine la région des

1. « Cuffa », dans le vieux français, voulait dire cuffet, coiffe, couverture de tête (Du Cange).
2. « Extremitas virgae vocatur praeputium; cutis cooperiens ipsum dicitur cuffa. » Il y a ici une erreur : « praeputium » est mis pour « balanum », car dans cette description il n'est pas question du *gland*. — Voici ce que dit Guy de Chauliac : « Finis virgae vocatur balanos, id est glans, foramen, mitra, capellus, praeputium ». (Ed. 1559, p. 38; éd. 1890, p. 69.)

organes de la nutrition, est de la substance du péritoine. Dans ce dernier, il y a comme les deux cônes d'une bourse un peu étranglée par la substance du scrotum. Ils ne diffèrent d'une bourse qu'en ce que, entre eux et le scrotum, il y a un léger étranglement et non un grand [1]. La partie du péritoine ainsi étranglée, qui est entre la cavité du péritoine et celle du scrotum, et passe entre la chair extérieure et l'os du pubis, des deux côtés de la verge, est appelée *didyme*, c'est-à-dire douteuse, parce que nous devons toujours craindre son relâchement et sa rupture [2].

La seconde partie principale des membres générateurs, la partie interne, se compose elle-même de deux parties, les *testicules* et les *vaisseaux spermatiques*.

Les testicules sont des membres officiaux, etc., dont la substance est composée de chair glanduleuse blanche; le testicule droit est, chez la plupart des individus, plus fort et plus gros que le gauche. Raisons de la création des testicules et des vaisseaux du sperme : pour que du surplus de la nourriture des membres se forme en eux le sperme.

Par les didymes, parviennent aux testicules des nerfs venant du cerveau, des artères venant du cœur, des veines venant du foie, leur apportant la sensibilité et le mouvement, la vie et l'esprit, et le sang nutritif. De même, par ces veines et ces artères, leur est apporté le surplus du bon sang nutritif de tous les membres. Celui-ci est appelé par Avicenne, superfluité de la nourriture. Lorsqu'il a subi une nouvelle digestion dans les testicules et les vaisseaux spermatiques, il forme la matière spermatique. Cela se fait de telle sorte que, dans les testicules, la superfluité de la nourriture commence à prendre, par leur vertu, la couleur blanche, et que lorsqu'elle passe ensuite dans les vaisseaux du

---

1. « Interior pars ossei, quae ab intra osseum circumdat testiculos sicut syphac nutritivorum regionem, est de substantia dicti syphacis et in ipso est sicut duo coni alicujus sacci, aliquantulum solum constricti sunt de *ejus* (1487 : sacci) substantia nec a sacco differunt, nisi quod inter eos et *saccum* fit aliqualis constrictio et non magna. » Ce passage ne me semble compréhensible qu'en faisant rapporter *ejus* à osseum, et remplaçant *saccum* par osseum : le péritoine envoie dans les bourses, deux prolongements, qui sont resserrés dans leur passage à travers les parois abdominales ; la partie rétrécie correspond au canal péritonéo-vaginal.

Manuscrit français : « La partie de dedens la coille qui avironne les coillons ausi confait cifac la region des nutritis est de la substance du dit cifac et est en lui. Tout en la guisse que sont les 2 coignes qui sont en un sac lesquiex cornes sont lies d'un lien qui nest pas moult estroit. »

2. « Dicitur dindimus i. e. dubitativus (1487 : dubitans) quia semper debemus dubitare de relaxatione ipsius et ruptura. » Henri de Mondeville a été induit en erreur par une mauvaise transcription : « dindimus », mis au lieu de « didymus ». A propos du prolongement du péritoine dans la bourse, Guy de Chauliac dit, qu'au moment où il passe sur le pubis « vocatur didymus, quia duplicatus ». (Éd. 1559, p. 37; éd. 1890, p. 68.)

sperme, elle y subit une dernière digestion, et y reçoit la forme complète et parfaite du sperme.

Les *vaisseaux du sperme* sont des membres officiaux, etc. Leur forme est ronde, oblongue. Ils sont placés entre les testicules et la verge ; ils sont plus gros près des testicules, plus étroits près de la verge, leurs extrémités s'étendent jusqu'au canal du sperme sous la verge ; ils s'y terminent, y apportant la matière spermatique.

Immédiatement sous la région des membres générateurs, est située celle de l'*anus*, qui la continue. Elle est composée de deux parties, le périnée et l'anus. Le *périnée* est la région qui se continue profondément, du scrotum au pourtour de l'anus. L'*anus* est le cercle ou trou honteux, auquel se termine la partie extérieure et inférieure du rectum ; c'est par lui que les fèces et les matières stercorales sont expulsées du corps humain.

CHAPITRE DOUZIÈME

De l'anatomie des cuisses et de tous les membres inférieurs.

IMMÉDIATEMENT sous la région des hanches, sont les cuisses avec les autres membres inférieurs, qui tous se rattachent aux hanches, par l'intermédiaire des cuisses. La *cuisse* (coxa) est la partie qui s'étend de l'articulation de la hanche au genou. La *jambe* ou tibia (crus vel tibia) est la partie qui s'étend du genou à la cheville du pied, elle est appelée par Avicenne du nom arabe de « asseid ». Le *pied* est la partie qui s'étend de la cheville aux ongles des orteils. Le pied entre la cheville et les orteils, se compose de trois parties : le talon, le métatarse (pectine) et la plante.

L'anatomie de la cuisse et des membres qui sont au-dessous, pour autant que cela regarde les besoins du chirurgien, est pour ainsi dire la même que l'anatomie du bras et des membres qui sont au-dessous. Elle en diffère cependant en quelques points ; en rien, sur le nombre des os ; pour leur place et leur position, elle en diffère sur deux points, au genou et au talon. Au genou, parce que sur son articulation se trouve la rotule, appelée par quelques-uns l'œil du genou (oculus genu). Sa raison d'être est de protéger l'articulation contre les dommages ; tandis que sur l'articulation du coude ne se trouve aucun os distinct des autres ;

on y rencontre seulement l'appendice rostral[1], comme cela a été vu. Sur l'autre point, c'est à savoir à la cheville du pied et au talon, elle en diffère en ce qu'il n'y a là que sept os, mais assemblés de la même façon que les huit os de la main. Pour le nombre ou la position des muscles, cordes, lacertes, nerfs, peau, l'anatomie ne diffère pas autrement de celle du bras et des membres qui sont au-dessous, que n'en diffère la forme de toute la cuisse et des membres inférieurs[2]. Elle ne diffère pas non plus dans le nombre des artères et des veines ; mais leur place ou position est légèrement différente, comme diffèrent la composition et la forme des cuisses et des bras.

Des veines que l'on saigne en ces parties.

LES veines que l'on saigne communément à la cuisse et au pied, sont au nombre de quatre : la saphène, la sciatique, la rénale, et celle qui est sous le creux poplité[3]. La saignée (flebotomia) de la veine qui est sous le jarret est bonne pour les maladies de la matrice, à cause de la rétention des règles ; elle évacue beaucoup de tout le corps et affaiblit beaucoup. La saignée de la saphène, qui se fait entre la cheville et le talon, du côté interne, est bonne pour les affections de l'aine, de la verge, des testicules et de la matrice. La saignée de la sciatique, que l'on ouvre entre la cheville extérieure et le talon, est bonne pour les affections des reins et des hanches. La saignée de la veine rénale, qui se pratique entre le petit orteil et l'auriculaire, est bonne pour les ulcères[4], pour le mal mort[5], pour les varices, le phlegme salé[6] et toutes les affections mélancoliques des jambes.

1. C'est-à-dire l'olécrâne.
2. Pagel : « Coxae *ad* infra ». Manuscrit 1487 : « coxae *et* infra ».
3. Pagel : « sub pollice ». — Ms. 1487 : « sub poplite ». — Ms. 2030 : « sus le garret ».
4. « Ad *cancrenas*. » — Ce mot, dit Joubert, désigne une affection cancéreuse où chancreuse, ainsi appelée parce qu'elle se rapproche un peu de la gangrène, par la corruption et la puanteur (*Guy de Ch.*, p. 708). — Guy dit également : « Esthiomenus vocatur gangraena apud Graecos » (édit. 1559, p. 62 ; éd. 1890, p. 103), et à propos du *mal mort* : « cum nihil sit quam foeda et arida scabies, et si habet quid corrosionis pro qua dicatur cancrena vel ulcus foedum » (éd. 1559, p. 438). C'est-à-dire que cancrena est un *ulcère puant*, ord, d'après Guy (éd. 1890, p. 551).
5. « Ad *malum mortuum*. » C'est d'après Guy une rogne puante et sèche (éd. 1890, p. 551), ainsi qu'il est rapporté dans la note ci-dessus. — D'après Canappe, c'est une ulcération croûteuse et sèche (éd. 1890, p. 8), qui infecte principalement les bras et les jambes.
6. « *Flegma salsum*. » C'est, selon Joubert, un ulcère (une rogne) qui jette forte ordure phlegmatique, engendré de phlegme salé nitreux (éd. 1890, p. 418, 420, 717). Il diffère du mal mort, en ce que celui-ci est couvert de grosses croûtes.

Récapitulation et nombre de tous les os du corps entier.

LE nombre de tous les os du corps entier, pour autant que cela regarde les besoins du chirurgien, et suivant ce qu'on a vu ci-dessus, en étudiant les membres les uns après les autres, est de 203, outre les os sésamoïdes. Il y en a 6 dans le crâne, 2 dans le nez, 4 dans les mâchoires, 1 dans le larynx, à savoir l'os hyoïde (os lande); dans le cou se trouve l'os basilaire et 7 vertèbres. Il y a 5 os dans les épaules, 30 dans chaque bras et chaque cuisse, de sorte que dans ces quatre membres il y en a 6 fois vingt (120). Dans le dos se trouvent 12 vertèbres, dans les deux côtés 24 côtes, dans le thorax 7 os; dans les reins sous les vertèbres du dos, 5 vertèbres; dans les hanches et la queue, 6 vertèbres; dans les hanches et le pubis, 3 os.

Si toutefois quelqu'un veut prétendre à propos de deux ou plusieurs os, qu'ils n'en font qu'un, ou d'un seul os, qu'il en forme deux ou plusieurs, ou s'il veut compter ou ne pas compter les dents au nombre des os, comme en outre le nombre des dents varie suivant les individus, d'après tout cela, le nombre des os pourra, selon les divers auteurs, se réduire ou s'augmenter.

Outre tous ces os, il y en a encore quelques-uns qui entrent dans la composition du corps humain et que les auteurs appellent *sésamoïdes*, c'est-à-dire semblables au sésame, qui est une très petite graine [1]. Ils remplissent les cavités, et se rencontrent dans chacune des articulations de chaque doigt, et en beaucoup d'autres endroits; ils sont très petits, presque ronds et on en trouve dans les pieds de porc, lorsqu'on les mange, qui sont comme des noyaux de cerises. Si on les ajoute aux os énumérés ci-dessus, le nombre que nous avons indiqué en sera encore augmenté. Avicenne, l. I, f. 1, doctrine 5, somme 1, chapitre 30e et dernier, sur l'ANATOMIE DU PIED, à la fin, dit : Les os du corps humain tout entier sont au nombre de 249, sans compter les os sésamoïdes et l'os hyoïde, qui prend naissance dans le larynx; il est semblable à la lettre grecque lambda et à la figure 7 en algorisme, et a cette forme Λ.

1. « Sesamina i. e. ad modum sysami. » — Os sésamoïdes, σησαμοειδής, de σήσαμον, sésame, et εἶδος, forme.

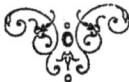

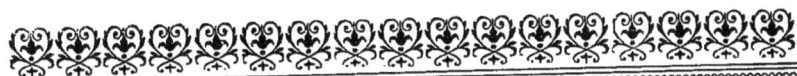

DEUXIÈME TRAITÉ

---

1. Dans le texte de H. de M. les Rubriques de la 1re Doctrine sont placées après l'Introduction du deuxième Traité; je les transpose en tête de ce traité, et j'y ajoute les Rubriques de la seconde Doctrine.

Le HUITIÈME CHAPITRE, *traitement de toutes les plaies qui pénètrent dans la cavité de la poitrine, de quelque part que ce soit, et traitement des plaies des organes du ventre, extérieurs et intérieurs.*

Le NEUVIÈME CHAPITRE, *on y expose quelles sont les plaies dangereuses et mortelles, et quelles ne le sont pas.*

Le DIXIÈME CHAPITRE *parle de quelques médicaments qui aident au traitement de certaines plaies, de la manière dont chacun opère dans ces plaies, des ressemblances et des différences qu'ils présentent entre eux, quand et de quelle manière ils doivent être administrés.*

Le ONZIÈME CHAPITRE *traite du spasme et autres complications qui retardent la guérison des plaies.*

Le DOUZIÈME CHAPITRE *donne le traitement de la contusion, où qu'elle soit.*

La **SECONDE DOCTRINE** *a quatre chapitres.*

Le PREMIER CHAPITRE, *traitement des ulcères en général et en particulier.*

Le DEUXIÈME CHAPITRE, *traitement des morsures et des piqûres faites par les animaux.*

Le TROISIÈME CHAPITRE, *traitement des fistules.*

Le QUATRIÈME CHAPITRE, *traitement du chancre ulcéré.*

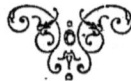

INTRODUCTION PARTICULIÈRE

*Ici commence l'introduction particulière au
second traité de la Chirurgie de maître Henri de Mondeville
chirurgien du très illustre roi de France* [1].

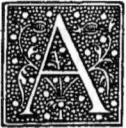

APRÈS avoir achevé le premier Traité de cette *Chirurgie*, qui expose l'anatomie en abrégé, pour autant qu'il est utile au chirurgien, j'aborde, avec le secours de Dieu, le second Traité, qui portera *sur le traitement des plaies, contusions et ulcères*, et dans lequel je me propose, autant que je pourrai, de satisfaire et de servir tous ceux qui s'adonnent à l'art et à l'œuvre de chirurgie, et qui désirent connaître *notre nouvelle méthode de traitement des plaies*. Or, ce sont, tantôt des hommes déjà avancés dans la science, tantôt de médiocrement intelligents, tantôt des manants ignorants, qui désirent la connaître; et ils doivent le désirer, aussi bien les savants avancés que les médiocrement intelligents et les manants ignorants. Mais, pour ceux qui sont plus avancés dans la science, qui ont vu les opérations de la chirurgie, qui ont compris les autorités, les raisons, les causes, les principes communs et les termes de la médecine, il suffit qu'ils trouvent dans les livres l'œuvre chirurgicale manuelle toute nue, dépouillée de ses causes, raisons et explications, afin qu'ils puissent s'y reporter et y recourir comme à un trésor de la mémoire, qui est oublieuse. Aux grossiers ignorants, l'œuvre toute nue suffit de même, puisqu'ils ne comprendraient ni les explications rationnelles qui servent de commentaires, ni les causes. Mais l'œuvre toute nue ne suffit pas aux médiocrement intelligents; au contraire, il faut en outre leur exposer les raisons de l'intervention, donner d'efficaces explications. C'est pourquoi, dans le traité ou texte de cette première doctrine, *j'ai donné l'œuvre de la chirurgie manuelle toute seule et toute nue, plaçant lesdites causes, raisons et explications, à côté du traité, sous forme de commentaire interlinéaire, en écriture*

---

1. Mss 1487 et 7139 : « Magister Henricus de Amondavilla ». — Ms. 2030 : « Mestre Henri des Mondeville ».

plus petite que le texte [1], afin que si la manière d'opérer suffit seule aux uns, ils puissent l'y prendre, dépouillée du reste, et que si cette manière toute nue ne suffit pas à d'autres, ils trouvent, à côté, ses causes et toutes les autres explications qui forment son complément.

Quant aux *dix points* que j'ai réservés dans l'Introduction du premier livre, promettant de les exposer dans la présente Introduction, je dirai : *Premier point* : le chirurgien qui veut opérer suivant les règles, doit auparavant fréquenter les lieux dans lesquels les chirurgiens habiles opèrent souvent, suivre avec soin leurs opérations, les fixer dans sa mémoire, et s'exercer ensuite en opérant avec ces chirurgiens. C'est ce que dit Haly, au neuvième discours de la seconde partie du livre complet de l'art médical, intitulé *Regalis dispositio*, au chapitre premier DE LA DIVISION DE LA CHIRURGIE. Il dit de même sur le *Techni* (au TRAITÉ DES CAUSES, chapitre 33, qui commence par les mots : « Ejus vero praeterquam naturam », à la partie « si vero ad invicem », que le meilleur médecin et chirurgien est celui qui a observé de plus près la vérité, qui s'est instruit dans la pratique de cet art par une longue étude, par la connaissance de la science antérieure, et, de plus, qui a un jugement sain. Il faut que le médecin garde le souvenir des bons enseignements, qu'il ait l'esprit prompt, une intelligence saine, une bonne vue, etc. De ce qui a été dit, on peut conclure que le chirurgien doit être naturellement ingénieux, ce qui est confirmé par l'autorité de Damascenus, premier Aphorisme de la 1ʳᵉ partie : « Opérer suivant les livres, sans une raison parfaite et sans un esprit ingénieux, est dangereux », et au second Aphorisme de la même partie : « Le génie naturel aide l'art et la nature dirigeante ». Cela est encore prouvé par ce fait, que chaque jour il s'offre à nous beaucoup de cas nouveaux. De plus, nos prédécesseurs, qui écrivaient par pure grâce et spontanément, sans y être forcés, ont omis dans bien des cas, de noter les choses nécessaires à cet art, soit que celles-ci ne fussent pas complètement inventées de leur temps, soit qu'ils ne connussent pas tout ce qui était inventé, ou ne voulussent pas révéler tout ce qu'ils savaient, ou ne pussent renfermer dans les manuscrits tout ce qu'il fallait, soit qu'enfin, s'ils le pouvaient, ils craignaient que la longueur de leurs ouvrages ne provoquât l'ennui et le dédain. Aussi, un chirurgien ne trouverait-il pas facilement dans les livres tout ce qui lui est nécessaire; il faut alors dans ces cas nouveaux et omis, que pour y suppléer, il ait recours à son génie naturel.

1. Le texte, en deux écritures de grosseur différente, se trouve dans les manuscrits de Paris nᵒˢ 1487, 7131 et 7139 et dans le cod. Amplon. Q. 197. Il semble d'après ce que dit H. de M., que le « nudus tractatus » et les Commentaires ou Explications, ont été rédigés à la même époque, en 1306, et non à plusieurs années d'intervalle; les textes sont trop bien liés l'un à l'autre, pour qu'il en soit autrement.

D'après ce qui vient d'être dit, et d'après l'autorité de tous les auteurs et des médecins et chirurgiens pratiquants, il est évident qu'un chirurgien n'est pas suffisant s'il ne connaît l'art et la science de la médecine, surtout l'anatomie, ainsi que cela a été amplement démontré au commencement du premier Traité de cette *Somme*. Sans l'art, en effet, nul ne saurait ordonner des médicaments appropriés, il arriverait ce qui arrivait à ces hommes dont parle le Philosophe (à la fin du 2ᵉ l. des *Elenchi*), qui produisaient toujours le même syllogisme sophistique; une fois qu'il était connu, ils ne valaient plus rien et ne savaient pas en ordonner un autre.

Deux choses sont donc nécessaires à cet art, comme il est dit dans Galien, livre VII du *De Ingenio*, chapitre 3 : la première, savoir avec quoi l'on doit opérer; la seconde, savoir opérer avec ces choses. On ne peut savoir la première, sans la science de la médecine; la seconde, un chirurgien instruit, fin et habile peut la connaître, et il peut sans l'art et la science, répondre à toutes les bonnes conditions d'un chirurgien suffisant [1].

Le chirurgien doit en outre être modérément audacieux, ne pas disputer devant les laïques, opérer avec prudence et sagesse, et ne pas entreprendre d'opération périlleuse, avant d'avoir prévu ce qui est nécessaire pour éviter le danger. Il doit avoir les membres bien formés, surtout les mains, les doigts longs et minces, agiles, et non tremblants; tous les autres membres forts, pour pouvoir exécuter virilement toutes les bonnes opérations de l'âme. Qu'il soit complaisant [2]; qu'il se donne tout entier aux malades, de façon à n'oublier aucune chose accessoire. Qu'il promette la guérison à tous ses patients; qu'il ne cache pas le cas et le danger, s'il y en a, aux parents et aux amis. Qu'il refuse, autant qu'il pourra, les cures difficiles. Qu'il ne se mêle jamais des cas désespérés. Qu'il donne des conseils aux pauvres, à cause de Dieu. Qu'il se fasse bien payer des riches, s'il le peut (mss 1487 et 16642 : qu'il ne fasse pas un grand éloge de lui-même, qu'il ne blâme pas les autres, qu'il ne haïsse aucun chirurgien). Qu'il travaille autant qu'il peut à acquérir une bonne renommée. Qu'il réconforte le patient par de bonnes paroles; qu'il condescende ou obéisse à ses justes demandes, si elles n'entravent pas le traitement de la maladie.

Il résulte nécessairement de ce qui vient d'être dit, que le parfait chirurgien est plus que le parfait médecin, et qu'on demande davantage de lui, c'est à savoir l'opération manuelle.

---

1. « Secundum potest scire cyrurgicus litteratus, subtilis, habilis, et potest, exceptis arte et scientia omnibus bonis condicionibus sufficientis cyrurgici premuniri. »

2. « Sit morigenatus (1487 et 16642 : moriginatus) », pour « morigeratus ».

Second point. Les patients doivent, dans tout ce qui regardé le soin de leurs maladies, obéir aux chirurgiens; ils ne doivent pas s'opposer à leurs opérations ou à leurs conseils; cela surtout, en effet, déplaît aux chirurgiens, qui deviennent indifférents, et l'opération en est plus mauvaise et suspecte.

Troisième point. Que les assistants soient, autant qu'ils peuvent, animés de bienveillance et de reconnaissance envers le chirurgien, et complaisants pour le patient, dans tout ce qui regarde le soin de sa maladie. Qu'ils ne lui rapportent pas ce que dit le médecin, si ce n'est ce qui lui serait agréable et utile, et ne prennent pas devant lui un visage attristé. Qu'ils ne se disputent pas entre eux, ni avec le malade, et ne murmurent pas; cela inspire de la crainte et du doute au malade. Qu'ils ne laissent pas arriver jusqu'à lui un mot fâcheux, ou une parole qui l'attristerait ou provoquerait sa colère.

Quatrième point. Que l'ordonnance des choses extérieures soit laissée au jugement et au savoir-faire du chirurgien.

Cinquième point. La chirurgie est diversement définie par les auteurs, suivant les différents points de vue. Et cela n'est pas étonnant, car autant d'hommes, autant d'avis, ainsi qu'il est dit dans la première partie des *Aphorismes* de Damascenus, à l'Aphorisme 25.

Les uns la définissent ainsi : « La chirurgie est une opération manuelle, faite sur le corps humain et ayant pour but la santé ». D'autres : « la chirurgie est le troisième instrument de la médecine ». D'autres : « la chirurgie est la science médicale qui enseigne aux chirurgiens à opérer manuellement sur le corps humain, en séparant ce qui est continu, en réunissant ce qui est séparé, le replaçant dans l'état premier ou possible, et en enlevant ce qui est superflu, selon les doctrines de la théorie médicale ». Ces définitions ou descriptions et celles, en nombre presque infini, que donnent les praticiens, chacun selon sa volonté, ont toutes le même sens, bien que les mots diffèrent. Et comme chacun explique suffisamment, ainsi qu'on le voit en parcourant les diverses *Chirurgies*, la définition qu'il donne, et les membres de cette définition, je passe pour le moment ces explications.

Sixième point. Chirurgie vient de « cyros », qui veut dire main, et de « gyos », qui signifie opération, ce qui revient à opération manuelle [1]. Et, bien que toute opération manuelle précise, sur quelque objet qu'elle soit faite, puisse être appelée du nom commun de *chirurgie*, cependant ce nom a été appliqué exclusivement par les anciens à l'opération manuelle précise qui a lieu sur le corps humain seul. Cette opération est, en effet,

---

1. H. de M. ne savait pas le grec et il donne la même étymologie que, plus tard, Guy de Ch. (p. 8).

plus nécessaire, plus utile et demande plus d'art que toute autre opération sur un corps quelconque, ainsi que cela est évident; de telle sorte
que quand on parle de chirurgie, sans rien ajouter, on l'entend seulement
de l'opération manuelle qui se fait sur le corps humain.

Septième point. Comme la médecine a trois moyens d'action, ainsi
que cela est prouvé [1] au premier Notable préliminaire de ce second traité,
de même la chirurgie a trois moyens généraux d'action, qu'emploie tout
chirurgien, lorsqu'il opère; ce sont : séparer ce qui est uni, réunir le
mieux possible ce qui est séparé, extirper ce qui est superflu. Quant aux
moyens d'action de la médecine, Théodoric les énumère dans l'introduction de sa *Grande Chirurgie*, étudiant complètement ce qu'est chacun
d'eux en particulier. Les moyens d'action de la chirurgie sont étudiés par
Lanfranc, dans sa *Grande Chirurgie*, au premier traité, chapitre troisième de la première doctrine.

Huitième point. Les espèces dans la chirurgie, ainsi que dit Johannitius à la fin, sont au nombre de deux : l'une, dans laquelle le chirurgien
opère sur les membres durs, comme sur les os; l'autre, dans laquelle il
opère sur les membres tendres, ainsi sur la chair. On peut ajouter une
troisième espèce, dans laquelle il opère sur les membres qui tiennent le
milieu entre la dureté et la mollesse, ainsi sur les cartilages, les nerfs,
les veines, les artères et autres semblables. Ces espèces se subdivisent
en plusieurs parties, qui sont indiquées à la fin de l'Introduction de la
Grande Chirurgie de Théodoric.

Neuvième point. Le sujet de toute la médecine et de chacune de ses
parties est le corps humain, qu'elle préserve et guérit de la maladie, ainsi
qu'il ressort de tous les auteurs de médecine. Cependant, il n'est pas
traité de la même façon dans la médecine en général, et dans celle de ses
parties qui se nomme la chirurgie. La chirurgie doit le préserver ou le
guérir par une opération manuelle, et dans toute la chirurgie on ne
traite le corps humain, lui, ses parties, ses maladies ou les autres choses
qui s'y rapportent, qu'à ce point de vue.

Dixième point. Le chirurgien et tout autre artisan qui opère régulièrement, doit tendre à une intention ou à une fin déterminée; celle-ci
supposée, il doit se servir des moyens par lesquels il pourra atteindre
ce but. La fin générale de tous les chirurgiens ou leur intention principale et générale, quelques différentes que soient leurs intentions particulières, présente trois parties [2] : 1° conserver la santé par une opération

---

1. « Prout probatum fuit primo notabili. » V. le notable XII, p. 116.
2. Pagel : « Finis aut generalis omnium cyrurgicorum aut intentio principalis :
generalis, quantum cunque intentiones particulares particulariter diversentur, est
triplex ». — Ms. 1487 : « Finis autem generalis omnium cyrurgicorum, aut intentio
principalis et generalis quantum cunque intentiones particulares particulariter

manuelle, en saignant, en cautérisant et par d'autres moyens semblables,
afin de préserver le patient de la maladie future à laquelle il est prédisposé; 2° guérir une maladie déjà existante, ce qui se fait en suturant,
liant et usant d'autres moyens analogues; 3° le troisième but, qui se
range à côté des deux premiers, est de donner une maladie au patient
qui y est prédisposé, pour le préserver d'une maladie plus grave [1], ou pour
le guérir de quelque autre maladie déjà déclarée. Il en est ainsi, lorsque
avec des attractifs, on attire le sang mélancolique à l'anus, pour y provoquer des hémorroïdes, et que, lorsqu'elles sont formées, on les ouvre
pour préserver le patient de la manie et d'autres maladies semblables,
ou pour le guérir de ces maladies mélancoliques, après qu'elles se sont
déclarées.

diversentur, est triplex ». — Ms. 2030 : « La fin general de tous cyrurgiens, ou
lentencion pricipal et general en quelque maniere que leur entencion particulieres
soient diversifies particulierement et est devisee en 3 ».

1. Le texte latin dit : « ut a priori morbo » pour « ut a pejori morbo ».

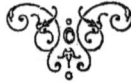

NOTABLES

Suivent ici les ruses et les subtilités des chirurgiens envers les chirurgiens et les médecins fourbes, et envers les malades; et la manière d'arracher à ceux-ci un salaire suffisant. Puis viennent les Déclarations préliminaires générales, destinées à faire connaître aux chirurgiens opérateurs les règles et les principes généraux de la chirurgie, et la manière d'opérer manuellement. Ceci formera vingt-six Notables préliminaires qui serviront d'introduction, et seront comme les lieux communs de tout ce qui regarde les chirurgiens.

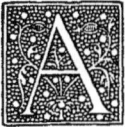

AVEC l'aide de Dieu, source de tout bien et de toute science!
Notable I[1]. Celui qui n'entre pas dans le bercail par la porte, est un larron et un voleur. Quoique cette parole soit écrite dans le divin Évangile, elle peut cependant s'appliquer à toute science et à toute œuvre soumise à des règles. Car quiconque veut atteindre, dans une science ou dans une œuvre quelconque, le but légitime et cherché, doit entrer par les voies fixées d'avance et par les portes, et s'il veut s'introduire autrement ou feint d'être déjà entré, il entrera comme un larron et un voleur, comme un traître et un trompeur. C'est là ce que paraît avoir en vue Galien, le Prince des médecins, leur père et leur patron, dans son livre VII du _De Ingenio_

---

1. NOTABLE I. — _Des vrais médecins et des charlatans._
Note sur les Notables. Après avoir donné un résumé de l'anatomie, H. de M. adopte un plan excellent, qu'on ne retrouve pas dans les ouvrages de son époque, et qui est du reste rarement suivi, même dans les temps présents; il étudie longuement certaines questions générales, avant d'aborder la description des plaies, des luxations, etc.
Dans ces généralités, auxquelles il a donné le nom de _Notabilia introductoria ad totam cyrurgiam_, il expose les règles et les principes généraux de la chirurgie, il insiste beaucoup sur les rapports du chirurgien, avec ses confrères, avec les médecins, les malades et le public. Il y a là des pages d'un grand intérêt historique, et qui aujourd'hui encore, seront très suggestives pour le jeune praticien. Je renvoie, d'ailleurs, à ce que je dis sur ce sujet dans mon Introduction.
Cette partie de l'ouvrage d'H. de M. lui est tout à fait personnelle, on ne trouve rien d'analogue dans les autres _Chirurgies_ du moyen âge.
Ces généralités sont contenues dans vingt-six Notables, qui portent chacun un

sanitatis, au chapitre troisième, lorsque, ne voulant pas que nous, disciples, nous entrions comme des voleurs dans le bercail des médecins, mais nous ouvrant au contraire, à nous médecins et chirurgiens, les portes de la médecine et de la chirurgie, il dit : Une guérison particulière ne s'obtient que par deux moyens : le premier est de savoir avec quoi il faut opérer, le second de savoir opérer avec cela. Il importe donc que le chirurgien, avant de traiter selon l'art une maladie, pénètre lui-même par ces deux portes dans le bercail des chirurgiens et de la chirurgie.

Or deux voies nous conduisent forcément à chacune de ces portes. Pour la première porte, celle de la chirurgie théorique, la première voie est d'en écouter la théorie et de s'y appliquer avec le plus grand soin et le plus grand intérêt; ce qui est confirmé par l'autorité de Boèce, en son livre *De disciplina scolarium,* où il dit : Celui-là ne mérite pas de prendre

numéro, mais en général n'ont pas de Rubrique. Pour plus de clarté et pour guider le lecteur, j'en ajouterai une, mais en note, et dès ce moment je donne la table de ces vingt-six Notables. L'on verra que l'auteur n'a pas suivi un ordre très régulier dans le choix des sujets qu'il traite successivement.

le nom de maître, qui n'a pas été auparavant disciple. La seconde voie consiste à lire cette théorie et à en discourir quelquefois avec ses compagnons, car la science est une noble propriété de l'âme, qui ne rabaisse pas son possesseur [1]. Aussi Sénèque dit-il dans la quinzième épître *De clementia* : les hommes apprennent lorsqu'ils enseignent.

Pour arriver à la seconde porte, qui est celle de la chirurgie pratique, la première voie est de voir opérer des chirurgiens, cela ressort de l'autorité de Haly, dans la seconde partie de son livre : *De regali dispositione*, au neuvième discours, chapitre premier intitulé : DES DIVISIONS DE LA CHIRURGIE, qu'on citait tout à l'heure, vers le milieu de l'Introduction de ce traité. La seconde voie est, qu'il importe que le chirurgien opère longtemps avec d'autres et ensuite seul. Cela ressort aussi de la fin de la citation de Haly rapportée ci-dessus et peut être démontré par un exemple, car si longtemps que quelqu'un ait vu fabriquer un clou il n'en fabriquera jamais un bien, tant qu'il n'en aura pas manqué plusieurs. C'est ce que dit le Philosophe, au second livre des *Ethica*, à savoir « que c'est en forgeant qu'on devient forgeron », et il ne dit pas « que ce soit en regardant forger ». Cela est prouvé encore par l'autorité du même auteur, qui dit dans l'introduction de la *Métaphysique* : « nous voyons ceux qui ont pratiqué faire plus de progrès que, etc. ; mais personne ne devient expert sans avoir longtemps opéré ».

Il ressort donc de l'autorité de Galien et d'Haly, que le chirurgien doit entrer dans la corporation des chirurgiens et de la chirurgie par ces quatre chemins et ces deux portes, s'il veut y faire des progrès et opérer selon les règles de l'art. Cela est prouvé encore par l'autorité de Galien, qui dit au VIe livre du *De ingenio*, chapitre 1er : « Lorsque quelqu'un sait traiter ce qui n'a pas été traité, et opérer rationnellement d'après ce qui a été traité, celui-là doit être dit un vrai médecin ». Et quiconque entrera ou feindra d'être entré d'une autre manière dans la bergerie, entrera comme un voleur et non par la porte, comme le font tous les illettrés, tels que *barbiers*, tireurs de sorts, loueurs, trompeurs, faussaires, alchimistes, courtisanes, entremetteuses, accoucheuses, vieilles femmes, Juifs convertis, Sarrasins [2] et pour ainsi dire tous ceux qui ont dépensé sottement leurs biens. Ils se donnent pour chirurgiens afin d'avoir de quoi vivre, et de couvrir sous le manteau de la chirurgie leurs misères et leurs tromperies, et pour pénétrer sous le couvert d'un homme

---

1. Pagel : « Quia scientia est nobilis animi possessio quae parum (1487 et 16642 : quarum [?]) dedignatur possessorem ».

2. « Sicut barberii, sortilegi, locatores, insidiatores, falsarii, alchemistae, meretrices, metatrices, obstetrices, vetulae, Iudaei conversi, Sarraceni. »

de l'art dans les villes et les royaumes, épiant les secrets, pour les rapporter aux ennemis.

C'est de pareils trompeurs et d'autres semblables dont parle Pline dans son troisième livre, en disant : De tous les arts c'est le seul (il parle de la médecine et de la chirurgie) où il arrive que l'on ajoute foi au premier misérable qui témoigne de lui-même, alors qu'il n'y a pas d'imposture plus dangereuse, etc. Mais ces fourbes ne considèrent pas cela; ils apprennent par nos dangers et tirent des leçons de nos morts. Aussi l'auteur du *De gestis philosophorum* dit-il, à propos d'un tel homme, au chapitre onzième des DITS DE DIOGÈNE LE PHILOSOPHE, que ce Diogène, demeurant dans une certaine ville, y vit longtemps un peintre qui peignait fort mal et dont les œuvres étaient la risée de tout le peuple. Plus tard il rencontra dans une autre ville ce même homme, en habit pompeux et considéré comme un grand et fameux médecin. Il lui dit alors : Mon ami, c'est admirable! C'est bien toi qui dans tel lieu, à telle époque, étais peintre et tu es devenu tout d'un coup médecin! C'est étonnant! Tu as compris, je pense, qu'une faute de peinture restait éternellement exposée sur les murs, tandis que les malades qui meurent par ta faute et celle des autres sots, sont aussitôt déposés sous terre; aussi abandonnant l'art de la peinture t'es-tu fait médecin!

Au sujet de ces chirurgiens trompeurs, Haly dit dans son livre *De aggregationibus chirurgiae*, au VII° l. à Almansor, dernier chapitre, qu'ils ont tant de tromperies, que son livre entier ne pourrait les contenir, et il raconte d'eux des tromperies et des fraudes extraordinaires et d'innombrables faussetés. Il ne paraît pas très étonnant que ces malheureux pressés par la pauvreté et la nécessité recourent à cet art et s'abritent sous son manteau, puisque entre tous les arts, c'est le plus commun et le moins su, et celui dont plus de monde a besoin. A peine trouve-t-on en effet, si l'on cherche bien, quelqu'un qui n'en ait pas besoin; aussi y peut-on commettre plus de faussetés, parce que le vulgaire ne sait pas distinguer l'habile homme de celui qui ne l'est pas, ainsi que le dit Hippocrate au premier livre *Du régime dans les maladies aiguës*, chapitre 1 [1]. C'est pourquoi il arrive que dans cet art, les trompeurs ignorants font fortune et acquièrent une brillante réputation, tandis que les hommes de savoir qui ont de la franchise et de l'expérience, sont écrasés et vivent souvent pauvres et mendiants. Mais il est plus qu'étonnant, il est absurde que non seulement ceux que je viens de dire, mais des rois, des princes et des prélats, des chanoines, des curés, des religieux, des ducs, des nobles et des bourgeois se mêlent sans science de cures chirurgicales dangereuses, et surtout du traitement des maladies des yeux, qui est dan-

1. Pagel : « in primo res giminis acutorum », pour « regiminis acutorum ».

gereux, difficile et trompeur, au point que l'on trouve très rarement un chirurgien qui soit suffisant et expert en ces matières. — Ainsi, par l'erreur de ces personnes, surtout des devins, religieux, tels que moines, ermites et même reclus, en qui le peuple a plus de confiance, des maladies guérissables en soi deviennent complètement incurables ou pires qu'avant. Ils détruisent parfois les membres malades et le plus souvent tuent le patient. Le vulgaire dit de ces religieux et d'autres semblables que de pareils hommes savent la chirurgie sans art, et qu'ils ont la science infuse par une pure grâce du Créateur. Et si on n'y ajoute pas foi complètement, on est réputé hérétique et incrédule ou infâme. — On dira quelques mots ci-après, dans la IIᵉ doctrine de ce Traité, au chapitre du TRAITEMENT DES FISTULES, de la crédulité sans raison et de l'erreur du peuple au sujet des traitements de certaines maladies qui portent des noms de saints, telles que le mal de Sainte-Marie, de Saint-Georges, de Saint-Antoine, de Saint-Laurent (ce qui est la même maladie, différemment nommée l'érysipèle); le mal de Saint-Éloi, qui désigne pour le vulgaire la fistule, les ulcères et l'apostème, et le mal de Saint-Fiacre, qui est le cancer, l'apostème, le ficus, les hémorroïdes et autres semblables; le mal de Saint-Bon, qui est le panaris; le mal de Saint-Clair, toute maladie des yeux; le mal de Saint-Loup, qui est une espèce d'épilepsie, et ainsi d'une infinité d'autres maladies.

Notable II. Etant supposée[1] la division et la répartition des maladies qui regardent les chirurgiens et de celles qui sont du ressort des médecins, telle qu'elle sera donnée plus bas dans l'Introduction du troisième Traité de cette *Chirurgie*, il faut noter que nulle part dans une maladie quelconque qui regarderait les chirurgiens seuls, — si du moins il ne s'agit pas d'une plaie, d'une dislocation ou d'une fracture, — si un médecin rusé a été appelé d'abord, jamais un chirurgien n'y mettra les pieds. — Bien plus, le médecin dit au malade : Seigneur, il est évident que les chirurgiens sont des orgueilleux et des pompeux, et avec cela manquent absolument de raison et sont complètement ignorants; s'ils savent quelque chose, c'est de nous médecins qu'ils le tiennent; ce sont des hommes de méchante humeur et cruels, et ils réclament et emportent de grands salaires. D'un autre côté vous êtes faible, disposé à la souffrance, délicat et vous seriez trop accablé par la dépense; aussi je vous conseille pour votre bien de ne point réclamer leur assistance et pour l'amour de vous, quoique je ne sois pas chirurgien, j'essaierai de vous venir en aide sans leur concours. — Si le malade accepte, et que tout aille bien, c'est au

1. Notable II. *Comment les médecins et les chirurgiens fourbes s'éliminent réciproquement des cures lucratives.*

mieux; si cela va mal, le médecin dit au malade : Seigneur, je vous ai
dit dès l'abord que je n'étais pas chirurgien, cependant pour les raisons
susdites et parce que je compatissais à vos maux, j'ai fait ce que j'ai
fait, et bien, et selon l'art et la raison, mieux qu'aucun chirurgien, Dieu
le sait! — Maintenant, je suis occupé depuis peu de quelques affaires;
aussi ne puis-je vous assister comme j'en ai coutume, et je vous conseille de prendre un chirurgien, — mais ce n'est pas pour cela que votre
guérison sera plus rapide. Alors le médecin, prenant les devants dit
au malade : Je vous conseille d'appeler un tel; il est fort expert, point
hautain, mais traitable et honnête, et connaît fort bien son art, peut-
être mieux que de plus grands, de la grandeur desquels nous ne nous
inquiétons pas pour le moment. Ainsi, il fait appeler avec lui un misérable chirurgien, illettré, rustique, complètement ignorant, et cela pour
quatre raisons : 1° pour qu'il ne sache pas relever les erreurs du médecin;
2° pour que le médecin reste chirurgien comme devant, et ait l'autorité
sur le chirurgien rustique; 3° pour que, si cela est nécessaire, il puisse
mettre à sa charge ses fautes, tant passées que futures; 4° pour qu'il
puisse attribuer à lui-même tout l'honneur et le profit, et laisser au
chirurgien les fautes et la honte, s'il y en a.

Il en va de même, d'ailleurs, de l'autre part. Si c'est un chirurgien qui
est appelé le premier, pour quelque traitement tout à fait médical, jamais
un médecin ne sera appelé sur son avis; au contraire, le chirurgien fera
tout pour que le malade n'ait pas besoin d'un médecin, cela pour plusieurs
raisons : 1° les médecins ne savent rien et ne font rien aux malades que
leur parler, et tous indifféremment, que le cas l'exige ou non, font aller
à la selle ; 2° les chirurgiens et la nature guérissent tous les jours des
maladies semblables à celle-là, sans le secours des médecins; 3° si l'on
appelle le médecin, il voudra aussitôt purger le patient, qui peut-être
n'a pas besoin d'évacuation, comme il arrive parfois, soit que le malade
soit très faible, qu'il n'y soit pas accoutumé, ou soit épuisé [1], ou que,
si cela est nécessaire, ce ne soit pas le moment, ou enfin que la maladie
soit immatérielle.

Tout cela, comme on vient de dire, et bien d'autres choses semblables
ou pires, les chirurgiens campagnards illettrés, les faux médecins rusés
et trompeurs, le mettent en avant, pour décrier les hommes intelligents
et experts. Ils craignent parfois, qu'on appelle avec eux un chirurgien
ou un médecin instruit et consciencieux, ou un rusé bavard, parce
qu'un homme instruit et consciencieux éloigne de tels hommes, en tant
qu'insuffisants, du soin des malades, et qu'un homme rusé prend fort
habilement soin de rester seul dans la place.

1. Pagel : « aut quia non extenuatus ». Ceci n'est pas dans le ms. 1487.

Que l'on veuille bien remarquer que je n'ai rien dit, ni ne veux rien dire, contre les hommes de science et d'expérience. Que cette pensée soit loin de moi ! C'est une consolation de se rencontrer partout avec de telles gens, parce qu'ils approuvent les efforts des hommes probes et experts, suppléent aux ignorances et aux erreurs de ceux qui sont moins expérimentés, et les corrigent courtoisement et sans rien dire. Mais j'ai parlé contre ceux qui sont tout à fait ignorants, et contre les sophistes, qui au dehors sont verbeux, âpres et hautains, contredisent les chirurgiens honnêtes dans toutes leurs interventions et dans chaque pansement, s'opposent sans cesse à ce qu'on veut faire, troublent les chirurgiens et les détournent trop souvent de leurs bonnes intentions, parce que, troublés, ils voient moins juste, etc., ainsi que le dit le Philosophe, au livre Ier des *Elenchi* où il parle lui-même des ruses.

Notable III [1]. Le vulgaire a coutume de diviser les maladies qui regardent les chirurgiens, en maladies qui proviennent d'une cause, et en maladies sans cause ou qui sont un effet du sort. Ils disent qu'une maladie provient d'une cause, lorsque celle-ci est extrinsèque, extérieure ou primitive, ce qui est la même chose, comme d'un bâton ou d'une pierre, d'un couteau ou d'autres choses semblables, parce que le vulgaire connaît bien ces choses-là. Ils disent que la maladie se produit sans cause, ou est un effet du sort, lorsqu'elle provient d'une cause intrinsèque, intérieure ou antécédente, ce qui est la même chose, selon les médecins, parce que le vulgaire ne connaît pas ces causes et n'y fait pas attention.

Sur ce genre de maladies, qui se produisent sans cause, le vulgaire a trois manières de penser : 1° que le chirurgien ne sert à rien dans leur traitement, à moins qu'il ne soit de ceux qui ont la spécialité de guérir les maladies qui sont un effet du sort, et pas les autres ; 2° qu'une pareille maladie provient de la seule infortune du malade ; 3° qu'elle vient du Dieu glorieux et sublime, que c'est par lui qu'elle est envoyée, et qu'ainsi les chirurgiens ne servent à rien, car ils ne peuvent résister à Dieu. Bien plus, le vulgaire croit que Dieu et la maladie se soulèveraient contre le chirurgien, et que Dieu seul frappe et porte remède, blesse et guérit. Il y a même beaucoup de gens qui ont une si grande confiance, et une si grande dévotion, qu'il leur est indifférent d'être sains ou malades, et qu'ils ne veulent pas être guéris par une main humaine. Ils disent : il me plaît d'être malade, parce que je sais qu'il plaît à Dieu que je le sois, et que si cela ne lui plaisait pas, je ne serais pas malade. Et lorsqu'on

---

1. Notable III *Des maladies de cause interne.* — *Superstition du vulgaire.*

leur dit : Veux-tu être guéri? ils répondent : pas par une main humaine,
cela n'est pas possible ni ne plairait à Dieu, puisque s'il le voulait, je
serais aussitôt guéri. Et ils repoussent honteusement, dans le traitement
de ces maladies, d'excellents et d'experts chirurgiens.

Il arrive alors, que les fourbes ne voulant pas être ainsi chassés, nient
qu'ils soient des chirurgiens de plaies, tirant leur science d'une doctrine
et de ce qu'ils ont vu opérer d'autres chirurgiens. Ils prétendent qu'ils
tiennent du Dieu glorieux, la science infuse par laquelle ils savent guérir
les maladies qui viennent du sort et qui sont un don de Dieu et des Saints,
et que cette grâce donnée gratuitement, ils ne la tirent pas d'une doctrine,
mais de la pure providence et de la grâce du Sauveur, dont la miséricorde remplit la terre. De cette sorte, sont les faux religieux, tels
qu'ermites et reclus, les vieilles courtisanes et entremetteuses et autres
semblables, dont il a été question plus haut, qui avec de l'eau bénite,
des prières divines et autres artifices allèchent les patients, pour que
ceux-ci croient qu'ils opèrent avec l'aide de Dieu. Cette grâce, un chirurgien de ma connaissance ne l'avait, ni ne feignait l'avoir ; comme il
broyait un jour les remèdes nécessaires pour guérir une fistule, que le
vulgaire appelle mal de Saint-Éloi, il brisa par hasard son mortier ; cela
causa une grande rumeur dans le peuple contre lui : c'était là un miracle
divin, et une vengeance, de ce qu'il voulait guérir les maladies des
Saints, dont le traitement doit être réservé aux seuls chirurgiens divins.

Notable IV[1]. C'est aujourd'hui la coutume de tous les princes, prélats
et hommes du vulgaire, dans tous les pays de l'Occident (peut-être
n'en est-il pas ainsi dans les pays chauds), de n'avoir confiance dans
aucun médecin scientifique. Ils allèguent seulement que le chirurgien ne
doit pas être clerc, parce que, tandis que le clerc fréquente les écoles,
le laïque apprend la manière d'opérer manuellement. Cette raison leur
est fournie par les chirurgiens laïques illettrés, qui assistent sans cesse
et depuis longtemps les riches, et auxquels ceux-ci acquiescent, les
riches illettrés surtout, à cause de leur ignorance commune. Ils déplorent
vivement ensemble, qu'il doive y avoir des chirurgiens lettrés. — Cette
raison n'est pas une preuve suffisante, car la chirurgie ne consiste pas
tout entière dans l'opération manuelle, elle est surtout une science
théorique, partie que ne peut connaître aucun laïque pur. Et encore :
plus on est instruit de la théorie, plus l'esprit est exercé et mieux on
comprend et l'on saisit la manière d'opérer manuellement, selon la théorie
que l'on a apprise. Par celle-ci on connaît les causes et les raisons pour

1. Notable IV. *Du chirurgien clerc et du chirurgien laïque.*

lesquelles il importe d'opérer, nécessairement et précisément de telle façon, et non pas autrement. Et encore : si le clerc a de l'intelligence et de bons organes, pourquoi ne peut-il pas opérer aussi bien et même mieux que le laïque, toutes choses égales d'ailleurs ? Toutes choses égales, je dis que, si le clerc et le laïque commencent à opérer au même âge, avec la même intelligence, etc., le clerc sera plus habile que le laïque ; mais si le laïque commence plus tôt et plus jeune, et que le clerc ne commence que plus tard et plus âgé, le premier sera plus habile que le second ; ce serait le contraire, si les circonstances étaient renversées. Mais s'il survient quelque fourbe qui fuie sa patrie, qui ne sache pas parler la langue du peuple qu'il ne comprend qu'à demi, comme quelque Ultramontain, Juif, Sarrasin, ou converti, on l'honore comme un philosophe, on le croit comme un prophète, on le craint et on l'adore comme un Dieu, et plus qu'un prophète, et on se fait son serviteur, pour tout et en toute occasion. — Il y a peut-être à ceci deux causes : la première, c'est que le vulgaire croit que les discours qu'il ne comprend pas, sont plus efficaces que ceux qu'il entend bien ; l'autre raison, c'est que nul n'est prophète en son pays.

Notable V[1]. Ainsi qu'il est dit dans les Aphorismes de Damascenus, aphorisme 1er, et dans le Commentaire au même endroit, — l'opérateur ne doit pas avoir une telle foi en ce qui est écrit dans les livres, qu'il ne l'examine d'abord lui-même avec toute sa raison, et ne le revise par son génie naturel, avant de commencer à opérer selon ce qui est écrit. La cause en est peut-être, que les philosophes et les savants, lorsqu'ils ont composé leurs livres, n'y ont déposé que les règles et les préceptes les plus généraux qu'ils ont pu trouver, parce que les cas particuliers sont et seront toujours infinis, et par conséquent inconnus. Or il se rencontre rarement un précepte ou une règle si générale, qu'elle ne comporte dans un ou dans plusieurs cas particuliers, une application spéciale. Par exemple : dans le traitement des plaies on pose comme règle générale, qu'une plaie ne guérit que si elle est desséchée ; si toutefois un blessé prenait quelque fièvre consumante ou longue, quelle qu'elle fût, dans laquelle on craindrait le spasme par inanition, sa plaie devrait être préparée ou traitée (*preparari aut procurari*) avec des pansements humides. L'on doit cependant excuser les hommes de l'art qui ont donné cette règle, parce que pour la plupart des cas, elle contient la vérité, bien que, pour quelques-uns, elle ne soit pas vraie. Ainsi, du droit que chaque praticien puise dans sa science, il lui est permis d'ajouter aux règles

---

1. Notable V. *De l'autorité des livres.* — *Du droit de chaque praticien d'avoir une opinion personnelle.*

des anciens, ou d'en retrancher, selon que cela lui paraît utile. Aucun auteur ne doit être écouté d'une façon absolue, quoique ses règles s'appliquent véritablement à la plupart des cas particuliers. Au contraire, il n'y a rien dans les œuvres de l'homme qui soit parfait, car des successeurs de moins de talent, corrigent parfois les ouvrages excellents, de prédécesseurs plus grands qu'eux, et les ornent, en y ajoutant de bonnes choses, qu'ils ont nouvellement trouvées par l'expérience ou la pratique des opérations. Pour cela, ils doivent remporter louange et reconnaissance, suivant le mot de Galien au Ve livre du *De accidenti et morbo*, au milieu du chapitre 5. Il dit que les paroles des anciens doivent être expliquées avec respect par leurs successeurs, et que, ce qui y manque, doit être ajouté par eux avec bienveillance.

Il n'est pas étonnant qu'un ouvrage quelconque, fait avec soin par quelque auteur, ne soit trouvé défectueux par d'autres, à cause même de ses qualités, puisque, autant d'hommes autant d'avis, comme il est dit à la troisième partie des Aphorismes de Damascenus, à l'aphorisme 35; et puisque ce que l'on ordonne un jour, le lendemain ou même sur l'heure on l'ordonne et on le dispose soi-même autrement. Bien plus, ceux qui critiquent les ouvrages sont utiles de plusieurs manières, parce qu'ils excitent l'homme d'art et de science à mieux faire, afin qu'il puisse ensuite composer un ouvrage irrépréhensible.

Il y a de même dans les arts mécaniques de pareils remanieurs, qui vont cherchant et reprenant les murs, les maisons et autres ouvrages semblables récemment construits, et qui rendent de grands services pendant la construction. Les jours de fête, ils se promènent par les rues et les places de la cité, regardant les constructions nouvelles. Ces gens sont appelés à Paris « ouvriers des dimanches et fêtes »; ils rendent ainsi souvent service à ceux qui bâtissent.

Notable VI [1]. En outre de ce qui a été dit et de ce que l'on dira, l'on demande parfois, si la chirurgie est une œuvre purement mécanique, si c'est une science ou un art, si elle est théorique ou pratique. Pour résoudre ces questions, il faut noter, comme cela peut être déduit [2] des paroles d'Averroès, dans le Commentaire sur les *Cantica canticorum* d'Avicenne (près du commencement, dans la partie où cet auteur divise la médecine, en médecine théorique et pratique), — que les œuvres rationnelles s'apprennent de trois manières : les unes par la pratique seulement, tel l'art du carrossier [3] et d'autres semblables, que peut

1. Notable VI. *La chirurgie est une science et un art.*
2. Pagel : « sicut dici potest »; manuscrit 1487 : « sicut elici potest ».
3. « Carpentatoria », pour carpentaria, fabricant de la voiture nommée *carpentum*, et par amplification, carrossier.

apprendre un muet; celles-là sont vraiment mécaniques. — Il en est d'autres que l'on apprend en discourant, par la seule science des démonstrations, des définitions, etc.; un muet ne pourrait les apprendre [1]. C'est avec raison que l'on considère une telle œuvre comme étant un art et une science, c'est pourquoi Averrhoès ne fait pas de différence entre science et art; telles sont toutes les sciences purement théoriques, comme la science théorique de la médecine, de la chirurgie et d'autres semblables. La médecine théorique, en effet, apprend à connaître la santé, ses causes et ses signes et aussi la maladie, mais cela seulement, sans rechercher autre chose. — La troisième œuvre rationnelle s'apprend des deux façons précédentes, c'est-à-dire à la fois par la science et la parole et par l'opération manuelle; et nul ne peut l'apprendre, s'il n'a des mains et de l'intelligence; telle est la pratique de la médecine et de la chirurgie, celle qui suit les règles fixées. Elle montre comment et par quels moyens la santé, que l'on connaît déjà par la théorie, peut être conservée; comment et par quels remèdes la maladie, que l'on connaît déjà aussi, peut être guérie.

Prenons un exemple évident, commun, emprunté à la chirurgie : un chirurgien voyant un apostème, reconnaît que c'est une maladie, parce qu'elle apporte à l'action des membres une gêne sensible; — que c'est une maladie composée, parce qu'il y a en elle tous les genres ou trois genres de maladies, à savoir une mauvaise composition réunie à une mauvaise séparation et disjonction des parties du membre atteint d'apostème, séparation qui résulte de l'infiltration de la matière de l'apostème entre ses parties, et produit dans la forme du membre, une saillie ou une tumeur [2]. Il reconnaît ensuite les signes de la nature de l'apostème, puis par leur moyen, il reconnaît les causes, par exemple la matière morbide, si elle est sanguine, etc. Tout cela, le chirurgien le reconnaît grâce à la théorie; mais elle ne peut lui en enseigner davantage, ni le conduire au traitement de l'apostème. Il faut pour cela qu'il ait recours à la chirurgie pratique. Par celle-ci, avec l'aide de la théorie, il saura comment cet apostème doit être traité selon les règles, et par quels remèdes, par exemple si la saignée convient (laquelle est un moyen chirurgical qui détourne l'apostème au début, etc.), et quels sont les topiques appropriés, qu'on verra dans la suite.

De ce que l'on vient de dire, il résulte, pour répondre aux questions posées plus haut, que la chirurgie qui est apprise par la pratique seule et

1. Pagel, 1487 et 7139 : « quam posset addiscere homo mutus »; — il faudrait: « quam non posset... »

2. « Facta ex imbibitione materie apostematis inter ipsos et pectus (1487: peccatum) in forma membri sicut eminentia vel tumor. »

est exercée sans étude préalable de la théorie, comme la chirurgie des paysans et de tous les illettrés, est une œuvre purement mécanique, n'est pas proprement théorique, et n'est vraiment ni une science, ni un art. Il est de même évident que la chirurgie qui a été apprise seulement en discourant, en parlant, n'est pas une œuvre vraiment mécanique, qu'elle est purement théorique, et proprement une science ou un art, selon Averrhoès. De même encore, il est évident que la chirurgie qui s'apprend des deux manières susdites, c'est-à-dire aussi bien en parlant qu'en opérant, n'est pas une œuvre mécanique, et qu'elle est en partie théorique, en partie pratique : elle est pratique, pour la plus grande partie, théorique pour la plus petite. Averrhoès donne un exemple semblable emprunté à l'anatomie, dont on ne peut, d'après des paroles, se représenter qu'une bien petite partie, et qui est une science et un art.

Notable VII[1]. Pour l'instruction du chirurgien opérateur, s'il veut agir consciencieusement, il y a quatre cas dans lesquels il est préférable qu'il s'abstienne ou même qu'il cesse tout traitement.

Premier cas : lorsque la nature est assez forte chez le sujet, parce que, ainsi que le dit Galien (à l'aphorisme de la septième partie, « quibus phlebotomia inter phrenes et ventrem ») : Rien n'est impossible à une forte nature, et de même, au Ier livre du *De interioribus*, chapitre 2 : La nature n'a pas besoin du secours des remèdes, etc., et encore, au IIe l. du *De criticis diebus*, chapitre 3 : La nature suffit à tout ce dont elle a besoin.

Second cas : lorsqu'on ne reconnaît pas la maladie, ni par conséquent sa cause, parce que dans ce cas on nuira en intervenant, et si l'on guérit, ce sera par hasard. C'est ce que fait entendre Avicenne au livre 4, f. 1, au chapitre sur le RÉGIME DES FÉBRICITANTS, lorsqu'il dit en général : Il ne t'est pas possible de guérir une fièvre, si tu ne l'as auparavant reconnue.

Troisième cas : lorsque la maladie est faible par rapport à la nature du sujet, parce que, ainsi que le dit Haly, sur le *Techni* (au TRAITÉ DES SIGNES, chapitre 20, dans la partie « et vigilae et multus somnus ») : Lorsque la cause de la maladie ou la maladie elle-même est faible, la nature suffit à guérir.

Quatrième cas : quand la nature du malade est trop faible [2], parce que, suivant Galien (Aphorisme de la première partie « quando stetit aegritudo ») : Ceux qui doivent mourir, ou qui sont trop faibles, doivent être abandonnés d'après les seuls pronostics ; et encore parce qu'il dit, dans

---

1. Notable VII. *Des cas où le chirurgien doit s'abstenir.* — *Des chirurgiens sans conscience.* — *Du traitement préventif.* — *Nécessité d'un juste salaire.*

2. Pagel : « natura est minus debilis » ; 1487 : natura est nimis debilis.

le *Techni* (chapitre 26, « omnium natura est operatrix, etc. ») : Une nature très faible n'opère pas bien.

C'est pourquoi, si le chirurgien s'occupe du malade dans un cas pareil, il ne fera rien d'utile et même, puisque forcément il réussira mal, il pourra être en butte aux reproches. Mais s'il ne veut pas ou ne sait pas agir consciencieusement, il intervient indifféremment dans tous les cas où il espère remporter un salaire juste ou injuste. Ainsi font les fourbes, dont il a été fait mention dans le premier « Notable » et dont les tromperies sont signalées par Razès au VII° livre à *Almansor*, au chapitre cité. Parfois, souvent même, ces hommes, par là même qu'ils agissent mal et sans conscience, remportent avantage et honneur, quoiqu'ils tourmentent les malades, dont ils ne retireraient, s'ils agissaient comme il convient, ni reconnaissance, ni bénéfice.

Un cas pour servir d'exemple : Un homme riche souffre d'un commencement d'apostème; il appelle un chirurgien consciencieux, qui lui dit : « Seigneur, la chirurgie n'a encore rien à faire ici, parce que la nature n'a pas besoin du secours d'un remède, etc. (comme on le sait); mais si l'apostème vient à augmenter, envoyez vers moi ». — Il arrive alors que le malade appelle un médecin ou un chirurgien fourbe. Si c'est un chirurgien, il lui dira aussitôt : « Seigneur, certes vous avez là un fort grand apostème; je le sens déjà intérieurement; si on ne l'opère sans retard, il est certain qu'il causera votre perte ». Alors le chirurgien avec des topiques attractifs provoque sans raison un apostème, il remporte profit, reconnaissance, vogue et honneur, parce qu'il a vu un apostème qui n'existait pas, et que le premier chirurgien n'avait pas vu, et ce dernier encourt, pour avoir dit la vérité, infamie, honte et dommage. — Quelquefois le patient appelle un médecin, et cela sur l'avis du chirurgien honnête, qui veut agir avec conscience et différer jusqu'à ce qu'un médecin, par un bon régime, par des évacuations et autres remèdes, ait tenté de faire résorber l'apostème; — si, en même temps, le chirurgien s'absente, le médecin dira peut-être, dans le cas où l'apostème continuerait à grossir, que le chirurgien ne prévoyait pas l'apostème, et que c'est pour cela qu'il s'est éloigné honteusement, croyant honorer le médecin. Alors on n'appellera plus le chirurgien, et le médecin exercera l'un et l'autre office.

D'autre part il arrive parfois que le chirurgien consciencieux obtienne la résorption de l'apostème dès le début, par des purgations, l'abstinence et des topiques. Il en retire un minime salaire ou rien, alors le patient prétend que le chirurgien l'a trompé, en résorbant son apostème, et l'on dira, si ce patient retombe malade ou meurt dans l'espace de deux ou trois ans, que c'est la faute du chirurgien qui a fait rentrer l'apostème. Ou bien, s'il n'arrive rien de fâcheux dans ce délai, le patient dit qu'il ne souffrait de rien, et n'a pas eu d'apostème, comme cela est prouvé maintenant, puisqu'il n'en a pas, ni n'en a eu, ni ne doit en avoir. Si, au contraire, le chirurgien avait été un fourbe, il eût augmenté l'apostème et l'aurait fait paraître, puis il en eût tiré avec le pus beaucoup d'argent.

On voit, d'après ce qui vient d'être dit, qu'un chirurgien franc et consciencieux a souvent à souffrir de sa franchise et de son honnêteté, et qu'il est nécessaire qu'il soit prévenu, afin de résister aux fourberies des chirurgiens et des médecins trompeurs, et à celles des malades, dont il est difficile de se garder. Ces chirurgiens et ces médecins fourbes proclament aisée la guérison d'un riche; si elle est impossible, ils prétendent la rendre possible. Mais ils exagèrent la cure facile d'un pauvre, la disent difficile et dangereuse, afin de piller le riche et d'esquiver le pauvre : *dum non est qui redimat neque qui salvum faciat.*

Aussi, dit-il avec une voix d'archange, au malade riche, en l'absence de ceux qui l'assistent : « Seigneur, c'est vous seul qui êtes malade, et qui souffrez; ce n'est pas votre fils ou votre neveu; vous seul êtes tenu éveillé par la douleur, alors que dorment vos assistants et vos amis. N'attendez pas que d'autres aient soin de vous, si vous n'avez d'abord soin de vousmême; vous êtes assez riche pour obtenir des conseils, et racheter la santé et ce qui vous est nécessaire, si vous le voulez. Les richesses ne sont pas plus que la santé, et la pauvreté n'est pas plus que la maladie. N'avez-vous pas gagné ce qui est à vous, et principalement pour vous, et si vous n'êtes pas un misérable, afin de pouvoir subvenir à vos propres besoins. Plût à Dieu que ceux qui vous soignent si mal eussent votre maladie. Mais que ceci reste secret; c'est votre affaire. Ce que je dis c'est par compassion pour vous et pour votre bien. » — Ensuite, en l'absence du patient, il dit à ceux qui l'entourent : « Seigneurs, cet homme a grande confiance en vous; vraiment, si vous le perdez, vous perdrez un excellent ami, et certes ce n'est pas un honneur pour vous, qu'un tel homme soit sans conseil; s'il meurt sans conseil, un blâme éternel pèsera sur vous; même s'il était très pauvre, il ne pourrait lui arriver rien de pire [1]. Il est vraiment en grand danger et le cas est grave; mais la nature fait parfois mieux que nous n'espérons. Il est certain qu'il mourra, si on ne lui vient en aide; si on lui vient en aide, il peut en réchapper et ne pas mourir. S'il meurt, ce ne sera pas à cause du secours qu'on lui donnera, car il est déjà presque mort; il n'y a de voie de salut que dans un bon et discret conseil, etc. Je vous dis cela comme ami, non comme médecin. »

Il parle de même façon, comme on va voir, au malade pauvre, de

---

1. Pagel : « Nec posset sibi, etiam si esset pauperrimus, minus quam nihil. » Ms. 1487 intercale « fieri » entre « pauperrimus » et « minus ».

quelque maladie que celui-ci souffre : « J'ai vraiment grande compassion
de toi, et je te viendrais bien volontiers en aide, pour l'amour de Dieu.
Mais je suis fort occupé, pour le présent, de cures difficiles, et l'époque
n'est pas favorable à ta cure; tu n'as pas de quoi acheter les choses nécessaires au traitement, telles que les drogueries (species); aussi je te conseille de différer jusqu'à l'été; nous aurons alors des herbes, et beaucoup d'autres choses qui te sont nécessaires, et qui t'éviteront de la
dépense; et puis l'été est l'époque qui est la plus douce aux pauvres, etc. »
Et lorsque le même pauvre revient en été : « Je suis bien fâché de t'avoir
cet hiver remis à l'été, car en vérité, l'hiver t'est plus favorable que l'été.
L'été est trop chaud, et il ne serait pas sans danger d'exciter la maladie,
bien des choses peuvent nuire, si on les remue, qui, laissées en repos,
ne nuiraient pas. Je te conseille donc d'attendre que cette grande chaleur soit passée. » Et ainsi éternellement; jamais il ne trouvera pour le
pauvre un temps favorable.

En outre, s'il se présente au chirurgien fourbe quelque cure sans bénéfice, qu'il soit tout à fait incapable de soigner, tandis que d'autres le
pourraient peut-être, il parlera ainsi au malade, en feignant de ne pas
s'arrêter : « Je suis vraiment fâché de ne pouvoir m'arrêter ici et vous
soigner, car je vous guérirais en bien peu de temps ». Après cela, quiconque mettra tous ses soins à cette cure, n'en pourra remporter que du
blâme : s'il guérit le malade, c'était chose facile; si non, on dira que ce
fut un grand malheur que le maître n'ait pu rester, puisqu'il aurait
obtenu la guérison facilement et en peu de temps.

Peut-être notre fourbe ajoutera-t-il : « Faites que votre chirurgien me
parle, et pour l'amour de vous, je lui enseignerai comment il vous guérira ». Alors, si le chirurgien dédaigne de lui parler, on le dira arrogant
et superbe. S'il lui parle, et que le malade guérisse, on dira qu'il a été
guéri par le conseil du premier chirurgien; s'il lui parle, et que le malade
ne guérisse pas, on dira que le chirurgien n'a pas su opérer suivant le
conseil de l'autre, et ainsi, celui qui a fait la cure n'en peut remporter
que du blâme.

C'est par ces fourberies et par un grand nombre d'autres semblables
ou pires (il serait oiseux de les rapporter; peut-être les indiquera-t-on plus
bas), que les chirurgiens et les médecins ont coutume de tromper les
malades et de porter préjudice à leurs confrères.

En outre, il ressort de ce que l'on vient de dire, que le traitement
qui préserve d'une maladie future, et empêche qu'elle se déclare, est
plus utile au malade que tous les autres traitements. Mais il est, comme
on a vu, inutile et préjudiciable au chirurgien, puisqu'il empêche l'apparition de la maladie, dont le traitement lui procurerait un avantage. Aussi
ne devons-nous *appliquer le traitement préventif qu'à cinq espèces*

d'individus : 1° à ceux qui sont vraiment pauvres, pour l'amour de Dieu. Cependant de ceux qui ne sont pas tout à fait pauvres, il est permis de recevoir des poules, des oies ou des chapons;

2° A nos amis, dont nous ne voulons pas recevoir de salaire fixe, ou une somme d'argent déterminée. Nous recevrons toutefois très bien d'un ami, pour le traitement d'une maladie, des victuailles ou des joyaux, des étoffes, des coupes, en signe de vieille amitié, et non comme salaire. Ces choses-là, dont il ne nous conviendrait point de nous occuper, nos serviteurs doivent en donner l'idée, en disant derrière nous comme si nous l'ignorions, si l'on parle de prix, de salaire, ou que l'on sorte de l'argent : « Non pas! le maître ne le voudrait pas; mais vous agiriez mieux à son égard en lui offrant des coupes, ou autre chose de ce genre, bien que je sois certain que lui n'en garderait rien ». Et ainsi un bon serviteur gagne plus parfois, en donnant de pareilles idées, que ne fait le maître en opérant. De même, si le maître a un cheval pour faire ses visites, le salaire est double à cause du cheval;

3° On applique ce traitement à ceux que vous savez être reconnaissants, après une guérison complète, parce que tromper ces gens-là, les pauvres ou ses amis, serait malhonnête;

4° A ceux qui paient mal, comme à nos seigneurs et à leurs proches, aux camériers, justiciers et baillis, avocats, et à tous ceux auxquels nous n'osons refuser un conseil. En effet, plus longtemps nous servirons ces personnes-là, et plus nous perdrons. Aussi expédions-les le plus vite possible, et soignons-les avec les meilleures médecines;

5° Nous devons la cure préventive à ceux qui nous paient complètement à l'avance.

Chez tous les autres, nous ne faisons, ni ne devons, ni ne sommes tenus d'appliquer un traitement préservatif, comme chez les avares, les riches, les usuriers et chez tous ceux qui préfèrent à leur propre corps, des richesses et des trésors, aimant mieux souffrir dans leur corps, plutôt que dans leur bourse. Nous ne devons pas non plus employer le traitement préventif chez ceux qui paient après guérison, suivant la peine dépensée, qui, s'ils sont guéris rapidement, paient peu, et beaucoup, si l'on y met beaucoup de temps. Donnons-leur des médicaments qui opèrent lentement et faiblement, dans l'espérance qu'ils nous paieront au prorata du temps. Chez tous ces gens, et leurs semblables, laissons croître les maladies, en leur disant que par elles la nature se décharge de beaucoup de superfluités qu'il serait dangereux de retenir à l'intérieur. Défendons-leur la transpiration, la tranquillité et l'abstinence, en leur disant que la sueur résout la partie subtile des humeurs, et laisse un résidu plus grossier et plus capable de nuire; — que la tranquillité et le loisir multiplient les humeurs froides et corrompues, qui diminuent la chaleur naturelle, et rendent l'homme paresseux dans ses actions ; — que l'abstinence affaiblit la vertu, qui doit guérir la maladie, et remplit l'estomac d'humeurs malsaines, qui multiplient et augmentent la matière de la maladie.

Et ainsi, puisqu'il n'y a point de foi en Israël, et que la vérité est sans force dans les places publiques, nous aimons mieux, s'il faut que l'une ou l'autre chose arrive, tromper les trompeurs, que de souffrir d'être lésés par eux. Que personne ne croie, que par ce qui a été et ce qui sera dit, je veuille apprendre à faire le mal, mais bien à le connaître, afin de l'éviter, parce que l'on n'évite que ce que l'on connaît déjà. Si l'on conçoit quelque mal des paroles qui viennent d'être dites, ce ne sera pas à cause de la franchise du discours, mais à cause de la malignité de l'entendeur. Qu'ils prennent donc garde à eux, avec le Psalmiste qui dit : « Éloigne-toi du mal et fais le bien, recherche la paix et cultive-la ».

Mais pourquoi serions-nous tenus de venir en aide aux riches à nos propres dépens, alors qu'ils ne veulent pas se secourir eux-mêmes avec ce qu'ils possèdent ? Après avoir satisfait à nous-mêmes, contentons-nous de creuser dans leur propre terre [1].

Ce que l'on vient de dire dans ces six *Notables*, avec quelques autres choses semblables, qui restent à exposer dans ce qui suit, ne se trouve nulle part dans la *Chirurgie théorique* ni dans les *Pratiques de chirurgie*. Ce sont cependant choses fort nécessaires au chirurgien praticien, qui veut gagner quelque chose, puisque le chirurgien rusé et peu instruit réussit mieux et gagne plus, que s'il connaissait toute la théorie et la pratique de la chirurgie et ne savait pas se faire payer.

L'objet principal du patient, ce qui l'occupe tout entier, est d'être guéri, et une fois guéri il oublie ce désir et ne songe pas à payer, mais tant qu'il n'est pas guéri, son esprit n'est pas en repos ; de même, la préoccupation principale du chirurgien doit être d'être payé ; une fois intégralement payé, qu'il soit satisfait, mais tant qu'il ne l'est pas, qu'il ne cesse de réclamer et n'accepte jamais du patient ni caution, ni promesse, mais un engagement ou de l'argent [2].

De là le vers :

« Saepe fides data fault, plegius plaide, vadium vault ».

C'est-à-dire : — Souvent la promesse n'est pas tenue, la caution plaide, l'engagement est bon.

---

1. « Sed nobis primitus satisfacto de terra propria fossatum facere satagemus. »
2. « Nec umquam a patiente sumat plegium sive fidem, sed vadium sive nummos. » — « Vadium » est probablement pour « vadimonium, engagement ». — « Pleger », cautionner (Du Cange).

Qu'il ne dîne jamais avec un malade qui n'a pas sur lui de « preceptum » (?), avant d'avoir obtenu satisfaction ; cela profiterait au malade qui paierait moins si l'on avait dîné avec lui au cabaret. Un tel dîner diminue toujours de quelque chose le salaire du chirurgien.

Ainsi, si ses deux yeux sont nécessaires au médecin, — comment et pourquoi, cela est dit ailleurs, — ils sont beaucoup plus nécessaires au chirurgien, parce que celui qui a plus à faire et qui doit se garder de plus de choses, a besoin de plus d'aides et de ruses.

Le chirurgien qui veut bien soigner son malade, doit d'abord s'occuper de son salaire, parce que, s'il n'en est pas sûr, il ne pourra être attentif au reste, à la maladie ou à la force vitale (virtus) du malade. Les yeux de son esprit seront complètement obscurcis, et l'on peut dire de lui avec le Psalmiste, qu'il a des yeux et ne voit pas ; il examinera superficiellement [1], et il prétextera des excuses et des ajournements toujours nouveaux. S'il a reçu son salaire, l'aveugle y voit, le boiteux marche, court plutôt, puisqu'on est lié par les bienfaits reçus.

En second lieu, le chirurgien doit faire son possible pour éviter les méchants propos (infamia), car de toute antiquité le peuple tient les chirurgiens pour des voleurs, des homicides et pour les pires trompeurs. — En troisième lieu, le chirurgien a à opérer manuellement, et comme dans une telle intervention, une erreur se reconnaît à l'œil et au doigt, et ne peut être imputée qu'au chirurgien, tandis que l'erreur du médecin ne se révèle pas aux sens, et peut être imputée à la nature et à la vertu qui régit le corps, il est nécessaire que le chirurgien opère avec plus de réflexion et de prudence, et qu'il ait la précaution, s'il peut, d'associer quelqu'un à son erreur, s'il en commet une. — En quatrième lieu, le chirurgien doit être attentif à la maladie. — En cinquième et dernier lieu, à la résistance du malade, puisque si le malade meurt de sa plaie et non de la faiblesse de sa vertu, si la plaie paraît d'un bon aspect à ceux qui observent, le chirurgien est excusé ; tandis que si le malade meurt de pure faiblesse, et que la plaie ait un mauvais aspect, la mort du malade est mise sur le compte du chirurgien.

Il faut donc que le chirurgien songe à cinq choses : 1° à son salaire ; 2° à éviter ou atténuer les méchants propos ; 3° à opérer prudemment ; 4° à la maladie ; 5° à la force du malade.

Le chirurgien n'ajoutera pas foi à toutes les apparences. Les riches en effet ont coutume de venir le trouver en habit de pauvre, et s'ils sont en habit de riche, ils donnent de faux prétextes, pour diminuer le salaire du chirurgien. Quand ils trouvent celui-ci en train d'assister les pauvres, ils disent que la pitié est une fleur, et qu'un chirurgien est

---

1. Pagel : « Si superficialiter pertransibit ». — 1487 : « sed superficialiter ».

tenu de secourir les malheureux; mais ils n'avouent jamais qu'ils sont également tenus de le faire; aussi leur ai-je dit bien des fois : « Payez-nous, pour vous et pour trois pauvres, si je vous guéris et que je les guérisse; moi, je paierai pour moi et pour les autres pauvres et je les guérirai. » Mais ils gardent le silence; je n'ai même jamais trouvé d'homme assez riche, ou plutôt assez honnête, de quelque condition que ce soit, religieuse ou autre, pour vouloir payer ce qu'il avait promis, sans y être forcé, ou qu'on l'en pressât.

De même qu'un conducteur qui aiguillonne son âne, n'a qu'une pensée, aller vite, et que l'âne paresseux, en résistant, a précisément la pensée contraire et demande à aller lentement, ainsi sur la fin du traitement, nous devons, à moins que nous n'ayons été complètement payés, résister aux malades qui nous pressent, en paressant comme l'âne et en réclamant notre argent, si nous l'osons. Sinon, il faut avoir recours aux ajournements et aux subterfuges, on prétexte l'inopportunité du moment, la désobéissance du malade, le manque de médicaments et d'argent, afin que ces malades remarquent qu'à moins de payer d'abord le chirurgien, le traitement durera éternellement.

Si l'un de ces malades riches peut s'échapper des mains du chirurgien, avant de l'avoir payé, il ne lui fera pas bon visage; il feindra plutôt d'avoir encore quelque reste de sa maladie, et parce qu'une vieille femme quelconque l'a ensuite guéri, il est mécontent du chirurgien, afin que celui-ci ne lui demande rien, et qu'il ait une raison de ne pas le payer. Dans ce cas, le chirurgien perd quatre choses : 1° le reste de ce qui lui était dû; en outre s'il arrive que le malade ait besoin d'un chirurgien, il en appellera un autre, de peur que, s'il reprend le même, celui-ci ne lui réclame son ancienne dette; 2° la connaissance et l'affection du malade; 3° celui-ci fait son possible pour détourner de lui les autres malades; 4° il encourt injustement le blâme.

Il est nécessaire que le chirurgien ait, si possible, quelque associé légitime et consciencieux, dont il puisse prendre conseil et auquel il puisse recourir; qui visite ses malades, s'il est absent ou souffrant, et qu'il fasse appeler dans les traitements épineux chez des maîtres ou des amis. Avec ceux-ci, en effet, il ne saurait, seul, convenir d'une remunération et il ne demanderait rien; mais par son associé il pourra faire courtoisement un accord avec le malade. Sinon, il pourra du moins, sans qu'on ait à l'en blâmer, faire en sorte que son associé reçoive de l'argent ou des objets précieux, en cadeau; et il a l'espérance, que s'il en est ainsi, on lui donnera à lui-même autant ou plus. Il serait en effet bien peu honnête, de donner à l'un, et de ne rien donner à l'autre.

Notable VIII[1]. Dans ce Traité et dans les Explications qui s'y rattachent, il est souvent fait mention de la *nature*, ce qui est un terme équivoque dans la science médicale. Or il est fort dangereux, et cela cause souvent un irrémédiable dommage aux praticiens comme aux malades, d'être égarés par l'ignorance des termes employés, ainsi que le disent maître Simon de Gênes, dans ses *Synonymes*, et Galien au V⁰ livre du *Megatechni*, doctr. II, chap. 1, et dans le même ouvrage, doct. IV, chap. 2. Il dit, en effet, à l'Aphorisme de la première section : « ventres hieme et vere, etc. », que le mot nature s'emploie de quatre manières ; Haly le répète, dans le *Techni*, chap. 25, sous la partie : « Dans tout, c'est la nature qui opère ».

Dans la première acception, la nature est ce qui gouverne le corps dont elle a la garde, ou autrement c'est la puissance qui régit le corps ; dans la deuxième acception, nature est la même chose que forme ou composition ; dans le troisième sens, c'est la même chose que complexion ; dans le quatrième, nature signifie habitude. En ce cas par conséquent, et dans les cas semblables, le chirurgien doit être sur ses gardes, et considérer avec soin, toutes les fois qu'un de ces termes équivoques est employé, quelle est l'acception ou le sens dont il s'agit, dans le cas particulier.

Notable IX[2]. Suivant Galien au I⁰ʳ livre du *De complexionibus*, chapitre 5, le médecin doit en toutes choses s'en tenir avec assurance à l'expérience, et ne pas rechercher à propos d'une chose, ce qu'elle est, et si elle est bien. Il peut cependant rechercher sa cause et se demander pourquoi cela est, et pourquoi cela est ainsi ; mais qu'il n'oublie jamais qu'un chirurgien, si savant et intelligent soit-il, ne peut pas facilement donner la cause efficace d'un cas particulier quelconque. Aussi, les raisons apparentes doivent-elles parfois suffire, surtout dans les choses que les praticiens disent avoir déjà constatées expérimentalement. Tous les auteurs de médecine et de chirurgie s'accordent sur ce point, en particulier Galien au I⁰ʳ livre du *De complexionibus*, chapitre 5, comme on a vu plus haut. Donc le médecin et le chirurgien ne doivent pas, dans les cas où ils n'en sont pas capables, donner des explications ; ils doivent cependant s'informer des causes, si cela est possible, afin de fortifier l'expérience, et de mieux contenter auditeurs, disciples, et assistants. En effet, ainsi que le dit Galien (III⁰ livre du *Megatechni*, chapitre 1, dans la partie : « virtutes experimenti et etiam rationis ») : « L'expérience sans le raisonnement est faible, et le raisonnement l'est également, quand l'expérience ne s'y joint pas ». Il ajoute ensuite, presque immédiate-

1. Notable VIII. *Du mot nature.*
2. Notable IX. *De la recherche des causes des maladies.*

ment, en parlant de la science, constituée à la fois par la raison et
l'expérience : « Cependant cette confirmation et cette science ne sont pas
rares, car elles sont plus évidentes; mais il est précieux et important que
nous sachions de quelle manière nous exécutons ce que nous pouvons
comprendre par la raison et l'expérience; car un long temps est nécessaire à la démonstration expérimentale des choses » [1].

C'est ce que dit le Philosophe, à la fin du II° livre des *Posteriora* :
« De beaucoup de choses sensibles se forme un souvenir, et de beaucoup
de souvenirs une expérience; de beaucoup d'expériences se forment les
généralités, qui sont le principe de l'art et de la science ». Que l'expérience qui n'est pas appuyée de la raison soit faible, cela est prouvé
par l'autorité d'Hippocrate, au premier Aphorisme de la première section
où il dit : « L'expérience est trompeuse ». De même, le fait que la
raison est faible, si l'expérience ne s'y ajoute, est prouvé par l'autorité
du Philosophe dans l'Introduction de la *Métaphysique* : « Nous voyons
que ceux qui s'adressent à l'expérience, sans recourir à la raison, font
plus de progrès », ajoutez : que ceux qui usent de la raison, sans s'aider
de l'expérience, etc.

Notable X [2]. L'art de la chirurgie ne peut être exposé tout entier en
peu de mots; si c'était possible, ce serait alors avec beaucoup d'obscurités
et de sous-entendus, et il faudrait expliquer et compléter la brièveté du
discours par de longs commentaires. Aussi, m'a-t-il paru préférable
de composer un long traité, intelligible par lui-même, qu'un traité bref
et obscur, pour l'intelligence duquel il eût fallu ajouter çà et là, des compléments. Il n'y aurait prolixité, surtout dans ces Résumés ou *Sommes*
qui servent d'introduction, que si, aux paroles utiles, se mêlaient des
discours complètement inutiles.

Notable XI [3]. Quelques médecins et chirurgiens célèbres auxquels je
soumettais mon ouvrage, pour qu'ils le corrigeassent, surtout au point
de vue de la prolixité, m'ont reproché de mettre trop d'insistance à
désigner les chapitres et les passages exacts des autorités que je citais.
Je leur réponds, que je le fais pour deux raisons : 1° pour diminuer la
peine des écoliers qui veulent consulter lesdites autorités; 2° pour que,

---

1. « Haec tamen signatio et scientia non est rara, magis enim patet sed carum
[1487 : causarum] et optimum est ut sciamus, quomodo faciamus, quae cum experimento et ratione possumus intelligere; experimento enim necessarium est longum tempus contemplatione rei. » Ms. 1487 : « contemptatione rei ».
2. Notable X. *Avantages d'un long traité de chirurgie.*
3. Notable XI. *Avantages des indications bibliographiques précises.*

les ayant trouvées, ils comprennent mieux et plus clairement. Il est évident qu'on doit accepter la première raison, puisque, ainsi que dit Galien au livre IIe du *De interioribus*, chapitre 7, quiconque veut renseigner quelqu'un sur un sujet, doit le faire de la façon la plus facile et la plus brève possible. Or, il est beaucoup plus facile aux élèves de trouver dans les chapitres et les passages désignés les autorités citées, que de passer leurs jours, leurs nuits et leurs veilles à rechercher une seule autorité, en parcourant les auteurs les uns après les autres; par conséquent, etc. De même, il est évident qu'on doit accepter la seconde raison, puisque, comme il ressort des paroles du Philosophe au Ier livre des *Ethica,* on doit s'informer du sens des paroles, car la même proposition a un sens différent, selon qu'elle dépend de propositions précédentes différentes, et que des propositions différentes dépendent d'elle et la suivent, ou qu'elle est reliée à des propositions différentes. Il est donc impossible de comprendre parfaitement une proposition ou une citation (auctoritas), lorsqu'elle est dépouillée de ce qui précède et de ce qui suit; or un mot mal compris, induit en erreur, ainsi qu'on a vu ailleurs. Donc, pour la seconde raison, il faut en user ainsi. Par conséquent, il est préférable de désigner la place précise des citations, plutôt que de donner aux étudiants matière à négliger les sources et à se tromper.

Notable XII[1]. Pénétrons davantage dans notre sujet : Comme le dit Avicenne (l. I, f. 4, chap. 1, DE SERMONE UNIVERSALI IN MEDICANDO, proposition 1re), Haly (dans le *Techni,* traité DE CAUSIS, chapitre 33, sous la partie « intentio vero sanandorum »), et Iohannitius, la médication, c'est-à-dire l'intervention s'accomplit par une des trois choses ou des trois moyens suivants : la *diète* (dieta), la *potion,* la *chirurgie.* Par *diète,* on entend dans ce cas, les règles à suivre envers les six choses non naturelles qui sont : l'air, la nourriture, le repos, la joie, l'évacuation, le sommeil [2]. La diète est le premier moyen, plus louable et plus doux que les autres, ainsi qu'il ressort de l'autorité de Razès dans ses *Expériences,* au chapitre DES CANONS DE LA MÉDECINE [3]. En effet, les médecins des autels, c'est-à-dire les prêtres, guérissent avec des aliments, avec l'eau qui a lavé le calice, avec l'eau et le pain bénits, ce que d'autres guérissent avec des médicaments. Aussi doit-on les louer davantage, et devons-nous les saluer, parce que ceux qui sont guéris par des aliments,

---

1. Notable XII. *Des trois moyens d'intervention.* — *Supériorité de la chirurgie.*

2. « In sex rebus non naturalibus, quae sunt : aër, esca, quies, gaudia, egestio, sumnus. »

3. Pagel : « cap. de canonibus considerationis, quod... » — Il manque un mot après « considerationis »; les manuscrits 1487 et 7139 portent « me^a ».

sont plus facilement ramenés à leur tempérament, que ceux que l'on guérit par des médicaments.

La *potion* est le second moyen ; c'est le régime que l'on prescrit avec les médicaments laxatifs, digestifs et vomitifs, les clystères et autres évacuations quelconques ; c'est un moyen beaucoup plus violent que la diète.

La *chirurgie* est le troisième moyen ; elle intervient avec la main sur le corps humain, dans le but de ramener la santé ; elle est plus violente que les autres moyens, du moins dans les opérations qui se font par le fer et le feu. Et cela n'est pas étonnant, puisqu'on guérit par ces procédés des maladies plus difficiles, à savoir celles dans le traitement desquelles les autres moyens sont complètement impuissants, tels les plaies qu'il faut suturer, les apostèmes qu'il faut ouvrir, les fractures qu'il faut redresser, et autres cas semblables où l'on extirpe ce qui est superflu et peut nuire.

Ceci montre nettement la *supériorité de la chirurgie sur la médecine* : 1° puisqu'elle guérit des maladies plus difficiles, dans le traitement desquelles la médecine est impuissante ; 2° elle guérit des maladies qui ne guériraient par aucun autre moyen : ni d'elles-mêmes, ni grâce à la nature, ni par la médecine. La médecine, en effet, ne guérit aucune maladie, avec assez d'évidence pour qu'on ne puisse dire qu'elle se serait guérie sans son concours ; 3° les œuvres de la chirurgie sont visibles et manifestes, tandis que celles de la médecine sont cachées, ce qui est fort heureux pour bien des médecins. Car, s'ils ont commis quelque erreur sur leur malade, celle-ci n'est pas évidente, et s'ils le tuent, ce n'est pas à découvert. Mais une faute de la part d'un chirurgien qui opère, par exemple, une incision dans la main ou le bras, apparaît fort clairement à quiconque regarde faire, et on ne peut l'imputer ni à la nature, ni à la vertu du malade, ni s'excuser ainsi, ou accuser quelque autre.

De même, l'œuvre de la chirurgie s'accomplit par un des trois moyens ci-dessus etc., comme on l'a enseigné dans l'Introduction. Il ressort donc de ceci que la chirurgie est la troisième partie ou le troisième moyen de la médecine, la chirurgie théorique, de la médecine théorique, et la chirurgie pratique, de la médecine pratique. Or, comme il est impossible de connaître parfaitement la partie, si l'on ne connaît au moins grosso modo le tout, il est impossible d'être bon chirurgien si l'on ne connaît pas les principes et les généralités les plus importantes de la médecine. D'autre part, comme il est impossible de connaître parfaitement le tout, si l'on ne connaît dans une certaine mesure chacune de ses parties, il est impossible que celui-là soit bon médecin, qui ignore absolument l'art de la chirurgie.

Cette chirurgie, la nôtre, qui, comme on a vu, est la troisième partie de la médecine, est considérée sauf le respect dû aux médecins par nous chirurgiens et par tous les illettrés [1] comme plus certaine et préférable, plus noble, plus sûre, plus parfaite, plus nécessaire et plus lucrative, que les autres parties de la médecine.

1° Elle est *plus certaine* : en effet Haly, dans le *Techni*, TRAITÉ DES CAUSES, chap. 32 : « ad id vero quod secundum », dans la partie « si vero fractura »), dit ceci : « C'est par le toucher avec la main, et par l'observation avec les yeux, que le médecin comme le chirurgien reconnaissent les maladies »; mais le mode d'opérer de celui qui travaille avec des instruments plus précis, est plus précis également, par conséquent, etc.

2° Elle est *préférable* : en effet le Philosophe dit au II° des *Topiques* : « Toutes les fois que deux choses sont telles que l'une est utile indépendamment de l'autre, et que la réciproque n'est pas vraie, c'est celle qui peut être utile seule, qu'il faut préférer. » Il en est ainsi dans notre cas, comme il ressort de l'autorité de Haly, qui dit, dans le *Techni*, TRAITÉ DES CAUSES, chap. 37 : « quoniam vero de his », dans la partie « quibus vero abundat particula » : « Une partie hypertrophiée s'enlève par une incision, un cautère ou un médicament caustique qui sont des moyens chirurgicaux ». Et cette partie, faut-il ajouter, n'aurait pu être enlevée par aucun des moyens de la médecine.

3° Elle est *plus noble*, car elle guérit ce qui ne peut être guéri par tous les remèdes des médecins. Elle enlève en effet les excroissances les plus honteuses, c'est évident, et en outre, le mode de traitement appliqué sur les parties plus nobles, qui se montrent tout d'abord à notre vue, est aussi plus noble. Par exemple, la chirurgie opère sur la face, etc.; la médecine opère sur l'estomac et les autres organes internes, dont on s'occupe peu; en effet on prend plus de soin d'une petite tache au visage que d'un boisseau (lagena) de fèces dans les intestins, etc. Elle est plus noble encore, parce qu'elle est exercée par de plus nobles personnes, des rois, des princes, des prélats, qui ne se mêlent guère du pouls, des évacuations, ou des urines. Et encore, Dieu lui-même fut chirurgien praticien, lorsque du limon de la terre il forma le premier homme (protoplaustrum) [2], et que de ses côtes, il fit Ève; et encore lorsqu'avec de la poussière et de la salive il fit un emplâtre avec lequel il rendit la vue à l'aveugle en lui frottant les yeux. Ces miracles et beaucoup d'autres semblables et plus grands, qui sont racontés dans le divin Livre, Dieu les fit en opérant de ses mains; mais nulle part il n'est écrit qu'il ait tâté le pouls des malades, ou examiné leurs déjections ou leurs urines.

1. Pagel et 1487 : « et omnibus illiteratis ».
2. « Protoplaustrum » pour « protoplastum », le premier homme.

4° Elle est *plus parfaite*, parce que son but est meilleur et plus élevé[1]; ainsi qu'il ressort de l'autorité d'Avicenne et de Haly (*Traité des causes*, chapitre 33, dans la partie, « vero intentio sanandorum »). Or, plus une chose quelconque a un but élevé, plus elle est près de la perfection. Quand le but est excellent et plus élevé, il impose sa loi aux choses qui concourent à ce but et servent à l'atteindre; or ceci est plus parfait; donc, etc.

5° Elle est *plus sûre* pour deux raisons : 1° parce que la méthode de traitement qui ne fait pas passer de violents médicaments vénéneux dans les principaux organes nobles de l'intérieur du corps, est plus sûre que celle qui nécessite ce passage; tel est le cas pour la chirurgie, donc, etc.; 2° plus sûre est la méthode de traitement, dont une faute, si on en commet, peut être plus facilement corrigée, comme cela a lieu dans la chirurgie. La faute en effet se fait sur des organes extérieurs, que nous voyons, tandis qu'en médecine elle se fait sur des organes invisibles; donc, etc.

6° La chirurgie est *plus nécessaire* que les autres parties de la médecine. Elle est nécessaire, ainsi qu'on l'établit dans la question générale où l'on recherche si la médecine est nécessaire à l'homme. Elle est plus nécessaire : Galien dit en effet, au livre I du *De complexionibus*, chapitre 5 : Il n'y a pas à rechercher la cause de ce que démontre l'expérience. Or, l'expérience démontre que la chirurgie est plus nécessaire que la médecine, parce qu'elle apporte du secours là où la médecine est en défaut; le vulgaire a plus de confiance en elle, il dit même que lorsqu'un malade se soumet à l'avis des médecins c'est un homme mort; tandis que, dans bien des cas on ne peut se passer du secours de la chirurgie; donc, etc. On voit encore qu'elle est plus nécessaire, parce qu'elle vient au secours de quelques-uns, dès l'instant de leur naissance, de ceux par exemple qui viennent au monde sans anus, sans vulve, sans voie de sortie pour l'urine. A tous ceux-là, la médecine n'est d'aucun secours. En outre, les chirurgiens ouvrent parfois les cadavres; ils opèrent donc, avant les médecins et après eux. Enfin, personne ne peut se traiter soi-même d'une fracture de cuisse ou de bras; quelques animaux cependant, les chiens par exemple, se soignent eux-mêmes lorsqu'ils sont malades.

7° Elle est *plus lucrative*, car si un médecin et un chirurgien se trouvent être également savants, le chirurgien obtiendra des salaires plus élevés, etc.; et même, si les chirurgiens ont fort peu ou point de science, ils font encore de plus gros bénéfices que, etc.

Ainsi donc notre chirurgie l'emporte sur les autres moyens de la méde-

---

1. Pagel : « Perfectior est, quia finis est et ultimum »; — il manque « optimum » entre « est » et « et », ainsi que le montre la répétition faite trois lignes plus bas : « quia finis est optimum et ultimum ».

cine, sur les sept points précédents, et encore sur un huitième. En effet, Razès, dans Albucasis [1], dit — et il fait à ce sujet de nombreux récits dans l'Introduction de la première partie — que la plupart de ceux qui exercent cet art sont de grossiers ignorants et des sots, et que c'est leur sottise qui engendre chez les hommes les pires maladies.

9° Notre chirurgie est supérieure, car, par elle on évite les dangers que pourraient causer ces chirurgiens ignorants; 10° par elle nous savons réparer les dommages qu'ils ont causés; 11° nous savons les éloigner des cures lucratives, à cause de leur complète ignorance; 12° nous savons opérer selon les règles de l'art et non au hasard, et sous l'égide sûre de la science chirurgicale. Pour ces douze raisons et peut-être pour quelques autres, la chirurgie doit être lue avec soin, exposée avec plus de soin, écoutée et suivie avec amour, et il faut en démontrer l'œuvre manuelle avec la plus grande sollicitude.

Notable XIII [2]. Toutes les fois qu'on pratique une incision pour quelque cause que ce soit, elle doit être faite selon la longueur du corps et du membre sur lequel on la pratique, si les deux choses s'accordent. Si elles sont opposées, l'incision doit être faite selon la longueur du membre où elle doit être pratiquée, sans qu'on s'inquiète de la longueur du corps. Sur le front cependant on doit faire l'incision suivant sa largeur, c'est-à-dire selon la longueur du corps, parce que, si on la pratiquait selon la longueur du front, sa partie inférieure et les sourcils s'abaisseraient pour toujours, à moins qu'on ne fît immédiatement la suture. Dans la région des côtes, on doit faire l'incision suivant la largeur, de crainte de couper les nerfs qui se rendent de la moelle épinière au thorax. Il en est de même pour les émonctoires, ainsi qu'on le verra mieux dans le chapitre sur les incisions.

---

1. « Rhases in Albucasem. » — Albucasis mourut vers 1013; il aurait pu dans ses ouvrages citer Razès, qui vivait un siècle avant lui et mourut vers 932. Mais il semble que les chirurgiens du moyen âge ne savaient à qui attribuer exactement certains livres, et en particulier la chirurgie « dite » d'Albucasis, dont ils pensaient que Razès pouvait être l'auteur. — Ainsi Guy de Chauliac dit en 1363 : « Subsequenter invenitur Rasis, Albucasis et Alçaran, qui sive fuerint idem vel diversi, optime se habuit, maximi in libris Almansoris, et divisionum et chirurgiae Albucasis dictae » (édit. 1559, et édit. 1890, p. 13). Guy distingue ici la chirurgie d'Albucasis de la chirurgie qui fait partie des livres dédiés à Almansor, dont elle constitue le septième, mais il ne sait si la « chirurgia Albucasis dicta » n'est pas due, elle aussi, à Razès; cependant, dans le cours de son ouvrage, il cite isolément, Albucasis 175 fois, et Razès 161 (V. Introd. *Guy*, p. XXXVI, XXXVII et XLVIII). — Henri de Mondeville semble aussi attribuer la *Chirurgie* d'Albucasis à Razès. — Peut-être s'agit-il d'un Commentaire d'Albucasis avec des citations de Razès.
2. Notable XIII. *Direction des incisions.*

Notable XIV[1]. Toute condition particulière qui existe, ou que l'on découvre soit chez un malade, ou dans un membre blessé, ou dans une maladie à traiter, ou dans quelques autres choses que l'on énumérera ci-dessous, nuit ou favorise, ou crée des difficultés dans le traitement que

1. Notable XIV. *Des conditions particulières de chaque cas. — Des contingents.*

Des contingents. — Chaque maladie présente dans sa marche, ses symptômes et son traitement des conditions particulières qui sont déterminées par l'état anatomique et physiologique du corps, ou de la région et de l'organe souffrants, par les maladies antérieures, par une foule de conditions extérieures qui, la plupart, rentrent dans l'hygiène, etc.

Les anciens se préoccupaient aussi beaucoup dans les maladies, de l'influence que pouvaient avoir sur elles, toutes les conditions qui régissent le corps de l'homme; ils classaient ces conditions en différents groupes qui sont restés dans les traités didactiques jusqu'à la fin du xviii⁰ siècle.

Henri de Mondeville, dans ses généralités, dans ses *Notables*, fait une grande place à ces influences particulières, qui gênent l'action du chirurgien, ou qui l'obligent à modifier sa thérapeutique.

Les conditions particulières, les *Contingents* qui intéressent le chirurgien, et du reste tout médecin, se rangent dans quatre groupes qui sont : les *choses naturelles, non naturelles, contre nature*, et les *choses extérieures et diverses*. Avicenne et Averrhoès réunissent les deux premiers groupes, les choses naturelles et les choses non naturelles, sous la dénomination de *choses naturelles*, qu'ils divisent alors en *choses naturelles intrinsèques* et en *choses naturelles extrinsèques*.

Les *choses naturelles* sont au nombre de treize; il y a sept choses naturelles intrinsèques et six choses naturelles extrinsèques, dites aussi, non naturelles.

Les *choses naturelles intrinsèques* sont celles qui composent notre nature, notre corps, elles sont au nombre de sept, avons-nous dit : les éléments, la complexion ou tempérament, les humeurs ou compositions, les membres ou parties ou organes, les vertus ou facultés, les opérations ou fonctions, les esprits. Ces choses naturelles représentent l'anatomie et la physiologie.

Il y a *quatre choses annexes aux choses naturelles* : l'âge, la couleur, la figure ou habitus, le sexe.

Les *choses naturelles extrinsèques* ou choses non naturelles qui constituent l'hygiène, sont au nombre de six : l'air, le boire et le manger, le mouvement et le repos, le sommeil et la veille, l'excrétion et la rétention, les passions et les affections de l'âme.

Il y a *cinq choses annexes aux choses naturelles extrinsèques* : le temps et la saison, la région, le coït, la profession, le bain et les habitudes.

Les *choses contre nature*, qui constituent la pathologie, sont au nombre de trois : les maladies, leurs causes, leurs signes.

Henri de Mondeville étudie successivement chacune de ces conditions particulières, dont il déduit cinquante-deux contingents, et il montre l'influence de chaque contingent sur les maladies, et les modifications correspondantes que doit présenter le traitement. C'est là un chapitre intéressant de pathologie générale, surtout si l'on veut bien considérer qu'il a été écrit il y a six cents ans.

Afin de mieux faire saisir l'ensemble de ce chapitre, nous donnerons ici une sorte de table de ces cinquante-deux contingents.

I. — Les *contingents qui dérivent des sept choses naturelles* sont au nombre de onze : de la complexion, un (c. 1); de la composition du membre, un (c. 2);

Les membres donnent lieu à sept contingents, ou considérations particulières : noblesse des membres (c. 3); solidarité des membres entre eux (c. 4); rapports des membres (c. 5); situation superficielle ou profonde des membres (c. 6); situation

les chirurgiens doivent appliquer à la maladie. Tout procédé régulier
d'opérer qui se rapporte directement à cette condition, est dit aussi un
Contingent (contingens), c'est-à-dire qu'il fait partie de ces contingents
à propos desquels on dit communément, qu'une maladie chirurgicale
curable guérit, si l'on n'en omet aucun, c'est-à-dire si le chirurgien dans
les divers objets énumérés tout à l'heure (le patient, le membre blessé, etc.)
sait voir toutes les circonstances particulières et contingentes et adapter
à chacune d'elles un remède convenable. Ce serait en vain qu'un chirurgien déduirait des contingents, des malades et d'autres conditions, ou
qu'il les observerait, s'il n'ordonnait et ne tirait de lui-même dans chaque
cas un contingent correspondant. Il faut donc savoir, et la raison le dicte
naturellement à notre esprit, et l'expérience visible, qui ne trompe guère,
nous le montre tous les jours d'une manière sensible, — et tous les auteurs
de médecine sont d'accord sur ce point, ainsi que toutes les *Pratiques
de chirurgie* et tous les chirurgiens praticiens qui opèrent régulière-

des membres dans les parties supérieures ou inférieures du corps (c. 7); sensibilité
des membres (c. 8); ce qui sort d'un membre (c. 9);

De la vertu, on déduit un contingent (c. 10); de la fonction ou de l'action, un (c. 11).

II. — Les *contingents qui dérivent des quatre choses annexes aux choses naturelles*
sont quatre : de l'âge, un (c. 12); de la couleur, un (c. 13); de l'habitus, un (c. 14);
du sexe, un (c. 15).

III. — Les *contingents qui dérivent des six choses naturelles extrinsèques*, sont au
nombre de treize : de l'air : trois contingents, l'air en lui-même (c. 16); variations de
l'air (c. 17); changements de lieu (c. 18);

Des aliments et boissons, deux : aliments et boissons seuls (c. 19); aliments et
boissons avec des médicaments (c. 20);

Du repos et de l'exercice, un (c. 21); de la réplétion et de l'évacuation, un (c. 22);

Des accidents de l'âme, cinq : le plaisir, la joie (c. 23); l'obéissance et la désobéissance (c. 24); la confiance ou la défiance (c. 25); imagination du malade (c. 26);
opinion du peuple (c. 27);

Du sommeil ou de la veille, un (c. 28).

IV. — Les *contingents qui dérivent des trois choses contre nature* sont au nombre
de quinze. De la maladie, dérivent sept contingents : simplicité ou complication de
la maladie (c. 29); des complications (c. 30); des complications, nécessité de guérisons successives (c. 31); des complications, guérisons simultanées (c. 32); combinaison de plusieurs maladies (c. 33); variétés des maladies à traiter (c. 34);
périodes de la maladie (c. 35);

Des causes des maladies, cinq contingents : causes prédisposantes (c. 36); causes
efficientes (c. 37); diversité des causes humorales (c. 38); causes formelles (c. 39);
causes finales (c. 40);

Des symptômes, trois contingents : de la douleur (c. 41); de l'acuité ou de la
lenteur de la maladie (c. 42); de la gravité ou de la bénignité (c. 43).

V. — Les *contingents qui dérivent des choses extérieures et diverses* sont au nombre
de neuf; Henri de Mondeville y fait rentrer des contingents qui proviennent des
choses annexes aux non naturelles.

Des habitudes des malades (c. 44); des indications données par le malade (c. 45);
de la profession (c. 46); des conditions des malades (c. 47); des conditions des
assistants (c. 48); des conditions du chirurgien (c. 49); de l'effet des médicaments
(c. 50); de la différence du jour et de la nuit (c. 51); des accidents extérieurs, des
astres, de la température (c. 52).

ment — que dans tout bon traitement des maladies qui regardent les chirurgiens, il y a des *contingents particuliers*, des *conditions particulières* qu'il faut nécessairement observer, les uns dans certains cas, les autres dans d'autres et parfois plusieurs ensemble.

Ces contingents et ces conditions particulières sont, dans des maladies différentes, les uns semblables, d'autres dissemblables ; ils ne sont jamais tous semblables dans des maladies différentes, car s'il en était ainsi, ces maladies seraient au fond identiques et non diverses.

Galien [1] parle de ces contingents d'une manière plus précise que tout autre auteur, il dit dans le *Megatechni*, livre III, au commencement du chapitre 1 et dans le XIIIe l. du *De ingenio*, à la fin du chapitre 1 : S'il connaît l'organe et la maladie dans leur essence, leur nature et leur vertu, ainsi que dans toutes leurs conditions particulières, c'est à savoir composition, forme, complexion et usage, et toutes les autres choses qui se rapportent à l'organe atteint, le chirurgien pourra savoir si la maladie est curable ou non, et par conséquent il saura la traiter. Il n'a pas d'autre moyen de savoir si elle est guérissable ou non, ni ne pourrait la traiter, s'il ne connaissait tout cela. Galien ajoute au livre VIIe du *Megatechni*, chapitre 7 : Il est nécessaire de connaître la noblesse et la susceptibilité morbide (passibilitas) de l'organe à traiter. Et ainsi Galien, dans ces passages et dans beaucoup d'autres, donne des indications sur une foule de contingents.

Ces contingents ont une telle importance et une telle vertu, que si le chirurgien les considère tous en pratiquant, et leur donne une grande attention, s'il applique à chacun d'eux ce qui lui correspond, selon les règles de l'art, il est impossible que si la maladie est guérissable, elle ne guérisse ; mais s'il oublie ou néglige de quelque manière, un ou plusieurs de ces contingents, jamais la maladie ne guérira comme il faut. Et plus on en négligera ou on en oubliera, plus le traitement de la maladie sera défectueux.

Galien parle excellemment de ces contingents, de ces conditions particulières, de tous ou de la plupart ; au IXe livre du *De ingenio sanitatis*, chapitre 4, il établit ceci : Il est impossible qu'un médecin agisse comme il convient, s'il ne s'est pas exercé suffisamment sur les conditions particulières, et il ne sera capable de s'exercer sur elles que s'il connaît déjà les conditions générales. Celles-ci, en effet, donnent la manière de procéder suivant l'art, les conditions particulières au contraire, enseignent l'usage

---

1. H. de M. fait ici plusieurs citations de Galien, du *Megatechni* et du *De ingenio*. Elles n'occupent pas la même place dans tous les mss ; dans le ms. 13002, les citations du *De ingenio* sont les premières ; dans les mss 1487 et 16642 cette place est occupée par les citations du *Megatechni*. D'après l'objet des citations, ce dernier ordre nous paraît préférable, nous l'adopterons. M. Pagel a suivi le ms. 13002.

et la pratique des interventions. Il ajoute au même endroit : il faut déterminer le traitement d'une maladie, d'après la maladie, la complexion du corps, l'époque de l'année, la région, l'air, le membre, et au chapitre 5, il faut considérer la maladie, la complexion, l'air; il dit encore au chapitre 6 : Ajoutons à ces contingents, l'âge, les habitudes, qu'il faut considérer au point de vue de l'air, de la diète, de l'eau, des qualités de la région, du temps et de l'air. Et plus loin : Avec le présent il faut considérer le passé, et les comparer, puis observer chaque organe.

Parmi les contingents à considérer dans le traitement des maladies, tous ceux qui sont chirurgicaux dérivent de quatre choses. Le chirurgien les tire, les uns des *choses naturelles*, d'autres des *choses non naturelles*, d'autres des *choses contre nature*, d'autres enfin des choses *extérieures et diverses* qui paraissent sortir des choses naturelles et de celles qu'on vient de dire, bien qu'elles n'en soient pas. Pour l'intelligence de ceci, il faut d'abord savoir qu'Avicenne (dans la première partie de ses *Cantiques*, vers le commencement) et Averrhoès sont d'accord pour admettre que les choses naturelles sont au nombre de 13 et sont toutes nécessaires. Les 7 premières, que tous appellent communément *choses naturelles*, sont les causes essentielles et intérieures de la santé du corps, car elles sont elles-mêmes intérieures. Les 6 autres choses naturelles, qui sont appelées communément *non naturelles*, sont les causes qui entretiennent et conservent la santé déjà existante; elles sont extérieures, c'est pourquoi on les dit habituellement *non naturelles*, parce qu'elles sont indépendantes du corps et non intérieures, comme les sept premières, dont traite la première partie de la médecine théorique. La seconde partie de la médecine théorique traite des six choses non naturelles; sans elles une chose naturelle ne peut exister.

On parle des autres choses dans la troisième partie de la théorie, qui était mentionnée tout à l'heure; on les appelle communément *choses contre nature*, parce qu'elles sont contraires à la nature et la détruisent.

Les *choses naturelles*, au nombre de sept, sont les éléments, les complexions, les compositions ou humeurs, les organes, les vertus, les fonctions et les esprits [1]. Selon Johannitius, quelques-uns y ont ajouté quatre autres choses : l'âge, les couleurs, les figures, la différence entre mâle et femelle [2].

Les six autres choses naturelles dites *non naturelles*, sont l'air, la nourriture et la boisson, le repos et l'exercice, la réplétion et l'évacua-

---

1. « Elementa, complexiones, compositiones vel humores, membra, virtutes, operationes et spiritus. »
2. « Scilicet aetatem, colores, figuras, distantiam inter masculum et feminam. »

tion, les accidents de l'âme, le sommeil et la veille [1]. Il y a trois choses *contre nature*, la maladie, ses causes et ses symptômes.

Les autres choses que l'on appelle *extérieures et diverses*, dont proviennent quelques-uns des contingents, sont par exemple les conditions du chirurgien, l'opinion des assistants et du vulgaire, et autres choses semblables, dont nous parlerons plus tard.

De ces quatre ordres de choses, à savoir des sept choses naturelles intérieures et des six extérieures non naturelles, des trois contre nature et des autres que l'on appelle extérieures et diverses, proviennent dans chaque cas tous les contingents qui créent des difficultés et mettent de la diversité dans l'œuvre de chirurgie [2].

Les contingents que, dans le traitement des maladies, le chirurgien tire des choses naturelles intérieures, sont aussi forts et d'une aussi grande vertu, importance et signification pour diriger le chirurgien qui opère, qu'est grande la puissance d'un maître sur son esclave. C'est ce qui ressort de Haly, sous l'autorité de Galien, dans le *Techni*, TRAITÉ DES CAUSES, chapitres 3 et 4 : « La nature agit à tous les instants, le médecin n'est que son serviteur ». Aussi est-ce seulement de ces choses, de certaines surtout, que le chirurgien déduira la manière d'opérer qu'il devra suivre, même si des contingents tirés d'autres considérations, comme de la maladie et de semblables, y contredisent absolument. Il suffit par exemple à un blessé, pour ce qui est de sa plaie et des prescriptions de l'art, de manger deux fois par jour, et quant à l'heure, il suffit que ce soit aux heures du déjeuner et du dîner et ainsi du reste. Mais si la force du malade (virtus) vient à diminuer, nous voulons qu'il mange trois ou quatre fois, et en petite quantité, à tous les moments où elle aura besoin d'être remontée, quand ce serait au crépuscule ou à l'aurore, sans qu'on s'inquiète de l'heure ou même de la nature des mets, s'il y a grande nécessité. C'est pour cela que Haly dit, dans le *Techni*, TRAITÉ DES CAUSES, chapitre 33, à la partie « intentio vero sanandorum » : « La connaissance que l'on tire du membre malade, de sa nature, de la force du patient, est le chapitre le plus important de la médecine, et le plus essentiel dans le traitement d'une maladie ». Et il ajoute dans le même chapitre, aussitôt après sous la partie « Si vero ad invicem » : « Le signe que l'on tire de la nature de la maladie est peu de chose, à côté du signe que l'on tire de la nature du membre souffrant, de la vertu, etc. »

Il faut savoir que des *éléments*, qui sont la première chose naturelle

---

1. « Aer, cibus et potus, quies et exercitium, repletio et evacuatio, accidentia animae, somnus et vigilia. »

2. Le texte de Pagel continue par ces mots : « nec sic per locum a divisione sufficienti a pluribus aut aliis aliqua possunt sumi ». Le ms. 1487 : « nec sicut p. p. locum a divisione sufficiencia pluribus aut aliis aliqua possunt sumi ».

intérieure, ne découle aucun contingent ou condition particulière ou autre chose, qui cause de la difficulté ou de la diversité dans l'œuvre de chirurgie. La cause en est que, avant que les éléments mélangés dans le corps humain soient sensibles, il résulte de leur mélange et de l'action et réaction de leurs qualités entre elles, une certaine qualité qu'on appelle *complexion*, ainsi que le dit Avicenne, Ier livre du *Canon*, f. 1, doctr. 3. Or, d'après cette complexion, on peut estimer chaque élément, et quelle qualité ou quelles qualités dominent dans le mélange ; ainsi par les contingents ou conditions particulières déduites de la complexion, le chirurgien saisit les contingents et les conditions qu'il devrait et pourrait tirer des éléments.

DES CONTINGENTS ET DES CONDITIONS PARTICULIÈRES

DANS LES MALADIES

E premier contingent ou la première condition particulière qui doit diriger le chirurgien dans ses opérations, découle de la *complexion du malade et de celle du membre lésé* (c'est la seconde chose naturelle intrinsèque), et de leur nature intime, qui est une conséquence de la complexion. Galien dit au IIIe livre du *De ingenio*, au commencement du chapitre 9, que les plaies compliquées ne peuvent être guéries, si ces complexions ne sont auparavant connues du chirurgien. S'il ignore la complexion du corps ou du membre en question, l'opération sera livrée au hasard, car la complexion altérée du corps et du membre doit être exactement ramenée à la complexion naturelle. Ceci est pour le chirurgien, ce qu'est le but pour un tireur de flèches, et de même qu'un archer aveugle manque son but, ainsi le chirurgien qui soigne une maladie, manque presque toujours le point où il faut ramener la complexion altérée, s'il ne connaît pas la complexion naturelle du membre et du corps du malade.

Par exemple : Si un membre naturellement chaud tel que le thorax, est atteint de discrasie ou d'un commencement d'apostème chaud, une application locale modérément froide, faite pendant un temps modéré, y mettra ordre et réduira la discrasie ; mais s'il souffre d'une discrasie ou d'un commencement d'apostème froid, cela exigera un résolutif local très chaud, appliqué pendant un temps plus long. La raison en est, qu'un membre naturellement chaud s'éloigne beaucoup, lorsqu'il se refroidit, de sa condition naturelle, et a besoin par conséquent d'un remède contraire plus fort qui l'y ramène; tandis que si sa chaleur augmente, il ne s'éloigne pas autant de sa complexion naturelle, et il suffit alors d'un faible remède contraire résolutif. Il en est de même pour toutes les autres complexions. Ainsi, puisqu'un corps ou un membre altérés ou malades ne guériront pas, tant qu'on ne les ramènera à leur condition naturelle, il est nécessaire que le chirurgien qui soigne la maladie, connaisse cette condition. Autrement, en effet, il ne saurait jusqu'à quel point il doit réduire la discrasie.

La nécessité de prendre garde à ce contingent est affirmée par Galien au IIIe livre du *De ingenio*, chapitre 3, où il dit que la chair qu'il faut produire doit être semblable à celle de tout le corps, mais conforme à la complexion; et cela ressort des exemples qu'il donne. Il dit, en effet, que si la chair perdue était sèche, il faut en reproduire de la sèche; mais que si la complexion du corps ou du membre et de la plaie est molle, il faut que le médicament soit moins desséchant, etc. Et il ajoute au même livre, chapitre 8 : celui qui veut traiter les plaies comme il convient, s'informera d'abord des éléments du corps, ensuite de la complexion du corps entier et de celle de la partie souffrante, etc.; il recherchera de même l'état du corps et de la partie atteinte, c'est-à-dire si elle est charnue et grasse ou amincie et maigre. Il faut en effet agir différemment et par d'autres moyens dans l'un et l'autre cas, ou bien l'on tombe dans l'erreur, comme le peut constater chacun. Il en est de même des autres états du corps et des membres des malades.

II. Le second contingent vient de la *composition du corps du malade et de celle du membre atteint*, composition qui est une chose naturelle intrinsèque. Certains corps, en effet, et certains membres sont solides, par rapport à d'autres, tels sont les corps des agriculteurs, des marins, des hommes d'armes, des bergers, gens qui travaillent fortement, ou ceux des hommes qui ont coutume de coucher à la dure, tels que les meuniers ou autres pareils. Parmi les membres, les uns sont solides; ainsi les os, les cartilages, les nerfs, les cordes, les muscles et tous les membres nerveux. Ces malades et ces membres exigent de violents remèdes locaux, plus pénétrants et en plus grande quantité.

Il y a en revanche, des corps et des membres qui sont mous, les enfants, les femmes, les eunuques, les hommes flegmatiques et efféminés, les pêcheurs de rivières, les hommes d'école, les bourgeois, les moines, et tous ceux qui vivent la plupart du temps à l'ombre, dans le loisir et la tranquillité. Les membres mous sont la chair, ainsi que tous les membres charnus, tels que les fesses, les épaules, etc.; ceux-là ont besoin de remèdes locaux plus faibles et en quantité modérée.

La nécessité de tenir compte de ce contingent, est marquée par Galien qui dit au III° livre du *De ingenio*, chapitre 3, à chaque corps et à chaque membre convient un remède propre, aux membres mous les remèdes mous, aux membres secs, c'est-à-dire solides, les remèdes forts. Celui par conséquent qui croit que tout convient à toutes les natures, est un grand sot, car ce n'est pas sur l'homme en général, qu'on exerce la médecine, mais sur chaque individu en particulier. Et Galien ajoute, au 7° et dernier chapitre : « Que l'on considère la composition du membre, etc. »

Des *humeurs*, pour ce qui nous importe, il ne provient pas de contingents; ils sont compris dans ceux qui découlent des complexions. En effet, lorsque d'une complexion froide et molle on déduit quelque contingent, c'est le même que l'on déduirait d'une humeur flegmatique, et ainsi des autres.

III. Un contingent, c'est le troisième principal, résulte des *membres*, qui sont la quatrième chose naturelle intrinsèque. Il est multiple ou comprend plusieurs contingents particuliers, dont le premier résulte de la *noblesse ou de l'indignité* (ignobilitas) de la partie affectée et du membre malade. C'est pour cela qu'il faut opérer avec plus de précaution sur les princes et les prélats que sur les hommes de petit état. De même, l'œil étant le plus noble et le plus délicat des organes externes, un seul grain de matière corrosive lui est plus nuisible que cent grains aux pieds ou aux mâchoires; aussi faut-il opérer avec plus de précaution sur l'œil ou sur de tels organes. Ainsi, sur l'œil, le chirurgien doit opérer avec soin et avec prudence, en répercutant, détournant, réconfortant et évacuant dans un lieu éloigné, de façon que rien ne touche l'œil, si on peut trouver des moyens suffisants par la voie extrinsèque. De même, si l'œil et le cerveau souffrent en même temps, de quelque mauvaise matière, on les traitera par l'intermédiaire de parties moins nobles, pour le cerveau par exemple, en agissant sur le palais par des mastications, sur le nez par des caput purges, sur le lieu qui est au-dessous des oreilles par des topiques attractifs, et sur la suture antérieure et supérieure de la tête. On traitera l'œil en agissant de même sur les narines et le palais, et par des ventouses sur l'occiput ou par un cautère à séton.

La nécessité d'observer ces contingents est démontrée par Galien, VII° livre du *De ingenio*, chapitre 10 : « Mais puisque les membres ne sont pas égaux en dignité et en noblesse, il ne faut pas leur appliquer en cas de maladie des remèdes égaux. Comme certains membres sont plus utiles que d'autres, il faut que nous tenions compte de la fonction de chacun d'eux, les soignant selon leur dignité, etc. » — Il faut venir en aide plus promptement aux plus dignes, car ils ne supporteraient pas longtemps le danger de la maladie, ainsi que le fait entendre Galien (sous l'Aphorisme de la sixième partie « quibuscunque gibbi, etc. »). Il ne faut pas par conséquent leur appliquer de violents médicaments, de là le mot de Galien, dans le *Megatechni*, livre V, chapitre 3 : « Si à celui qui a des ulcères putrides dans le poumon, on donne de la rouille de cuivre [1], il mourra, etc. »

IV. Le second contingent qui résulte des membres, provient de la *solidarité des membres* malades avec d'autres, ou entre eux. Nous savons en effet par l'anatomie, ainsi qu'on l'a vu plus haut, que le cerveau est en relation avec l'estomac, l'œil avec le cerveau, les mamelles avec la matrice, la cuisse avec le pied, etc. Par conséquent, le chirurgien en opérant sur l'un de ces membres, prendra garde de nuire au membre avec lequel il est en relation. Ainsi, l'on n'appliquera pas de corrosif ou d'autre remède violent sur l'oreille, de même dans d'autres cas ; car en agissant trop vigoureusement sur un organe, on peut nuire à un autre. Mais si l'on opère avec sagacité, cela peut être utile ; par exemple, en posant des ventouses sur l'émonctoire du cerveau placé sous les oreilles, on arrête le développement d'un apostème qui commence dans le cerveau, et ainsi dans plusieurs cas ; en saignant la veine saphène, on arrête un apostème qui commence dans les testicules ou dans la matrice, on l'empêche d'augmenter.

Galien expose la nécessité d'être attentif à ce contingent, lorsqu'il dit au VIIe livre du *De ingenio*, au dernier chapitre : « Et que l'on considère bien avec quels organes celui qui souffre est en relation, car c'est là une partie du traitement de la maladie, etc. »

V. Le troisième contingent qui vient des membres, résulte des *rapports de voisinage des membres malades*. Par exemple : l'œil et la paupière étant voisins, si l'on doit enlever quelque excroissance de l'intérieur de la paupière, il faut prendre garde d'employer un médicament corrosif ; il serait difficile en effet d'appliquer avec assez de précautions un pareil médicament sur la paupière, pour que l'œil ne soit pas atteint.

C'est au IIIe livre du *Megatechni*, chapitre 2, que Galien montre la nécessité de ce contingent, en disant qu'il faut que le médecin s'inquiète de savoir, lorsque commence un apostème dans quelque membre, si la matière de l'apostème provient du membre atteint lui-même ou d'un membre voisin ou en relation avec lui, si elle provient d'un membre fort ou débile, parce que les membres forts envoient leurs superfluités à ceux qui sont débiles, etc. Il dit encore au chapitre 4 : « Il ne faut

1. « Aeris aerugo », rouille du cuivre, vert-de-gris, acétate de cuivre.

pas, lorsqu'un apostème se déclare dans la région voisine de l'anus, amener des selles ou provoquer l'urine, mais faire des évacuations par des membres éloignés du membre malade. » — En effet, nous voyons souvent que les membres voisins souffrent l'un par l'autre, de sorte que, *quand il y a par exemple un apostème dans l'aine, il faut craindre un ulcère de la verge* et réciproquement. Si les deux choses se produisent à la fois, il importe fort de guérir en premier lieu, le mal qui a été la cause de l'autre.

VI. Un contingent, c'est le quatrième qui provienne des membres, résulte *de la position et de la place du membre malade, à la surface ou dans la profondeur du corps*, parce que dans un cas ou dans l'autre, le chirurgien doit opérer différemment. En effet, lorsque le membre atteint est à la surface du corps, il suffit d'une petite quantité de médicament faible ; lorsqu'il est profondément situé, il faut doubler ou tripler la quantité du remède et ajouter à sa vertu ; autrement il ne pénètre pas jusqu'à la partie malade. Un exemple de membre et de maladie superficiels, est celui d'un doigt dont l'articulation est malade ; un exemple de membre et de maladie qui sont dans les parties profondes, est la douleur arthritique de la hanche [1].

Quant à la nécessité de prendre garde à ce contingent, Galien l'expose au VIIe l. du *De ingenio*, chapitre 10, au commencement, où il donne un exemple médical approprié, et au VIIe livre du *Megatechni*, chapitre 10, où il dit : Il est nécessaire de connaître la longueur de la route jusqu'au membre qu'il faut traiter, son union et ses rapports avec d'autres, sa noblesse et sa passibilité.

VII. Un contingent, c'est le cinquième qui soit un effet des membres, résulte *de la position et de la place du membre souffrant, selon qu'il est dans les parties supérieures ou inférieures du corps*, cela en vue de la position à donner (accubitus) à ce membre après le pansement. Par exemple, les bras et les mains occupent dans le corps une place élevée ; la cuisse, la jambe et le pied en occupent une plus basse ; les uns et les autres, s'ils sont lésés, doivent être pansés et placés différemment. En effet les mains et les bras, s'ils sont lésés, doivent être soutenus par le cou au moyen de larges bandes, de façon que la paume de la main soit appliquée à plat contre la poitrine ; dans le lit ils doivent être placés également sur la poitrine, ou sur un coussin, ou sur quelque chose de sem-

---

1. Pagel : « Est dolor artheticus interstitialis » ; — les manuscrits 4487 et 16642, au lieu de « interstitialis », disent : « inter sciam ». Dolor artheticus ou arthreticus désigne la douleur de la goutte. — « Scia » désigne la jointure d'union de la cuisse avec le bassin (V. ce vol., p. 79, et *Guy*, p. 721).

blable. Les jambes et les pieds, au contraire, doivent reposer à plat, droits dans l'extension, un peu élevés par rapport au corps, de façon que le pied soit un peu plus haut que n'est l'anus. .

La nécessité de ce contingent est démontrée par Galien, au VIe livre du *De ingenio*, au 5e et dernier chapitre, où il dit : « Que le membre lésé soit mis dans la position qui le fait le moins souffrir, et dans laquelle il repose le plus longtemps commodément; qu'on le place dans sa position naturelle, de sorte que les nerfs, les veines, les muscles, etc., soient étendus normalement et non tordus. » En effet, cette position ne cause aucune douleur, ainsi que le dit Galien, l. VIe du *De ingenio*, chapitre 6 : « de même dans le choix du décubitus, qu'on suive l'habitude du malade, à moins qu'elle ne soit trop contraire à la raison. » Et au livre XII du *Megatechni*, chapitre 4 : « Il faut indiquer si les membres doivent avoir une position haute ou basse », et il donne un exemple de cette proposition.

VIII. Un contingent, c'est le sixième qui résulte des membres, dérive de la plus ou moins grande *sensibilité du membre ou de la partie malade*. Si certains membres, tels que les lèvres, la verge, les pulpes des doigts, ont une très vive sensibilité, nous n'osons pas leur appliquer de violents médicaments, de peur que cette vive sensibilité n'amène une douleur intolérable ou une syncope. D'autres membres, tels que les os, les cartilages, les ligaments, et certains membres entièrement charnus, ont une sensibilité médiocre ou nulle, faible et obtuse; sur ceux-là et sur leurs semblables, on peut sans mauvais effet et sans danger, appliquer de forts médicaments.

La nécessité de ce contingent ressort des paroles de Galien, recommandant au VIIe livre du *De ingenio*, à la fin du dernier chapitre, que l'on ait garde au degré de sensibilité du membre. Il donne un exemple de médecine; un exemple de chirurgie, pris dans les membres externes, avait été donné auparavant; Galien ajoute à la fin du chapitre, que l'acuité ou l'obtusion de la sensibilité montrent que les membres peu sensibles supportent facilement des médicaments violents, tandis que ceux qui sont très sensibles, sont détruits par eux; aussi faut-il monter graduellement dans ces cas, des remèdes faibles à d'autres plus forts. Et encore au IVe livre du *De ingenio*, chapitre 7 : « Il faut traiter les membres très sensibles avec des remèdes qui ne causent aucune douleur. »

IX. Un contingent, c'est le septième qui dérive des membres, résulte de *ce qui sort du corps ou de la partie malade*. Par exemple, un chirurgien médecin doit être attentif aux matières qui sortent du corps, évacuations, urine, vomissements, sueur et autres semblables, à leur quantité et qualité, à l'heure et au mode d'émission et de sortie, etc. De même il doit être attentif à ce qui sort de la partie malade, pus, gangrène, virus, saleté, squames, croûtes, os et debris d'os [1], etc., et à toutes les conditions particulières de ces choses, ainsi que l'enseignent Hippocrate (IIe livre des *Pronostics*, chapitre 2, qui commence par « stercoris egestio », et aux 3e, 4e, 5e, 6e, 7e et 8[o] chapitres qui suivent immédiatement) et Galien, dans le Commentaire sur ces passages. Si les matières évacuées ne sont pas naturelles, il s'efforcera de les ramener à leur état naturel, selon les principes de l'art.

Les définitions, les causes, les modes de génération, les signes et toutes les conditions particulières du pus, du virus, de la gangrène, des saletés, des écailles, des croûtes, sont complètement exposés dans la II[o] doctrine du IIe traité de cette *Chirurgie*, au chapitre 1er intitulé DES TRAITEMENTS DES ULCÈRES, dans les explications du notable IV.

La nécessité de tenir compte de ce contingent est indiquée par Hippocrate et Galien à la fois, à chaque instant, dans les sept chapitres cités, et çà et là, dans une foule d'autres passages et d'autres chapitres, etc.

X. Un quatrième contingent résulte de la *vertu* (virtus) [2], qui est la cinquième chose naturelle intrinsèque. La vertu est, suivant Galien, livre IX du *De ingenio*, chapitre 10, plus digne que tout ce qui est dans le corps, puisque la vie ne persiste qu'avec la vertu, et qu'il résulte nécessairement de là que la vertu est la vie, ou l'action de la vie; aussi faut-il avant tout conserver la vertu [3]. Galien ajoute au même endroit qu'après la vertu, on consulte la maladie, et qu'après cela l'on tire des indications des autres choses. Il ajoute dans le même sens que si une purgation convient à la maladie, mais que la vertu défaille, on ne doit la donner qu'après avoir auparavant reconforté et nourri la nature; alors on peut purger, et traiter la maladie. Ainsi, on doit avoir sans cesse égard à la vertu, et cela non pas seulement dans le traitement d'une maladie, mais aussi dans la santé, puisque la vertu doit toujours être fortifiée, surtout lorsque l'on craint qu'elle ne soit troublée. L'examen de la vertu est donc non seulement utile par accident, au traitement d'une maladie, mais en lui-même [4]; car nous avons quelquefois besoin de l'examen de la vertu, là où il n'y a pas maladie, comme on l'a vu parfaitement : Là où il y a maladie, nous considérons la vertu, en la

---

1. « Ut ad sanium, putredinem, virus, sorditiem, squamas, crustas et ad ossa et frustra ossium et ad similia. »
2. V. la note de la p. 62. — On peut encore traduire « virtus » par « force vitale ».
3. Pagel et 1487 : « Vitam primitus custodiri »; — probablement faute de copiste pour « virtutem ».
4. Pagel : « et non per se ». — Manuscrit 1487 : « et nunc per se ».

comparant à la maladie, de façon que si un patient est gravement atteint, on considère d'abord la vertu et on la compare à la maladie. — De là, ce que dit expressément Galien (à la fin de la 1re partie du *Régime dans les maladies aiguës*, dans la 1re partie : « quod si antiquus morbus ») : la considération la plus importante de toutes, est celle que l'on tire de la vertu, en comparant le contingent qui résulte d'elle à celui qui résulte de toutes les autres choses. La raison en est, que si la vertu se soutient, la maladie, pourvu qu'elle soit guérissable, peut être guérie, mais si la vertu décline, quelque curable que soit la maladie, elle ne guérira point. Par conséquent, le chirurgien doit fortifier les membres principaux qui ont la charge des vertus, tels que le cœur, le foie, le cerveau, les testicules, etc.; si la vertu est forte, qu'on donne davantage à manger au malade, parce qu'il peut mieux digérer ; — qu'il mange moins, si elle est faible. On donne en effet de la nourriture aux malades, pour soutenir la vertu naturelle qui guérit la maladie, et non pour soutenir la maladie; on peut leur donner de la nourriture indifféremment à toute heure, si la vertu est affaiblie par inanition ou dissolution; mais si elle est affaiblie par prostration, comme dans l'apoplexie et dans d'autres maladies, par suite d'une trop grande réplétion, on ne donnera pas de nourriture. C'est ce qu'indique Galien (à l'Aphorisme de la 1re partie : « contemplari oportet, etc. ») : Il faut veiller à ce qui affaiblit et détruit la vertu, comme la trop grande abstinence chez les faibles, la syncope chez les valétudinaires.

La considération de ce contingent est la maîtresse et la reine de toutes les autres ; la vertu est en effet d'une si grande puissance, qu'elle régularise et rend plus efficaces tous les moyens dont se sert le chirurgien : elle expulse la matière de la maladie et ce qui est superflu, elle digère, elle corrige et arrête la suppuration. Elle est semblable à un bon architecte qui pose une pierre angulaire dans les angles, et une pierre linéaire sur le sol et fait cent autres merveilles. Aussi Galien dit-il, au IIIe livre du *Megatechni*, chap. 1 : mirabilis omnium natura ex rebus sibi vicinioribus adjuta, quod diminuit supplet, etc. La nécessité d'avoir égard à ce contingent est affirmée par Hippocrate, 1re partie des *Pronostics*, chapitre 1, dans la partie « interest artificis ».

XI. Un autre contingent résulte *de la fonction ou de l'action de la partie malade*, fonction qui est la sixième chose naturelle intrinsèque. Ainsi, si quelqu'un a une plaie à la jambe et au bras, et qu'il lui faille marcher, le chirurgien doit savoir que la marche nuira plus à la jambe qu'au bras, et il pourra déduire de la fonction de la jambe blessée, le contingent et la remarque que la marche nuira au blessé; aussi sera-t-il préférable que celui-ci garde le repos. De là ce que dit Galien au Ve livre

du *Megatechni*, chapitre 3, sur le TRAITEMENT DES PLAIES DES MEMBRES INFÉ-
RIEURS : au membre blessé ou qui souffre d'une autre infirmité, ou est lésé
de quelque manière, le repos est nécessaire. Et il ajoute au chapitre 6 :
lorsqu'un membre qui est apostémé ou blessé, exerce sa fonction, il
souffre de chaleur et de douleur; s'il se repose, la douleur déterminée
par le mouvement s'apaise. On peut au contraire permettre la marche à
un homme blessé au bras, en suspendant le membre au cou et à l'épaule.

La nécessité d'être attentif à ce contingent est établie par Galien, qui dit
au livre VII du *De ingenio*, au dernier chapitre : Une seconde nécessité
à laquelle il faut prendre garde dans le traitement des maladies, résulte
de l'action et de la vertu du membre malade, c'est celle de savoir si l'action du membre à guérir est voisine des autres, et si ce membre dis-
tribue sa vertu dans tout le corps.

Des *esprits*, qui sont la septième chose naturelle intrinsèque, le chirurgien ne peut tirer aucun contingent qui cause des difficultés ou de la
diversité dans l'œuvre de chirurgie, puisque les esprits ne peuvent être
ni vus ni touchés. Mais, ainsi que le dit Haly sur le *Techni*, TRAITÉ DES
CAUSES, chap. 26, sous la partie « si vero fractura non rectificetur, etc. » :
Le diagnostic du médecin, c'est-à-dire du chirurgien, se forme par le
toucher avec la main, par l'examen avec les yeux, et par l'étude dans
l'opération manuelle; or les esprits ne sont pas tangibles en soi, ni perceptibles, ni soumis à l'œuvre manuelle, parce qu'ils sont trop fluides et
subtils; et en outre ils ne sont pas manifestement sensibles. D'un autre
côté, les recherches médicales ne vont pas au delà du sens, ainsi que le
dit Haly, dans le *Techni*, TRAITÉ DES CAUSES, chapitre 26, sous la partie :
« quoniam forsitan aliquid, etc. », c'est-à-dire au delà de la distinction
à établir entre ce qui est sain et ce qui est malade. — Si la recherche
médicale ne va pas plus loin, à plus forte raison celle de la chirurgie, car
si ce qui semblait devoir aller plus loin ne va pas plus loin, etc.; mais ici,
nous distinguons par le moyen des contingents, ce qui est sain d'avec
ce qui est malade, par conséquent, etc.

Il faut noter que quelques contingents qui créent de la diversité ou
des difficultés dans l'œuvre de chirurgie, résultent des choses qui sont
annexes ou unies aux sept choses naturelles intrinsèques; ces choses
annexes sont au nombre de quatre, à savoir : l'âge, la couleur[1], la manière
d'être, la différence entre mâle et femelle. On les dit annexes, parce que
chacune d'elles a sa source dans quelqu'une ou dans quelques-unes des
sept susnommées, et qu'elle n'en peut être séparée; cependant elles ne

---

1. Pagel : « aetas, color, habitudo »; — p. 641, Pagel dit : lire « calor » au lieu
de « color »; — « color » est le vrai mot (V. *G. de Ch.*, p. 9).

sont pas absolument identiques à celles dans lesquelles elles ont leur fondement.

XII. Donc, un contingent découle de l'*âge*, qui est la première annexe. L'âge est compris dans les vertus ou qualités et les fonctions, car celles-ci varient avec lui. Il n'est en effet douteux pour personne que les vertus et les fonctions des jeunes soient très fortes, et que celles des vieillards soient faibles et défectueuses, de même que leurs organes. De sorte que si un jeune homme et un vieillard sont atteints d'une même maladie, en tout semblable, de façon qu'il n'y ait aucune différence ni dans la maladie, ni dans les patients, si ce n'est dans leur âge, si la maladie est curable, et qu'aucun des contingents ne soit omis, le plus souvent le jeune homme guérira rapidement et complètement, et redeviendra fort en toutes choses comme auparavant, tandis que le vieillard guérira lentement et incomplètement, s'il guérit ; il ne pourra jamais recouvrer ses forces, et mourra peut-être de langueur.

La nécessité de ce contingent est démontrée par Hippocrate, Aphorisme de la 1re partie : « in perturbationibus ventris, etc. », où il dit à la fin : il faut observer l'âge du malade et la région de la maladie ; de même Galien dit dans le Commentaire à ce texte : on s'informera donc en premier lieu du temps, ensuite de la région, de l'âge et de l'infirmité, etc. Il est en outre bien connu de tout le monde, que nous ne devons pas, sur de petits enfants, faire des opérations chirurgicales violentes, comme sur des jeunes gens, des adultes ou des vieillards, telles la phlebotomie et les scarifications, les cautères, les incisions, ni donner de la thériaque ou un laxatif.

XIII. Un autre contingent résulte de la *couleur*[1] *du corps ou de la partie malade*, c'est la seconde annexe, et elle est comprise dans les esprits, humeurs ou compositions : plus les esprits sont subtils, plus les humeurs et la composition sont ténues, plus la couleur est claire. Galien dit dans le Commentaire à l'Aphorisme de la 1re partie « in perturbationibus, etc. » : La couleur fait voir la dominante des humeurs du corps et aussi celle de l'esprit, qui est la substance lumineuse dans le corps, approchant de la nature des choses célestes, etc., et de même elle montre la dominante de la ténuité ou de la compacité, parce que plus une chose est ténue plus elle a une complexion faible, etc. Donc le chirurgien doit traiter diversement, à l'extérieur et à l'intérieur, les membres et le corps du malade, s'ils sont de couleur différente,

---

1. Pagel : « a calore ». Manuscrit 1487 : « a colore ». La couleur est une des choses annexes aux choses naturelles.

jaune, blanc, rouge, noir. Le jaune indique que l'humeur colérique domine, le rouge l'humeur sanguine, et ainsi de suite. On doit, en effet, traiter et diriger autrement et par d'autres moyens, à l'intérieur comme à l'extérieur, un apostème jaune colérique, un apostème rouge sanguin, un apostème noir mélancolique et un flegmatique, qui est de la couleur du corps entier.

La nécessité de ce contingent est exposée par Galien, au IXe livre du *De ingenio*, lorsqu'il dit au commencement, que l'apostème colérique aussi bien que le sanguin rougissent la région malade et augmentent sa chaleur. Mais cependant il est nécessaire que le médecin les distingue par leur couleur, le sanguin est d'un rouge intense, c'est-à-dire très rubicond, le colérique au contraire est citrin ou rosé, c'est-à-dire d'un rouge atténué, ou bien il est à la fois rosé et citrin. Comme ils diffèrent par les symptômes, de même ils diffèrent par le traitement, parce que, ainsi que le dit Galien lui-même au XIIIe livre du *De ingenio*, chapitre 5 : Dans le traitement du phlegmon, l'évacuation convient mieux que la réfrigération; dans le traitement de l'érysipèle, c'est le contraire, bien que dans l'un et l'autre cas, l'évacuation convienne.

XIV. Un contingent résulte *de la manière d'être du corps ou de la partie malade*; manière d'être est ici la même chose que forme ou figure, grosseur ou maigreur; c'est la troisième annexe; l'habitus est compris dans les complexions. Des manières d'être différentes, sont l'indice certain de complexions diverses. En effet, un homme très maigre et un homme très gras ne sont jamais de même complexion, ainsi qu'il ressort de l'autorité d'Avicenne, dans la 1re partie de ses *Cantiques*, où il tire des conclusions des manières d'être du corps, disant : la froideur et l'humidité dominent chez l'homme gras; Averrhoès dit de même, dans le Commentaire à ce passage : la graisse résulte d'un résidu superflu des aliments et de la nutrition (cibus et nutrimentum), ce qui provient de la trop grande froideur et humidité des organes qui agissent dans la nutrition; Avicenne ajoute au même endroit, que l'état de maigreur et d'exténuation d'un corps indique une complexion sèche. Ainsi l'extrême sécheresse empêche que la digestion ne tire de la nourriture (nutrimentum) autant qu'il est nécessaire; car la chaleur et l'humidité sont les causes de la digestion. Donc le chirurgien qui soigne une maladie, doit examiner avec soin la manière d'être du corps et de la partie souffrante, puisqu'un corps exténué doit être traité par dedans et par dehors, autrement et par d'autres remèdes, étant sec, qu'un corps gras, qui est mou. De même, si un doigt et une fesse souffrent de la même maladie, d'ailleurs identique en toutes choses, le doigt doit être traité avec des remèdes locaux plus secs que ceux qu'on emploiera pour la fesse, et ainsi des autres membres.

La nécessité d'être attentif à l'habitus du corps est exposée par Galien, XIII⁰ livre du *De ingenio*, chapitre 3, où il dit : Le chirurgien doit observer tous les signes spéciaux et particuliers, tels que la consistance, la sensibilité, etc., et de même au XIII⁰ livre du *Megatechni*, chapitre 1 : Celui qui connaît les conditions particulières du membre malade, peut savoir quelle est la maladie guérissable, quelle est celle qui ne l'est pas.

XV. Un contingent résulte *de la différence entre mâle et femelle, ou du sexe*, ce qui est la même chose ; c'est la quatrième chose annexe, et elle est comprise dans les complexions ; c'est un indice certain d'une diversité de complexion, ainsi que le dit Averrhoès, sur la 1ʳᵉ partie des *Cantiques* d'Avicenne : La complexion des hommes est par rapport à celle des femmes, chaude et sèche, et la complexion des femmes est froide et humide, par rapport à celle des hommes. Cela ressort des fonctions et des mœurs des uns et des autres, et encore de ce qui est le propre de la femme, le flux menstruel, qui est l'indice de la collection dans son sang, d'une multitude de superfluités, collection qui témoigne de la froideur, de l'humidité, de la manière d'être de sa complexion.

Le chirurgien doit donc mesurer quel écart il y a entre la complexion d'hommes et de femmes malades, et leur complexion en santé ; et, avec cela, si l'homme et la femme sont déchus de même et d'une même quantité, il ne faut pas les rétablir par les mêmes moyens, puisque leurs complexions sont différentes, et par conséquent, il ne faut pas les ramener au même point. Si le chirurgien ne mesure tout cela exactement, il ne les ramènera jamais à leur précédente santé.

Le chirurgien doit en outre savoir, autant qu'il est possible, quel écart il y a entre la complexion naturelle et accidentelle des hommes et des femmes, parce que la même différence devra se retrouver dans leurs médicaments, tant internes qu'externes. Philarète sentait bien, et soupçonnait ce contingent dans son petit livre *De pulsibus*, lorsqu'il dit : Lorsque tu es admis auprès d'un malade que tu n'as jamais vu, considère d'abord si c'est un mâle ou une femelle, car le sexe modifie le pouls chez les gens sains et chez les malades, et en conséquence, modifie l'œuvre de chirurgie. Il faut en effet dans bien des cas, opérer différemment sur les hommes ou sur les femmes, ainsi lorsqu'on les palpe, ou qu'on leur fait une incision à cause de la pierre. On agit de façon différente, sur les femmes enceintes, et sur celles qui ne le sont pas, sur les vierges et sur les filles déflorées, car à celles-ci on peut appliquer des pessaires, et non pas aux vierges. De même on doit palper plus doucement les vierges, que des femmes déflorées, surtout aux environs des organes sexuels, dans le cas par exemple où l'on explore pour savoir si elles ont une pierre dans la vessie.

Galien parle de la nécessité de ce contingent, lorsqu'il dit au livre *De tactu pulsus*, que le pouls des hommes et des femmes est différent parce que les complexions diffèrent, et que de même, les opérations qu'on pratique sur eux doivent différer. C'est ce à quoi sont attentifs tous les médecins modernes qui demandent immédiatement, lorsqu'on leur apporte de l'urine, si elle provient d'un homme ou d'une femme, et d'autres choses de ce genre.

XVI. Un contingent résulte *de l'air*, qui est la première des six choses naturelles extrinsèques ou non naturelles. Ce contingent en renferme plusieurs, dont le premier dérive de *l'air pris en lui-même*. C'est-à-dire, que le chirurgien doit choisir pour son malade un air contraire à sa maladie, soit un air pur, loin de toute corruption, et loin des lieux empestés par des eaux marécageuses; car cet air est manifestement nuisible aux malades, et cause parfois des apostèmes, des œdèmes empoisonnés, tels que des anthrax, surtout dans les régions chaudes [1]. Si la chambre du malade est humide ou exposée au vent, on transportera le patient dans une chambre qui ne présente pas ces inconvénients.

La nécessité de prendre garde à ce contingent est affirmée par Galien, au III° livre du *Megatechni*, chapitre 5 : Il faut donc tempérer (temperare) l'air du lieu où est le malade; et il entend par tempérer, l'adapter au contraire de la maladie. Il dit de même dans son IV° livre du *De ingenio*, chapitre 8 : Il faut s'inquiéter aussi de la condition de l'air qui nous entoure, car il agit sur le corps comme un médicament. Ainsi, lorsque la chaleur y domine sans fraîcheur, elle empêche la guérison des plaies; aussi faut-il adopter une médication qui lutte contre cette complexion.

XVII. Un contingent, le second qui dérive *de l'air*, résulte *de sa diversité, et de la variation des saisons*. Cela veut dire qu'en été et en hiver, quels qu'ils soient, et surtout lorsqu'ils sont très chauds ou très froids, ainsi qu'aux heures excessives dans l'une ou l'autre de ces qualités, le chirurgien ne doit pas faire d'incisions considérables, ou appliquer des cautères, à moins qu'il n'y soit forcé par la nécessité, ou amené par la prière et le salaire, et qu'il se soit auparavant excusé. Il doit différer, si possible, jusqu'à ce que l'excès de chaleur ou de froid, et la discrasie du temps se soit adoucie. Il ne doit pas entreprendre, dans ces

1. « Causat apostema, epedymita venenosa, maxime in regionibus calidis, ut anthraces. » — Au lieu de « epedymita », le manuscrit 7130 donne « epydimitia »; — manuscrit 7139 : « epidimitia ». — Pagel dit que les médecins du moyen âge désignent notre œdème par les noms de : undumia, undimia, idema, ypidemia (Guy). — Guy dit (p. 71, éd. 1559) : Est ergo undimia vel oedema graece, zimia arabice... (p. 115, éd. 1890).

moments-là, des cures de rupture du péritoine avec le ruptoire[1], ni
d'autres semblables, ni non plus dans les moments où peuvent survenir
tout à coup de pareils changements de temps, comme à la fin du printemps
ou au commencement de l'été, à la fin de l'automne ou au commencement
de l'hiver.

Si le patient doit changer de lieu pendant l'été, on le transportera à
l'heure la plus fraîche, et par un vent du nord; si c'est en hiver, on le
transportera à midi, lorsque souffle le vent du sud. En outre, telle
maladie guérit plus facilement à telle époque qu'à telle autre, ainsi la difficulté de mouvoir les membres par suite d'irritation (ex indignatione) ou
de lésion des nerfs, et toutes les maladies froides des nerfs, telles que la
paralysie, etc., se laissent mieux guérir en été qu'en hiver. Pour les
apostèmes chauds et toutes les maladies chaudes, c'est le contraire qui
est vrai.

La nécessité de ce contingent est exposée par Galien, au III° livre du
De ingenio, chapitre 8, où il dit : il faut mettre en ligne de compte la
complexion des époques de l'année. C'est pour cela qu'Hippocrate appliquait toujours des remèdes chauds dans les temps froids, et des remèdes
froids dans les temps chauds.

XVIII. Un autre contingent, le troisième qui résulte *de l'air*, dérive
du changement de lieu, motivé par la différence et la mauvaise qualité
de l'air. Cela signifie que le chirurgien fera transporter prudemment le
patient, si cela est utile, d'une maison dans une autre, d'une chambre
dans une autre, d'une grande ville dans une petite, dans des endroits
verts, auprès de fontaines et de rivières, surtout si le malade les aime et
s'y plaît, et si on peut l'y transporter commodément.

Si le malade a une fracture de cuisse ou quelque chose de semblable,
on le portera doucement d'un lit dans un autre, toutes les fois qu'on le
pansera, et il y restera jusqu'à ce qu'on ait pris soin de l'autre lit, aéré les
coussins, lavé les draps, bien nettoyé les paillasses, à cause de la puanteur, des puces, des punaises et autres vermines, que tout le lieu ait été
parfaitement nettoyé, et que l'on ait bien ouvert portes et fenêtres.

Galien démontre la nécessité de ce contingent; il dit au V° livre du *De
ingenio*, chapitre 6 : si la maladie est chaude et sèche, et que l'on soit
dans un été chaud, préparons la demeure terrestre du malade; que les
portes donnent sur le nord, qu'on arrose souvent la chambre d'eau
fraîche, et qu'on y place des fleurs fraîches; en hiver faisons le contraire.
Le fait que les variations de l'air exigent le changement de lieu est
démontré par l'expérience; nous voyons en effet des malades languir

1. Traitement de la hernie par les caustiques.

dans les pays étrangers, tous les remèdes des médecins être sans effet sur leur guérison; puis, lorsqu'ils reviennent dans leur propre pays, nous en voyons beaucoup guérir par le seul bienfait de l'air, sans le secours de la médecine.

XIX. On tire un contingent *des aliments et des boissons*, qui sont la seconde chose naturelle extrinsèque ou la seconde non naturelle. C'est un contingent double; le premier dérive des aliments et des boissons qui sont uniquement aliment et boisson, et le second découle des aliments et des boissons, qui sont à la fois aliment et boisson et médecine altérative, tels le mellicrat, l'oxyzaccara, l'oxymel [1] et les potions chirurgicales qui y sont comprises; aliments et boissons dont le malade ne peut s'abstenir longtemps. Aussi est-il nécessaire que le chirurgien ordonne au patient un régime approprié, qui soit le contraire de la cause de la maladie, afin que celle-ci soit détruite, et que la nature, c'est-à-dire la vertu qui gouverne le corps, soit soutenue; car Galien dit, ainsi qu'on l'a vu : La nature intervient dans tout, aussi le chirurgien doit-il la fortifier, et la régler, en ordonnant un régime et une diète conformes à son but. Son premier but doit être de fortifier cette nature, ainsi que la partie malade, parce que, ainsi que le dit Avicenne, l. 4, f. 4 au chapitre de L'ALIMENTATION DES FÉBRICITANTS : Ce qui guérit, comme vous le savez, c'est la vertu, non le médecin; or la vertu de tout malade est faible; aussi la faut-il fortifier, et on la fortifie surtout par des aliments et des boissons.

La nécessité de ce contingent peut être déduite des paroles de Galien sur l'Aphorisme 50 : « ex multo tempore consueto », quand il dit : que la nourriture et la boisson apportent toujours dans le corps un certain changement qui touche à la complexion. Or toute modification de la complexion entraîne des changements dans la manière d'opérer; donc, etc. — Cela est évident pour quiconque y fait attention, et a été prouvé plus haut.

XX. Un contingent, le second qui dérive des aliments et des boissons, résulte *des potions chirurgicales*, qui sont aliment ou boisson en même temps que médecine altérative. Le médecin qui est attentif aux conditions particulières, voit bien que son malade a parfois besoin de médecines digestives et altératives, puisqu'il ne peut être guéri avec des aliments et des boissons; il en déduit alors un contingent, et ordonne des médecines appropriées. De même un chirurgien, voyant qu'il ne peut guérir un malade avec des remèdes locaux et le régime, en tirera un contingent, à savoir qu'il faut ordonner une potion chirurgicale, par exemple

1. « Ut mellicratum, oxyzaccara, oxymel. »

dans les cas de plaies qui pénètrent jusqu'aux cavités intérieures du corps. En effet, ni les remèdes locaux, ni les aliments ne peuvent atteindre le sang épanché dans ces cavités, dans ces interstices et dans leurs diverticules, et par conséquent ils ne peuvent le dissiper, ni l'empêcher de se corrompre, ni l'extraire ou le repousser. Aussi le chirurgien a-t-il besoin d'une potion qui dissipe le sang épanché et le convertisse en fumée et en vapeur, et en même temps restaure les principaux organes. Cela est prouvé à l'évidence et fort suffisamment ci-dessous, dans la première doctrine de ce traité, au chapitre 8, au 1er Notable prélimi-naire. On y donne en effet la raison pour laquelle les potions seules sont utiles à ces plaies, et à celles-là seulement, suivant Théodoric. On y montre complètement la raison et la manière par lesquelles ces potions résorbent le sang enfermé dans ces cavités et leurs interstices. On dira de même dans la première doctrine de ce traité, dans la 5e partie principale du 1er chapitre, qui traite des procédés d'évacuations et des potions[1] des blessés, etc., que les potions chirurgicales sont plus néces-saires aux chirurgiens en vue de l'apparence que pour le bien du malade. Elles servent surtout aux chirurgiens sans renommée pour les protéger contre le vulgaire qui accuse les chirurgiens d'avoir négligé les contin-gents, s'ils n'ont pas donné indifféremment une potion à tous les blessés. Si le traitement se prolonge ou que le malade vienne à mourir, on dit que c'est parce qu'il n'a pas pris de potion.

La confiance du peuple dans les potions est si grande, qu'il croit qu'elles guérissent toutes les plaies indifféremment, sans le secours d'aucune opération manuelle, ce qui est faux. S'il est cependant néces-saire d'apporter quelque preuve à ce sujet, je dirai : il faut avant tout que les lèvres de la plaie soient réunies, et qu'une fois réunies elles soient maintenues et bandées. Or cela ne peut se faire parfois qu'avec peine, en tirant avec les mains et en suturant avec l'aiguille, etc.; comment donc cela pourrait-il se faire par des potions seules? Dans cette 5e partie prin-cipale, on décrit aussi beaucoup de potions fameuses selon les anciens, et une seule suivant l'opinion de Théodoric, et beaucoup d'autres choses qui se rapportent aux cas en question.

La nécessité de ce contingent est marquée par Galien dans son petit livre *De medicinis famosis*[2], ainsi que par Avicenne, livre II de son *Canon*, chapitre DE LA MUMIE, et par Sérapion, dans ses *Agrégations*, qui disent que la mumie appelée par Galien menstrue des monts (mens-truum montium), est donnée communément comme potion dans toutes les contusions, luxations des os, fractures, etc.

---

1. « De modo evacuandi et potionandi. »
2. « De 46 medicinis famosis. »

XXI. Un contingent se rattache *au repos et à l'exercice ou au mouvement*, ce qui est la troisième chose naturelle extrinsèque ou non naturelle. Le repos est nécessaire en effet à certains malades et à certains membres souffrants, tels aux goutteux, aux jambes cassées, etc.; d'autres devraient prendre du mouvement et se promener, ainsi les gens qui ont un commencement d'apostème au nombril; on remuera par exemple le bras droit lorsqu'un apostème commence à gauche.

La nécessité d'être attentif à ce contingent, ainsi que la raison qu'on en a, sont exposées et prouvées par Galien, au XIII° livre du *Megatechni*, dans tout le chapitre 4, où il indique le traitement préservatif de l'apostème, et dit qu'il faut que certains membres prennent tantôt du repos, tantôt du mouvement. En effet, si un apostème chaud se déclare dans le pied, il faut défendre au malade de se tenir debout et encore plus de marcher; si l'on frictionne les pieds, il faut le faire le patient étant assis; mais le malade peut et doit travailler de ses mains. Au contraire, si l'apostème se déclare sur les mains, on frictionnera fortement les cuisses et les pieds du malade qui se tiendra debout; il pourra et devra se promener, et se fatiguer; tout ce mouvement, dont le but est de produire une diversion, doit se faire avec excès.

Quant à l'exercice, sujet qui intéresse les médecins, tous les auteurs et les praticiens qui traitent du régime de la santé en parlent, Galien en premier, dans son petit livre *De exercito*, où il dit à la première phrase : Combien l'exercice est favorable à la santé, a été dit par les médecins et les philosophes anciens; il déclare dans la suite, que lui-même l'entend seulement de l'exercice modéré, pris aussi longtemps qu'il est agréable, qu'on cesse avant qu'il devienne pénible et auquel on mêle de la distraction [1]. Ainsi pratiqué, il donne la prudence à l'esprit, et au corps la santé. Sur ce point Galien dit encore au I° livre du *Megatechni*, chapitre 5, que l'exercice excite la chaleur naturelle, expulse et dissipe les superfluités; de même, au troisième *Aphorisme* d'Hippocrate : L'exercice et la nature sont semblables en ceci qu'ils purifient les humeurs et préservent de maladies futures.

XXII. Un contingent se rattache à *la réplétion et à l'épuisement* (*evacuatio*) *ou à la maigreur* (*inanitio*) *du malade*, ce qui forme la quatrième chose naturelle extrinsèque ou non naturelle. Le chirurgien doit en effet opérer autrement sur un homme replet (repletus) que sur un homme épuisé (evacutus) ou maigre (inanitus). Ainsi, s'il survient un apostème à un homme très replet, il est certains remèdes locaux qu'il ne faut pas lui appliquer. C'est ce que prouve Galien dans son *Techni*,

1. « Curialitas. » — Du Cange dit que *curialité* est courtoisie, bon office.

TRAITÉ DES CAUSES, chapitre 34, qui commence par les mots « sufficit autem manifeste », en s'occupant successivement des répercussifs, des résolutifs et des maturatifs. Haly le dit et le prouve aussi dans le *Commentaire* à ce texte.

Si l'apostème se produit sur un homme épuisé, ou amaigri sans évacuation artificielle[1], on peut appliquer tous les remèdes locaux appropriés, ainsi que le disent et le prouvent Galien et Haly, dans le chapitre cité. En outre, un homme replet et un homme amaigri doivent en tout et partout, intérieurement et extérieurement, être traités différemment, ainsi que cela est évident, pour quiconque considère la chose de près, car l'homme replet a besoin d'abstinence et d'aliments qui, pris en grande quantité, nourrissent peu, tels que les légumes et autres semblables; et plus la vertu est forte, plus on peut en user largement. De sorte que si un homme amaigri et un homme replet ont tous les deux un apostème semblable en tout, c'est-à-dire aussi grand et aussi mûr, celui de l'homme replet, si les autres contingents sont semblables, devra être ouvert de suite, et il faudra en extraire une grande quantité de pus, tandis qu'on ne devra pas ouvrir l'apostème de l'homme amaigri, parce que sa vertu est faible. Si par hasard il convient de l'ouvrir, il faudra faire une très petite ouverture qu'on refermera immédiatement après avoir extrait aussi peu de pus que possible. Le chirurgien doit avoir soin, lorsqu'il s'agit d'un homme qui est entre l'embonpoint et la maigreur, d'opérer de même modérément; il doit savoir, au moins par l'abstinence et des évacuations, amaigrir l'homme replet[2].

Lorsqu'il opère dans des demeures et des bourgs où il n'y a pas de médecin, et où l'on n'en pourrait avoir un à temps, il emploiera quelque procédé d'évacuation : comme les altératifs, digestifs, laxatifs, saignée, ventouses, sangsues, cautères, ruptoires, vomitifs, clystères, suppositoires, pessaires, étuve, bains, fomentations, caputpurges, gargarismes, sternutatoires, frictions, sueurs et autres remèdes semblables. Là où l'on peut trouver un médecin convenable (oportunus) au moment utile, je ne conseille pas au chirurgien, si instruit et si médecin qu'il soit, du moment qu'il s'intitule chirurgien, de se mêler d'évacuations, surtout par de violentes médecines laxatives, et cela pour deux raisons : 1° pour ne pas encourir la colère et la malveillance des médecins; 2° parce que, s'il réussit, tout est bien; mais, s'il ne réussit pas, il aura une mauvaise réputation dans le public, et à juste titre. De plus les médecins murmureront de ce qu'il s'est mêlé de l'office d'autrui, ils diront qu'il doit avoir le sort d'un certain âne désespéré, qui, croyant faire l'office

---

1. « In patiente evacuato aut sine evacuatione artificiali inanito. »
2. « Debet scire repletum inanire. »

d'un petit chien, et voulant embrasser son maître, le jeta par terre; ce pourquoi la famille du maître tua l'âne, le croyant furieux.

Quant aux clystères et aux autres évacuations douces, un chirurgien instruit peut s'en mêler, se faisant médecin du moins pour ses amis, dont il ne veut pas tirer de salaire, et auxquels il ne peut ni n'ose refuser. Il agira de même pour les pauvres à cause de Dieu, bien qu'il soit préférable pour lui de refuser à tous indifféremment, excepté aux pauvres. En effet quelque usage qu'un bon chirurgien fasse de son temps, il a toujours assez à faire et à gagner avec la simple et vraie chirurgie.

La nécessité de la première partie de ce contingent est notée par Galien dans le *Techni*, TRAITÉ DES CAUSES, chapitre 33, dans la partie : « immoderata repletio immoderata evacuatione indiget ». Galien expose la nécessité de la seconde partie de ce contingent, au IIe livre des *Aphorismes* d'Hippocrate, chapitre 6 : Là où il y a faiblesse, à savoir celle qui résulte de l'inanition de tous les membres, il ne convient pas de travailler, c'est-à-dire d'exercer ou d'évacuer [1]. Galien exprime encore le même avis, lorsqu'il dit au IXe livre du *Megatechni*, chapitre 3 : bien que l'évacuation chasse les maladies, elle détruit cependant ce qui reste de force, et il ajoute : On ne doit pas provoquer d'évacuation, lorsque la vertu est défaillante. De ce qui précède, l'on peut conclure que l'évacuation comme la réplétion doivent être l'objet de l'attention du chirurgien et du médecin, puisqu'elles causent difficulté ou diversité dans leur œuvre.

XXIII. Un autre contingent résulte des *accidents de l'âme* (ab accidentibus animae), qui sont la cinquième chose naturelle extrinsèque ou non naturelle. Il renferme lui-même cinq contingents, dont le premier résulte *du plaisir et de la joie*. Aussi, le chirurgien doit-il ordonner tout le régime du malade, en vue du plaisir et de la joie, lui promettant par exemple la santé à bref délai, faisant en sorte qu'il ait autour de lui ses proches, ses amis, un jongleur (joculator) qui le distraie en jouant de la viole ou du psaltérion à dix cordes (cum violla aut psalterio decacordo). On amènera le malade à croire qu'une fois guéri il fera, tout seul, de grandes merveilles; s'il est chanoine de quelque église ou de plusieurs, on lui dira, que ce soit vrai ou faux, lors même qu'il devrait être au cachot ou suspendu après sa guérison, que l'évêque ou le prélat est mort, que c'est lui qui est élu; qu'il songe alors à préparer sa demeure et son personnel; qu'il est à espérer que lui-même plus tard sera pape. On peut lui porter et lui remettre sans remords de fausses lettres sur la mort ou

---

1. « Ubi indigentia est, scilicet quae fit propter inanitionem omnium membrorum, non oportet laborare, i. e. exercitari vel evacuare. »

le discrédit de ses ennemis ou de personnes de la mort desquelles il attend une promotion. On doit interpréter heureusement ses visions et ses songes, ainsi qu'il arriva à un certain chanoine de quatre prébendes, qui rêva qu'on lui apportait deux bâtons. Le lendemain, comme il se promenait à cheval, il raconta cela à ses compagnons, l'un d'eux lui expliquant la chose, lui dit : « Seigneur, vous êtes chanoine ici et là ; vos prélats sont morts ; il n'est pas possible qu'on ne vous apporte au moins les bâtons de deux prélatures ». Alors plein de joie, notre chanoine cavalcada si vivement en abandonnant les rênes, que tombant par terre lui et son cheval, il se cassa les deux cuisses, de telle manière qu'il n'en guérit pas. Il ne put marcher, pendant le reste de sa vie, qu'avec les deux bâtons dont il avait rêvé.

En outre, le chirurgien évitera au malade la colère, la haine, la tristesse ou le souvenir d'une vieille querelle, d'un tort, ou des dommages qu'il souffre par sa maladie actuelle ; qu'il ne soit inquiété d'aucune affaire, si ce n'est des affaires spirituelles, de sa confession, de son testament et autres choses semblables, à mettre en ordre ; toutes choses qu'il faut régler selon les prescriptions de la foi catholique.

La nécessité de ce contingent est établie par Hippocrate, *Aphorisme* de la deuxième section : « in omni aegritudine confortari mentem, etc. », et par Galien, livre VIII du *De ingenio*, chapitre 3 : Il faut redouter la colère, l'angoisse, la tristesse et les choses semblables. D'ailleurs il est connu, même du plus ignorant, que la joie et la tristesse sont des accidents de l'âme, et que le corps engraisse par la joie et maigrit par la tristesse.

XXIV. Un contingent, c'est le second qui dérive *des accidents de l'âme*, résulte *de l'obéissance ou de la désobéissance du malade*, dans les choses qui concernent le traitement de sa maladie, et que dispose et ordonne le chirurgien. Par exemple : si le malade boit de bon vin sans y mélanger d'eau, et modérément, et en use de même pour toutes les choses dont il sera parlé plus bas, où il est traité de la diète des blessés, pour autant que son état dépend de ces choses, son affaire ira bien. Mais s'il mêle de l'eau à son vin, s'il mange ou boit des choses aqueuses, telles que fruits, légumes, consommés de viande ou toutes sortes de bouillons et d'aliments cuits à l'eau, mous et non rôtis [1], pour ce qui est de cela, son affaire ira mal. Le chirurgien qui le soigne le dira hautement, et s'efforcera autant que possible d'obtenir que son malade lui obéisse ; Galien l'ordonne, à la première proposition des *Aphorismes* d'Hippocrate,

---

1. « Ut fructus, olera, jura carnium aut aliqua quaecumque sorbilia aut elixa, humida, non assata. »

dans le commentaire, à la fin, sous la proposition : « oportet autem medicum, etc. » Le moyen pour le chirurgien de se faire obéir de ses malades,
c'est de leur exposer les dangers qui peuvent résulter pour eux de leur
désobéissance. Il les exagérera si le patient a l'âme brave et dure ;
il les adoucira et les atténuera ou les taira, si le malade est pusillanime
ou bénin, de crainte qu'il ne se désespère, et ne fasse par frayeur comme
font ceux dont parle Avicenne, l. 4, f. 4, traité 3, chapitre DU TRAITEMENT
DES FISTULES ET DÉCOLLEMENTS CUTANÉS [1]. Ceux-ci, lorsqu'ils ont des fistules
difficiles à guérir, se refusent à souffrir l'incision, le cautère ou un remède
caustique, les trois moyens de la chirurgie, et préfèrent que leurs fistules
restent éternellement sans guérison plutôt que de supporter un traitement pénible. Le chirurgien doit en outre promettre au malade que s'il
supporte son mal, et s'il obéit encore pendant quelque temps, il pourra
être délivré dans un bref délai, et il échappera ainsi à tous ces dangers
qu'il vient de dépeindre, puisque la cure se fera pour le mieux et dans le
plus court espace de temps possible.

Hippocrate fait mention de la nécessité de ce contingent, à la fin de la
première proposition des *Aphorismes*..., ainsi que Galien dans son *Commentaire* sur ce passage.

XXV. Le troisième contingent qui résulte *des accidents de l'âme*, se
rattache *à la confiance ou à la défiance* du malade à l'égard du chirurgien
et du chirurgien à l'égard de son malade.

Quant au premier point, si obéissant que se montre le patient, s'il est
plein de défiance, rarement ou jamais le traitement ne réussira ; aussi
Galien dit-il, sur le Ier des *Pronostics*, chapitre 1er, à la partie : « et
in singulis valetudinibus », à la fin du Commentaire : Plus le nombre de
personnes qui ont confiance en un médecin est grand, plus il en guérit un
grand nombre. C'est pourquoi le chirurgien doit faire en sorte par lui-
même ou par autrui, que le malade ait confiance en lui, en lui faisant
dire qu'il est suffisant pour le cas, et même pour de plus graves, qu'il
a délivré une foule de gens de maladies de ce genre, ou plus graves
encore, et que, s'il savait que le malade n'eût pas pleine confiance en lui,
jamais il ne se chargerait de son traitement.

Quant au second point, si souvent qu'un chirurgien visite un malade,
s'il n'a pleine confiance en ce dernier sur deux points, rarement son
traitement réussira, parce qu'il ne le visitera pas avec sollicitude, mais
seulement pour l'apparence, comme les hypocrites prient Dieu, de la
bouche et des lèvres seulement et non du cœur. Or, de même que c'est
de Dieu que naît tout bien, c'est du cœur que vient toute action féconde.

---

1. « De cura fistularum et coriorum, quae non conglutinantur. »

C'est pourquoi le poète dit : « Si le cœur ne prie, la langue travaille en vain [1]. »

Le premier point sur lequel le chirurgien doit avoir confiance dans le malade, c'est de croire que celui-ci a confiance en lui et lui obéit; autrement il ne pourrait s'occuper de lui avec sollicitude; le second point sur lequel le chirurgien doit avoir confiance en son malade, est qu'il soit assuré d'un salaire convenable, qu'il a reçu ou qu'il recevra. Alors les mains et le cœur travaillent ensemble; alors abonderont les onguents et les autres topiques précieux, qu'auparavant on ne pouvait trouver ni préparer, par prudence.

Le poète n'a-t-il pas dit : « Pour de vaines paroles, nous nous servons d'herbes des bois; pour autre chose, d'onguents, d'épices. » — Et un autre sur le même sujet : « Nous avons coutume de donner des choses pour des choses, et des paroles pour des paroles. » — Un autre encore : « Le remède que l'on paie cher est habituellement utile à beaucoup de gens; s'il vous est donné gratuitement, il ne sert à rien [2]. »

Et en vérité, il ne sert à rien ou à peu de chose au patient, parce qu'il a moins de confiance et qu'il croit difficilement qu'on lui donne pour rien, quelque chose de précieux. De même, le médicament donné gratis n'est d'aucune utilité au chirurgien et lui nuit bien plutôt. Parfois en effet le chirurgien courtois, agissant de bonne foi et de confiance, visite longtemps et avec sollicitude son malade, sans l'inquiéter du salaire qu'il doit demander, mais pendant ce temps survient quelque raison, ou quelque renseignement, ou quelque donneur de conseil, qui fait que le malade se remet à un autre chirurgien, ce qu'il n'aurait jamais fait, si le premier avait été payé. Aussi le poète dit-il avec raison : « Les présents reçus nous lient » [3], à savoir le patient au chirurgien en l'empêchant de s'échapper, et le chirurgien au patient, en l'engageant à opérer consciencieusement.

La nécessité de la première partie de ce contingent est indiquée par Hippocrate, première partie des *Pronostics*, chapitre 1, où il dit : Si le médecin sait prédire ce qui arrivera dans chaque maladie il est dit

---

1. « Si cor non orat, in vanum lingua laborat. »
2. « Nonne dixit versificator :

> Pro vanis verbis, montanis utimur herbis;
> Pro reliquis rebus, unguentis et speciebus!

Et alter ad idem :

> Res dare pro rebus, pro verbis verba solemus!

Et alter ad idem :

> Empta solet care multos medicina juvare!
> Si detur gratis, nil confert utilitatis. »

3. « Munera sumpta ligant. »

supérieur aux philosophes, et s'il le révèle au malade, et que cela arrive ainsi dans la suite, celui-ci s'en remettra complètement au médecin et lui donnera toute sa confiance, et ainsi sa guérison fera des progrès. — La nécessité et l'utilité de la seconde partie, à savoir que le chirurgien soit assuré d'une rémunération, de l'obéissance et de la confiance du malade, ressort assez clairement de ce qu'on vient de dire.

XXVI. Un contingent, le quatrième qui dérive *des accidents de l'âme*, résulte *de l'imagination du malade* quand il est bien maître de son esprit, car l'imagination d'un sot ou d'un fou n'est ni raisonnable, ni stable ; nous ne nous en occupons pas ici. En effet, si un malade sain d'esprit, s'imagine que ni la confiance, ni l'obéissance, ni l'opération chirurgicale ne lui sont utiles, qu'alors jamais un chirurgien ne se mêle de le soigner ; — à moins qu'il n'ait annoncé d'avance le danger à craindre ; — à moins qu'il n'y soit amené par des prières et un gros salaire, et que les assistants et les amis du malade le considèrent dès maintenant [1] comme étant tout à fait absous et excusé de tout danger à venir.

La nécessité de ce contingent est mentionnée et prouvée par Constantin, dans son petit livre des *Incantations*, conjurations, sortilèges, maléfices et des remèdes suspendus au cou ou à d'autres parties du corps, où il prouve que l'imagination règle toutes les autres vertus, et par conséquent contribue à la guérison des maladies ou l'entrave. Il prouve, comme tous les philosophes et les médecins de l'antiquité s'accordent à le dire, que la vertu de l'âme modifie la complexion du corps, puisque l'âme donne l'être au corps, et est dans toutes ses parties. Cela est évident pour tous les savants ; aussi Platon disait-il que, lorsque l'esprit humain croit qu'une chose qui ne lui est pas profitable, lui est profitable, par l'imagination seule de l'esprit, cette chose sera profitable au corps ; et de même, des choses, qui en elles-mêmes ne peuvent nuire, deviennent nuisibles. C'est pourquoi, ainsi que le dit Damascenus, *Aphorisme* 18e de la première partie : les défauts de l'âme résultent de la complexion du corps et réciproquement. Cela n'est pas étonnant, puisqu'ils sont unis. Ainsi, lorsque le corps est malade, il faut réjouir l'âme, parfois même par de fausses promesses, car si le chirurgien fait cela, et dirige l'imagination de son malade en même temps qu'il soigne le corps avec la médecine convenable, la santé se rétablira plus rapidement. Ce sujet est traité plus longuement dans la IIe doctrine du traité II, au chapitre 4, qui est intitulé DU TRAITEMENT DU CANCER ULCÉRÉ, dans les explications, au Notable 16 et dernier.

---

1. Pagel et 1487 : « ex nunc penitus absolutum. » — P. 642, Pagel corrige ainsi : « 7139 extunc, au lieu de, ex nunc ».

XXVII. Un contingent, le cinquième qui se rattache aux *accidents de l'âme*, résulte de *l'opinion et de l'avis du peuple*. Ce contingent a plus de poids à lui tout seul, et joue un rôle plus grand que tous ceux qui ont été énumérés ou qu'on énumérera, pris séparément ou ensemble, lors même qu'ils seraient infinis, et il est souvent en opposition avec eux. Aussi que jamais un chirurgien ne soit assez osé pour faire une opération, quand bien même tous les contingents susdits, ceux qu'il nous reste à dire et tous les autres qu'on voudra, s'il y en a davantage, seraient unanimement d'accord, et avec eux tous les principes généraux et particuliers de la médecine [1], pour reconnaître sa nécessité, si l'opinion du vulgaire y est seule opposée ou, si elle n'y est pas contraire, qu'il craigne une fois l'opération exécutée, si utile et si raisonnable fût-elle, d'encourir, bien qu'injustement, l'infamie et l'ignominie auprès de la foule. Car il ne suffit pas que le chirurgien soit sur ses gardes, le Philosophe dit au Ier livre des *Elenchi* : Il faut craindre non seulement d'être, mais même de paraître convaincu d'erreur. Parfois en effet, on adresse à un chirurgien quelque rationnelle que soit l'opération qu'il a faite, quand elle a mal réussi, d'aussi âpres reproches, que s'il avait mal opéré sciemment et en agissant contre la raison.

Johannes Mesuë dit au commencement de sa *Pratique*, que pour éviter cette mauvaise renommée : Un nom illustre est préférable à toutes les richesses ; et encore : Ne vous chargez pas du traitement des mauvaises maladies, à savoir de celles qui sont incurables, afin de ne pas être appelés de mauvais médecins. Razès dit la même chose dans l'Introduction de la *Chirurgie* d'Albucasis [2]. Aussi le chirurgien doit-il grandement veiller à ce que, quelle que soit la faute commise dans le traitement de ses malades, ou si simplement le patient n'atteint pas exactement le but qu'il espérait (quelque rationnelle qu'ait été d'ailleurs l'opération et bien qu'on n'ait négligé aucun contingent), cette faute ou la déception du patient ne lui soit injustement imputée.

La nécessité de ce contingent, à savoir que le chirurgien doit à cause de ce qu'on dira renoncer à une opération chirurgicale, bien qu'elle soit utile et nécessaire, est expressément affirmée quelque part par Avicenne, l. 4, f. 4, tr. 2, au chapitre intitulé DE LA PIQURE ET DE L'EXTRACTION DES OBJETS ENFONCÉS, où il dit à propos des épines et des flèches : Si une flèche est fixée dans un membre principal, que les signes de la mort se montrent ou ne se montrent pas, bien que certaines gens aient été parfois merveilleusement délivrés contre toute espérance par l'extraction de la flèche, il faut cependant que nous nous abstenions de l'extraire, de crainte qu'il

1. « Cum omnia universalia et particularia medicinae. »
2. « Idem dicit Rhases in prohoemio cyrurgiae Albucasis. » — V. la note de la p. 120.

ne se produise contre nous des murmures dans le peuple, ou que nous ne devenions le sujet des discours des sots.

XXVIII. Un contingent résulte *du sommeil et de la veille*, ce qui est la sixième chose naturelle extrinsèque ou non naturelle. Le sommeil en effet peut être assimilé au repos, et la veille au mouvement et à l'exercice. Aussi longtemps que le sommeil est naturel, c'est-à-dire ni trop long, ni trop court, la veille est nécessairement naturelle, puisque la veille ne peut être trop longue que si le sommeil est diminué, ni elle ne peut être diminuée si le sommeil ne se prolonge trop. Un sommeil naturel régularise (digerat) et fortifie la chaleur naturelle et la vertu, et arrête les fortes évacuations, le flux du ventre par exemple, il provoque la sueur, engraisse le corps et fait beaucoup d'autres bonnes choses.

Qui mange plus, a besoin de plus de sommeil; mais après avoir pris la nourriture, il faut veiller plus longtemps avant de s'endormir. Ce n'est pas en effet un sommeil naturel que celui qui a lieu le ventre plein, c'est-à-dire avant que la nourriture qu'on a prise, soit descendue de l'orifice de l'estomac dans son fond, où s'accomplit la digestion. Le sommeil qui se fait le ventre vide, n'est ni profond ni tranquille; le sommeil pendant le jour engendre les maladies humides, rhumatismales (humidus, reumaticus), la paresse, les apostèmes et les fièvres; tous les sommeils de ce genre sont mauvais. Que toutefois celui qui a pris l'habitude de dormir ainsi, la perde peu à peu et non subitement. En outre, dormir chaussé et sur le dos est fort mauvais. Toutes ces choses, leurs causes et leurs raisons sont mentionnées pour la plupart par Avicenne au Ier livre du *Canon*, f. 3, tr. 2, Somme 1, chapitre 13.

De ce qu'on vient de dire, le chirurgien peut déduire qu'à celui qui souffre d'humeurs froides, ainsi qu'à celui qui a des apostèmes et autres maux semblables, il doit ordonner de veiller, et à celui qui souffre d'humeurs chaudes et sèches, qui a des apostèmes chauds, tels qu'érysipèle, il doit enjoindre le sommeil, le silence et le repos. Ceux au contraire qui souffrent d'un *anthrax* doivent veiller sans cesse, parce qu'ils ne savent ni le jour ni l'heure. Il faut les mener continuellement dans les chœurs, au milieu des flûtes, des tambourins et autres instruments, à grand bruit, pendant le jour et pendant la nuit, à travers les rues et les places des cités, comme si on les conduisait à des noces, jusqu'à ce que la fureur de l'anthrax se soit apaisée, comme il est dit plus bas au chapitre DE L'ANTHRAX.

Le chirurgien ne doit pas non plus appliquer de corrosif violent vers le soir, alors que le patient va dormir, ni lui permettre de dormir immédiatement après avoir pris de la nourriture, et ainsi des autres choses défendues ci-dessus. Il ne doit pas, s'il a mal dormi pendant la nuit, le fatiguer le jour même par quelque remède, ou par quelque opération violente, car il ne faut pas ajouter l'affliction à l'affligé, etc. Et il ne doit pas lui permettre de se fatiguer en dépassant ses habitudes de sommeil, de veilles et d'autres choses, ainsi qu'il arrive communément à cause de la présence des étrangers.

La nécessité de ce contingent est établie par Hippocrate, qui dit dans ses *Aphorismes* de la 2ᵉ section : le sommeil et la veille quand on en use avec excès sont un mal.

XXIX. Un contingent résulte *de la maladie*, qui est la première des *trois choses contre nature*, du moins d'après la manière de compter et l'ordre adopté par les auteurs, bien qu'en réalité les *causes de la maladie* soient antérieures à la maladie même. Ces choses contre nature ont été énumérées au commencement de ce Notable.

Ce contingent, qui dérive donc de la maladie, se divise en plusieurs, ainsi qu'on verra dans la suite. Il n'y a aucun doute, qu'une fois la maladie connue en elle-même et ses circonstances connues, le chirurgien qui doit opérer, ne soit bien renseigné sur le traitement. C'est ce qui est prouvé par l'autorité de Galien, qui dit dans le Iᵉʳ livre du *Megatechni*, au chapitre 3 : qui veut guérir une maladie, doit auparavant la connaître et on peut en donner la raison, car un chirurgien ne fera jamais disparaître une maladie qu'il ne connaîtrait pas ; de même qu'un maître ne saisirait jamais un esclave fugitif, s'il ne le connaissait pas, lors même qu'il le rencontrerait mille fois.

Or, le premier de ces contingents résulte *de la simplicité ou de la composition de la maladie à guérir*. Toute maladie en effet est simple ou composée. Une maladie simple est, par exemple, une petite plaie sans perte de substance, sans altération, discrasie ou apostème, etc. Une maladie composée est une plaie avec perte de substance, discrasie, apostème, avec cavité, plaie altérée par l'air ou un médicament[1], douloureuse, purulente, etc. En sorte que dans le traitement d'une maladie simple, le chirurgien doit user d'un remède simple, ayant une intention unique et non variée, tandis que dans le traitement d'une maladie composée le chirurgien doit se servir de médecines composées, ayant autant d'intentions que la maladie comporte de conditions ou d'accidents[2].

Ce contingent est suffisamment discuté dans les six derniers Notables ci-dessus, et sa nécessité y a été établie et démontrée. Galien l'affirme encore dans le VIIᵉ livre du *De ingenio*, chapitre 9, en disant : Il est

1. « Concavum, alteratum ab aëre aut medicina. »
2. « Uti medicinis compositis habentibus tot intentiones quot insunt condiciones aut accidentia ipsi morbo. »

nécessaire que l'on sache qu'une maladie composée demande un traitement composé, et la maladie simple un traitement simple. De même, au IIIᵉ livre du *Megatechni*, chapitre 3 : si la maladie est une, l'intention sera une ; et encore dans les *Aphorismes* de la première section : « humidae dietae, etc. » : Qu'une maladie simple soit traitée par une médecine simple, etc., c'est-à-dire une médecine ayant une intention principale unique.

XXX. Un contingent, c'est le second qui dérive *de la maladie*, provient *de la maladie et de ses complications dont l'une est la cause de l'autre*; ainsi en est-il de l'inflammation et de la suppuration [1] qui compliquent une plaie. L'inflammation est la cause de la suppuration ; aussi faut-il la guérir d'abord, car on ne peut faire disparaître le pus et dessécher la plaie, tant que dure l'inflammation [2].

Ce contingent est suffisamment discuté dans les précédents Notables ; Avicenne en traite au Iᵉʳ livre des *Canons*, f. 4, dernier chapitre.

La nécessité d'y être attentif est exposée par Galien, au VIIᵉ livre du *De ingenio*, chapitre 9 : si une maladie dérive d'une autre, que l'on s'applique d'abord à guérir la première, etc. La raison en est, ainsi qu'il le dit lui-même au XIIIᵉ livre du *Megatechni*, chapitre 4, qu'il est impossible de guérir une maladie, si l'on n'en supprime la cause.

XXXI. Un contingent, c'est le troisième qui dérive *de la maladie*, résulte *de la maladie et de ses complications, lorsque l'une ne peut être guérie si l'autre ne l'est auparavant*, même étant donné que l'une ne soit pas la cause de l'autre; ainsi une plaie et un apostème. Il se peut fort bien en effet, que la plaie ne soit pas la cause de l'apostème qui l'accompagne, dans le cas, par exemple, où un individu ayant un apostème, est blessé par hasard à cette place, etc. : La plaie ne guérira pas, que l'apostème ne soit auparavant guéri. Il faut donc veiller à ce que celui-ci soit guéri le premier, car sans sa guérison la plaie ne peut être guérie. Cette considération est exposée par Avicenne dans le dernier chapitre cité, et aussi dans les Notables précédents. Haly en traite également sur le *Techni*, TRAITÉ DES CAUSES, chapitre 13, dans la partie « si vero ad invicem », disant que le meilleur médecin est celui dont le jugement est

---

1. « Ut apostemationis et insaniationis. »
2. « Apostematio est causa insaniationis, et ideo prius curetur, quia sanies non potest mundificari nec vulnus desiccari durante apostemate. »
Cette phrase fait bien comprendre le sens des mots employés par les anciens : Apostemation est synonyme d'inflammation ; mondifier le pus, c'est le faire disparaître, déterger la plaie ; on peut alors la dessécher, l'empêcher de redevenir purulente, humide.

le plus conforme à l'art et le plus proche de la vérité, et qui sait, dans le traitement des maladies composées, quelle est la partie qu'il faut traiter la première.

La nécessité de ce contingent est démontrée par Galien, qui dit au IIIe livre du *De ingenio*, chapitre 8 : Ainsi, si tu veux guérir une maladie quelconque jointe à d'autres, guéris d'abord celle sans laquelle la guérison des autres ne peut être obtenue. Et il donne un exemple : si une plaie est concave et purulente, comme la cavité ne peut se remplir, tant qu'elle n'a été mondifiée, il faut la mondifier d'abord, ensuite la cavité pourra se remplir, etc. [1].

XXXII. Un contingent, c'est le quatrième qui résulte *de la maladie*, dérive *de la maladie et de ses complications, lorsque l'une ne peut être guérie, sans que l'autre guérisse avec elle.* Ainsi, si une plaie ou une contusion se complique de discrasie chaude et de vive douleur, ni la douleur ne peut être guérie sans la discrasie, ni la discrasie sans la douleur. Le chirurgien doit donc ordonner une médecine composée, qui convienne également à toutes deux, et ne nuise ni à l'une ni à l'autre ; médecine qui, en même temps qu'elle sera calmante, doit être froide pour combattre la discrasie chaude ; si la discrasie est froide, la médecine mitigative doit être de vertu chaude.

La nécessité de ce contingent est démontrée par Galien, livre VIIe du *De ingenio*, chapitre 9, où il dit, lorsqu'une maladie ne peut être guérie sans l'autre, on les soigne également toutes deux en même temps.

XXXIII. Un contingent, c'est le cinquième qui dérive *de la maladie*, résulte *de la complication de maladies entre elles* ou des accidents entre eux avec des maladies, ou des accidents avec la maladie, de façon que, si deux ou plusieurs de ces éléments se combinent ensemble, et que l'un soit plus dangereux que l'autre, il faut porter plus promptement remède au plus dangereux. Exemple de la complication de maladies : Une plaie avec spasme par réplétion ou une plaie sans spasme ; il faudra d'abord secourir le premier cas [2]. Exemple d'accidents : un écoulement de sang et une syncope ; il faut soigner d'abord la syncope, etc. Exemple de maladie et d'accidents, une plaie et un écoulement de sang ; il faut soigner d'abord l'écoulement.

La nécessité de ce contingent est mentionnée par Haly, dans le *Téchni*,

1. « Si vulnus est concavum et saniosum, cum concavitas repleri non possit, donec mundificetur, necesse est ipsum primo mundificare. »
2. « Vulnus cum spasmo de repletione aut vulnus sine ipso, primo prius succurrendum. »

TRAITÉ DES CAUSES, chapitre 3, « quod si phlegmon », où il dit : La règle dans le traitement des maladies composées est de traiter en premier lieu la plus grave. Galien dit la même chose dans les *Aphorismes* (première section : « humidae dietae, etc. ») : de deux maladies, il faut traiter d'abord la plus forte, et ne pas négliger l'autre. De même au VII⁰ livre du *De ingenio*, chapitre 9 : Si de deux maladies l'une est plus pénible, qu'on la guérisse la première.

De là le vers : l'Art d'abord se dresse contre ce qui le plus fortement presse [1].

XXXIV. Un contingent, c'est le sixième qui dérive *de la maladie*, résulte *de la diversité des maladies à traiter, suivant qu'elles sont chroniques, lentes et faibles ou aiguës, rapides et fortes.* Ainsi le chirurgien qui soigne une maladie lente, chronique et faible, laquelle laisse des trêves, telle qu'un apostème flegmatique, un mal froid des articulations [2], etc., ou une maladie dans laquelle il veut essayer des médicaments, doit dans des cas semblables, opérer d'abord avec les remèdes les plus faciles, comme dans le traitement des maladies des yeux. C'est ce que dit Constantin dans son livre sur les *Traitements des maladies des yeux*, au chapitre du TRAITEMENT DU PHLEGMON DES YEUX.

Au contraire, dans les maladies rapides, aiguës et fortes, qui ne laissent pas de trêves, ainsi dans les maux très aigus, l'esquinancie, le panaris corrosif, et les *piqûres fermées* des nerfs et des articulations [3], ou dans les maladies d'une guérison difficile, comme sont les ulcères sordides, le cancer, l'érysipèle rongeant, il faut débuter par de violents remèdes. C'est ce que disent Avicenne, l. 4, f. 4, tr. 3, chapitre DU TRAITEMENT DES PLAIES SORDIDES, et Galien dans le V⁰ livre du *Megatechni*, chapitre 9 : ne commence pas par les petits remèdes. Pourquoi le chirurgien essayerait-il d'opérer par les moyens faciles, alors que les remèdes violents et les plus violents, ne suffisent souvent pas dans ces cas. De même, s'il s'agit de quelque apostème au début, dans un corps peu pléthorique ou faible, ou que la saison soit très chaude ou très froide, le médecin ne doit pas en venir de suite aux évacuations. Il suffit même quelquefois d'un bon régime et de l'abstinence, ainsi que l'a dit Avicenne, I⁰ʳ livre des *Canons*, f. 4, chapitre 1, DE SERMONE UNIVERSALI IN MEDICANDO : le meilleur médecin est celui qui guérit les maladies avec des aliments et des boissons altératives, puis par des boissons digestives et des médecines laxatives, etc.

---

1. « Unde versus :

　　　Ars prius insurget in causam, quae magis urget. »

2. « Morbum frigidum junctarum. »

3. « Panaricium corrosivum et puncturae nervorum clausae et juncturarum. »

Haly dit de même dans le *Techni*, TRAITÉ DES CAUSES, chapitre 36, à la
partie : « supponatur autem, etc. », et il ajoute dans le même passage :
Si la maladie ne peut être guérie par une des méthodes susdites, et
qu'elle doive être guérie, il faut la traiter par une opération manuelle.

La nécessité de considérer ce contingent est démontrée par Galien,
livre VII du *De ingenio*, chapitre 9, où il dit : mais j'avoue qu'au point
de vue de la gravité des maladies, il faut s'appliquer à ce que le médicament soit semblable en quantité à la maladie; il donne à ce sujet un
exemple médical. On peut déduire la même chose de ce passage de Galien,
dans le *Techni*, TRAITÉ DES CAUSES, chapitre 29 : il faut que le médicament
soit proportionné à la gravité de la discrasie. Galien dit encore, sur
l'*Aphorisme* de la sixième partie « in lateribus » : à une violente affection
il faut appliquer un violent remède.

XXXV. Un contingent, c'est le septième qui dérive *de la maladie*,
résulte *des diverses périodes de la maladie*, quelle qu'elle soit. En effet,
toute maladie qui guérit a quatre périodes ou âges divers, à savoir le
commencement, la croissance, l'état et le déclin; et toute maladie doit
être traitée diversement, selon ces diverses périodes. Ainsi, prenons
comme exemple l'apostème, maladie dont le traitement revient aux chirurgiens : on dit que l'apostème est au début, lorsque sa matière commence
à distendre et grossir le membre, et lorsque, pour la première fois, on
sent une gêne sensible dans les fonctions naturelles du membre apostémé;
la nature jusqu'ici n'exerce aucune action sur la matière de l'apostème.
La croissance, c'est lorsque après ce commencement, l'apostème augmente manifestement, jusqu'au moment où il n'augmente plus et s'arrête;
aussi longtemps que la vertu s'affaiblit, et que l'apostème se développe,
la nature agit sur la matière, mais sans succès. L'état, c'est quand l'apostème s'arrête et ne croît plus, et que la vertu naturelle prend un peu le
dessus sur la matière de la maladie. Le déclin existe dès l'instant où le
mal commence à diminuer et ses symptômes à s'adoucir, jusqu'à ce qu'il
soit complètement guéri, ou se transforme en un autre mal; comme
l'apostème se transforme en fistule ou en ulcère.

De ces quatre périodes, chacune a une étendue telle, que celle qui est
dite le commencement de l'apostème, a elle-même un commencement,
un milieu et une fin; ainsi quelquefois un apostème apparaît à peine
après un long temps. On peut en dire autant de la croissance, parce que
parfois les apostèmes flegmatiques et les goitres, les nœuds, les loupes[1] et
autres semblables augmentent continuellement pendant plusieurs années,

---

1. « Apostemata flegmatica et bozia (bocia) et nodi et lupiae. »

et parfois pendant toute la vie de l'homme. Ainsi, la croissance a plusieurs périodes et on peut en dire autant de l'état et du déclin.

En sorte que, si au commencement d'un apostème chaud, il faut suivant
les auteurs appliquer des topiques froids, astringents, secs, il se peut que
ceux-ci ne guérissent pas, mais que tout en n'arrêtant pas l'apostème ils
l'empêchent d'atteindre sa période de croissance. On ajoutera alors à
ces remèdes quelques résolutifs, mais avec prédominance des répercussifs. Il s'en suit que plus la première période d'un apostème approche
de la période de croissance, moins les topiques doivent être froids et
astringents, et lorsque la croissance commence, plus elle est proche du
commencement de l'apostème, moins on doit mêler de résolutifs aux
répercussifs ; et plus elle s'en éloigne, plus on doit mêler aux répercussifs, des résolutifs en plus grande quantité ou de plus grande force, jusqu'à ce qu'ils prédominent. On peut en dire autant au sujet de la période
d'état selon qu'elle se rapproche ou s'éloigne de la période de croissance,
et du déclin par rapport à la période d'état. On doit ainsi mêler les médicaments qui conviennent à chacune des périodes, et selon que le cas
l'exige, ajouter de l'un et retrancher de l'autre.

Cette distinction des périodes de l'apostème et des temps de chacune
d'elles, doit être observée par le chirurgien qui veut soigner selon les
règles et scrupuleusement. Parfois, cependant, souvent même, des malades
ont guéri quoique le chirurgien n'ait pas considéré ces choses ; mais ils
ne l'ont pas été le mieux possible ni au point voulu, et la guérison ne
doit pas alors être imputée au chirurgien, mais bien au hasard. On traitera plus complètement cette matière dans le chapitre du TRAITEMENT
GÉNÉRAL DE L'APOSTÈME.

La nécessité d'être attentif à ce contingent ressort des paroles de Galien,
dans le Vᵉ livre du De ingenio, où il expose, dans le 1ᵉʳ chapitre, le traitement de l'apostème commençant, tandis qu'il ajoute, au chapitre 2, le
traitement de l'apostème qui a pris sa croissance et n'est cependant
pas encore purulent ou mûr, et qu'au chapitre 3 il enseigne à le soigner,
une fois qu'il est purulent et mûr.

XXXVI. Un contingent se rattache aux *causes de la maladie,* ce qui est
la seconde chose contre nature. Ces causes sont de cinq sortes : causes
dispositives, causes efficientes, la matière de la maladie, sa forme et sa
fin [1] ; chacune d'elles se subdivise de plusieurs manières, ainsi qu'il apparaîtra plus bas, dans la IIᵉ doctrine de ce traité, chapitre 1ᵉʳ, du TRAITE
MENT DES ULCÈRES.

Toutes ces causes, quelques autres peut-être encore, et toutes leurs

1. « Dispositivae, efficientes, materiales, formales et finales. »

variétés, doivent être considérées avec soin par le chirurgien qui opère, car leur diversité met de la différence et crée des difficultés dans l'œuvre de la chirurgie.

Le contingent qui résulte de ces causes et peut-être de quelques autres, se divise lui-même en plusieurs contingents, dont le premier résulte *des causes dispositives.*

Parfois en effet, plusieurs causes prédisposantes concourent à la génération d'un apostème : à l'apostème de l'articulation du genou, par exemple, ces causes sont, la force des membres supérieurs qui chasse vers lui les humeurs, la faiblesse du genou lui-même, la largeur des canaux et des veines qui sont au-dessus de lui, l'étroitesse des canaux et des veines qui sont au-dessous de lui et s'en éloignent, la position inférieure du genou par rapport au corps. On dit alors que cet apostème est engendré pas voie de dérivation ou de délégation. Parfois il suffit pour faire naître cet apostème, de la seule faiblesse de la vertu conversive du genou, qui ne peut transformer en sa substance la nourriture qui lui revient[1], sans qu'il y ait de superfluités. On dit alors que l'apostème s'est formé par congestion.

Il faut donc que le chirurgien soit très attentif à ces causes, parce qu'en traitant l'apostème qui s'est formé par voie de dérivation ou de délégation, il est nécessaire de traiter le membre avec soin, et d'appliquer un traitement défensif aux membres voisins du genou ; tandis que pour l'apostème formé de la seconde manière, il suffit de soigner seulement le membre atteint et le lieu de l'apostème. En outre, dans le premier cas, on peut encore et on doit, au commencement de l'apostème, appliquer des répercussifs, en tenant compte toutefois de ce dont il faut tenir compte ; au contraire, au commencement du second apostème, on n'en applique point. Tout ceci apparaîtra plus clairement ci-dessous, au chapitre DES APOSTÈMES.

La nécessité de ce contingent et de tous les autres subséquents, de quelque cause et de quelque variété de ces causes qu'ils dérivent, peut être prouvée de la façon suivante : de la diversité des causes des maladies et de chacune de leurs conditions résulte une différence dans les maladies elles-mêmes et dans leurs conditions ; d'où résulte nécessairement une différence dans la manière de les guérir, si l'on doit les guérir. Donc la différence des causes implique une différence dans la manière de soigner le mal et dans l'œuvre de chirurgie.

XXXVII. Un contingent, c'est le second qui dérive *des causes de la maladie*, résulte *de la cause efficiente.* Suivant que la cause efficiente

---

1. « Debilitas virtutis conversivae, ipsius genu non potentis convertere proprium nutrimentum in sui substantiam. »

d'une maladie varie, le traitement doit de même varier, toutes les autres causes étant les mêmes et non différentes. Prenons comme exemple un apostème provoqué par une cause efficiente externe, tel que coup ou chute, etc., et un apostème formé par une cause efficiente interne, telle que la fermentation de l'humeur qui fait partie de sa matière [1] ; bien que l'un et l'autre soient formés de matière colérique, ou de quelque autre, et qu'ils aient tous deux la même forme, la forme en pomme de pin ou déprimée [2], ils doivent être traités différemment. En effet, à tout apostème chaud qui résulte d'une cause efficiente externe, on peut appliquer indifféremment et dès l'abord des remèdes répercussifs, sans les faire précéder d'une purgation ; au contraire, à l'apostème résultant d'une cause efficiente interne, s'il s'est formé d'ailleurs par mode de dérivation ou de délégation, on n'appliquera jamais de répercussifs avant que le corps entier ait été suffisamment et complètement évacué et purgé.

La nécessité de ce contingent a été démontrée plus haut, à la fin du contingent précédent.

XXXVIII. Un contingent, c'est le troisième qui dérive *des causes de la maladie*, résulte *de la diversité de la matière*. Selon la diversité de cette cause, le traitement de la maladie doit être modifié, lors même que les autres causes restent les mêmes. Prenons pour exemple un apostème dû à une matière sanguine, tel que le phlegmon, et un apostème dû à une matière colérique, tel que l'érysipèle. Quoique tous deux, comme il arrive souvent, résultent d'une cause efficiente extérieure et de causes dispositives semblables, et bien qu'ils soient de même forme, en pomme de pin ou déprimée, si l'apostème sanguin est dans un lieu ou une partie lâche et extensible et que la vertu expulsive soit forte, — et si l'apostème colérique se trouve dans un membre et un lieu solide non dilatable, comme au carpe, et que la vertu expulsive soit faible et indolente, et que la matière résiste, — le traitement de l'apostème sanguin devra commencer par une saignée et par des topiques froids plus répercussifs et moins réfrigérants, — tandis que le traitement de l'apostème colérique devra débuter par une évacuation de bile et se continuer par des topiques plus réfrigérants et moins répercussifs, car la matière de cet apostème pèche plus par sa biliosité que par sa quantité.

Ce contingent est prouvé par Galien dans les livres XIII et XIV du

---

1. « Ut a fervore humoris, qui est ejus materia. »
2. « Formam ut pineatam aut dispersam. » — Manuscrit 1487 dit aussi : « dispersam » ; — depressam conviendrait mieux ; peut-être y a-t-il une faute de copiste, le second terme étant opposé au premier : « la forme acuminée ou enfoncée ». D'ailleurs, un peu plus bas, dans le *Contingent* 38, il est dit : « ut pineatae aut depressae ».

De ingenio, dans différents chapitres sur les traitements des apostèmes engendrés par diverses matières humorales.

XXXIX. Un contingent, c'est le quatrième qui dérive *des causes de la maladie*, résulte *de la diversité de la forme de la maladie*. Selon que la forme de la maladie est différente, son traitement doit être différent, quand bien même toutes les autres causes seraient semblables. Ainsi dans l'apostème, s'il est disséminé et étalé sur la surface du membre atteint, tant que l'on ne sait pas à quelle place il faut l'ouvrir, on doit le ramasser par des pressions, des bandages [1] et en appliquant des résolutifs à sa circonférence, tandis qu'au milieu ou à l'endroit où on veut l'ouvrir, on placera de forts attractifs ou des ventouses ; mais si la forme de l'apostème est en pomme de pin ou pointue, il n'est pas besoin de tout cela.

Il en est de même dans les dislocations des os et les fractures : suivant que la dislocation de la hanche se fait en dedans ou en dehors, il faut la rectifier et la réduire différemment. De même, suivant la forme différente des ploiements et des fractures des os, il faut opérer diversement. De même encore dans les plaies rondes ou oblongues, droites ou sinueuses, superficielles ou profondes.

La nécessité de ce contingent apparaît dans ce qu'on vient de dire ; en outre, tous les auteurs et toutes les *Pratiques* en font mention au sujet du traitement de ces affections.

XL. Un contingent, c'est le cinquième qui dérive *des causes de la maladie*, résulte *de la diversité de la cause finale ou de la fin des maladies* à guérir, toutes les autres causes ou conditions des dites maladies étant les mêmes. Par exemple, si un chirurgien traite trois plaies ou trois apostèmes, et qu'une seule de ces cures prospère, tandis que l'on peut craindre que le second mal ne dégénère en fistule et le troisième en cancer, il est évident que dans ce cas, en ne considérant que ces fins, il faut opérer diversement ; il en sera de même, si la cure de l'un réussit et que l'autre mal s'ulcère, ou paraisse commencer à s'ulcérer. Nous montrerons en son lieu et place comment on préserve une plaie ou un apostème de l'ulcère, de la fistule ou du cancer, etc.

La nécessité de ce contingent se trouve pour ainsi dire dans tous les auteurs de médecine, partout où ils traitent de cure préservative ou préventive, en particulier dans Galien au XIIe livre du *De ingenio*, où il enseigne à obvier à la syncope, avant qu'elle se produise. Hippocrate aussi en parle manifestement, à la 1re proposition du livre des *Pronos-*

---

1. « Debet uniri cum pressuris, ligaturis. »

tics, disant dans la vieille traduction [1] : je pense qu'une des meilleures choses c'est la prévoyance du médecin, et il ajoute : Le but louable de la médecine est atteint, quand le médecin, dans chaque maladie, pèse ce qui peut se produire, car les différences dans la fin des maladies modifient la manière d'opérer.

XLI. Un contingent résulte *des symptômes* (ex accidentibus) *de la maladie à traiter*, qui sont la troisième chose contre nature. Ce contingent se divise en plusieurs, car il se produit plusieurs symptômes dans une maladie [2], ainsi qu'on le verra dans la suite.

Le premier résulte *de la douleur*, qui est un symptôme de la maladie et l'accompagne. Pour une plus grande clarté, il faut considérer au préalable cinq points : 1° comme tout phénomène qui précède une maladie est dit sa cause, ainsi le frisson (rigor) dans les fièvres, l'horripilation et le tremblement (tremor), de même, tout phénomène qui suit une maladie déjà existante et complète et s'y ajoute, s'appelle symptôme (accidens) de la maladie, telle est la douleur qui s'ajoute à l'ulcère ou à la fistule, à l'apostème ou au cancer; 2° la douleur qui est une maladie, est celle que ne précède aucune autre maladie, telle en général la douleur de tête et des articulations; 3° il y a une douleur tolérable, qui n'empêche pas le sommeil ni la nourriture, et il y en a une intolérable parce qu'elle ne laisse le patient, ni dormir ni manger; 4° certains patients sont faibles, d'autres forts, les uns supportent gaillardement et vaillamment ce qu'il faut supporter, les autres non; 5° certaines maladies accordent des trêves au malade et au médecin, d'autres pas.

De tout ceci, il ressort que dans la douleur qui se joint à la maladie et qui en est la conséquence, celle qui est intolérable et ne donne aucune trêve, surtout si le malade est faible et délicat et ne supporte qu'avec peine ce qu'il faut supporter, — doit être guérie avant la maladie principale, car l'art s'en prend d'abord à la chose qui presse le plus; Avicenne le dit expressément au Iᵉʳ livre du *Canon*, f. 4, dernier chapitre. D'autre part, il n'est pas nécessaire d'apaiser avant la maladie principale, une douleur tolérable qui est un symptôme de la maladie, quand elle laisse des trêves, surtout si le malade est courageux. On les guérira plutôt toutes deux ensemble, s'il est possible, ou bien on guérira la douleur après la maladie, si elle persiste une fois celle-ci guérie. C'est ce qui arrive après la guérison des fractures de certains membres, telle est la douleur persistante qu'on observe au bras par exemple.

1. Ceci permet de supposer que H. de M. a consulté des traductions de certains livres d'Hippocrate.

2. Pagel : « accidunt uni membro » ; il y a faute de copiste, il faut : « accidunt uni morbo ».

Supprimer la cause, c'est la meilleure et la plus sûre manière de guérir, ainsi qu'il ressort de l'autorité de Galien, qui dit dans le XIII° livre du *Megatechni*, chapitre 4 : qu'une maladie n'est pas guérie tant que la cause demeure. Si l'on ne peut supprimer la cause, que du moins on apaise la douleur, et si on ne peut le faire entièrement, qu'on le fasse du moins pour un temps, et cela avec notre résolutif de mauves, et avec d'autres sédatifs ou d'autres remèdes.

La nécessité de la première partie de ce contingent est affirmée par Galien, dans la 1re partie des *Pronostics*, à la partie « apostemate vero molli », où il dit : il faut soulager d'abord la douleur qui abat la vertu et fait affluer les humeurs ; Galien le dit encore, sur l'*Aphorisme* de la 5e section : « si vulneribus malis et fortibus, etc. » La nécessité de la seconde partie de ce contingent, à savoir que, lorsque la douleur est tolérable et que la maladie laisse des trêves, il ne faut pas guérir en premier lieu la douleur, est établie expressément par Avicenne au Ier livre du *Canon*, f. 4, dernier chapitre cité ci-dessus, où il dit : lorsque la maladie et le symptôme vont ensemble, commencez par guérir la maladie, à moins que le symptôme ne l'emporte sur elle, en violence et en malignité.

XLII. Un contingent, c'est le second qui dérive *des symptômes de la maladie*, résulte *de l'acuité ou de la lenteur de la maladie lorsqu'elle est chronique.* Exemple de ce cas : si un chirurgien est appelé à traiter une maladie suraiguë, telle qu'un panaris ou un érysipèle corrosif, qui rongent parfois en un jour tout le membre qu'ils ont atteint, ou un mal très aigu tel que l'esquinancie chaude, qui mûrit ordinairement en quatre jours, ou une maladie aiguë, telle que l'apostème sanguin ou d'autres, de même si on l'appelle pour soigner des ulcères sordides, des cancers rongeants et autres maladies qui ne donnent de trêves, ni au patient ni au chirurgien, celui-ci doit commencer à agir avec les remèdes forts. Car, pourquoi essayerait-il, dans de tels cas, d'opérer avec des remèdes faibles, alors que les forts, les très forts même, ne suffisent pas quelquefois ? De même, si on l'appelle pour soigner une maladie lente qui accorde des trêves, comme l'apostème flegmatique, les douleurs froides des articulations, ou quelque maladie dans laquelle il veuille et doive procéder en éprouvant les médicaments ; comme dans les affections des yeux, et chez les personnes maigres, ou chez les malades débiles et délicats, chez lesquels le chirurgien doit toujours opérer timidement : — dans tous ces cas, il faut commencer par des médecines plus faibles. De même, si un apostème se déclare chez un malade légèrement pléthorique ou débile, ou bien à une époque très chaude ou très froide, ou aux jours caniculaires, il faut débuter par des remèdes légers, des topiques, et ne pas en venir tout d'un coup aux médecines laxatives; car parfois un bon régime et l'abstinence suffisent seuls. Aussi Haly dit-il sur le *Techni* (TRAITÉ DES CAUSES, chapitre 36, à la partie : « et supponatur aut, etc. ») : celui qui guérit une maladie par des aliments et des boissons, est meilleur médecin que celui qui la guérit par des médecines, et on peut ajouter : de ceux qui guérissent par des médecines, celui qui guérit avec des médecines altératives est meilleur médecin que celui qui se sert de médecines digestives et laxatives.

La première partie de ce contingent est prouvée par Galien, V⁰ livre du *Megatechni*, chapitre 4 : Ne commence pas à opérer par les plus faibles remèdes, et par Avicenne, l. 4, f. 4, tr. 3, chapitre du TRAITEMENT DES ULCÈRES SORDIDES. La seconde partie de ce contingent est prouvée par Constantin dans son petit livre sur les *Traitements des maladies des yeux*, chapitre du TRAITEMENT DU PHLEGMON DES YEUX, où il dit : Il faut commencer par les plus faibles remèdes. La troisième partie est expressément et à la lettre prouvée par Avicenne, Iᵉʳ livre du *Canon*, traité 4, chapitre 1, DE SERMONE UNIVERSALI IN MEDICANDO, où il dit : Toute réplétion et toute malignité de complexion ne se traite pas par son contraire. — Ce contingent est à peu près identique au 24ᵉ contingent précédent, si ce n'est qu'ils sont pris à un point de vue différent.

XLIII. Un contingent, c'est le troisième qui dérive *des symptômes de la maladie*, résulte *de l'importance ou de la bénignité de la maladie à traiter* [1]; or l'importance et la bénignité d'une maladie se reconnaissent à trois choses, ainsi que le dit Galien, VIIᵉ livre du *De ingenio*, chapitre 9, à savoir : à la noblesse du membre malade, à la nature et à l'essence de la maladie et à la force vitale (virtus) du malade. Exemple de l'importance de la maladie de par la noblesse du membre : le mal est à l'œil, aux lèvres, au membre viril; dans ces membres en effet, et dans d'autres semblables, une maladie qui ailleurs serait petite, est ici grande. Exemple de l'importance de la maladie de par son essence et sa nature : l'anthrax, le cancer, l'érysipèle rongeant sont naturellement et par essence de grandes maladies, dans quelque membre du corps qu'elles se déclarent. Exemple de l'importance de la maladie à cause de la vertu du malade : le malade est débile, pusillanime, valétudinaire, délicat; dans un tel homme en effet la maladie, si petite soit-elle de par son essence et en quelque membre qu'elle réside, eu égard à cela, est considérée avec raison comme grande. Un exemple de petite maladie par opposition à une grande maladie : ainsi le cas d'un

---

1. « A magnitudine aut parvitate morbi curandi. »

apostème flegmatique sur les narines, etc., chez un homme robuste [1].

Lors donc qu'un chirurgien a été appelé à soigner une maladie, il doit de suite être attentif à la noblesse ou à l'indignité du membre souffrant [2], à l'essence ou nature de la maladie et aux complexions particulières de la force vitale du malade, parce que c'est d'après cela qu'il jugera la maladie grande ou petite; et il devra dans l'un ou l'autre cas opérer différemment. Ainsi, à une maladie grande de par la noblesse du membre, quoi qu'il en soit des deux autres considérations, il faut appliquer une médecine faible. La raison en est donnée par Galien sur l'*Aphorisme* de la 9ᵉ partie, « quibuscunque gibbi, etc. [3] » : Les membres nobles ne supportent pas les affections graves et longues, ni par conséquent des topiques violents, forts et douloureux; au contraire, dans une maladie petite, de par l'indignité du membre malade, quoi qu'il en soit des deux autres considérations, et pour ce qui regarde seulement celle-là, on peut faire une violente application locale, car le contraire est vrai du contraire [4].

A la maladie qui est grande par son essence et sa nature, mais est petite de par l'indignité du membre et la vertu du malade, on doit, pour autant qu'il dépend de cela, appliquer une médecine forte ou très forte. C'est ce que dit Galien, sur l'*Aphorisme* de la 4ᵉ partie, « elleborus periculosus » : Une forte médecine convient à une forte et grande maladie. Il l'entend d'une médecine laxative, et nous, d'applications locales externes. Au contraire, à la maladie qui est naturellement et essentiellement petite, telle qu'un petit apostème flegmatique, mais qui est grande parce qu'elle se trouve dans un membre noble et chez un malade faible et délicat, il faut appliquer une très faible médecine, car le contraire est vrai du contraire, et ni la maladie en elle-même, ni le malade, ni le membre ne supporteraient de violents topiques.

A la maladie qui est grande par rapport à la vertu du malade, bien qu'elle ne soit ni dans un membre noble, ni naturellement grande, on doit pour autant qu'il dépend de cela, appliquer une médecine faible, parce qu'une faible vertu succombe sous un lourd fardeau, et sous une violente douleur, comme l'expose Galien dans son Commentaire de la 1ʳᵉ partie des *Pronostics*, au passage : « apostemate vero molli », disant qu'une forte douleur abat la vertu; or la vertu guérit les maladies, ce que dit aussi Avicenne l. 4, f. 1, chapitre de l'ALIMENTATION DES FIÉVREUX :

---

1. Pagel : « Exemplum morbi parvi *dicitur esse* per oppositum morbi magni »; — ms. 1487 : « Exemplum morbi parvi *ut* per oppositum morbi magni ».

2. « Ad nobilitatem aut ignobilitatem membri. »

3. Pagel et manuscrit 1487 : « quibuscunque gilbi, etc. »; — « gilbi », faute de copiste, pour « gibbi ».

4. « Quoniam si oppositum in opposito et propositum in proposito. »

Ce qui guérit, vous le savez, c'est la vertu, non le médecin; Galien dit encore, dans le *Techni*, TRAITÉ DES CAUSES, chapitre 26 : Dans tout cela c'est la nature qui opère et la vertu qui gouverne le corps.

Par opposition : au mal qui est petit, par rapport à la force vitale parce que celle-ci est forte, et qui se trouve dans un membre indigne et est naturellement petit, comme un nœud ou une glandule sur le carpe, il faut faire de fortes applications locales, et cependant si le contraire est vrai du contraire, etc.

Nous entendons ici par remèdes locaux faibles ceux qui ne causent pas de douleur; par remèdes locaux forts ou très forts, des incisions, des cautères et autres choses douloureuses.

La nécessité de considérer ce contingent est exposée par Galien, livre VII, *De ingenio*, chapitre 9 : Mais au point de vue de l'importance de la maladie, j'avoue qu'il faut avoir soin que le remède soit semblable à la maladie, c'est-à-dire égal en quantité, à savoir en degré inverse, et il donne de ce qu'il avance un exemple médical. Des exemples chirurgicaux nombreux peuvent être extraits de ce qui précède. Galien dit encore dans le *Techni*, TRAITÉ DES CAUSES, chapitre 29, proposition 1re, « secundum vero compositas » : A l'importance de la discrasie on proportionnera le remède, c'est à savoir en quantité et qualité inverses de la discrasie. De même sur l'*Aphorisme* de la 6e partie, « doloris in lateribus » : A une forte affection il faut appliquer une forte médecine; il s'ensuit nécessairement qu'à une petite ou faible maladie, il faut appliquer une faible médecine.

La facilité ou la difficulté, la longueur ou la brièveté du traitement étant des accidents (accidentia) des maladies, il ne paraît pas nécessaire d'ajouter à ce sujet des contingents spéciaux, puisque l'on peut savoir et comprendre cela suffisamment d'après ce qui a été dit.

XLIV. Un contingent dérive de certaines choses qui ne sont ni naturelles ni non naturelles, ni contre nature, mais qui sont différentes de celles-ci et d'un autre genre; ce contingent se divise en plusieurs.

Le premier dérive *des habitudes du malade*. Il faut que le patient, tant qu'il est malade, ne s'écarte pas des habitudes qu'il a longtemps suivies avant de contracter son mal, à moins que l'on ait des raisons de croire qu'elles sont très mauvaises et trop nuisibles à la maladie. — C'est l'avis de Razès, au IVe livre à *Almansor*; il dit au CHAPITRE DES HABITUDES : Il faut observer les habitudes et procéder selon leur nature, à moins qu'elles ne soient très mauvaises; si c'est le cas, il faut s'en écarter peu à peu et méthodiquement; et là-dessus tous les auteurs qui ont parlé de l'habitude sont d'accord. Voici un exemple de cette remarque : si un homme sain, blessé ou souffrant d'autre manière, avait coutume, lorsqu'il était en santé, de manger deux fois le jour ou une fois, de dormir pendant la journée ou de ne pas dormir, il est bon qu'il continue ainsi, aussi longtemps qu'il sera malade, sans rien changer radicalement de ces habitudes, car elles sont tolérables ; et bien qu'on ne doive pas les louer complètement dans l'état de santé, cependant le chirurgien ne devra pas les faire changer, parce que comme le dit Ovide : « Aux malades la plus petite chose peut être nuisible ». Si pour une cause quelconque le patient se trouvait incommodé, on l'imputerait au changement de ses habitudes.

Mais si le malade ou le blessé a pris pendant son état de santé des habitudes qui pourraient éveiller des craintes s'il les conservait étant malade, telles que celle du coït, de l'ivresse, de boire de l'eau froide pure, de manger des viandes grossières, du fromage, des poissons, des fruits et autres choses semblables, il serait certainement préférable qu'il s'abstînt complètement de ces choses et changeât ses habitudes, plutôt que de les conserver.

Sur les habitudes anciennes, Galien dit dans son petit livre *De assuetudinibus*, proposition première : Ce ne sont pas seulement les meilleurs médecins, mais tous les hommes qui considèrent l'habitude comme une des causes de la santé, et au livre II du *De complexionibus*, chapitre 7 : Les anciens ont fort bien dit que l'habitude est une nature acquise. Et encore Hippocrate et Galien au III⁰ livre du *De regimine acutorum*, chapitre 7 : L'habitude est une chose très forte ; et Galien au IX⁰ livre du *De ingenio*, chapitre 6 : Les bons effets et les inconvénients de l'habitude se sont montrés avant que l'art de la médecine fût inventé.

La nécessité de ce contingent, pour ce qui est de garder une habitude tolérable, surtout si elle est ancienne, est donnée par Hippocrate dans le II⁰ livre du *De regimine acutorum*, chapitre 7, où il dit : Il faut que le malade mange une fois, deux fois, ou plusieurs fois, comme lorsqu'il était en santé. La nécessité de changer une coutume très mauvaise et dangereuse, nous la trouvons exprimée dans l'*Aphorisme* de la 2ᵉ partie : « ex multo tempore consueta, etc. », où l'on voit qu'un homme sain, étant encore en bonne santé, change parfois nécessairement ses habitudes pour éviter des dangers à venir, et Galien en donne la raison en disant à la fin de son Commentaire, si un homme n'a qu'une seule habitude, qu'il la change, en cas de doute [1]. S'il en est ainsi, à bien plus forte raison faut-il qu'un malade réforme une mauvaise habitude afin d'éviter des dangers déjà présents, surtout s'il s'agit d'une habitude nuisible. Sur ce point, tous les auteurs de médecine et tous ceux qui pratiquent rationnellement

---

1. Pagel et les mss : « in dubio moratur », probablement pour : « in dubio mutatur ».

sont d'accord pour dire que l'on doit réformer une habitude qui met obstacle à la guérison.

Quant à la manière de réformer une habitude, Galien l'indique au chapitre 4, à la 2ᵉ partie du *Régime des maladies aiguës* : un changement subit indispose les gens bien portants, et par conséquent les malades; car il est impossible de changer subitement une habitude sans en être malade, lors même que l'on est en santé. De même, et à plus forte raison, s'il faut qu'un malade réforme ses habitudes (ainsi que doit le faire par exemple un blessé, qui dans les quatre jours a ordinairement de la fièvre, et doit s'abstenir d'abord de vin et de viande), il est impossible, s'il fait cette réforme subitement et radicalement, qu'il n'en souffre pas. Donc, s'il renonce à un aliment et à une boisson, il ne changera pas pour cela sa règle ni ses heures, à moins d'y être forcé par la transpiration ou le paroxysme ou autre chose semblable. A propos du changement des habitudes, Damascenus dit à l'Aphorisme VIᵉ de la 2ᵉ partie : changer une habitude est pénible, surtout une habitude ancienne,... etc.

Il faut noter ici, pour une plus grande clarté de ce contingent, que si des hémorroïdes coulent seulement une ou deux fois en un jour, il ne faut pas appeler cela une habitude, car un ou deux jours ou un acte n'entraînent pas l'habitude; aussi, n'est-ce pas un danger pour le malade si l'on arrête ses hémorroïdes, ou si on les laisse couler pendant toute l'année, une fois chaque mois. Du moment où un pareil écoulement prend le nom d'habitude et devient une habitude nouvelle, et qu'il est déjà un fait accoutumé, il peut devenir favorable, bien qu'au début il ait été nuisible. On peut encore l'arrêter sans inquiétude, dans une nécessité pressante, non pas cependant tout d'un coup, mais peu à peu. Il faut alors que le malade s'accoutume, au lieu des hémorroïdes, à la saignée et à des évacuations de l'humeur mélancolique nuisible. Mais si ces hémorroïdes coulent à époques déterminées depuis plus d'une année, l'habitude est dite dès lors ancienne; aussi, si elles coulent suffisamment et pas trop et à des époques déterminées, qu'on ne les arrête jamais toutes à la fois, à moins que par leur écoulement exagéré il n'y ait danger de mort. C'est ce que dit Hippocrate, *Aphorisme* de la 6ᵉ partie : « emorroydas sananti antiquas, etc. », où il enjoint de respecter une ancienne habitude. C'est ce que dit de même maître Arnauld de Villeneuve dans ses *Aphorismes*, doctrine IX : Un orifice anormal qui a donné un écoulement pendant longtemps, etc., tel qu'une fistule, etc., ne peut être obturé sans danger d'inconvénients plus graves, à moins que l'on n'établisse dans quelque lieu voisin ou inférieur un autre orifice près du premier, que par exemple on laisse une hémorroïde devenir fistuleuse, que l'on fasse des cautères au-dessous du genou, ou s'il s'agit d'une fistule lacrymale incurable, que l'écoulement se produise naturellement par les narines ou qu'on l'établisse artificiellement par cette voie.

En résumé, j'ai considéré attentivement ce qu'ont dit ces auteurs et plusieurs autres, sur les habitudes qu'il faut respecter et celles qu'il faut réformer, et sans préjudice d'un meilleur avis, il me semble, — comme à un chirurgien fat, ignorant et grossier auquel il n'appartient pas de juger un pareil sujet, si ce n'est pour l'enseignement des jeunes écoliers, dans un but de doctrine et à cause des exemples que nous avons donnés parfois, non comme étant des choses réelles, mais pour faire mieux sentir à celui qui apprend (ainsi que le dit le Philosophe au Ier livre *Priorum*) — il me semble donc, que chez des hommes jeunes et sains, qui sont destinés à visiter avec des camarades, de mœurs, de conditions et d'habitudes diverses, des maisons, des cités, des terres et des provinces étrangères, ainsi, par exemple, chez les marchands, les hommes de guerre, et autres de cet ordre, — il me semble que chez ceux-ci, toute habitude, bonne, mauvaise ou très fâcheuse, récente ou ancienne, tolérable ou intolérable, doit nécessairement être changée; c'est ce qu'ont en vue Hippocrate et Galien à l'*Aphorisme* de la 2e partie, cité plus haut.

Mais chez des femmes âgées, décrépites, prébendées, religieuses et chez toutes les personnes d'une santé débile tant qu'elles sont dans cet état, et ne se proposent du reste ni de changer de lieux, ni de travailler fortement ou de courir le monde, mais seulement de vivre en loisir et tranquillité, on ne réformera aucune habitude surtout invétérée, à moins qu'elle ne soit trop contraire à la raison, et qu'il n'y ait péril de mort prochaine. C'est là ce qu'ont en vue Razès, au IVe livre à *Almansor*, Hippocrate et Galien dans le IIe l. du *Régime des maladies aiguës*, aux chapitres cités. Chez les malades, quels qu'ils soient et aussi longtemps que la maladie dure, toute habitude, quelque légère qu'elle soit, du moment où elle est très nuisible à leur maladie actuelle (comme le serait pour un blessé le fromage et les fruits et l'ingestion d'eau pure, et semblables) sera radicalement réformée.

S'il s'agit d'une habitude tolérable, qui n'est pas trop contraire à la maladie actuelle, ni trop opposée à la raison, par exemple si un blessé mange des œufs durs, bien que les œufs mollets lui conviennent mieux ou s'il boit du vin faible, alors que le vin moyennement fort et vineux soit meilleur pour son état, ou s'il mange trois fois le jour, comme il a coutume de le faire en santé, quoiqu'il fût préférable qu'il ne mangeât que deux fois, on tolérera tout cela bénévolement et on n'y changera rien, si ce n'est du bon vouloir du malade.

La nécessité de ce contingent tiré de l'habitude, de quelque sorte qu'elle soit, soit qu'elle doive être maintenue entièrement ou changée en partie, ainsi qu'il vient d'être dit, cette nécessité peut être déduite des autorités déjà citées et de beaucoup d'autres, qui la démontrent clairement.

XLV. Un contingent dérive *des indications données par le malade.* Dans certaines maladies en effet, le chirurgien a besoin de poser beaucoup de questions au malade, dans d'autres il se contente de peu. Il n'y a cependant aucune maladie importante, de quelque genre qu'elle soit, où le chirurgien ne néglige quelque contingent nécessaire, s'il ne fait au malade certaines questions, quoique pour tout le reste il agisse suivant les règles de l'art. Ce qui le prouve, c'est qu'il est nécessaire que le chirurgien connaisse la maladie et toutes les particularités et les contingents qui l'accompagnent, s'il veut opérer selon les règles. D'ailleurs, il n'existe pas de maladie, qui n'offre quelques particularités que ne peuvent apercevoir les yeux, ni toucher les doigts, ou saisir le sens et l'intelligence du chirurgien. Donc, il faut qu'il s'informe de ces choses auprès du malade, s'il veut connaître parfaitement la maladie et opérer régulièrement.

Un exemple de maladie dans laquelle il est nécessaire que le chirurgien fasse au malade de nombreuses questions, est la *maladie des articulations,* dans laquelle bon gré mal gré, en plus de tout ce qu'il pourrait reconnaître et saisir par lui-même et par son art, il doit faire au malade 14 questions : 1° combien il y a de temps que ce mal l'a atteint pour la première fois ; 2° quel est le membre où il souffre, souffre-t-il dans plusieurs ; 3° par quel membre il a commencé ; 4° s'il se transporte quelquefois ou souvent d'un membre à l'autre ; 5° s'il en connaît la cause : un coup, le froid ou la chaleur ; 6° s'il en a été incommodé ailleurs ; 7° si le mal le tourmente sans cesse, de la même manière et uniformément ; 8° si ce qui le fait le plus souffrir, est le chaud ou le froid ; 9° s'il a pris à ce sujet quelque conseil ; 10° dans le cas où il en aurait pris, si le conseil lui a fait du bien ou non ; 11° s'il sait ce qu'on lui a fait ; 12° s'il veut s'en remettre à l'avis des hommes habiles ; 13° s'il veut supporter tout ce qu'ordonne l'art, cautères et autres, s'il le faut ; 14° dernière question, mais la seconde dans l'esprit du chirurgien : s'il veut dédommager convenablement le chirurgien pour ses remèdes, sa science et sa peine.

Exemple de maladie dans laquelle il suffit de poser un petit nombre de questions : le furoncle ou la cicatrice. A celui qui a un *furoncle,* il convient en effet de demander s'il en a d'autres ou plusieurs, et, s'il en a, où il les a, s'il a négligé depuis longtemps la saignée, les médecines ou les autres évacuations provoquées, comme le coït, la transpiration, etc. Ainsi pour d'autres maladies [1].

---

1. Pagel : « Et sic de aliis morbis ». Cette phrase manque dans les mss 1487 et 7139.

De même à celui qui a une *cicatrice* il faut demander si c'est depuis longtemps ou peu de temps qu'il l'a, et s'il y a été fait quelque chose, et autres questions semblables.

Parfois il est avantageux de faire quelques questions en plus de celles qui sont nécessaires, afin que le traitement de la maladie paraisse présenter quelques difficultés. En effet, plus une maladie est médicale et plus grave elle est en chirurgie, plus elle paraît exiger de questions.

La nécessité de ce contingent est démontrée par Ioh. Damascenus dans ses *Aphorismes*, aphorisme dernier de la 1re partie, où il dit : il faut s'informer auprès du malade d'où sa maladie a pris naissance, si c'est par une cause externe ou interne; de même à l'Aphorisme 12 : ne crains pas d'interroger le malade sur tout. Il dit encore à l'Aphorisme 45 de la 2e partie : il n'y a pas de maladie qui n'exige quelque interrogatoire. Le Commentateur donne à ce sujet un exemple de médecine, en disant : le médecin ne peut reconnaître par l'urine tout ce qui tue un patient, à savoir la cause de la maladie et l'accident, puisque l'urine renseigne seulement sur les maladies dont la matière est dans les veines, et non sur les maladies des bras, des cuisses, de l'œil, du sein, ni sur les plaies ou les fractures. Dans ces dernières maladies les médecins ne regardent pas les urines par nécessité, mais pour avoir l'air de faire quelque chose. Par exemple, plusieurs médecins et des meilleurs de Paris avaient fort bien fait une ordonnance de sirop, survient un autre médecin qui devait être présent; après avoir soigneusement examiné l'ordonnance, il ajouta une fève, et comme les autres s'étonnaient outre mesure, il leur dit : Moutons et bœufs que vous êtes, pourquoi me regardez-vous avec étonnement, avec quelle conscience prendrais-je ma part du salaire, si je ne mettais quelque chose dans le sirop?

XLVI. Un contingent résulte *de la diversité de la profession du malade ou de l'exercice du membre atteint.* En effet la diversité de ces choses entraîne une différence dans l'œuvre de chirurgie; ainsi, si deux personnes offrent des maladies de même espèce dans le même membre, à la même place, dans le même temps, pareilles enfin et semblables en toutes les conditions particulières, un même et unique traitement ne conviendra pas également bien à toutes deux. Par exemple : prenons d'un côté, des paysans, des agriculteurs campagnards et tous ceux qui travaillent à un métier pénible, tels que les teinturiers, et de l'autre côté des bourgeois, des nobles, des délicats, des chanoines et autres oisifs, — tous ont une plaie avec perte de substance, dans laquelle, après l'avoir mondifiée, il faut faire croître la chair, — si on les soigne tous avec un même onguent, l'onguent fuscum ou un remède de ce genre, il est possible qu'ils gué-

rissent; — mais si l'on traite les premiers par des siccatifs plus violents
et les seconds par de plus faibles, les uns et les autres seront mieux et
plus vite guéris.

Et encore, si une autre maladie, de même espèce toutefois, exigeant
des remèdes violents, s'attaque à tous ces individus ou à quelques-uns
d'entre eux, les premiers peuvent et doivent être traités par des remèdes
violents, si le cas se présente ; mais pour les seconds il faudra des médecines moins fortes.

On doit en effet traiter autrement et avec d'autres remèdes un forgeron ou un boulanger, qu'un pêcheur de rivières, et autrement un teinturier en étoffes, qu'un coupeur de vêtements ; cela pour plusieurs raisons :
1° le teinturier exerce son métier debout, le coupeur assis ; 2° le teinturier travaille péniblement avec tout le corps ; le coupeur n'exerce que
ses mains. De même le couvreur de maisons travaille dehors, sous le
soleil, dans un lieu élevé, dangereux et vacillant, tandis que le barbier
exerce son office à l'intérieur, à l'ombre, dans un lieu bas, sûr et
solide.

La nécessité de ce contingent est démontrée par Avicenne (l. 1, f. 4,
chap. 3 : « ad sciendum quale et quantum oportet evacuari »), il énumère
dix conditions auxquelles il faut avoir égard quand on provoque des
évacuations artificielles ; parmi elles, il cite en dernier lieu la profession.
Quelques-unes de ces conditions sont également signalées dans certains
ouvrages de chirurgie. Car cela ne fait doute pour personne qu'il soit
plus facile de guérir un « pelliparium » et un tailleur, du mal mort et des
autres maladies des jambes [1], qu'un forgeron et un couvreur. Si on les
traite tous avec les mêmes remèdes et également, les uns guériront plus
lentement et avec plus de peine, les autres plus vite, plus facilement et
plus complètement. La nécessité de ce contingent est exposée par Galien
dans son Commentaire à l'*Aphorisme* de la 1re partie : « paroxysmos et
circumstancias, etc. », où il dit que la profession et les habitudes influencent les maladies, comme le font les saisons et les années, etc. ; si elles
les influencent, elles créent donc des différences et des difficultés dans
leur traitement.

XLVII. Un contingent résulte *de certaines conditions du malade*,
différentes de celles qu'on vient de dire, dont les unes sont utiles, les
autres nuisibles, et qui introduisent dans l'œuvre de la chirurgie de la
diversité ou des difficultés. Par exemple : le malade est difficile et hautain, il s'oppose à toute opération ou ordonnance du chirurgien, ainsi

---

1. « Curare pelliparium et sectorem de malo mortuo et ceteris aegritudinibus
tibiarum. »

que font quelquefois certains mélancoliques et des timides, d'autres croient surpasser en science et en sagesse Galien et Hippocrate, tous ceux-là déplaisent au chirurgien. De là souvent des mépris et des colères qui troublent son intelligence et ses prévisions, et rendent son opération moins bonne. « Car, comme dit Caton, la colère empêche l'âme de discerner la vérité. » De même le philosophe dit au Ier livre des *Elenchi*, là où il parle des ruses : que les gens irrités ou troublés ont moins de prévoyance. Ces malades en croyant retirer un avantage de leur résistance nuisent souvent à eux-mêmes, comme dans le poète : « L'imprudent déplaît quand il pense plaire [1] ».

Le malade en effet doit choisir par lui-même ou par autrui un chirurgien savant et honnête, suivant l'enseignement de Caton : « Confie le soin de ton corps à un médecin honnête ». De même Damascenus, *Aphorisme* VI de la 2e partie : Le malade doit être confié à un seul médecin honnête ; il doit se remettre à lui tout entier, selon le mot d'Hippocrate, au premier des *Aphorismes* : Il faut non seulement que le médecin mais aussi le patient se donne lui-même. C'est ainsi que se confia à maître Jean Pitard, moi son élève étant présent, certain médecin éminent et fameux, qui avait un apostème, et comme nous voulions lui révéler les recettes de nos remèdes locaux, il nous dit : Ne vous ai-je pas choisis de préférence à d'autres parce que vous étiez instruits et consciencieux ; opérez donc sur moi, en considérant ce qu'il faut considérer, comme sur un rustre complètement ignorant ! Si par hasard je savais de quoi sont composés vos topiques, j'aurais moins de confiance, et par conséquent votre œuvre serait moins efficace. Ne savez-vous pas ce que dit Avicenne au VIe livre des *Naturalia* : La confiance dans le médecin est plus utile à la guérison de la maladie que le médecin avec tous ses moyens.

C'est ainsi que la plus légère prétention de la part des malades modifie l'œuvre chirurgicale, et parfois nuit aux malades eux-mêmes. Une trop grande timidité produit le même effet, ainsi qu'il arriva à certain malade, auquel j'avais appliqué le matin un corrosif, en lui ordonnant de l'enlever au crépuscule ; mais il ne l'enleva pas, soit qu'il fût animé par la boisson, soit qu'il crût dans sa simplicité que plus longtemps il le garderait et plus tôt il serait guéri. Aussi quand je retournai le voir le matin suivant, le trouvai-je avec une très forte fièvre éphémère.

Par leur seule simplicité, il arrive fort souvent malheur aux gens qui ont des fractures ou des luxations des os des bras, des jambes ou d'autres lieux ; en l'absence du chirurgien, ils supportent parfois des ban-

---

1. « Sicut secundum poetam :

    Displicet imprudens, quando placere putat. »

dages trop serrés, en croyant bien faire, et n'osent pas les relâcher tant que le chirurgien n'est pas là; aussi leurs membres se gangrènent-ils très souvent.

De même que la prétention et la simplicité du malade entraînent quelquefois des modifications dans l'œuvre du chirurgien, ainsi font son audace ou sa crainte, son abstinence, son intempérance, ses plaintes, sa continence, sa luxure, et mille autres choses dont il serait inutile et trop long de poursuivre l'énumération.

Un exemple : parfois un malade courageux et brave, croyant qu'il sera d'autant plus vite guéri qu'on le pansera plus souvent, et ne craignant pas la douleur du pansement, donne au chirurgien plus tôt qu'il ne devrait, les signes qui indiquent l'utilité d'un nouveau pansement. Au contraire il arrive parfois qu'un malade par crainte de la douleur du pansement, comme font les enfants, etc., dissimule les signes qui indiquent qu'on doit le panser; il trompe à la fois le chirurgien et lui-même.

La nécessité de ce contingent tiré de certaines conditions du patient, est démontrée par Hippocrate à la fin du 1er *Aphorisme* : « oportet autem medicum, etc. », lorsqu'il dit : « egrotantem, etc. », et par Galien dans son Commentaire à ce passage : Mais il faut que le malade obéisse et ne fasse aucune opposition au médecin.

XLVIII. Un contingent résulte *de certaines conditions de ceux qui assistent le malade*. Si en effet les assistants ne sont pas soigneux et consciencieux, et n'obéissent pas au chirurgien en toutes les choses qui regardent le traitement de la maladie, cela crée des différences et des difficultés dans l'œuvre de chirurgie. Par exemple, un blessé robuste doit être pansé avant le repas, et un blessé faible après avoir pris de la nourriture. Si les assistants n'ont pas pourvu au nécessaire aux heures fixées, de façon que le chirurgien ne trouve ni feu, ni étoupes, ni bandages, ni vin [1], il lui faut changer l'ordre du pansement; alors, le malade qui devait être pansé l'estomac vide, sera pansé après avoir pris de la nourriture, et le malade faible qui devait être pansé après le repas, sera peut-être pansé à jeun. Et encore, si les assistants sont bavards et verbeux et si par hasard ils rapportent au malade de mauvaises nouvelles sur son état (ce dont le chirurgien leur avait fait part en secret), ou des choses qu'on leur aura dites sur ses amis ou ses ennemis ou sur ses biens, ils peuvent ainsi provoquer chez le malade un accès de colère ou de fièvre qui engage le chirurgien à modifier la méthode et l'ordre du traitement, et qui parfois tuent le patient. De même, si les assistants se disputent entre eux,

1. « Non inveniat ignem neque stuphas nec fascias nec vinum. »

murmurent en cachette ou font mauvais visage, tout cela a coutume d'exciter l'irritation et la crainte du malade. Dans des cas semblables le chirurgien doit prendre ses précautions, car quelquefois les assistants de cette sorte obéissent au chirurgien, seulement en paroles et non en fait; tant qu'il est là, ils obéissent, mais dès qu'il a disparu de leurs yeux, ils font tout le contraire.

Cela arrive souvent avec les maris ou les femmes des malades s'ils sont fâchés l'un contre l'autre; plus souvent avec les femmes qu'avec les hommes, car aujourd'hui dans notre pays de France ce sont le plus souvent les femmes qui commandent et les hommes qui obéissent, et tout ce que les chirurgiens gagnent pour avoir soigné leurs maris, les femmes le considèrent comme une pure perte, tandis que ce qu'ils gagnent pour avoir soigné leurs femmes, les hommes le tiennent pour un grand bien. La raison en est qu'il semble à toute femme que son mari soit le pire de tous. C'est ce que dit Ovide dans l'*Art d'aimer* : La moisson est toujours plus abondante dans les champs du voisin, et le bétail du voisin a toujours le pis plus gonflé. — Mais c'est tout le contraire des hommes, car chaque homme croit avoir de toutes les femmes la meilleure.

Le chirurgien doit travailler de par son office à plaire aux assistants, et cela pour deux raisons, pour son propre honneur et profit, et pour le bien du malade, les excitant à le garder avec diligence, et leur promettant pour qu'ils s'attachent à lui plus que celui-ci ne voudrait ni ne pourrait payer, afin qu'ils le soignent avec conscience et sollicitude, et le préservent autant que possible des métiers désagréables et fâcheux, tels que forgerons, charpentiers, fondeurs de suif, lutteurs, joueurs de tambourins, préparateurs de cuirs, des grandes cloches, des moulins, des lavoirs, des aboiements de chiens, et de plusieurs autres choses.

La nécessité de prendre garde à ce contingent est établie par Hippocrate au 1er des *Aphorismes* vers la fin, dans la partie : « or il faut que le médecin, etc., et ceux qui sont présents, c'est-à-dire les assistants et les serviteurs du malade.... »; Galien dit la même chose dans son Commentaire à ce texte.

XLIX. Pour le malade ou celui qui le remplace, un contingent résulte *du chirurgien et de ses qualités*; cela veut dire qu'ils doivent choisir un chirurgien suffisant, c'est-à-dire qui réunisse les conditions requises par Haly dans le *Techni*, TRAITÉ DES CAUSES, chapitre 33, « ejus vero praeter naturam », sous la partie « si vero ad invicem », conditions qui sont les suivantes : le chirurgien doit avoir une bonne vue, une prompte ingéniosité, une bonne mémoire, un bon jugement, une intelligence saine et savoir adapter les règles générales aux cas particuliers. C'est là en effet ce que prescrit Galien dans le XIIIᵉ livre du *Megatechni*, chapitre 6, disant : Les indications générales ne suffisent pas au meilleur médecin ; il importe qu'il se rende compte, le plus qu'il est possible, des cas particuliers. Il doit être diligent à visiter ses malades, le matin, à midi et le soir, si cela est utile, afin de voir l'effet du médicament. Comme dit Galien, XIII° livre du *De ingenio*, chapitre 3 : Il faut qu'il opère selon les canons de la médecine, sans ajouter foi aux augures et prophéties, aux sortilèges et aux indications géomantiques [1], car de telles choses sont défendues et ne renferment aucune vérité. Il doit de même veiller à la cuisine, à ce que le cuisinier ne soit pas flegmatique, et ne juge insipide un mets trop salé, et ainsi du reste. Il regardera s'il n'y a pas eu d'autres matières dans le mortier du malade, et une infinité d'autres choses pour l'énumération desquelles un jour ne suffirait pas, et que le chirurgien doit suppléer de sa propre ingéniosité naturelle.

En outre, quatre choses sont nécessaires au chirurgien opérateur : ne pas craindre la puanteur, couper ou détruire audacieusement comme un bourreau, mentir courtoisement et savoir arracher subtilement aux étrangers un présent ou de l'argent [2]. Quant au patient, il doit choisir un chirurgien qui lui convienne et sache se conformer à ses malades, qui sur un homme faible et délicat opère avec douceur, légèrement et peu à peu, faisant en plusieurs fois ou en plusieurs jours ce qu'il ferait en un jour sur un homme robuste, et qui s'il doit opérer sur un malade robuste, opère virilement et audacieusement, en respectant toutefois les principes et les règles de la chirurgie.

La nécessité de ce contingent est admise par tous les auteurs et toutes les *Pratiques* qui font mention du choix, des conditions et des mœurs des chirurgiens, en particulier par Haly, discours IX de la 2° partie de son ouvrage sur tout l'art médical qu'on appelle *Regalis dispositio*, au chapitre 1ᵉʳ, intitulé : DES DIVISIONS DE LA CHIRURGIE. Ioh. Damascenus l'admet aussi, *Aphorisme* 36 de la 2° partie : le malade doit se confier à un seul médecin honnête, qui s'écarte peu de la bonne voie, car en se remettant à plusieurs, il tombe dans une singulière erreur. C'est encore ce que dit maître Arnauld de Villeneuve, dans la 1ʳᵉ doctrine de ses *Aphorismes*. En réalité, ce que dit Damascenus arrive fréquemment à certains Parisiens, qui dans leurs maladies convoquent quantité d'hommes de diverses sectes pour qu'ils tiennent une consultation [3]. Nous dirons en effet que nous sommes comme les poils du chien, plus ils sont longs et grands, et plus ils nuisent à la bête, parce qu'ils la surchargent, que

1. « Non confidens de auguriis et vaticiniis, sortilegis nec geomanticis indicis acquiescat. »
2. « Quod audacter scindat aut interficiat sicut carnifex, quod curialiter mentiatur et quod sciat subtiliter a barbaris pretium aut pecuniam extorquere. »
3. « Convocant infinitos diversarum sectarum in collationibus faciendis. »

les puces s'y cachent en grand nombre et que la longueur de leurs poils ne leur est d'aucune utilité, puisqu'ils meurent rarement de froid. Plus nous sommes nombreux, et moins chacun se sent responsable; l'on ne parle alors que de questions générales. Si quelqu'un en effet connaît un remède facile et sûr pour le cas présent, il se garde bien de le révéler à tous. Que deux ou trois seulement soient appelés en consultation, cela devrait suffire; un seul, à savoir le meilleur d'entre eux, devrait ensuite continuer le traitement seul; il tirerait alors des autres ce qu'il pourrait, et comme ils seraient peu nombreux, il n'est pas vraisemblable que l'un cachât quelque chose à l'autre. En outre, celui qui poursuivrait l'affaire tout seul, non seulement tirerait d'utiles avis de lui-même et de ses confrères; mais il en prendrait encore de toute autre personne.

L. Un contingent dérive *de l'effet des médicaments* que le chirurgien a, dans le cas présent ou ailleurs, employés pendant longtemps. Par exemple, de l'effet des onguents, emplâtres et autres semblables : si le chirurgien a dans quelque maladie semblable ou dans celle-là même expérimenté pendant longtemps un onguent qui a été nuisible ou du moins sans effet, il ne doit pas continuer à s'en servir dans le cas présent, ni dans un semblable, du moment qu'il constate par l'expérience qu'il ne sert à rien. De là ce que dit Damascenus, *Aphorisme* dernier de la 3e partie : la raison et l'expérience confirment et approuvent beaucoup de choses, retiens cela! Le contraire est vrai dans le cas contraire. Le même auteur à l'*Aphorisme* 23 de la 1re partie : Il ne te faut retenir qu'un petit nombre de médicaments, ceux dans le succès desquels tu peux avoir le plus souvent confiance.

D'autre part : si dans le cas présent ou dans un cas semblable le chirurgien a usé d'un médicament qu'il a expérimenté avec succès et dont il a vu de bons effets, il doit le préférer à tous les autres qu'il n'a pas expérimentés et user de ce seul remède. C'est là ce que dit Damascenus, à la fin de l'*Aphorisme* 4 de la 1re partie : si tu as éprouvé une chose, retiens-la, etc. Et aussi longtemps que le cas restera tel, le chirurgien ne doit pas passer à un autre remède, qui soit du moins de vertu différente; mais il peut bien user d'un autre remède de même puissance et vertu, ou si cela est avantageux, opérer d'une autre manière. Ainsi dit Hippocrate, *Aphorisme* de la 2e section : « omnia faciant secundum rationem, etc. » : Il ne faut pas employer autre chose, etc., si ce n'est un remède de même vertu ou le même remède employé d'une autre manière, car il ne produit pas toujours un effet apparent dans un bref délai, mais bien à la longue. D'où : « La goutte creuse la pierre non par sa force, mais en tombant souvent ».

Si le chirurgien ne sait que faire, parce que le médicament agit peu, qu'il reste tranquille, s'il le peut, jusqu'à ce que la nature guérisse la maladie ou qu'elle se manifeste davantage. Si, à cause des méchants propos, il n'ose rester inactif, qu'il applique quelque remède qui, s'il n'est pas utile, soit du·moins inoffensif, comme le cérat de Galien, l'huile rosat et autres semblables. Qu'il recoure à ses livres, les lise souvent, considère la chaleur, la douleur, la tuméfaction, le trouble des fonctions de la partie souffrante, l'anatomie, les excrétions du corps, ce qui soulage, ce qui blesse, etc., et après cela, à moins qu'il ne soit complètement inexpert ou ignorant, il connaîtra la maladie ou sera du moins près de la vérité.

Et de plus, le chirurgien d'après l'effet d'un médicament employé par un autre, apprend à connaître et ce médicament et le traitement des accidents pénibles qu'il cause. Par exemple, si après un topique une ardeur d'urine se déclare chez le malade, accompagnée d'une grande quantité d'urine, avec difficulté d'uriner, nous savons que cela se produit à la suite d'applications de cantharides, et nous savons comment faire disparaître des accidents de cette nature; de même, si chez un homme auquel on a fait des onctions pour certaines infections, il se déclare une inflammation de la bouche, et une corrosion des gencives, nous concluons immédiatement qu'on a employé du vif-argent, et nous savons de quelle manière on guérit de semblables accidents [1].

La nécessité de ce contingent est établie par Galien au IIIe livre du *De ingenio*, chapitre 6, où il dit que parfois le pus augmente dans une plaie pour deux causes : 1° par l'application d'un médicament mondificatif trop faible; 2° par l'application d'un médicament trop fort. Un chirurgien sot remarquant l'effet et croyant que cela vient seulement d'un médicament trop faible, en applique un plus fort, alors que parfois le pus provient déjà de l'application d'un remède trop violent.

Si le chirurgien savait que par l'emploi d'un médicament trop violent le pus augmente dans une plaie, que celle-ci se creuse davantage, qu'elle devient rouge et douloureuse, que son pourtour s'enflamme et que ses lèvres s'indurent; s'il savait, d'autre part, qu'avec la suppuration qui résulte d'un médicament faible aucun de ces accidents ne se rencontre,

---

1. M. Pagel donne ensuite, entre parenthèses, un passage qui ne se trouve que dans le manuscrit 13002, et que l'on peut considérer comme une scolie marginale. Nous le reproduisons en note, sans l'introduire dans notre traduction :

« Et extunc statim suspendatur unctio abluendo decoctione aneti, camomillae et mencastri et postea curare pustulas oris cum convenientibus ad hoc, similiter ubicunque cantharides applicantur, et si incipit quod tanta quantitas urinae mittatur ad vesicam, quam ibidem concultata exire non potest, et facit urinae ardorem cum dolore, qui statim sedatur, si patiens in aliqua [decoctione] malvarum, violae, peritariae, nasterii aquatici usque ad umbilicum balneetur. »

il n'augmenterait pas toujours et indifféremment la force du remède.

De même, Galien dit au VIe livre du *Megatechni*, chapitre 1, que d'après l'effet d'un médicament et d'après sa faiblesse due à son ancienneté ou à une autre cause, le chirurgien sait ce qu'il doit y ajouter ou y diminuer, y changer; donc, faut-il ajouter, par l'observation de semblables effets, le chirurgien est conduit à mieux opérer. On montrera plus bas, au chapitre X de la doctrine 1 et dans ses Explications, la manière dont on doit passer d'un remède à un autre [1].

Il faut toutefois remarquer ici qu'il est quelquefois difficile de porter un jugement juste sur l'utilité et les dangers des topiques, appliqués sur un corps pléthorique; par exemple, si dans un corps pléthorique un membre est déjà atteint d'un mal chaud, et qu'on fasse des applications chaudes, la douleur et la discrasie augmenteront, parce qu'on ajoutera au mal et que le semblable s'ajoutant au semblable, etc. Mais, si l'on fait des applications froides, elles nuiront pour deux raisons : 1° elles compriment et resserrent les parties qui laissent ainsi entre elles une ouverture dans certains membres et certaines parties, c'est-à-dire une solution de continuité, qui est une des trois causes qui engendrent la douleur; 2° elles renferment la chaleur à l'intérieur et ne permettent pas aux fumées de s'exhaler, car le membre du malade est quelquefois gangrené [2], ainsi qu'il arrive souvent dans l'érysipèle si l'on fait des applications exclusivement froides.

LI. Un contingent résulte *de la diversité des heures du jour et de la nuit*, diversité qui ne provient pas d'une différence de complexion de ces heures, mais qui n'en entraîne pas moins une différence dans l'œuvre de chirurgie. Par exemple, s'il doit faire une incision ou quelque opération violente, le chirurgien ne la fera jamais après avoir bu, mais à jeun, du moins dans les cas dangereux, sur les personnes et les membres nobles et fameux, si ce n'est dans les sept cas qui suivent : 1° si, après que le chirurgien a bu, la nécessité est très grande, comme dans les fractures du bras et les plaies à panser; 2° si le chirurgien a les mains tremblantes, parce qu'une boisson matinale les fortifie; 3° s'il craint la puanteur, celle de l'érysipèle putride et gangrené ou d'un autre mal; 4° s'il est pusillanime, car le vin donne de l'audace aux craintifs, si on en prend modérément; 5° s'il craint que le malade ne se remette à un autre chirurgien; 6° s'il craint que l'argent déjà préparé ne soit détourné pour d'autres usages; 7° s'il est nécessaire

---

1. M. Pagel donne encore ici un passage qui ne se trouve pas dans les manuscrits 1487 et 16642 et qui probablement n'est pas d'H. de M. Il porte surtout sur l'action des médicaments qui engendrent la chair, sujet qui sera traité spécialement dans l'antidotaire et ne se rapporte pas à la question générale traitée ici.

2. Pagel : « corripitur »; — manuscrit 1487 ; « corrumpitur ».

que l'opération ait lieu à quelque moment que ce soit, que le patient y consente, tandis que jusqu'alors il n'avait pas voulu y consentir, et que l'on craigne qu'à un autre moment il ne permette pas de la faire. La raison pour laquelle un chirurgien qui a bu ne doit pas faire d'opération violente, si ce n'est dans les cas susdits, est que si pour quelque cause elle ne réussissait pas, on l'imputerait au chirurgien et l'on dirait qu'il a opéré étant ivre. Toutefois dans les sept cas énumérés ci-dessus, il est permis au chirurgien d'opérer soit après avoir bu, soit à jeun.

Il est de même beaucoup plus sûr de faire les opérations violentes quand le malade est à jeun, sauf dans un cas, parce que les humeurs sont alors plus tranquilles, tandis qu'elles seraient plus disposées à affluer, s'il venait de prendre de la nourriture. L'exception dans ce cas est la faiblesse, la pusillanimité, la crainte du malade, parce qu'il ne serait pas sans danger de lui faire subir une opération douloureuse, lorsqu'il est à jeun.

En outre, tout corrosif de quantité et de vertu considérables doit être appliqué à une heure et à un moment tels, qu'il fasse tout son effet de jour : il n'est pas sans danger en effet de l'appliquer à une heure telle qu'il tourmente fortement le malade pendant la nuit, parce qu'alors le plus souvent le chirurgien n'est pas présent, et même s'il l'était, le malade supporterait la douleur avec plus de calme le jour que la nuit, parce que la nuit il n'a pas autour de lui les amis du dehors, avec lesquels il se plaît surtout.

De plus, on ne fera aucune opération chirurgicale violente immédiatement après le repas; mais on la différera, si possible, jusqu'à ce que la première digestion soit achevée dans l'estomac, sinon, on détourne, de l'estomac, la chaleur digestive. Non plus, on ne fera aucune opération manuelle délicate, dans les yeux par exemple, de nuit ou dans quelque moment médiocrement clair, car si elle réussissait mal, on l'imputerait à l'impéritie du chirurgien. — De même, d'après beaucoup d'autres conditions générales, on peut songer à des différences dans les opérations, provenant de cette diversité des heures, dont on vient de parler; ainsi, il est préférable de pratiquer la saignée après le repas (et de saigner les gens faibles aux veines saphènes) qu'à jeun, parce qu'une saignée ainsi faite affaiblit outre mesure.

La nécessité de ce contingent, tiré de la diversité des heures, dans les cas et les exemples que l'on a cités et d'autres semblables, peut être déduite des paroles de Galien, dans le *Techni*, TRAITÉ DES CAUSES, au chapitre 20, qui commence par les mots : « futurae aegritudinis signa pronostica praecuramus », où il dit que toutes les fois que les opérations naturelles ne se font pas à leur heure ou à leur moment, c'est un mauvais précédent; de même, par conséquent, les opérations régulières de la chirurgie faites à des heures et dans des moments qui ne sont pas les leurs et ne conviennent pas dans les autres conditions, ces opérations bien que s'accordant avec la complexion sont un mauvais précédent, parce qu'elles sont la cause de maladies et de maux à venir.

L'expérience en outre et les sens le démontrent bien clairement à quiconque a l'esprit droit, et examine les exemples qui se rapportent à ce sujet. Cela ne fait doute pour personne, que toutes choses égales d'ailleurs, il ne soit préférable et plus sûr de faire les incisions considérables à jeun, excepté dans les cas mentionnés plus haut.

LII. Un contingent résulte *de certains accidents extérieurs*, ainsi des changements subits et accidentels du temps, subites chaleurs, froidures ou vents. Si le chirurgien craint qu'une chaleur trop soudaine ne nuise à son malade, il doit le transporter dans une chambre plus fraîche, arroser celle-ci d'eau froide et y répandre partout des herbes fraîches et des rameaux. S'il redoute le froid, il ordonnera justement le contraire; si c'est le vent, il le placera dans une chambre du bas; si ce sont les éclairs et le tonnerre, on mettra le malade dans un lieu tranquille et obscur. Le chirurgien dit que ces soins sont utiles au malade, parce que ces choses l'empêchent de dormir, ce qui lui serait préjudiciable pour le présent.

S'il redoute les racontars fâcheux, il ne laissera personne du dehors parler au malade. S'il craint le bruit d'artisans voisins, tels que forgerons, charpentiers et autres, le mauvais air, la puanteur, la fumée du charbon de terre, dont les forgerons parisiens usent communément [1], ou quelque autre chose venant du dehors qui puisse produire chez le malade des accidents fâcheux et nuisibles, il doit, si cela est possible, l'éloigner de ces choses avant qu'elles lui aient causé quelque dommage.

La nécessité de ce contingent est démontrée par Hippocrate, qui dit dans le 1er des *Aphorismes*, aux derniers mots : « Même les choses qui viennent du dehors », complétez, doivent être l'objet de l'attention du chirurgien. Galien dit dans son Commentaire, que ces accidents extérieurs sont quasi innombrables, et qu'il faut agir selon la volonté du malade, c'est-à-dire l'éloigner de ces inconvénients, s'il le désire.

Du nombre des accidents du dehors sont *certains accidents astronomiques* qu'il est nécessaire que le médecin et le chirurgien considèrent, comme le dit Hippocrate au commencement des *Pronostics* : « Il y a aussi un élément céleste, etc. », ce qui veut dire que dans toutes les opérations chirurgicales considérables, le chirurgien doit être attentif à la

---

1. « Ut fumum carboneum de terra, quibus fabri Parisiis communiter operantur. »

disposition des corps célestes, de façon à ne pas faire des incisions, des saignées, des cautères, etc., lorsque la lune entre dans le signe qui régit le membre sur lequel il faut entreprendre cette opération. Il doit de même prendre garde que la lune ne soit pas une cause d'empêchement, comme lorsqu'elle est en conjonction avec les mauvais signes, ou qu'elle est de mauvais aspect, ou bien en conjonction avec le soleil ou opposée à lui, ou brûlée, et ainsi de suite de tous les faits astronomiques utiles à connaître au chirurgien qui opère. Ils sont complètement et brièvement exposés dans un petit traité d'astronomie qui est appelé *Circa signa universalia.*

Il y a et il peut y avoir chez certains malades, et dans certaines maladies, quelques conditions particulières autres que celles qu'on a passées en revue, qui mettent de la diversité ou de la difficulté dans l'œuvre de chirurgie, et dont on peut tirer quelques contingents dont il est nécessaire que le chirurgien tienne parfois compte. Par exemple, il est de règle dans le traitement des fractures des os autres que le crâne, que le chirurgien les redresse; mais il arrive quelquefois, rarement il est vrai, qu'une jambe cassée était naturellement tordue; on ne doit pas alors la redresser, puisque le patient boiterait éternellement. Ainsi de la torsion de cette jambe, résulte pour le chirurgien un nouveau contingent, et il opérera autrement que sur une jambe droite. De même, il arrive parfois qu'un blessé n'ait jamais bu de vin, soit parce qu'il est pauvre, soit qu'il habite dans une contrée où il n'y a communément pas de vin, il faut alors nécessairement que le malade boive de l'eau, de la cervoise (cerevisia), ou quelque autre chose à la place de vin. Or, il est de règle dans le traitement des plaies que les blessés ne boivent autre chose que du vin; dans ce cas donc, la coutume et le manque de vin créent dans l'œuvre de chirurgie, des différences et des difficultés, cela est évident.

Il y a de même parfois, dans les maladies chirurgicales que l'on a à traiter, certaines conditions particulières, différentes des précédentes, qui mettent de la diversité dans l'œuvre de chirurgie, et qu'il importe que le chirurgien considère : ainsi, si la plaie existe dans la cavité de la bouche, à l'angle de l'œil, ou de la paupière, etc., il faut suturer ces plaies avec une aiguille courbe.

Mais, de ces conditions particulières et de beaucoup d'autres semblables, il n'est pas nécessaire que nous déduisions ici des contingents particuliers, car elles se présentent rarement et sont quasi infinies; on laisse au talent et à l'ingéniosité naturels, ainsi qu'à l'art, à l'habileté et à l'expérience de l'opérateur, le soin de les deduire, c'est là en effet ce que recommande Galien au VIIe livre du *De ingenio*, chapitre 5, disant : que celui qui veut se vouer à l'étude de la médecine en suivant des règles précises, ne néglige pas d'apprendre toutes les choses qui interviennent dans le traitement ; qu'il ne cherche cependant pas de tous côtés l'exposé de chacune des affections particulières, puisqu'une fois le traitement connu, il peut et doit trouver en lui-même tout le reste. Et de même, au livre XIII du *Megatechni*, chapitre 3 : il faut qu'on ne néglige pas d'examiner l'influence de l'âge, de la complexion, de la vertu, du temps, de la contrée, etc., bien que nous ne les nommions pas toujours expressément.

Que le talent, l'art et la pratique aident à bien déduire les contingents, c'est ce qui ressort : 1° de Ioh. Damascenus, chapitre 34 des *Aphorismes*, où il dit : le talent naturel vient en aide à l'art du médecin, etc. ; 2° de même il est évident que la nature fait l'ouvrier puissant, l'art le fait habile et l'usage le fait prompt ; ailleurs : c'est l'usage et l'art qui ont enseigné à tout homme ce qu'il sait.

Tractatus de contingentibus cum Dei auxilio hic finitur[1].

SUITE DES NOTABLES GÉNÉRAUX

POUR[2] bien entendre les précédents contingents, il faut noter qu'il n'est pas étonnant ni contradictoire que *d'une même chose*, qui ne reste pas cependant la même selon ses diverses acceptions, *découlent divers contingents*, comme par exemple de la douleur. La *douleur*, en effet, est parfois une cause de maladie ; ainsi celle qui attire les humeurs vers quelque lieu, jusqu'à y causer un apostème ; comme la douleur d'une contusion violente, qui en est un accident (*accidens*), ainsi qu'il apparaît, puisqu'il est des contusions légères qui n'occasionnent aucune douleur. La douleur est aussi une maladie, ainsi le mal de tête, que ne précède aucune autre maladie. La douleur est de même parfois un symptôme (*accidens*) de la maladie, comme la douleur de tête qui suit la fièvre. Tout ceci apparaît clairement à tout observateur, et peut être prouvé par l'exemple que donne Galien dans le *Techni*, TRAITÉ DES SIGNES, chapitre 19, lorsqu'il dit que les mêmes signes peuvent avoir trois acceptions, et être des signes de santé, ou de maladie ou neutres.

Notable XVI[3]. Dans les contingents qu'on vient d'exposer et ailleurs, nous avons donné des exemples. Ils ne paraissent pas utiles à la question, à ceux qui attaquent cet ouvrage ; cependant, les auditeurs peu

---

1. Cet explicit se trouve dans le manuscrit 13002.
2. Notable XV. *Divers contingents peuvent résulter d'une même chose.*
3. Notable XVI. *De la valeur des exemples cités.*

capables ont néanmoins reçu un enseignement [1], et cela doit suffire là
où nous ne pouvons pas faire mieux. Les prédicateurs, en effet, ne prê-
chent pas toujours la vérité; pour mieux instruire leurs auditeurs, ils
s'appuient parfois sur certaines choses sensibles, propres à persuader,
mais qui ne sont qu'apparentes et non pas véritables; cela, à cause de
la pénurie des vrais exemples. On se rattache au mot du Philosophe,
qui dit au Ier livre des *Priora*, que nous donnons des exemples, non
parce qu'ils sont vrais, mais, etc. Par des choses fausses on conduit
parfois à la connaissance de la vérité. Le Philosophe ne dit-il pas aussi,
au VIIIe livre des *Topiques*, que rien n'empêche certaines choses fausses
d'être plus probables que d'autres qui sont vraies; de là, la licence
d'user parfois et en certaines circonstances, du faux au lieu du vrai.

Notable XVII [2]. Le chirurgien, si savant et intelligent qu'il soit, peut
à peine donner la raison effective de toute opération particulière, car
les raisons apparentes doivent parfois suffire, surtout dans les choses
que des praticiens célèbres témoignent avoir vues par expérience. Aussi
Galien disait-il, au Ier livre des *Complexions*, chapitre 5, selon Thaddée,
ou chapitre 2, selon Ioh. de Saint-Amand, que le médecin doit se fier en
toute chose à l'expérience, et ne doit pas rechercher à propos d'une chose
ce qu'elle est, si toutefois elle est. Il peut cependant rechercher la
cause pour laquelle elle est, et pour laquelle elle est ainsi. Tout ceci est
plus complètement traité, au IXe *Notable* précédent, dans lequel on
expose aussi les conditions et les avantages de la raison et de l'expérience [3].

Notable XVIII [4]. Il y a des gens assez simples et assez vulgaires pour
croire que toutes les maladies viennent du Dieu glorieux, etc., ainsi qu'il
a été montré au *Notable* II; ces gens-là ne se traitent pas, et n'ont pas
de confiance dans les chirurgiens de l'art [5], si ce n'est dans les cas et
les maladies qui proviennent d'une cause externe, telles que les plaies et

---

1. « Quae ad propositum non videntur impugnantibus opus praesens, introdu-
cuntur tamen in proposito debiles auditores. »
2. Notable XVII. *Recherche des causes* (V. Notable IX, p. 114).
3. M. Pagel s'appuie sur ce Notable pour dire que H. de M. ne cite Galien que
de seconde main, d'apres les manuels de Thaddée et surtout de J. de St-Amand. Il
a retrouvé la définition de la *Nature* (Not. VIII) dans les *Concordances*, de même les
mots stéréotypés d'H. de M. « notandum ad evidentiam... » — V. l'Introduction.
4. Notable XVIII. *Du nombre des chirurgiens consultants.*
5. « De cyrurgicis artificialibus.. » — H. de M. désigne dans son livre plusieurs
catégories de chirurgiens : cyrurgicus clericus, cyrurgicus laïcus (V. Notable IV),
cyrurgicus artificialis, cyrurgicus sufficiens. — Le chirurgien selon les règles est
celui qui a étudié les classiques, le chirurgien suffisant est celui qui en même
temps est expérimenté (V. l'Introduction).

les fractures, ainsi qu'on a vu au *Notable* III⁰. Il y a aussi des gens timides et pusillanimes qui ne seraient pas satisfaits, même dans de petites maladies, s'ils n'avaient tous les chirurgiens que l'on peut trouver.

D'autres ne font aucune distinction entre les chirurgiens, si ce n'est qu'il y a des chirurgiens, et plusieurs ; tels sont les gens du peuple, qui ne savent distinguer l'homme expérimenté de celui qui ne l'est pas ; mais croient que tous, tant lettrés qu'ignorants, ont également de science, du moment qu'ils s'appellent chirurgiens. Ils ne remarquent pas que c'est la nature qui guérit les maladies ; ils croient que ce sont les chirurgiens seuls et que, plus ils sont nombreux, plus ils guérissent vite ; comme dix maçons qui construiraient autant d'un mur en un jour, qu'un seul en dix jours.

Les autres sont comme les médecins et les autres clercs savants, ils savent qu'en tout c'est la nature qui opère, ainsi qu'il a été dit ailleurs, qu'il est inutile de faire à plusieurs ce qui peut être fait par un petit nombre, et que la multitude engendre la confusion, etc.

Il y a des gens qui savent distinguer entre les lettrés qui ont de longues années d'expérience, et les jeunes gens illettrés et inexpérimentés, ceux-là se contentent d'un ou deux chirurgiens [1]. Pour moi, après avoir soigneusement pesé et considéré les raisons pour ou contre, il me paraît préférable d'avoir un seul chirurgien, ainsi que le dit Damascenus à l'*Aphorisme* 36ᵉ de la 2ᵉ partie, et ailleurs dans plusieurs autres aphorismes, comme on a vu dans le *Notable* XIVᵉ, Contingent XLIXᵉ : le malade se confiera à un seul médecin honnête (si, faut-il ajouter, il en peut trouver un, etc.), et aussi tout blessé n'aura qu'un seul chirurgien expert et consciencieux, etc.

Si l'on est malade pendant quatre jours (?), on en aura deux [2], mais pas davantage et, si possible, qu'ils soient amis, de la même secte, de même esprit et d'accord ; si l'on n'en trouve pas de pareils on en adjoindra un troisième aux deux premiers, afin seulement qu'il établisse l'accord entre eux après leur discussion.

Le malade doit donc avoir peu de chirurgiens, pour quatre raisons : 1º de même que la multiplicité de médicaments qu'il n'a pas éprouvés induit [3] le chirurgien en erreur et l'embarrasse, en le distrayant de

---

1. « Et isti contenti sunt unico [scilicet] cyrurgico aut duobus mihi pensatis et consideratis utrorumque rationibus diligenter, unde, sicut dicit Damascenus, *melius est habere unicum cyrurgicum...* » — Ms. 1487 et 7139 : « Et isti contenti sunt unico cyrurgico aut duobus *melius habere unicum cyrurgicum* mihi (?) pensatis et consideratis utrorumque rationibus diligenter ». — Un membre de phrase est déplacé dans le texte de Pagel, ce qui change le sens.

2. « Si quattuor affectet, duos habeat et non plures, et si possint inveniri quod ipsi » ; ceci manque dans les mss 1487 et 7139.

3. Pagel : « sicut pluritas *medicorum* non expertorum » ; ms. 1487 : « sicut pluritas *medicaminum* non expertorum ».

façon qu'il ne sait plus choisir ce dont il a besoin (aussi Damascenus dit-il à l'Aphorisme 23 de la première partie : il ne te faut retenir qu'un petit nombre de médicaments), de même un grand nombre de chirurgiens détourne de sa pratique habituelle le chirurgien savant et expert; ou bien, s'il passe outre, les autres le tiendront pour désagréable et hautain, orgueilleux, envieux et intrigant; donc, etc. C'est pourquoi il arrive souvent que les malades riches sont moins bien traités que les pauvres, parce qu'on convoque plus de médecins auprès des riches. Si l'on ne se trouve pas en grand nombre au début, ceux qui sont présents attendent les absents qui doivent venir, ce que nous avons vu souvent; c'est pourquoi les traitements des riches sont souvent plus mauvais.

La seconde raison, c'est que le chirurgien expert use, lorsqu'il est seul, de certains procédés qu'il ne révélerait que difficilement aux autres, pour quatre motifs : 1° il ne veut pas les instruire, ni qu'ils profitent et apprennent entre eux [1]; 2° il craint qu'ils ne rejettent le remède et ne donnent pas leur assentiment, comme font quelques-uns, qui cependant gardent la chose en eux-mêmes pour s'en servir à l'occasion; 3° s'il révèle le remède et que les autres l'acceptent, celui-ci ne passera jamais sans que chacun y ajoute quelque chose, le premier des roses, le second du mellilot, le troisième de la camomille, et ainsi le médicament perdra sa vertu, et le chirurgien expérimenté ne réalisera pas son intention, et sera diffamé injustement par ceux qui ont gâté son remède; 4° parce qu'on dédaigne le chirurgien expérimenté, s'il expose aux autres son expérience, qu'ils ignorent absolument; ils diront tous, ou le plus inexpérimenté [2] d'entre eux dira : c'est ce dont j'ai fait depuis longtemps l'expérience, et ce que je me proposais de dire.

La troisième cause, c'est que plus il y a de chirurgiens pour une cure, moins ils s'en occupent; chacun dit qu'il ne lui incombe pas une plus grande part du traitement qu'à chacun des autres. Et ainsi, plus le malade a de médecins, plus il se trouve en avoir peu ou point; si l'affaire va mal, chacun s'excuse et se tient pour absous.

La quatrième cause peut être celle que donne Damascenus dans l'*Aphorisme* cité plus haut, et qu'indique le Commentateur, c'est qu'un médecin expert ne se trompe pas [3], ou s'il se trompe c'est rarement et de peu, mais qu'il est impossible, s'il y en a plusieurs, qu'ils soient tous d'accord sur la connaissance des causes et sur l'espèce de la maladie, sur les symptômes et le traitement, car autant de têtes autant d'avis; et si par hasard ils sont du même avis, quoique concourant au même but,

---

1. Pagel : « nec etiam ipsi proficiant »; ms. 1487 : « ne cum ipsos proficiant ».
2. Pagel, ms. 1487: « minimus inexpertus ».
3. Ms. 1487 ajoute : « aut si errat raro et modicum errat ».

ils sont cependant en désaccord sur ceci, que si l'un propose une chose, de la mauve [1], par exemple, dans le traitement d'un apostème à mûrir, l'autre qui voulait dire la même chose, dit althéa, le troisième dira branche ursine, et ainsi des autres, quand ils seraient mille; là-dessus ils mêlent tout cela dans un seul médicament, quoique la mauve seule eût mieux valu. S'ils ne se disputent pas pour quelque objet, ils se disputeront uniquement par envie ou par haine, et du moment où l'un dira quelque chose de raisonnable et de conforme à l'expérience, bien que chacun l'eût dit, ou voulu dire, s'il eût été seul, aussitôt, tous se dressent l'un après l'autre, et tombent d'accord pour dire le contraire de ce qui a été proposé.

Notable XIX [2]. Celui qui guérit les maladies par les aliments seuls est un excellent médecin (selon Damàscenus, *Aphorisme* 26 de la 2e partie : si le médecin peut traiter par les seuls aliments, il a trouvé une bonne voie, etc.; cela est aussi démontré et prouvé par Razès au *Notable* XII). De même, celui-là est meilleur médecin, qui, toutes choses égales d'ailleurs, guérit les maladies, aussi bien et sans faire courir de danger, par des remèdes légers et qui ne causent pas de douleur, par exemple, le médecin qui traite les apostèmes par des répercussifs ou des résolutifs, comme par des saignées dérivatives et des remèdes de ce genre; — en second lieu, le médecin qui, toutes choses égales, emploie des médicaments ou une méthode d'opérer qui causent une douleur tolérable, par exemple celui qui guérit les apostèmes par des maturatifs, sangsues, ventouses, corrosifs faibles et autres médecines semblables; — en troisième lieu, celui qui, toutes choses égales, comme il a été dit, traite par des médicaments qui causent une forte douleur, par de grandes incisions, avec des ruptoires, par de violents corrosifs, et en tirant, pressant, palpant violemment, comme il faut faire quelquefois, quand on palpe et examine un malade qui a un calcul, ou pour redresser des luxations ou des fractures. Enfin, en quatrième et dernier lieu, celui qui ne peut guérir une maladie curable par aucune des susdites méthodes, à moins que le patient, les assistants ou des causes extérieures ne l'entravent, celui-là ne doit pas être appelé chirurgien; non plus celui qui ne peut guérir des plaies qui ne sont pas absolument et nécessairement mortelles, si on les lui présente toutes récentes, ni celui qui ne sait pas guérir la fistule à l'anus.

En résumé, le chirurgien n'opérera jamais avec de forts remèdes, avant

---

1. Pagel : « sicut in cura apostematis maturandi et in malvam ». — Le manuscrit 1487 porte : « si... maturandi ut malvam ».

2. Notable XIX. *Du choix de la méthode de traitement.*

d'avoir tenté d'opérer avec de plus faibles, à moins qu'il ne présume que les remèdes faibles ne répondraient pas au but.

Ce sujet sera traité plus complètement au chapitre 1 de la doctrine II de ce traité, chapitre intitulé : DU TRAITEMENT DES ULCÈRES, dans les explications, au *Notable* VII.

Notable XX [1]. Je ne me propose, ni ne prétends écrire cet ouvrage pour les gens intelligents; cependant s'il fallait écrire pour eux, mon indigence et ma pauvreté y suffiraient; car il est beaucoup plus facile d'écrire pour eux que pour des ignorants. Il est plus facile d'instruire des savants que des ignorants, pour deux raisons : 1° les choses les plus fortes aux yeux des ignorants, paraissent faibles aux leurs; 2° ils comprennent beaucoup de choses en peu de mots. Ce sont eux que vise le Philosophe, lorsqu'il dit que pour un homme intelligent tout est assez vite dit, etc. Je me propose uniquement d'écrire pour enseigner autant que je puis les ignorants et les écoliers faibles, pour l'instruction desquels il faut nécessairement user de beaucoup de paroles, d'exemples, de démonstrations, et autres inductifs sensibles et évidents. Si, pour l'intelligent, une chose est vite dite, pour celui qui ne l'est pas, il faut répéter la même chose trois ou quatre fois sous diverses formes, jusqu'à ce qu'il la saisisse. Tous ceux qui ordonnent un sujet, et écrivent pour éclairer ces gens-là, doivent leur apprendre à déguster la science facilement, consciencieusement, graduellement, peu à peu; faisant comme les nourrices qui allaitent les enfants et leur apprennent et les accoutument à goûter aux mets, en leur mâchant les premiers aliments, et les leur offrant ensuite tout mâchés, à goûter [2]. C'est ainsi que les hommes de l'art et les docteurs [3] doivent non seulement mâcher la science pour leurs élèves ignorants, mais encore la ruminer deux et plusieurs fois, pour que ceux-ci puissent l'avaler plus facilement. Et, de même que les nourrices, une fois que les enfants ont des dents, ne leur mâchent plus leurs aliments, mais les leur donnent à mâcher par bouchées; ainsi, les docteurs et les maîtres [4] ne mâchent plus pour les élèves déjà instruits, ni ne ruminent et ne répètent leurs paroles, mais leur offrent la science divisée en bouchées, par petites parties, afin qu'ils la mâchent et la ruminent, s'exercent ainsi en mâchant et apprennent mieux par l'exercice.

1. Notable XX. *De la nécessité de donner du développement à un traité scientifique* (V. Notable X).

2. « Eo modo, quo nutrices lactentes pueros informant et gustandis cibariis assuescunt, masticantes eis primena cibaria et deinde masticata eis offerunt ad gustandum. »

3. « Artifices et doctores. »

4. « Ita doctores et docentes. »

Ceux en effet qui, pour des disciples complètement ignorants, n'écrivent que superficiellement, et en paroles brèves et obscures, cachant et gardant pour eux la moelle et la saveur intérieure de la science, agissent exactement comme les nourrices trompeuses et avides, qui mettent pour un instant entre les dents des enfants, un mets délicat et succulent, et qui, au moment où ceux-ci serrent les lèvres et les mâchoires, le leur enlèvent et l'avalent; l'enfant cherche alors le morceau et porte çà et là sa langue et ses lèvres. Ainsi, l'écolier ignorant qui a touché et goûté légèrement la surface de la science, la cherche de droite et de gauche, feuilletant de jour et de nuit des volumes et des livres, et il ne la trouve, ni ne la déguste.

De tout ceci, il ressort qu'une information donnée en peu de mots ne suffit pas aux disciples ignorants, et il ressortira de ce qui suit, que celle qui est donnée en paroles obscures, comme en paraboles, est de peu d'utilité. C'est ce que pense manifestement Galien lorsqu'il dit, au IIe livre du *De interioribus*, chapitre 7 : laissons de côté tous les mots obscurs et inintelligibles, déclarons qu'ils ne sont d'aucune utilité et efforçons-nous d'en trouver qui soient clairs. Le Philosophe dit la même chose au Ier livre des *Topiques*, à savoir que les dialecticiens ont deux défauts : mentir et dépasser la locution posée, c'est-à-dire parler par paraboles et obscurément, appelant par exemple un homme un platane, etc. On doit s'étonner que Dieu dans les Évangiles, qui sont écrits pour notre enseignement, ait voulu nous instruire par des paraboles, si ce n'est qu'il ne voulait pas jeter des perles devant des pourceaux, car celui qui dévoile des choses mystiques en diminue la majesté, et qu'il ne s'est pas soucié des défauts de l'art dialectique.

Notable XXI [1]. Il est bien périlleux pour un chirurgien peu célèbre d'opérer dans un cas donné, autrement que ne font d'habitude les autres chirurgiens, par exemple de panser les plaies comme l'enseigne Théodoric, dans la première partie de sa *Grande Chirurgie*, de réduire une jambe cassée et les autres fractures, ainsi qu'il l'enseigne dans la troisième partie, de traiter les apostèmes, comme il le montre dans la quatrième partie, chapitre 19, intitulé DU RÉGIME DE TOUS LES ABCÈS.

Il en fut ainsi pour le traitement des plaies selon la méthode de Théodoric. Maître Jean Pitard et moi, qui avons les premiers apporté cette méthode en France, et l'avons employée les premiers à Paris, dans le

---

1. Notable XXI. *Du danger pour un jeune chirurgien de s'éloigner de la coutume admise.*

traitement des blessures et dans plusieurs campagnes de guerre [1], contre la volonté et l'avis de tous, en particulier des médecins. — Nous avons enduré bien des dédains et des paroles honteuses de la part du peuple ; et de la part de nos confrères, les chirurgiens, bien des menaces et des périls. De certaines personnes et des médecins, tous les jours et à chaque nouveau traitement, nous avons supporté des discussions et des paroles si violentes, qu'à demi vaincus et fatigués de tant d'opposition, nous avions presque renoncé à ce traitement, et nous l'eussions complètement abandonné — Dieu le sait. — Mais le Sérénissime prince Charles, comte de Valois, nous est venu en aide ainsi que quelques autres, qui nous avaient vu auparavant dans les camps, soigner des plaies suivant cette méthode. De plus, nous étions soutenus par la vérité, pour laquelle l'homme doit plutôt supporter la mort que d'accéder à l'erreur. Dieu n'est-il pas la vraie vérité et n'a-t-il pas voulu souffrir la mort pour elle ? mais si nous n'avions été forts en la foi, renommés auprès du roi, médecins royaux et quelque peu lettrés, il nous eût fallu nécessairement abandonner ce traitement.

Et certes notre gain eût été meilleur, puisque les malades payent d'après la peine, comme la plupart font aujourd'hui. Lorsque la cure est excellente et la peine petite, ils disent que la maladie était peu considérable, puisqu'elle a été si facilement guérie, et qu'il n'était pas nécessaire d'appeler un chirurgien. Au contraire, lorsque la peine est grande, et la maladie peu importante, les malades ne payent généralement pas d'après l'importance de la maladie. Ils disent que si le chirurgien avait voulu, il l'eût guérie plus vite, et que son salaire doit être mesuré, non à la peine qu'il a prise, mais à l'importance ou plutôt au peu d'importance de la maladie. Et pourtant, il n'y a pas longtemps que tout le monde payait les chirurgiens d'après la quantité du travail, et non d'après l'importance de la maladie ; alors les chirurgiens ignorants et malhonnêtes, prolongeant les traitements, faisaient de superbes bénéfices, tandis que les chirurgiens francs et consciencieux abrégeaient autant qu'ils pouvaient les maladies, et vivaient pauvres et mendiants. De même, il est dangereux pour un chirurgien qui n'est pas illustre, d'épargner un malade, d'avoir compassion de lui, en le pansant avec douceur, et en ne lui causant que peu ou pas de douleurs, lorsque parfois on peut faire le pansement doucement et aisément. Tous les auteurs de médecine et de chirurgie, toutes les *Pratiques* et les praticiens qui opèrent selon les règles, recommandent de panser avec douceur plutôt qu'avec violence ; cependant, tous les illettrés vulgaires sont d'un avis opposé, ils se défient et se moquent des chirurgiens qui opèrent avec douceur, disant qu'ils sont pusillanimes, faibles, inex-

---

1. « Et in multis exercitibus. »

périmentés, et qu'un chirurgien compatissant laisse suppurer les plaies. Eh bien! ces chirurgiens qui traitent et pansent les malades rudement et sans miséricorde, même quand cela n'est pas nécessaire [1], et qui n'ont pas plus de compassion pour eux que pour des chiens, dans le cas même où ils devraient compatir, — on les tient aujourd'hui pour des hommes nobles, experts et résolus.

Aussi les chirurgiens avisés et peu illustres [2] doivent-ils se garder avec soin de ces deux dangers, parce que, si la guérison survient, les grands chirurgiens et la foule diront que c'est par hasard ou que le patient n'aurait pas été délivré dans un aussi bref délai, s'il avait été blessé comme il semblait au premier abord; et si le résultat est mauvais, le chirurgien sera éternellement diffamé, alors cependant que rien de fâcheux ne pouvait résulter ni n'est résulté de ce qu'il avait employé une méthode douce de pansement.

Parfois des chirurgiens grossiers et rusés [3] font en sorte, malicieusement, eux-mêmes ou par d'autres, par de vieilles gardes-malades [4], ou par des voisins, que le malade n'obéisse pas à son chirurgien doux et honnête, en mettant en avant toutes sortes de raisons apparentes. Aussi, il en arrive quelquefois malheur au malade, et le chirurgien est injustement diffamé.

Un chirurgien pauvre ou nouveau, quoique bon, peut à peine lutter contre le vulgaire et les chirurgiens en renom, car la vérité est impuissante sur les places publiques. Aussi est-il préférable pour un chirurgien timide et honnête, de s'abstenir complètement d'opérer d'après les deux méthodes indiquées plus haut, et de faire comme les autres chirurgiens, bien que ce soit mauvais, plutôt que d'opérer autrement et parfois mieux. Il arrive, en effet, souvent dans ce monde que celui qui a rendu moins de services, remporte plus d'argent, de reconnaissance et d'honneur. Mais dans l'autre siècle il en sera autrement. Dieu est un juge juste et ferme, etc. Donc, soyons en garde, nous souvenant, avec le Psalmiste, qu'un sort médiocre est préférable pour le juste aux grandes richesses des pécheurs, et avec Ovide « que gain honteux n'a pas bonne fin » [5].

Notable XXII [6]. Pour le traitement d'une maladie chirurgicale, on appelle ou on n'appelle pas de chirurgien; si on en appelle, on en

---

1. Pagel : « quamvis sic tractari indigeant »; — manuscrit 1487 : « quamvis sic tractari non indigent ».

2. Texte latin : « cauti cyrurgici et famosi »; — le sens demande : « et non famosi »; il y a probablement une faute de copiste.

3. « Rurales cyrurgici et procervi. »

4. « Per assistentes vetulas. »

5. « Et cum Ovidio :
   Non habet eventus sordida praeda bonos. »

6. Notable XXII. *Comment doit se tenir une consultation.*

appelle un ou plusieurs; on peut en dire autant des médecins. Si l'on
n'appelle ni chirurgien, ni médecin, il n'y a pas lieu à une consultation,
ni si l'on n'appelle qu'un médecin ou qu'un chirurgien, et que ce ne
soit pas ensemble [1]. Mais, si on en fait venir plusieurs à la fois, alors
il y a lieu à une consultation, et dans ce cas tous sont chirurgiens, ou
tous médecins, ou l'un est chirurgien, et l'autre ou les autres médecins, ou inversement, ou bien ils seront plusieurs des deux côtés. Quand
plusieurs sont ainsi réunis, quels qu'ils soient, à moins que l'un, ou
plusieurs d'entre eux, ou tous, ne soient envieux, désagréables ou hautains, il faut qu'une ou plusieurs fois, si la nécessité ou la possibilité
s'en présente, ils confèrent ensemble de ce qu'il faut faire dans le cas
présent.

Voici la *manière de tenir la consultation* : d'abord on doit discuter
sur la maladie présente, en considérant attentivement et en palpant,
parce que, comme le dit Haly dans le *Techni*, ainsi qu'on a vu ailleurs :
le diagnostic du chirurgien se forme par le toucher avec la main, et
l'observation avec l'œil; tous font l'examen l'un après l'autre. Ensuite, si
le cas le demande, ils examinent de nouveau le malade, tous ensemble,
se montrant réciproquement les signes de la maladie et les considérations
particulières remarquables qui dépendent, soit de la maladie, soit du
malade. Puis, l'un des consultants — celui qui est le plus élevé (magis
autenticus), surtout s'il est médecin, dit au malade : Seigneur, nous voyons
bien ce que vous avez, cela nous paraît clair, et vous devez avoir pleine
confiance et vous tenir en joie, car nous sommes ici tant et de telles
gens, que nous suffirions à un roi, et que le plus jeune d'entre nous
pourrait suffire à établir, poursuivre et mener à bien votre traitement.
Ensuite, il lui demandera les circonstances de sa maladie, lui disant :
Seigneur, ne vous déplaise et ne l'ayez en mauvaise part : quand votre
maladie a-t-elle commencée? et qu'ainsi de suite il lui fasse plusieurs
questions, comme on l'a indiqué au 45e Contingent tiré des indications
données par le malade.

Quand toutes les questions que le cas demande ont été posées avec
soin au malade, ils sortent tous de sa chambre et entrent dans une autre
où ils sont seuls, car dans toute conférence, les maîtres disputent entre
eux afin de mieux discerner la vérité, et parfois grâce à la discussion,
ils en viennent à des termes qui feraient croire à des assistants étrangers,
qu'il y a discorde ou lutte, et c'est le cas quelquefois. Ensuite, celui
qui est le plus âgé, le plus éminent, ou le plus illustre, etc., s'il y en a
un, comme serait un médecin du roi ou du souverain pontife, proposera

---

1. Pagel : « quando vocatur unicus cyrurgicus, si non simul » ; — manuscrit 1487 :
« quando vocatur unicus medicus aut unicus cyrurgicus, si non simul ».

aux autres, que l'on parle l'un après l'autre, et si tous se taisent, comme ils le doivent devant lui, qu'il prenne lui-même la parole, et les questionne tous les uns après les autres, en commençant par le plus jeune et le moins renommé, et ainsi de suite, montant toujours de l'inférieur au supérieur. Si, en effet, le plus âgé ou les plus âgés parlaient les premiers, les plus jeunes ou les moins considérables n'auraient rien à ajouter, et ainsi la consultation serait nulle, tandis que, quoi que disent les plus jeunes, il est loisible aux plus âgés, et cela n'est pas sans valeur, de régler, d'ajouter, retrancher, détruire ou approuver.

Qu'il demande donc à tous dans l'ordre qu'on vient de dire, quelle est la maladie présente, comment elle se nomme suivant l'expérience des hommes experts, quels sont les auteurs qui en font mention, et dans quelle partie de leurs ouvrages. Une fois la réponse donnée, qu'il demande si le mal est curable ou non, et dans le cas où il le serait, par quel moyen.

Prenons un exemple facile de chirurgie, pour faire mieux voir la chose : s'il s'agit de traiter un apostème dans un lieu charnu, à l'épaule ou à la fesse, il s'informera de quelle matière ou humeur il est formé, si c'est du sang par exemple ; il s'informera de la date de la maladie, de son commencement, de sa croissance, et demandera ensuite si une évacuation est convenable, et, étant donné qu'elle l'est, de quelle sorte elle doit être, une saignée par exemple? Si oui, à quelle place, dans quel membre, à quelle veine, quand et où il faut la pratiquer, car on la pratique diversement selon les diverses saisons, les habitudes du patient, et même selon l'état de la lune et des corps célestes, et ainsi d'une infinité de choses. Il faut considérer encore la diversité des périodes de la maladie, suivant qu'elle est à son début, en croissance, à sa periode d'état ou à son déclin; car, selon leur diversité, on pratique les évacuations, en cas d'apostème, d'une façon ou de l'autre, comme on le fera voir plus complètement ci-dessous, doctrine II, traité III, DU TRAITEMENT DES APOSTÈMES. On a exposé déjà complètement au Contingent 35, ce qu'est le début d'une maladie, sa croissance, etc.

En faisant des évacuations, l'on considérera les habitudes du malade, en tenant compte de la quantité accoutumée de ses évacuations, si le cas le permet, et de l'époque de l'année; les uns ayant coutume de choisir le printemps, d'autres l'automne, et ainsi des autres choses, tenant compte encore des heures qu'il préfère, le matin, à midi ou le soir, à jeun ou après le repas, car les uns ont coutume de se faire saigner après avoir bu et mangé, les autres à jeun. Quant à savoir s'il faut suivre ou réformer ces habitudes, on en a parlé ci-dessus au 44ᵉ Contingent. Que l'on considère enfin les positions de la lune et des corps célestes, comme il apparaîtra au chapitre I de la doctrine II, traité III, intitulé DES EFFETS

PRODUITS PAR LES ÉVACUATIONS CHIRURGICALES, où l'on donne la description des incisions à pratiquer.

Notable XXIII [1]. Enlever les tentes, etc., c'est une règle générale très vraie qui est applicable dans le traitement des plaies purulentes, des apostèmes et des ulcères, et quiconque l'ignore ou ne la suit pas, n'est ni ne doit être appelé chirurgien. Cela me vient à l'esprit à propos d'un traitement que nous dirigeons en ce moment, il s'agit d'une fistule à l'anus, dans laquelle on a fait une nouvelle incision pour faire sortir le pus, et aussitôt après elle a manifestement commencé à se dessécher. Donc, en quelque endroit que ce soit, toutes les fois qu'après une ouverture faite dans l'une des maladies susmentionnées ou leurs semblables, ou qu'après une ouverture spontanée qui a donné issue à cet immondice ou à une grande quantité de pus — (quelquefois le pus sort dans d'autres opérations totalement ou à peu près, tantôt en quatre jours, tantôt en dix, en huit, parfois après un plus long temps, suivant la variété des conditions particulières ou selon que l'ouverture est grande ou petite, qu'elle est superficielle ou va jusqu'au fond, suivant que le pus est liquide ou épais, coulant ou adhérent, et suivant la diversité du régime du malade et les circonstances locales, etc.) — du moment donc que cet immondice ou cette première quantité de pus est sortie [2], le pus commence à diminuer manifestement de lui-même, par la force de la nature, ou par un secours opportun de la médecine, — alors le chirurgien doit supprimer complètement ou en partie, les tentes placées dans l'ouverture qui donne issue au pus, selon qu'il paraîtra avantageux; non pas subitement, mais peu à peu, et il continuera à dessécher en suivant la nature, jusqu'au complet achèvement de la cure. Car, comme Galien le dit dans le *Techni*, ainsi qu'il est rappelé plus haut, en toutes choses c'est la nature qui opère, le médecin est le serviteur, et, comme on le déduit de ses paroles sur l'*Aphorisme...* de la première partie, « in perturbationibus ventris, etc. » : l'art doit imiter la nature [3], à savoir dans ses opérations régulières.

La nature, en effet, est comme le joueur de viole (viollator) dont le son conduit et règle les danseurs; nous, médecins et chirurgiens, nous sommes les danseurs, et nous devons danser en mesure, quand la nature joue de la viole. La nature en effet, en desséchant, après qu'une quantité suffisante de pus a été expulsée, opère régulièrement, car les

1. Notable XXIII. *Enlever les tentes dès que la suppuration diminue.*
2. « Ex quo talis immunditia [1487 : aut alia copia saneii incipit] fuit prima copia saniei. »
3. Pagel : « ars debet mutare naturam ». Manuscrit 1487 : « ars debet immitari naturam ».

plaies, les ulcères et les maux de ce genre ne guérissent jamais qu'ils
ne soient desséchés, ainsi que le dit Galien. Aussi quand il y a à dessécher, le plus vite est le mieux, car il est inutile d'employer plusieurs
moyens et un long temps à faire ce qui peut s'exécuter simplement et
rapidement, si cela se fait également bien. Plus les ulcères et autres
maux semblables sont promptement desséchés, moins il y a de perte et
de gangrène dans la substance du membre lésé, et mieux la complexion
naturelle se conserve, quoique tous les anciens chirurgiens et presque
tous les modernes soient d'un avis contraire, à savoir que plus l'écoulement du pus se prolonge dans ces maladies, mieux elles sont expurgées
et guéries. En conséquence, ils maintiennent la tente aussi longtemps
qu'il y a une ouverture, et tant que la tente reste dans l'ouverture il est
impossible que celle-ci se referme, parce que deux surfaces opposées
ne peuvent se réunir aussi longtemps qu'il y a quelque corps étranger
entre elles. La présence permanente de la tente est une cause de production continuelle de pus, et celle-ci est la cause pour laquelle on continue à placer la tente; les deux choses sont ainsi causes l'une de l'autre.
Comme ceci est contraire à la nature et à la vertu qui régit le corps,
les plaies et les ulcères plats deviennent des cancers, et les plaies creuses
des fistules.

Cette matière est traitée plus clairement et mieux, au chapitre 2 de
la doctrine I, Traité II, DU TRAITEMENT DES BLESSURES DE LA TÊTE, au second
Notable du préambule (p. 209), dans lequel on résout la question de
savoir quel est le meilleur traitement pour les plaies et maux de ce genre,
de celui qui amène une longue suppuration, ou de celui dans lequel on
l'évite complètement ou autant que possible.

Notable XXIV [1]. Certains blessés veulent être changés ou pansés [2]
plus souvent qu'il n'est nécessaire, parce qu'ils pensent être ainsi plus
vite guéris ou parce que, après le pansement, ils sont soulagés de leurs
douleurs, ou pour plusieurs autres raisons. D'autres veulent être pansés
plus tard qu'il ne faut, et redoutent la douleur du pansement, tels sont
les enfants, les pusillanimes, les faibles et les imbéciles, ou bien parce
qu'ils ont fait l'expérience qu'un pansement fréquent leur est nuisible,
il en est ainsi d'autres encore.

Les raisons légitimes du changement et du pansement [3] des malades,
qui ont déjà été pansés une ou plusieurs fois, dérivent toutes de six
choses : 1° de la méthode de pansement; 2° du lieu pansé ou à panser;
3° du fait ou des conditions du patient; 4° des remèdes locaux appliqués

1. Notable XXIV. *Des conditions du renouvellement des pansements.*
2. « Mutari aut praeparari. »
3. « Mutationis et praeparationis. »

aux blessés ou qu'il faut leur appliquer; 5° du chirurgien qui opère; 6° de quelque nécessité extrinsèque.

Du premier point, à savoir de la méthode de pansement, dérivent six raisons pour lesquelles il faut changer ou panser les malades : 1° quand le bandage est trop serré; il faut alors le relâcher, et cela de deux façons, car parfois il faut et on doit tout changer, parfois il suffit de relâcher sans tout changer; 2° quand le bandage est trop lâche, cela aussi peut être corrigé de deux façons, comme il vient d'être dit pour le premier cas; 3° quand le bandage est totalement enlevé; alors on le refait comme avant ou mieux; 4° quand toutes les applications locales sont complètement tombées; alors il faut les replacer ou en mettre d'autres; 5° lorsqu'il semble au chirurgien que le malade n'est pas convenablement pansé, soit qu'il ait été pansé à la hâte ou par nécessité, soit qu'on n'eût pas alors les choses nécessaires; 6° lorsque le patient, déjà pansé, se confie à un nouveau chirurgien, parce qu'alors, à moins qu'on ne craigne un grand danger, tel qu'un écoulement violent de sang ou quelque chose de semblable, il est convenable que le chirurgien enlève le bandage tout entier, ou le fasse enlever par le premier chirurgien, s'il est présent. La raison en est que, s'il y a quelque chose à corriger, on le corrigera au plus vite, car un retard cause quelquefois un dommage irréparable.

Du second point, à savoir du lieu pansé ou à panser, dérivent quatre raisons de changement : 1° s'il y a là trop de pus; il faut en effet le mondifier, car il est corrosif, ainsi qu'on l'a vu ailleurs; 2° s'il y a une trop vive douleur, parce que s'il en est ainsi, il faut l'adoucir, car elle abat la vertu, comme on a vu; 3° s'il se produit à cette place une trop grande chaleur ou un trop grand froid, ou quelque autre chose qui se guérisse par son contraire; 4° s'il s'y déclare un fort prurit, ainsi qu'il arrive souvent dans les fractures et les autres affections des os; on l'apaise ainsi qu'on le dira ci-dessous au chapitre DES FRACTURES.

Du troisième point, c'est-à-dire du fait ou des conditions du malade, dérivent jusqu'à présent trois raisons : 1° si le malade est de forte vertu, parce que chez lui les médicaments agissent plus vite et mieux[1], toutes choses égales d'ailleurs, que s'il est abattu et de vertu débile; dans ce cas la vertu du remède est plus lentement absorbée[2]; 2° si le malade est de complexion chaude, comme l'homme par rapport à la femme, le jeune homme par rapport au vieillard, et semblables, et cela pour la rai-

---

1. « Citius et melius reducit virtutes medicinarum de potentia ad actum. »
2. « Virtus medicinae citius est consumpta. » Le second membre de phrase est une opposition au premier, le sens rejette « citius », il faudrait « tardius » par exemple. Il y a, sans doute, erreur de copiste.

son indiquée tout à l'heure; 3° si le malade est dans une si grande situation que le chirurgien doive condescendre pour lui à certaines choses qui ne sont pas trop contre la raison, et que ce malade soit convaincu qu'un pansement fréquent lui serait utile [1]; alors le chirurgien avance un peu, mais pas beaucoup, l'heure à laquelle il doit faire le pansement, pour qu'on ne lui fasse pas de reproches, si l'affaire va mal.

Du quatrième point, du fait des médicaments ou des applications locales, dérivent cinq raisons : 1° si nous voulons savoir et voir quel effet a produit un remède local; 2° si nous savons que la vertu du topique que nous avons appliqué est épuisée; 3° que la vertu du remède soit épuisée ou non, du moment que nous savons qu'elle n'a plus d'action à cette place; 4° du moment que nous voyons qu'elle est nuisible; 5° lorsqu'il nous semble, pour quelque raison, qu'il faut appliquer un remède de la même vertu ou d'une autre.

Du cinquième point, du fait du chirurgien qui opère, on fait dériver trois raisons : 1° quand il faut que le chirurgien qui dirige le traitement s'absente, il doit alors avancer l'heure du pansement; 2° si le chirurgien n'est pas là à l'heure convenue, il faut alors que le pansement soit retardé jusqu'à son arrivée; 3° pour que le chirurgien paraisse faire quelque chose; cela n'est pas une raison légitime, mais trompeuse, cependant elle se présente quelquefois.

Du sixième point, de quelques nécessités extérieures, dérivent deux raisons : 1° s'il y a là des personnes, telles que des parents du malade, qui veuillent et doivent voir là lésion et qui peut-être ne peuvent pas attendre l'heure convenable; 2° s'il y a là quelque personne envoyée de la part de la justice, un chirurgien juré par exemple, pour voir la lésion et rapporter à la justice si elle présente ou ne présente pas de danger.

S'il y a encore d'autres raisons pour changer ou panser à nouveau le malade, je crois qu'elles peuvent et doivent se ranger sous l'un ou l'autre des chefs susdits, ou qu'elles peuvent y être ramenées.

L'on peut d'après les raisons précédentes renouveler le pansement des malades, mesurer exactement le temps qu'il doit y avoir entre deux pansements, temps pendant lequel la nature se repose et opère en toute liberté sur les remèdes locaux qu'on a appliqués, dont les uns sont de substance si solide et si compacte et ont leur vertu si cachée dans leur profondeur, qu'avant que la nature puisse l'extraire tout entière, et la réduire de puissance en acte, un long temps est nécessaire. Les médicaments de cette sorte sont par exemple l'emplâtre diachylon,

---

1. « Habebat imaginationem fortem, quod crebra praeparatio aut tarda juvet ipsum. »

l'oxycroceum, le cérat[1] et d'autres semblables; d'autres topiques sont d'une substance fluide, subtile et ténue et d'une vertu si superficielle, que la nature la réduit de puissance en acte, l'extrait et l'épuise dans un court délai. Les applications locales de cette sorte sont les onguents, les ablutions, les huiles, etc.

Notable XXV[2]. Ce serait en vain que le chirurgien connaîtrait aujourd'hui dans leur entier l'art, la science et les opérations de la chirurgie, comme on.l'a déjà dit, s'il n'avait l'art et la science de se faire payer, puisque c'est là son intention principale, et qu'une chose est inutile, si étant faite pour arriver à quelque fin, elle n'y arrive pas. Aussi, est-il nécessaire pour le chirurgien qui veut opérer, qu'il ait par précaution plusieurs raisons efficaces à faire valoir dans ce but. Il y a, en effet, des patients, même riches, qui sont assez misérables, avares et stupides pour ne rien donner, ou s'ils donnent, c'est peu de chose. Ils croient satisfaire convenablement un chirurgien, s'ils lui donnent 12 deniers ou 2 sous par jour[3], comme ils feraient pour un maçon, un pelletier[4] ou un savetier, et ne remarquent pas que les richesses ne valent pas la santé, et qu'il n'y a pas de pauvreté qui puisse être justement comparée à la maladie.

Aussi, la loi dit-elle que le corps humain doit être préféré à toutes les autres choses; par conséquent, le chirurgien ne doit pas tolérer que pour avoir sauvé un bras ou une main, on lui offre un prix modique ou rien. C'est à cette intention que Caton dit : lorsque le travail est en pure perte, la misère humaine s'accroît[5]. C'est bien en effet du travail en pure perte et préjudiciable, quand le chirurgien travaille à son propre détriment et à l'avantage du malade. On peut dire de lui ce que l'on répète communément, qu'il bat les broussailles[6], laissant à d'autres les

---

1. « Oxycroceum, ceroneum. »

2. Notable XXV. *De la supériorité du chirurgien. — De la légitimité d'un salaire convenable.*

3. « 12 denarios aut 2 solidos. » Chereau, dans son travail sur Henri de Mondeville, en 1862, dit dans une note (p. 48) : « Je trouve dans les comptes de la construction de Saint-Jacques de l'hôpital de Paris, en date de 1320, que Henri de Baussaut, maçon (c'est-à-dire architecte), est payé par jour 2 s. 2 d.; Conrart de Saint-Germain, imagier, chargé de sculpter un chapiteau et un bénitier, 2 sous; les simples manœuvres, 1 sou. Nous rappellerons que d'après les évaluations de M. Leber, et en tenant compte du *pouvoir* de l'argent, le sou représentait, dans la première moitié du XIV° siècle, 4 fr. 1 c. environ. » — V. aussi *Guy de Ch.*, 1890, p. LXXII et CLXXIV.

4. « Lathomo, pellipario aut sartori. »

5. « Ad istam intentionem dicit Cato :

    Cum labor in damnis, crescit mortalis egestas. »

6. Pagel : « quod ipse percutit dumos »; — p. 642, Pagel indique une correction

moineaux et le profit, et qu'il est comme le mouton dont le poète dit :
ce n'est pas pour lui mais pour les autres que le mouton porte sa
laine [1].

Quel avantage a un chirurgien célèbre, réputé et honnête, si tous les
jours, du matin au soir, sans trêve, il court à droite et à gauche, et
visite les malades; si toutes les nuits, repassant dans son esprit ce qu'il
a vu pendant le jour chez chacun de ses patients, il prévoie et arrange
ce qu'il lui faudra faire le lendemain, s'il dépense toutes ses forces dans
les affaires d'autrui, et si l'on dit, que seul il fait de grandes merveilles,
et qu'avec cela on ne lui donne pas une rétribution digne de son travail,
et pour le grand bienfait d'avoir rendu la santé, une haute rétribution et
de l'honneur. La loi ne dit-elle pas que personne n'est tenu de servir
dans l'armée à ses propres dépens, et le vulgaire dit aussi que l'ouvrier
mérite salaire et récompense [2].

Donc, pour que les chirurgiens magnifiques [?] puissent et sachent
arracher, autant qu'il est possible, un salaire suffisant à leurs patients
riches, et les y amener habilement, il faut se reporter plus haut au
VIIe *Notable*, dans lequel on a traité des moyens et de l'art par lesquels on peut s'attacher les malades riches et aussi les assistants. En
outre, il faut encore être attentif aux quelques points qui suivent, afin
de connaître mieux les *raisons par lesquelles on prouvera tout à l'heure
que les chirurgiens doivent recevoir un plus fort salaire que les autres
hommes d'art* :

1° Le chirurgien habile et éloquent doit s'adresser ainsi au malade
indigne et négligent : Seigneur, il semble, et c'est vraiment étonnant!
que pour fixer les salaires, vous et les autres riches ne fassiez aucune
différence entre les chirurgiens et les médecins lettrés d'une part et les
tailleurs, les pelletiers, et autres artisans purement mécaniques, illettrés
et bêtes; si vous saviez en effet quelle différence il y a entre eux, vous
sauriez bien fixer le salaire qui convient à chacun. Ne savez-vous pas
que le chirurgien conserve la santé, guérit la maladie, répare les membres lésés, et par conséquent conserve la vie? Le pelletier répare des
fourrures qui préservent seulement du froid, et ne sont que de peu ou
d'aucune utilité en été. Quel rapport y a-t-il entre ces personnes? Qui est
celui qui ne préférerait pas perdre son capuchon [3] et souffrir du froid,

---

d'après le manuscrit 7130, domos? au lieu de dumos. — Il n'y a pas de doute à
avoir, c'est « dumos », les « passeres », les moineaux le prouvent.

1. « De quo dicit poeta :

        Non sibi sed aliis aries sua vellera portat. »

2. « Nonne dicit lex : quod nemo tenetur propriis stipendiis militare? et vulgus
similiter dicit : quod dignus est operarius salario et mercede. »

3. « Caputium », pour « capitium », vêtement qui couvre la tête.

pendant tout l'hiver, plutôt que de mourir sur l'heure? Donc, les chirurgiens doivent remporter un salaire plus considérable que les autres.

2º Le chirurgien apprend son art en étudiant, en écoutant, en disputant, en conférant, en lisant, et en opérant; le bon chirurgien doit avoir l'intelligence subtile et un excellent génie naturel, et de plus les membres forts et agiles, afin de pouvoir accomplir virilement toutes les opérations de l'âme. Les œuvres toutes mécaniques au contraire, telles que l'art du tailleur, s'apprennent simplement en regardant faire; un muet, un sourd, un boiteux, hommes imparfaits, peuvent les apprendre et y suffire, donc, etc.

3º Ainsi qu'il a été prouvé plus haut dans l'Introduction du Traité II de cette *Chirurgie*, il y a plus de conditions à remplir pour faire un chirurgien parfait que pour faire un médecin. Il faut, en effet, que le parfait chirurgien sache la médecine et apprenne en outre la manière d'opérer manuellement, choses qui demandent une étude approfondie, un grand travail poursuivi avec sollicitude, et par conséquent un long temps; tandis que les simples artisans mécaniques apprennent chez eux et n'étudient pas; en peu de temps ils sont maîtres, et en dix ou douze ans, et parfois moins, il y en a qui sont parfaits. Donc, etc.

4º Partout ou presque partout, on trouve des gens qui exercent des professions mécaniques et qui sont suffisants pour ce qu'ils font; mais on ne trouve pas partout des chirurgiens. De même, on trouve partout des évêques, des abbés et d'autres prélats suffisants; parce que s'ils ne connaissent ou ne peuvent exercer leurs offices, ils créent un substitut qui remplit leur charge aussi bien ou mieux qu'eux. Le chirurgien ne peut remettre sa tâche à un substitut, il faut qu'il opère lui-même.

5º Les chirurgiens usent la plupart du temps dans leurs opérations, d'onguents et de choses de ce genre, que les malades ne trouvent pas à acheter; les hommes de profession mécanique ne fournissent rien, si ce n'est leur habileté et leur travail. Donc, etc.

6º Il faut que les bons chirurgiens visitent les Études de médecines, prennent part aux tournois et autres exploits d'armes très dangereux; les artisans mécaniques ne courent pas çà et là pour apprendre; ils apprennent dans leurs maisons, en tout loisir et tranquillité. Donc, etc.

7º Dans un cas quelconque, un seul chirurgien, deux, ou trois au plus, font autant d'ouvrage que s'ils étaient cent mille milliers; ils n'en est pas ainsi dans les arts purement mécaniques, car lorsqu'on veut presser quelque ouvrage de ce genre, il faut qu'un nombre beaucoup plus grand ou presque infini de gens y travaillent. Si trois chirurgiens au plus font aussi bien et aussi vite dans une œuvre de chirurgie, qu'un nombre infini d'artisans purement mécaniques, dans quelque construction, les trois chirurgiens doivent toucher le salaire que toucheraient le nombre infini des artisans mécaniques.

8° Les ouvriers mécaniques gagnent le plus souvent la même somme tous les jours, ils ne sont jamais oisifs, tandis que les chirurgiens n'opèrent pas également tous les jours, mais de temps en temps, et par aventure, ils restent souvent oisifs; aussi faut-il que le temps pendant lequel ils gagnent subvienne à celui où ils sont oisifs.

9° Aucun artisan, sauf les chirurgiens, ne travaille sur le corps humain, puisque tous sans exception opèrent seulement sur les choses extérieures et accessoires, les avocats sur les biens, les tailleurs sur les robes, etc. Donc, etc.

10° Les chirurgiens seuls entre tous les artisans, ne sont jamais appelés que là où il y a de la tristesse et de la douleur. Donc, etc.

11° Il n'est jamais dit dans les *Saintes Écritures* que le Sauveur ait fait quelque œuvre de sa main, si ce n'est office de chirurgien, lorsque de sa propre salive et de ses propres mains il oignit [1] les yeux de l'aveugle et lui rendit la vue; par cela il approuve l'œuvre de la chirurgie avant toutes les autres. De même l'*Ecclésiaste* dit, à la trentième octave : « Honore le médecin parce que c'est nécessaire », indiquant manifestement par là que Dieu ne guérit pas seul les maladies comme le croient quelques-uns, car alors il n'ordonnerait pas d'honorer les chirurgiens et les médecins, puisque cela ne serait pas nécessaire. Et lorsqu'il ajoute « car le Très-Haut l'a créé de la terre », il est évident qu'il n'entend pas le médecin de l'âme, car ce n'est pas de la terre qu'il a créé la médecine de l'âme. Donc, etc.

12° Les guérisons et les opérations des chirurgiens sont plus apparentes que celles des médecins, et les chirurgiens habiles sont très peu nombreux, tandis qu'il y a davantage de bons médecins. Donc, etc.

13° Le confesseur sauve seulement l'âme du pénitent; les chirurgiens par un remède local, ou même par leur seule parole, sauvent un doigt, une main, un bras quelquefois, et ainsi la vie de l'artisan pauvre et malade; si celui-ci mourrait, sa femme et ses enfants dont par son métier il gagnait la nourriture, mourraient aussi.

Lors donc que le patient vient pour la première fois trouver le chirurgien, celui-ci doit, avant de demander un salaire précis, considérer trois points : 1° ses propres conditions; 2° les conditions du malade; 3° les conditions de la maladie à traiter. Premier point : pour ce qui le touche, le chirurgien doit considérer s'il est célèbre, plus connu que ses collègues, s'il est seul dans son pays, s'il est riche, et n'est pas forcé de gagner et

---

1. Pagel : « illuminavit », ms. 7139 : « illinuit ».

de pratiquer, s'il est assez occupé de cures ou s'il est sur le point de se charger d'autres cures importantes, et ainsi de suite.

Quant au second point, à savoir les conditions du patient, ou bien le chirurgien le connaît, ou il ne le connaît pas. S'il le connaît, il sait s'il est riche ou pauvre, s'il a des amis riches, s'il est par exemple fils ou neveu d'un évêque ou d'un abbé. S'il ne le connaît pas, il doit prendre des informations avec soin, ou en faire prendre par ses assistants, parce que quelquefois et même souvent les riches viennent chez le chirurgien en habits de pauvres. Aussi, si le chirurgien s'en aperçoit, doit-il demander des délais, en inventant une raison quelconque et disant : Seigneur, j'ai vu votre maladie; il faut d'abord que j'y pense et repense, et que je la voie une seconde fois et avec réflexion, car celui qui se hâte de juger, ne tarde pas à s'en repentir. Dans l'intervalle, le chirurgien pourra prendre ses informations.

Quant au troisième point, le chirurgien doit être attentif aux conditions de la maladie à traiter, savoir si elle est grave, si elle est difficile à guérir, si la cure sera longue, s'il y a peu de gens qui sachent la traiter, si la maladie est déjà ancienne, s'il y a désaccord entre les conditions particulières et ainsi du reste. Qu'il ne croie pas le patient sur les circonstances de sa maladie, mais s'en rapporte à ses yeux et à son art. En effet, les malades veulent le plus souvent que leur maladie passe pour plus aisée à guérir, afin que le salaire du chirurgien soit diminué.

Si donc, eu égard au chirurgien, au malade et à la maladie, toutes ces conditions se trouvent remplies, le chirurgien peut et doit demander audacieusement au malade un salaire élevé. Si ce sont des conditions contraires à celles qu'on vient de dire qui se rencontrent, il doit se contenter d'un salaire minime. S'il rencontre des conditions intermédiaires, il demandera un salaire médiocre.

Le langage d'un chirurgien avec des riches doit être le suivant : d'abord il cherchera à amener le malade et les assistants à donner un salaire convenable en faisant valoir les considérations précédentes, les rappelant toutes, ou plusieurs d'entre elles ou seulement quelques-unes, comme il lui paraîtra opportun, telles qu'elles sont développées au notable 7e et dans ce notable même. Le chirurgien dira ensuite : Il me semble que pour cette cure un chirurgien devrait obtenir cent livres, et si l'on s'étonne grandement, le chirurgien dira, se modérant : Je ne dis pas que je veuille en avoir autant, mais que ce devrait être ainsi; et vous, veillez soigneusement à ce que le chirurgien soit dédommagé de sa peine, de sa science et de ses topiques, si c'est lui qui les a payés, et à ce qu'il soit nettement votre obligé. Alors, après avoir entendu leur réponse, le chirurgien diminuera peu à peu le salaire demandé.

Un chirurgien connu aura cependant pour règle générale de se fixer à lui-même un minimum, pour lequel il ferait le traitement; il peut alors demander plus du double, de façon à pouvoir, s'il le faut, diminuer jusqu'à la moitié du salaire demandé mais pas au delà; ce serait honteux. Il serait en effet beaucoup plus digne pour le chirurgien, de dire : Je suis prêt à faire cette cure selon l'avis de tel de vos amis ou selon le vôtre, car je la ferais plutôt pour rien, par amour de vous, que pour une telle somme. Et le chirurgien peut prétendre, qu'il n'a ni prébende, ni revenu, sauf son art, et que tout est cher, surtout les épices et les onguents; qu'une grande somme d'argent vaut peu de chose, et que les salaires de tous les autres artisans, des maçons par exemple, sont doublés. Je répète, le chirurgien doit exiger sans mesure des riches, et en tirer autant qu'il peut, pourvu cependant qu'il dépense tout l'excédent à panser les pauvres.

Les salaires des chirurgiens, en effet, ne sont pas tarifés et déterminés, ni égaux pour tout le monde, comme ceux des autres artisans. Un peu de santé ne vaut-il pas plus qu'il ne pourrait se vendre? Aussi le chirurgien peut très équitablement et la conscience tranquille, prendre au riche cent livres, en prendre cinquante à un homme de fortune moyenne, et à un pauvre une oie, un canard, une poule, des poulets, un fromage ou des œufs. Mais si le patient est vraiment pauvre, il ne prendra rien de tout cela, car il est plus lourd pour le pauvre de donner une oie, que pour le riche de donner une vache.

De ce qu'on vient de dire, il ressort que la chirurgie doit être réputée le plus heureux de tous les arts, tant libéraux que mécaniques, et la plus heureuse de toutes les sciences, parce que par elle on fait des aumônes plus fleuries et plus grandes. Tous les autres artisans, en effet, sans aucune exception, font des aumônes de biens extérieurs, comme des vêtements, des victuailles et des choses semblables, toutes extérieures, qui, si le corps est malade, sont de peu d'utilité. Aussi Caton disait-il : Un malade riche possède des écus, il ne se possède pas lui-même.

Vous donc, chirurgiens, si vous avez opéré consciencieusement chez les riches pour un salaire convenable, et chez les pauvres par charité, vous ne devez craindre ni l'assaut du feu, ni la pluie, ni le vent, vous n'avez pas besoin d'entrer en religion, de faire des pèlerinages, ni autres œuvres de cette sorte, parce que, par votre science, vous pouvez sauver vos âmes, vivre sans pauvreté et mourir dans vos maisons, vivre en paix et en joie, et exulter parce que votre récompense est grande dans les Cieux, ainsi qu'il suit nécessairement des paroles du Sauveur, qui dit dans le psaume, par la bouche du prophète : Heureux celui qui a pitié du besogneux et du pauvre [1], car au jour

---

1. « Beatus qui intelligit super egenum et pauperem. »

mauvais, le Seigneur le délivrera. Et comme on a dit plus haut que
notre Sauveur, le Seigneur Jésus-Christ, en exerçant de ses propres
mains l'office de chirurgien a voulu honorer les chirurgiens, de
même le Prince sérénissime roi de France, les honore, eux et leur
état, lui qui guérit les scrofules par le seul toucher. De même,
comme on l'a dit plus haut, que le Sauveur lui-même ordonne dans
l'*Ecclésiaste* que les chirurgiens soient honorés des autres hommes,
de même, il ressort des *Actes* et des *Chroniques* des Romains que tous
les empereurs ont eu les chirurgiens en grand respect et honneur, dans
l'intérêt de la chose publique, et ont ordonné qu'on les honorât et qu'on
les plaçât avant les autres artisans, car seuls ils opèrent sur le corps
humain. Aussi, la communauté leur allouait-elle un salaire fixe, en vin,
blé, viandes, etc., et une somme d'argent fixe, ainsi qu'il est écrit dans
les *Recueils des Actes* et dans les *Histoires* des plus grands empereurs
et pontifes romains.

Ils décrétèrent que les chirurgiens jouiraient d'immunités, seraient
libres et exempts de toutes collectes, subventions par travail personnel[1],
et de toutes les servitudes communes, telles que réparations des murs,
fossés et chemins, de la garde nocturne des cités, et de toutes ces sortes
de choses. Ils leur accordèrent vingt-six privilèges des plus nobles
ou davantage, qui sont consignés dans le Corps des lois, que j'ai fait
rechercher, extraire et rédiger par un de mes malades, excellent professeur légiste. On les appelait *Chirurgiens majors* (majores chirurgico-
rum), comme les chirurgiens du palais sacré du prince étaient appelés
Examinateurs (aliorum examinatores) et communément par le vulgaire
Archiatres, de archos qui veut dire prince, ainsi qu'il ressort du registre
des professeurs et médecins[2]. On peut y lire d'autres choses, si l'on
veut, etc.

Notable XXVI[3]. On nous demande fort souvent conseil, à nous chirurgiens, sur le traitement de maladies que nous n'avons pas vues, ni ne
pouvons voir, à cause de l'absence et de l'éloignement des malades
qui ne peuvent être transportés commodément, tandis que nous ne
pouvons non plus nous rendre facilement auprès d'eux. Dans ces conditions, il n'est ni sûr, ni conforme aux préceptes de l'art et d'une bonne
conscience, de formuler une prescription de traitement curatif pour des

1. « Subventionibus ex actionibus. » Il s'agit probablement d'une imposition
analogue à notre impôt de prestation en nature, travail que l'on doit faire soi-même.
2. « A vulgo archiatri ab archos quod est princeps, sicut patet codice de profes-
soribus et medicis. » H. de M. ne connaissait pas le grec, avons-nous dit,
archiâtre vient de ἀρχός, premier, et ἰατρος, médecin.
3. Notable XXVI. *De la consultation donnée à distance.*

maladies de gens absents [1], lorsqu'elles sont difficiles à guérir, comme en cas de cancer, de fistules, etc. Il est permis toutefois, après s'être légitimement excusé, de prescrire un traitement palliatif. Dans les maladies faciles à guérir, dans les petites plaies récentes, par exemple dans les furoncles, apostèmes, légères contusions, etc., on peut donner une prescription curative à des personnes absentes.

Nous expliquons ces trois points, dans l'ordre : Premier point. Un chirurgien ne peut guérir une maladie s'il ne la connaît suffisamment ; mais il ne peut suffisamment connaître une maladie de traitement difficile, telle que le cancer et d'autres, en l'absence du malade ; donc, dans ce cas, il ne peut ni ne doit, d'après les règles de l'art, donner une prescription curative, puisqu'elle ne serait pas utile. La majeure ressort de l'autorité de Galien, qui dit dans le *Megatechni*, livre Ier, chapitre 3 : celui qui veut guérir une maladie doit auparavant la connaître. Et de même au IIIe livre du *De ingenio*, chapitre 9, au commencement : les plaies composées ne guérissent jamais, à moins que le chirurgien qui opère ne connaisse auparavant leurs conditions particulières. Cela est encore prouvé par l'autorité d'Avicenne, l. 4, f. I, chap. 4, du *Régime général des fébricitants*, où il dit : Il n'est pas possible de guérir une fièvre, si on ne l'a reconnue auparavant. La mineure est prouvée par l'autorité de Galien, par celles de Haly et de Jean Damascenus :

1° Par l'autorité de Galien, livre III du *Megatechni*, chapitre 1, au commencement, et livre III du *De ingenio*, chapitre 1, à la fin, où il dit : Si l'on connaît l'essence d'une maladie, sa nature et sa forme, sa composition, sa complexion, et l'action des moyens de secours, et tout ce qui touche au membre lésé, on pourra savoir si une maladie est guérissable ou si elle est incurable. Ceci prouve la majeure susdite, à savoir qu'une maladie n'est guérie que si on la connaît d'abord en elle-même, dans ses causes et ses accidents, que si l'on connaît le membre malade, sa complexion, sa composition, son action naturelle et les fonctions qu'il a à exercer dans le corps. La mineure s'ensuit également, à savoir que la maladie ne peut être reconnue, comme on vient de le dire, si le malade n'est pas présent.

La manière de reconnaître une maladie et l'état d'un membre ainsi qu'on vient de dire, est indiquée plus bas, au chapitre 9 de la doctrine I du traité II de cette *Chirurgie*, chapitre intitulé : DES PLAIES DANGEREUSES OU MORTELLES ET DE CELLES QUI NE LE SONT PAS. Encore, ne suffit-il pas au chirurgien de connaître l'état présent d'une maladie et d'un malade, il lui faut en plus connaître l'état passé et toute la marche de la maladie, et comparer l'un avec l'autre. Ceci ressort de l'autorité de Galien, qui dit

---

1. « Dari consilium curativum in morbis absentium difficilibus ad curandum. »

au IX⁰ livre du *De ingenio*, chapitre 6 : Il faut avec le présent considérer le passé et les comparer l'un à l'autre.

2° La mineure est prouvée par l'autorité de Haly sur le *Techni*, traité DES CAUSES, chapitre 32, « ad idem vero quod secundum », à la partie : « si vero fractura, etc. ». Il dit là : Le diagnostic du médecin, c'est-à-dire du chirurgien, se fait par le toucher avec la main et par l'examen avec l'œil, ce qui ne peut avoir lieu en l'absence du patient; donc, etc.

3° La mineure est encore appuyée de l'autorité de Damascenus qui dit au dernier *Aphorisme* de la première partie : Il faut demander au malade où la maladie a pris naissance; et à l'*Aphorisme* 1ᵉʳ de la 2⁰ partie : N'aie pas honte de questionner le malade sur tout; et à l'*Aphorisme* 45 de la même partie : Il n'est pas de maladie où il n'y ait quelques questions à poser, mais cela ne peut se faire en l'absence du patient; donc, etc.

Le fait, qu'il est nécessaire que le chirurgien fasse des questions au malade, pour reconnaître la maladie et le membre souffrant, ainsi que toutes les particularités et tous les contingents qui l'accompagnent, peut être prouvé parce qu'il n'y a aucune maladie importante, qui ne comporte certaines conditions que les yeux ne peuvent voir, ni les mains palper, ni que puisse saisir le sens et l'intelligence du chirurgien. Il faut que le chirurgien les tienne des indications du patient, ou alors il néglige plusieurs des contingents nécessaires. Il s'ensuit donc que la mineure est prouvée, et par conséquent la conclusion principale.

Et encore : dans ce cas et dans les cas semblables il n'y a pas de prescription curative qui ne cause quelque douleur; or le chirurgien consciencieux, quand il est éloigné du malade, ne doit rien conseiller qui, dans des cas semblables, provoque de la douleur; donc le chirurgien éloigné ne doit pas donner, dans ces cas, de prescription curative.

Le second point principal, à savoir que l'art et la conscience permettent que l'on donne une prescription palliative, dans le cas de malades absents, difficiles ou impossibles à guérir, se prouve de la façon suivante : un conseil peut être donné dans ce cas et partout, parce qu'il peut être souvent utile et ne fait de mal à personne. On peut prescrire un palliatif, car il apaise et adoucit des maux cruels, il calme, il réfrène leur acuité et leur corrosion [1] et rend la douleur plus tolérable. Et de plus, ainsi que j'ai vu souvent, un semblable conseil a parfois guéri la maladie, contre toute attente, ainsi qu'on le montrera dans l'introduction de la doctrine II du II⁰ traité de cette *Chirurgie*. Galien montre aussi qu'un tel conseil est utile dans ces cas, dans le *Techni*, traité DES CAUSES, chapitre 33, dans la partie « ita vero », où il dit : La cure des choses contre nature qui sont dans le corps, est l'ablation totale; si on ne

---

1. « Immo sedat et acuitatem et corrosionem eorum reprimit. »

peut la faire, qu'on passe à quelque chose de moins dangereux, c'est-à-dire que l'on pallie. C'est là l'avis de tous les auteurs, partout où ils parlent du traitement des maladies incurables et en plusieurs autres endroits.

Le troisième point principal, à savoir que chez les malades absents qui sont faciles à guérir, on peut ordonner une prescription curative, en insistant auparavant sur la nécessité pour le patient et ses serviteurs de faire ce qui leur incombe, est prouvé par ceci, que dans ces cas la nature n'est pas embarrassée, ou qu'avec un léger secours, elle achève la guérison. Ainsi Galien dit dans le *Megatechni*, livre III, chapitre 3 : Il suffit que l'on offre à la nature ce qui se rapproche le plus d'elle, car avec l'aide des choses qui lui sont les plus voisines, elle est admirable; elle ajoute à ce qui a été diminué; elle retranche ce qui est superflu, si cela ne dépasse pas une certaine mesure. Dans les choses, en effet, qui s'écartent trop d'elle-même, la nature est nécessairement insuffisante. En outre, si dans ce cas on ne pouvait donner une prescription curative en l'absence du malade, on rirait bien des chirurgiens, si pour la moindre maladie, comme pour une grande, il fallait que le patient comparût personnellement devant eux. Enfin, peut-être les envoyés de gens gravement malades nous diront, qu'ils savent aussi bien que le patient lui-même toutes les circonstances de la maladie et du malade, ce qui n'est pas possible, car personne ne saurait tirer du malade, des conditions aussi appropriées et aussi utiles au cas particulier, que le chirurgien traitant. Le patient lui-même ne serait pas attentif aux questions, si elles ne lui étaient pas faites dès l'abord par le chirurgien. De plus, si les messagers rapportaient exactement l'état de la veille tel qu'il était, ce qui n'est pas possible, ils ignoreraient complètement ou en partie l'état présent, car il a déjà changé dans l'intervalle; c'est pourquoi, etc.

Ces 26 questions générales qui servent d'introduction à toute la chirurgie [1], peuvent, avec celles qui ont été exposées ailleurs, suffire pour le moment.

---

1. « Et haec 26 communia introductoria ad totam cyrurgiam... »

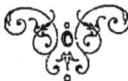

PREMIÈRE DOCTRINE

Déclarations préliminaires spéciales au traitement des plaies aussi longtemps qu'elles sont plaies [1].

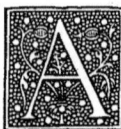

A propos [2] de notre méthode de traitement des plaies, exposée plus bas, quelques déclarations ou explications théoriques préliminaires sont encore très nécessaires, explications que nous ne voulons pas mêler à l'opération manuelle, que nous exposerons seule dans le traité, pour deux raisons : 1° pour que la description [3] de l'opération manuelle soit plus brève; 2° pour que ladite doctrine, n'étant interrompue par rien d'étranger, soit plus claire.

Galien dit au Ier livre du *Megatechni*, chapitre 7, que depuis le commencement du monde jusqu'à son temps, il y a eu *trois sectes de Médecins* fameux : la première était celle des *Méthodiques* [4], c'est-à-dire des expérimentateurs, qui ne s'occupaient que des expériences seules; celui d'entre eux qui avait prouvé le plus de choses et se rappelait le plus de choses prouvées, était tenu pour plus docte.

La seconde secte était celle des *Emothoïques*, qui se contentaient de la seule science des généralités de la médecine, et s'occupaient peu des cas particuliers; celui d'entre eux qui avait pu ramener le plus de cas particuliers à un cas général, était regardé comme plus sage. Selon ces deux sectes, l'art de la médecine s'apprenait complètement en six mois.

La troisième secte fut celle des *Logiciens*, c'est-à-dire des rationnels,

1. « Declarationes preambulae speciales ad curam vulnerum quamdiu vulnera sunt et sunt numero 15. » — Cette partie comprend des généralités qui se rapportent à tout le traitement des plaies, elles forment quinze Notables (notabilia preambula). Ces déclarations qui s'adressent à toute la 1re Doctrine du Traité II, complètent les *Déclarations* qui précèdent chaque chapitre et les *Explications interlinéaires*.

2. Notable I. *Des sectes de médecins et des sectes de chirurgiens.*

3. « Doctrina operationis. » Doctrina, doctrine, est dans ces cas synonyme de description (V. *Guy de Ch.*, 1890, p. 22).

4. « 1ª fuit methodicorum i. e. experimentatorum... 2ª secta fuit emothoicorum... 3ª secta fuit logicorum i. e. rationabilium.... » — Pagel avait mis dans son texte « empiricorum » au lieu de « emothoicorum »; — les manuscrits 1487 et 7139 disent « emothicorum ». Pagel remarque que peut-être, au moyen âge, le mot *emothoicus* désignait l'αμεθοδος des Grecs, nom que, selon lui, Galien, dans son livre des *Sectes*, donne aux méthodistes dissidents.

qui considéraient la nature de la maladie et du malade, les conditions particulières de l'un et de l'autre, les comparant entre elles, et beaucoup d'autres choses. Celui d'entre eux qui avait scruté et pénétré plus subtilement, plus profondément et plus particulièrement les cas particuliers, était dit meilleur.

De même, depuis les temps dont on a conservé la mémoire jusqu'aujourd'hui, il n'y a eu que *trois sectes* fameuses de *Chirurgiens praticiens* : La *première* fut celle des Salernitains, c'est-à-dire de Roger, Roland, des quatre Maîtres, d'Alphan et de leurs adeptes. Ils donnaient indifféremment à tous les blessés pour aliments, des herbes, des fruits, etc., et ne leur permettaient jamais de viande ni d'aliments semblables; pour toute boisson ils donnaient de la ptisane (ptisana), de l'eau bouillie et ne permettaient jamais une goutte de vin pur, ni mêlé d'eau. Ils élargissaient toutes les plaies, sauf celles qui étaient très grandes, les remplissaient toutes de tentes jusqu'en haut, et provoquaient ainsi dans toutes les plaies un apostème chaud.

La *seconde secte* fut celle de maître Guillaume de Salicet, de maître Lanfranc et de leurs adeptes. Ils furent moins défectueux que les premiers et corrigèrent un peu la première secte, car ils donnèrent à certains blessés du vin et des viandes, ainsi aux gens faibles, dans les temps froids, aux gens à constitution froide et molle, aux femmes par exemple, et à ceux qui ont l'estomac faible. Aux autres, ils donnèrent de la ptisane, de l'eau bouillie ou de l'eau avec du verjus (agresta) ou avec du vin de grenades, des herbes, des fruits, des amandes, etc., par exemple aux jeunes gens chauds et secs, dans les époques chaudes, etc. Ils agrandissaient certaines blessures, d'autres pas, ils mettaient des tentes dans les unes et pas dans d'autres; dans certaines plaies, par exemple dans celles de la tête, ils extrayaient les os avec violence, dans d'autres ils ne les enlevaient pas.

La *troisième secte* fut celle de maître Hugues de Lucques, de frère Théodoric et de leurs adhérents modernes. Ils ajoutèrent aux deux sectes susdites certaines choses excellentes, et les corrigèrent en plusieurs points, faisant faire à leurs blessés beaucoup meilleure chère. Ils leur donnent à tous indifféremment, pour unique boisson, de bon vin pur sans mélange d'eau, mais en petite quantité, et ils ne leur accordent pas une goutte d'eau, de ptisane ou de boisson de ce genre. Pour tout aliment, ils donnent de bonnes viandes digestibles, des œufs et du pain, et ne permettent aucun des aliments indiqués plus haut, tels que légumes, fruits et semblables. Jamais ils n'agrandissent une plaie, jamais ils ne mettent de tentes; jamais ils n'extraient les os avec violence dans les plaies de la tête avec fracture du crâne, quelque écrasés ou brisés qu'ils soient. Toutes les raisons de la méthode de traitement de cette troisième secte seront exposées dans chaque chapitre ou dans des déclarations spéciales.

. Dans ces trois sectes, il y eut des hommes, en grand nombre, qui publièrent des *Sommes de chirurgie*, les uns pour une seule raison, les autres pour deux ou plusieurs raisons. Les uns écrivirent peut-être pour la vaine gloire ; tous ceux qui écrivent pour cette cause font insulte à Dieu, car à lui seul est dû la gloire, la louange et l'honneur, comme le dit le prophète [1] : Non nobis Domine, non nobis, etc.

D'autres ont écrit peut-être pour eux seuls, à savoir pour augmenter leur science dans le présent, et pour pouvoir au temps de leur vieillesse, recourir à leurs écrits, comme à un trésor de la mémoire qui s'en va. Ceux-là, le plus souvent, aux approches de leur mort font brûler leurs livres, de peur que leurs successeurs n'en profitent dans l'avenir, ainsi que parfois l'ont fait quelques-uns, qui sont maudits pour toujours, et dont la mémoire a péri avec le son [2]. C'est ainsi qu'a fait un de nos contemporains, illettré, sot, idiot, se faisant passer pour clerc, qui achetait quantité de grands volumes anciens, sans s'inquiéter de quelle science ils traitaient, par exemple d'anciens bréviaires, un Lucain, un Pline, un Priscien, d'anciennes décrétales, pour que le peuple crût qu'il était philosophe et prophète, en voyant sa chambre ornée de tant et tant de livres. Lui mort, un Parisien se plaignant de sa terre [3], me dit qu'un tel, grand homme tout à fait, était mort dernièrement et qu'il avait brûlé ses livres, dans lesquels il y avait des secrets infinis, pour qu'après lui ils ne profitassent à personne : d'où grand malheur. Je lui répondis : Ami, ne te plains pas ! J'ai connu le fonds de son cœur et toute sa science secrète ; il n'a pas brûlé ses livres pour la raison que tu prétends, mais afin qu'après sa mort son ignorance et sa tromperie ne vinssent pas au jour.

Une troisième raison est celle de ceux qui, comme on vient dire, écrivent surtout pour eux, et un peu pour les autres, de façon que aussi longtemps qu'ils vivent, quand ce serait éternellement, ce qu'à Dieu ne plaise, ils ne communiquent rien aux autres, cependant ils ne brûlent pas leurs livres à leur mort, mais les laissent tels quels, vaille que vaille.

La quatrième raison est celle de ceux qui écrivent pour eux d'abord, en second lieu pour leurs amis et leurs proches, en troisième lieu dans l'intérêt de tous. La cinquième, c'est sur l'ordre de nobles, de grands, de rois, de princes ou de prélats qu'on écrit. La sixième, c'est sur les prières de magistrats, d'élèves, de collègues. La septième raison, c'est pour la gloire éternelle, raison à laquelle s'ajoutent toutes les autres, excepté les deux

---

1. Il faut entendre le Psalmiste (Ps. 115, V. 1), dit Pagel.
2. « Periit memoria cum sonitu. »
3. « Conquerendo quidam de terra sua [?]. »

premières et la troisième en partie. C'est pour cette gloire que les docteurs, les philosophes et tous les autres sages, pour autant qu'ils le
sont, ordonnent leurs actes, gloire éternelle à laquelle ils méritent de
participer.

II[1]. La méthode de traitement chirurgical de Théodoric et de ses par-
tisans modernes, suit quelquefois la nature et aussi la manière d'opérer
des chirurgiens anciens, de sorte que sur plusieurs points elle est d'accord
avec leur méthode, tandis que sur d'autres elle s'en écarte. Comme il
nous importe beaucoup de savoir quelle est la meilleure méthode de
traitement, et quelle est celle qu'il faut approuver ou rejeter et pourquoi; comme pour certaines raisons, ainsi qu'on le verra plus tard, il
est des blessés qui préfèrent être pansés suivant la méthode des anciens
plutôt que par celle des modernes, — il est utile de voir comment on
panse les mêmes plaies dans l'une et l'autre méthode.

Prenons un exemple évident pour qu'on saisisse mieux : Un blessé se
présente avec diverses plaies à la tête : la première est une plaie avec
incision simple, la seconde avec contusion, la troisième avec un dard ou
quelque objet semblable enfoncé dans la plaie et non extrait, la quatrième est avec incision mais une de ses lèvres est grande et fort pendante; ces quatre plaies sont sans perte de substance; la cinquième plaie
est avec incision et perte de substance; la sixième est avec contusion et
perte de substance.

Le blessé demande qu'on suive la manière d'opérer des anciens, pour
cinq raisons : 1º parce qu'il est certain que d'autres ont été guéris par
cette méthode, tandis qu'il n'est pas encore renseigné sur la nouvelle, il
ne veut donc pas abandonner ce qui est certain pour l'incertain; 2º il
préfère l'eau au vin, parce que c'est jusqu'à présent l'opinion générale
qu'aucun blessé ne doit boire de vin; 3º il est pauvre et il lui est plus
facile d'avoir de l'eau que du vin, surtout dans certaines contrées; 4º il
n'a pas pu avoir au premier moment un chirurgien qui opérât selon la
méthode nouvelle; 5º il n'a jamais bu de vin.

Ce malade a, ainsi qu'on a vu, six plaies diverses; le sang coule des
unes et pas des autres; les unes sont grandes, les autres petites; de
même les unes sont avec fracture du crâne, d'autres sans fracture; les
unes avec une fracture qui pénètre profondément, les autres avec une
fracture non pénétrante. C'est là tout ce que considère l'ancien chirurgien.

Au[2] premier pansement, *les anciens traitent les plaies susdites de la*

---

1. Notable II. *Comparaison entre la méthode de traitement des plaies d'après les
anciens et celle des modernes.*

2. « *Modus communis antiquorum preparandi vulnera.* »

façon suivante : Si elles sont petites, ils y enfoncent d'abord une taste,
puis le petit doigt avec violence, ensuite le médius, enfin le doigt majeur
en élargissant toujours la plaie dans le fond; en cinquième lieu ils élargissent l'orifice lui-même avec un incisoir, en disant : cette plaie est
plus large au fond qu'à l'orifice, et cela est vrai parce qu'ils l'ont faite
ainsi; et le patient rit tout le temps avec les dents. Ensuite, si quelques-
unes de ces plaies donnent du sang, et qu'il n'en soit pas encore beaucoup sorti, ils le laissent écouler, jusqu'à ce que la quantité leur suffise,
disant qu'un écoulement sanguin moyen est favorable aux plaies en les
préservant d'un apostème chaud. Si le sang a coulé assez abondamment et
coule encore, alors ils compriment, s'ils peuvent. Ils pansent et traitent
par le même procédé toutes les plaies qui sont sans fracture du crâne : ils
les dilatent et les remplissent de tentes imbibées de quelque médicament
froid et visqueux, par exemple de blanc d'œufs, et mettent par-dessus
de petits plumasseaux mouillés du même médicament. Ils s'inquiètent
peu pendant toute la marche de la maladie si le bandage est fait selon
l'art.

Le second pansement, lorsqu'ils veulent panser les plaies à nouveau, se
fait communément le second ou le troisième jour suivant. Ils enlèvent
les tentes et remplissent de nouveau la plaie jusqu'à ses bords de tentes
semblables aux premières; ils posent par-dessus des médicaments suppuratifs, aussi le plus souvent les plaies ainsi traitées s'enflamment-elles.
Du reste, qu'ils opèrent ou non ainsi, ils appliquent à toutes les plaies
indifféremment, des médicaments suppuratifs. Ils continuent à traiter ces
plaies selon cette méthode, avec des tentes et des suppuratifs, sans rien
changer pendant longtemps, les pansant trois fois par jour en été, deux
fois en hiver.

Ensuite ils reviennent aux étoupes et au blanc d'œuf, comme devant;
c'est avec cela seulement qu'ils essaient de mondifier et de dessécher la
plaie; ils n'ont pas coutume d'appliquer d'autre médicament.

Si certaines de ces plaies sont avec lésion de crâne, pénétrantes ou
non, en les pansant, ils incisent la peau et la chair extérieure en forme
de croix jusqu'au crâne, et à la pointe de chaque quartier ils fixent un
fil fort avec une aiguille, afin qu'en tirant sur ce fil on maintienne les
lambeaux plus facilement écartés. Ensuite avec un couteau ils séparent
du crâne ces lambeaux de chair, jusqu'à ce que toute la plaie du crâne
soit à découvert et apparaisse à la vue, l'élargissant autant qu'on peut
avec les instruments de chirurgie sans léser la chair extérieure [1]; ce que

---

1. Éd. 1892 : « Deinde quarteria cum *novaculo* a craneo excarnant »; ms. 1487 :
« Deinde quarteria a cranco cum novacula excarnant ». Novacula veut dire rasoir,
ou couteau quelconque. Guy emploie ce mot pour désigner le rasoir à raser les

certains d'entre eux font de telle façon, qu'ils rendent pénétrante une fissure seulement superficielle.

Si la fracture du crâne pénètre jusqu'à la cavité intérieure, que des fragments [1] d'os adhèrent ou non, ils font dans le crâne une grande plaie; ensuite ils traitent l'une et l'autre plaie par les seules étoupes et le blanc d'œuf jusqu'à la fin, comme dans les plaies qui sont sans lésion du crâne, sans rien y ajouter ou retrancher.

Par ce traitement il meurt plus de gens qu'il n'en guérit, et le traitement de ceux qui en réchappent se prolonge jusqu'à trois mois; en outre par suite de l'extraction et de la perte de morceaux du crâne on reste exposé pour l'avenir, et pour toujours valétudinaire [2].

Quant au régime que les anciens font suivre à tous les blessés, même s'ils souffrent d'une fièvre continue, c'est celui qu'on a décrit plus haut.

PANSEMENT DES PLAIES SELON LA MÉTHODE GÉNÉRALE DES MODERNES.

Voici de nouveau notre blessé; il est guéri après un long temps et il a des cicatrices enfoncées, au niveau des plaies qui étaient accompagnées de fracture du crâne — supposons cependant, pour le moment, que les cicatrices soient plates; — il revient, présentant un même nombre de plaies semblables aux premières et il dit : Maître, j'ai été aux portes de la mort, et par conséquent je suis plus craintif. Dites-moi quelle est la supériorité de votre nouvelle méthode de traitement des plaies, sur l'ancienne.

Je dis que, quoique l'une et l'autre méthode de traitement tende à la guérison, c'est cependant par des moyens différents; ainsi la nouvelle méthode : 1° ne sonde pas les plaies, 2° ne met pas de tentes, 3° avec elle les plaies ne suppurent pas, 4° ne sentent pas mauvais, 5° il ne survient pas de danger, 6° elle n'est pas douloureuse, 7° elle n'est pas laborieuse, mais facile et courte, 8° elle prescrit du vin et de la viande, 9° elle n'extrait pas les os ou les esquilles du crâne dans les plaies de la tête, 10° elle fait de belles cicatrices non enfoncées, 11° elle ne détruit pas le mouvement des membres nerveux.

poils (éd. 1890, p. 453, 694). Ici le couteau employé devait être plutôt une sorte de rugine. — Le mot « crâne » désigne toujours les os de la boîte osseuse.

1. Pagel, éd. 1892, et manuscrit 1487 : « sive sint aliqua *frustra* cranei habentia tenacitatem... ». — Frustra est une faute de copiste pour *frusta.*

2. « Semper de cetero sunt suspecti et in perfetuum impejorantur. » — Pejor, avoir du péjor, avoir du dessous (Du Cange).

Toi, tu sais par l'expérience qui en a été faite sur toi-même, quels accidents amène le traitement des anciens, choisis donc.

« Maître, si ce que vous dites est vrai, comme cela doit être et comme je le crois, il est aussi facile de choisir entre ces choses, qu'entre ce qui est excellent et ce qui n'est pas bon. Je sais en effet, que ni votre nouvelle méthode ni aucune autre dont on réchappe, ne peuvent être pire que l'ancienne. »

Le chirurgien moderne considérera donc avant de commencer le pansement, que de ces six plaies, il peut y en avoir d'où le sang coule, d'autres d'où il ne coule point. Parmi les premières, il coule, des unes doucement, des autres en jet. De ces dernières, dans les unes il coule d'un endroit déterminé, d'une seule artère par exemple ; dans d'autres, il coule de plusieurs points, ainsi de plusieurs veines ou artères. D'autre part, de toutes ces plaies, les unes sont sans perte de substance, les autres avec perte de substance. De plus, dans toutes ces plaies, les unes sont sans lésion du crâne, les autres avec lésion ; en outre, de ces lésions du crâne, les unes sont seulement superficielles, les autres pénètrent jusqu'à la cavité du crâne. Et encore : de toutes ces plaies de la tête, tant sans lésion du crâne qu'avec lésion, il y en a dans lesquelles le crâne est à découvert, exposé à l'air, d'autres dans lesquelles il n'est pas à découvert ni exposé.

Tout cela, le chirurgien moderne doit le considérer, car suivant ces différences, les plaies devront être pansées plus tôt ou plus tard, en même temps ou successivement, de la même façon ou diversement.

Procédé et ordre du pansement des différentes blessures selon les modernes. Il faut panser en premier lieu la plaie d'où le sang coule en jet, s'il n'y en a qu'une de cette sorte, car c'est là qu'est le plus grand danger, et c'est là par conséquent qu'il faut porter le plus vite secours. — S'il y a plusieurs plaies de ce genre, on pansera d'abord celle d'où le sang jaillit avec le plus de force, pour la raison qu'on vient de dire ; en second lieu, on pansera celle d'où il jaillit moins fort. On fermera d'abord les lèvres de cette dernière et on les donnera à tenir à quelqu'un, jusqu'à ce que la première soit pansée. — En troisième lieu, on pansera la ou les blessures dans lesquelles le crâne est à découvert, qu'il soit sain ou lésé, pour qu'il ne soit pas altéré par l'air. — En quatrième lieu, on pansera la blessure d'où le sang coule doucement, car il pourrait couler si longtemps que cela deviendrait nuisible. — En cinquième lieu, on pansera la plaie dans laquelle le crâne est lésé avec contusion. — En sixième et dernier lieu, on extraira la flèche, c'est là en effet que le danger était le moindre, parce que rien ne pouvait sortir, ni s'exhaler, ni pénétrer.

Toutes ces plaies seront pansées successivement, comme il est montré plus bas. Une fois qu'elles seront pansées, chacune comme elle l'exige, le patient reposera, et ne mangera ni ne boira jusqu'au lendemain. Le lendemain, il mangera du pain, de la viande facile à digérer, des œufs mollets, et boira seulement du bon vin pur, et il sera gouverné comme on verra plus bas au chapitre de la diète des blessés. Si le crâne est lésé jusqu'à la cavité intérieure il boira du piment, ainsi qu'on le montrera ci-dessous.

Tout blessé doit être laissé en repos après le premier pansement, et celui-ci ne doit pas être changé avant le quatrième ou le cinquième jour, ou *avant que la guérison soit complète*, à moins que la douleur n'ait augmenté après le premier pansement, ce qui arrive rarement s'il n'y a pas eu d'erreurs ou si quelque contingent n'a pas été omis. Si la douleur augmente, à quelque moment que ce soit, on ouvrira immédiatement la plaie, et on la traitera, comme on le fera voir plus bas au chapitre *De l'apostème chaud*, par un emplâtre de mauves et d'autres, jusqu'à ce que la douleur s'apaise; une fois qu'elle est apaisée, on revient au traitement de la plaie, de la même façon qu'avant.

De ce qui a été et sera dit, on peut voir, me semble-t-il, que *le pansement des plaies d'après la méthode des anciens est défectueux*, dans chacune de ses parties, et ensuite dans son tout, en effet : 1° ils sondent les blessures; 2° ils les élargissent; 3° ils laissent couler le sang; 4° ils mettent des tentes; 5° ils appliquent des topiques astringents froids; 6° ils ne font pas de bandages selon des règles; 7° ils appliquent des topiques suppuratifs; 8° ils enlèvent violemment les esquilles d'os dans les plaies du crâne; 9° ils prescrivent un régime froid, humide, mou, indigeste; 10° le traitement ancien est réprouvé dans son ensemble pour quatre choses : d'abord pour la manière violente intolérable de sonder les plaies, laquelle est des plus douloureuse pour le patient, donc, etc.

Il est réprouvé en second lieu, parce qu'en agrandissant les plaies on cause de la douleur, on coupe parfois des nerfs ou des organes semblables, et on provoque ainsi quelquefois un écoulement de sang, dont le patient ne réchappe pas.

Le traitement des anciens est réprouvé en troisième lieu, parce que, quoique l'écoulement du sang soit utile en prévenant un apostème chaud, il est encore plus nuisible en affaiblissant la vertu qui guérit les maladies. Nous avons une autre manière, bien plus simple, d'arrêter l'apostème et de le guérir, c'est la saignée, la pharmacie et les remèdes locaux, préférables à l'écoulement de sang par la plaie, etc.

La quatrième raison pour laquelle il est condamné, c'est que les tentes mises dans la plaie causent de la douleur, distendent ses lèvres, les écartent et comme conséquence amènent une sécrétion (rheuma) et entretiennent l'écoulement du sang. La vertu est plus abattue par le seul emploi de ces tentes que par la plaie elle-même; elles rendent la cicatrice laide, et si on les continue, les plaies plates deviennent des cancers, celles qui sont creuses des fistules, etc.

On le condamne en cinquième lieu, parce que les remèdes locaux froids, opilatifs et constrictifs corrompent la complexion du membre, ferment les pores, épaississent les humeurs, empêchent la sortie (eventatio) des humeurs et des fumées, qui en demeurant là se froissent, se corrompent et se putréfient; puis elles causent l'apostémation du membre, la suppuration de la plaie et la fièvre [1], ce qui est contre Galien, au XIII⁰ livre du *Megatechni* et dans tout le *De ingenio*, de l'avis duquel il ressort manifestement qu'il n'est rien de plus honorable pour le médecin, ni par conséquent de plus utile, que d'empêcher l'apostémation et la fièvre de survenir dans les membres blessés.

En sixième lieu, on le réprouve parce que leur manière de faire les bandages ne donne pas les bons effets d'un bandage fait selon l'art, bons effets qui sont au nombre de cinq, ainsi qu'on verra plus tard.

En septième lieu, on le réprouve parce que l'application continuelle de suppuratifs corrompt la complexion du membre, à un point que parfois il n'y a plus moyen d'y remédier, la suppuration dans certains cas continuant toujours. Or, Galien dit au VIII⁰ livre du *Megatechni,* chapitre 4 : À toutes les plaies, en tant que telles, conviennent du commencement à la fin les médecines dessiccatives; or les dessiccatifs ne sont pas les suppuratifs. Avicenne dit aussi, l. 1, f. 4, chap. 28, intitulé *Du traitement de la solution de continuité* : L'intention dans le traitement de la solution de continuité située dans un membre mou, porte principalement sur trois choses : 1⁰ arrêter le flux des humeurs, s'il coule vers cette région; 2⁰ consolider la fissure par des médicaments et des aliments convenables, et 3⁰ empêcher la suppuration autant qu'il est possible. Donc il ne faut pas appliquer de suppuratifs.

La huitième raison pour laquelle on réprouve cette méthode, c'est qu'il n'est pas nécessaire d'enlever les os brisés du crâne là où la plaie permet la mondification du pus, ainsi qu'il est démontré par Galien, livre VIII du *Megatechni*, chap. dernier, à la fin, et par Avicenne, l. 4, f. 5, traité 3, puisqu'il n'est nécessaire de les extraire que pour mondifier le pus; on verra ceci plus clairement au chapitre *Des blessures de la tête avec fracture du crâne.*

On la réprouve pour une neuvième raison, c'est que les blessés ont besoin d'un régime subtil, digestible, qui forme un sang bon et chaud et des esprits, car le sang est la matière de la chair qu'il faut faire recroître

---

1. « *Concultantur* et corrumpuntur et putrefiant et sunt causa apostemationis membri et insaniationis vulneris et febris. » — Apostémation est synonyme d'inflammation; — insaniation, de suppuration.

dans la plaie, et où que ce soit. C'est par ce sang qu'il faut régénérer les pertes de substance, remplir les cavités et souder les solutions de continuité. Or la diète des anciens est de toutes façons contraire à cela, puisqu'ils prescrivent aux blessés un régime rigoureux, froid et humide, lors même qu'ils souffriraient d'une fièvre continue, ajoutant l'affliction à l'affligé; appauvrissant la matière du sang, puisque leur régime, même pris en grande quantité, ne forme que peu de sang, et que ce sang est aqueux et mou, et par conséquent inapte à guérir les plaies, puisque celles-ci ne guérissent qu'une fois desséchées. De même un changement subit de régime fait souffrir la nature et la vertu, qui supporte difficilement de brusques changements, ainsi que le dit Galien, au chapitre *De l'anatomie de l'œil*, vers le milieu.

Pour une dixième raison, ce traitement est condamné tout entier, parce que les plaies ainsi soignées donnent beaucoup de pus et de puanteur, avec laquelle se dissipe beaucoup de chaleur et d'esprit. Aussi faut-il craindre beaucoup la suppuration (immunda) qui est très débilitante, parce qu'elle est très douloureuse et dangereuse pour le patient, et fort laborieuse pour le chirurgien, car il lui faut panser le malade trois fois ou au moins deux fois chaque jour, et que le plus souvent il reste de laides cicatrices; en outre, les mouvements du membre sont fort souvent perdus dans les plaies des régions nerveuses.

Mais comme le dit Théodoric dans sa *Grande Chirurgie*, l. 2, chapitre 11, intitulé DU TRAITEMENT GÉNÉRAL DES PLAIES QUI SE TROUVENT DANS LA CHAIR, peut-être labourons-nous le sable (littus) en critiquant les anciens, car ni l'expérience, ni la raison ne peuvent les détourner de leurs erreurs, et il y a à cela deux raisons : 1° ils n'osent pas acquiescer à la vérité, bien qu'ils la voient et la connaissent, parce qu'il est plus utile et plus digne pour eux d'être les maîtres dans leur secte et de faire des bénéfices, que de devenir les disciples des modernes; la 2ᵉ raison peut être qu'ils craignent de ne pouvoir acquérir complètement la nouvelle doctrine, ou que s'ils le pouvaient, ce serait avec de grandes difficultés, et à grand'peine; car, dit Galien au VIIᵉ livre du *De ingenio*, chapitre 3, « nolumus tamen, etc. » : Les gens mal informés doivent passer par deux périodes pour être bien informés : 1° chasser la mauvaise intention; 2° apprendre la bonne.

De même, peut-être labourons-nous du sable en essayant de détourner tous les illettrés, tant le vulgaire que les princes, de la confiance qu'ils accordent aux anciens. Au contraire, plus ils sont anciens, plus on a foi en eux et on se remet audacieusement à eux, sans croire Pierre Hélie [1], qui dit à propos de Priscien le jeune : les modernes sont par rap-

1. Peut-être s'agit-il du grammairien Pierre Hélie, commentateur de Priscien (Pagel).

port aux anciens comme des nains sur la tête d'un géant etc. Ils font comme le campagnard avec son chien décrépit, qui quoique l'animal salisse de ses poils la maison et tous les ustensiles, qu'il pue outre mesure, nuise en toute chose et ne soit utile à rien, ni ne puisse l'être à l'avenir, — cependant il ne le chasserait pas, et ne lui viendrait pas moins en aide qu'à lui-même en cas de besoin, et lui vivant, ne voudrait jamais acheter un autre chien qu'il saurait lui être nécessaire ; d'ailleurs ce paysan n'en ferait pas autant pour son père.

Le traitement des modernes a des conditions directement opposées à celles-là ; par conséquent, etc.

III. Toute l'intention des chirurgiens opérateurs, quelques particularités et différences qu'elle comporte, a trois objets généraux, à savoir la séparation de ce qui est continu, la jonction de ce qui est séparé et la suppression de ce qui est superflu, de même que toute l'intention des médecins a pour objet : le régime, la potion et la chirurgie.

Qu'est-ce qu'une solution de continuité, une plaie, une blessure, un ulcère ; qu'est-ce que ces choses ont de commun et en quoi elles diffèrent ?

Ce que c'est qu'une solution de continuité. Une solution de continuité, c'est toute séparation ou division d'un corps ou d'un membre continu, que cette lésion se produise avec plaie manifeste ou sans plaie manifeste, telles sont les fractures intérieures ou cachées des os, des os des cuisses par exemple, sans plaies de la chair, ou les luxations des membres ou des articulations, ou leurs torsions ; toutes ces choses sont des solutions de continuité.

La *plaie* (plaga), comme l'entendent communément les modernes, est toute solution de continuité manifeste, ou externe, ou seulement apparente. Cependant, il est peut-être plus vrai de dire que la plaie est toute solution de continuité soit interne et non apparente, soit externe et apparente [1].

La *blessure* (vulnus) est ainsi définie par quelques-uns : on appelle blessure une solution de continuité récente avec effusion de sang. Mais cette définition, semble-t-il, pèche en trois points : 1° à la place du genre on met ici la solution de continuité, qui n'est pas le genre immédiat de la blessure, par lequel elle doit être définie spécialement ; on dira mieux : la blessure est une plaie (vulnus est plaga), etc. ; 2° elle ne convient pas à toute blessure, ainsi aux blessures du ventre, qui ne

---

1. « Secundum veritatem tamen forte plaga est omnis solutio continui sive sit intrinseca non apparens, sive extrinseca et apparens. »

Pour H. de M., toute solution de continuité (plaie, fracture sous-cutanée, ulcère) est *plaga*. Cette manière de voir n'est pas acceptée, elle amènerait de la confusion dans le langage.

provoquent pas d'effusion de sang; 3° elle ne s'applique pas à la blessure seulement; ainsi cette définition n'exclut pas les ouvertures récentes d'apostèmes qui donnent du sang; ce ne sont cependant pas des blessures, mais des ulcères. La blessure peut être mieux définie ainsi, à ce qu'il me semble : La blessure est une plaie récente dans un membre qui ne souffre pas de discrasie [1].

L'*ulcère* est une plaie qui donne du pus ou quelque chose de pareil, putride ou suppurée, dont la suppuration [2] se prolonge parfois si longtemps qu'elle dépasse le délai moyen de la guérison des plaies, qui était fixé par les anciens à six semaines environ. Certaines plaies deviennent plus rapidement des ulcères, d'autres plus lentement.

De ce que l'on vient de dire, ressort la connaissance de chacune de ces choses, les ressemblances et les différences qu'il y a entre elles, puisque la solution de continuité est genre pour la plaie, la plaie est genre immédiat pour la blessure et l'ulcère, etc. [3]. Aussi à cause des ressemblances qu'elles ont entre elles, comme on a vu, les auteurs de médecine et en particulier Hippocrate (à l'*Aphorisme* de la sixième partie : « vulnera quaecunque annua », et dans une quantité d'autres passages), Galien et Avicenne prennent-ils abusivement un nom pour l'autre, ainsi que les auteurs de chirurgie. Pour cela, les praticiens sont souvent induits en erreur, car il y a entre ces lésions de grandes différences, comme on vient de voir; par conséquent ceux qui prennent un terme pour l'autre, ont tort.

IV. Les *causes générales de la solution de continuité* ou de la plaie sont au nombre de deux, une cause interne et une cause externe; une chose continue ne peut donc être désunie par une autre cause que par une des deux susdites. La cause interne antécédente est une humeur, un vent, etc.; la cause externe, c'est-à-dire primitive, est une épée, une pierre ou un objet de ce genre. Chacune de ces causes est multiple, ainsi qu'il ressort des autorités médicales; aussi les recherche-t-on là. — Les blessures ou les ulcères qui proviennent d'une cause interne, sont le plus souvent accompagnés de discrasie; ceux qui résultent d'une cause externe, ont lieu la plupart du temps sans discrasie, du moins la discrasie n'en est pas la cause.

V. Les auteurs de médecine et de chirurgie et les praticiens font

1. « Vulnus est plaga recens in membro non discrasiato. »
Dans la traduction nous emploierons indifféremment les mots plaie et blessure, pour traduire vulnus. — Le lecteur se souviendra que H. de M. se sert exclusivement du mot *vulnus* pour exprimer la plaie récente avec écoulement de sang.
2. « Ulcus est plaga emittens pus aut aliquid simile, putrida aut putrefacta, cujus putredo tantum... »
3. « Quoniam solutio continuitatis est genus ad plagam, plaga est genus immediatum ad vulnus et ad ulcus, etc. »

grande brigue (briga) de la *variété de cicatrisation des plaies, selon qu'elles sont dans des membres différents,* mous comme la chair et ses semblables ou durs comme les os et leurs semblables, disant que les plaies des membres mous guérissent par voie de première intention, celles des membres durs par voie de seconde intention. Ils hésitent sur le mode de guérison des membres moyens, surtout Galien, au livre V du *De ingenio*, chapitre 5, et Avicenne, l. 4, f. 4, traité 1, chapitre 1, près du commencement. Nous n'avons guère cure de cette hésitation, car la diversité de leurs modes de cicatrisation ne met dans l'œuvre de chirurgie ni diversité, ni difficulté, aussi laissons-nous cette hésitation à lever aux médecins.

VI. On dit qu'*une plaie est guérie par voie de première intention,* lorsque ce qui sert à réunir les lèvres des plaies est de la même nature et substance que les lèvres des plaies réunies, et leur est homogène; ainsi ce qui sert à réunir les lèvres des plaies de la chair est de même nature qu'elles, et leur est homogène : C'est et cela s'appelle de la chair, comme les lèvres de la plaie. Ce mode de guérison des plaies par voie de première intention s'appelle *vraie consolidation*, et ne peut se faire que dans les membres mous, comme dans la chair et ses semblables, parce que leur matière qui est le sang, s'engendre tous les jours dans le corps. Il en est de même pour les os des enfants, qui sont encore mous, pour deux raisons : la première, parce qu'ils sont encore de la nature des spermes des parents [1]; la seconde, parce qu'ils n'ont pas encore émis de sperme propre.

On dit qu'*une plaie est guérie par voie de seconde intention,* lorsque la matière qui réunit les lèvres des plaies et les incarne est de substance différente et hétérogène et d'un nom différent, par rapport aux lèvres des plaies qu'elle incarne, ainsi ce qui réunit les lèvres des plaies d'un os dur est le *pore sarcoïde* (porrus sarcoïdes), qui est d'une substance différente de l'os lui-même et hétérogène, et porte un autre nom. Ce mode de guérison des plaies ou cette incarnation par voie de seconde intention, s'appelle *fausse consolidation* (consolidatio non vera).

On dit donc première intention, parce que la nature qui fait toujours pour le mieux si elle n'est empêchée, et le chirurgien qui doit être son imitateur, s'efforcent de guérir ainsi les plaies dans tous les membres. Mais lorsque la nature est empêchée, parce qu'elle ne trouve pas dans le corps de nourriture tout à fait semblable au membre lésé, elle a recours à une autre intention, seconde, et qui est dite seconde justement parce qu'elle est conçue en second lieu. Il en est de même de l'orfèvre, qui, s'il pouvait souder l'or avec de l'or, n'aurait jamais recours au borax;

---

1. « Quia ad huc sapiunt naturam spermatum parentum. »

ce serait là sa première intention; mais, comme il ne le peut pas, il a alors recours au borax, soudant l'or avec du borax. La chair est encore semblable à de la cire dure fondue, qu'on consolide avec de la cire liquéfiée; les os sont comme du bois qu'on consolide avec une substance visqueuse, de la colle par exemple. Les membranes divisées ne sont guéries ni par l'une ni par l'autre de ces intentions, car elles ne se soudent ni au moyen d'une membrane, ni au moyen d'une colle, mais d'un tissu (cum filo), qui ne procède pas d'elles, puisqu'elles ne reçoivent pas de nourriture. D'ailleurs dans la réparation des membranes et autres tissus de ce genre, la nature n'opère ni seule ni avec l'aide de l'homme de l'art, c'est l'homme de l'art qui opère seul.

VII. En outre, vraie consolidation peut être entendu de deux manières : 1° quand ce qui réunit et ce qui est réuni sont de même nature, comme on vient de voir; 2° quand un membre qui a été blessé exerce toutes ses fonctions naturelles aussi bien qu'il le faisait auparavant. Fausse consolidation se dit d'autant de procédés qu'il y a de procédés d'union des choses contiguës, etc. [1]. A propos du mode de cicatrisation des plaies des membres moyens, les auteurs de médecine se demandent, en particulier Galien, comme il a été dit tout à l'heure, si leurs plaies guérissent par voie de première intention et de vraie consolidation, ou par voie de seconde intention et de consolidation non véritable, question que nous laissons rechercher aux médecins. Il doit en effet nous suffire, à nous chirurgiens, que ces membres moyens, s'ils ont été blessés, exécutent après leur guérison toutes leurs opérations naturelles aussi bien qu'avant, et nous n'avons pas à nous inquiéter si c'est par le moyen d'une substance homogène ou hétérogène aux dits membres que les plaies ont été consolidées.

VIII. Galien, exposant au livre III du *De ingenio*, au chapitre 2, le traitement des plaies charnues, dit ceci : La plaie la plus simple est celle qui est faite à la surface des membres charnus; à propos de quoi il faut noter que parmi les plaies, on doit distinguer la plaie simple et la plaie composée; cette distinction s'applique à la plaie aussi longtemps qu'elle est plaie. Des *plaies simples*, autre est celle dans laquelle rien de la substance du membre n'est complètement perdu ou séparé du membre, ainsi une plaie faite par un instrument qui n'enlève rien au membre, comme un trait; autre est la plaie simple, qui n'est accompagnée d'aucun accident, tel qu'apostème, discrasie, ulcère et autres. *Plaie composée* se dit de même dans deux acceptions : 1° de celle dans

---

1. Éd. 1892 : « Non vera consolidatio tot modis dicitur [1487 et Q. 197 : quia quot modis dicitur] unum *oppositorum*, etc. »; — les manuscrits 1487 et 7139 : « non vera consolidatio tot modis dicitur quia quot modis dicitur *appositorum*, etc. ».

laquelle une partie est séparée complètement de la substance du membre blessé; 2° d'une plaie qui se complique d'un accident, tel que discrasie mauvaise, apostème, etc.

Parmi les plaies, certaines sont sans contusion, d'autres avec contusion. *Sans contusion*, ou attrition, ou écrasement sont toutes celles que fait un instrument qui coupe ou pénètre facilement, comme une épée, un trait. *Avec écrasement* ou contusion [1] du membre, sont toutes les plaies faites par un instrument non coupant, tel qu'un bâton et des corps semblables. Et encore : les plaies sont ou récentes ou anciennes. Récentes, sont celles qui ne sont pas altérées; anciennes, celles qui sont altérées, bien qu'il n'y ait ni apostème, ni vive douleur. En outre : parmi les plaies récentes, les unes donnent encore du sang, les autres n'en donnent plus; ceci est visible au premier regard.

Certaines plaies sont dites par les auteurs de médecine, en particulier par Galien, au III° livre du *De ingenio*, chapitre 4, plaies en tant que plaies; d'autres sont dites plaies non en tant que plaies. Galien définit dans ce passage *la plaie en tant que plaie*, en disant : la plaie en tant que plaie [2], c'est celle à laquelle ne s'ajoute aucun autre mal, comme une perte de substance du membre blessé, ou quelque accident, tel que discrasie ou apostème et semblables. La plaie « non en tant que plaie » peut être définie par opposition. Ainsi *la plaie non en tant que plaie* est celle qui est accompagnée d'un seul autre mal, tel qu'une perte de substance du membre blessé, ou de quelque accident, ou d'une déperdition et d'un accident en même temps, ou en même temps d'une des choses qu'on vient de dire, d'un accident et d'une autre maladie.

IX. En outre, une plaie simple, le mot simple pris des deux manières, s'appelle plaie en tant que plaie aussi longtemps qu'elle n'est pas compliquée de rougeur contre nature, de discrasie, de chaleur, de douleur considérable ou de tuméfaction. Aussi longtemps que la plaie et le membre blessé sont dans leur disposition naturelle, on dit plaie en tant que plaie, et si on l'appelle d'un autre nom, c'est par abus. Les chirurgiens sont souvent trompés par cela. Derechef, parmi les plaies non en tant que plaies, autre est la plaie avec discrasie, autre celle avec apostème, autre

---

1. Éd. 1892 : « Iterum vulnerum quaedam sunt sine *contusione*, quaedam cum contusione. Sine contusione vel *attritione* vel *contritione* sunt... Cum contritione aut cum contusione... »

Manuscrit 1487 : « Iterum vulnerum quedam sunt sine *concussione* quedam cum concussione. Sine concussione vel *attrictione* vel *contrictione* sunt... Cum contrictione aut concusione... »

Ces deux textes sont sensiblement différents; les mots du manuscrit 1487 sont ceux du moyen âge, ceux du texte de M. Pagel sont un peu modifiés.

2. Éd. 1892 : « vulnus nunquam vulnus est »; — manuscrit 1487 : « vulnus in quantum vulnus est ».

celle qui est altérée par l'air, autre celle qui l'est par un médicament inopportunément appliqué, etc.

La *plaie avec discrasie*, c'est proprement celle dans laquelle ou autour de laquelle commence à apparaître de la rougeur ou de la chaleur, ou de la tuméfaction, ou de la douleur, ou l'une de ces choses, ou plusieurs, ou toutes, pas très intenses, mais légères.

La *plaie avec apostème* est celle qu'accompagnent les accidents sus-dits, mais augmentés, exaspérés, persévérants; le plus souvent des fièvres suivent cette variété de plaie et les accidents, comme le montre l'autorité de Galien, au IIe livre du *Megatechni*, chapitre 5 : les membres qui ont un apostème chaud sont pour le corps comme une source de fièvre, comme un fourneau.

On dit qu'*une plaie est altérée par l'air* lorsqu'elle a été si longtemps en contact avec l'air, qu'il y a engendré de la suppuration; elle peut être sans apostème, ainsi qu'il arrive parfois aux blessés qui, restés loin du camp, perdent autant de sang qu'il est possible, et demeurent là, affaiblis, pendant plusieurs jours; leurs plaies découvertes à l'air s'altèrent mais ne s'enflamment pas. On dit de même qu'une plaie a été *altérée par un médicament* ou de quelque autre manière, si l'on y a appliqué un médicament suppuratif qui l'a altérée, ou quelque chose de ce genre.

X. La même plaie qui était au début plaie en tant que plaie, non tou-tefois aussi longtemps qu'elle est telle, mais aussi longtemps qu'elle est plaie non en tant que plaie, peut selon les diverses saisons et les diverses causes, présenter successivement toutes ces variétés ou les offrir toutes ensemble. Elle peut en effet être d'abord plaie simple, en tant que plaie, ensuite avec discrasie, puis altérée par l'air, puis par un médicament, puis avec apostème et enfin être douloureuse.

XI. C'est autre chose de dire plaie *en tant* que plaie, et plaie *aussi longtemps* que plaie, car une plaie en tant que plaie est une plaie simple dans les deux sens du mot. simple, c'est-à-dire une plaie à laquelle ne s'ajoute ni une autre maladie ni une perte de substance, comme on a vu [1].

Mais une *plaie aussi longtemps que plaie* est une plaie quelconque, soit en tant que plaie, soit non en tant que plaie, soit simple, soit com-posée, etc., jusqu'à ce qu'elle s'ulcère, c'est-à-dire d'après les anciens jusqu'à quarante jours ou environ.

Ce que c'est qu'un *ulcère*, quand et comment les plaies deviennent des ulcères, et tout ce qui touche à ce sujet, cela sera exposé plus spécia-

---

1. M. Pagel met dans son texte, comme titre, entre la phrase précédente et la suivante ceci : « quid vulnus in quantum vulnus et quomodo differunt a vulnere quamdiu vulnus ». Cette rubrique se rapporte au Notable 11 et est en marge dans le manuscrit 1487. — On peut la supprimer dans le texte.

lement au chapitre 1ᵉʳ de la doctrine II de ce Traité, intitulé : *Du traitement des ulcères.*

XII. Si dans une plaie en tant que plaie, mais non restant telle, *il
survient d'une façon quelconque une discrasie ou l'une des complications susdites*, il faut à l'instant nous écarter un peu du traitement de la
plaie, et être attentif à soigner l'accident ou les accidents qui sont survenus, comme il ressort de l'autorité d'Avicenne, l. 1, f. 4, chapitre
dernier, et de l'autorité de Galien, au IIIᵉ livre du *De ingenio*, au milieu
du chapitre 9. Cela se fera avec le médicament le plus propre à éloigner
cet accident et qui, si c'est possible, sera utile également à la plaie, ou
qui, s'il ne lui est pas utile, ne lui sera du moins pas nuisible. C'est
là l'intention des auteurs, et si l'on pouvait trouver un médicament qui
convînt également à deux, à plusieurs ou à toutes les complications, et
ne nuisît pas à la maladie, c'est celui-là qu'il faudrait préférer. Aussi
longtemps qu'un de ces accidents complique la plaie et persiste avec elle,
quand cela devrait durer éternellement, et alors surtout, nous devons
mettre tous nos soins à traiter cet accident, laissant le traitement de la
plaie au second plan. Mais si cette complication disparaît, la discrasie
par exemple, etc., et si la plaie redevient comme avant plaie simple et
en tant que plaie, à l'instant il faut abandonner le traitement de l'accident et revenir à celui de la plaie simple, comme devant, et ne pas
s'écarter de ce traitement tant qu'elle est dans cet état.

XIII. Dans la guérison ou l'amélioration de ces accidents ou maladies,
s'il y en a plusieurs qui accompagnent ensemble la plaie, il faut *observer
un certain ordre*, ainsi que le montre Avicenne, l. 1, f. 4, dernier chapitre, où il indique par le traitement de quelle maladie il faut commencer, quand il y en a plusieurs à la fois. Prenons un exemple : une
plaie est composée; elle est creuse, avec perte de substance, discrasie,
apostème, suppuration et douleur. Il faudra guérir tous ces accidents
successivement, à moins qu'il n'y en ait qui demandent les mêmes soins,
comme la discrasie et l'apostème. Il faut donc autant d'intentions, outre
le traitement de la plaie, qu'il y a d'accidents divers qui l'accompagnent,
à moins que quelques-uns n'exigent les mêmes soins.

La *douleur* doit être apaisée en premier lieu si elle est forte, parce
qu'une vive douleur abat la vertu, laquelle doit guérir les maladies, selon
Avicenne (l. 4, f. 1, chapitre *De l'alimentation des fiévreux*); si une forte
douleur se prolongeait, suivant le même auteur (l. 1, f. 4, avant-dernier
chapitre), elle tuerait peut-être; c'est où est le plus grand danger, qu'il
faut porter tout d'abord remède. La manière d'apaiser la douleur est
indiquée par Avicenne, l. 1, au chapitre cité; on la trouvera dans ce
qui suit. Une fois la douleur apaisée, il faut donner son attention au traitement de l'apostème et de la discrasie, puis à la mondification du pus,

et ainsi de suite, en s'occupant toujours en premier lieu de ce qui présente le plus grand danger, etc., et aussi des choses dont la guérison doit précéder, afin que les autres puissent être guéries, suivant la doctrine d'Avicenne au dernier chapitre du livre Ier, de Galien au IIIe livre du *De ingenio*, au milieu du chapitre 9, et de Haly, sur le *Techni*, TRAITÉ DES CAUSES, chapitre 3, « secundum compositas vero », sous la partie : « et quidem si flegmon », où il dit : quand une maladie est composée, partageons notre attention suivant les dangers, de façon à être attentif d'abord à la guérison du plus fort, et à revenir ensuite au traitement du plus faible. Une fois toutes les complications écartées, ainsi qu'on l'enseignera plus bas, il faut revenir au traitement de la plaie.

XIV. Si le chirurgien a à traiter une solution de continuité, une division ou une séparation de chose continue ou une plaie (plaga), ce qui est la même chose, comme on a vu, il doit immédiatement examiner si c'est une blessure (vulnus) ou un ulcère, recourant s'il le faut à la définition de l'une et de l'autre, s'il n'est pas assez accoutumé et expert. Ensuite, étant donné que c'est une blessure, il doit constater subtilement toutes ses conditions particulières, à moins qu'elle ne soit le siège d'un écoulement sanguin se faisant avec jet, car si le sang coule, immédiatement, sans rien considérer des conditions particulières, on l'arrêtera. Mais si la plaie est simple dans les deux acceptions du mot, et si elle est une plaie en tant que plaie, ce qui revient au même, telle qu'une petite plaie provenant d'une incision, sans perte de substance, d'où ne coule pas de sang, qui n'a pas besoin de suture, etc., qui n'est pas discrasiée, une seule intention suffit alors à sa guérison, à savoir l'application locale d'un remède convenable. Au contraire, si cette plaie est composée, de l'une des manières susdites, soit avec déperdition, discrasie, apostème, etc., et si elle n'est pas plaie en tant que plaie et cependant aussi longtemps que plaie (c'est-à-dire jusqu'à ce qu'elle se transforme en ulcère ou en fistule), elle exige alors plusieurs intentions, parfois huit, parfois sept et ainsi toujours en diminuant les intentions, jusqu'à celle qui n'en exige que deux, cela selon les variétés de la plaie composée, selon qu'elle présente plus ou moins de complications différentes.

Le chirurgien doit de même rechercher et examiner attentivement avec quel instrument la plaie a été faite, parce que si c'est avec une épée, un couteau ou un bâton, il arrive rarement qu'une portion de ces instruments soit restée à l'intérieur de la plaie; mais si la plaie siège à la tête, dans la poitrine ou dans la barbe, il est possible qu'un poil ait pénétré dans la plaie; si la plaie a été faite avec une pierre, du bois aigu, du verre ou une chose de ce genre, il est possible qu'un débris de ces objets soit resté dans la plaie. Quelquefois il ne reste rien. S'il n'y a

rien, ou que l'objet ait été déjà enlevé, dès lors le chirurgien n'a pas
à se préoccuper de la première intention du traitement; mais il peut
avoir à appliquer la seconde, à savoir arrêter le sang. S'il en est ainsi
dans ce cas, cette intention devient alors la première, et ainsi des autres.
De sorte que dans le traitement de toutes les plaies aussi longtemps
qu'elles sont plaies, huit intentions seulement suffisent, sont utiles et
nécessaires, jamais plus; on les énumérera dans la 1ʳᵉ proposition de ce
Traité et on les exposera ensuite une à une. Cependant dans le traitement
de quelques plaies il y en a quelquefois moins à remplir.

Un exemple de *plaie dans le traitement de laquelle toutes ces huit
intentions sont nécessaires* à la fois, est une plaie qui a un corps étranger
entre ses lèvres, d'où coule du sang, dont les lèvres sont écartées, quand
le blessé est replet, à laquelle il survient une discrasie ou un accident
semblable, dans laquelle bourgeonne une chair mauvaise ou superflue.
Alors : 1° il faut enlever les corps étrangers; 2° il faut réunir les lèvres
et peut-être les suturer; 3° appliquer un remède local et faire un bandage; 4° ce qui précède étant fait selon les règles de l'art, l'écoulement
de sang est arrêté; 5° il faut faire évacuer le patient, s'il en est besoin;
6° il doit être soumis à un régime convenable; 7° il faut le préserver de
la discrasie, de l'apostème et de semblables accidents, ou les traiter,
s'ils sont déjà survenus; 8° il faut enlever la chair superflue ou corrompue et obtenir une belle cicatrice.

Un exemple de plaies composées, dans le traitement desquelles il y a
moins d'intentions à remplir, ainsi dans l'une sept, dans l'autre six, et
ainsi des autres, est par exemple une plaie qui n'a aucun corps étranger
entre ses lèvres, une plaie qui ne donne pas de sang, une plaie sans discrasie, et ainsi de suite.

Parfois cependant, souvent même, le chirurgien praticien qui traite des
plaies de ce genre, doit changer l'ordre des intentions telles qu'on vient
de les exposer, de façon que l'intention indiquée comme étant la première devient nécessairement la seconde dans l'exécution de l'œuvre, et
la seconde la première. Par exemple : la première intention établie est
d'enlever les corps étrangers de la cavité de la plaie, la seconde d'arrêter
l'écoulement du sang. Mais parfois le sang coule de la plaie avec tant de
violence, que le chirurgien est nécessairement forcé de l'arrêter sans quoi
le patient mourrait; il n'a pas alors le temps d'enlever les corps étrangers et doit remettre cela au second pansement; il les enlèvera une fois
l'écoulement du sang arrêté. Alors les intentions sont changées d'ordre,
puisque la première devient la seconde et réciproquement, et il arrive la
même chose pour d'autres intentions.

Il arrive de même parfois, comme on en a déjà touché quelques mots,
qu'à mesure qu'il exécute les intentions, le chirurgien se trouve dispensé

de l'une de celles qui restent, laquelle était auparavant une intention principale. Par exemple : une plaie donne lieu à un écoulement de sang dont l'arrêt constitue, dans le traitement des plaies, la seconde intention principale, si, laissant de côté cette intention, le chirurgien (après avoir enlevé les corps étrangers si le cas le demandait) suture la plaie, y applique des remèdes locaux convenables et fait le bandage, — l'écoulement de sang se trouve arrêté par surplus; et ainsi le chirurgien, après avoir exécuté les troisième et quatrième intentions, est dispensé de la seconde, à savoir l'arrêt de l'écoulement sanguin.

XV. Il faut noter encore, au sujet des intentions à remplir dans le traitement des plaies, que, dans la *partie spéculative de la chirurgie*, qui est une partie de la médecine spéculative ou théorique, ce qui règle le chirurgien étudiant la théorie, ce sont les principes généraux de cette science, parce que si on les ignore, on ignore la science théorique, tandis que si on les connaît, on ne sait pas pour cela toute la théorie. Ce sont des principes de ce genre : « Les contraires sont guéris par les contraires », « et tout immodéré est ramené au modéré par l'immodéré qui lui est contraire », et autres semblables. — De même dans la *partie de la chirurgie qui est dite pratique ou opérative*, ce qui dirige et règle le chirurgien praticien, est le but qu'il se propose dans l'œuvre présente. Il en est de même de tout artisan, du constructeur par exemple. Il faut en effet que tout artisan qui opère régulièrement ait d'avance dans l'esprit le but vers lequel il tend. Ainsi la science du traitement des plaies, aussi longtemps qu'elles sont plaies, science que nous avons en vue ici, est une science opérative, car son but, à savoir la guérison des plaies, est atteint en opérant et non en discutant. Par conséquent c'est ce but qui réglera le chirurgien praticien qui opère régulièrement, de sorte qu'il saura guérir les plaies en usant des moyens de la chirurgie, d'après les règles et intentions susdites. Il faut donc que tout chirurgien qui veut opérer régulièrement ait ce but dans l'esprit avant de se mettre à l'œuvre, et qu'ensuite il établisse les intentions précises ou les moyens, par lesquels il arrivera à la fin qu'il recherche.

En parcourant avec soin tous les auteurs de médecine, j'ai trouvé que Galien dit dans le *Techni* (TRAITÉ DES CAUSES, chapitre 30, « soluta vero continuitate », sous la partie : « conglutinat vero distantia, etc. »), qu'il y a quatre règles pour le traitement des plaies : 1° réunir les lèvres; 2° les maintenir réunies; 3° enlever les corps étrangers; 4° conserver la complexion. J'ai trouvé de même qu'Avicenne dit au Ier livre du *Canon* (f. 4, chapitre 20, intitulé : DU TRAITEMENT DE LA SOLUTION DE CONTINUITÉ ET DES ESPÈCES D'ULCÈRES) : l'intention en traitant une solution de continuité située dans des membres mous a trois objets principaux : 1° arrêter l'écoulement du sang et l'empêcher; 2° cicatriser la fissure par des aliments et des boissons convenables; 3° empêcher la suppuration le plus qu'il est possible. J'ai trouvé qu'il disait encore (au l. 4, f. 4, tr. III, chapitre 3, intitulé : *Propos général sur le traitement des plaies*), qu'il y a six règles pour guérir les plaies : 1° rapprocher ou réunir les lèvres; 2° les lier, c'est-à-dire les maintenir, par exemple par une suture; 3° arrêter l'écoulement du sang, s'il y a lieu; 4° empêcher que quelque corps étranger ne se trouve entre les lèvres; 5° conserver la complexion naturelle du membre blessé et de la blessure; 6° arrêter le flux des humeurs ou le prévenir.

Ainsi, de ces auteurs et de beaucoup d'autres et de ma longue expérience, j'ai déduit et conclu que *pour le traitement de toutes les plaies*, de quelque condition qu'elles soient, aussi longtemps que ce sont des plaies, c'est-à-dire si elles ne sont pas ulcérées, *huit intentions sont nécessaires* et suffisent, comme on l'a vu ci-dessus, si elles se présentent au chirurgien telles qu'elles sont.

En outre, il faut savoir que la première des huit intentions établies, extraire les corps étrangers, etc., comprend une autre intention qui lui est connexe, à savoir veiller à ce que rien d'étranger ne tombe entre les lèvres, ainsi un poil, un cheveu, de l'huile ou quelque chose d'onctueux, petites choses il est vrai, qu'il n'est pas nécessaire de se donner beaucoup de peine pour enlever, car la nature les expulse facilement par la suite avec le pus; aussi longtemps toutefois qu'une chose de ce genre ou une semblable demeurera entre les lèvres, la plaie ne guérira pas. De même, la seconde intention du traitement des plaies, qui est d'arrêter l'écoulement du sang, contient une autre intention, prévenir l'écoulement du sang avant qu'il se produise, ce qui est parfois fort nécessaire, ainsi qu'on le verra dans la suite. Et ce qu'on vient de dire de ces deux intentions, on peut le dire, selon le cas, de quelques-unes des autres intentions. En effet, la manière de faire un bandage a comme connexe la manière de le défaire, dans laquelle il y a une maîtrise (in quo est magisterium); et la manière de suturer a pour connexe celle d'enlever les points, dans laquelle également il y a tout un art, comme on le verra dans la suite.

Ces quinze notables préliminaires sur le traitement général des plaies suffisent pour le moment.

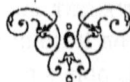

CHAPITRE PREMIER

Sur le traitement des plaies aussi longtemps qu'elles sont plaies.

Il se divise en huit parties [1].

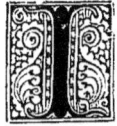

L faut savoir que pour connaître complètement le traitement général de toutes les plaies aussi longtemps qu'elles sont plaies, il suffit de considérer huit points ; pour le traitement de certaines plaies, il suffit de quelques-uns de ces points, tous ne sont pas nécessaires ; pour le traitement d'autres plaies, ils sont nécessaires tous les huit. Si on les considère en suivant les règles de l'art, et qu'on les exécute sans rien omettre des contingents, on guérira facilement, légèrement, rapidement et sans danger toutes les plaies de ce genre.

Le premier point à considérer concerne l'extraction et l'enlèvement des traits et autres objets semblables qui se trouvent accidentellement entre les lèvres des plaies, ou l'abandon de certains de ces objets dans les plaies, soit pour un temps, soit pour toujours, comme cela est nécessaire dans un certain cas, ainsi qu'on verra plus loin.

Le second point concerne l'arrêt de l'écoulement du sang.

Le troisième point, la manière de choisir le médicament qui convient aux plaies et de le bien appliquer.

Le quatrième point, la manière de faire et de défaire un bandage, et de faire les sutures selon les règles de l'art.

Le cinquième point, la manière de faire les saignées, les évacuations et de prescrire les potions dans les cas où une évacuation ou une potion est opportune.

Le sixième point, la diète, ce qu'elle doit être et comment il en faut user.

Le septième point, les moyens de préserver de la dyscrasie simple et de l'apostème chaud et d'autres accidents semblables, ainsi que les moyens de guérir ces accidents, s'ils ont déjà envahi les plaies.

Le huitième point, la manière d'obtenir de belles cicatrices dans les

1. Je fais ici une transposition dans le texte de H. de M. — Les manuscrits et l'éd. 1892 placent les « Déclarations préliminaires » de la première partie du chapitre premier, avant l'indication des différentes parties qui forment ce chapitre. — Il me semble préférable de donner d'abord cette dernière indication. — Nous placerons donc les « Déclarations préliminaires » afférentes à la première partie, après l'indication des subdivisions du chapitre Ier, au lieu de les laisser avant.

plaies où les choses susdites sont insuffisantes, en totalité ou en partie, ainsi que la manière de détruire la chair superflue ou mauvaise qui se produit dans certaines plaies.

PREMIÈRE PARTIE

DE L'EXTRACTION DES TRAITS

Déclarations préliminaires spéciales.

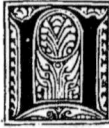

Otons pour bien comprendre la première partie du chapitre qui va suivre, partie qui traite de l'ablation des corps étrangers des plaies, qu'Avicenne dit au l. 4, f. 4, tr. II, chapitre *Des piqûres et de l'extraction de ce qui est resté retenu, des épines et des flèches* (et là-dessus tous les auteurs de médecine et de chirurgie, tous les anciens praticiens [1] sont d'accord), que si les corps enfoncés dans une plaie ne cèdent pas à une traction légère, ils doivent être laissés quelque temps dans la plaie, lorsqu'ils sont dans une région dangereuse, et même parfois lorsqu'ils sont en une région non dangereuse. Il semble que l'on fasse cela uniquement pour l'une des trois raisons suivantes : 1° pour éviter un écoulement de sang; 2° pour que la plaie soit rendue plus glissante par le pus qui s'y forme, de façon qu'on puisse extraire plus facilement l'objet enfoncé; 3° parce que quelquefois la nature par la marche du temps expulse le corps étranger.

Nous modernes, à savoir Théodoric et ses adeptes, dans ce cas comme dans tous les autres, nous extrayons le plus tôt possible un objet quelconque enfoncé dans la plaie, en observant les règles qu'il faut observer. La raison pour laquelle on doit extraire des organes nobles et des endroits dangereux, les corps qui y sont plantés (car pour les autres cela ne fait aucun doute du moment qu'on a reconnu qu'il faut les extraire des premiers), est la suivante : tout ce qui est enfoncé dans un organe noble, y cause une solution de continuité, distend ses parties, provoque en lui un flux d'humeurs, de la douleur, de l'apostème, de la fièvre par son implantation et son séjour dans l'organe, et quand l'extraction apaiserait ces accidents, — doit être immédiatement éloigné et extrait de l'organe noble et du lieu dangereux. C'est le cas ici; donc, etc.

La majeure ressort de ce que les membres nobles ne supportent pas les graves et longues affections, comme on le conclut de Galien, sur l'*Aphorisme* « quibuscunque gibbi, etc. », et au IIIᵉ livre du *Megatechni*,

---

1. H. de M. divise les chirurgiens de son temps en deux groupes, les *anciens* et les *modernes*; les anciens suivent la pratique anciennement adoptée.

chapitre 1. La mineure est évidente pour tous ceux qui opèrent communément.

Contre la première raison donnée plus haut, il faut dire que nous pouvons interrompre ou arrêter (intercipere aut restringere) tous les écoulements de sang, sauf dans un seul cas, comme on verra, dans lequel, si on l'a reconnu, il est préférable de laisser l'objet qui est enfoncé plutôt que de l'extraire; donc nous ne devons pas laisser de corps étranger sauf dans ce cas. Mais les anciens ne savaient pas arrêter le sang; aussi renonçaient-ils à l'extraction. — A la seconde raison il faut répondre, que le séjour de l'objet fiché dans la plaie est plus nuisible que ne peut être utile ou favorable la lubréfaction (lubricitas) de la plaie; donc, etc. — A la troisième raison il faut répondre, que si l'objet adhérait si fortement au membre noble, la force vitale serait épuisée avant qu'il pût être expulsé par la nature; donc, etc. Ainsi, nonobstant ces raisons, nous devons extraire.

II. Du moment que l'on a vu et reconnu que les objets plantés dans les plaies ne doivent jamais y être laissés, même pour un temps, à bien plus forte raison ne devront-ils jamais l'être définitivement, bien que les anciens fassent le contraire, comme on l'a montré, et cela parce qu'on a vu des gens vivre longtemps en portant un corps étranger fixé dans quelque endroit; car il ne s'ensuit pas de ce que quelques-uns ont vécu longtemps ainsi, que ce soit vrai pour tous. Au contraire, il est certain que si on n'extrayait aucun corps étranger, il mourrait plus de gens qu'il n'en surviverait; mais les morts ne se promèneraient pas par les rues comme les vivants avec leur morceau de flèche, et il semblerait qu'il en réchappe plus qu'il n'en meurt. Il faut dire encore que les objets fichés avec lesquels on peut vivre, ne sont pas dans les organes principaux, quoi qu'il en semble, — il faut dire aussi que beaucoup de ceux auxquels les anciens pratiquèrent l'extraction, ne sont morts ni de l'extraction, ni de la plaie, mais soit d'une pure erreur des anciens à propos de l'extraction de l'objet, soit du traitement de la plaie ou des deux choses à la fois. Cependant les anciens attribuaient la mort[1] à l'extraction seule et non au mode de l'extraction ou à celui du traitement de la plaie.

III. La vérité est que le chirurgien moderne doit et est tenu d'extraire tout ce qui est enfoncé dans un lieu quelconque, que la force vitale se maintienne ou non et quels que soient les symptômes qui apparaissent, comme on a vu. Cependant, il pourra le laisser s'il en est prié avec instance par le malade et ses amis, et après avoir prédit le danger, et à cause seulement de ce qu'on pourrait dire. C'est ainsi que maître Arnaud de

1. Ed. 1892 et manuscrit 1487: « imponebant *errorem* extractioni »; — errorem est pour *mortem*.

Villeneuve dit dans ses *Aphorismes,* à la doctrine IV : Tout ce qui remplit accidentellement la cavité d'un membre ou diminue sa capacité, doit être expulsé par les moyens convenables. Cela est confirmé par l'autorité d'Avicenne au chapitre cité, où il répète souvent : On peut être sauvé merveilleusement et contre toute espérance dans des cas où se montraient les signes les plus graves, etc. Et à la fin du même chapitre : si nous abandonnons un objet fiché dans un membre principal, la mort arrivera selon toute probabilité et nous proportionnons nos efforts à la faiblesse de la miséricorde (?)[1].

Le vulgaire dit : Maître Henri est un homme sans miséricorde pour n'avoir pas extrait ce dard; s'il l'avait extrait, le malade aurait guéri. Mais si j'avais fait l'extraction et qu'il eût vécu, je n'eusse rien gagné, si ce n'est qu'on aurait dit : Maître Henri lui a extrait le dard, et il est guéri; il a extrait et Dieu a guéri. — S'il était mort, on eût dit : Maître Henri a tué cet homme avec son nouveau traitement; s'il n'avait pas extrait le dard, il vivrait encore. Nous voyons en effet nombre de personnes vivre autant qu'il est possible selon la nature, avec des traits enfoncés dans les plus nobles organes.

Avicenne ajoute encore à ce que nous venons de dire : Mais si nous enlevons la flèche, peut-être l'infirme sera-t-il sauvé.

De la raison et des autorités citées, il ressort que si l'on n'extrait pas des organes nobles les corps qui y sont enfoncés, le patient mourra, et que si on les extrait, il peut en réchapper, donc on doit les extraire, car suivant Galien au Xe livre du *Megatechni,* chapitre 5 : Celui qui n'a qu'une seule voie pour parvenir à son salut, passera par elle, qu'il veuille ou ne veuille pas, même si elle est mauvaise. Et si l'on argue que Galien a dit dans le *Commentaire sur l'Aphorisme* de la première partie : « quando steterit aegritudo », que les mourants doivent être abandonnés d'après les seuls signes pronostics, on doit répondre : Il faut les abandonner, c'est-à-dire ne pas leur promettre la guérison, mais *non pas les abandonner sans les visiter,* et il faut ne rien omettre des contingents, annonçant le danger aux assistants et promettant le salut au malade, parce que, dit Avicenne, parfois il sera sauvé, etc., comme on a vu plus haut. Et si l'on répète qu'Avicenne, au chapitre cité, dit qu'il faut que nous nous abstenions de l'extraction d'une telle flèche, de peur de devenir un sujet de discours pour les sots parce que nous avons été peu utiles au malade, il faut répondre qu'Avicenne ne veut pas dire que le véritable principe ne soit pas d'extraire, mais qu'on ne fait pas l'opération à cause de ce qu'on en pourrait dire.

---

1. « Si nos dimiserimus *iterum* in membris principalibus, accidet mors secundum omnem dispositionem et *proportionabimus ad paucitatem misericordiae.* » — Ed. 1592 et manuscrit 1487 disent *iterum* pour *infixum.*

IV. Au sujet de l'extraction des objets fichés dans les plaies, on commet très souvent deux erreurs, surtout s'ils sont petits : 1° quand le fer est tout entier caché dans le corps, on saisit et arrache subitement la hampe et on la jette sans regarder si le fer est sorti avec elle ou non; le chirurgien croyant parfois que le fer est sorti tandis qu'il est resté, procède alors au traitement de la plaie. Et la plaie le plus souvent s'apostème; il s'ensuit de la fièvre et parfois la mort. Quelquefois si l'objet fiché n'est pas dans un membre noble, la nature avec le temps chasse le fer, et la plaie se guérit, mais lentement.

La deuxième erreur qui arrive communément, provient de ce qu'aussitôt la blessure reçue, le blessé ou les assistants ont coutume d'arracher le trait en l'absence du chirurgien, de sorte qu'avant de rencontrer un chirurgien, plusieurs blessés meurent d'une perte de sang trop grande. Le chirurgien sera donc attentif dans ces cas à voir si le fer est sorti ou non avec la hampe, et il n'arrachera jamais un objet fiché sans avoir préparé ce qui est nécessaire pour arrêter l'écoulement du sang.

V. J'ai observé un cas dans lequel aucun des engins d'extraction n'a suffi, et où il fallut inventer un nouvel engin. Un homme avait un fer de garrot [1] fiché au travers de l'articulation du genou, de façon qu'il sortait également des deux côtés du genou; il était plus gros aux deux extrémités et grêle au milieu; l'articulation s'était écartée au passage de la pointe du garrot et s'était aussitôt resserrée. Il fut extrait de la manière suivante : on assujettit solidement en terre une grosse colonne, on y fit une cavité dans toute sa largeur, dans laquelle toute l'articulation du genou pouvait entrer. Au milieu de la cavité et traversant toute la colonne était un trou, par lequel pouvait passer le fer du garrot; la cavité était garnie de linges pour que le genou ne fût pas blessé et la douille du garrot pénétrait dans le trou de la colonne lorsqu'on appliquait le genou contre le creux. Sur le genou et le creux fut placée une plaque de fer ayant un trou au milieu par lequel sortait au dehors la pointe du garrot. Alors un homme fort frappa vigoureusement sur la pointe du garrot avec un marteau de fer, et le garrot jaillit de l'autre côté de la colonne.

VI. Avicenne a dit au chapitre cité ci-dessus, que les objets plantés dans le corps sont parfois extraits par l'action de *médecines attractives*, qui extrayent ce que ne pourraient arracher les pinces (forcipes) et autres instruments. Mais, sauf le respect dû à Avicenne, il ne me semble pas qu'il y ait de médicaments assez fortement attractifs, et lui-même n'en indique pas, ni aucun produit, comme l'aimant (magnes), ni autre, comme le ferment ammoniaque (fermentum ammonia-

---

1. « Ferrum garroti »; *garrot* désigne un trait d'arbalète (Du Cange).

cum), etc., pour attirer aussi vite et aussi fortement qu'une pince ou quelques autres instruments, si on les serre et si on les tire vigoureusement. J'ai vu en effet le grand aimant employé seul et broyé et incorporé avec de l'axonge et du ferment [1] et d'autres substances semblables, être appliqué pendant plusieurs jours sur une pointe d'aiguille plantée dans le bras sans rien faire; j'ai vu de même des médicaments attractifs sans aimant n'être dans un cas semblable d'aucune utilité.

VII. Il faut noter cependant que les anciens avaient pour méthode de n'extraire un corps fiché, que si l'opératien était facile; s'ils ne le pouvaient sur l'heure, ils le laissaient, sans user de violence, ne sachant quelquefois s'il adhérait fortement ou non. En sorte que parfois il adhérait légèrement, parfois fortement, parfois médiocrement, quelquefois très fortement; aussi est-il possible que des *médecines attractives*, surtout très chaudes, humides, suppuratives, appliquées longtemps sur des objets qui n'adhéraient pas fortement, que les anciens n'avaient pas tirés avec force, mais avec ménagement, aient produit là une suppuration qui rendait la plaie glissante et permettait à l'objet planté de sortir, d'autant que la nature alors fortifiée vient en aide et se secourt elle-même en expulsant ce qui lui nuit. On imputait alors le résultat à la puissance attractive et non à la suppuration ni à la force expulsive de la nature, disant que le médicament avait attiré ce qui n'avait pu être extrait avec les instruments, n'attribuant pas la gloire de cette opération à l'expulsion par la nature ou à la suppuration, mais à la seule attraction du médicament, d'où les médecins remportaient louange et gloire. Peut-être que par ruse ils ont laissé quelquefois des objets qui étaient faciles à enlever. De même il est possible que par l'effet du temps et la force de la nature, de pareils objets soient expulsés, sans l'aide d'un médicament. C'est d'après cette intention des anciens que parlait Avicenne dans le passage cité, et ainsi qu'il le comprenait. Mais si les objets fichés adhèrent fortement ou très fortement, de façon à ne pouvoir être arrachés en tirant vigoureusement avec des instruments, jamais dans ce cas, on ne les extraira par le moyen d'un médicament si longtemps qu'on le laisse, et Avicenne ne l'a pas entendu ainsi.

VIII. Théodoric, au l. I, chapitre 39, vers la fin, donne un moyen pour arracher n'importe quel objet enfoncé; mais je n'en ai pas eu besoin, et ne l'ai par conséquent pas expérimenté.

IX. Au sujet de la doctrine de l'*extraction des flèches barbelées*, il importe, comme le dit Avicenne au chapitre cité, que celui qui retire des flèches ou d'autres traits, connaisse leurs variétés. La raison en est,

---

1. « Vidi enim magnetem magnum solum integrum et contritum et incorporatum cum axemgia et fermento. »

qu'il faut retirer par des procédés divers et avec des instruments variés des flèches ou des objets de ce genre qui diffèrent entre eux. Si le chirurgien ne connaît pas leurs différences, il sera souvent déçu ; quelquefois il croira retirer une flèche non barbelée, et fera de vains efforts sur une flèche barbelée, ou s'il l'extrait, il détruira les nerfs, etc., comme il m'est arrivé une fois. Je croyais retirer une flèche non barbelée et j'en retirai une barbelée, dont les barbelures étaient entrées dans la cavité intérieure du crâne : je la tirai avec violence et il y avait fort à craindre que les barbelures ne se brisassent de façon à rester dans le crâne. La même chose m'arriva pour une flèche qui était entrée dans le bras près de l'articulation du poignet, avait passé sous la chair le long de l'os dans la direction du coude, et avait traversé la corde extérieure qui meut la main ; comme je voulais la retirer par la blessure sans prendre garde aux barbelures qui étaient petites (c'était une flèche d'Angleterre), il arriva que celles-ci accrochèrent la corde au retour ; je ne pouvais la séparer des barbelures ni tirer ; il me fallut faire une incision sur la pointe, pour retirer le fer par là ; mais avant que j'eusse agrandi la blessure, il y avait grande fatigue chez moi et mon malade.

X. Toutes les fois que dans ce Traité nous parlons d'objets fichés dans le corps, apparents ou non apparents, nous l'entendons toujours du fer seul, non du bois.

XI. Partout où l'on agrandit la plaie et où l'on fait une incision, il faut éviter avec soin les nerfs et les parties semblables, et observer toutes les conditions que pose Avicenne au l. I, f. 4, chapitre 20, intitulé : *Pour ouvrir un apostème*, qui commence par : « qui plagam voluerit secare ». Mais si, en abandonnant un objet qui ne peut être retiré que par une incision dans un nerf, on causait un mal plus grand qu'en coupant le nerf, comme cela se présente parfois, on coupera le nerf ou le semblable, car de deux maux il faut choisir le moindre.

Sur ce sujet ces notables suffisent.

———

De l'extraction des traits et des autres objets qui se trouvent accidentellement entre les lèvres des plaies.

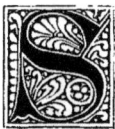

SUR cette première partie, il faut s'enquérir de quatre choses : 1° des objets fichés dans le corps humain ; 2° des instruments avec lesquels ces objets sont extraits ; 3° des membres dans lesquels lesdits objets sont fichés ; 4° de la manière d'extraire les objets fichés.

Quant au premier point, il faut que l'on sache que parmi les traits et tous les autres *objets fichés dans le corps*, les uns sont petits, les autres grands, ce qui se reconnaît à la vue. De même dans les uns l'extrémité du fer qui répond au bois, est creuse et reçoit le bois (cette cavité s'appelle vulgairement en français douille [doiylla]); les instruments de ce genre sont dits creux. D'autres ont l'extrémité susdite non pas creuse mais pleine et pointue (tout comme leur extrémité antérieure qui doit pénétrer dans le corps); cette extrémité pénètre dans le bois. Cela fait un engin dont les deux extrémités sont tout à fait semblables et on l'appelle engin ou trait sourd ou plein [1]. De plus les uns sont barbelés, les autres pas; on le reconnaît si on les voit à découvert. Les uns sont fichés dans le corps de telle façon qu'une partie de leur fer apparaît au dehors; d'autres sont complètement enfoncés dans le corps, c'est-à-dire cachés; de ceux-ci, rien n'apparaît au dehors. Parmi ceux qui apparaissent au dehors, les uns apparaissent assez pour que cela suffise à l'extraction; les autres n'apparaissent pas assez. De tous les objets susdits, les uns doivent être abandonnés, les autres extraits. Et de ceux qu'il faut abandonner, les uns doivent être abandonnés complètement et pour toujours et cela à cause seulement des propos du peuple [2], ainsi ceux qui sont fichés dans des organes nobles, quand la force vitale est complètement épuisée. Cependant d'après la vérité, l'art et la raison, tout ce qui se trouve accidentellement entre les lèvres des plaies, doit nécessairement en être retiré. D'autres objets doivent être abandonnés pour quelque temps seulement, à savoir jusqu'à ce que le patient se soit confessé et ait ordonné [3], etc.; de ce genre sont les objets fichés dans les organes nobles et les régions dangereuses, lorsque la force vitale se maintient.

Quant au second point, c'est-à-dire *les instruments à l'aide desquels on extrait les objets fichés* dans le corps, il faut savoir que les uns sont des *turquoises* [4]; elles sont toutes de même forme mais de dimensions diverses, et sont bien connues. Les autres sont des *tenailles*; celles-ci sont de formes et de dimensions diverses; elles doivent en effet être

---

1. « Surdum aut solidum », sourd ou plein. Sourd est mis par opposition à l'instrument creux, qui résonne quand on le frappe, l'instrument plein ne résonne pas, il est sourd (V. *G. de Ch.*, 1890, p. 207).

2. « Debent dimitti penitus et in perpetuum, sicut infixa... » — Manuscrit 1487 : « debent dimitti penitus et in perpetuum *pp verba populi solum* sicut infixa ». — Manuscrit 2030 : « et ce est pour les paroles du peuple tant seulement ».

3. « Et ordinaverit, etc. » — Manuscrit 2030 : « et que il ait ordene de soi ».

4. « Quaedam sunt turquesiae et sunt omnes uniformes, diversarum tamen quantitatum et notae sunt. » — Turquoise, triquoise, tenaille à l'usage des maréchaux (Du Cange). — Les figures de ces instruments se trouvent dans mon édition de *Guy de Chauliac*, 1890, p. 686, etc.

petites, moyennes, grandes, aiguës ou très aiguës, afin de pouvoir pénétrer dans une plaie de proportions quelconques. Elles doivent être très
fortes, de bon acier, dentelées en dedans, etc. [1]. Les unes s'ouvrent et se
ferment au moyen d'une vis [2], d'autres sans vis; les unes et les autres
sont bien connues. Les unes sont sourdes, les autres concaves; celles-ci
sont les meilleures. Il y a à cela deux raisons : 1° elles s'appliquent mieux
à l'objet saisi, et le tiennent ainsi plus fermement; 2° elles n'écrasent
pas la douille du trait fiché. Sont sourdes celles qui n'ont pas en dedans
une concavité proportionnée qui reçoive entre ses lèvres ou ses branches
l'extrémité de l'instrument à extraire. Les concaves sont celles qui ont
cette concavité.

Un autre instrument est l'*art* (ars), qui ne manque jamais son effet; il est
fait de telle sorte qu'on ne peut le décrire avec des mots; il extrait admirablement les dards et les autres objets qui apparaissent suffisamment; pour
les autres il n'est d'aucune utilité. Les *vrilles* (terebella) sont les instruments avec lesquels les cabaretiers percent leurs tonneaux; elles ont toute
la même forme et doivent être de grandeurs différentes; dans les cas où
elles conviennent, elles extraient très bien les objets à extraire, comme
on le verra dans la suite. L'*arbalète* (ballista) est bien connue; elle
est utile à l'occasion.

Il est parfois nécessaire que le chirurgien invente de sa propre industrie, d'autres instruments que ceux-là, suivant les besoins, dans certains
cas où les instruments susdits ne suffisent pas ou font défaut.

Quant au troisième point, c'est-à-dire quant aux *membres dans lesquels
les objets sont fichés*, il faut savoir que les uns sont principaux par leur
noblesse, comme le cœur, etc., d'autres sont principaux par leurs fonctions, comme l'estomac et le foie, etc. Ne sont pas principaux, par
exemple, la cuisse, la main, qui ne sont principaux ni par leur noblesse,
ni par leurs fonctions, puisqu'ils ne remplissent aucun office qui soit
indispensable à l'existence du corps humain.

A propos du quatrième point, *la manière d'extraire les objets fichés
dans le corps*, il faut être attentif à deux ordres de considérations : 1° à
certaines considérations générales; 2° à certaines considérations particulières.

Au sujet des *généralités*, il y a trois canons : 1° la manière d'extraire
les objets fichés est une chose si ardue et si immense qu'elle ne
peut être complètement enseignée, car tous les jours on fait de nou-

---

1. « De bono calibe anterius dentatae. » Manuscrit 2030 : « de bon acier et dentées
par dedens ».
2. « Mediante torculari. » Littré dit : torcular est un mot latin voulant dire pressoir; il s'agit ici de la vis du pressoir.

velles espèces de traits, etc., et par conséquent il faut trouver une nouvelle manière de les extraire, puisque ce qui est nouveau, demande
nouvel avis; aussi faut-il au chirurgien un prompt génie naturel;
2° second canon général, règle ou enseignement qu'il faut observer dans
l'extraction des objets fichés : on les extraira le plus légèrement et le
plus rapidement possible, en observant les règles à observer; 3° troisième canon général : toutes les fois qu'après l'extraction d'un trait ou
d'un objet semblable, l'on prévoit une plaie grande ou petite dans un
membre noble ou dans une région dangereuse, ou près d'une telle
région, ainsi que toutes les fois que l'on prévoit un violent écoulement
de sang, et en général toutes les fois qu'après une extraction de ce genre
menace un péril évident, le chirurgien ne doit pas pratiquer l'extraction ni
panser la plaie tant que le blessé ne se soit confessé et n'ait ordonné, etc. [1];
pendant ce temps il préparera ce qui lui est nécessaire, il rasera les poils,
enlèvera l'armure, fera les plumasseaux, etc. Cela fait et le patient confessé, il extraira l'objet fiché le plus rapidement et le plus légèrement
qu'il pourra, en observant les règles qu'il faut observer.

Quant aux *considérations spéciales*, il faut être attentif à deux choses :
1° à l'extraction des engins fichés; 2° à l'extraction d'autres objets, morceaux de verre et autres semblables. Le premier cas en comporte deux :
1° les engins ne sont pas empoisonnés; 2° ils sont empoisonnés. Le
premier cas se divise en deux : 1° l'engin n'est pas barbelé; 2° il est
barbelé. Le premier cas en renferme deux : 1° l'engin fiché est creux;
2° l'engin est massif. Le premier cas en comporte deux : 1° l'engin
est fiché dans le corps non recouvert de l'armure; 2° dans le corps
recouvert de l'armure. Le premier cas en contient deux : 1° l'objet
fiché apparaît; 2° il est complètement caché. Le premier cas en renferme deux : 1° l'objet apparaît suffisamment; 2° il n'apparaît pas suffisamment.

1° Quant au premier cas, soit *la manière d'extraire des traits qui
apparaissent suffisamment au dehors pour l'extraction*, il faut savoir
que le bois fiché, ou bien adhère au fer et est dans sa cavité, ou n'y adhère
pas. S'il y adhère encore, on l'extraira en le mordant le plus près du corps
qu'il pourra être saisi et mordu par les instruments appropriés. Si le bois
est séparé et sorti du fer, il faut alors remplir solidement le trou du
fer avec un morceau de bois proportionné, parce que si le fer était vide, il

---

1. « Cyrurgicus nec extrahat infixum nec praeparet vulnus, donec vulneratus sit
confessus et ordinaverit. » — Manuscrit 2030 : « le cyrurgien ne doit apareiller la
plaie ne traire ce qui s'est fichie duc atant que le navre soit confes et que il ait
ordene de ces choses ». — Le traducteur du xive siècle traduit *praeparare* par *appareiller*.

pourrait être écrasé par la forte pression des turquoises [1]. Ensuite on mordera avec des turquoises et on extraira. Si les turquoises ne suffisent pas, on essaiera d'extraire à l'aide de l' « art », qui ne manque pas son effet. Si cela ne suffit pas, on tentera de faire l'extraction avec les grandes turquoises des forgerons; si elles ne sont pas suffisantes, on liera fortement le membre percé de la flèche à une poutre solide, on tendra la corde d'une forte arbalète, comme si l'on voulait tirer, on attachera fermement à cette corde l'extrémité saillante de l'objet à retirer, on lâchera alors la corde de l'arbalète, comme si l'on voulait tirer. Je n'ai vu manquer ce moyen qu'une seule fois.

2° Règle ou canon sur *la manière d'extraire les traits qui n'apparaissent pas suffisamment pour l'extraction*; on les extrait de la façon suivante, en observant les règles qu'il faut observer : si rien ne s'y oppose, on élargira la plaie extérieure à côté du trait, jusqu'à ce que l'objet à extraire puisse être suffisamment mordu avec les instruments. Si l'objet fiché a une pointe plantée dans quelque os autre que le crâne, il pourra être extrait sans élargissement de la plaie en le faisant tourner avec des tarières, comme on le verra plus bas, à propos de l'extraction des traits creux complètement enfoncés.

3° Il faut savoir [2], à propos de *l'extraction des traits entièrement enfoncés dans le corps*, que *les uns peuvent et doivent être extraits par le côté où ils sont entrés*; d'autres le peuvent, mais ne le doivent pas; d'autres ne peuvent pas, mais le doivent; d'autres ne le peuvent ni ne le doivent.

A. Les premiers sont ceux qui ont une pointe fichée dans quelque os, ainsi dans une des vertèbres, ceux qui sont entrés par la région des organes de la nutrition, ceux qui sont plantés dans l'os de la cuisse, et autres semblables. La manière d'extraire des objets ainsi plantés est la suivante, que le bois adhère au fer ou non : on comprime les parties adjacentes au trait autant qu'on peut, pour faire apparaître au dehors la plus grande partie possible de l'objet fiché; s'il en apparaît suffisamment, on le saisira avec les instruments appropriés. Et si le bois est sorti du fer, et que celui-ci soit creux, on le remplira avec du bois, comme il a été dit, et on l'extraira,

---

1. En ce lieu, l'éd. 1892 et le ms. 1487 ajoutent cette phrase : « Scilicet si non possit morderi inter douillam et corpus laesum, non oportet douillam repleri ». — Ce passage manque dans le manuscrit 2030. — Cette phrase n'est qu'une note marginale que nous ne traduisons pas.
2. C'est en cet endroit que dans les manuscrits 1487 et 7139, le texte de H. de M. commence à être écrit en lettres de grosseur différente : En gros caractère pour le « nudus tractatus », pour les choses pratiques, et en caractère plus petit, ordinaire, pour le « Commentaire interlinéaire ». Dans son édition, M. Pagel indique la différence des écritures, à partir de la quatrième partie du ch. Ier (p. 182 de son édit.) (V. l'*Introduction* de H. de M., p. 90).

en observant les règles qu'il faut. Mais si, ni par la compression qu'on
vient de dire, ni autrement, il ne peut apparaître une partie suffisante du
trait, on enfoncera des tenailles proportionnées à la plaie, qui saisiront
si possible l'objet fiché, et l'extrairont. S'il ne peut être extrait, l'on
enfoncera une tarière proportionnée à la plaie, de façon à la faire parvenir exactement, peu à peu et légèrement jusqu'à l'objet enfoncé. Lorsque
le chirurgien sentira que la tarière pénètre dans le fer, il tournera doucement comme s'il voulait percer, puis plus fort, jusqu'à ce qu'elle
adhère très fortement; alors il tirera ou fera tirer, car si la tarière adhère
fortement, elle n'abandonnera jamais l'objet fiché; aussi est-ce la meilleure manière et qui est tout indiquée, lorsqu'il s'agit d'extraire des dards
qui ont une pointe enracinée dans les os.

  B. *Les traits qui peuvent mais ne doivent pas être retirés par la partie
par laquelle ils sont entrés* et qui sont complètement enfoncés, sont
ceux qui sont entrés si profondément qu'ils ont pénétré jusqu'à la partie
opposée ou presque jusque-là. Si on les ramenait, au lieu de les chasser
vers l'autre côté, les douleurs seraient plus grandes et le blessé courrait
un plus grand danger. Tels par exemple les traits qui ont pénétré si profondément sous la tête par l'œil [1], qu'ils apparaissent suffisamment à
la partie postérieure, et ceux qui sortent presque à travers la peau, mais
pas tout à fait, de façon à permettre de sentir la pointe en palpant;
tels encore ceux qui n'adhèrent à aucun os et sont tellement enfoncés
quelque part dans le corps, qu'ils apparaissent presque tout entiers au
dehors du côté opposé, et dont le bois cependant adhère si fortement
qu'il pourrait servir à les retirer par le côté où ils sont entrés.

  La manière d'extraire les traits qui apparaissent suffisamment du
côté opposé, est de les saisir avec des instruments et de les tirer en
observant ce qu'il faut observer. La manière d'extraire les dards qui
n'apparaissent pas au dehors, est d'élargir la plaie de la chair, de tré-
paner ensuite l'os et d'élargir sa plaie jusqu'à ce que l'on puisse extraire
le dard; on l'extraira par le côté opposé en tirant avec des instruments
ou en poussant avec le bois ou quelque autre objet, par le côté où
le trait est entré [2]. Si le propre bois du trait adhérait encore fortement, dès qu'il en apparaîtra une partie de l'autre côté, on le coupera
délicatement, et on le retirera. La manière d'extraire les traits qui ne

  1. Ed. 1892 : « Infra caput per occultum ». Manuscrit 1487 : « infra capud per
occulum ». Manuscrit 2030 : « qui sont si approfondies fichies par loil ».
  2. Ed. 1892 : « Deinde trepanizetur os et ejus vulnus elargetur donec infixum
extrahi possit et extrahatur per oppositum attrahendo cum instrumentis et impel-
lendo cum ligno aut simili impellente per partem, per quam intravit infixum ».
Manuscrit 2030 : « et en deboutant o le *bois du fer* ou o samblable par la partie par
laquele le fer entra ».

sont enracinés dans aucun os, n'apparaissent pas suffisamment du côté
où ils sont entrés, et auxquels leur bois adhère fortement, consiste à
les tirer par le côté opposé, les pousser par le côté où ils sont entrés,
à couper le bois, etc. Quoiqu'ils puissent être retirés par la partie par
laquelle ils sont entrés, ils ne le doivent cependant pas, parce que le
fer blesserait plus en revenant que le bois en poussant.

C. *Les traits qui doivent et ne peuvent pas être extraits par la partie
par laquelle ils sont entrés*, sont ceux qui étant complètement enfoncés
ne peuvent être saisis, mordus et ramenés par les instruments; et cependant si cela était possible il y aurait moins de danger à les ramener
qu'à les chasser du côté opposé; ils ne doivent donc pas être ramenés.
La manière de les extraire est de faire une incision du côté opposé, là
où on sent l'objet, où on croit qu'il se trouve, jusqu'à ce que l'on puisse
l'extraire en observant les règles qu'il faut observer.

D. *Les traits qui ne peuvent ni ne doivent être extraits par la partie
par laquelle ils sont entrés*, sont ceux qui sont si profondément et si complètement enfoncés qu'ils pénètrent jusqu'à la partie opposée ou presque,
et ne peuvent être saisis par devant du côté de la plaie; ceux dont le bois
est séparé ou auxquels il adhère si faiblement, qu'on le séparerait en
tirant légèrement; ceux qui ont pénétré dans un membre principal ou noble,
de telle sorte qu'en revenant, si cela était possible, à travers les organes
par lesquels ils ont passé, ils leur causeraient[1] un plus grand dommage
que si on les chassait de l'autre côté. La manière d'extraire ces traits
par la partie opposée est, s'ils apparaissent suffisamment, celle qu'on
vient de dire; de même, s'ils n'apparaissent pas suffisamment, on procédera comme plus haut, incisant, tirant et poussant, en supposant toujours ce qu'il faut supposer.

4° Quant à *la manière d'extraire les dards fichés dans le corps
d'hommes qui ont des armures*, ceux seulement qui adhèrent à l'armure,
puisque l'on a suffisamment parlé de la manière d'extraire ceux qui n'y
adhèrent pas, il faut savoir que les uns adhèrent fortement à l'armure,
les autres moins fortement. De plus ces traits, ou apparaissent hors de
l'armure ou n'apparaissent pas. S'ils apparaissent, c'est suffisamment ou
insuffisamment. Si c'est suffisamment, ou bien ils sont petits ou bien ils
sont grands. — Si donc ils sont petits, n'adhèrent pas fortement à
l'armure et sont fichés dans des membres non nobles, dans des régions
qui ne sont pas dangereuses et où on ne craint pas de violent écoulement de sang, il faut les extraire et enlever immédiatement l'armure.
S'ils apparaissent suffisamment en dehors de l'armure, s'ils sont grands

---

1. Ed. 1892 : « Majus ferret in eis nocumentum ». Manuscrit 1487 : « majus fieret
in eis nocumentum ».

et fichés dans des membres nobles ou dans des régions dangereuses, et si l'on redoute un grand écoulement de sang, qu'ils adhèrent ou non à l'armure, la manière de procéder doit être la suivante : on préparera d'abord ce qui est nécessaire pour la plaie, et un armurier avec ses instruments enlèvera prudemment et délicatement l'armure, ou bien la lacérera après avoir auparavant coupé la hampe du trait, pour qu'elle ne le gêne pas dans son opération; ensuite on retirera le trait, en supposant ce qu'il faut supposer. Il y a à ce procédé deux raisons : la première, la crainte que, si on arrachait dès l'abord le trait, il ne survienne un jet impétueux de sang que l'armure empêcherait d'arrêter; la seconde raison est la crainte que le trait, une fois arraché de la chair, ne puisse être séparé de l'armure, et que n'étant plus maintenu par les tenailles et revenant vers le corps, il ne pénètre de nouveau dans la première plaie, ou par suite d'un mouvement de l'armure ne fasse une nouvelle blessure à côté de la première. Il peut se produire ainsi un écoulement de sang ou une piqûre dans la première blessure, ou bien deux plaies au lieu d'une, et parfois un écoulement de sang en même temps que deux plaies.

Si le trait n'apparaît pas suffisamment, s'il est petit et en dehors d'un membre noble, etc., on l'arrachera si cela est possible et on enlèvera ensuite l'armure; s'il n'est pas possible de l'extraire ainsi, on lacérera l'armure, etc. Si l'objet est grand et n'apparaît pas suffisamment, on lacérera l'armure, etc. Dans le cas où le trait n'apparaît pas hors de l'armure : ou bien il adhère à l'armure, ou bien il est enfoncé sous elle et en est complètement séparé; s'il adhère, on lacérera d'abord l'armure, etc.; s'il est enfoncé sous elle et séparé d'elle, on enlèvera l'armure et on extraira ensuite le trait.

5° Il faut savoir au sujet de l'*extraction des traits sourds ou d'objets semblables*, que les uns apparaissent au dehors, les autres pas. De ceux qui apparaissent, ou bien le renflement du milieu apparaît, ou il n'apparaît pas. Pour ceux dont le renflement médian est resté en dehors, on les extrait facilement avec des turquoises, en observant ce qui est à observer, etc. Pour ceux dont le renflement n'apparaît pas, on les extrait facilement s'ils adhèrent légèrement; s'ils adhèrent fortement, on ne les extrait que difficilement en élargissant la plaie, jusqu'à ce que le renflement du milieu puisse être saisi avec des instruments. Quant à ceux qui n'apparaissent pas ou sont complètement enfoncés, on les extrait avec peine s'ils adhèrent fortement, parce qu'il faut élargir la plaie jusqu'à ce que leur renflement puisse être saisi par les instruments. S'ils adhèrent peu, comme lorsqu'ils sont fichés seulement dans la chair, il suffit alors pour les extraire, de mordre leur pointe avec des instruments appropriés, en observant toutes les règles qu'il faut observer.

6° Quant à l'*extraction des flèches barbelées ou à oreilles* [1], ce qui est la même chose, il faut savoir que les unes sont fichées de façon que l'extrémité des barbes apparaît au dehors ; les autres de telle sorte que les barbes sont entièrement cachées et enfoncées et que la douille du fer apparaît au dehors sans les barbes ; il y en a d'autres dont rien n'apparaît au dehors. Les flèches dont les extrémités des barbes apparaissent au dehors, peuvent être facilement extraites, en observant ce qu'il faut observer, etc. De celles dont les barbes ou le fer entier est caché, les unes sont fixées dans l'os, les autres pas. Pour celles qui sont fixées dans l'os, il faut les retirer par le côté où elles sont entrées, en introduisant une canule autour des barbes, et en observant, etc. Si elles ne sont pas fixées dans un os, on peut les extraire de deux manières : par le côté où elles sont entrées, comme on vient de dire, et cela si l'on peut introduire une canule autour des barbes ; — si on ne peut pas en introduire une, il faut extraire la flèche par la partie opposée en faisant une plaie suffisante, si elle n'existait pas auparavant, et en observant toutes les règles.

7° Les *objets empoisonnés*, flèches et autres, seront extraits de la même façon que les autres ; on traitera la plaie comme on dira au chapitre II de la doctrine II de ce Traité, *Des morsures et piqûres venimeuses*.

Au commencement de ce chapitre, où il est question des diverses sortes d'objets fichés dans le corps, on montre suffisamment quels objets doivent être abandonnés dans la plaie, dans quels cas, pourquoi, et pour combien de temps, définitivement ou provisoirement.

Les épines, morceaux de verre, pointes d'aiguilles et autres petits objets de ce genre qui sont fichés dans le corps, causent ou ne causent pas une vive douleur. S'ils n'en causent pas, on les soignera par des attractifs, jusqu'à ce qu'à l'aide de ces remèdes ou par le secours de la nature et du temps ils puissent être extraits et expulsés. S'ils causent de la douleur, on l'apaisera avec des calmants, s'il est possible, sinon, on agrandira la plaie et on extraira l'objet, en observant, etc.

Sur la manière d'extraire de petites pierres, de la terre, des poils et autres choses de ce genre qui se trouvent accidentellement entre les lèvres des plaies, on ne donne pas de règles parce que cette extraction est facile ; on laisse cela à l'ingéniosité de l'opérateur.

---

1. Les traits sont de plusieurs variétés (telum, sagitta, etc.), trait, dard, flèche, garrot, javelot, javeline, lance ; le mot « *trait* » est générique. H. de M. emploie souvent l'expression « infixum » ; nous usons souvent du qualificatif « *fiché* », qui s'adresse précisément à un objet qui entre par sa pointe, et est plus expressif que « enfoncé » ou « planté » ; fiché est le mot adopté par le traducteur du XIVe siècle.

DEUXIÈME PARTIE

DE L'ARRÊT DE L'ÉCOULEMENT DU SANG

Déclarations préliminaires.

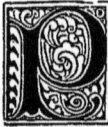

POUR une plus grande clarté de la partie suivante, laquelle a pour objet le *Traitement de l'écoulement de sang* qui provient des plaies et autres semblables, il y a 14 Notables à considérer.

I. L'écoulement du sang est un accident dangereux qui suit immédiatement toutes les plaies récentes, excepté seulement celles du ventre; il est plus dangereux que la plaie, car bien des gens meurent de cet écoulement, qui, s'il avait pu être arrêté, ne seraient pas morts de leur plaie, aussi faut-il y porter remède en premier lieu, suivant Avicenne, l. I, f. 4, dernier chapitre.

II. De même que l'écoulement de sang est un accident de la plaie et est parfois plus dangereux qu'elle, de même la *syncope* est un accident qui accompagne l'écoulement de sang immodéré et est plus dangereux que cet écoulement; bien des gens sont morts d'une syncope, qui n'auraient pas succombé à la suite de l'écoulement du sang; aussi est-il nécessaire de traiter la syncope avant l'écoulement de sang.

III. Tous les auteurs de médecine donnent les causes, les signes et le traitement des *diverses espèces de syncopes,* de la syncope par exemple qui est une maladie et de celle qui est un accident d'une maladie. On recourra alors à ces auteurs.

Cependant comme ils parlent fort peu de la syncope qui est un accident des maladies qui regardent le chirurgien, et de celle qui arrive à leurs assistants, nous allons examiner à propos de cette syncope trois points que le chirurgien opérateur doit connaître. Le premier point est de connaître les signes de la syncope, le deuxième, d'obvier à une syncope imminente et de guérir celle qui s'est déclarée; le troisième, de savoir comment se produit la syncope.

Premier point : Une syncope prochaine est précédée, entre autres *symptômes,* de modifications dans le pouls du patient, qui devient rare et faible, d'un changement de couleur, qui de naturelle devient non naturelle, de difficulté à soulever les paupières, de froid aux extrémités; parfois c'est tout le corps qui se refroidit. Le symptôme précurseur immédiat est la sueur autour du cou, abondante comme une rosée.

Second point : Quand on redoute une syncope, chez le patient par exemple à cause d'un trop fort écoulement de sang ou de pus provenant d'une plaie ou d'un apostème, ou à cause d'une trop forte sueur, ou si l'on prévoit une syncope des assistants, qui ne sont pas accoutumés à voir de terribles cas de chirurgie, il faut que le chirurgien prenne deux précautions : 1° qu'il renvoie les assistants non accoutumés, de peur qu'ils ne tombent en syncope par horreur, et cela dans leur intérêt d'abord, car cet accident leur serait nuisible et ils en mourraient peut-être puisque la syncope est une petite mort, et ensuite à cause du malade; car s'il voyait les assistants tomber en syncope, il craindrait davantage pour sa peau et pourrait aussi être pris de syncope [1], etc.; 2° la deuxième précaution que doit prendre le chirurgien est de veiller à ce qu'il y ait de l'eau dans la chambre du malade; s'il n'y en a pas, il en demandera aux serviteurs, comme s'il voulait se laver les mains; s'il voit alors quelqu'un tomber en syncope, il lui jettera aussitôt violemment de l'eau à la face, jusqu'à ce qu'il revienne à lui. S'il n'a pas songé à l'eau ou que, bien qu'il y ait songé, il n'en ait pas, il tirera fortement les cheveux des tempes du malade et lui parlera haut comme s'il le querellait, il l'appellera plusieurs fois de son nom dans l'oreille, et le frappera de ci et de là, lui donnera un soufflet, lui frictionnera les extrémités, provoquera l'éternuement ou le vomissement avec une plume ou avec le doigt, secs ou trempés d'huile et d'Oxymel, il lui mettra des aromates sous les narines. Quant à la syncope qui se produit pendant la saignée ou le relâchement du ventre, elle demande qu'on arrête les causes. Mais si à ceux qui ont d'habitude des syncopes, la saignée est absolument nécessaire, on réconfortera le malade avec une bouchée de pain grillée trempée dans du vin aromatisé; s'il n'a pas de fièvre, on trempera le pain dans du sirop acide et de l'eau froide.

Quant au *troisième point*, la *syncope spécialement chirurgicale* se produit, pour autant que je me rappelle dans ce moment sans consulter les auteurs de médecine, de deux façons : 1° chez des hommes sains, qui assistent les malades; 2° chez les malades eux-mêmes.

Chez *les hommes sains* qui voient de terribles cas de chirurgie, la syncope se produit de la façon suivante : la crainte qu'ils ressentent fait souffrir leur cœur; les autres membres compatissent à la souffrance de celui-ci, et pour le réconforter lui envoient tous leurs esprits et toute leur chaleur; il s'y réunit comme un chapitre général des esprits, de façon que ceux-ci étant réunis et ranimés, la force vitale du cœur en soit réconfortée, car *la force vitale rassemblée est plus forte que dispersée.* Tandis que ce chapitre des esprits est rassemblé dans le cœur, les membres extérieurs restent appauvris d'esprit et de chaleur, de sensibilité et de mouvement, ce qui fait que le patient tombe en syncope.

Chez *les malades* la syncope se produit de quatre manières : 1° par

---

1. « *Magis timeret de pelle sua et posset syncopizare.* »

la peur seule; ainsi chez ceux qui doivent être amputés ou brûlés, ou
qui prévoient une douleur intolérable; la syncope se produit alors de
la même façon que chez les assistants sains, et comme on vient de le
voir; 2° elle se produit, en partie par suite de la crainte, en partie par
suite de la douleur, comme lorsqu'on fait à un blessé une ponction [1] dans
sa plaie, et qu'il a peur de celles qui vont suivre. La syncope ne résulte
pas alors de la crainte seule ni de la douleur seule; elle se produit comme
il a été dit; 3° la syncope résulte soit de l'affaiblissement de la force
vitale, soit du froid qui chasse les esprits des organes extérieurs vers
le cœur et les organes internes, soit de ces deux causes à la fois, qu'une
évacuation ait précédé ou non; non pas toutefois pendant l'acte même
de l'évacuation, mais après, s'il y a eu évacuation; au moment par
exemple où un malade affaibli est mis sur la chaise (ad sellam), ou est
transporté du lieu, etc., s'il n'est pas bien soutenu ou s'il est mal couvert; cette syncope se produit comme on l'a montré plus haut pour
les autres; 4° une syncope du même genre se produit par suite d'une trop
forte évacuation ou exhalaison des esprits, avec quelque évacuation superflue, et cela pendant l'acte même de l'évacuation, ainsi par suite d'un
écoulement de sang, d'un flux de ventre, d'extraction de pus, de trop
forte transpiration, etc.; cette syncope se produit parce qu'il ne reste
que peu ou point d'esprits dans le cœur. S'il en reste un peu; les organes
extérieurs envoient leurs esprits pour réconforter le cœur, et restent
appauvris de chaleur; le patient tombe alors en syncope. S'il ne reste
point d'esprits dans le cœur, il n'en arrive plus aux membres externes [2],
au contraire, leurs esprits s'exhalent et le patient succombe ainsi.

IV. Il faut noter au sujet de la manière d'opérer des anciens dans les
écoulements de sang, que jamais ils ne prévenaient ledit écoulement;
aussi leur ignorance fit-elle périr bien des gens. Les anciens traitent
l'écoulement de sang de la façon suivante, mais seulement lorsque déjà
le sang coule de la plaie : de toute plaie indifféremment ils laissent couler
une certaine quantité de sang avant de l'arrêter, disant avec Galien, au
livre VI du *Megatechni*, chapitre 5, à la première phrase, qu'un écoulement de sang modéré est utile à la plaie en la préservant d'un apostème
chaud. Avicenne dit la même chose, au l. IV, f. 4, traité 1, chap. 7 : *Du
traitement général des plaies.*

Cette pratique doit être réprouvée pour trois raisons : 1° parce que
cet écoulement est plus nuisible en affaiblissant la force, qu'il n'est utile
en empêchant un apostème chaud, car il faut redouter davantage l'affai-

1. Ed. 1892 : « *Et* quando alicui vulnerato fit punctus ». Manuscrit 1487 : « *ut* quando ».
2. Ed. 1892 : « tunc non *inferunt* ulterius spiritus ad membra extrinseca » ; Ms. 1487 :
« tunc non *influit* ulterius spiritus... ».

blissement de la force qu'un apostème chaud. En outre, l'apostème chaud peut être prévenu d'autre manière, sans affaiblir autant la force (virtus), ainsi par des évacuations et des applications locales, auxquelles les anciens ne prenaient peut-être pas garde ; 2° cette méthode est condamnée par le fait que si on ne prévient pas dans certains cas l'écoulement de sang et si on ne l'intercepte avant qu'il commence à couler, on ne l'arrêtera peut-être jamais, surtout par les moyens anciens ; 3° on la condamne encore parce qu'un homme blessé peut ne pas avoir besoin d'évacuation étant en parfaite santé ; or, une fois blessé et par conséquent un peu affaibli, il en a encore moins besoin, puisqu'il ne faut pas ajouter l'affliction à l'affligé ; donc, etc.

V. La méthode générale d'opérer des anciens, à l'égard de tout écoulement de sang d'une plaie quelconque, comprend quatre procédés, car le sang coule ou de petites ou de grandes veines et artères. 1° Si c'est de petites veines et artères, il suffit de mettre sur ces vaisseaux des étoupes avec du blanc d'œuf ou une poudre faite de *trois parties de Chaux vive, deux parties d'Encens et une partie de Sang-Dragon* [1] ; 2° si le sang s'échappe de grandes veines ou artères, il est besoin d'un médicament plus fort, tel est, par exemple, le médicament de Galien, donné dans ce Traité ; 3° si l'écoulement ne s'arrête pas ainsi, ils cautérisent les orifices des veines et des artères. Mais ce procédé est pire que les autres, car lorsqu'on arrête par un cautère, il faut cautériser de nouveau à la chute de l'escarre du cautère ; 4° s'ils ne peuvent arrêter l'écoulement par aucun de ces procédés, ils enfoncent une aiguille avec du fil sous chaque extrémité de la veine ou de l'artère, puis le fil est noué et serré fortement [2].

Ces quatre manières d'arrêter le sang suffisent dans tout écoulement, au jugement des anciens, excepté seulement à celui de maître Lanfranc, qui démontre leur insuffisance dans le cas suivant. C'est celui où le sang s'échappe d'une veine ou d'une artère sous laquelle se trouve immédiatement un nerf. Les anciens n'osent appliquer ici les médecines constrictives froides avec lesquelles ils opèrent communément, parce qu'elles nuiraient plus au nerf qu'elles ne seraient utiles contre l'écoulement. Ils n'osent pas *suturer* ou lier les extrémités des veines, de peur de piquer le nerf, ils n'osent pas cautériser, de crainte de le blesser. Aussi Lanfranc enseigne-t-il à inciser la chair extérieure qui se trouve sur les extrémités de la veine ou de l'artère d'où s'échappe le sang, à tirer ensuite ces

1. « Pulvere de calcis vivae partibus 3, thuris part. 2 et de sanguinis draconis part. 1. »
2. « Infigatur acus cum filo sub utraque extremitate venae aut arteriae et nectatur illud filum et fortiter stringatur. » — C'est l'*acupressure*.

extrémités, à les tordre et à les lier [1]; on pourra alors appliquer les médicaments qui conviennent au nerf blessé, sans qu'ils nuisent au traitement de l'écoulement.

Il est encore un cas où ces cinq procédés des anciens et de Lanfranc ne suffisent pas. C'est celui d'un homme blessé jusque dans la profondeur de la poitrine par une large épée, un garrot ou un instrument semblable qui a été déjà extrait, quand le sang s'échappe de grandes artères intérieures. Ni le médicament, ni la ligature (strictura), ni la torsion, ni le feu ne sont alors d'aucune utilité; donc la doctrine des anciens est insuffisante dans ce cas, du moins pour nous modernes; mais elle leur suffisait, car, dans le cas en question, ils ne voulaient pas qu'on arrêtât le sang, bien plus ils en activaient l'écoulement et la sortie en roulant plusieurs fois le patient sur sa blessure, afin que le sang ne restât pas enfermé dans celle-ci; ils tuaient ainsi bien des gens, s'appuyant de l'*Aphorisme* second de la 6ᵉ partie : si le sang fait irruption dans le ventre, il se putréfie nécessairement, ne prenant pas garde à ce que dit Galien sur l'*Aphorisme* de la 7ᵉ partie : « quibus cunque fleugma inter phrenes, etc. » : Il n'est rien d'impossible à une nature robuste; en effet elle fait passer le pus à travers l'os.

VI. Suivant Avicenne, aux livres, f., tr., chapitres précités, la manière d'arrêter le sang, telle qu'elle est exposée dans ce Traité, par une ligature faite selon l'art, ne convient pas aux plaies accompagnées d'apostème, ni aux ouvertures d'apostèmes; mais seulement aux plaies simples récentes qui donnent du sang et ne sont pas accompagnées d'apostème, aussi longtemps qu'elles sont des plaies simples.

VII. Dans un seul cas, ainsi que j'en ai fait l'expérience, le sang ne peut être intercepté ni arrêté. Il arrive en effet qu'un trait ou un objet semblable fiché dans le cou, passe près de la veine organique et de l'artère qui se trouve derrière, et pénètre ensuite jusqu'au canal de la nourriture ou jusqu'à celui de l'air; il faut malgré cela extraire immédiatement le trait, ou bien le patient suffoquera dans l'instant. Or il est possible que le chirurgien ne sache pas que le trait pénètre jusqu'aux susdits canaux, et croie qu'il est près d'eux, parce que le patient a la voix rauque. Alors, bien qu'une fois l'objet extrait on puisse prévenir l'écoulement de sang à l'extérieur, on ne peut arrêter ni prévenir cet écoulement du côté interne; aussi, le trait retiré, le patient mourra-t-il dans l'instant.

VIII. Si dans une saignée le sang se met à couler avec une violence

---

1. *Torsion des artères par Lanfranc*, etc. : « scindere carnem exteriorem quae est supra extremitates venae aut arteriae, a qua fluit sanguis, deinde dictas extremitates extrahere, torquere et ligare ».

inattendue, il faut aussitôt l'arrêter en comprimant la plaie avec un denier ou quelque autre objet de forme semblable.

IX. Comme on a dit que dans certains cas, par crainte de l'écoulement du sang, il ne faut retirer un objet fiché que lorsque le patient sera confessé, on est parfois dans l'incertitude à ce sujet. Ainsi : une plaie donne du sang avec une telle violence que le blessé mourra certainement si on n'arrête pas aussitôt cet écoulement ; le chirurgien et le prêtre accourent en même temps ; lequel des deux doit exercer le premier son office? Le chirurgien veut agir d'abord ; raison : parce que s'il n'arrête l'écoulement du sang, le patient mourra avant d'être confessé ; s'il l'arrête au contraire, le patient pourra guérir ou du moins sa vie se prolonger jusqu'à ce qu'il soit confessé. D'autre part le prêtre veut entendre d'abord la confession ; raison : parce que, selon lui, le péril est plus grand pour l'âme que pour le corps, et que là où est le plus grand péril, il faut porter secours en premier lieu.

Je vis, sur cette alternative, des fats disputer contre des ignorants, jusqu'au moment où en attendant un meilleur avis, ils en vinrent aux mains ; ce fut enfin le chirurgien qui l'emporta, étant le plus fort et le plus fat. Ce qu'il faut dire sur ce sujet, c'est qu'il en est autrement selon l'art et autrement selon la foi : selon l'art, il faut arrêter en premier lieu le sang pour les susdites raisons du chirurgien ; selon la foi, il faut que la confession se fasse d'abord, pour les raisons du prêtre ; et si l'on dit : ils peuvent exercer tous deux ensemble leur ·office, il faut répondre que cela est vrai, mais que ce n'est pas permis par la loi ; c'est pourquoi, etc.

On pourrait croire que le sang ne doit pas couler d'une plaie, puisque tout tend naturellement à son lieu naturel ; or le lieu naturel du sang est dans les veines, donc, la blessure faite, le sang devrait rentrer dans les veines. La sortie du sang peut être considérée de deux façons : en tant que corps pesant et en tant que sang. En tant que corps pesant, il sort, coule et tend vers le centre ; en sorte que la pesanteur lui est inhérente avant la sanguinéité. En tant que sang et ami de la nature, son lieu naturel est dans les veines, et ce n'est pas en cette qualité qu'il sort et coule ; si l'on pouvait lui ôter la pesanteur, il ne coulerait pas.

X. Le sang s'échappe d'une plaie de trois manières : 1° goutte à goutte ou à peu près, comme lorsqu'il sort de petites artères ou veines ; 2° avec force, quand il s'échappe de grandes artères ou veines, selon leur diamètre, ainsi lorsqu'il jaillit en l'air et s'élance loin du membre d'où il s'échappe ; 3° avec violence comme lorsqu'il sort de la cavité de la poitrine par un trou de garrot ou de lance, à plein orifice, comme coule d'une fontaine l'eau amenée par un canal de plomb.

XI. Il est un écoulement de sang fort dangereux, qui survient lorsqu'on ouvre certaine tumeur, dont les chirurgiens s'occupent à peine et dont peu font mention. Prenant cette tumeur pour un apostème purulent, ils l'ouvrent sans précaution et sans s'être prémunis contre un écoulement de sang, et tout à coup jaillit un violent flot de sang. Il faut considérer à ce sujet trois points : 1° le mode de génération de cet apostème; 2° comment il est appelé par les auteurs; 3° le traitement de cet écoulement.

Première question : le mode de génération de cette tumeur est double : celle-ci résulte soit d'une cause externe, soit d'une cause interne. Elle résulte d'une cause externe de deux manières : primo, lorsque par suite d'une contusion ou d'un trop lourd fardeau, une grande veine ou artère se rompt dans les parties profondes, la peau extérieure demeurant intacte. Elle se produit secondement, lorsqu'une plaie se cicatrise extérieurement, et qu'il reste dans les parties profondes une grande veine ou artère non cicatrisée. Résultant d'une cause interne, cette tumeur se produit de trois façons différentes, par une trop grande quantité de sang ou par sa seule acuité, ou par les deux causes ensemble[1] qui font éclater une grande veine ou artère dans les parties profondes, tandis que la peau extérieure demeure intacte.

Seconde question : cette tumeur est appelée par Avicenne, l. I, f. 2, tr. 1, au chapitre 4, intitulé *De morbis solutionis continuitatis*, « mater sanguinis », et le même auteur, sous l'autorité de Galien, l. IV, f. 4, tr. 2, au chapitre 12, *De restrictione sanguinis jam fluentis*, l'appelle « burismis ». Il donne là les symptômes, causes et modes de génération et de traitement de cette affection. Théodoric dans la première partie de sa *Grande Chirurgie* l'appelle « operisma »; les autres auteurs l'appellent *mère de sang ou sac* (mater sanguinis sive saccum)[2].

Troisième question : le traitement est double : préservatif et curatif; le traitement préservatif de l'écoulement du sang est curatif de ladite tumeur; Galien, Avicenne, Théodoric et quelques autres s'accordent à dire qu'on doit la traiter par un bandage serré et la compression, si elle est récente. Parfois elle reste latente et comme au repos pendant quelque temps, aussi longtemps qu'on la comprime et qu'elle est bandée; puis aussitôt le bandage enlevé, elle revient comme une rupture ou un relâchement inguinal. Le traitement curatif de cet écoulement de sang est semblable à celui des autres écoulements, et peut être tiré du Traité.

XII. La manière d'intercepter un écoulement de sang, est une chose fort ardue et très importante, et dans ce cas la vie ou la mort du patient

---

1. Éd. 1892 : « Aut sola acuitate sanguinis utroque findente venam ». — Manuscrit 1487 : «... aut sola acuitate sanguinis *aut* utroque... ».

2. De ces tumeurs sanguines fait partie notre anévrysme. Les mots « burismis » et « operisma » peuvent être considérés comme des erreurs de copistes, pour « aneurusmis », « aneurusma », ἀνεύουσμα.

dépendent de la seule manière d'opérer. Cette manière est assez facile à employer et avantageuse, si le fer de l'objet fiché adhère fortement à son bois, comme on le dit dans le Traité; mais si le fer et le bois n'adhèrent pas assez fortement, et que plutôt le bois puisse sortir sans le fer, je ne vois pas alors de manière d'opérer suffisante dans ce cas. Prenons un exemple pour qu'on saisisse mieux : un gros fer, tel que celui d'un garrot ou d'une lance, est fiché et entièrement enfoncé dans la cavité de la poitrine, près du cœur : ou bien ce fer adhère assez à son bois pour qu'on puisse l'extraire, ou il n'adhère pas assez. Dans le premier cas, la manière de prévenir l'écoulement de sang est facile et est donnée dans le Traité; dans le second cas, il faut ou abandonner ou retirer le fer. Si on l'abandonne, le patient mourra nécessairement; il est impossible en effet qu'un homme vive longtemps en ayant ainsi un gros objet fiché dans des organes principaux ou tout près d'eux, bien qu'il soit possible qu'on vive longtemps en ayant un petit objet fiché dans une partie éloignée des organes nobles.

Si le fer doit être extrait, il y a deux procédés : ou bien on l'extrait par le côté par lequel il est entré, ou par le côté opposé. Dans le premier procédé, il y a deux manières : au moment de l'extraction on fera ou non de la compression avec de petits coussins (pulvilli) autour de la hampe de l'objet fiché. Si l'on en fait, peut-être le fer sera-t-il retenu par la compression, le bois sortant sans le fer, et peut-être le sang sortira-t-il impétueusement avec lui. Si on ne peut arrêter le sang, le malade mourra, et si on l'arrête, le malade n'en réchappera pas, puisqu'il mourra du fer qui est resté dans sa poitrine. C'est pourquoi Galien dit au VIIᵉ livre du *Megatechni*, chapitre 1 : les organes nobles principaux ne supportent pas les graves et longues affections. Si l'on ne fait pas de compression avec des coussins autour de la hampe, le sang coulera, que le fer sorte ou non, et peut-être ne pourra-t-on l'arrêter.

Si on pratique l'extraction par la partie opposée, ce que je n'approuve pas, à moins que par hasard il n'y ait pas d'autre voie, et à moins que la mort ne soit proche, on poussera avec la hampe même et on tirera avec des instruments; il est alors impossible que le sang ne coule de tous côtés.

Si par erreur le bois a été extrait sans le fer, il faut tenter d'extraire celui-ci délicatement, si le patient et ses amis en prient avec instance le chirurgien; qu'il arrive à l'extraire ou non, le chirurgien s'efforcera d'arrêter le sang, afin que le patient, s'il n'en réchappe pas, demeure du moins plus longtemps en vie.

XIII. D'après ce qui vient d'être dit, le séjour du fer dans la plaie est plus dangereux, puisque le malade en mourra nécessairement, qu'un violent écoulement de sang, parce qu'on a une chance sur deux d'arrêter celui-ci de la manière suivante : au moment de l'extraction quelqu'un rapprochera fortement les lèvres de la plaie, et les présentera peu à peu au chirurgien, qui les suturera profondément et à points rapportés avec une grosse aiguille et du fil fort, comme les pelletiers cousent les peaux. La suture faite, quelqu'un recouvrira, en la comprimant, toute la blessure avec la paume de la main, pendant une heure ou plus, ce qui suffit pour toute blessure. On soulèvera ensuite légèrement la main; si le sang ne coule pas, on pansera la plaie comme il convient; si le sang n'est pas arrêté, on appliquera de nouveau la main sur la plaie, comme avant, jusqu'à ce que le sang s'arrête ou que le malade fatigué et affaibli succombe dans une syncope.

XIV. Le chirurgien doit toujours être muni contre l'écoulement de sang, à cause des cas fortuits; surtout, qu'il trouve rapidement, s'il en a besoin, des aiguilles munies de fil. Comme on a parfois de la peine à retirer promptement une aiguille de son support [1], surtout lorsqu'on est pressé, parce que le fil déroulé s'emmêle, de sorte qu'il faut le casser et enfiler de nouveau l'aiguille, que pendant ce temps le sang coule, ce qui aggrave l'état du patient et fait au chirurgien une mauvaise renommée, — notre sollicitude nous a fait inventer une *nouvelle manière d'enrouler le fil autour de l'aiguille*, de façon qu'on puisse la retirer tout enfilée du support plus rapidement et plus facilement, ce qui évite bien des dangers. Voici ce moyen : lorsque l'aiguille enfilée est enfoncée dans le support, on conduit le fil du gros bout (a culo) à la pointe, sans entourer cette dernière, mais en laissant le fil replié reposer à côté. Ensuite on ramène le reste du fil vers le trou (ad culum) de l'aiguille et on l'enroule autour. Puis on le mène de nouveau jusqu'à la pointe, qu'il entoure; et tant que durera le fil, on le mènera ainsi, de l'un à l'autre bout de l'aiguille, les entourant à chaque fois, excepté seulement la première fois, comme on a dit, où l'on n'enroule pas le fil autour de la pointe. De cette façon, on retire l'aiguille du support en un moment, parce que comme la première révolution du fil n'entoure pas la pointe de l'aiguille, cela permet de tirer celle-ci par le gros bout autant qu'on veut (sans que les autres révolutions se défassent), comme si elle n'était pas fixée sur le support.

---

1. « Sed quia aliquando acus vix cito extrahitur a repositorio. »

De l'arrêt de l'écoulement du sang.

Au sujet de la seconde partie principale, à savoir le traitement de l'écoulement de sang, il faut être attentif à deux sortes de considérations : en premier lieu, à certaines considérations générales, en second lieu, à certaines considérations spéciales.

Considérations générales : on donne dix-sept règles générales : la 1ʳᵉ *règle* est, que l'on doit s'occuper de l'arrêt du sang en premier lieu, plutôt que du traitement de la plaie ; cette règle est approuvée par l'autorité d'Avicenne, livre I, f. 4, dernier chapitre, qui commence par les mots : « Cum multae aegritudines conjunguntur ». Avicenne y indique quelle est la maladie dont le traitement doit précéder ; il donne comme exemple d'un cas de ce genre, la colique et la douleur qui est son symptôme ; nonobstant cela, comme la douleur est plus dangereuse, il recommande de la guérir en premier lieu.

2ᵉ *règle* : De quelque membre ou lieu que le sang s'échappe d'une plaie, il faut, s'il est possible, élever ce membre, parce que l'élévation du membre d'où le sang coule en détourne le sang, le diminue et le ralentit [1]. La raison en est aussi donnée par Galien au *De ingenio*, livre V, chapitre 4 : rien n'est plus nuisible et ne provoque davantage l'écoulement du sang, que la douleur et l'inclinaison du membre.

3ᵉ *règle* : En quelque lieu que le sang coule, s'il s'échappe impétueusement d'une petite plaie bien déterminée, il faut pendant une heure tenir le doigt dessus, ou au lieu du doigt quelque autre chose. Cette règle ressort de l'expérience, et, devant l'expérience, comme on l'a vu dans les préambules au Notable IX (p. 114), sous l'autorité de Galien, livre Iᵉʳ du *De complexionibus*, le médecin ne doit pas chercher de raison. Mais si le sang coule de plusieurs endroits, çà et là, on suturera la plaie, s'il est possible et si elle en a besoin ; ensuite avec la main on maintiendra un plumasseau longtemps immobile sur la plaie, en pressant un peu sur ses lèvres, pendant une heure ou environ, comme ci-dessus ; plus ou moins longtemps, selon qu'il semblera utile au chirurgien ; puis on retirera le doigt ou la main, légèrement et pour ainsi dire furtivement. On appliquera alors légèrement d'autres plumasseaux qu'on disposera et attachera avec art. Le chirurgien ne doit pas dans ce cas se hâter, ni s'enfuir aussitôt la plaie pansée.

4ᵉ *règle* : Lorsque la plaie où l'on redoute un écoulement de sang est pansée et l'écoulement arrêté, on ne doit jamais défaire le pansement

---

1. « Sanguinem ab eo divertit, reprimit et obtundit. »

avant que le chirurgien soit assuré contre une récidive de l'écoulement
du sang. Cette règle est donnée par Avicenne, au livre IV, f. 4, doct. 2,
au chapitre DE L'ARRÊT DE L'ÉCOULEMENT DU SANG. La raison en est la
crainte du retour de l'écoulement du sang, ce qui serait une nouvelle
erreur pire que la première.

5e *règle* : Dans quelque plaie que l'on ait mis un médicament pour
arrêter l'écoulement du sang, il ne faut jamais enlever ce médicament
avec violence, mais doucement, en se servant de vin chaud, s'il est possible. Si on ne peut l'enlever ainsi, on le laissera et on mettra par-dessus des plumasseaux d'étoupe imbibés de vin chaud, ou quelque médicament tempéré qui le détachera en ramollissant. Raison : parce qu'en
enlevant avec violence le médicament, avant que le temps et la suppuration aient permis de le séparer, l'orifice des veines se rouvrirait facilement et le sang coulerait de nouveau comme devant.

6e *règle* : La manière de faire un bandage pour arrêter le sang est semblable chez les praticiens anciens et modernes; il en est de même de toutes
les règles susdites, car les anciens et les modernes tendent dans ce cas
au même but et par les mêmes moyens, à savoir par le maintien des
topiques, par la répercussion des humeurs affluantes et par la compression ou l'expression de celles qui ont déjà afflué.

7e *règle* : Dans tout écoulement de sang nous devons éviter la présence
de choses rouges, ainsi de peintures, de couvertures rouges et autres
objets semblables, parce qu'il y a attraction du semblable au semblable;
tout cela se trouve aussi dans le *Continent*, livre IVe, chapitre DU CRA-
CHEMENT DE SANG.

8e *règle* : Nous devons détourner les regards du blessé de telle sorte
qu'il ne voie pas son sang couler, et lui dire qu'il ne coule plus ou que
s'il coule, c'est pour son bien et son avantage. Aussi longtemps en effet
que le patient voit couler son sang, il a toujours peur et s'imagine que
c'est un écoulement continu. Or l'imagination règle les autres facultés
(virtutes) de telle sorte que le sang continue à couler, comme il se l'imagine, comme il arriva à la poule qui s'imagina être un coq, et à laquelle
poussa une crête et un éperon à la patte, à ce que dit le Philosophe à la
fin du VIIIe livre du *De historiis*.

9e *règle* : Il est souvent utile de donner au patient une bouchée de pain
grillé trempée dans du vin de bonne odeur, parce que le pain ainsi
apprêté réconforte les esprits et la force (virtus). Celle-ci, réconfortée,
retient le sang comme ami de la nature, rappelle les esprits dispersés et
délaissés, et avec eux le sang et la chaleur. (V. p. 243.)

10e *règle* : Nous devons faire sortir les assistants de la chambre et du
lieu où coule le sang, à moins que ce ne soient des chirurgiens ou des
amis du malade, parce que, comme le dit Végèce dans son livre *De l'art*

militaire, la multitude des assistants qui n'entendent rien à la chose est nuisible et embarrasse ceux qui agissent. Autre raison : parce que parmi tant d'assistants, il en est qui n'ayant pas l'habitude de voir de terribles cas de chirurgie, peuvent être pris de syncope, et seraient une cause d'effroi et de syncope pour le blessé. En admettant même qu'aucun ne tombe en syncope, le patient voyant tant d'assistants, en conçoit une vive peur. Qu'on les renvoie donc : cependant on fait quelquefois plus de bénéfice avec des assistants qui tombés en syncope se cassent la tête contre un morceau de bois ou quelque autre objet, qu'avec le patient principal.

11ᵉ *règle* : Nous devons enjoindre à celui qui perd du sang la tranquillité, le silence et le repos, parce que dans le silence et le repos, le mouvement des esprits et l'ardeur du sang s'apaisent.

12ᵉ *règle* : Nous devons éloigner de lui toute agitation du corps et de l'âme, comme la colère et le désir de la vengeance, parce que le mouvement et la colère agitent les esprits et la chaleur, ce qui rend le sang plus aigu et plus prompt à sortir.

La 13ᵉ *règle*, avec les quatre suivantes, est tirée d'Avicenne, au livre IV, fen 4, traité 2, chap. DE L'ARRÊT DE L'ÉCOULEMENT DU SANG; elle établit que dans la manière de panser une plaie d'où s'échappe du sang, il faut éviter autant que possible de causer de la douleur, à savoir dans le bandage et le choix de la position, en un mot dans toute l'opération manuelle et dans toutes les autres, parce que, selon Galien (dans le Commentaire sur le premier des *Pronostics*, à la partie « apostemate vero molli »), la douleur abat la force (virtus), et parce qu'elle excite l'afflux et l'écoulement du sang et des humeurs [1].

14ᵉ *règle* : Le chirurgien doit veiller, autant qu'il peut, à réfréner [2] l'acuité du sang et de l'humeur, afin qu'ils ne dérivent pas ensuite vers le membre d'où s'échappe le sang. La raison en est, d'après Avicenne, que l'acuité du sang favorise son mouvement et son écoulement, et le fait couler.

15ᵉ *règle* : Si l'écoulement persiste, on fera des frictions, des ligatures (constrictio), on mettra des ventouses, etc., sur les membres opposés à celui d'où le sang coule, comme sur le pied droit par rapport à la main droite, sur le bras gauche par rapport au bras droit; en effet les frictions et autres actions exercées dans ce but détournent le flux du sang du lieu où il coule, et l'arrêtent (abscindunt). Mais le chirurgien ne doit pas en cela traverser deux diamètres, comme on le verra dans la suite,

1. « Acuit reugma [rheuma] et fluxum sanguinis et humorum. »
2. Éd. 1892 : « ne refrenetur »; ms. 1487 : « ut refrenetur ».

ainsi que dit Avicenne, livre I, f. 4, chap. 3 : Pour savoir quand et comment il faut faire les évacuations.

16e *règle* : On placera le malade qui perd son sang de façon que la partie du corps d'où le sang coule soit plus. élevée que les parties saines, parce qu'une telle position éloigne le sang de la plaie.

17e *règle* : Toutes les fois qu'il faudra recourir au cautère pour arrêter un écoulement de sang, on fera une cautérisation profonde, afin que son escarre soit cachée sous les lèvres des parties voisines, parce que si l'escarre du cautère n'était pas profonde et cachée, mais seulement superficielle, elle serait enlevée par le premier froissement léger et le sang coulerait de nouveau comme devant.

Considérations spéciales : Quant à la manière spéciale d'opérer selon les cas, suivant Théodoric et les modernes, il faut être attentif à deux choses, c'est-à-dire qu'il y a deux manières d'opérer : la première manière est d'*intercepter le sang avant qu'il coule*; la seconde d'arrêter le sang qui coule.

Première manière. La manière d'opérer en prévenant l'écoulement est nécessaire dans un seul cas, mais partout ailleurs où elle est possible, elle est utile. Cas où elle est nécessaire : un grand trait ou quelque chose de semblable est encore fiché dans un lieu dont on craint que ne jaillisse à l'extraction un flot impétueux de sang, ainsi dans la poitrine près du cœur, etc. Si le sang commence à couler de ces parties, on ne l'arrêtera qu'à grand'peine ou on n'y parviendra pas; il est donc nécessaire que le chirurgien sache arrêter le sang avant qu'il coule. Voici la manière d'agir : on laissera dans la blessure le trait ou l'objet fiché jusqu'à ce que le patient soit confessé, et qu'on ait fait plusieurs plumasseaux [1] d'étoupe imbibés de vin chaud et exprimés; on en perforera deux, trois ou quatre par le milieu, pour qu'ils puissent être amenés jusqu'à la blessure en les embrochant par leur trou sur la hampe de l'objet fiché; alors un aide comprimera fortement ces plumasseaux avec les deux mains autour de la hampe et le chirurgien extraira violemment le trait. En agissant ainsi, au moment où le trait sera arraché, les lèvres de la blessure seront à l'instant comprimées et accolées par la pression des plumasseaux, et le sang ne sortira pas. On maintiendra ainsi la blessure pendant longtemps avec les mains, sans bouger. Ensuite, comme furtivement, on mettra d'autres plumasseaux non perforés qui seront maintenus par un bandage, et on ne changera le pansement que le plus tard que le permet un bon traitement [2].

1. « Pulvilli », coussinets, plumasseaux; le manuscrit français 2030 traduit « pulvilli », par *pulvilles*.
2. Manuscrit 1487 : « Post modum quasi furtive imponantur alii plumaceoli non

Quant au second procédé, à savoir la *manière d'opérer pour arrêter un écoulement de sang qui coule déjà d'une plaie*, il faut savoir que tout sang qui s'échappe d'une plaie, vient ou d'une plaie sans perte de substance, ou bien d'une plaie avec perte de substance. En outre, le sang coule ou doucement ou avec force ou en jet. En outre, ou bien il coule d'un seul endroit circonscrit et déterminé, comme d'une artère ou d'une veine unique, ou bien il s'échappe de plusieurs veines ou artères, çà et là et non d'un seul point circonscrit. — S'il coule *d'une plaie sans perte de substance*, avec force ou faiblement, on l'arrêtera immédiatement en coaptant les lèvres par une *suture ordinaire* faite suivant l'art, s'il est besoin d'une suture, et en plaçant par-dessus des plumasseaux d'étoupe imbibés de vin chaud, les appliquant et les maintenant selon les règles. La raison pour laquelle dans les plaies sans perte de substance, le sang qui coule peut facilement être arrêté, c'est qu'il est possible de coapter les lèvres exactement comme elles étaient auparavant; les orifices des veines et des artères d'où s'échappe le sang, sont par conséquent coaptés de même, et ainsi le sang ne trouvant plus d'issue ni de vide, s'arrête, s'épaissit, devient visqueux et cesse de couler. En outre ce pansement des plaies ne cause pas de douleur, et par conséquent les humeurs ne sont pas attirées vers cette région et vers la plaie.

Les anciens ont une autre manière d'arrêter l'écoulement du sang dans les plaies de ce genre; ils mettent des *tentes* dans toute la plaie ou dans une partie. Or les tentes causent de la douleur et un écoulement de sang, ce qui va contre ce que dit Avicenne, livre IV, f. 4, traité 2, chapitre DE L'ARRÊT DE L'ÉCOULEMENT DE SANG : Il faut que le pansement réunisse deux choses, la première qu'il ne détermine pas de douleur, la seconde, qu'il modère le mouvement du sang de la région [1]. En outre les tentes sont spongieuses et lâches, et par là sucent le sang des orifices des veines contre lesquelles elles sont placées; les secondes tentes le sucent des premières, et ainsi il se produit un écoulement continu de sang. L'expérience constate que les tentes sont une cause de la persistance de

---

perforati et optime ligentur nec mutetur vulnus nisi tardius quam poterit bono modo ».

Éd. 1892 : « Post modum quasi furtive imponantur alii plumaceoli non perforati et optime ligetur vulnus ad partes adjacentes, deinde comprimantur et expressi vulneri applicentur aliquantulum comprimendo, nec mutetur vulnus nisi tardius quam poterit bono modo ».

Dans ma traduction j'ai choisi la leçon du manuscrit 1487. Le texte de l'éd. 1892 ne s'applique pas au cas particulier; à comparer avec le texte de la p. 175 de cette éd., où il est dit : « quo cum eis (les plumasseaux) fomentetur aliquantulum vulnus *et* partes adjacentes, deinde *exprimantur* et expressi vulneri applicentur aliquantulum comprimendo ».

1. « Refrenatio partis cursus sanguinis. »

l'écoulement du sang, car si on enlève les tentes de la plaie, qu'on réunisse les lèvres et qu'on traite la plaie avec du vin et des étoupes, etc., l'écoulement du sang s'arrêtera à l'instant.

Si *le sang coule à jet* de la plaie, on la fermera de la même manière, si ce n'est qu'on doit dans ce cas faire une suture comme les pelletiers cousent les peaux. La raison pour laquelle on fait dans ce cas une suture de ce genre, et pour laquelle ses points doivent être serrés et rapprochés, c'est qu'elle se fait plus vite et qu'il n'est pas nécessaire de nouer chaque point isolément comme dans la suture ordinaire, parce que pendant qu'on fait ces nœuds, le sang coule, ce qui nuit au blessé ou amène sa mort et va contre l'intention du chirurgien qui opère.

Si le sang coule d'*une plaie avec perte de substance*, il coule ou doucement, ou avec force, ou avec impétuosité. — S'il coule doucement, on l'arrêtera de suite avec des plumasseaux d'étoupe imbibés de vin chaud; — s'il coule avec force, on mouillera les plumasseaux avec le *Remède constrictif de Galien*, qu'il donne au Ve livre du *Megatechni*, chapitre 4, qui commence par ces mots : « Cumque talia feceris » et que voici :

        Rp : Encens blanc gommeux.................   2 parties
            Aloès...............................   1 partie

On pulvérise, on mélange autant qu'il paraît utile de poils de lièvre coupés fins, avec du blanc d'œuf, jusqu'à la consistance du miel; on imbibe les plumasseaux et on applique.

Si le sang coule avec impétuosité d'un seul point limité et déterminé, commé d'une veine, on tiendra le doigt dessus pendant une heure environ, jusqu'à ce que le sang se coagule. S'il ne s'arrête pas ainsi, on suturera, liera ou cautérisera l'extrémité de la veine ou de l'artère [1]. — S'il ne s'échappe pas d'une seule place déterminée, qui ne puisse être fermée, on appliquera le remède de Galien. S'il ne suffit pas, on cautérisera les orifices des veines ou des artères.

Telle est la brève, utile et suffisante doctrine des modernes sur la manière d'arrêter un écoulement de sang.

---

1. « Extremitates venae aut arteriae suantur aut ligentur aut cauterizentur. »

TROISIÈME PARTIE

DES TOPIQUES DES PLAIES

Déclarations préliminaires.

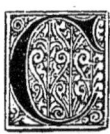

CINQ points à noter ici pour la clarté de la partie suivante.
I. Il faut noter d'abord que l'on peut hésiter sur la question de savoir ce qui convient le mieux, pour humecter les plumasseaux à appliquer sur les plaies aussi longtemps qu'elles sont plaies, *du Vin ou de l'Huile*. Il semble que ce soit l'huile, parce que ce qui est plus tempéré convient le mieux; c'est le cas ici, donc, etc. En outre, ce qui peut demeurer plus longtemps sur les plaies sur lesquelles on l'applique, est ce qui convient le mieux, puisque cette chose imprime davantage son action à la plaie, laquelle ne peut la ressentir en un moment; c'est le cas ici, donc, etc. (Q. 197. En outre ce qui n'irrite pas la plaie et n'y provoque pas de douleur, convient mieux que ce qui l'irrite; c'est le cas ici, donc, etc.) Enfin les disciples d'Anselme de Janua, et ceux qui se servent, dans le traitement des plaies, de l'Incantation de Damiete [1] usent d'huile et non de vin.

Théodoric enseigne le contraire; nous faisons le contraire. Ou plutôt il faut dire que Théodoric a indiqué la solution de la question (au livre Iᵉʳ, chapitre 4, PROPOS GÉNÉRAL SUR LE TRAITEMENT DES PLAIES), d'après l'opinion de Galien et ensuite d'après celle de Hugues (de Lucques). Il y dit en effet que le Vin fort et bon est le meilleur topique pour toutes les plaies simples, et il le prouve de la façon suivante : Pour que toutes les plaies guérissent, il faut qu'elles soient desséchées, ainsi que le disent Galien (au livre IV du *Megatechni*, chap. 4), et Avicenne (livre I, f. 4, chapitre 28 : DU TRAITEMENT DE LA SOLUTION DE CONTINUITÉ, etc.). On les desséchera donc à l'aide d'une médecine locale, qui sera de substance onctueuse, ou en poudre, ou humide et fluide.

Les substances onctueuses ne conviennent pas à cause de l'huile et de l'axonge qui altèrent la plaie, selon Galien qui dit (au IIIᵉ livre du *Megatechni*, chapitre 2) : nous voyons en effet manifestement que l'huile dans les plaies concaves engendre la suppuration, lubrifie les lèvres de la plaie et les rend mobiles; or le mouvement empêche la consolidation, selon le même Galien, qui dit (au livre V du *Megatechni*, en parlant du

---

1. Pagel, à propos de l'expression « carmen Damiete », dit (p. 644) qu'elle désigne peut-être une secte de chirurgiens, qui puisaient des principes de traitement dans quelque poème (qu'il ne connaît pas d'ailleurs); ou bien « carmen » aurait ici la signification d'une incantation, dans laquelle saint Damien serait invoqué.

traitement des plaies du poumon, au chapitre 3) que le repos est nécessaire à un membre blessé.

Les poudres ne conviennent pas non plus, parce qu'elles dessèchent la surface de la plaie, et enferment le pus dans le fond; celui-ci ronge grâce à son acuité, ainsi que le dit Galien (sur la IIIᵉ partie des *Pronostics*, au passage « et complexio febris, si in die rupturae dimiserit, etc. »).

Ce qui convient donc, comme on vient de le prouver, c'est un médicament humide, fluide et dessiccatif; or on n'en rencontre pas de tel, si ce n'est le vin, donc, etc. Ce n'est donc pas l'huile, comme on a vu, ni d'autres onctueux qui conviennent, suivant Galien (livre IV du *Mega-techni*, près du commencement), mais c'est avec du vin qu'il faut laver les plaies. Or on doit remarquer que l'huile aussi bien que le vin peuvent être considérés de deux façons différentes, de telle sorte que si l'on considère l'huile en tant que chose tempérée, elle convient, mais si on la considère en tant qu'onctueux, elle ne convient pas; de même, si l'on considère le vin comme un mordicant [1] chaud, il ne convient pas, mais si on le considère en tant qu'il mondifie, lave, dessèche, etc., il convient de préférence à tous les autres médicaments. Ces raisonnements sont bien enchaînés.

II. On pourrait hésiter encore sur la question de savoir *s'il faut mettre du vin entre les lèvres de la plaie*. Il semble que non, car Théodoric ne l'ordonne nulle part, *lui qui est le premier auteur de ce traitement*; donc il ne faut pas en mettre. En outre le même Théodoric dit au livre 1ᵉʳ, chapitre DE LIGATURA : Pour moi, confiant dans ma propre expérience des plaies, je ferme toutes les parties. Il n'y met donc pas de vin. En outre Galien (dans le *Techni*, traité DES CAUSES, chapitre 30, dans la partie « conglutinat vero distantia »), enseigne qu'il faut prendre garde que rien d'étranger ne soit entre les lèvres des plaies, donc, etc. Les praticiens font communément le contraire.

Il faut dire qu'en tous cas on doit s'enquérir de deux choses, à savoir : 1° s'il faut mettre du vin entre les lèvres des plaies récentes et sanguinolentes; 2° s'il faut en mettre entre les lèvres des plaies suppurantes et douloureuses. S'il s'agit du premier cas, je dis non. Raison : parce qu'on ne doit rien faire dans des plaies récentes qui excite l'écoulement du sang, qui lubrifie et enlève le sang qui se trouve entre les lèvres des plaies, *lequel doit les réunir et faire recroître la chair*; c'est le cas ici, donc, etc. S'il s'agit du second cas, je dis oui. Raison : parce que le vin, en pénétrant au fond de la plaie, en se mélangeant au pus et le rendant plus subtil, le lubrifie, en prépare l'expulsion, mondifie, lave et dessèche la plaie, et par conséquent apaise la douleur dont la suppu-

---

1. Mordication est synonyme d'irritation âcre (Littré).

ration était la cause. Il faut donc en mettre entre les lèvres d'une plaie suppurante et douloureuse, excepté dans les plaies qui pénètrent dans les grandes cavités de la poitrine, de la tête et du ventre, dans celles bien entendu qui sont ouvertes et non dans celles qui sont fermées, c'est ici le cas, donc, etc.

Ainsi nous devons d'abord débarrasser la plaie de tout ce qui est étranger, ensuite fermer ses lèvres et les suturer, si besoin est, et alors la fomenter avec du vin chaud; on fomentera de même à tous les pansements, jusqu'à la guérison, et cela que la plaie soit entièrement fermée ou ouverte, ou bien en partie ouverte, en partie fermée, qu'elle soit plaie simple ou non, en comprimant parfois un peu. Soit que le vin pénètre, soit qu'il n'entre pas dans la plaie ou qu'il y ait une perte de substance, on fomentera à tous les autres pansements excepté au premier (?). Ces raisonnements sont bien enchaînés.

III. En admettant que le vin soit le meilleur topique, etc., on pourrait encore hésiter sur la question de savoir, *s'il doit être appliqué froid en acte ou chaud en acte* [1]. Il semble qu'il ne faille pas l'appliquer chaud en acte, puisque tout ce qu'on applique sur les plaies doit être employé sous la forme sous laquelle il nuit le moins; or le vin chaud en acte nuit plus aux plaies que froid en acte, cela est évident; car la fluxion sanguine et l'apostème chaud sont ce qui nuit le plus aux plaies et ils ont pour cause le chaud; par conséquent le vin chaud en acte ne conviendrait pas ou conviendrait moins que froid en acte. En outre les anciens appliquent le blanc d'œuf froid en acte et en puissance, donc, etc.

Hippocrate dit le contraire dans l'Aphorisme de la Vᵉ partie : le froid irrite les plaies et les ulcères. En outre le vin doit être appliqué de façon qu'il soit ramené le plus facilement possible par la nature de la puissance à l'acte; or c'est le cas pour chaud en acte, donc, etc. Il faut dire qu'il doit être appliqué chaud en acte, et non froid; cela ressort de Théodoric (livre II, chap. 1), des expériences des praticiens et de la raison. Cela est plus conforme à la complexion du membre blessé, le réconforte plus vite et mieux; réconforté lui-même, il repousse mieux les humeurs qui allaient affluer. Le vin chaud résout plus rapidement et davantage celles qui ont déjà afflué, il pénètre plus vite et mieux et ouvre les pores du membre par lesquels s'exhalent les fumées et la chaleur; les humeurs ne sont pas alors refoulées, ni ne causent d'obstruction, d'apostème ou de fièvre. Le vin chaud dessèche plus vite et mieux, parce que le chaud s'associe le sec. Or le membre et la plaie ont besoin de tout cela, donc, etc.

---

1. C'est-à-dire, après avoir été chauffé ou refroidi; chaud ou froid en puissance veut dire chaud ou froid naturellement.

Dans le premier raisonnement, on doit accorder la majeure; quant à la mineure, il y a à dire qu'elle est fausse. Pour le prouver, il faut dire qu'un liquide modérément chaud, appliqué extérieurement, ne cause pas ce que l'on a prétendu; si on le mettait à l'intérieur, il arriverait à l'orifice des veines, et par un trop grand excès de chaleur, il diluerait le sang; mais il n'en est pas ainsi dans ce cas, donc, etc. Quant à l'autre point, lorsqu'on dit que les anciens appliquent le blanc d'œuf, etc., il faut répondre que les anciens et les modernes opèrent suivant des méthodes différentes, et que par conséquent le raisonnement n'en conclut rien contre les modernes.

IV. On peut encore hésiter sur la question de savoir ce qui convient le mieux pour faire des plumasseaux ou préparer des tentes, *des étoupes ou de la laine succide.* Il semble que ce soit la laine, parce que ce qui est plus tempéré convient mieux, la plaie en tant que plaie n'étant pas dénaturée et la complexion naturelle se conservant par les semblables. Or la laine succide est plus tempérée, donc, etc.

En outre, ce qui apaise plus la douleur et la prévient mieux que les étoupes, est plus convenable; c'est le cas pour la laine, donc, etc. Elle paraît préférable, puisque la douleur est ce qu'on redoute le plus dans toutes les maladies, parce que suivant Galien, sur le IIIᵉ livre du *Régime des maladies aiguës*, à la partie « screatus optimus », une forte douleur abat la force vitale. Suivant Avicenne, livre Iᵉʳ, avant-dernier chapitre : si une vive douleur persiste, elle pourra tuer. Aussi Avicenne dit-il (livre I, f. 4, chap. DE L'APAISEMENT DE LA DOULEUR) qu'il faut obvier en premier lieu à une forte douleur, où que ce soit, et tous les auteurs le veulent aussi; par conséquent, etc. En outre, ce qui lèse moins les plaies et les pique moins que les étoupes, convient mieux; il en est ainsi de la laine, donc, etc. Enfin les matelots, les disciples d'Anselme de Janua et ceux qui guérissent les plaies avec l'Incantation de Damiete se servent de laine et non d'étoupes, donc, etc.

En revanche, ce qui ne permet pas de faire des tentes ou des plumasseaux aussi bien qu'avec des étoupes, convient moins au traitement des plaies et ulcères; c'est le cas pour la laine, donc, etc. De plus, tous les praticiens français et d'au delà les monts ne se servent que d'étoupes. Enfin tous les auteurs de médecine et de chirurgie recommandent l'étoupe.

Il faut dire que l'une et l'autre de ces matières peut être considérée de deux façons : selon sa complexion ou selon ses qualités; ainsi la laine au point de vue de sa complexion est plus convenable, parce qu'elle est plus tempérée; mais elle ne convient pas à cause de son onctuosité, parce qu'elle lubrifie aussi et qu'on ne peut en faire des tentes. Le contraire est vrai des étoupes : elles conviennent moins au point de vue de leur complexion, mais mieux parce qu'elles sont tenaces et propres à faire des plumasseaux et des tentes; par conséquent, etc. Le raisonnement procède régulièrement.

V. On peut encore hésiter sur la question de savoir ce qui convient le mieux, *des étoupes de lin ou de chanvre.* Il semble que ce soient les étoupes de lin, qui sont plus tempérées. En revanche les étoupes de chanvre conviennent mieux parce qu'elles sont plus souples, moins écailleuses et moins épineuses; en outre ce sont ces dernières qu'emploient ordinairement les chirurgiens. Il faut dire que l'on demande d'abord si ces étoupes conviennent pour être mises entre les lèvres des plaies et autres semblables, et en second lieu si elles conviennent pour être mises sur la plaie, extérieurement et non entre les lèvres. S'il s'agit du premier cas, je prétends que les étoupes de chanvre conviennent mieux, non à cause de leur complexion, mais parce qu'elles ne sont pas écailleuses, ni ne piquent la chair, et parce qu'elles sont plus souples; s'agit-il du second cas, je prétends que les étoupes de lin sont préférables, parce qu'elles sont plus tempérées; elles conviennent moins cependant parce qu'elles sont écailleuses, etc. En sorte que si elles n'avaient pas des écailles inséparables, elles conviendraient mieux aux plaies, à l'intérieur et à l'extérieur.

Choix du topique et manière de l'appliquer.

SUR la troisième partie principale, à savoir quel est le médicament local à appliquer sur toutes les plaies aussi longtemps qu'elles restent plaies, il faut être attentif à deux choses : en premier lieu, au choix de ce médicament; en second lieu, à la manière dont il doit être appliqué.

1° *Choix du topique.* Nous jugeons que du bon vin fort, aussi chaud que le patient peut le supporter, et des étoupes qu'on y trempe et qu'on exprime, suffisent. La raison pour laquelle le vin est le meilleur médicament, et doit être administré chaud en acte, pour laquelle les étoupes valent mieux pour les plaies que la laine succide et doivent être de chanvre, et quelques autres raisons, ont été exposées dans les Préambules à cette partie.

2° *Manière de l'appliquer.* Une fois la plaie débarrassée des objets fichés et des autres corps étrangers (car, aussi longtemps qu'il y a quelque corps étranger entre les lèvres, celles-ci ne peuvent s'unir : c'est le Canon de Galien, dans le *Techni*, traité DES CAUSES, chapitre 30, à la partie : « conglutinat vero distantia, etc. »), on doit avant de fomenter réunir et suturer les lèvres, si une suture est nécessaire; on en a vu la raison dans les Préambules. On fera ensuite des coussinets et des compresses d'étoupes [1] qu'on trempera dans le vin, avec lesquels on fomentera légèrement la plaie et les parties voisines; puis on les exprimera, et, ainsi exprimés, on les appliquera sur la plaie en les comprimant un peu; puis, on les mouillera une seconde fois, les exprimera, les appliquera et les comprimera, et ainsi trois ou quatre fois comme devant, pour absorber l'humidité superflue, infecte et nuisible qui a été attirée dans la plaie, et pour produire un effet résolutif dans les parties voisines de celle-ci, etc. On dépliera ensuite et redressera les plumasseaux et les compresses, pour qu'il n'y reste aucun pli ou ride qui puisse nuire; puis on mettra les compresses les unes sur les autres, sur les côtés de la plaie, en aussi grande quantité qu'il faudra, afin que par ce moyen et à l'aide d'un bandage fait avec art, le fond de la plaie soit comprimé plus fortement que l'orifice pour qu'il ne s'amasse pas dans ce fond du pus ou de l'humidité, ou que s'il s'en amasse, il soit chassé du fond vers l'orifice. Pour les petites plaies peu profondes et faites selon la longueur des muscles, il suffira d'un plus petit nombre de compresses plus petites; au contraire, pour les plaies plus grandes, plus profondes et dont une des lèvres pend beaucoup, pour celles qui sont selon la largeur des muscles, et pour les autres semblables, il faut un plus grand nombre de compresses plus grandes. Sur les compresses et sur la plaie, on posera deux ou trois plumasseaux imbibés. Il y a à cela trois raisons : la première, afin qu'ils réconfortent et résolvent; la seconde, pour qu'ils retiennent la chaleur interne à l'intérieur de la plaie; la troisième, pour qu'ils préservent contre le froid du milieu ambiant, puisque ce sont là les deux choses qui sont le plus contraires aux principes de la vie. On appliquera enfin un plus grand plumasseau sec sur les précédents. La raison en est donnée par Théodoric dans sa *Grande Chirurgie* (livre II, chapitre 6 : DE LA FRACTURE DU CRANE SANS PLAIE EXTÉRIEURE) : c'est pour qu'il retienne à l'intérieur la chaleur naturelle; on peut ajouter que cela rend le bandage plus ferme.

1. « Pulvilli et pressurae de stupis. » Coussinets, pulvilles, plumasseaux sont des synonymes ; « pressurae » désigne encore une pièce de pansement de même genre, destinée particulièrement à exercer de la compression; elle était sans doute de dimensions plus grandes que le plumasseau; c'est l'origine de nos *compresses*. Le traducteur de 1314 traduit « pressura » par « presse ». (V. p. 254.)

QUATRIÈME PARTIE

DES BANDAGES ET DE LA SUTURE

Déclarations préliminaires.

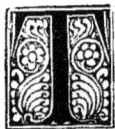

REIZE points à noter ici pour la clarté de la partie suivante.
I. Il faut noter pour la clarté de la partie dans laquelle on
traite de la manière de faire les bandages que les anciens
chirurgiens et quelques-uns qui vivent encore, ne font ni
n'ont jamais fait aucune différence dans la manière de faire les bandages ;
ils disent simplement aux assistants du blessé : Après avoir appliqué les
remèdes locaux, faites le bandage.

II. Avicenne (au livre IV, f. 4, traité 1er, *Du traitement de la solution
de continuité*, au chap. 1er intitulé : DE LA QUALITÉ DES BANDAGES DES PLAIES)
traite admirablement de l'art de faire les bandages, et dit : Si tu veux
que la chair recroisse dans les plaies, soigne-les par les bandages comme
l'enseigne celui qui est versé dans cet art.

III. Les raisons et les avantages pour lesquels, d'après les modernes,
le bandage des plaies doit être fait d'après certaines règles, sont au
nombre de onze : 1° pour arrêter ou prévenir l'écoulement du sang ; 2° pour
réunir les parties d'une plaie sans perte de substance ; 3° pour rapprocher les parties d'une plaie avec perte de substance ; 4° pour maintenir
cette union ou ce rapprochement ; 5° pour détourner de la plaie un afflux
d'humeurs ou un apostème chaud ; 6° pour expulser de la plaie et des
parties voisines les humeurs qui ont déjà afflué, en comprimant ces
parties et en relâchant les parties éloignées ; 7° pour qu'à l'aide du bandage la plaie s'incarne ; 8° pour empêcher, par la ferme union des lèvres
de la plaie, qu'il ne se forme entre elles de la mauvaise chair ou du
pus ; 9° pour que la chaleur interne et vitale ne s'évapore pas par
l'écartement des lèvres, et que le froid du milieu ambiant n'entre de la
même façon ; 10° pour retenir et conserver sur la plaie les médicaments
et les plumasseaux jusqu'au moment de les changer ; 11° pour que par la
forte compression exercée sur le fond de la plaie, et le dégagement de
son orifice, dans les plaies qui engendrent du pus, celui-ci soit expulsé
au dehors.

IV. De ce qui a été dit, de ce qu'on dira dans le Traité et dans les
Notables qui accompagnent le Traité, il ressortira [1] que les accidents pro-

---

1. « Ex... notabilibus extra tractatum apparebit. »

voqués par un *bandage trop serré* sont plus graves que ceux causés par un bandage trop lâche; aussi faut-il les craindre davantage. La raison prouve aussi que l'on ne doit pas faire de bandage trop serré, puisqu'il n'en faut jamais faire qu'on doive défaire avant qu'il ait atteint le but qu'on se proposait. C'est le cas ici, comme le montrent les auteurs de médecine et ceux qui opèrent rationnellement; donc, etc. Et malgré cela les opérateurs pèchent plutôt en serrant trop que pas assez. — Il ne faut pas non plus faire le *bandage trop lâche*; cela ressort du fait que ce qui doit atteindre un but et ne l'atteint pas, est inutile; c'est le cas ici, donc, etc. Le point précis d'un bandage fait selon l'art dans les plaies en tant que plaies et aussi longtemps qu'elles sont plaies et ne se compliquent pas d'apostème, est de serrer jusqu'à ce qu'on cause au patient une douleur tolérable et non intolérable, comme le serait une douleur qui lui enleverait le dormir et le manger. Puisque donc ce bandage seul est selon les règles de l'art, il en résulte qu'il ne faut faire ni bandages trop lâches, ni bandages trop serrés. Mais comme il est plus facile de dévier du juste milieu que de le suivre exactement, nous péchons souvent en faisant des bandages qui s'écartent du juste milieu. Aussi parfois le membre bandé se désenfle-t-il inopinément après le bandage, ou parfois il se gonfle et enfle plus que nous ne pensions. Quant à ce qu'il faut entendre par douleur tolérable et intolérable, on le dira ci-dessous, à la septième partie de ce chapitre, dans le sixième Notable préliminaire.

V. Comme un bandage fait selon l'art présente, ainsi qu'on l'a dit dans le troisième Notable précédent, parfois dans un même cas, parfois dans différents cas [1], onze avantages, de même les bandages faits en dehors des règles présentent, parfois dans le même cas, parfois dans des cas divers, onze inconvénients. Les voici: à savoir, six pour les bandages trop serrés, cinq pour ceux qui sont trop lâches. Le 1er inconvénient du bandage serré est d'amener une trop forte douleur, qui est cause de la persistance de l'écoulement du sang; 2° l'afflux des humeurs continue, etc., même après que le sang est arrêté, et peut causer un apostème chaud; 3° il empêche le passage de la nourriture; 4° il mortifie et gangrène; 5° il putréfie la partie gangrenée, et l'on est obligé de couper [2] le membre, s'il ne tombe pas de quelque façon; 6° il tue parfois le malade. — Le 1er inconvénient d'un bandage lâche est de ne pas arrêter le sang ou prévenir son écoulement; le 2e, de ne pas réprimer ou arrêter les humeurs

---

1. Éd. 1892 : « Inducit aliquando in unico proposito, *aliquando in eodem proposito*, aliquando in diversis. » — Manuscrit 1487 : « inducit aliquando in unico proposito, aliquando in diversis ». — La leçon du manuscrit 1487 est préférable.

2. Éd. 1892 : « siccari »; — manuscrit 1487 : « secari ».

qui affluent ; le 3°, de ne pas expulser celles qui ont déjà afflué ; le 4°, de ne pas réunir ni redresser ; le 5°, de ne pas maintenir ce qui a été redressé ou uni.

VI. Outre les manières de bander les plaies qui seront indiquées dans le Traité, on en emploie souvent beaucoup d'autres différentes, suivant qu'il vient à l'esprit des praticiens ou que parfois le cas l'exige. On use des unes dans un but d'utilité, des autres pour plus d'élégance, on en emploie parfois même de moins avantageuses seulement pour donner le change et pour l'apparence, ou pour que le premier chirurgien, s'il y en a eu un, paraisse avoir mal opéré. — Les chirurgiens ont pour règle générale excellente, bien que le contraire soit fréquemment en usage, qu'après avoir conduit le bout de la bande [1] de la plaie vers les parties voisines, on ne le ramène pas de nouveau des parties voisines sur la plaie, mais qu'on le noue ou le couse sur ces parties voisines et que l'on finisse toujours là le bandage. En effet, si l'on ramenait la bande, il arriverait l'un ou l'autre des deux inconvénients suivants ou tous les deux : 1° en ramenant la bande ou la portant en sens contraire [2], on relâcherait le bandage déjà fait ; 2° les humeurs qu'en faisant le bandage, on avait repoussées de la plaie dans les parties voisines, seraient ramenées de celles-ci vers la plaie. Ces deux inconvénients arriveraient peut-être simultanément.

VII. Il faut noter en somme et pour autant que cela modifie la manière de bander les plaies, que les unes sont des plaies simples, les autres des plaies compliquées. Les plaies simples sont de deux sortes : celles dans lesquelles les lèvres sont sur une même ligne, celles dans lesquelles elles ne le sont pas. Cette dernière sorte est encore double : il y a les plaies dans lesquelles une des lèvres pend, les plaies dans lesquelles une des lèvres domine l'autre. La manière commune de bander toutes ces plaies est de commencer le bandage au niveau de la plaie, en serrant plus fortement, et de passer aux parties voisines en relâchant. Quant à la manière spéciale, elle est unique, que l'une des lèvres pende ou soit plus haute ; elle consiste à poser plusieurs compresses sur cette lèvre, tandis qu'on n'en met pas sur la lèvre qui lui correspond, et à commencer toujours la pose de la bande par la lèvre qui est plus haute ou qui est pendante. Les plaies compliquées, pour autant que cela modifie la manière de faire le bandage, sont de deux sortes : les unes sont des plaies enflammées non encore suppurées, les autres sont suppurées, avec ou sans tuméfaction inflammatoire. La manière de bander les *plaies*

---

1. Ms. 1487 : « Istud tamen habeat cyrurgicus... postquam apud faciem duxerit... »
2. Ed. 1892 : « Primum quod *religando*, aut reducendo aut contraligando ». — Manuscrit 1487 : « Primum quod reducendo aut contra ligando ».

enflammées non suppurées, aussi longtemps qu'elles sont ainsi, consiste à *les comprimer partout également*, de façon à ne causer aucune douleur au patient. La manière de bander les plaies suppurées aussi longtemps qu'elles restent telles, consiste à serrer les parties voisines par rapport à la plaie, et à relâcher la plaie par rapport à celles-là.

VIII. Tout ce qu'on a dit et dira dans le Traité ou dans ses Commentaires sur le bandage ordinaire, se rapporte principalement aux cuisses et aux bras, et doit servir d'exemple pour les autres membres, avec ce qui sera exposé ensuite dans des chapitres particuliers, sur le traitement des plaies des membres particuliers.

IX. Il faut noter, pour la clarté de la partie du Traité dans laquelle on expose les manières de suturer les plaies selon l'art, qu'il y a *sept procédés différents de suture* [1] dont on use communément dans les divers cas, comme on le verra tout à l'heure. Le *premier procédé* est la *suture commune*; elle convient dans toutes les plaies qu'il faut suturer, sauf dans les six cas suivants, et est même parfois appliquée à quelques-uns d'entre eux. Elle est bien connue et est exposée dans le Traité.

Le *second procédé* est employé sur la face et pour les personnes et les lieux nobles; le voici : des médicaments visqueux comme l'Encens, le Sang-Dragon et autres semblables seront mélangés avec du blanc d'œuf, et deux bandelettes trempées dans ce médicament seront appliquées sur les deux lèvres de la plaie ; le lendemain elles adhéreront fortement et seront sèches; on les coudra alors l'une avec l'autre sans suturer les lèvres de la plaie.

Le *troisième procédé* est celui suivant lequel les *pelletiers* cousent les peaux; il convient dans les lieux dénués de chair, ainsi sur le carpe de la main, sur les intestins, les membranes et autres de ce genre, et partout où existe un très violent écoulement de sang. Ce troisième procédé est comparé par Galien avec le premier, l'ordinaire; il dit au livre III du *Megatechni*, vers le milieu, qu'il est plus défectueux que le premier, parce que si un seul point vient à se défaire ou à se relâcher, toute la suture se défait ou se relâche, tandis qu'avec le premier procédé il n'en est pas ainsi.

Le *quatrième procédé* s'exécute avec une aiguille recourbée en demi-cercle, et convient dans les lieux profonds, ainsi à l'intérieur de la bouche, dans le grand lacrymal [2] et dans les endroits de ce genre où l'on ne peut guider une aiguille droite.

---

1. Ms. 1487 : « Notandum... suendi vulnera *quod septem sunt diversi modi suendi vulnera* quibus communiter... ». Les mots en italique manquent dans le texte de l'éd. 1892.

2. « Et in lacrimali majori. »

Le *cinquième procédé* convient aux sutures de la paroi du ventre ; il est clairement exposé dans le Traité au chapitre VIII, où se trouve le traitement des plaies du ventre.

Le *sixième procédé* convient aux mêmes plaies, il est exposé dans le même chapitre.

Le *septième* convient partout où l'on craint que, par suite de la forte traction des lèvres, la chair des points de suture ne se rompe, ainsi aux lèvres et aux paupières, à cause de leur mouvement continuel, et partout où l'une des lèvres est très pesante et pend, ainsi dans l'amputation de l'épaule (*ut si seccetur humerus*) et les grandes plaies de la face. Voici ce procédé : on aura autant d'aiguilles triangulaires armées d'un grand fil qu'il paraîtra falloir de points pour toute la plaie, on les enfoncera dans la plaie et on les y laissera ; le fil de chaque aiguille sera enroulé sur lui-même d'une extrémité à l'autre, en passant par-dessus plaie ; et les extrémités des aiguilles seront, si elles sont trop longues, coupées avec des instruments de forgeron. De cette manière on ne déchire pas les lèvres de la plaie en suturant. Ce procédé [1] est ou a été plus nécessaire aux anciens qu'aux modernes, parce qu'ils cicatrisaient plus tardivement les plaies à cause du pus qu'ils y faisaient naître ; aussi était-il nécessaire que les points tinssent plus longtemps.

X. Outre tous ces procédés de suture, il faut parfois user d'expédients pour leur exécution exacte : c'est lorsque le chirurgien ne peut piquer tous les points avec précision, ainsi il ne peut piquer les deux lèvres de la plaie, si le patient se défend ou bouge au moment où l'on pique, ou quand une des lèvres est plus haute ou plus basse que l'autre ; il est alors nécessaire de placer une taste sous les lèvres de la plaie, de déprimer la lèvre trop haute ou de soulever celle qui est trop basse, jusqu'à ce qu'elles soient ramenées à la ligne naturelle.

XI. Quelques-uns disent que le fil doit être ciré, parce qu'ainsi il déchire moins les lèvres de la plaie et pourrit moins vite. D'autres disent que non, parce que le *fil ciré* adhère plus à la plaie, lorsqu'on le tire, et blesse ainsi davantage. Je crois qu'il faut dire que nous modernes ne devons pas cirer notre fil, parce que nous ne craignons pas la déchirure des lèvres de la plaie, étant donné que nous évitons le pus (*quia evitamus saniem*), qui le plus souvent est la cause de ces déchirures. Mais comme les anciens n'évitaient ni ne se préoccupaient d'éviter le pus, ni par conséquent la déchirure des points des lèvres des plaies, le fil ciré leur était plus utile, mais il ne l'est pas aux modernes. Ceci met fin aux raisonnements des uns et des autres.

XII. Outre la suture qui se fait dans les plaies, on en pratique quel-

---

1. Ce procédé représente la *Suture entortillée*.

quefois une autre non dans les plaies, mais autour d'elles, suture qui concourt à leur guérison, ainsi la suture des bandes et celle des plumasseaux avec les bandes. La première se fait aux bouts des bandes, et en unissant ensemble les spires des bandes, une fois le bandage terminé. La seconde se pratique quand on craint qu'à la longue les plumasseaux, comme lorsqu'ils se dessèchent, ne glissent et ne tombent, les bandes restant en place et le patient ne s'en apercevant pas ; par exemple, par suite d'un mouvement désordonné du malade ou du relâchement du bandage, ou bien parce que la région n'est pas favorable à un bandage, comme l'aine, la verge, le cou et autres semblables. La raison de cette suture des plumasseaux est d'éviter les dangers que peuvent courir les plaies par l'absence d'applications locales.

XIII. Il faut noter brièvement et en abrégé que pour certaines plaies *une suture sans bandage suffit* et est même avantageuse ; ainsi pour une petite plaie causée par un petit trait ou quelque chose de semblable, à la poitrine, lorsqu'un seul point de suture suffit. Dans d'autres cas, il suffit d'un bandage sans suture ; ainsi dans les plaies des bras qui sont dans le sens de la longueur des muscles. Dans d'autres, suture et bandage sont à la fois nécessaires ; ainsi dans les plaies des bras, qui sont dans le sens de la largeur des muscles. Dans d'autres, ni l'un ni l'autre n'est nécessaire, comme dans les blessures du bras faites par un trait dans lesquelles il suffit d'un emplâtre approprié, bien tenace et qui adhère par lui-même. Partout où dans la même plaie il faut les deux choses à la fois, on fera la suture avant le bandage ; et personne ne peut faire utilement et selon l'art une suture ou un bandage, s'il n'a d'abord présent à l'esprit les raisons et les avantages de l'un et de l'autre, ainsi que les dommages et les inconvénients qui résulteraient, s'il n'opérait pas selon l'art.

Des bandages et de la suture.

Dans cette quatrième partie principale, à savoir la manière de bander et de suturer les plaies, il faut avoir en vue deux choses : 1° la manière de faire un bandage selon l'art ; 2° la manière de faire de même une suture. Dans le premier point, deux choses : 1° la manière de faire un bandage ; 2° la manière de le défaire. Dans la première de ces choses deux points : 1° certaines considérations générales ; 2° certaines considérations spéciales.

Manière de faire un bandage ; considérations générales : On donne 9 règles générales :

La 1re *règle* est tirée d'Avicenne (livre IV, f. 5, traité 2, chap. : DES

PRINCIPES DE LA RESTAURATION DES OS), la voici : Il faut que les bandes soient propres, molles, légères et douces.

2° *règle* : Que l'on ait soin autant que possible qu'il n'y ait dans les bandes ni couture grosse et dure, ni pli, ni lisière. .

La raison de la première et de la seconde règle, est la crainte que des saletés n'infectent le lieu, comme le feraient des bandes de serviettes qui sentiraient l'Ail ou d'autres odeurs semblables, — ou que par leur dureté[1], leur pesanteur, leurs aspérités et leurs rugosités, elles ne blessent le membre lésé.

3° *règle* : S'il est nécessaire, à cause de la longueur de la bande, d'y faire plusieurs coutures, toutes les saillies de ces coutures doivent se trouver du même côté de la bande, et il faut enrouler celle-ci de telle façon que la saillie des coutures soit à l'intérieur. Cette règle concerne les bandes que l'on roule, parce que, quand on fera le bandage en déroulant la bande autour du membre, celle-ci se déroulera plus facilement, et les saillies des coutures ne seront pas contre le membre.

4° *règle* : Les bandes doivent être proportionnées en longueur et en largeur aux membres à bander; pour un membre grand, de grandes bandes; pour un membre long, de longues et larges bandes; des moyennes, pour un membre moyen, etc. Ainsi les bandes qui doivent bander l'épaule, auront une largeur de six travers de doigt; les bandes pour la cuisse, cinq; celles pour la jambe, quatre; celles du bras, trois ou environ, et ainsi de suite; car il importe de faire autant de tours autour d'un membre petit qu'autour d'un membre gros, et il faut étendre plus ou moins le bandage sur les parties voisines de la plaie, selon ses proportions; c'est avec les doigts du patient qu'on mesurera les bandes.

5° *règle* : Un bandage fait selon l'art doit recouvrir les parties voisines de la plaie ou de la fracture, parce que ce n'est pas seulement la plaie qui souffre, mais aussi les parties voisines; elles ont donc besoin d'être réconfortées comme la plaie.

6° *règle* : Le bandage d'une plaie simple doit être modérément serré, ni trop ni trop peu. La raison en a été donnée longuement dans les préambules; elle peut d'ailleurs être prouvée par Avicenne (l. IV, f. 5, tr. 2, chap. DES PRINCIPES DE LA RESTAURATION ET DU BANDAGE) : Si le bandage

---

1. Ed. 1892 : « Sicut facerent fasciae de mappis quae infecerunt [1487 : foeterent] allia et similia et de duritie, ponderositate et asperitate et rugiis suis aggravarent membrum laesum ». — Manuscrit 1487 : « sicut *fecerent fascie* de *mapis* que *feterent* allia *aut* similia et *ne duricie* ponderositate et asperitate et *rugis* suis *agravent* membrum *lesum* ».

La comparaison de ces deux passages donne une idée assez exacte des différences qui existent entre l'éd. de 1892 et le texte des manuscrits complets. Le manuscrit français 2030 traduit « fascia », bande, par *fassie, facie*.

est trop serré, il empêche la nourriture de parvenir au membre; il mortifie le membre et même le putréfie, ce qui nécessite parfois l'amputation, ou le malade en meurt. S'il est trop lâche, il survient les inconvénients dont on a parlé dans les préambules.

7ᵉ *règle* : Toute plaie en tant et aussi longtemps que plaie (V. p. 224), doit être serrée plus fortement que ses parties voisines, parce que le mal est moindre quand les humeurs fluentes restent dans les parties voisines, au lieu d'être attirées vers la plaie; car les parties voisines empêchent plus fortement la corruption des humeurs que la plaie. Or on obtient ce résultat par un bandage ainsi fait.

8ᵉ *règle* : Si une plaie qui a d'abord été bandée et serrée plus que les parties voisines, devient purulente pour quelque cause ou quelque faute, on serrera dès lors davantage les parties voisines et on relâchera son orifice, afin que le pus soit chassé par le bandage du fond de la plaie vers son orifice, de peur qu'il ne devienne une cause de corruption ou de corrosion du membre, puisque le pus ronge la chair et agrandit les plaies, comme le dit Galien (livre V du *Megatechni*, chapitre 3).

9ᵉ *règle* : Les plaies douloureuses ou compliquées d'inflammation ne doivent pas être serrées autant que celles dont on vient de parler, parce qu'un bandage trop ou même modérément serré, lorsqu'il y a douleur, etc., augmenterait l'afflux des humeurs vers ces plaies.

Quant au second point, à savoir la *manière de faire un bandage dans les cas spéciaux, suivant les modernes*, il faut savoir qu'elle peut être tirée presque tout entière des règles susdites; la voici : dans toute plaie il faut commencer le bandage par le lieu blessé, pour que les humeurs fluentes ne pénètrent pas dans la plaie, et par le côté de la lèvre pendante ou élevée, s'il y en a une dans la plaie, en la tirant toujours, la soulevant ou la ramenant vers l'autre lèvre par la traction de la bande, de façon à ramener, relever et soutenir la lèvre pendante, à abaisser et comprimer celle qui est trop haute, jusqu'à ce que les deux lèvres soient en face l'une de l'autre et se rejoignent en ligne droite. On doit aussi conduire le premier chef de la bande du côté du corps ou vers la partie d'où l'on redoute surtout un afflux d'humeurs (afin d'empêcher que le flux d'humeurs n'arrive jusqu'à la plaie, de peur qu'elles ne causent de la douleur et un apostème chaud), — cela, en déroulant ledit chef de bande sur les parties voisines jusqu'à une certaine distance de la plaie, parce que la plaie n'est pas seule intéressée, les parties voisines le sont avec elle, et ont besoin comme la plaie d'être réconfortées par le bandage et les autres choses. Le chirurgien doit alors donner à tenir à quelque assistant le chef de la bande qu'il a ainsi menée; il reviendra ensuite à l'autre chef de la bande qu'il avait de même donné à tenir près de la plaie; c'est là la bande à deux chefs. S'il s'agit d'une bande à un seul chef, le chirurgien en ajoutera une autre à un chef, et cela me paraît préférable; puis, comme il a conduit la première, il conduira celle-ci de la plaie vers l'autre partie ou vers la partie opposée, passant sur les parties voisines de la plaie, et enroulant jusqu'aux parties éloignées, en serrant plus fortement la plaie elle-même et en relâchant peu à peu les parties voisines, moins celles qui sont plus rapprochées, davantage les parties plus éloignées. Raison : parce que les parties les plus rapprochées de la plaie sont plus lésées et plus malades, et par là manquent davantage de défense et de résistance au flux des humeurs; ce que donne un bandage serré, donc, etc. Il remettra de même cette bande à tenir à quelqu'un; ensuite il fera passer de la même manière une autre bande semblable à la première ou à la seconde sur la plaie et les parties voisines, comme pour la première ou les premières, en serrant et relâchant ainsi qu'il a été dit, jusqu'à ce que leurs extrémités rejoignent les extrémités des premières qu'il avait données à tenir; on coudra ou nouera alors les extrémités des bandes, comme il conviendra. Or tout bandage doit être serré médiocrement, ni trop ni trop peu; la limite est le moment où l'on cause au patient quelque douleur, mais pas forte. La cause en a été dite dans le préambule à cette partie.

A propos de la *manière de défaire selon l'art le bandage des plaies*, il faut savoir que le bandage et les applications locales doivent être enlevés le plus facilement et le plus doucement possible, en touchant légèrement le membre blessé. S'ils adhèrent un peu, on les humectera de vin chaud tiède, en comprimant et en essayant doucement, jusqu'à ce qu'ils puissent être enlevés sans violence. L'avantage qu'il y a à défaire le bandage des plaies avec douceur est double : d'abord, on ne blesse pas la plaie en arrachant violemment le bandage; en second lieu, on ne sépare pas les lèvres de la plaie; les autres avantages et raisons de cette manière de faire ont été dits plus haut.

Il faut donc d'abord, en introduisant une taste ou un objet semblable, séparer le bandage d'avec le membre sur toute la circonférence. Il y a deux raisons à cette manière de faire; la première, c'est qu'après avoir séparé le pourtour des plumasseaux des parties voisines de la plaie, leur centre se sépare plus aisément de la plaie même; en outre ils ne peuvent être détachés de la plaie avant d'être détachés des lèvres. La seconde raison, c'est qu'ainsi les plumasseaux protègent plus longtemps la plaie, et que lorsqu'on les enlève on fait moins souffrir le patient et moins remuer les lèvres. Si la plaie a une lèvre pendante, il faut commencer à soulever le bandage de ce côté; car, si on faisait le contraire, on soulèverait cette lèvre avec les applications locales, et on détruirait la réunion des lèvres entre elles. On détachera ensuite le bandage du côté de l'autre lèvre, et en dernier lieu sur la plaie.

Quant à la *manière de suturer les plaies*, il faut avoir ici deux choses en vue : 1° la suture; 2° l'enlèvement des points de suture. Pour le premier objet, il faut être attentif 1° à certaines considérations générales, 2° à certaines considérations spéciales.

Considérations générales sur la suture : on donne 12 règles générales :

1re *règle* : Les aiguilles avec lesquelles on suture les plaies doivent être triangulaires, aiguës, de bon acier et propres (Pl. I, fig. 2, 3); elles doivent être excavées sur les côtés du gros bout ou du trou, afin de mieux percer et de ne pas infecter la plaie, et pour que le fil, quand il passe, soit enfoncé dans les cavités latérales du chas de l'aiguille, afin que quand on la tire, le patient ne soit pas blessé.

2e *règle* : Le fil avec lequel on suture doit être fin, moyen ou gros, proportionnellement à la plaie, égal sur toute sa longueur, sans nœuds, court; en effet pour une grande plaie un fil faible et fin ne serait pas suffisant, et un fil gros et fort déchirerait une petite plaie; il faut en outre qu'on puisse le tirer facilement à travers la plaie et éviter un trop long trajet.

3e *règle* : Dans une petite plaie on fera les points avec une aiguille et du fil fins, dans une grande plaie avec une plus grosse aiguille et du fil plus fort; car aussi bien l'aiguille que le fil doivent être proportionnés en grosseur et en forme à la plaie à suturer.

4e *règle* : Les points doivent être faits plus ou moins profonds et rapprochés suivant l'importance de la plaie; une grande plaie demande à être réunie et maintenue plus fortement; or les points plus profonds et plus rapprochés unissent mieux.

5e *règle* : Toute suture doit être médiocrement serrée, c'est-à-dire jusqu'au moment où le patient ressent quelque douleur, mais pas forte. La raison en a été donnée dans les préambules; c'est la même que celle qui recommande un bandage moyen. Les avantages de cette suture moyenne sont au nombre de cinq : 1° une suture trop serrée cause de la douleur; 2° elle déchire la peau qu'elle enserre; 3° une suture trop lâche n'arrête pas le sang; 4° elle n'empêche pas l'exhalation de la chaleur et des esprits, ni l'entrée du froid ambiant; 5° elle n'unit pas suffisamment la plaie. Il en résulte donc que la suture moyenne est seule conforme à l'art, et a tous les avantages d'une excellente suture, lesquels sont au nombre de cinq, comme on a vu.

6e *règle* : Entre deux points il doit en général y avoir l'espace d'un travers de doigt; la raison en est bien visible; sur ce sujet les auteurs de chirurgie et les praticiens sont d'accord.

7e *règle* : Si deux points seulement ne suffisent pas pour toute la plaie, les points doivent toujours être en nombre impair; on fait en effet une suture à une plaie afin que ses parties s'adaptent le plus exactement possible, or ceci ne peut s'obtenir dans une plaie de ce genre, si l'on ne fait d'abord un point à chacune de ses extrémités et ensuite un au milieu, comme on l'enseigne dans ce Traité, parce que, si l'on faisait la suture en suturant continuellement d'une extrémité de la plaie à l'autre, on n'éviterait presque jamais que l'une des lèvres de la plaie ne fût plus longue que l'autre, et que la cicatrice ne fût ainsi déformée pour toujours. Du moment donc que l'on fait un point au milieu, il doit y avoir autant de points d'un côté que de l'autre; ils seront ainsi pairs, plus le point du milieu, et par conséquent le nombre entier des points sera impair, à moins que la plaie ne fasse un angle, parce qu'alors deux points peuvent suffire d'un côté de l'angle, trois de l'autre, il y en aura un sixième à l'angle, et ainsi les points pourront dans ce cas être pairs suivant les règles de l'art.

8e *règle* : Plus les plaies sont récentes quand on les suture, plus vite et mieux elles guérissent. La raison en est l'expérience, ainsi que le veut Galien (au Ier livre *Des complexions*), comme il a été dit.

9e *règle* : Si la plaie à suturer est un peu altérée, il faut avant de la suturer, en frotter les lèvres avec une aiguille ou quelque objet semblable jusqu'à effusion du sang, parce que par un vigoureux frottement *on rend à la plaie une certaine fraîcheur, on la renouvelle*, et on amène un peu d'écoulement de sang. Or il est démontré par la règle précédente que plus une plaie est récente, plus facilement, plus rapidement et mieux elle s'incarne, donc, etc.

10e *règle* : Dans les plaies qui sont dans le sens de la largeur des muscles et dont les lèvres sont plus tiraillées que dans les autres plaies, la suture doit être faite avec une plus grosse aiguille et du fil plus fort, elle doit être à points plus rapprochés et plus profonds (à moins que l'on ne craigne de piquer un nerf), parce que les lèvres de ces plaies sont plus écartées et plus tiraillées, et par conséquent exigent d'être unies et maintenues plus fortement. Il n'en est pas ainsi pour les plaies qui sont dans le sens de la longueur des muscles, et dont les lèvres ne sont pas aussi fortement écartées.

11e *règle* : Les sutures des régions et des personnes nobles, de la face et des princes, doivent être faites très subtilement et être soignées plus subtilement encore dans la suite, parce que ces parties du corps apparaissent tout d'abord aux regards, et qu'on recueille des nobles personnes plus grand honneur, plus grande renommée et plus grand salaire.

12e *règle* : Si l'on fait une suture seulement pour arrêter un écoulement de sang impétueux, on la fera comme les pelletiers cousent leurs peaux. La raison en est donnée en dehors du Traité, là où il est question de l'arrêt de l'écoulement sanguin. Et nous ne nous préoccupons pas beaucoup que quelque corps étranger soit contre nature entre les lèvres, à

moins que l'écoulement de sang ne soit arrêté, car cet écoulement est plus
à craindre que la présence de quelque corps étranger entre les lèvres de
la plaie, aussi est-ce de lui qu'il faut s'occuper d'abord et surtout. Si
cependant le corps étranger peut être enlevé facilement et vite, et sans
grand danger pour ledit écoulement, on l'enlèvera sans attendre davantage.
Une fois le sang arrêté, on pourra enlever les points en totalité ou en
partie, ouvrir la plaie, et s'il se trouve quelque corps étranger entre ses
lèvres, on pourra alors l'extraire.

Sur la *manière de suturer dans les cas spéciaux*, laquelle peut être
tirée presque tout entière de ce qui vient d'être dit, il faut faire attention
à deux choses : 1° quelles plaies doivent être suturées, et quelles ne
doivent pas l'être; 2° comment il faut faire la suture. Dans le premier
cas il y a deux questions : 1° à quelles plaies convient la suture; 2° à
quelles plaies elle ne convient pas.

Des plaies à suturer : règle : la suture est avantageuse à toutes les
plaies simples dont les lèvres sont écartées et peuvent être rapprochées
l'une de l'autre, quand un bandage fait selon l'art ne suffit pas à les
rapprocher, les unir et les maintenir.

Des plaies qu'on ne doit pas suturer : la suture ne convient pas aux
plaies dont il suffit, pour unir et maintenir suffisamment les lèvres, d'un
bandage fait selon l'art, ou dont les lèvres ne peuvent d'aucune façon être
rapprochées l'une de l'autre.

Quant à la *manière de suturer les plaies* auxquelles convient une
suture, il faut faire attention à deux choses : d'abord à la position des
points, ensuite à la manière de piquer.

Pour la *position des points de suture*, il faut savoir qu'avant de
suturer, le chirurgien doit considérer si la plaie à suturer a une longueur
de plus d'un travers de doigt; si c'est le cas, et qu'elle n'excède pas la
mesure de deux doigts, il suffit d'un point; si elle l'excède et atteint une
longueur de trois doigts et pas au delà, deux points sont nécessaires.
Mais si la longueur de la plaie excède cette mesure, on fera autant de
points qu'il faudra, suivant la mesure et le nombre susdits de travers
de doigt.

Manière de suturer une plaie où l'on fait un seul point : On doit toujours
le faire au milieu, à moins que la plaie ne soit plus profonde d'un côté,
parce qu'alors le point doit s'enfoncer plus vers la partie profonde. —
Manière de procéder s'il suffit de faire deux points : On divise la plaie
en trois parties[1]. — Procédé si trois points seulement sont suffisants et

1. Le ms. 2030 ajoute ici : « La maniere de ce est que vous fachiez le premier
point vers le bout de la plaie qui est plus pendant et lautre point vers lautre bout
en tele maniere que entre les 2 poins ait tel proportion com il a de lun des bous
duc au point et ainsi seront 3 portions egals en cele plaie ».

nécessaires : On fait le premier point au milieu, et ensuite les deux autres de chaque côté, c'est-à-dire au milieu de l'espace qui est entre le premier point et les extrémités de la plaie. — Manière de suturer du moment que trois points ne suffisent plus : on fera d'abord deux points aux deux extrémités de la plaie, un de chaque côté, à la distance susdite, ensuite on fera un troisième point au milieu des deux précédents, puis un point au milieu de l'espace compris entre ce troisième et les deux premiers, de chaque côté; cela fait cinq; on continuera ainsi à faire un nouveau point entre deux, jusqu'à ce que entre deux points quelconques, il n'y ait que l'intervalle d'un travers de doigt.

La *manière de faire le point de suture* doit être celle-ci : après avoir d'abord débarrassé la plaie des corps étrangers et ramené les lèvres, autant que possible, à leur position naturelle, on appuiera la lèvre opposée, en face du point où l'on voudra faire la piqûre, avec une canule ou un tuel creux [1]. Cette canule porte près de son extrémité, du côté de la plaie, une fenêtre qui pénètre dans la cavité et par laquelle on voit passer l'aiguille; on poussera alors l'aiguille vers la canule en perforant les deux lèvres de la plaie le plus rapidement possible, jusqu'à ce que, par la fenêtre, on voie l'aiguille entrer dans la canule; celle-ci sera alors enlevée et on tirera l'aiguille avec le fil jusqu'à suffisance; *on nouera ensuite le fil en lui faisant faire deux tours sur lui-même* [2] (parce que si on ne faisait d'abord qu'un seul enroulement avec le fil, ce tour se relâcherait au moment du dernier enroulement; mais si on en fait d'abord deux à la fois, ils ne se relâchent pas; la raison de ceci a été donnée dans la cinquième règle générale) en serrant modérément; puis on fera un troisième enroulement sur les deux premiers, et il est nécessaire que ce soit ainsi; cela suffit pour un point de suture. On coupera alors le fil ni trop loin ni trop près, car, si on le coupait trop près, le nœud et le point pourraient se défaire, si on coupait trop loin, les extrémités du fil adhéreraient aux applications locales, et on blesserait ainsi le patient à chaque pansement. On fera de même les autres points, en aussi grand nombre qu'il en faudra.

Dans l'*enlèvement des points*, il faut observer deux choses : 1° le moment de les enlever; 2° la manière de les enlever.

Quant au *moment de les enlever*, il faut savoir que dans la suture des différentes plaies on a diverses intentions. On suture les unes en effet principalement pour les unir et les incarner. Dans celles-là il ne faut pas enlever la suture avant l'incarnation, si ce n'est dans trois cas :

---

1. « Cum canula aut tuello concavo. » — Tuel, canal, tuyau (Du Cange); V. édit. G. *de Chauliac*, 1890, p. 696. — Pour les canules à suture, v. pl. I, fig. 1 et 4.
2. « Deinde filum nectatur sibi invicem duabus revolutionibus. »

d'abord, lorsqu'on craint que la chair des points ne se coupe avant la cicatrisation [1], parce que si l'on attendait que les points tombent d'eux-mêmes, la cicatrice de la plaie serait marquée d'une croix. — Secondement, lorsque par quelque faute, du pus a été enfermé dans la plaie, on craint qu'il ne ronge les parties profondes, car le pus est corrosif, comme on le voit par l'avis de Galien (sur l'*Aphorisme* de la 1re partie, sur la génération du pus, etc.), et par celui de tous les auteurs. Il importe donc de le faire sortir de la plaie. — Le troisième cas, c'est lorsqu'il survient une forte douleur, etc. Raison : parce que le relâchement des points apaise très souvent la douleur, outre qu'on peut plus facilement ensuite introduire des remèdes locaux.

On suture d'autres plaies pour les rapprocher seulement un peu, quoiqu'elles ne puissent pas être unies tout à fait, ainsi celles dans lesquelles il y a perte de substance, et d'autres dans lesquelles il y aura séparation d'une partie que la nature doit expulser avant l'incarnation, comme un fragment d'os ou quelque chose de semblable. Aussi la suture doit-elle dans ces cas être enlevée en entier ou en partie avant l'incarnation, c'est-à-dire au moment où les lèvres rapprochées et fixées par la suture pourront être maintenues sans suture par le bandage seul. En effet, une fois les points enlevés, tous ou autant qu'il convient, les fragments ou les autres objets à rejeter pourront être expulsés plus facilement; et nous ne devons pas désirer que ces dernières plaies s'incarnent avant que leur suture ait été enlevée, bien que ce soit possible.

On en suture encore d'autres uniquement pour arrêter l'écoulement du sang; dans celles-là il faut enlever la suture une fois l'écoulement de sang arrêté.

La *manière d'enlever les points de suture* doit être la suivante : On coupera le fil avec des ciseaux [2] près du nœud; ensuite on appuiera avec une taste la chair de la plaie au niveau du trou du point de suture; puis on saisira le nœud du fil avec des pinces [3] et on l'enlèvera. Ou bien on emploiera un autre procédé qui est meilleur : on introduira une aiguille ou si possible une taste sous le fil, entre celui-ci et la plaie, et on coupera le fil avec un rasoir sur l'aiguille ou la taste (Pl. IV, fig. 85); on l'enlèvera ensuite avec des pinces [4] comme plus haut.

---

1. « Ante incarnationem rumpatur. » — Incarnation veut dire ici formation de chair nouvelle, bourgeonnement, soudure des lèvres, cicatrisation.
2. Ed. 1892 et ms. 1487 : « Cum forpicibus », pour « cum forficibus ».
3. « Cum pizicariolis. » — Dans *G. de Ch.*, p. 693, « pincecarola » veut dire pincette, petite pince; — les Latins disent encore « volsella ».
4. « Cum pizicarilois (pichacariolis). »

CINQUIÈME PARTIE

DES ÉVACUATIONS ET DES POTIONS CHEZ LES BLESSÉS

Déclarations préliminaires.

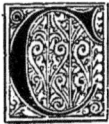

INQ points sont à noter ici pour l'éclaircissement de la partie suivante :

I. Pour la clarté de ce qui sera dit dans la partie suivante, du moins de la partie où il est question de l'évacuation, etc., les explications théoriques préliminaires et les raisons de toute cette pratique sont données communément par presque tous les auteurs de médecine; on les cherchera donc dans leurs livres.

II. Il faut noter à propos des potions à donner aux blessés, que les potions servent plus aux chirurgiens pour l'apparence, que parce qu'elles sont vraiment nécessaires. Ainsi elles sont utiles surtout aux chirurgiens sans renommée, pour leur défense, parce que le vulgaire ne croit pas en eux s'ils ne donnent de potions, car de tout temps il a eu grande confiance en elles. Elles sont encore utiles à ces chirurgiens quand ils réussissent mal dans quelque traitement, et que toute leur infortune est imputée à leur ignorance. Alors des chirurgiens et aussi tout le vulgaire murmureront contre eux, s'ils n'ont pas donné de potions au malade ; tandis que s'ils en avaient donné, ils seraient tout excusés.

III. Aucune potion ne guérit les plaies, si on ne l'a fait précéder d'une opération manuelle convenable; si l'une ou l'autre peut être de quelque utilité, il faut d'abord que les lèvres de la plaie soient réunies et maintenues unies, qu'on les suture, si cela est nécessaire, et qu'on les bande selon les règles de l'art. Il n'existe, n'a existé, et n'existera aucune potion qui unisse ou ramène les lèvres écartées, ou les maintienne unies, et en cela le vulgaire et les chirurgiens de campagne (cyrurgici rurales) se trompent, quand ils prescrivent des potions de ce genre, avec la confiance que la potion seule réunit, maintient et opère toute la cure. Aussi arrive-t-il qu'il se forme entre les lèvres de la plaie de la chair superflue, qu'il faut ensuite extirper par des moyens violents.

IV. Les plaies traitées selon la doctrine de Théodoric n'exigent jamais de potion, sauf celles qui pénètrent dans le crâne ou dans la cavité de la poitrine, comme il apparaîtra ci-dessous dans les chapitres spéciaux. La raison pour laquelle les potions ne conviennent qu'à ces seules plaies, sera donnée au même endroit. De même les plaies quelles qu'elles soient, si graves qu'elles soient, où qu'elles soient, lorsqu'elles sont traitées exactement selon la doctrine nouvellement expérimentée, avec emplâtre.

et le reste, comme on verra, n'exigent jamais de potion. Au contraire, toutes les plaies de quelque importance, traitées selon la doctrine des anciens, c'est-à-dire par le régime froid et humide, par des applications locales froides opilatives, par des tentes et autres procédés qui occasionnent de la douleur, comme la mondification douloureuse (?), etc., paraissent avoir besoin de potions. La raison en est, suivant les anciens, que dans les plaies ainsi traitées, non seulement la plaie, son fond et ses bords sont affaiblis, mais aussi les parties voisines, lesquelles sont obstruées par la nourriture qui leur est transmise, parce que la vitalité (virtus [1]) affaiblie du membre ne peut la digérer et la convertir. Pour que la plaie guérisse, il faut que ces parties soient désobstruées, que la chaleur naturelle et la complexion du membre soient fortifiées, et expulsent et subtilient le sang qui fait obstruction, et que le lieu soit débarrassé du pus et desséché [2].

D'après ce que nous venons de dire, il faut raisonner ainsi : tout ce qui fortifie la chaleur naturelle du membre blessé, désobstrue les parties voisines, subtilie le pus, lubrifie, mondifie et dessèche, — convient au traitement des plaies soignées selon la méthode des anciens; or la potion composée suivant l'art, a cet effet, donc, etc. La majeure ressort des suppositions ci-dessus; la mineure est démontrée, parce que dans une potion faite suivant l'art il y a une chose qui désobstrue et réconforte la chaleur du membre blessé et des parties voisines. Celle-ci, une fois réconfortée, expulse la matière qui fait obstruction, et digère la nourriture qui se rend aux parties voisines et à la plaie.

Ainsi il entre dans la potion de la grande Garance, qui est un désobstruant chaud, fait couler la matière obstruante et par conséquent mondifie; il y entre encore bien d'autres choses semblables, telles que du Chanvre, du Chou, de la Tanaisie, du Miel, etc.

A propos de potions, les anciens disent encore, et le vulgaire le croit, que certaines potions apparaissent dans la plaie avec leur couleur propre au moment où on les avale; mais je ne l'ai jamais vu. Leur raisonnement est le suivant : comme les membres malades attirent la médecine, de même les membres blessés attirent la potion; c'est ainsi que les membres sains attirent la nourriture, non seulement virtuellement, mais substantiellement, et ils s'appuient sur l'autorité de Jean Mesuë, qui dit : la

---

1. « Virtus », ce mot répond aux Doctrines de l'époque, il exprime une sorte de force intime, de propriété spéciale qui varie selon qu'il s'agit des organes en particulier ou du corps entier. « Virtus » répond à l'expression δύναμις ζωτικὴ (force vitale) souvent employée par Galien et que la plupart de ses traducteurs ont traduite par *facultas vitalis*. — Il présente des nuances nombreuses dans son sens. — « Virtus et natura » sont quelquefois considérés comme synonymes. (V. p. 62, 114, 132.)

2. « Et subtiliet sanguinem facientem hujusmodi opilationem et quod locus a sanie mundificetur et exsiccetur. »

nature agit comme un bon architecte, qui met une pierre angulaire à l'angle et une pierre droite dans la façade; donc, etc.

Les potions des anciens, qui se trouvent dans leurs *Pratiques*, sont innombrables; leurs usages et leur réputation se sont augmentés au point qu'on ne trouve pas de vieille femme si ignorante, ou de chirurgien de campagne si imbécile, qui ne s'approprie quelque potion. En voici une : Rp. *Garance des teinturiers, graines ou feuilles de Chanvre, Armoise, ana*[1], *de la garance autant que de toutes, soient pilées et bouillent avec du vin, de l'eau et du miel*, etc.

Une autre : Rp. *bourgeons d'Asperges, Ronce, Plantain, Consoude royale, Herbe à Robert, soient pilées; on boira le suc cru avec du vin, autant qu'on voudra, pendant deux ou trois jours, loin du repas*[2].

Les potions que donne Théodoric (l. I, cap. 26) sont au nombre de trois, en voici une : Rp. *Chou rouge, Chanvre, Tanaisie, grande et petite Consoude, des feuilles de toutes en parties égales, de la grande Garance autant que de toutes*[3], *soient pilées ensemble*. On la donnera en doses d'une once avec du bon vin, ou on en fera des trochisques qu'on desséchera. On en dissoudra un au moment voulu dans un peu de vin, et on fera prendre. On mettra sur la plaie une feuille de Chou rouge renversée. D'autres y mettent des semences de Chanvre et de petite Garance autant que de toutes les autres.

Théodoric en outre des potions qu'il propose d'après les autres auteurs, au livre et au chapitre susdits, en donne une qui lui est propre (au livre II, chapitre 3 : DU TRAITEMENT DES PLAIES DE LA TÊTE), potion qui convient seulement, comme on a déjà vu et comme on verra plus loin, dans des cas spéciaux.

V. D'après l'avis de tous les chirurgiens qui ont précédé Théodoric, c'est-à-dire des *Rationalistes* (rationabiles), non d'après son opinion ni la nôtre, il faut noter que lorsqu'on donne une potion, on doit faire attention à un certain nombre de choses. — Ce sont[4] l'art, l'âge, la vitalité (virtus), la complexion, la région, la forme, les habitudes, le symptôme, la réplétion, le temps et l'air.

L'art, parce qu'il faut savoir ordonner facilement une potion ; — l'âge, parce qu'on n'en doit pas donner à un vieillard ou à un enfant ; — la vitalité,

---

1. « Rp. rubeae (rubiae) tinctorum, seminis aut foliorum canabi, artemisiae ana. »

2. « Rp. spargulae (asparagae) teneritatum, rubi, plantaginis, consolidae regalis, herbae Roberti. »

3. « Rp. caulis rubei et canabis renati, tanaceti, consolidae majoris, omnium folia ana, rubeae majoris quantum de omnibus. »

4. « Quod in dandis potionibus aliqua sunt attendenda, quae possunt intelligi per hos versus : Potio si danda, sunt sex ista notanda. »

parce que, lorsque la force vitale est épuisée il n'en faut pas donner; — la complexion, afin que si la complexion est chaude, la potion incline au froid, et inversement; — la région : on s'occupe de la région dans le même but que de la complexion du patient; — la forme, à savoir celle du membre blessé, ainsi il faut que les lèvres de la plaie soient réunies et maintenues, autrement une potion est inutile; — les habitudes : si le blessé n'a jamais bu de vin, il faut faire sa potion avec de l'eau; — le symptôme, afin qu'on ne donne pas de potion dans le paroxysme de la fièvre, à moins que la fièvre ne persiste en dehors du paroxysme, alors la potion sera faite avec du vin; — la réplétion, parce que les potions ne conviennent pas à un corps pléthorique, elles lui nuisent bien plutôt; — le temps et l'air, parce que la potion doit incliner vers le contraire de leur état.

Des évacuations et des potions chez les blessés.

A cinquième partie principale, à savoir la manière de faire les évacuations et les potions des blessés, offre à considérer deux choses : 1° l'évacuation; 2° la potion. Dans la première, trois points : 1° l'évacuation du sang; 2° l'évacuation par les médecines; 3° l'évacuation par les deux manières.

Dans l'évacuation du sang, il faut considérer trois choses : 1° l'évacuation par la saignée; 2° l'évacuation par les ventouses; 3° l'évacuation par les sangsues. — Dans chacune d'elles on considérera deux points : 1° à quels blessés convient l'évacuation; 2° la manière de procéder.

Premier point, *à quels blessés convient la saignée :* il faut savoir que c'est aux jeunes gens, qui sont de complexion chaude et sèche, chez lesquels abonde le sang seul ou le sang avec la bile; à ceux qui sont pléthoriques, par un temps chaud; à ceux qui ont coutume d'être saignés et s'en sont longtemps abstenus; à ceux qui ont une grande plaie avec incision, ou une petite plaie avec une grande contusion [1], quand il n'est pas sorti de ces plaies une suffisante quantité de sang, et que leurs humeurs sont en mouvement et en flux, etc.; en un mot, à tous ceux qui, avant d'être blessés, avaient besoin d'être saignés, ce que sait bien voir un bon médecin. A ceux qui présentent les conditions opposées, il ne faut pas faire de saignée.

Les blessés auxquels conviennent les ventouses, sont ceux chez lesquels, après les évacuations générales, il reste autour de la plaie du sang

---

1. « Qui habent magnum vulnus cum incisione aut parvum cum contusione magna. » Le ms. 2030 est d'accord avec ce texte.

noir épaissi, qui n'a pu être évacué par elles et ne peut être résous ou consumé par des applications locales, — ceux qui sont trop faibles, et qu'on ne veut pas saigner, parce que, comme l'a dit Haly (sur le *Techni*, TRAITÉ DES CAUSES, chap. 33, à la partie : « immoderata repletio, etc. ») : Si l'âge, la force vitale, le temps ne permettent pas la saignée, on recourra à la scarification. Dans ce cas, l'évacuation au moyen de sangsues convient également.

Il y a deux *manières de saigner les blessés* auxquels cela convient, suivant qu'on fait la saignée pour détourner les humeurs qui sont en train d'affluer ou afflueront vers la plaie, ou bien pour évacuer les humeurs qui y ont déjà afflué. Si l'on fait la saignée dans la première intention, on la fera à quelque veine qui détournera lesdites humeurs vers le côté opposé et éloigné (ad oppositum et diversum) ; telle est la veine hépatique par rapport à une plaie à la tête du même côté. Si l'on saigne pour évacuer seulement de la plaie des humeurs qui s'y sont déjà rassemblées, et alors qu'il n'en afflue plus, que la douleur, la rougeur ou l'enflure n'augmentent pas, mais restent stationnaires ou commencent à diminuer, on pratiquera la saignée sur une veine qui évacue la matière amassée dans la plaie, ainsi à la veine céphalique du bras, par rapport à une blessure de la tête du même côté, et ainsi pour les autres.

Le mode d'*évacuation par les ventouses ou les sangsues* convient aux gens débiles, aux enfants, aux vieillards et autres semblables. Que les humeurs affluent encore ou non, on doit agir par diversion, exactement suivant la règle que l'on suivrait pour une saignée si le blessé était robuste. Lorsque cette évacuation s'applique à ceux chez lesquels il reste du sang noir dans la plaie et aux environs, il faut la faire sur la plaie et tout autour. Ce procédé ne répond guère aux exigences de l'art, cependant il est donné par d'excellents auteurs de médecine.

Au sujet de l'*évacuation par les médecines*, il faut considérer deux choses : 1° à qui elle convient ; 2° comment il faut la pratiquer. Primo : elle convient aux blessés hydropiques, cacochymes et à des semblables, à tous ceux chez lesquels il n'y a qu'une seule humeur différente du sang qui surabonde, telle que le flegme, la mélancolie. — La manière de purger suivant l'art dans ces cas est donnée par les auteurs de médecine.

Dans l'*évacuation par les deux manières*, il faut considérer deux choses : 1° à qui elle convient ; 2° comment et dans quel ordre elle doit être faite. Primo : l'évacuation par les deux manières, c'est-à-dire par la saignée et les médecines, convient à ceux chez lesquels toutes les humeurs abondent également. On peut d'abord évacuer par une saignée ou par les médecines ; si celles-ci ne suffisent pas, on purgera ensuite par une saignée. — Comment et dans quel ordre doit-on procéder, par quelle évacuation doit-on commencer, la saignée ou les médecines ? — il faut voir si les humeurs à évacuer sont mêlées de sang ou non. Si elles sont mélangées de sang, on fera d'abord la saignée; les médecines viendront ensuite. Si ce n'est pas le cas : ou les humeurs sont plus chaudes, ou plus froides; si elles sont plus chaudes, on usera d'abord de la saignée; si elles sont plus froides, il convient d'employer des médecines fortes ou faibles. S'il en faut de fortes, on commencera encore par la saignée, les médecines suivront; s'il en faut de faibles, la médecine sera employée la première, la saignée viendra après. Tout ce sujet est traité plus complètement et mieux dans les auteurs de médecine.

Quant aux *potions à donner aux blessés*, il faut considérer ici quatre points : 1° à qui on doit donner une potion; 2° de quelle sorte doit être la potion; 3° pour quelle raison on l'emploie; 4° comment on doit l'employer. — Dans la première question, il faut être attentif à trois faits : 1° que les anciens donnent indifféremment des potions à tous les blessés; 2° que Théodoric en donne à certains et pas à d'autres; 3° que les modernes n'en donnent à aucun. — La seconde question, à savoir quelles potions on a coutume de donner, est traitée dans les *Pratiques* des anciens et dans celle de Théodoric. — Quant à la troisième question, pourquoi les anciens donnaient des potions à tous les blessés et Théodoric seulement dans quelques cas, on l'a examinée dans les *Déclarations*. — Quatrième question : la méthode des anciens a été exposée dans les préambules, celle de Théodoric le sera dans le chapitre *Des plaies de la tête*.

SIXIÈME PARTIE

DE LA DIÈTE ET DU RÉGIME DES BLESSÉS [1]

Déclarations préliminaires.

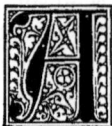

A noter ici cinq points pour la clarté de la partie suivante :

I. Théodoric dit, au livre Ier de sa *Grande Chirurgie*, au dernier chap. intitulé DE LA DIÈTE ET DU RÉGIME DES BLESSÉS, que le chirurgien qui soigne les plaies doit mettre son espérance en deux choses seulement : 1° d'abord dans le Médecin par excellence; 2° ensuite dans la Nature [2]. Dans le grand Médecin, parce que la vie et la mort sont entre ses mains, que seul il frappe et guérit, fait les plaies et

1. « Sous le nom de *Régime* (regimen) H. de M. entend la règle qui fixe la manière de vivre en général. Sa *Diète* (diaeta) n'est qu'une partie du régime, c'est le régime alimentaire. — Ce chapitre est très intéressant, au sujet des coutumes du siècle.

2. V. les mots Nature et Vertu, p. 62, 114, 132, 278.

les ferme; aussi Jean Mésué dit-il au premier mot de sa *Pratique* : Dieu
seul guérit les maladies. En second lieu, il doit avoir confiance dans la
Nature qui est l'artisan de toutes choses, selon le mot de Galien (dans le
Techni, TRAITÉ DES CAUSES, chap. 26); aussi le chirurgien doit-il la diriger
en ordonnant le régime et la diète selon ce qui convient aux différents cas.
Tous ses efforts, lorsqu'il fixe la diète des blessés, doivent tendre à deux
buts seulement : 1° à réconforter la nature et la force vitale qui régit tout
le corps et le membre blessé; 2° à prescrire, autant qu'il est possible,
une diète sèche qui n'engendre aucune superfluité. — Que le premier but
soit nécessaire, c'est ce que prouve Avicenne (livre IV, f. 1, chap. DE L'ALI-
MENTATION DES FIÉVREUX) : « Car ce qui guérit, comme vous le savez, c'est
la force vitale et non le médecin ». La force vitale du blessé est affaiblie;
elle a donc besoin d'être réconfortée. Elle ne peut l'être par les aliments,
à moins qu'ils ne soient bons générateurs de sang; il faut donc lui faire
prendre des aliments de ce genre. — Le fait que le second objet qu'on
se propose par la diète et autrement, est aussi nécessaire, ressort de
l'autorité d'Avicenne (au livre I, f. 4, chap. 28, DU TRAITEMENT DE LA SOLU-
TION DE CONTINUITÉ ET DES ESPÈCES D'ULCÈRES [1]). Il y dit en effet que le traitement d'une solution de continuité exige trois choses, etc. : la première,
c'est d'empêcher autant que possible la suppuration, — et Galien dit (au
IVᵉ livre du *Megatechni*, chap. 4) : en général les médecines dessiccatives
conviennent à toutes les plaies du commencement à la fin, etc.; — par
conséquent la diète doit former un sang sec, non humide, mais non pas
sec-brûlé [2], parce que ce sang est apte à incarner et souder les plaies,
tandis que le sang humide ne l'est pas, parce que, fluide et putréfiable, il
n'adhère pas aux lèvres de la plaie; le sang brûlé n'est pas apte non plus,
parce que, trop épais et trop sec, il ne peut ni adhérer ni unir.

Or les matériaux de ce bon sang sont les aliments digestibles énumérés
dans ce chapitre, etc., tels que le vin qui y est également indiqué, parce
qu'aucune boisson simple n'est aussi réconfortante et dessiccative que le
vin. Le fait qu'on ne doit donner aux blessés que du vin pour toute
boisson, est prouvé par Théodoric (au livre I, dernier chap., DE LA DIÈTE
DES BLESSÉS), et par l'autorité de Galien, qui dit (au livre IVᵉ du *De ingenio*,
chap. 7) : Il ne faut nullement supprimer le vin aux blessés, à moins qu'il
ne survienne un apostème chaud, — ajoutez : et à moins que, avec ou
sans apostème, la fièvre persiste pendant plus de quatre jours. On peut de
même prouver par l'autorité de Galien que l'on peut donner du vin, même
aux blessés qui ont de la fièvre, ce qui paraît moins convenable; Galien
rapporte en effet (*De ingenio*, livre VIIIᵉ, chap. 3) l'opinion d'Hippo-

1. « De medicamine solutionis continuitatis et specierum ulcerum. »
2. « Debet esse generativa sanguinis sicci non humidi non adusti sicci. »

crate : nous donnons du vin non seulement dans les fièvres éphémères, mais même dans les fièvres aiguës [1]; donc, etc. — On peut ajouter à cela une foule d'autorités et de raisonnements, ainsi d'après l'expérience de Théodoric et le raisonnement qui peut être tiré de ce même livre Ier (chapitre 11, DES MÉDICAMENTS QUI FONT NAÎTRE LA CHAIR), le bon vin est l'aliment [2] le plus propre à la génération du sang, et par conséquent à celle de la chair. L'antécédente est prouvée par l'autorité du Philosophe qui dit que le bon vin passe pour ainsi dire sans intermédiaire dans le sang, et se transforme en sang. En outre, de tous les aliments, le vin est le plus semblable au sang en substance et en couleur; or pour les choses qui ont de la ressemblance [3], le passage et la transformation de l'une en l'autre est plus facile; donc le vin est l'aliment le plus propre à former du sang. La conclusion est prouvée, parce que la chair ne se forme que du sang; donc, ce qui est propre à former du sang est propre à former de la chair. Théodoric ajoute que tous les chirurgiens imbéciles ignorent cela, et enjoignent aux blessés une diète stricte et l'abstinence, comme s'ils souffraient d'une fièvre continue. Ils ne peuvent dans ce cas commettre une plus grande erreur qu'en appauvrissant la matière du sang, qui doit dans toutes les plaies restaurer ce qui a été perdu, remplir les cavités, réunir ce qui a été séparé.

II. D'après ce qui a été dit, comme l'expérience le prouve et le démontre le raisonnement, on ne doit jamais supprimer le vin aux blessés en tant que tels, même en supposant qu'ils aient un apostème chaud et une fièvre éphémère, aussi longtemps que la fièvre est éphémère; parce que les superfluités qui pourraient affluer vers la plaie et causer parfois l'apostème et la fièvre, seront consumées par la chaleur du vin et celle de la fièvre, et parce que les plaies ne guérissent pas à moins qu'elles ne soient desséchées, comme on a vu.

III. Le plus souvent la fièvre qui accompagne les plaies est *éphémère*, mais parfois elle se change en *fièvre putride* par quelque cause ou quelque faute. Pour reconnaître ce changement de fièvre on trouve dans les auteurs de médecine et principalement dans Galien, dans son opuscule *De differentiis febrium*, l'indication des symptômes qui sont nécessaires au chirurgien pour que, aussi longtemps que la fièvre est éphémère, il ordonne du vin et de la viande, et qu'il les supprime dès qu'elle se transforme en fièvre putride, ce qui arrive généralement quand elle se prolonge au delà de quatre jours, sauf ce que dit Avicenne (livre IV, f. 1, chap. PROPOS

1. « Vinum non largimur dare solum in effimeris sed in acutis. »
2. Ed. 1892 : « Et est bonum vinum *et* cibus »; — manuscrit 1487 : « et est bonum vinum *est* cibus ».
3. « Habentibus symbolum i. e. similitudinem. »

GÉNÉRAL SUR LES FIÈVRES ÉPHÉMÈRES), que parfois, suivant certains auteurs, la fièvre dure jusqu'au sixième jour sans devenir putride. Il arrive aussi qu'une fièvre éphémère cesse et qu'une autre suit immédiatement, ce qui porte le chirurgien à croire que la première fièvre éphémère s'est transformée en fièvre putride.

IV. Si quelqu'un est blessé tandis qu'il souffre d'une fièvre putride, ou si le blessé a quelque autre raison de s'abstenir de vin, on ne doit pas lui donner plus de vin ou de viande qu'auparavant; il doit être mis de préférence à la diète des fiévreux. De même si le blessé n'a jamais bu de vin, on ne doit ni on ne peut changer sa diète de boisson; elle sera telle qu'elle était à l'époque de sa santé, et il usera des bons aliments susdits.

V. Si l'on commet une faute importante contre la diète et le régime qui sont exposés dans les Préliminaires du Traité et dans ces présentes Déclarations, il en résultera aussitôt pour le patient un grand, très grand ou extrême dommage, suivant les conditions de la plaie et la faute du traitement, car la diète et le régime ordonnés dans le présent chapitre sont le fondement de tout le traitement des plaies aussi longtemps qu'elles sont plaies.

Les raisons, explications, toute la théorie de tout ce qui est dit dans cette partie du Traité, peuvent être saisies assez facilement par ceux qui sont intelligents; elles sont d'ailleurs exposées dans les auteurs de médecine, d'où l'on peut les extraire, et les ajouter, suivant la volonté du lecteur, à la partie du Traité où elles ont leur place.

De la diète des blessés.

IL faut considérer deux choses à propos de la sixième partie principale, à savoir la diète : 1° ce qu'il faut ordonner; 2° ce qu'il faut éviter. Dans la première, trois points : 1° la qualité des aliments à donner; 2° leur quantité; 3° la manière de les donner. De même dans le premier point, trois choses : 1° quel doit être le pain; 2° quels doivent être les aliments; 3° quel doit être le vin.

Première question : *le pain doit être* de bon froment, médiocrement cuit et fermenté, ni vieux ni frais, de trois jours par exemple. — Seconde question : *Quels doivent être les aliments?* Ils doivent être légers, tendres, digestibles, formant de bon sang sec en grande quantité et non brûlé; ils peuvent être en petite quantité. De ce genre sont les poules, chapons, poulets, les jeunes chevreaux châtrés, les faisans, perdrix, petits oiseaux au bec fin qui habitent dans les champs, les œufs de poules cuits à la coque [1]. Tous ces aliments sont meilleurs rôtis qu'autrement, si ce n'est qu'il faut enlever la croûte extérieure brûlée. — Troisième question, *le vin* : il doit être le meilleur qu'on pourra trouver, rosé ou blanc, léger, aromatique, agréable à boire, médiocrement fort.

Au sujet de la *quantité des aliments à donner*, il faut considérer : 1° la règle générale ; 2° les règles spéciales. En règle générale il faut donner le plus d'aliments qu'on peut, et deux fois autant au repas du matin que le soir. Quant aux règles spéciales, il faut considérer : 1° la quantité du pain; 2° celle des aliments; 3° celle du vin. Sur la quantité du pain et des aliments, on mangera beaucoup moins qu'on ne faisait étant en santé, et on mangera autant, ou si possible plus de viande que de pain. On ne mangera que juste ce qu'il faut pour soutenir la force vitale, et on ne satisfera jamais complètement son appétit, jusqu'à ce que l'afflux des humeurs et les douleurs soient apaisés et qu'on soit sûr d'éviter un apostème chaud. On augmentera alors peu à peu la quantité d'aliments jusqu'à ce qu'on atteigne celle que l'on consommait en santé. C'est surtout à la quantité du vin qu'il faut prendre garde, parce que c'est sur ce point que pèchent surtout les blessés; en sorte que moins il y en aura, mieux cela vaudra. On peut cependant en donner une chopine parisienne (*chopina parisiensis*) au repas du matin, c'est-à-dire environ trois verres (*vitri*) médiocrement remplis. Le soir on donnera une demi-chopine, c'est-à-dire deux verres moyens ou environ. Si le patient a extrêmement soif entre deux repas, on peut lui donner un peu de vin avec un peu de pain grillé, bien qu'il soit préférable pour lui de s'en abstenir tout à fait.

Quant à la *manière de donner les aliments*, il faut considérer deux choses : 1° le moment; 2° l'ordre. Le moment : on doit donner des aliments deux fois le jour, vers la première heure et vers le soir (*circa vesperas*). L'ordre : on donnera d'abord des aliments en bonne quantité, puis du vin, puis des aliments, et ainsi de suite.

Quant à la nourriture à éviter, il faut considérer deux choses : 1° certains aliments doivent être toujours et absolument évités; 2° d'autres doivent être évités autant qu'il est possible sans rien exagérer, et il convient de les accorder à l'occasion. Les premiers sont tous ceux qui sont l'opposé de ce qu'on vient de dire, épais, indigestes, comme la viande de bœuf, d'oie, de lièvre, de canard, les légumineuses et autres semblables, tout ce qui produit du sang putride, humide et mauvais, ainsi tous les poissons, les fruits, les légumes, la purée de pois, le lait d'amandes [2], la farine d'orge ou d'avoine, le gruau, la ptisane, l'eau et

---

1. « Gallinae, capones, pulli edi castrati juvenes, fasiani, perdices, aves parvae cum rostro subtili habitantes in campis, ova gallinarum cocta cum testis suis. »
2. Ed. 1892 : « Sicut omnes pisces, omnes fructus, omnia olera, *et in casu conce-*

tous les aliments humides, comme le jus de viande, etc. Quant au vin, il faut éviter le vin aqueux comme celui de France (Francia), le vin fort tel que celui d'Auxerre (Antisiodorum), ou épais tel que celui de Montpellier.

Les aliments que l'on doit éviter, etc., mais accorder à l'occasion, sont du brouet (brodium) que l'on fait avec des jaunes d'œufs cuits, du vin et de l'eau; on le donnera pour tremper le pain et pour avaler à petits traits (sorbendum); les jus (jura) des viandes susdites et le bouillon de bœuf (jus bovinarum) seront donnés seulement pour humecter le pain et non pour humer, aussi longtemps que le patient ne pourra manger le pain sec.

En outre, de même que pour la qualité et la quantité, la manière de prendre les aliments doit être en rapport avec les anciennes habitudes; on ne les augmentera ni ne les diminuera que graduellement, peu à peu et non pas subitement, comme il semblera au chirurgien. Car ainsi que l'a dit Galien (dans le *Techni*, TRAITÉ DES CAUSES, chapitre 25, dans la partie : « utilitas vero utrorumque », etc.) : La nature ne supporte pas les changements brusques.

SEPTIÈME PARTIE

DE L'APOSTÈME CHAUD ET DE LA DYSCRASIE DES PLAIES

Déclarations préliminaires.

OUR la clarté de ce qu'on doit dire dans la partie suivante il faut noter ici six points :

I. Il faut noter pour l'explication de la partie où il est question du *traitement préservatif de la dyscrasie*[1] *et de l'apostème chaud*, qu'il est plus sûr d'obvier à un apostème qui menace

---

denda sunt pureta pisorum, lac amygdalarum, *farina ordei vel avenae*, gruellum ». — Manuscrit 1487 : « sicut omnes pisces, omnes fructus, omnia olera putreda (pour pureta) pisorum lac amidarum (amygdalarum) gruellum ». — Manuscrit 2030 : « si comme sont tous poissons, tous fruis, tous choux, purée de pois, lait d'amandes, guel ».

Les manuscrits 1487 et 2030 ont le même texte. L'éd. 1892 a en plus : « et in casu concedenda sunt », plus : « farina ordei vel avenae ». Plus bas sont indiqués d'ailleurs les aliments que l'on peut donner à l'occasion.

« Olera » est traduit par « choux », dans le manuscrit 2030. — Gruellum, d'après Du Cange, gruellus, son, était « gruis » en vieux français. Le manuscrit 2030 traduit « guel ». — Le ms. 2030 traduit « humidus » par « moiste »; — « brodium » et « jura » par « brouet »; — « sorbendum » par « humer ».

1. « Notandum ad declarationem dicendorum in parte sequenti scilicet in quantum spectat ad partem, in qua fit sermo de cura... »

et aux autres accidents, que de les traiter par des médecines incertaines quand ils se sont déjà déclarés. C'est ce que veut indiquer Galien dans son *Commentaire des Pronostics*, première proposition du Commentaire : il me semble qu'il est préférable que le médecin use de prévoyance. C'est ce que fait voir aussi le poète Ovide, qui dit : « principiis obsta ». Galien dit encore (au VIᵉ livre du *Megatechni*, chapitre 1) : il n'y a rien de plus utile dans les cas de piqûre et autres lésions semblables comme les plaies, que d'empêcher un apostème chaud. Il dit de même au chapitre 6 : il est fort avantageux pour le malade et fort honorable pour le médecin de protéger les membres blessés contre l'apostème chaud et la dyscrasie maligne, parce qu'ainsi, suivant le Canon de Galien (*Techni*, TRAITÉ DES CAUSES, chapitre 30, dans la partie : « conglutinat vero distantia »), on conserve la complexion naturelle du membre. Galien parle du traitement préservatif dans le Commentaire de la deuxième partie des *Aphorismes* (à l'Aphorisme : « ex plenitudine, etc. ») : Si une cause prête à aboutir n'amène rien et est supprimée, cela ne s'appelle pas une guérison, mais une prévision. Et pour qu'on ne me prenne pas par les mots, j'entends ici par traitement préservatif la prévision.

Que l'apostème chaud exige un traitement préservatif, puisque cela n'est pas douteux du traitement curatif, c'est ce qui est prouvé par l'autorité de Galien (sur l'*Aphorisme* de la première partie : « qui crescunt, etc. »). Il dit dans ce passage que le feu et toute autre chaleur peut être éteint de deux façons : ou bien on l'étouffe, ou bien on le résout. De même l'apostème chaud peut être éteint de deux façons : 1° à son début; 2° à sa période d'état. A son début, lorsque commence la dyscrasie, en l'étouffant par des répercussifs et des évacuations qui font diversion, et dans sa période d'état ou d'augment, par des dissolutifs locaux et par des évacuations qui expulsent la matière infiltrée, etc. Haly dit en outre (dans le *Techni*, TRAITÉ DES CAUSES, chap. 34, à la partie : « per ipsam autem ») : on guérit l'apostème de deux manières; ou bien on l'empêche de se produire, ou bien on le dissipe (digestio ejus fiat) lorsqu'il est arrivé à résolution ou à maturité.

II. Il faut noter pour l'explication de la partie dans laquelle il est question du *traitement curatif de l'apostème chaud* déjà développé dans la plaie, qu'il est dit dans le Traité, que lorsque dans une plaie commence un apostème chaud, il faut provoquer une évacuation, faite comme il est prescrit là où l'on traite de la manière d'évacuer, c'est-à-dire par le côté opposé et différent, et non par la partie où s'est déclaré l'apostème.

On demande si c'est là le vrai moyen. Il semble que non, d'après l'autorité d'Hippocrate; à l'*Aphorisme* de la première partie : « ubicunque reperit natura, etc. », il ordonne le contraire; donc, etc. En outre l'art

imite la nature autant que possible; donc, etc. Enfin, cette pratique produira une agitation des humeurs; donc, etc. — Le contraire est soutenu
par tous les auteurs de médecine et de chirurgie et par tous les praticiens,
et est donné en précepte dans le Traité. En outre Galien (au XIII° livre du
De ingenio, chapitre 4) dit : lorsqu'un apostème se déclare dans la matrice,
on ne provoquera pas les règles, mais on fera une évacuation par la partie
opposée. Il faut dire que dans ce cas on doit faire l'évacuation par le
côté opposé et faisant diversion [1] et non par la partie dans laquelle se
déclare l'apostème, de sorte que si l'apostème se déclare au-dessous du
nombril, on fera évacuer par vomissement; si c'est au-dessus, par des
selles; s'il se déclare à un bras, on fera l'évacuation par l'autre bras ou
par le pied du même côté. La raison en est, qu'on doit faire au début de
l'apostème l'évacuation qui réprime et empêche le mieux sa croissance,
distrait, fait diversion, réduit à rien et guérit, et non une autre. C'est le cas
ici par rapport à l'évacuation faite par la partie malade même; donc, etc.

La majeure est évidente, parce que nous cherchons principalement et
en premier lieu à enrayer la croissance de l'apostème qui commence,
puisqu'il est plus facile et plus sûr de résister à une maladie commen-
çante que de la guérir quand elle est complète et développée, et parce
que, quand l'apostème augmente et atteint son plein développement dans
une plaie ou toute autre part ailleurs, il suppure le plus souvent, et une
fièvre de suppuration (*putrida*) ou du moins éphémère accompagne nécessairement la production du pus, suivant Hippocrate (I°ʳ *Aphorisme*, sur la
génération du pus, etc.) et Galien disant (au XI° livre du *Megatechni*, chapitre 5) : tous les membres qui ont un apostème chaud sont comme une
source de fièvre et pour le corps comme un fourneau; en sorte que l'apostème une fois développé, est plus dangereux et plus douloureux que la
plaie elle-même; et même en admettant qu'il n'en soit pas ainsi, il nous
détourne cependant du traitement de la plaie et ainsi le prolonge, comme
il ressort de l'autorité de Galien, qui dit (au VIII° livre du *De ingenio*,
chapitre 8) qu'une plaie accompagnée d'un apostème ne guérit pas avant
que l'apostème soit guéri. C'est ce que veut aussi Avicenne, disant (au
I. VI, f. 4, doctr. 2), qu'il faut savoir que la plaie ne guérit pas avant que
l'apostème soit calmé. Tous le veulent de même, ainsi que le raisonnement et l'expérience; aussi Galien dit-il (au VI° livre du *De ingenio*, chapitre 2, et au VI° livre du *Megatechni*, chapitre 1), qu'empêcher la production d'un apostème dans les plaies est parmi ce que nous pouvons faire de
mieux dans le traitement des piqûres (et ajoutez : de toutes les autres
plaies), qu'il n'y a rien de plus honorable pour le médecin, ni de plus
utile pour le malade. De tout cela découle donc la majeure, à savoir qu'il

---

1. « *Per oppositum et diversum* », par la partie opposée et qui détourne (*diverto*).

faut faire au début d'un apostème l'évacuation qui arrête le plus sa croissance, qui est celle *par la partie opposée et qui fait diversion*. La
mineure résulte du fait que cette évacuation évacue et fait diversion,
tandis que si l'autre évacue d'abord, elle attire ensuite et accoutume
davantage les humeurs à cette voie[1] ; donc, etc.

A ce raisonnement on peut répondre de trois façons : 1° que c'est un
procédé trouvé par la maladie, non par la nature ; 2° que, lors même
que la nature l'aurait trouvé, ce ne serait pas par la région convenable ; 3° que ce ne serait pas la nature opérant régulièrement, que
seule le médecin doit imiter. — A la seconde on peut répondre de même,
ou bien il faut répliquer que l'art n'imite pas toujours la nature, mais
seulement quand il le peut et le doit ; que donc ces arguments ne sont
pas concluants[2].

III. Avicenne (livre IV, f. 4, tr. 2, chap. Du RÉGIME DES PLAIES ACCOM-
PAGNÉES D'APOSTÈME ET DE DOULEUR) donne d'autres emplâtres et applications locales pour ce cas, ainsi l'emplâtre de Grenade douce cuite, etc.,
et l'onguent d'huile rosat et de blanc d'œuf, etc. Il nous suffit à nous du
seul emplâtre de Mauves donné dans le Traité. En outre, dans le même
chapitre, il dit qu'on doit considérer la tendance que montre[3] l'apostème
ou la plaie vers le froid ou vers le chaud, etc., et qu'il faut administrer
des remèdes contraires à sa tendance. Je n'ai toutefois jamais vu d'apostème froid ou sec survenir dans une plaie ; cependant j'ai vu la plaie
tendre à la frigidité, comme chez les hydropiques ; j'ai vu des plaies et des
apostèmes secs avant qu'ils fussent mûrs et prêts à se dissoudre, et quelques plaies quand elles commençaient à se compliquer de spasmes[4].

IV. Théodoric dit (au livre I, chap. 3, Du TRAITEMENT DE L'APOSTÈME
CHAUD), que s'il survient dans une plaie un petit apostème superficiel,
ne pénétrant pas profondément dans l'intérieur, ou s'il se montre à côté
de la plaie, sans s'étendre sur le membre et sans avoir quand on le
palpe un grand développement intérieur, arrondi, comme sont les gros
furoncles, un tel apostème n'est pas beaucoup à craindre, c'est-à-dire
pas autant que s'il présentait les conditions opposées. Le mal serait
cependant encore moindre si la plaie ne présentait aucun apostème. En

---

1. « Assuescit magis viam humoribus. »
2. Ed. 1892 : « 2° Quod quamvis natura reperiat, non est per convenientem regionem ; 3° non est regulariter operans, quam solum (1487 : solam) debet medicus
imitari. Ad secundam per idem, vel dicendum, quod ars non imitatur semper
naturam sed solum quando potest et debet : ideo argumenta non concludunt. »
3. « Ad quem lapsum declinet apostema. »
4. « Nunquam tamen vidi apostema frigidum vel siccum supervenire vulneri ;
vidi tamen vulnus lapsum ad frigiditatem ut in hydropicis et vidi vulnera et apostemata sieca, antequam maturarentur et digererentur, et aliqua vulnera, quando
incipiebant spasmari. »

outre Théodoric enseigne dans ce même chapitre à guérir les insomnies, si le patient en souffre, en lui oignant la tête avec de l'huile de
Camomille, de l'huile rosat ou d'autres semblables.

V. L'*emplâtre de Mauves* dont la composition est donnée dans le
Traité, est mitigatif de la douleur et ramollitif par le fait des Mauves,
résolutif à cause du vin et du son, et n'est ni ne doit être suppuratif,
car *la suppuration est contraire à notre intention, bien plus nous
devons l'éviter le plus possible*, comme on l'a dit plus haut, selon Avicenne et Galien. Cet emplâtre résout complètement tous les apostèmes
de ce genre, même les grands s'ils ne sont pas suppurés, et s'il ne les
résout pas complètement, il n'y a cependant que la plus petite partie de
la matière, celle qui est épaisse et déjà corrompue qu'il ne résolve pas.
L'apostème devient ainsi très petit et assez tolérable, tandis que si on
n'avait pas usé de l'emplâtre, il eût été intolérable et fort grand.

VI. Il y a deux sortes de *douleur* : tolérable et intolérable ; la douleur tolérable est de deux sortes, légère ou forte. La douleur tolérable
légère est celle qui entrave peu les fonctions naturelles, ainsi la douleur d'une petite plaie simple, qui n'empêche pas ou peu de dormir ou
de manger, etc. La douleur tolérable forte est celle qui entrave manifestement et beaucoup les fonctions naturelles ; telle est la douleur
d'une plaie compliquée d'apostème ou de fièvre tierce, qui empêche à
moitié de dormir et de manger comme d'habitude. La douleur intolérable est celle qui entrave très fortement ou tout à fait les fonctions naturelles, quand le patient ne mange ni ne dort, parfois pendant plusieurs
jours ; c'est la douleur de la piqûre aveugle d'un nerf ou d'une plaie
des nerfs compliquée d'apostème, les douleurs de la colique iliaque, et
autres semblables [1].

De l'apostème chaud et de la dyscrasie
des plaies.

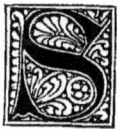

Sur la septième partie principale, à savoir la préservation et
le traitement de la dyscrasie, de l'apostème et des complications
de ce genre qui surviennent dans les plaies, il faut considérer
deux choses : 1° la manière de préserver les plaies contre le
développement de ces complications ; 2° la manière de guérir ces dernières lorsqu'elles se sont déjà introduites dans la plaie. — Dans la première, il faut être attentif à deux points : 1° la connaissance des causes

---

1. Ed. 1892 : « Sicut est dolor ex punctura nervi caeca aut ex vulnere nervoso
apostemato et dolor colicus iliacus spleneticus verus et similia. » Ms. 1487 : «... ple-
ticus verus ».

qui font naître ces accidents dans les plaies, et le moyen de les éviter;
2° la connaissance des signes qui indiquent que ces accidents vont se
produire dans les plaies. — Le premier point renferme : 1° certaines
considérations générales; 2° certaines considérations plus spéciales.

Considérations générales sur les causes des accidents des plaies :
on donne deux règles générales : 1re *règle* : Il est plus sûr de prévenir
un apostème chaud dans une plaie ou d'y obvier avant qu'il commence,
que d'y apporter remède quand il est déjà là. La raison en a été donnée
dans le quatrième préambule. Avicenne dit la même chose au l. IV, f. 4,
traité 1, où il est question DU TRAITEMENT GÉNÉRAL DES PLAIES. — 2° *règle* :
Si dans une plaie récente ou simple, les huit règles générales précédentes exigées pour le traitement des plaies sont bien exécutées sans
qu'aucun contingent soit omis par le médecin, le malade ou les assistants, jamais aucun des accidents dont on vient de parler ne pourra
s'introduire dans la plaie, parce que ces règles suffisent complètement
dans ce cas, et évitent les causes du développement des accidents
dans les plaies. Mais si la plaie n'a pas été pansée pendant qu'elle était
encore fraîche [1], ou que quelque autre des contingents ait été négligé, ou
si pour quelque cause on panse autrement que suivant la méthode par
nous donnée, par exemple selon la méthode des anciens, ou bien si la
plaie est restée longtemps sans être pansée [2], il pourra alors se déclarer
quelqu'un des susdits accidents.

Quant au second point, à savoir la *connaissance des causes spéciales
qui peuvent amener des accidents* de cette nature dans les plaies, et le
moyen de les éviter, on donne sept règles spéciales. 1re *règle* : On évitera
autant que possible une trop grande réplétion ; tous les auteurs de médecine et de chirurgie, tous les praticiens, l'expérience et le raisonnement
sont d'accord sur ce fait, qu'une réplétion excessive cause des apostèmes
chauds.— 2° *règle* : On évitera de faire trop travailler tout le corps et principalement le membre blessé; Galien dit en effet (sur le IIe livre du *Régime
des maladies aiguës*, à la partie « verbi gratia homo quivis, etc. ») :
Si le membre blessé travaille, il souffrira chaleur et douleur; mais s'il se
repose dès le début, la douleur se calmera et par conséquent aussi le flux
(reugma); s'il ne se repose pas de suite la douleur ne s'apaisera pas aussi
vite. C'est ce qu'indique Hippocrate à l'*Aphorisme* de la deuxième section, au paragraphe « in omni motione corporis, etc. ». — 3° *règle* : En
évitant de laisser le membre pendre trop, on évite aussi de la douleur.

1. « Sed si non sit praeparatum recens. » — Manuscrit 2030 : « Mes se la plaie
nest aparellie freschement ».
2. Ed. 1892 : « Aut si diu fuerit non praeparatum *in ipso*, tunc in ipso... » — Manuscrit 1487 : « aut si diu fuerit non preparatum tunc in ipso... ». — Manuscrit 2030 :
« ou se elle demeure longement avant que elle soit apparellie ».

Raison : parce que les humeurs se précipitent vers les régions déclives et souffrantes. — 4e *règle* : Qu'on prenne garde que le membre blessé ne soit pas plus serré qu'il ne faut. Raison : parce qu'une trop forte constriction occasionne partout de la douleur, et que la douleur est une cause de fluxion, etc. — 5e *règle* : On évitera la constipation du ventre, parce que la constipation retient les aliments et les fumées qui causent de la réplétion, et que la réplétion cause les apostèmes chauds. — 6e *règle* : On laissera le sang couler modérément de la plaie, selon l'avis des auteurs, si cela paraît avantageux; car Galien dit (au livre IV du *Megatechni*, chapitre 5, dans les premiers mots) : un écoulement modéré de sang est favorable aux plaies et les préserve d'un apostème chaud. Avicenne, dit la même chose (l. IV, f. 4, tr. 1, chap. Propos général du traitement des plaies) et il ajoute : Peut-être cette règle convient-elle seulement aux anciens opérateurs et non aux modernes. — 7e *règle* : S'il y a quelque autre cause qui annonce la dyscrasie prochaine ou un autre desdits accidents, elle peut être ramenée à une de celles qu'on vient de dire.

Quant aux *signes qui annoncent la formation de la dyscrasie* ou d'une complication semblable dans une plaie, ils sont nombreux : il sort de la plaie un certain liquide aqueux rosé, comme une lavure de chair, il y a de la douleur, de la rougeur, de la tuméfaction, etc., peu considérables. Lorsque ces signes commencent et sont encore peu marqués il faut intervenir dès leur apparition, de peur qu'ils n'augmentent et que la dyscrasie ou un apostème se déclare dans la plaie et se confirme, parce qu'il s'y formerait du pus. Or partout où il se produit du pus en quantité notable, la fièvre suit de près, ainsi qu'il ressort de l'autorité d'Hippocrate dans la 1re partie des *Aphorismes* : la production de pus est accompagnée de douleur et de fièvre, etc. ; et quiconque souffre d'une plaie, d'un apostème et de fièvre, n'est pas sûr de sa peau [1], surtout si la fièvre persiste et se change en fièvre de suppuration. Donc dès qu'un ou plusieurs de ces symptômes apparaîtront dans la plaie, qu'on avise, comme il est dit dans le Traité.

Quant à la seconde question, à savoir le *Traitement de ces accidents*, lorsque par quelque raison ou quelque faute, etc., ils se sont déclarés dans la plaie, il faut être attentif : 1° à certaines considérations générales; 2° à certaines considérations spéciales.

Sur le premier point, on donne 9 *règles générales*.

1re *règle* : Si la dyscrasie ou quelque autre accident se déclare dans la plaie, le patient s'abstiendra de tout travail, surtout du membre lésé; la raison en a été dite tout à l'heure, et il n'est pas étonnant que le tra-

---

1. « Non sit de pelle securus. »

vail soit une cause qui précède et amène l'apostème, l'entretienne et en empêche la guérison.

2e *règle* : On rendra la diète plus légère et on la réduira; il y a à cela deux raisons : la première c'est que, selon les auteurs et les praticiens, le régime qui pèche par la quantité et la qualité peut être une cause d'apostème chaud; la seconde raison peut être que le plus souvent les corps de ces malades [1], ou du moins les membres atteints d'apostème ne sont pas sains. Or selon l'*Aphorisme* d'Hippocrate, à la 2e partie, plus on nourrira les corps impurs, plus on leur nuira, et il entend : par une nourriture qui fortifie la force vitale ou qui augmente le corps. Il faut cependant pour soutenir la force vitale nourrir le corps, si impur soit-il, parce que selon Avicenne (l. IV, f. 1, chap. DE L'ALIMENTATION DES FIÉVREUX), ce qui guérit la maladie, comme vous savez, c'est la force vitale et non pas le médecin. De même on peut trouver dans Galien (1re partie du *Régime des maladies aiguës*, au passage « quod si antiquus cibus, etc. »), que l'on doit considérer avant tout la force vitale; le médecin doit avoir deux yeux, le droit surveillant la force vitale, le gauche la maladie.

3e *règle* : Quand un de ces accidents se déclare dans une plaie, une évacuation ou diverses évacuations deviennent nécessaires, comme on l'a montré plus haut, et comme cela est enseigné dans les auteurs de médecine. Tous les auteurs, en effet, les praticiens rationnels, le raisonnement et l'expérience sont d'accord sur ce point.

4e *règle* : Toutes les fois qu'un ou plusieurs de ces accidents se sont déclarés dans une plaie, on abandonnera immédiatement le traitement de la plaie et on s'occupera de celui de l'accident ou des accidents. En effet ceux-ci se traitent par des émollients, des humectants et des dilatants, qui tous sont contraires au traitement des plaies, lequel comporte des dessiccatifs, des constrictifs et d'autres semblables. Avicenne dit aussi (l. IV, f. 4) ainsi que Galien (*De ingenio*, l. III, chap. 8) que les plaies ne guérissent pas avant que les apostèmes soient arrêtés.

5e *règle* : Aussi longtemps que dans une plaie un ou plusieurs accidents persistent, quand cela durerait éternellement, il ne faut pas revenir au traitement de la plaie. La raison en a été dite, c'est que le traitement des accidents est empêché par celui des plaies, et que cependant les plaies ne guérissent pas avant que les accidents soient guéris. Cette raison peut être fortifiée par l'autorité d'Avicenne (l. IV, f. 4, tr. 2, et l. I, f. 4, chap. 31, intitulé PAR QUELS TRAITEMENTS NOUS DEVONS COMMENCER), qui dit qu'un ulcère ne peut être guéri, si l'apostème qui l'accompagne n'est guéri auparavant; celui-ci une fois guéri, l'ulcère pourra être guéri. Avicenne donne là

---

1. Ed. 1892 : « Quia corpora *semper* horum *aut plurium*, aut saltem... » — Manuscrit 1487 : « quia corpora horum ut plurimum aut saltem... »

toutes les conditions auxquelles le médecin et le chirurgien doivent être attentifs, dans le cas de maladies diverses simultanées ou présentant des complications variées, afin que nous sachions quelle maladie nous devons traiter la première.

6ᵉ *règle* : Aussitôt que le ou les accidents sont apaisés, le chirurgien reviendra immédiatement au traitement de la plaie; comme celui-ci est l'objet principal, il faut donc en effet y revenir dès que les accidents sont atténués.

7ᵉ *règle* : Si dans une plaie surviennent plusieurs accidents de ce genre, la plaie est dite *compliquée* et il faut dans le traitement de ces accidents suivre un certain ordre.

8ᵉ *règle* : Autant d'accidents compliquent une plaie, autant il faut dans son traitement se proposer de buts, à moins que certains de ces accidents ou tous demandent à être traités de la même manière, comme la dyscrasie, l'apostème non suppuré et la douleur, qui sont guéris par le même traitement. La raison des règles 7 et 8 se trouve dans Haly sur le *Techni* (TRAITÉ DES CAUSES, chap. 31, « secundum compositas vero, etc. », à la partie « et quidem si flebotomari ») : quand la maladie est compliquée, on établira l'ordre des divers buts qu'on se propose selon la gravité des complications, de façon à guérir d'abord les plus graves et ensuite les plus légères.

9ᵉ *règle* : Lorsque l'apostème n'a pu être guéri par répercussion ni par résolution, ou qu'on n'a pu empêcher autrement qu'il ne s'y forme du pus, on dérivera celui-ci, on l'attirera et mondifiera si possible par la plaie principale. La raison en est double : La première, c'est qu'en faisant une nouvelle ouverture, on ferait souffrir le patient, et qu'il ne faut pas ajouter l'affliction à l'affligé; l'autre raison, c'est qu'on ferait avec plus de peine, ce qui peut être fait aussi bien ou mieux avec moins, etc. — Si cela n'est pas possible, on ouvrira l'apostème près de la plaie en un lieu déclive (parce que le pus tend à aller vers le bas et qu'on le mondifiera et l'extraira plus facilement par ce lieu) ou dans un endroit plus mûr (parce que là la peau et les chairs extérieures sont moins épaisses et que le pus est plus près de la surface), en observant les règles qu'il faut observer, et qui sont indiquées dans le chapitre du TRAITEMENT DES APOSTÈMES.

Quant au second point, à savoir la *manière de traiter les complications de cette nature dans les cas spéciaux*, prenons un exemple, pour que l'on voie mieux : une plaie est compliquée, creuse, avec perte de substance; il s'y est développé de l'altération (alteratio), de la dyscrasie, un apostème non suppuré ou suppuré et de la douleur. Celle-ci doit être calmée d'abord, ici comme partout, parce que selon Galien (au IIIᵉ livre *du Régime des maladies aiguës*, à la partie « screatus optimus »), la douleur abat la force vitale laquelle guérit les maladies; la force vitale abattue, la maladie domine. Puis par le même médicament et de la même façon on réduira l'altération, la dyscrasie et l'apostème non suppuré. Ensuite si l'apostème devient purulent, on évacuera le pus ; puis il faudra combler la cavité, ou amener la régénération de ce qui a été perdu. La douleur, l'altération, la dyscrasie et l'apostème non purulent se traitent par des évacuations et des applications locales. La manière de procéder aux évacuations a été donnée ci-dessus, dans la cinquième partie principale. Quant à la manière de traiter ces complications par des remèdes locaux, il suffit du seul *Emplâtre de Mauves*, au sujet duquel il faut être attentif à deux choses : 1° la manière de le confectionner ; 2° la manière de l'appliquer.

On le confectionne de la façon suivante : Rp. *Des feuilles de Mauves avec leurs queues ; on les cuit seulement dans de l'eau, comme si on devait les manger ; on laisse refroidir, on les émonde, on les coupe menu, on les pile comme pour une sauce* [1] *et on les mélange avec du Vin jusqu'à ce qu'elles surnagent ; on fait bouillir sur le feu à gros bouillons, en remuant tout le temps ; on ajoute alors en agitant de la criblure de Son jusqu'à ce que le mélange soit assez épais pour que le vin ne coule plus.* La raison pour laquelle on met de la criblure de son et non du son, semble être que l'emplâtre en est plus beau et mieux mélangé ; peut-être cependant le son conviendrait-il mieux. La *criblure de son* se fait de la manière suivante : on broie fortement du son et on le crible ; ce qui passe par le crible s'appelle criblure de son.

On applique cet emplâtre de la façon suivante : On en étend une couche épaisse sur un morceau de toile qui recouvre la plaie et les parties voisines au loin, et on l'applique médiocrement chaud, en *interposant entre lui et la plaie un très mince plumasseau d'étoupes imbibé de vin chaud* et exprimé. Il y a deux raisons à cela : d'abord, pour que ledit emplâtre puisse être séparé plus facilement et mieux du membre ; en second lieu, pour que l'humeur, la sueur, la fumée et le pus qui sortent du membre et de la plaie s'imbibent dans le plumasseau.

La manière de traiter un apostème qui est devenu purulent, consiste à faire sortir le pus avec des compresses [2], et un bandage fait selon l'art, à faire des ablutions de vin chaud, en nettoyant avec des étoupes, de la charpie ou d'autres médicaments mondificatifs et d'autres moyens de mondification plus énergiques, si cela paraît avantageux. La perte de substance est régénérée et la cavité remplie en donnant au blessé un régime basé sur ce qui a été dit dans la partie où il est question du régime, en lavant avec du vin, en desséchant et en pansant avec tous les autres topiques convenables.

1. « Et minutim scindantur et terantur sicut salsamentum. » — Manuscrit 2030 : « et trenchies meunement et cribless ausi comme se ce fust une sauce ».
2. « Quod sanies mundificetur cum pressuris. »

HUITIÈME PARTIE

DE LA MANIÈRE D'OBTENIR LA CICATRISATION DES PLAIES, etc.

Déclarations préliminaires.

Rois choses à noter ici pour la clarté de la partie suivante :
I. La huitième et dernière partie principale de ce chapitre 1er, pour tout ce qui concerne la doctrine de la manière d'obtenir la cicatrisation des plaies, est assez complètement exposée dans le Traité, pour n'avoir pas besoin de préambules ou d'explications.

II. Il faut noter pour l'explication de la partie dans laquelle il est question de la *mauvaise chair*, qu'on emploie cette expression de deux façons différentes : on l'emploie d'abord en parlant d'une chair bonne en substance, mauvaise parce qu'elle est superflue et parce qu'elle ne peut servir à la consolidation de la plaie (car, d'après la nature des choses permanentes, etc., il y a un terme à la grandeur et à la croissance de toute chose et une raison pour qu'il en soit ainsi)[1]. On appelle en second lieu mauvaise chair, celle qui n'est pas saine, pas apte à consolider et est corrompue, sans qu'elle excède la quantité naturelle, mais elle est dite proprement mauvaise chair, tandis que la première ne porte pas proprement ce nom, mais seulement celui de chair superflue.

III. Avicenne (l. IV, f. 4, chap. 3, DES ULCÈRES) donne la raison pour laquelle il se forme de la mauvaise chair dans les ulcères et les plaies, lorsqu'il dit : les ulcères dans lesquels il se forme de la chair ajoutée, sont ceux dans lesquels la chair se régénère trop tôt, avant qu'ils aient été mondifiés; la cause en est, que la chair formée par du sang impur, soit naturellement, soit par l'aide d'un médicament régénératif de chair, n'est pas saine et est mauvaise, parce qu'un tel sang n'est pas propre à former de bonne chair. Et Avicenne répète un peu plus loin, que les ulcères dans lesquels se forme de mauvaise chair sont ceux dans lesquels la chair repousse avant qu'ils aient été mondifiés.

De la manière d'obtenir la cicatrisation des plaies et de détruire la chair mauvaise et superflue.

Ans cette huitième partie principale, on a à considérer deux choses : 1° la manière de cicatriser les plaies ; 2° la manière de détruire la chair mauvaise ou superflue, s'il s'en produit dans les plaies. — Dans la première, deux points à considérer : 1° la

---

1. « Quia omni natura constantium, etc., positus est terminus et ratio naturae magnitudinis et augmenti. »

manière d'obtenir de belles cicatrices; 2° la manière d'améliorer les cicatrices difformes déjà formées sur la plaie.

Manière d'obtenir de belles cicatrices. — 1° Il faut noter qu'il y a des plaies qui sont suffisamment réunies et maintenues par le bandage et la suture; 2° d'autres dont les lèvres n'ont pas été au début réunies ni maintenues, tandis qu'elles auraient pu l'être, mais on les a laissées écartées et séparées. Aussi croît-il entre elles de la chair en excès, laquelle parfois ne fait pas saillie, parfois fait saillie, chair superflue ou mauvaise; la plaie était cependant sans perte de substance. 3° Dans d'autres plaies les lèvres ne peuvent être au début réunies ni maintenues, ainsi celles qui sont avec perte de substance; dans celles-là la chair n'est pas mauvaise. 4° Il y en a d'autres enfin, dans lesquelles et sur lesquelles a crû en excès de la chair superflue qui apparaît à l'extérieur. Les manières d'obtenir la cicatrisation varieront selon les différences que présentent ces plaies.

Pour obtenir de belles cicatrices dans les plaies énumérées en premier lieu, il y a deux choses à considérer : 1° l'égalisation des lèvres; 2° l'enlèvement des points de suture. — Pour le premier objet il y a deux procédés : 1° par des compresses [1]; 2° par la taste ou un instrument semblable. Premier procédé : si une lèvre dépasse l'autre, on y placera des compresses proportionnées à l'écart, on comprimera jusqu'à ce que les lèvres soient de niveau. — Second procédé : on introduit une taste ou un instrument semblable entre et sous les lèvres et avec son aide on soulève la lèvre déprimée ou on abaisse celle qui est trop haute, jusqu'à ce qu'elles soient de niveau. — Quant à la manière d'enlever les points pour avoir une belle cicatrice : On les enlèvera comme il a été dit plus haut, avant qu'ils coupent la chair suturée, pour que la cicatrice ne soit pas marquée en croix.

Pour obtenir une belle cicatrice dans les plaies énumérées en second lieu, il faut savoir que la chair superflue doit être détruite comme nous l'enseignerons, les lèvres rapprochées peu à peu et réunies par des compresses et un bandage jusqu'à ce qu'elles soient de niveau.

La manière d'obtenir la cicatrisation des plaies nommées en troisième lieu consiste à les cicatriser petit à petit, un peu avant que toute la chair perdue soit restaurée, en les recouvrant d'*Onguent vert corrosif* et de charpie; on les cicatrise ainsi très bien. Avicenne dit en effet (au l. IV, f. 4, tr. 1, où il est question des plaies des membres et spécialement des médecines consolidatives) : il faut appliquer le médicament consolidatif

---

1. « Cum pressuris »; — manuscrit 2030 : « faite de *pressures* ce sont bocetes (?) faites destoupes ». — *Pressura* est un mot employé par l'auteur pour désigner un objet qui sert à comprimer (d'où compresse); le manuscrit 2030 nous dit qu'il est fait d'étoupe, et le traduit par le mot de « pressure » ou « presse » (V. p. 254, 262).

avant que la chair naissante soit arrivée à son dernier développement [1], et il en donne la raison : parce que le médicament consolidatif augmente la quantité de la chair, et l'augmente immédiatement : si on laisse la plaie se remplir complètement, il faudra retrancher de la chair, et si on ne le fait pas, il restera certainement des traces de ce traitement de la plaie [2]. Nous pouvons ajouter à cela, que la plaie se consolidera plus difficilement, parce que la peau ne monte guère plus haut que sa ligne naturelle.

La manière de cicatriser les plaies nommées en quatrième lieu, est de détruire la chair qui a crû par-dessus les lèvres en y appliquant continuellement l'onguent vert jusqu'à ce qu'elle soit complètement détruite; on pansera alors la plaie avec cet onguent et de la charpie successivement [3], comme on a vu.

L'*onguent vert* se prépare de la façon suivante : Rp. *Vert-de-gris, 1/2 once; on le pulvérise et on le mélange avec Dialthea 2 onces* [4]*; on le rend plus fort ou plus faible en ajoutant de l'un ou retranchant de l'autre, comme il semblera avantageux dans chaque cas.

Quant à la manière de rectifier des cicatrices difformes déjà formées, il y a ici deux cas à considérer : 1º les cicatrices récentes; 2º les vieilles cicatrices. — Dans le premier cas, deux choses : 1º les cicatrices légères; 2º les cicatrices épaisses.

Les premières se rectifient par le cours du temps, avec l'aide de la nature, en appliquant de la Litharge nourrie seule ou du diachylon, du levain et de la graisse de canard [5], en même temps ou séparément. — Second cas, les cicatrices épaisses récentes : on les corrige par une onction d'huile de Baume et en appliquant continuellement et pendant longtemps après l'onction quelque emplâtre de cire (ceroneum) [6] selon le cas.

Les vieilles cicatrices comportent deux cas : 1º les cicatrices légères et peu difformes. On les corrige comme les grosses cicatrices récentes dont il vient d'être question; 2º les grosses cicatrices très difformes : tout le superflu et toute la grosseur est enlevé ou cautérisé avec un cautère d'or

1. « Antequam carnis nascentia in ultimo, in quo caro nascitur, ad hunc finem perveniat. »
2. « Procul dubio erit vestigium vulneris alterius curae. »
3. « Procuretur cicatrix cum eo et carpia vicissim »; — le ms. 2030 : « avec icelui et avec charpie petit a petit ».
4. « Rp. Virid. aeris... cum dialtheae.... » — Vert-de-gris, acétate de cuivre; — dialthea, onguent de Guimauve.
5. « Superponendo lithargyrum nutritum solum aut diachylon, fermentum et adipem anatis. » Manuscrit 2030 : « en metant par desus litargire confit a chaleur de soueil ou dyaquilion ou de cresse dane ».
6. Emplâtre de cire, *céroine*, V. édit. *G. de Ch.*, 1890, p. 674.

chauffé [1], et pansé avec de la graisse de canard, jusqu'à ce que l'escarre tombe. On panse ensuite avec un onguent de graisse de poule et de Mastic [2]. Quant à la mauvaise chair, on l'enlèvera comme il sera enseigné au chapitre second de cette doctrine.

<hr>

CHAPITRE DEUXIÈME

Traitement des plaies des nerfs, etc.

Déclarations préliminaires.

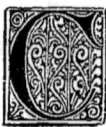

COMME explication de ce qui sera dit dans le chapitre second de cette première doctrine, où il est question du traitement des plaies des nerfs, etc., il faut noter ici neuf points :

I. Les nerfs sont affectés de spasmes, c'est-à-dire se contractent et se raccourcissent vers leur racine ou vers le point d'où ils naissent, le cerveau ou la moelle épinière, et parfois ils deviennent rigides, parce qu'ils sont très sensibles; à cause de cette extrême sensibilité ils se retirent vers le cerveau, comme les vers (lumbrici) et autres animaux de ce genre se rétractent lorsqu'ils sont lésés. Comment les différentes espèces de spasmes se produisent dans les nerfs et dans les lieux nerveux, tant par la vacuité (de inanitione) que par la réplétion, c'est ce qui apparaîtra mieux à l'avant-dernier chapitre de cette 1re doctrine du 2e Traité, où il est question de ce sujet, de la préservation du spasme et de son traitement. On y traitera en effet cette matière plus complètement.

II. La chair n'a jamais de spasmes, parce qu'elle n'a pas de sensibilité, ni de racine; elle peut cependant se contracter et se retirer indifféremment de tous côtés, selon que les nerfs ou les muscles la tirent à leur suite; mais on n'appelle pas cela proprement se rétracter comme pour les nerfs.

III. Les plaies et les apostèmes des muscles se compliquent plus rapidement et plus souvent de spasmes que les plaies des nerfs simples non mélangés, parce que les muscles se fatiguent en mettant les membres en mouvement, et non pas les nerfs simples sans mélange. Comme les mus-

<hr>

1. Ed. 1892 : « Aut cicatrizetur cum auro ignico »; manuscrit 1487 : « aut cauterizentur cum auro ignito ».
2. Résine du *Pistacia lentiscus*, L.

cles se fatiguent davantage, ils sont plus lésés que les nerfs, et par suite ont plus rapidement et plus souvent des spasmes.

IV. Il faut noter en outre ce que c'est qu'un nerf, un ligament, une corde, un muscle ou lacerte, une membrane, ce qu'est la peau, la fibre, etc., car ce sont là tout autant d'*organes nerveux* et cependant ils diffèrent entre eux, et par suite le traitement des plaies qui les intéressent est différent. Mais on a fait voir plus haut, au 1er chapitre DE L'ANATOMIE DES MEMBRES CONSEMBLABLES, ce qu'est chacun d'eux et comment ils diffèrent.

V. Les plaies des ligaments ne sont pas dangereuses, parce qu'ils ne sont pas en relation avec le cerveau, mais seulement avec les os qu'ils relient, lesquels sont insensibles; en revanche les plaies des nerfs sont dangereuses et douloureuses, parce que les nerfs sont reliés au cerveau et sont extrêmement sensibles. Les plaies des cordes et autres organes semblables présentent un degré intermédiaire, et suivant que ces organes participent plus ou moins de la nature du nerf, leurs plaies sont jugées plus ou moins dangereuses, excepté les seules plaies des muscles.

VI. Il faut noter, au sujet du traitement des *plaies des nerfs dans leur longueur*, que le traitement exposé dans le Traité est facile, utile au patient, honorable pour le chirurgien, très sûr, et vraiment miraculeux. Celui qui opérera selon ce procédé, sans omettre aucun des contingents, ne manquera jamais son but, et il ne surviendra ni douleur, ni frisson, ni suppuration, ni spasme par conséquent. — Il faut opérer différemment lorsque le nerf est recouvert et lorsqu'il est à découvert, comme il arrive dans les plaies avec perte de substance, parce que le froid par exemple et des médicaments violents, tels que l'Euphorbe et autres semblables, nuisent davantage à un nerf découvert. Quand il faut appliquer un de ces remèdes, tels que la Chaux vive, la Tuthie et autres minéraux, comme lorsqu'il s'agit d'un onguent formé d'une de ces substances et d'une huile quelconque, on doit d'abord les laver pour diminuer leur acuité. — Le moyen de laver toutes ces substances est de les piler, et de les agiter ensuite fortement avec de l'eau douce dans un vase, et de changer l'eau jusqu'à ce que le médicament soit dépouillé de toute acuité. On doit laver de la même manière la Térébenthine, si elle n'est pas blanche, jusqu'à ce qu'elle le devienne, car la noirceur est un signe de son impureté et de son acuité. L'huile peut être lavée de même. En été on emploiera l'huile rosat, et en hiver quelque huile chaude. En outre on n'appliquera ni huile, ni corps oléagineux sur les plaies, avant que l'intensité de la douleur soit apaisée.

VII. Sommairement la douleur s'apaise de l'une des trois façons suivantes (selon Avicenne, l. I, f. 4, avant-dernier chap., DE L'APAISEMENT DE LA DOULEUR), à savoir : ou bien par l'éloignement de sa cause, ou par l'application de narcotiques froids, ou par l'altération vers son contraire [1].

VIII. Il faut noter à propos du traitement des *plaies des nerfs coupés selon la largeur*, non pas complètement, mais seulement en partie, et également à propos des piqûres des nerfs, que, si pour quelque cause ou par suite de quelque erreur elles sont atteintes d'apostème ou de douleur, il se produira nécessairement des spasmes. Si les nerfs sont complètement coupés, il ne s'en produira pas nécessairement. Une des causes pour lesquelles les nerfs coupés en partie seulement et non pas entièrement, sont pris de spasmes, est qu'un nerf complètement coupé, n'a pas de douleur extensive (dolorem extensivum), et par conséquent peut se rétracter; tandis que le nerf qui n'est coupé qu'en partie ne le peut. La seconde cause est que quand un nerf est coupé seulement en partie, il parvient au cerveau une double douleur, à savoir celle de chacune des deux lèvres du nerf; tandis que quand il est complètement coupé il n'y a que la douleur de la lèvre supérieure du nerf qui parvienne au cerveau. Or une double douleur fait plus de dommage qu'une seule, et c'est la violence de la douleur qui provoque le spasme, parce que le cerveau fuyant la douleur resserre sa propre substance. Par là même les nerfs qui sont reliés à cette substance se retirent en même temps. — Lorsqu'un nerf est atteint ou commence à être atteint de spasme ou de douleur, on lui appliquera le pansement qui est indiqué dans le Traité pour les piqûres fermées douloureuses, à savoir des remèdes locaux qui ouvrent, ou bien on incisera ou on cautérisera, et ensuite on emploiera des mitigatifs; si après l'ouverture, la plaie ou la piqûre exige une suture, on ne piquera pas la substance nerveuse.

IX. Avicenne dit (au l. IV, f. 4, tr. 2, chap. DE LA PIQURE ET DE L'EXTRACTION DES PARTIES D'ÉPINE OU DE FLÈCHE QUI SONT RETENUES) : la piqûre et la déchirure (disruptio) sont voisines, et il ajoute : une petite piqûre se guérit d'elle-même lorsqu'on l'abandonne; lorsqu'elle est plus forte et parvient jusqu'à la chair, le principe de son traitement est d'apaiser l'apostème et la douleur; le régime des plaies n'est pas nécessaire, etc.

Du traitement des plaies des nerfs.

DANS ce 2° chapitre principal qui traite de ce qui est requis pour le traitement des plaies des nerfs et des semblables d'après la doctrine générale, il faut considérer deux choses : 1° les choses susdites qui conviennent au sujet; 2° l'ordre à suivre dans ce qu'il y a à dire. — Quant au premier point, il faut savoir qu'au

[1]. « Aut per alterationem ad suum contrarium. »

traitement des plaies simples des nerfs, si elles sont traitées régulièrement, les huit choses susdites ou une partie d'entre elles conviennent
et suffisent, faites de la façon qu'on a dite. — Dans la seconde question il faut rechercher deux choses : 1° certaines considérations générales qui touchent notre sujet ; 2° certaines considérations plus particulières.

Sur le traitement des plaies des nerfs on donne *9 règles générales* :

1re *règle* : Le spasme est un accident pernicieux qui parfois détruit pour
toujours la fonction naturelle d'un membre et parfois entraîne la mort; il
accompagne souvent, par suite d'une erreur, les plaies des nerfs et d'autres
organes semblables, et il est amené par un trop grand refroidissement,
la suppuration ou la douleur; il n'a jamais lieu dans les plaies de la chair
— on en a vu la raison dans les préambules. — Aussi le traitement des
plaies des lieux nerveux exige-t-il parfois certaines choses qui ne sont
pas nécessaires dans le traitement des plaies en général, ou même dans
celui des plaies de la chair. Le chirurgien doit être plus attentif à ces
plaies, puisque là où le péril est plus grand, il faut agir avec plus de précaution et opérer avec plus de soin.

2e *règle* : Aucun médicament ou aucune autre chose froide en acte,
c'est-à-dire qui n'est pas chauffée, quelque chaude qu'elle soit en puissance,
ne sera appliquée sur les plaies des nerfs et des organes semblables, que
celles-ci soient simples ou compliquées d'une façon quelconque, non plus que
dans les autres maux tels qu'apostèmes [1], contusions, ulcères, fistules, etc.,
de quelque condition qu'ils soient. En effet Hippocrate dit, à l'*Aphorisme*
de la 5e partie : le froid est ennemi des nerfs, des os, des dents, du cerveau, etc. La cause en est double : la première, c'est que le froid obstrue
les nerfs et y cause un spasme par réplétion ou étouffement, en empêchant
la sortie des humeurs, fumées et vapeurs qui doivent s'en échapper [2]. La
seconde cause, c'est que les nerfs sains sont naturellement de complexion
froide, éloignés de la chaleur moyenne; en outre, quand ils sont lésés
et que des humeurs froides s'y rassemblent, ils sont accidentellement
enclins à une froideur ultra-naturelle, et se trouvent ainsi disposés à une
double froideur, naturelle et accidentelle; or un semblable s'ajoutant à
un semblable le porte au dernier degré d'exaspération, comme le dit
Galien d'après l'autorité du divin Hippocrate (Diodius) (sur *l'Aphorisme*

1. Ed. 1892 : « i. e. non calefactum *quantumcunque*... nec ceteris morbis *nervosis
quibuscunque aut* apostematibus » ; — ms. 1487 : « id est non calefactum *quam quantumcunque*... nec ceteris morbis *ut* apostematibus » ; — ms. 2030 : « mes eschauffee
ia soit quele soit froide de nature ou chaude... »

2. Ed. 1892 : « quia frigidum nervos opilat et causat in eis spasmum de repletione
aut concultatione et prohibitione *fluxus* humorum, fumorum et vaporum ab ipsis ».
— Manuscrit 1487 : « quia frigidum... et prohibitione *exitus* humorum, fumorum... »

de la 2ᵉ partie : Les malades courent moins de danger dans les maladies),
donc, etc. De même Avicenne (l. IV, f. 4, tr. 4, chap. « DES APOSTÈMES
DES NERFS BLESSÉS ») dit : Il n'est rien de plus nuisible ou de plus mauvais pour les nerfs blessés et malades qu'une application froide en acte;
donc ce qui est froid en acte est l'ennemi des nerfs et autres susdits.
La manière de chauffer ces médicaments et jusqu'à quel degré, est enseignée par Avicenne (l. IV, f. 4, tr. 4, chap. « DU TRAITEMENT DE LA SOLUTION
DE CONTINUITÉ DES NERFS »), il dit que la chaleur des remèdes locaux des
nerfs doit dépasser la tiédeur, etc. On applique cependant quelquefois
des remèdes naturellement froids mais chauffés sur les apostèmes des
parties nerveuses avec ou sans plaie [1], comme les érysipèles de la verge
et autres semblables.

3ᵉ *règle* : Ni médicament ni tentes ne doivent toucher immédiatement
un nerf lésé, si ce n'est du vin chaud ou de l'huile mitigative chauffée;
en effet les nerfs sont très sensibles et le plus léger attouchement les
endommage beaucoup; or une lésion des nerfs entraîne un spasme,
comme on a vu; aussi les anciens qui pratiquaient rationnellement,
attentifs à cela, mettaient-ils des tentes courtes dans les plaies des lieux
nerveux.

4ᵉ *règle* : Les plaies des nerfs et des autres organes nerveux sont
plus douloureuses que les autres; aussi le froid, la douleur, la rétention du pus les endommagent-ils davantage. C'est aux nerfs qu'ils nuisent le plus, ensuite aux cordes, puis aux muscles, et ainsi de suite,
selon que ces organes participent plus ou moins du nerf. En effet le
froid lèse les nerfs, comme on a vu; ils sont lésés aussi par la douleur
et le pus, qui est corrosif à cause de son acuité, comme on a déjà dit.
Le chirurgien sera donc attentif à prévenir ces accidents ou à y porter
remède.

5ᵉ *règle* : On ne piquera jamais les nerfs lorsqu'on suturera une plaie.
En effet, une piqûre cause aux nerfs une douleur intolérable et par conséquent provoque un spasme, etc.

6ᵉ *règle* : On n'appliquera aucun suppuratif sur les nerfs ou autres
organes semblables, ni par conséquent d'eau chaude. En effet les nerfs
sont susceptibles de suppuration, du moins par leur partie humide menstruelle qui a été congelée ou coagulée par le froid. Or tous les suppuratifs sont chauds ou humides, parce que si la chaleur est le père de la

1. « Frigidum tamen in potentia, actu calefactum aliquando superponitur... » Manuscrit 2030 : « Toutevoies ou chaut soit mise chose naturelment froide laquele soit
eschauffee... » — D'après la traduction du XIVᵉ siècle, — froid en puissance — veut
dire « froid par nature », et — chaud en acte — veut dire chaud par accident,
parce que la substance a été échauffée. — Cette interprétation vient à l'appui de
celle que nous avons adoptée en d'autres passages; V. p. 259.

suppuration, l'humidité en est la mère, et tout ce qui se coagule par le froid, se dissout par le chaud; donc, etc.

7e *règle* : Toutes les fois qu'on pansera des nerfs ou autres organes semblables, on le fera près du feu, et on chauffera auparavant tout ce qu'on appliquera sur eux. En effet tout ce qui est froid en acte lèse les nerfs, comme on l'a vu par l'Aphorisme et le raisonnement donnés dans l'explication de la deuxième règle générale de ce chapitre.

8e *règle* : Elle résulte en partie des précédentes : toutes les médecines à appliquer sur les plaies des nerfs et autres parties semblables, doivent être chaudes et non froides, sèches et non humides, tempérées sans excès, de substance légère et non grosse, fortement attractives et extractives, et non opilatives. En effet toutes les médecines froides, qu'elles soient sèches ou humides, nuisent aux nerfs, comme il ressort de l'*Aphorisme* d'Hippocrate, etc.; les médecines chaudes et humides sont également nuisibles et sont cause de suppuration, comme on a vu; il reste donc qu'elles doivent être plus ou moins sèches, selon que l'humidité de la plaie l'exige; pas trop chaudes, parce qu'elles racorniraient les nerfs comme le feu racornit les courroies. Elles seront donc modérément chaudes, se rapprochant de la complexion du membre ou du corps à traiter, et leur vertu sera subtile, parce qu'on ne peut ni ne doit, comme nous avons vu, faire pénétrer les médecines jusqu'aux nerfs, car leur contact y causerait de la douleur. Il faut plutôt qu'elles pénètrent jusqu'aux nerfs virtuellement et non substantiellement, qu'elles les mondifient et en attirent ce qui est nuisible. Il faut donc que ces médecines soient de complexion chaude tempérée, de substance subtile, de grande et forte puissance attractive, pour pouvoir attirer quelque chose des nerfs avec lesquels elles ne sont pas en contact. Cela ressort de l'autorité d'Avicenne (l. IV, f. 4, tr. 4, chapitre « Du traitement de la solution de continuité des nerfs ») : le médicament des nerfs doit être chaud et d'une chaleur égale à celle des parties subtiles, c'est-à-dire ne la dépassant pas trop, de façon à ne pas mordre et à dessécher fortement par attraction, mais non pas exclusivement par astringence; il ne doit pas être trop astringent, mais modérement, etc.

9e *règle* : Dans toutes les lésions nerveuses où l'on redoute une vive douleur présente ou future, il faut faire une onction d'huile mitigative tiède autour du cou et à la partie postérieure de la tête. Si les lésions nerveuses sont dans les parties inférieures, vers les pieds, outre cette onction, on en fera une semblable vers les aines avec les substances susdites. Cette règle est donnée par Avicenne aux l., f., tr., chapitres cités; Théodoric la pose aussi (au l. I, chapitre 34, « Du traitement des plaies des nerfs »), et il en donne la raison : c'est que cette onction est d'un grand secours contre le spasme existant ou à venir, s'il provient de réplétion. Lanfranc dit aussi que cette onction rectifie et rétablit les lieux par lesquels la douleur monte à la tête, amollit le nerf qui était prêt à se raidir sous l'influence du spasme, et empêche qu'il ne s'y produise de la suppuration.

Quant aux *considérations particulières* dont il a été question ci-dessus, il faut observer ici deux choses : 1° le traitement particulier des plaies des nerfs ; 2° celui des piqûres des nerfs. — Dans la première, deux points à considérer : 1° le traitement de ces plaies avant qu'elles s'altèrent ; 2° leur traitement une fois qu'elles sont altérées. — Deux choses dans le premier point : 1° le traitement des plaies qui sont selon la longueur des nerfs ; 2° le traitement de celles qui sont selon leur largeur.

Le traitement des *plaies faites dans la longueur des nerfs* s'accomplira de la façon et avec les moyens qui ont été indiqués dans le chapitre général.

Pour le traitement de la plaie d'un *nerf coupé selon la largeur*, soit en partie seulement, soit en entier, il faut savoir que, suivant les modernes, la plaie de la chair doit être suturée sans toucher ou piquer le nerf, et qu'il faut adapter les deux extrémités du nerf coupé l'une contre l'autre aussi exactement qu'il est possible. On fera ensuite avec des compresses et des bandes deux bandages appropriés sur les deux lèvres, un sur chaque lèvre, et on serrera de façon à maintenir les extrémités du nerf et à les empêcher de s'écarter. Si cela est nécessaire, on suturera par une suture passant par-dessus la plaie. On fera ensuite un troisième bandage par-dessus les deux autres, avec du vin, des étoupes et des bandes comme les premiers [1]. On différera autant que possible le second pansement. Lorsqu'il faudra panser, on défera seulement le dernier et grand bandage, et on le réappliquera avec du vin et des étoupes ; quant aux deux premiers bandages, on ne les enlèvera pas avant que la plaie et le nerf soient guéris.

Pour ce qui est du traitement des plaies des nerfs une fois qu'elles sont *altérées ou compliquées d'apostème*, etc., il faut savoir qu'elles peuvent être guéries uniquement avec du vin, des étoupes et l'emplâtre de Mauves, s'il en est besoin, sans employer rien autre ni intérieurement ni extérieurement, car c'est par ces remèdes qu'on corrige l'altération et qu'on incarne ensuite la plaie.

Dans le *traitement des piqûres* il y a deux cas : 1° traitement de piqûres largement ouvertes ; 2° traitement de piqûres étroites. — Le pre-

---

1. Nous avons vu plus haut, p. 298, que les compresses (pressuri) étaient formées d'étoupe, et formaient une sorte de plumasseau. H. de M. confirme ce fait en disant que le troisième bandage est fait de vin, d'étoupes et de bandes comme les deux autres.

mier cas en comprend deux : 1° traitement de piqûres non compliquées
d'apostème ; 2° traitement de piqûres déjà compliquées d'apostème. —
Dans le premier cas, il y a deux points à considérer : 1° les remèdes
locaux à faire pénétrer dans la plaie ; 2° ceux qui doivent être étalés dessus.

Traitement des piqûres ouvertes non apostémées : Il faut mettre *dans
la piqûre* des huiles mitigatives, comme l'huile rosat, l'huile de Camomille, cela chez les sujets humides ; chez les individus très secs, il faut
mettre des remèdes plus chauds, pénétrants, subtiliatifs, comme les
huiles susdites, quand on y mélange de l'Euphorbe, du Soufre, du vin
de Castoréum, de l'Opoponax, du Sérapinum, etc. ; chez les sujets intermédiaires, on usera de remèdes moyens.

Chez ceux dont les corps sont humides on *étendra sur la piqûre* de
la Térébenthine blanche tiède entre deux morceaux d'étoffe de lin, ou
d'autres choses semblables, comme du levain ; pour les corps moyens,
on ajoutera un peu d'Euphorbe, de Sérapinum et autres semblables ; pour
les corps très secs on ajoutera une plus grande quantité de ces substances, et on prendra garde, autant que possible, que l'orifice de la
piqûre ne s'obstrue.

Dans les *piqûres ouvertes compliquées d'apostème* on mettra seulement des huiles mitigatives, de l'huile rosat par exemple, ou toute autre
de ce genre ; on étendra à la surface un *emplâtre d'Orge,* fait de farine
d'Orge, de Fèves, d'Ers, avec de la lessive.

Quant au traitement des *piqûres de nerfs fermées* et douloureuses, il
faut considérer trois choses : 1° ce qu'il faut appliquer ; 2° l'ouverture à
pratiquer si les remèdes appliqués ne suffisent pas ; 3° les remèdes à
appliquer après l'ouverture.

1° Il faut appliquer l'emplâtre que recommande vivement Théodoric
d'après l'avis d'un tiers, et sans l'avoir expérimenté lui-même. Rp. *Mousse
qui croît sur les pierres ou les arbres, broyez et mélangez-la avec du
Soufre ou du son* (sic), *incorporez avec du vin et du vinaigre, chauffez
et appliquez.*

2° Lorsqu'il faut pratiquer une ouverture, on doit considérer deux
choses : A. la manière d'ouvrir avec un incisoir non chauffé. — B. Avec
un incisoir chauffé. — Premier procédé : on ouvre l'orifice extérieur sans
toucher le nerf. — Second procédé : on fait une ouverture avec un instrument d'or ou de fer chauffé au feu, qu'on pousse jusqu'au fond, de manière à cautériser le nerf dans la piqûre.

3° On pansera ensuite les piqûres ouvertes compliquées d'apostème,
en appliquant les mêmes remèdes que ci-dessus.

Quiconque veut avoir le complément de ce traitement et de ce chapitre devra recourir aux chap. 1er et 2e de cette Doctrine, où l'on traite
du spasme.

CHAPITRE TROISIÈME

*Traitement des plaies de la tête avec fracture du crâne
selon Théodoric et selon la nouvelle méthode
expérimentée par les modernes.*

Déclarations préliminaires.

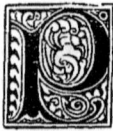

Pour une plus grande clarté du chapitre qui va suivre et de toute cette doctrine, il faut noter ici huit points.

I. Dans tout ce livre, on suppose que *toute plaie simple peut être guérie, sans qu'il s'y produise une quantité notable de pus*, à condition que, sans omettre aucun contingent, on la soigne selon la doctrine de Théodoric et la nôtre; il s'agit de savoir si cela est possible.

On dira que non, parce que dans tout membre qui est nourri, qu'il soit grand ou petit, sain ou lésé, s'accomplit (celebratur) la *troisième digestion*; or dans toute digestion il reste des superfluités, surtout dans les membres blessés, et ces superfluités sont la matière du pus. La chaleur affaiblie est l'agent de cette transformation; or quand sont présents un agent et un objet sur lequel il s'exerce, il est impossible qu'une action n'ait pas lieu; il est donc impossible qu'il ne s'engendre pas de pus dans une plaie. Le fait est prouvé par l'autorité de tous les auteurs de médecine et de chirurgie, et par tous les praticiens.

Le contraire est démontré par Théodoric dans tout le cours de sa *Grande Chirurgie*; nous le constatons en outre par l'expérience. Il faut dire que toute plaie ainsi traitée peut guérir sans qu'il s'y produise une quantité notable de pus, ce qui se prouve de deux façons : par l'expérience et par le raisonnement. Par l'expérience, car nous voyons qu'il en arrive communément ainsi; par le raisonnement, parce que où la cause manque, l'effet manque aussi. Or dans toute plaie simple soignée par notre méthode, *nous pouvons éviter toutes les causes de formation du pus*; donc, etc. La majeure est prouvée par l'autorité du Philosophe; la mineure résulte de ce que, suivant l'expérience et les auteurs, il y a *cinq causes de la formation du pus dans les plaies*, bien qu'Haly en donne seulement trois (*Techni*, TRAITÉ DES CAUSES, chap. 31 : « secundum vero compositas », à la partie : « ita vero, etc. ») : 1° superfluité de la nourriture; 2° sa mauvaise qualité; 3° application d'un mauvais médicament, etc.

La première cause est l'*altération causée dans la plaie par l'air*; on peut y parer par la *réunion rapide de la plaie* et en maintenant cette réunion. — Seconde cause : un trop violent *flux d'humeurs* vers la plaie ; nous y obvions par une évacuation qui fait diversion, par un régime sévère et des aliments faciles à digérer, par l'élévation du membre blessé, par un bandage fait avec art, des fomentations de vin chaud, et des applications de vin sur la plaie, toutes choses qui résolvent une partie des humeurs qui ont déjà afflué, et refoulent celles qui allaient affluer, parce qu'elles réconfortent le membre, et expulsent les humeurs par constriction [1], comme un pressoir fait sortir le vin des raisins. — La troisième cause peut être la *faiblesse du membre blessé* qui reçoit des superfluités d'ailleurs ; nous y obvions par un bandage approprié et en employant du vin et d'autres remèdes tempérés, à l'intérieur et à l'extérieur, en quantité modérée, c'est-à-dire suffisamment pour soutenir la force organique ; ces médicaments réconfortent par leur aromaticité la complexion naturelle du membre. — La quatrième cause peut être la *superfluité de la nourriture* prise, ou sa mauvaise qualité (malicia), ou toutes les deux ; nous y résistons par un régime léger, peu abondant, facile à digérer, et qui forme de bon sang sec, non brûlé. — La cinquième cause peut être *l'application d'un médicament suppuratif*; mais le vin et les étoupes dont nous nous servons n'ont pas cet effet, ils dessèchent plutôt et résolvent ; donc, etc. — Si quelque autre cause de ce genre est donnée par les auteurs sous un autre nom, je crois qu'elle peut être ramenée à l'une de celles que je viens de dire.

Il s'en suit que la mineure est prouvée, et que *dans toute plaie simple nous pouvons éviter les causes de la formation du pus.* — Il en résulte en outre la conclusion principale, à savoir *qu'il est possible de guérir toute plaie* en tant que plaie, lorsqu'elle est ainsi traitée, *sans qu'il s'y forme de pus en quantité notable* [2]. — Quant au raisonnement qui soutient le contraire, il faut dire qu'il conclut avec raison qu'il se forme du pus dans toute plaie où se produisent des superfluités en quantité suffisante pour engendrer beaucoup de pus, mais ce raisonnement ne prouve pas qu'il se forme du pus en quantité considérable dans les plaies où ne se produisent que peu de superfluités. Aux autorités, etc., il faut répondre que leurs conclusions sont justes pour les plaies auxquelles on ordonne un régime froid, humide, suppuratif, etc.

1. Ed. 1892 : « et per constrictionem humoris expellunt ». — Manuscrit 1487 : « et per constrictionem humores expellunt ».
2. L'importance de ce passage m'engage à reproduire le texte même de H. de M. : « Sequitur ergo minor probata, quod in omni vulnere, in quantum vulnus possumus evitare causas generationis saniei. Sequitur ulterius conclusio principalis, quod possibile est omne vulnus, in quantum hujusmodi, sic procuratum curari absque eo quod fiat in eo notabilis generatio saniei. »

En outre, une fois prouvé et accordé qu'il est possible de guérir toutes les plaies ainsi traitées sans qu'il s'y forme de pus en quantité notable, on peut demander *lequel des deux traitements est le plus salutaire, de celui dans lequel se produit ou est provoquée la formation de pus, ou de celui par lequel on évite complètement ou autant que possible cette formation.* On arguera que le traitement dans lequel survient ou est provoquée la formation de pus est préférable à celui dans lequel on l'évite complètement, parce que le traitement par lequel on exonère la nature de beaucoup de superfluités paraît préférable à celui qui n'a pas ce résultat; c'est le cas ici; donc, etc. La majeure est évidente; la mineure se prouve par le fait que la nature se décharge par la suppuration, donc, etc. Elle s'appuie encore sur l'autorité de Galien, sur l'*Aphorisme* de la 5e partie : Si dans les plaies mauvaises et graves les choses crues sont nuisibles, les choses lâches sont bonnes, donc, etc.

Le contraire s'appuie sur l'autorité d'Avicenne, l. I, f. 4, chapitre 29 : « DU TRAITEMENT DE LA SOLUTION DE CONTINUITÉ ET DES ESPÈCES D'ULCÈRES. », où il dit qu'on doit se proposer trois buts dans le traitement des membres mous, dont le troisième est d'empêcher la suppuration autant que possible ; donc, etc. Cela ressort aussi de l'autorité de Galien, qui dit de même (au l. IV du *Megatechni*, chapitre 4) : les médecines dessiccatives conviennent à toutes les plaies, du commencement à la fin, excepté seulement à celles qui présentent une contusion, c'est à savoir une contusion ancienne. Or les dessiccatifs n'engendrent pas la suppuration; donc il ne faut pas provoquer de suppuration dans les plaies, etc. En outre dans le *Techni* (TRAITÉ DES CAUSES, au chapitre 34, qui commence par « sufficit autem manifeste »), Galien exposant le traitement des apostèmes, enseigne qu'après avoir d'abord purgé le corps, il faut essayer de répercuter, puis, si c'est impossible, de résoudre, et enfin, si cela ne réussit pas, il enseigne qu'il faut mûrir et provoquer la suppuration. Il est clair que Galien essaye d'abord de guérir par le meilleur traitement ; aussi, etc.

Il faut dire que le traitement dans lequel il ne se forme pas de pus, dans lequel on l'évite autant que possible, est meilleur, plus sûr et plus sain que celui dans lequel il se produit ou est provoqué. La raison en est la suivante : le traitement qui moleste le moins le patient et le chirurgien, dans lequel on n'occasionne aucune perte de substance, dans lequel s'exhale le moins d'esprit et de chaleur vitale, par lequel pénètre moins de froid extérieur, — l'un et l'autre en effet sont contraires aux principes de la vie, — qui peut s'achever sans apostème chaud et sans fièvre, et par lequel les lèvres de la plaie peuvent être coaptées plus exactement, — celui-là est préférable, etc., à celui qui fait tout le contraire; c'est le cas ici; donc, etc. La majeure est évidente par elle-même; la mineure est prouvée si on parcoure chacun des membres de l'argumentation, donc, etc.

En outre il est inutile de faire par le plus, etc. ; *c'est inutilement donc que nous provoquons de la suppuration dans les plaies*, parce qu'ainsi qu'il ressort des opinions citées de Galien et d'Avicenne, les dessiccatifs conviennent à toutes les plaies du commencement à la fin ; donc, etc.

Au premier argument qui dit que par la suppuration on exonère la nature, etc., il faut bien plutôt répondre que provoquer la suppuration c'est grever la nature [1], ainsi qu'il ressort de l'autorité d'Hippocrate, à l'*Aphorisme* de la 2e partie sur la formation du pus, etc. Il est vrai toutefois qu'une fois le pus engendré, son expulsion exonère la nature, et qu'il est nécessaire qu'il soit expulsé ; mais il vaudrait mieux qu'il ne fût ni engendré ni expulsé, car les plaies se dessèchent plus facilement avant la suppuration qu'après. De même, comme il y a plus de gens qui savent provoquer la suppuration que la dessécher, il arrive que la suppuration ainsi provoquée ne peut plus être arrêtée, et que les chirurgiens déclarent alors que le mal de saint Eloi a envahi la plaie, ou quelque autre chose de ce genre, et dès lors le vulgaire ne les accuse pas. Au contraire ils se retirent avec honneur et ne s'occupent plus du traitement ; et d'ailleurs ni le patient, ni les assistants, ni le saint même auquel ils imputent la maladie comme ils disent, ne le souffriraient.

A l'opinion de Galien « cruda, mala, etc. », il faut répondre que Galien l'entendait non des plaies simples, mais seulement des plaies altérées et compliquées d'apostème, contuses et anciennes, etc., dont l'altération est si avancée qu'on ne peut la faire disparaître par évacuation, répercussion et résolution, sans y provoquer de la suppuration. Pour ces plaies altérées, etc., du moment qu'elles le sont autant, plus vite elles deviendront lâches (laxa), mieux cela vaudra ; et plus longtemps elles resteront crues, d'autant plus mauvais cela sera. Quelques-uns cependant, entendant mal cette opinion de Galien, c'est-à-dire la rapportant aux plaies simples, ont nui à beaucoup de gens en provoquant dans celles-ci de la suppuration. Peut-être cette opinion a-t-elle été plus nuisible qu'utile, car une parole mal comprise induit en erreur ; mais cela était contre les intentions de Galien.

II. Avicenne (l. IV, f. 5, tr. 3, chap. « DE LA FRACTURE DU CRANE ») ordonne de suturer les plaies de la tête, tandis que Théodoric (l. II, chap. 3) le défend ; pour moi, il me paraît avantageux de ne pas suturer certaines plaies de la tête, et avantageux d'en suturer d'autres. De plus dans certaines plaies il est préférable de suturer en laissant la suture jusqu'à la cicatrisation, dans d'autres on la laissera seulement pour un temps. En outre parmi celles que l'on suture pour quelque temps seule-

---

1. Ed. 1892 : « quod cura generationis saniei gravatur natura »; manuscrit 1487 : « quod circa generationem saniei gravatur natura ».

ment, c'est-à-dire dont on enlève les points avant que la cicatrisation
soit complète, les unes sont suturées sur toute leur longueur, les autres
seulement sur une partie; et encore, les unes sont réunies par une
suture rapprochée et serrée, les autres par une suture espacée et
lâche.

Première proposition : *il est utile de ne pas suturer certaines plaies
de la tête* : ce sont les petites plaies simples, récentes, sans perte de
substance, d'où le sang ne coule pas fortement; en effet dans une partie
quelconque de la tête on peut, dans des plaies de ce genre, réunir exactement les lèvres et les maintenir par un bandage bien fait; cela suffit à la
guérison de ces plaies; donc, etc.

Seconde proposition : *il est nécessaire d'en suturer certaines;* cela
ressort du fait que dans toutes les plaies sans perte de substance, il est
nécessaire de réunir et de maintenir les lèvres, et que cela ne peut se
faire dans certains cas sans suture, ainsi lorsqu'un grand lambeau de
chair et parfois d'os est détaché et pend, et dans d'autres cas de ce
genre; il est donc parfois nécessaire de suturer.

Troisième proposition : il faut dans certaines plaies de la tête faire
une suture qui reste jusqu'à la cicatrisation, ainsi dans celles où, sans
que l'os soit atteint, il pend un lambeau de chair. Cela ressort du fait
qu'il est nécessaire de suturer ces plaies, comme on a vu, et qu'il n'est
pas nécessaire d'enlever la suture avant la cicatrisation, puisqu'il n'y a
pas à expulser de morceau d'os ou d'un objet étranger, et que, si on
enlève la suture avant la cicatrisation, le lambeau qui pendait se séparera;
donc, etc.

Quatrième proposition : il est certaines plaies de la tête qu'il faut
suturer et *découdre ensuite avant la cicatrisation,* telles sont celles
dont les lèvres sont très écartées, dans lesquelles on a mis par exemple
des tentes et autres choses semblables, et dans lesquelles en outre le
crâne est lésé. Il est nécessaire de suturer ces plaies parce que le bandage seul ne rapprocherait pas les lèvres assez bien ni assez vite, dans
les trois jours, tandis que la suture le fait en un moment; donc, etc.
Qu'il soit nécessaire d'enlever la suture avant la cicatrisation, cela résulte
du fait que dans ces cas nous attendons de la nature, l'expulsion des
esquilles avant que la guérison soit parfaite, et que celles-ci ne pourraient
être expulsées tant que la suture est en place; il est donc nécessaire de
retirer les points avant la cicatrisation.

Cinquième proposition : parmi les plaies qu'il faut suturer d'abord
et découdre ensuite avant leur complète cicatrisation, il en est certaines
qu'il est avantageux de *suturer complètement* parce qu'il peut se produire
dans quelques plaies un violent écoulement de sang; celles-ci ont donc
besoin d'être suturées, etc. Et s'il se trouve qu'un os y soit lésé, il faut

enlever la suture avant la cicatrisation, pour que les esquilles soient expulsées.

Sixième proposition : il est nécessaire de suturer certaines plaies de tête qu'il faudra découdre avant qu'elles soient cicatrisées, et de *les suturer seulement en partie*, et non pas sur toute leur étendue, parce qu'il peut se rencontrer une plaie de la tête dont les lèvres soient fort écartées, qu'il faille par conséquent suturer et dans laquelle l'os pourrait être lésé; il faudra par conséquent enlever la suture avant la cicatrisation. Il est possible enfin que la plaie émette une quantité considérable de pus, et qu'il faille par conséquent laisser une de ses parties sans suture, pour que le pus puisse sortir et ne soit pas retenu dans la plaie par la suture.

Septième proposition : aussi bien parmi les plaies dont la suture est permanente, que parmi celles dont la suture doit être enlevée avant la cicatrisation, il en est qu'il est avantageux de *fermer par une suture serrée et rapprochée*, celles par exemple que l'on suture pour arrêter un écoulement de sang ou pour relever un lambeau qui pend. Cela ressort de ce qui a été dit plus haut au chapitre DE L'ÉCOULEMENT DU SANG.

Huitième proposition : parmi les plaies de la tête il en est qu'il est utile de *suturer lâchement et à grands intervalles*; parce qu'il arrive que la tête présente une plaie grande et profonde qu'il soit utile de suturer, et qu'après la suture cette plaie émette un peu de pus [1]; il arrive enfin qu'aucune de ses lèvres ne soit pendante; il suffira donc d'une suture lâche, afin que le pus puisse sortir. Il peut se rencontrer en même temps que l'os ne soit pas lésé; la suture pourra donc rester jusqu'à ce que la plaie soit cicatrisée. Il peut arriver aussi que l'os soit lésé; il faudra alors enlever la suture avant la cicatrisation.

D'après cela, il faut répondre à la question posée plus haut, que quand Avicenne dit que certaines plaies de la tête doivent être suturées afin de réunir les lèvres de la plaie, il entend : si cela est nécessaire; et quand Théodoric dit qu'il n'en faut suturer aucune, il veut dire : à moins qu'il n'y ait nécessité, comme pour arrêter le sang et dans des cas semblables, comme on a vu, car nécessité n'a pas de loi. Il ne faudrait pas s'étonner, même si Avicenne avait dit simplement que les plaies de la tête doivent être suturées, et que Théodoric eût dit qu'elles ne doivent pas l'être, car Avicenne ainsi que tous les auteurs et les praticiens anciens opèrent autrement et pansent les plaies d'autre manière que ne font Théodoric et les modernes. En effet, les anciens provoquent dans toutes les plaies de la suppuration qui les lubrifie, en sorte que la suture y est plus

---

1. Ed. 1892 : « mittere sanguinem aliqualem »; Manuscrit 1487 : « contingit *antequam* (sic) ipsum suatur emittere saniem aliqualem ».

nécessaire ; tandis que *dans les plaies traitées selon Théodoric et les modernes, il ne se forme jamais de suppuration considérable ;* aussi les lèvres ne sont-elles pas glissantes (non lubricant), et par conséquent n'ont pas besoin de suture comme les premières.

III. Il faut noter encore, puisque les plaies de la tête sont accompagnées de vomissement, que le *vomissement* se produit dans ce cas de trois manières. En premier lieu il se produit immédiatement, au moment où l'on est frappé à la tête étant à jeun ; ce vomissement est mauvais, parce qu'il se produit par la seule vertu du coup, par suite des relations de l'estomac avec le cerveau. En second lieu, il se produit quand un homme est frappé à la tête en état de débauche ou d'ivresse ; ce vomissement est formé par des aliments, et n'est pas mauvais comme le premier qui est formé par des humeurs. Ce dernier vomissement est fréquent, parce que dans la folie de l'ivresse on s'expose plus à des adversaires et à des dangers qu'à jeun. En troisième lieu, le vomissement peut se produire après l'absorption d'une potion ; il est pire que les deux autres, et je ne l'ai vu se produire qu'une fois, chez ce malade atteint de fièvre quarte dont il est question dans le Traité ; on montrera là comment nous devons porter remède à ce vomissement et aux deux premiers s'ils se prolongent.

IV. Il faut noter, puisqu'on vient de dire que le vomissement se produit par suite des relations de l'estomac avec le cerveau, qu'un organe souffre sympathiquement de la souffrance d'un autre de cinq manières : 1° par contact transitoire, ainsi la tête souffre de la chaleur de la main, quand on l'y applique ; 2° par contact continu et prolongé, ainsi l'estomac souffre avec le foie ; 3° par relation, ainsi l'estomac avec le cerveau ; 4° par leur sympathie avec un troisième organe ; ainsi l'estomac et le cœur s'influencent réciproquement par l'intermédiaire de l'artère qui va du cœur à l'estomac, quand elle-même souffre ; 5° par situation ; ainsi le poumon souffre avec le cerveau, parce qu'il est situé droit au-dessous.

V. Comme il est dit qu'on donne du pigment à ceux qui sont blessés aux cavités du crâne et de la poitrine, pour réconforter l'estomac et par conséquent le cerveau, il faut noter ici que *l'on réconforte les organes de six manières* : 1° en réparant ce qu'ils ont perdu, ce que font la nourriture et la boisson ; 2° en modifiant une mauvaise complexion, une complexion chaude par des remèdes froids et réciproquement ; 3° en évacuant les mauvaises matières, ce que font les purgatifs, etc. ; 4° en ranimant les esprits, ce que font le Safran et les Perles ; 5° en purifiant les humeurs, ce que font la Bourrache et la Buglosse ; 6° en resserrant les parties de l'organe, ce que font les astrigents et les pontiques [1].

---

1. « Pontica » ; il s'agit d'une variété de substances astringentes.

VI. Puisqu'il est dit ici que le second jour après la blessure, quand le blessé commence à manger, on doit lui ordonner en premier lieu une potion ou du pigment, on peut examiner deux questions : 1° doit-on lui donner les médecines le jour même, et aussitôt après la blessure, ou bien faut-il attendre plus tard? 2° faut-il les donner à l'heure des repas ou à distance de ceux-ci?

Quant à la première question, on arguera qu'il faut les donner le jour même et promptement, puisque la potion est prescrite pour réconforter la force .vitale, et que plus tôt elle sera réconfortée, mieux cela vaudra. La force vitale a besoin de réconfort beaucoup plus au commencement que plus tard, puisque selon le poète Ovide, « principiis obsta », donc, etc.

Le contraire est avancé par Théodoric dans sa *Grande Chirurgie* (l. II, chapitre 5); c'est également le contraire qu'on soutient dans le Traité; donc, etc. — Il faut répondre à la question que, lorsqu'on soigne les plaies d'après la doctrine de Théodoric et la nôtre, les patients ne sont pas très affaiblis; en effet il ne sort pas de sang, et le pansement ne fatigue pas les malades; aussi n'ont-ils pas besoin de prendre si vite du pigment ni de se réconforter. Ils en ont plus besoin le lendemain, parce que le plus souvent les blessés sont plus affaiblis et plus accablés le lendemain. Au moment où ils reçoivent la plaie, ils sont pleins de folie et de fureur, et plus forts qu'auparavant. — Ou bien il faut répondre encore, qu'en accordant qu'ils aient besoin immédiatement de pigment et de réconfort, cependant comme le pigment est sec et chaud et qu'il augmenterait l'ébranlement des humeurs qui sont alors en flux, et ainsi nuirait plus en agitant celles-ci qu'il ne servirait en réconfortant, il est plus sûr d'attendre jusqu'au lendemain. Lorsqu'on dit, en raisonnant : on ordonne le pigment dans le but de réconforter, il faut accepter cela ; et quand on dit : le plus tôt sera le mieux, c'est vrai à moins que par d'autres causes il ne nuise davantage; puisque c'est le cas ici, comme on a vu, il ne faut donc pas le donner aussitôt.

VII. Quant à la seconde question, à savoir si l'on doit donner le pigment à l'heure du repas ou à distance des aliments, on arguera que le pigment ne doit pas être donné au repas ou avec les aliments, parce que cela empêcherait l'actoin de la nature dans la digestion des aliments et dans l'opération qu'elle doit accomplir sur le pigment; que donc, etc.

Le contraire est avancé par Théodoric, et c'est le contraire qu'on soutient dans le Traité. — Il faut dire que le pigment peut être considéré de trois façons : 1° au point de vue des épices et de l'aromaticité, par lesquelles il est un réconfortant de la force vitale; 2° au point de vue du vin, par lequel il est un agent pénétrant et nuisible pour les membres nerveux et la tête; 3° aux deux points de vue réunis, de l'aromaticité et ,de la vinosité.

Si on le considère sous le premier aspect, il faut le donner quand l'estomac est vide, parce que son mélange avec les aliments empêche qu'il ne se rende aux organes à réconforter, et qu'ainsi sa vertu est affaiblie. Si on le considère sous le second aspect, il ne faut jamais le donner avant les aliments; en effet le vin est selon les auteurs l'agent le plus pénétrant, et s'il trouve l'estomac vide, il se rend aussitôt, sans être digéré, au foie et même aux membres, et y engendre des humeurs crues, non digérées et qui embarrassent tout le corps. Si on le considère de la troisième manière, c'est-à-dire à la fois au point de vue de son aromaticité et de sa vinosité, il est alors un réconfortant de la digestion et par conséquent de la force qui régit tout le corps, et il peut ainsi être donné avant, avec et après la nourriture. Puisque cependant, comme on a vu, il augmenterait l'ébranlement des humeurs, nous attendons pour le donner le moment où le patient mange pour la première fois. Lorsqu'on dit, en raisonnant : « Si on le donne avec des aliments, la digestion de tous les deux est empêchée et la vertu du pigment affaiblie », il faut répondre que ce serait vrai, s'il ne faisait partie des médecines confortatives de la digestion, lesquelles peuvent toutes être données, et avec profit, avant, avec et après la nourriture; donc, etc.

VIII. Dans le présent chapitre nous enseignons de laisser en place toutes les esquilles du crâne, qu'elles adhèrent ou soient complètement séparées; et dans la première partie du chapitre 1er nous avons enseigné d'extraire tous les corps étrangers fichés dans une plaie, soit qu'on puisse les enlever facilement ou qu'il faille user de violence.

Les anciens, comme on a vu et comme on verra, faisaient tout le contraire, enseignant à extraire toutes les esquilles du crâne, complètement séparées ou non, les arrachant par la violence s'ils ne pouvaient les extraire facilement, et enseignant d'autre part à abandonner définitivement les objets fichés dans le cerveau et dans les autres lieux nobles.

L'étonnante chose : la raison pour laquelle ils extraient les esquilles du crâne, c'est qu'elles sont lésées; ils devraient donc extraire tout le crâne, puisqu'il est lésé. La raison pour laquelle ils n'extraient pas les objets fichés a été dite dans la première partie du chapitre 1er. On a vu au même endroit la raison pour laquelle nous les extrayons tous. La raison pour laquelle nous n'extrayons pas les esquilles du crâne, est donnée plus loin, et on peut ajouter que nous retirons les objets extérieurs plutôt que les esquilles d'os, parce que les parties d'un tout diffèrent moins de ce tout, le gênent et l'incommodent moins, que quelque tout qui est entièrement étranger et différent.

Traitement des plaies de la tête avec fracture du crâne, selon Théodoric et selon la nouvelle méthode expérimentée par les modernes.

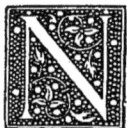

Nous considérons ici deux choses : 1° le traitement des plaies dans lesquelles le crâne n'est pas lésé ; 2° le traitement de celles dans lesquelles il est lésé. — Le premier se subdivise en deux : 1° traitement des plaies récentes ; 2° traitement des plaies anciennes.

Traitement des plaies récentes sans lésion du crâne : on traite ces plaies en extrayant les objets étrangers, en arrêtant le sang, en refermant les lèvres et en les suturant, si besoin est, ou sans les suturer, en les pansant avec du vin, des étoupes, des compresses, des plumasseaux, un bandage fait selon l'art et les autres choses qui ont été dites au chapitre général des plaies.

Quant au traitement de celles qui sont déjà anciennes, il suffit aussi de ce qui a été dit là où l'on traite de la manière de prévenir et de guérir un apostème chaud.

Le *traitement des plaies avec lésion du crâne* se subdivise de même en deux : 1° traitement des plaies dans lesquelles le crâne n'est pas lésé jusqu'à la cavité intérieure ; 2° traitement de celles dans lesquelles la lésion du crâne va jusqu'à ladite cavité. — Dans le premier cas, le traitement est exactement le même que celui des autres plaies sans qu'on y ajoute ni retranche rien. — Dans le second cas, à savoir le traitement des plaies de la tête avec fracture pénétrante du crâne, que ce soit avec fracture et plaie des membranes et du cerveau ou non, il faut considérer deux choses : 1° le traitement d'Hugues et de Théodoric, qui se fait avec du vin, des étoupes et une potion ; 2° le traitement nouvellement expérimenté par nous, c'est-à-dire par notre révérend maître Jean Pitard, très illustre chirurgien du roi de France, et par moi, traitement qui se fait avec un seul emplâtre et sans potion.

Dans le *traitement de Théodoric*, il faut être attentif à *sept points* ; lorsqu'on les observe tous et chacun successivement, par ordre et exactement, toutes ces plaies, quelles qu'elles soient, de quelque importance qu'elles soient, où qu'elles soient, guériront parfaitement, facilement, rapidement, sans introduction de tentes, sans extraction violente d'os, sans douleur notable pendant tout le cours du traitement, sans dépression extérieure dans la chair apparaissant après le traitement, à moins que la force du patient ne soit complètement épuisée à l'instant de la plaie.

Le premier des sept points qu'il faut observer dans ce traitement, est que le chirurgien ne doit *jamais essayer, explorer ou sonder* avec

une taste ou autrement, surtout en poussant vers la cavité du crâne ou
de la poitrine. En effet en sondant ainsi on peut léser des organes internes
principaux, et sans que cela puisse être utile, car toutes les plaies pénétrantes se traitent exactement de la même manière, à quelque profondeur qu'elles aillent. Il est bon cependant dé montrer aux assistants, par
précaution, que les plaies sont pénétrantes, pour trois raisons : 1° pour
éveiller leur crainte; 2° pour en retirer un plus fort salaire; 3° pour
éviter une mauvaise réputation, si le traitement se prolonge ou tourne
mal par quelque côté.

Deuxième point. Le chirurgien doit d'abord enlever tout ce qu'il y a
contre nature entre les lèvres de la plaie, et pour les esquilles d'os,
seulement celles qui sont tout à fait séparées et flottantes et qu'on
peut extraire sur le moment, sans violence et sans douleur. On ne
s'obstinera pas à les enlever, car s'il demeure dans la plaie de grandes
esquilles d'os, la nature les consolidera peut-être, comme elle consolide
les os de la cuisse et d'autres; et si elles sont petites, la nature les
expulsera avec le cours du temps; aussi ne faut-il pas pour cela tenir
la plaie ouverte, parce que la chaleur naturelle et les esprits s'exhale-
raient et la froideur de l'air pénétrerait, deux choses contraires aux principes de la vie et destructives de la force qui régit le corps.

Troisième point. Après avoir exécuté ce qui vient d'être prescrit, le
chirurgien réunira parfaitement les lèvres de la plaie et les suturera, s'il
est possible et nécessaire de faire une suture. En effet, suivant Galien,
(*Techni,* TRAITÉ DES CAUSES, dans la partie « conglutinat vero distantia »),
quatre canons sont exigés dans le traitement d'une plaie simple : le
premier prescrit de réunir les parties, le second de les maintenir unies, etc.

Quatrième point. A quelles plaies convient un traitement de ce genre,
quelles sont celles où il ne convient pas? Le Philosophe dit en effet (au
II⁰ livre du *De anima*) : l'action d'un agent ne se produit que sur l'objet
qui souffre cette action et est bien disposé; c'est pourquoi ce traitement
appliqué où il ne conviendrait pas, serait inutile.

Il faut noter ici, pour la clarté du sujet, que la plaie qui s'offre au chirurgien pour le pansement, s'offre à lui pendant un temps chaud, froid
ou tempéré. En outre cette plaie est ouverte, découverte et remplie de
tentes, ou fermée, recouverte et vide. — Si la température est froide et
la plaie fermée, etc., on pourra encore commencer ce traitement le quatrième jour. — Si le temps est chaud et que la plaie soit ouverte, etc.,
on ne pourra plus l'entreprendre une fois le premier jour passé. — Si le
temps est froid et la plaie ouverte, etc., ou le temps chaud, etc., et la
plaie fermée, etc., on ne devra pas entreprendre le traitement après le
second ou le troisième jour. — Si c'est par une température modérée
que la plaie à panser s'offre au chirurgien et qu'elle soit fermée, etc.,

on pourra entreprendre le traitement encore pendant tout le troisième
jour. — Si elle était ouverte, etc., pendant tout le second jour. — Si la
plaie est ouverte, etc., et qu'on doive appliquer le traitement quoi qu'il
en soit, on enlèvera tout corps étranger qui se trouvera entre les lèvres,
et on ne lavera jamais avec du vin ni aucun autre liquide [1], de peur qu'il
ne pénètre dans les parties profondes. Cependant si cela est nécessaire,
on nettoiera légèrement, après avoir réuni ou du moins rapproché les
lèvres; on suturera, s'il le faut, et après avoir fait la suture, on lavera
avec du vin, et ensuite on traitera comme les autres plaies.

Quant aux plaies pour lesquelles il s'est écoulé un plus long délai
que ceux qu'on vient de citer, avant que le traitement ait été commencé,
elles ne doivent jamais être traitées par cette méthode. Mais pour celles
qui doivent l'être, plus elles seront fraîches et moins elles seront altérées,
mieux elles guériront. La raison en est l'autorité d'Hugues, de Théodoric et de leurs adeptes et prédécesseurs, éprouvée par le raisonnement
et corroborée par une longue expérience.

Cinquième point. Manière de composer la potion ou le pigment. Il
se fait de la façon suivante : Rp. *meilleure Cannelle 1 once, meilleur
Gingembre 1/2 once, Grains de Paradis, de Galanga, bon Cardamome, Poivre long,* ãã *1 drachme, clous de Girofle choisis au nombre
de 12, Poivre noir 15 grains; que tout soit pilé et tamisé.* — D'autre
part : Rp. *du meilleur miel 1 ℔, du meilleur vin rouge, subtil et pas
trop fort, 5 ℔; dans une petite quantité de ce vin on fera bouillir
tout le miel jusqu'à ce que l'écume monte à la surface.* La raison pour
laquelle il faut ajouter un liquide au miel pour le faire bouillir, est que
si le miel bouillait seul sans autre liquide, il brûlerait, si on ne l'humec-
tait pas avec un autre liquide. — On ôtera du feu, on fera tiédir, afin
que les poudres ne soient pas brûlées et afin d'écumer plus facilement;
on incorporera ensuite presque toute la poudre, puis on ajoutera tout
le vin restant, et on mélangera; on goûtera alors. Si c'est trop fort, on
ajoutera du vin, jusqu'à ce que ce soit agréable à boire et de bon goût;
si c'est trop faible, on ajoutera de la poudre, jusqu'à ce que cela suffise;
on fera passer alors plusieurs fois à travers un filtre, comme on le fait
pour la lessive (lexivium). On donnera à tout blessé neuf petites cuillerées [2] de ce pigment dont chacune, au moment d'être avalée, doit être additionnée de la poudre suivante dont on mettra trois fois autant qu'on en

---

1. Le manuscrit Q. 197 ajoute dans une note marginale : « Si la plaie pénètre
jusqu'à la cavité du crâne et du cerveau ».
2. « Debent dari 9 ciati parvissimi. » — Cyathus, coupe, verre. Mesure contenant
la douzième partie du Sextarius ou 10 drachmes grecques. — Au moyen âge « Chuite »
signifiait : pot, baril (Du Cange). — Le manuscrit 2030 dit : « Et de cest pingment
doivent estre donnees au navre 9 *tres petites ciates se sont cullerees* ».

peut prendre avec trois doigts : Rp. *feuilles de Pimprenelle, de Benoîte ou Sanamunda, de Valeriane, racine de Gentiane*, ãã, *Piloselle autant que de toutes les substances susdites ou que deux d'entre elles*. — A chacune des trois additions de cette poudre dans le verre de pigment, on la répandra en forme de croix en disant à chaque fois : « Au nom du Père, du Fils et du Saint-Esprit, Amen! Au nom de la Sainte et Indivise Trinité! La droite du Seigneur a fait ma force; la droite du Seigneur m'a exalté, la droite du Seigneur a fait ma force. Je ne mourrai pas, mais je vivrai, et je raconterai les œuvres du Seigneur. En me frappant, le Seigneur m'a frappé, il ne m'a pas livré à la mort. » — On fera donc ainsi le mélange, après avoir auparavant adressé au Seigneur la dévote prière que le blessé soit guéri par lui.

Sixième point. A quelle heure et quand faut-il donner la potion? (La raison en a été donnée dans les Déclarations préliminaires en dehors du Traité dans deux questions déjà étudiées.) Donc la plaie ayant été pansée, la poudre mêlée au pigment, et le blessé s'étant abstenu de boisson et de nourriture jusqu'au lendemain, lorsqu'il commencera à manger, la première chose qu'il boira sera un des neuf verres du pigment préparé avec tout ce que l'on vient de dire. On lui en donnera de la même manière un second verre à midi, un troisième après le dîner (coena), et ainsi on lui donnera pendant trois jours, trois verres chaque jour, ce qui fera neuf.

Septième point. Examinons ce qu'il faut faire après avoir donné la potion au blessé, car s'il ne vomit pas, on peut espérer. En effet, c'est là un signe certain de l'intégrité du cerveau et par conséquent de l'estomac, car ils ont l'un avec l'autre des relations étroites par le moyen de nombreux grands nerfs, comme on l'a vu dans l'anatomie. Or l'intégrité du cerveau et de l'estomac est, pour des plaies de ce genre, un signe certain de guérison et de salut. Si le patient vomit, on dépansera immédiatement la plaie pour mettre ordre à son mauvais état et à la dyscrasie, selon qu'il paraîtra avantageux au chirurgien; car c'est le mauvais état de la plaie d'abord, puis du cerveau et enfin de l'estomac qui sont successivement la cause du vomissement, par suite des rapports dont il a été question.

On considérera avec soin la plaie et les parties voisines. Si la plaie n'est ni gonflée ni douloureuse, le vomissement ne provient pas d'elle; il est par conséquent moins mauvais. Si la plaie ou une autre partie de la tête est douloureuse, que la plaie soit gonflée ou non, si le patient vomit, c'est un mauvais vomissement. On pansera alors la plaie et on la nettoyera extérieurement avec du vin et des étoupes, puis on appliquera sur elle et le lieu douloureux un emplâtre de Mauves qu'on renouvellera une fois par jour, comme on l'a dit ailleurs, jusqu'à ce que la douleur s'apaise; cet emplâtre (pultis) [1] convient en effet admirablement dans ce cas. Je n'ai vu personne vomir la potion, excepté un homme atteint de fièvre quarte, qui avait une petite plaie au côté de la tête et mourut dans le premier paroxysme. Je n'ai vu non plus mourir personne, si ce n'est à la suite d'une erreur grave ; aussi ce traitement est-il non seulement merveilleux et admirable, il est plus juste de dire que c'est un vrai miracle.

Dans le second traitement, c'est-à-dire dans le *traitement nouvellement expérimenté*, il faut considérer deux choses : 1° en quoi ce traitement et celui de Théodoric diffèrent et se ressemblent dans la manière d'opérer; 2° sommairement, la manière dont il convient de l'exécuter. — Dans le premier point il faut considérer : 1° en quoi les deux traitements se ressemblent; 2° en quoi ils diffèrent. — Le premier chef renferme six points; en effet c'est en six points que les deux traitements se ressemblent. — Ils se ressemblent d'abord en ce que *notre traitement comme celui de Théodoric* présuppose les huit préceptes donnés dans le chapitre général, sauf que l'on ne prescrit point ici de potion. — En second lieu ils sont d'accord sur l'ablation de dedans les plaies de certains os, à savoir de ceux seulement qui piquent ou compriment, de ceux qui sont suspects de ces effets, de tous ceux qui sont complètement séparés et flottants, qui peuvent être extraits facilement, et de tous les autres corps étrangers, qui se trouvent contre nature entre les lèvres de la plaie. — En troisième lieu, ils s'accordent sur la manière d'unir les lèvres de toutes les plaies. — En quatrième lieu, sur la manière de les suturer. — En cinquième lieu, sur la manière de fomenter les plaies réunies, avec du vin chaud et des étoupes, et de les dessécher. — En sixième lieu, sur le mode, le temps et l'ordre du pansement dans tous les pansements, c'est-à-dire en fomentant avec du vin, en nettoyant, en renouvelant et continuant les mêmes applications locales qu'au début jusqu'à ce que les plaies soient entièrement guéries; peut-être ces deux traitements se ressemblent-ils encore sur d'autres points.

Dans le second chef, à savoir en quoi ces traitements diffèrent, il faut considérer six points; c'est sur six points en effet qu'ils sont en désaccord. — Ils diffèrent d'abord, parce que le nouveau traitement ne comporte jamais de potion, tandis que dans le premier on en donne quelquefois. — En second lieu, ils diffèrent, parce que dans celui-là on sonde et explore parfois quelques plaies, par utilité et nécessité, pour savoir par exemple si la plaie est avec fracture du crâne, et si les plaies de la poitrine pénètrent jusqu'à la cavité intérieure. Théodoric en effet opère

1. H. de M. désigne son emplâtre de Mauves, par le nom d'*emplastrum* ou de *pultis*, bouillie, cataplasme; c'est en effet une sorte de cataplasme.

différemment dans lesdites plaies selon qu'elles pénètrent ou ne pénètrent pas; notre traitement au contraire ne trouve jamais utile de sonder ou d'explorer une plaie, parce qu'on traite de même les plaies pénétrantes et non pénétrantes, et aussi facilement. C'est seulement pour l'apparence que nous sondons quelquefois les plaies, afin que les assistants voient leur profondeur, ce que je n'approuve pas. — En troisième lieu, les deux traitements diffèrent sur le médicament à appliquer; Théodoric en effet applique seulement des étoupes trempées dans du vin chaud et exprimées; tandis que nous, nous appliquons sous les étoupes un emplâtre étendu sur un morceau d'étoffe, et qui a là composition suivante :

Rp. *suc de Plantain, de Bétoine, d'Ache filtrés* āā ℔, *Résine clarifiée et Cire nouvelle pure* āā *1 quart;* on cuit ensemble sur un feu lent, en agitant continuellement, jusqu'à ce que les sucs soient consumés. C'est alors assez cuit; le signe certain de cette consomption et en même temps du degré de cuisson, est que les bouillons n'émettent plus de son ou de crépitement comme auparavant. On ajoute alors *1 livre de Térébenthine*, on remue et on mélange sans faire bouillir, pour que la vertu de la Térébenthine ne s'exhale pas ou ne s'évapore pas à l'ébullition, car la Térébenthine est une substance subtile et qui se brûlerait facilement. On ôte du feu, on filtre et on conserve.

En quatrième lieu, ces traitements diffèrent par la manière d'appliquer les topiques, parce que dans les plaies purulentes nous pratiquons dans l'emplâtre une ouverture proportionnée à la plaie et nous le plaçons juste de façon que le pus sorte, tandis que Théodoric ne fait pas d'ouverture dans ce cas. — En cinquième lieu, ils diffèrent en ce que Théodoric applique les étoupes immédiatement sur la plaie, tandis que nous mettons l'emplâtre entre elles et la plaie. — En sixième lieu, ils diffèrent en ce que le traitement de Théodoric ne convient qu'aux plaies récentes ou peu altérées, tandis que le nôtre convient indifféremment à toutes les plaies où qu'elles soient, aussi bien récentes qu'anciennes, altérées que non altérées, purulentes que non purulentes, pénétrant jusqu'à la cavité intérieure du crâne, jusqu'aux membranes et jusqu'à la substance du cerveau ou à la cavité de la poitrine, que n'y pénétrant pas.

Quant à la seconde question principale, à savoir le *résumé de la manière de procéder dans le nouveau traitement*, il comprend six règles à observer par ordre : 1° Il ne faut pas sonder les plaies; 2° il faut enlever au besoin avec violence, les os qui compriment ou piquent la dure-mère, et aussi les os dont nous craignons pareil dommage, mais pour ceux-ci, à la condition qu'ils puissent être extraits facilement, sinon, non; de même il faut extraire ou enlever tous les autres corps qui se trouvent contre nature entre les lèvres de la plaie; 3° il faut ensuite réunir les lèvres autant qu'il est possible; 4° il faut suturer si la suture est néces-

saire ou avantageuse; 5° il faut fomenter avec du vin chaud, et dessécher avec des étoupes exprimées; 6° il faut appliquer l'emplâtre susdit
étendu sur une pièce d'étoffe et le recouvrir avec des étoupes trempées
dans du vin chaud et exprimées, bander ensuite selon les règles de l'art,
comme on a montré plus haut.

CHAPITRE QUATRIÈME

*Du traitement de la contusion de la tête avec fracture du crâne
sans plaie de la chair extérieure et de la peau.*

Déclarations préliminaires.

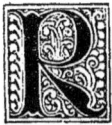

EMARQUONS ici deux choses pour la clarté du présent chapitre.
I. Pour avoir la doctrine complète du traitement des contusions de la tête sans plaie de la peau et de la chair extérieure, avec fracture pénétrante du crâne, ainsi que pour
avoir les préambules et les explications que comporte le sujet, outre ce
que l'on donne dans le présent chapitre, il faut recourir au chapitre XII
de ce Traité II, qui expose le traitement de toutes les contusions en
général. On y trouvera le complément de ces préambules, des causes et
de tout ce chapitre.

II. Les trois moyens donnés dans le Traité pour reconnaître si les
lésions du crâne pénètrent ou non, n'ont leur utilité que lorsque la peau
extérieure est intacte. Le premier moyen consiste à explorer avec la pulpe
du doigt, etc.; par là nous savons avec peu de certitude si le crâne est
lésé ou non, et non si la lésion pénètre ou ne pénètre pas au delà. Par
le second moyen qui consiste à percuter la tête avec une baguette (vir-
gula), etc., nous sommes vaguement informés si le crâne présente une
fracture pénétrante ou peu pénétrante. Par le troisième dans lequel on
tire sur un fil, etc., nous sommes informés si la lésion pénètre ou non à
travers toute l'épaisseur du crâne. Il faut savoir en outre, par surcroît,
à propos des trois moyens donnés dans le chapitre suivant pour le même
objet, qu'ils n'ont d'utilité que quand ils sont d'accord avec les signes de
la fracture à découvert[1] et que par chacun d'eux, réuni aux autres, nous
pouvons être suffisamment renseignés sur la question de savoir si les
lésions pénètrent ou ne pénètrent pas à travers tout le crâne.

1. Ms. 1487 : « Quod solum habent locum cranes ad hoc concurrentibus existente
discooperto et quod per unumquodque ipsorum cum aliis sufficienter possumus
informari ».

Du traitement de la contusion de la tête
avec fracture du crâne sans plaie de la chair extérieure
et de la peau.

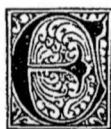

EXAMINONS ici deux choses : 1° les moyens qui permettent de reconnaître si la contusion est avec fracture; 2° la manière de traiter une contusion et une fracture de ce genre. Dans le premier point, trois chefs, puisqu'il y a trois moyens pour faire le *diagnostic*. Par le premier moyen on reconnaît quelquefois nettement la lésion, quand la chair contuse par le coup, est assez amincie sur le crâne pour que la peau seule reste intacte, et quand la fracture du crâne est grande; on peut alors reconnaître manifestement la fracture du crâne avec la pulpe du doigt. Dans le second moyen on percute la tête avec une baguette légère et sèche, de Saule par exemple; si l'on obtient alors un son rauque et sourd, c'est le signe d'une fracture du crâne; on peut, pour le mieux distinguer, percuter à côté une tête saine. Le troisième moyen paraît être plus certain que le second; on fait tenir au patient un fort fil ciré entre les dents, et l'on tire fortement avec les ongles le long de ce fil [1]. Un homme blessé au crâne ne peut supporter cette traction sur le fil.

Quant à la seconde question, à savoir la *manière de traiter une contusion et une fracture* de cette espèce, on doit observer qu'il faut d'abord humecter la tête avec du vin chaud et bien raser les cheveux au niveau de la contusion et au loin tout autour; on fera ensuite une boule d'étoupe (sphaera de stupis) assez grosse pour recouvrir, quand elle sera trempée, exprimée et comprimée, toute la partie rasée. La raison pour laquelle nous mettons dans ce cas, non des plumasseaux, comme fait Théodoric, mais une boule, est qu'il est inutile de faire par le plus ce qu'on peut faire par le moins; or cette gradation de plumasseaux prescrite par Théodoric, ne s'emploie que pour comprimer plus fortement le milieu de la contusion et plus lâchement sa circonférence, compression graduelle qui est ici nécessaire, parce que, là où la contusion est plus forte, il faut comprimer plus fortement; or c'est au milieu. Mais cette compression graduelle s'obtient aussi bien et mieux par une seule boule que par plusieurs plumasseaux; donc, etc. On humectera la boule de vin chaud salé, et on l'exprimera ensuite; puis on recouvrira de miel chaud salé la partie de cette boule qui doit être posée sur la tête et on l'appliquera sur la contusion. La raison pour laquelle on trempe successivement la boule dans ces différents liquides, est que ce sont de forts résolutifs et des préser-

---

[1] « Teneat patiens forte filum ceratum inter dentes et aliquis trahat fortiter ungues circa dictum filum. »

vatifs de la suppuration ; or c'est ce dont nous avons besoin dans ce cas, donc, etc. Sur cette boule on placera un plumasseau d'étoupes trempé dans du vin chaud et exprimé, et ensuite un plumasseau [1] sec plus grand que le précédent ; on fera un bandage, et on attendra jusqu'au cinquième ou septième jour avant de défaire le pansement, à moins que la douleur ne continue ou n'augmente. Si c'est le cas, on défera le pansement et on le fera de nouveau comme il vient d'être dit, et ainsi de cinq en cinq jours ou environ, jusqu'à la guérison. Pour plus de sûreté on donnera du pigment comme on l'a montré ci-dessus, en observant tout ce que l'on doit observer.

CHAPITRE CINQUIÈME

De la manière d'opérer avec les instruments dans les fractures
du crâne, etc.

Déclarations préliminaires.

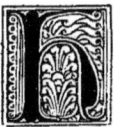

Huit points à noter ici pour une plus grande clarté du présent chapitre et de toute la doctrine du traitement des plaies de tête.

I. On peut rationnellement discuter s'il faut nécessairement extraire avec le fer toutes les esquilles séparées du crâne, lorsqu'elles ne peuvent être extraites autrement. Je déclare que oui, parce que, comme il est impossible qu'un animal qui ne reçoit pas de nourriture vive, de même cela est impossible à une partie quelconque d'un animal ; or les parties d'un animal qui sont complètement séparées ne reçoivent plus de nourriture, elles ne peuvent donc vivre longtemps ; par conséquent elles se gangrènent et il faut les extraire, afin qu'elles ne gangrènent pas les parties voisines. En outre Galien, Avicenne, tous les auteurs de médecine et de chirurgie, excepté Théodoric, et tous les praticiens enseignent à extraire ces os ; donc, etc.

Théodoric dit le contraire ; nous enseignons le contraire ; donc, etc. — Il faut dire que la question a deux faces : 1° faut-il extraire ces esquilles des plaies traitées selon les anciens ? 2° faut-il les extraire des plaies traitées selon Théodoric et les modernes ? — S'il s'agit des premières, je dis qu'il

1. « Plumoceolus » et « pulvillus » sont employés indifféremment l'un pour l'autre pour désigner le *plumasseau*. (V. notes des p. 262, 306, etc.)

faut extraire les os du crâne qui sont brisés et entièrement séparés, parce que dans toutes les plaies ainsi traitées il se forme nécessairement du pus qui pénètre dans le crâne, et qu'il est indispensable d'enlever. Il faut pour cela élargir la plaie du crâne si elle n'est pas suffisante, pour pouvoir nettoyer directement et enlever le pus; c'est ce qui ressort de l'autorité de Galien (au III° livre du *Megatechni*), comme on verra.

Mais si la question est posée pour le second cas, à savoir s'il faut, des plaies traitées selon Théodoric, etc., retirer les os brisés et complètement séparés du crâne, en usant de violence si l'on ne peut faire autrement, je dis, non. La raison en est que le traitement de ces plaies, lorsqu'elles sont ainsi traitées, ne diffère de celui des plaies des autres membres avec fracture de leurs os, de la cuisse par exemple, de la jambe, etc., que par le pus qui se forme dans les plaies de la chair extérieure recouvrant le crâne, et qui descend sur le cerveau et ses membranes par la fracture qui traverse l'os. Ceci ressort de l'autorité de Galien qui dit (au livre III du *Megatechni*, au chapitre 1er) : on saura qu'une fracture des os de la tête ne peut être consolidée comme les fractures des autres os, à cause des dommages que causent les accidents qu'elle présente avant sa consolidation, tels que le délire, le vertige, l'éblouissement [1], etc., qui résultent de ce que le pus formé dans la plaie extérieure, coule jusqu'à la dure-mère et se coagule dans la plaie; aussi faut-il extraire les débris d'os et faire sortir le pus, pour que ces accidents ne se produisent pas. Galien dit encore dans le même livre au même chapitre : il est nécessaire d'extraire les os brisés de la tête afin que le virus puisse sortir (ut virus egrediatur); c'est donc uniquement pour que le pus sorte, que l'on extrait ces os. Et encore dans le même passage : on extrait de l'os juste ce qui est suffisant pour l'enlèvement du pus. Il ressort donc de ces autorités que l'on extrait ces os uniquement pour enlever le pus, et non à cause de leur gangrène ou de leur séparation. Or *nous pouvons guérir toutes les plaies sans qu'il s'y forme de pus*, ou sans qu'il faille s'en occuper, comme on a vu; par conséquent il ne faut pas extraire avec violence les esquilles du crâne, séparées ou non, pas plus que celles des os de la jambe ou de la cuisse. — A la première objection, qui dit « de même qu'il est impossible qu'un animal, etc. », je réponds qu'il ne faut pas le faire, parce qu'un animal subvient plus à une de ses parties séparées, qu'un corps étranger, comme est la nourriture qui n'est pas absorbée, peut subvenir à l'animal [2]. Ou bien il faut

1. « Alienatio, vertigo, scotomia. »
2. Pagel : « quia *pars* animalis magis snbvenit parti ejusdem separatae quam aliquod totum extraneum »; manuscrit 1487 : « quia *plus* animalis magis subvenit parti ejusdem separate quam ».

répondre que cela est vrai des parties ténues comme la chair, mais non des parties solides et visqueuses, comme on le voit chez les animaux annelés; de même les esquilles d'os, qui sont solides, peuvent vivre longtemps séparées et se réunir avec le temps, *à moins qu'elles ne soient au contact de l'air, qui les altère et les décompose*, comme nous le voyons manifestement dans les fractures de la cuisse et d'autres semblables. Or *elles ne sont pas en contact avec l'air dans les plaies traitées selon Théodoric et les modernes;* c'est pourquoi, etc. Ou bien encore il faut répondre que dans ce raisonnement on conclut justement, pour ce qui concerne les os entièrement séparés et que le plus souvent la nature doit expulser; mais s'ils adhèrent encore un peu à la chair, cela suffit pour leur union, comme nous le voyons par l'expérience. Si ces esquilles sont complètement séparées du crâne, on conclut avec raison, d'après les autorités de Galien et d'Avicenne, qu'il faut les extraire dans les plaies traitées selon les anciens.

Il résulte donc de ce qui a été dit, que si le crâne est fracturé sans lésion de la chair extérieure de la tête, cette fracture guérira par la seule action de la nature, et que dans ce cas une opération manuelle n'est pas nécessaire. C'est ce qu'ignorèrent les anciens, qui avaient des symptômes indiquant le siège de la fracture du crâne, et qui ouvraient en ce point la chair et le crâne, etc. Il résulte encore de ce qui a été dit que, si la moelle de l'os de la cuisse ou d'un autre os semblable était aussi noble que la moelle du crâne qui est le cerveau, et par conséquent aussi susceptible, que l'os de la cuisse se brisât et que le pus pénétrât, il faudrait agrandir la fracture et enlever les esquilles d'os manuellement et par la violence, comme il faut le faire pour l'os du crâne, quand le pus passe au-dessous de lui. Il suit de même que si le cerveau était aussi peu noble que la moelle de la jambe et que le pus y pénétrât, il ne faudrait pas enlever avec violence l'os brisé du crâne, pas plus qu'on ne le fait pour les os brisés de la cuisse ou des membres semblables, etc. En outre, étant prouvé que toute plaie simple, soignée d'après la doctrine de Théodoric et des modernes, peut être guérie sans formation de pus; étant prouvé que le traitement des plaies qui n'engendre pas la suppuration et l'évite plutôt autant que possible, est meilleur que celui dans lequel on la provoque; étant prouvé de même que dans les plaies traitées selon la doctrine de Théodoric ou selon la nôtre, le crâne peut être soudé après avoir été brisé, et ses morceaux séparés être totalement réunis, comme le peuvent être les morceaux des os de la cuisse et d'autres semblables (ou encore mieux, parce que les os de la tête sont plus fixes et ne se meuvent jamais dans leurs articulations, mais seulement par le mouvement de toute la tête, et aussi parce que la nature est plus intéressée à la guérison de la tête lorsqu'elle est blessée), — on peut demander ce que devient le sang qui, par la plaie du crâne, a pénétré de la plaie de la chair extérieure jusqu'à la dure-mère, puisqu'on ne peut l'extraire de ce lieu sans faire dans cette intention une ouverture suffisante. Il faut dire, sans argumenter, que, ce qui est vrai pour ce qui paraît le moins, l'est aussi pour ce qui paraît le plus; or il semble moins facile que la matière du délire et du coma puisse se résoudre par des applications locales externes, lorsqu'il n'y a ni fissure dans le crâne, ni plaie extérieure dans la chair, et cependant elles se résolvent, bien qu'elles soient imbibées dans les membranes; par conséquent, à plus forte raison, le sang léger et résoluble qui a pénétré par la commissure du crâne, pourra-t-il être résorbé, la même fissure pouvant lui servir de voie de retour. De plus le sang n'est pas devenu visqueux dans les membranes du cerveau; aussi est-il plus facilement expulsé par la force de la nature et obéit-il mieux à l'action des médicaments.

On peut de même demander ce que devient le pus enfermé sous le crâne. Il faut répondre que cette question implique une supposition fausse, puisque *dans les plaies traitées selon la doctrine de Théodoric et la nôtre il ne se forme jamais de pus*, et par conséquent il ne peut pénétrer à l'intérieur du crâne; aussi, etc.

II. Théodoric dit (au livre II, chapitre 8, sur ce sujet), qu'une fois le pansement fait et l'écoulement de sang arrêté, on fasse un second pansement le lendemain. On peut se demander s'il faut en user ainsi, et l'on voit par cette opinion de Théodoric que cela doit être. Le contraire paraît ressortir de tous les auteurs, et les praticiens ajoutent qu'il faut différer davantage le *second pansement* en hiver qu'en été. — On doit dire qu'en faisant ce second pansement, il faut avoir en vue quatre choses : 1º la formation prompte ou tardive de la suppuration; 2º le traitement prompt ou tardif des corps à expulser ou à extraire; 3º une récidive de l'écoulement de sang; 4º la prompte guérison de la plaie.

Si on fait le pansement en ayant en vue le premier point, ce que font seulement les chirurgiens de l'ancienne école, non ceux de la moderne, je prétends que par un temps chaud il faut hâter le second pansement, parce qu'il se forme alors de la suppuration. — Si l'on a en vue le second but, que considèrent tous les chirurgiens de toutes les sectes, il faut hâter le pansement, pour la raison qu'on vient de dire et parce que, par une température élevée, un long séjour des corps étrangers dans les plaies est plus nuisible; aussi faut-il les extraire tous le plus tôt qu'on pourra le faire, suivant la bonne méthode; car *tout ce qui est dans le corps humain contre nature doit en être extrait le plus vite possible, comme l'infectant et le corrompant.* — Mais si, dans ce cas, on a égard seulement au troisième point, à savoir une récidive de l'écoulement de sang, on retardera plus le second pansement par un temps chaud que par un temps froid; parce qu'alors le sang est plus prompt à couler, et que cet écoulement de sang est plus à craindre qu'un long séjour du pus ou d'autres corps dans la plaie. — Si l'on a uniquement en vue une rapide et parfaite guérison de la plaie, du moment que l'on est à l'abri de tous les accidents dont il vient d'être question et des autres, on ne doit faire le second pansement que le plus tard possible, et seulement lorsqu'une nécessité majeure y pousse; la raison en est que, comme on l'a vu plus haut par l'autorité de Galien, les plaies ne guérissent qu'au repos. Aux autorités on peut répondre que ni les auteurs, ni les praticiens, ni Théodoric ne peuvent ni ne doivent déterminer à l'avance un terme fixe pour le second pansement, à cause, comme on a vu, des accidents qui accompagnent les plaies.

On demande si c'est un symptôme favorable, quand on enlève le pansement d'une plaie qui a été agrandie pour l'extraction des esquilles du crâne, de trouver tuméfiés les lambeaux de la plaie de la chair extérieure. On prétend que oui, sur l'autorité de Théodoric (l. II, chapitre 8, sur ce sujet); cela ressort aussi de l'autorité d'Hippocrate (à l'*Aphorisme* de la 5ᵉ partie) : Ceux dont les plaies se tuméfient ne sont pas atteints fortement de spasmes. Le contraire peut être tiré du passage cité de Galien (au IVᵉ livre du *Megatechni*, en plusieurs endroits) : une des meilleures choses que nous cherchons à obtenir dans le traitement des plaies, est de préserver de l'apostème; or toute tuméfaction est un apostème [1], comme il ressort de l'autorité de Galien (à la première proposition du *Commentaire* de l'Aphorisme que nous avons cité); donc la tuméfaction n'est pas un bon signe dans les plaies. — Il faut dire que la question peut en renfermer deux : 1° est-il bon de trouver une tuméfaction légère récente, non purulente? 2° une tuméfaction considérable et ancienne, purulente ou proche de la purulence? — Si c'est de la première question qu'il s'agit, je déclare que c'est bon, parce que c'est une preuve que la force vitale du malade peut régir et nourrir la plaie suffisamment, et qu'il n'existe pas un afflux d'humeurs trop violent. — S'il s'agit de la seconde question, je prétends que c'est un mauvais signe qui indique un afflux d'humeurs trop fort vers la plaie, humeurs que la force vitale ne peut corriger, qui montre la prédominance de la maladie sur cette force, et signifie qu'il se formera de la suppuration, par conséquent de la fièvre puisque lorsqu'il se forme du pus, etc., et que peut-être le patient mourra. — A l'autorité de Théodoric il faut répondre, qu'il a entendu parler d'une petite ou moyenne tuméfaction, qui ne devait pas suppurer, etc. A l'autorité d'Hippocrate, je réponds, qu'on n'a pas de spasme

---

1. « Omnis tumor est apostema. » Ici « apostema » désigne l'inflammation, et « tumor » la tuméfaction qui l'accompagne.

par suite de vacuité (inanitio), mais qu'on peut en avoir par suite de réplétion, qu'il se forme de la suppuration, que les patients sont exposés à la fièvre et peuvent mourir ; qu'ainsi c'est un signe fâcheux. A l'autorité de Galien : il entendait parler d'une grande tuméfaction dans laquelle il convenait de provoquer la suppuration. C'est ainsi que procèdent ces raisonnements, et tous sont justes, si on les comprend bien.

III. Théodoric dit (au l. II, chapitre 8), qu'une plaie de la tête qu'il faut agrandir doit être incisée en forme de croix ; mais Lanfranc dit qu'il vaut mieux faire l'incision selon la forme d'un sept en algorisme, 7 ; on blesse et on coupe ainsi moins de filets nerveux, on cause une moindre douleur au patient et il se forme une plus belle cicatrice.

IV. Les uns mettent de la charpie dans les plaies de la tête et dans les autres, d'autres des étoupes, et l'on hésite sur la question de savoir ce qui vaut le mieux. Il faut dire qu'il paraît aux modernes que la charpie est préférable pour cinq raisons : 1° elle est plus molle ; 2° elle ne ronge pas ; 3° elle absorbe davantage le pus ; 4° elle engendre davantage de chair ; 5° elle est plus propre, etc., comme on le constate.

V. Théodoric dit (au l. II, chapitre 8), qu'après l'extraction d'un os de la tête, la nature n'y forme pas de cal [1] aussi fort que dans les autres membres ; mais, sauf le respect qu'on lui doit, si on traite les plaies de la même façon, en l'un et l'autre endroit, la nature y produit un cal de même manière pour ce qui est d'elle. Mais comme *on extrait plus souvent des os des plaies de la tête que des autres*, la nature y a plus souvent laissé un creux, parce que l'os est un organe purement spermatique, qui ne se reforme pas, du moins chez les adultes, comme on a vu ailleurs, et par conséquent il reste une dépression proportionnée à la quantité d'os extrait, comme il ressort de l'autorité de Galien (à la dernière proposition du *Commentaire* sur l'Aphorisme de la 6° partie : vulnera quaecunque annua fiunt, etc.). Hippocrate dit également dans ce passage, que là où l'on enlève un os, la cicatrice sera nécessairement concave, puisque la chair ne peut, par sa portion de nourriture, suppléer au rôle de l'os, parce que la nature de tous les constants, etc., et si elle le pouvait, la nourriture de la chair ne serait cependant pas appropriée à l'os, comme on a vu ailleurs, et il resterait un creux à la place de l'os.

VI. Dans tout cas dangereux, quel qu'il soit, le chirurgien doit se retirer (fugere) ou appeler un confrère pour ne pas encourir seul l'infamie, puisque, comme le dit le poète, « c'est une consolation pour les malheureux d'avoir des compagnons de leurs maux » [2].

---

1. « Porus », tuf blanc (imitant le marbre). V. *G. de Chauliac*, éd. 1890, p. 205, 635.
2. « Solatium miseris socios habuisse malorum. »

VII. Dans le présent chapitre il est question de l'*exfoliation du crâne*; qu'est-ce que l'exfoliation? L'exfoliation est ceci : lorsqu'un os a été quelque temps sous l'action dissolvante d'un médicament ou du pus, ou a été desséché par l'air, sa surface extérieure est expulsée par la force de la nature et par le processus du temps, par minimes esquilles, comme des écailles de son. Toutes les fois que les chirurgiens, en travaillant sur des os, en enlèvent une partie, même s'ils ne laissent rien de corrompu ou de lésé, ou extraient des parties saines, la nature, comme si elle se défiait de l'opération manuelle, expulse toujours ensuite sa part.

VIII. Certains chirurgiens ont coutume de mettre sur le crâne, après avoir rempli la plaie de tentes, quelque morceau de verre (scyphus), cela pour deux causes et avec raison, me semble-t-il : 1° d'abord, pour que les mouvements du cerveau ne chassent pas les tentes hors de la plaie du crâne; 2° de peur que la pression exercée par le bandage ne comprime trop les tentes et ne lèse la dure-mère. Là-dessus, des ignorants[1] ayant assisté à l'apposition du verre et n'étant pas revenus au pansement suivant, ont cru que ce morceau de verre devait rester définitivement dans la plaie.

Des opérations avec des instruments de fer dans les fractures du crâne.

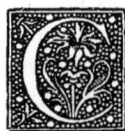

Le cinquième chapitre principal traite de la manière de pratiquer la chirurgie avec le fer sur le crâne brisé, quand le traitement de Théodorie ou le nôtre ne suffit pas, ou ne peut être employé pour quelque raison. Il faut considérer deux questions : 1° dans quels cas le traitement de Théodoric est-il insuffisant? 2° la manière d'opérer dans ces cas.

Quant à la première question, il faut savoir que *le traitement de Théodoric est insuffisant dans six cas* : 1° quand le blessé présente sa plaie à panser au chirurgien après que le délai indiqué plus haut, dans lequel il faut prendre la potion, est écoulé; 2° quand le blessé ne veut pas prendre la potion; 3° quand il ne peut pas la prendre pour quelque raison, ainsi parce qu'il n'a peut-être jamais bu de vin; 4° parce qu'il n'a pas pu se procurer la potion; 5° quand le blessé, après avoir pris la potion, la vomit; 6° quand la potion ne doit pas être donnée au patient pour quelque raison, par exemple s'il souffre d'une fièvre continue ou de suppuration. Dans ces six cas il faut que le chirurgien qui veut guérir des plaies de ce

---

1. « Unde rurales »; le ms. 2030 traduit ce mot par « ignorants ».

genre, recoure avec le fer et l'opération manuelle, à l'extraction violénte
des objets à retirer, qu'il le veuille ou non.

Quant à la seconde question, la *manière d'opérer* dans ces cas, il faut
considérer cinq choses : 1° la manière de panser des plaies de ce genre
avant que l'os à extraire en soit extrait; 2° le délai dans lequel l'os à
enlever du crâne doit en être enlevé; 3° la manière de l'enlever; 4° la
manière de panser la plaie après que l'os à extraire, a été extrait; 5° la
manière de traiter certains accidents qui accompagnent parfois les plaies
de cette espèce.

Dans le premier chef : *la manière de traiter ces plaies avant que les
os à extraire en soient enlevés*, il faut être attentif à deux points : 1° la
manière de traiter les plaies de la chair èxtérieure; 2° la manière de traiter
les plaies de l'os. Premier point : ou bien la plaie de la chair est assez
large pour permettre de retirer un morceau d'os suffisant pour enlever le
pus, ou bien elle ne l'est pas. Dans le premier cas on la remplira fortement
de tentes jusqu'au bord, afin qu'elle ne puisse pas se rétrécir. Dans le
cas où elle est trop étroite, on l'élargira de la façon suivante : on fera une
incision transversale passant exactement par le milieu de la plaie, de façon
que les deux plaies forment une croix; dans chacun des quatre angles
de la croix on passera un fil fort, au moyen duquel les angles pourront
être tirés; ensuite on les détachera [1] tous du crâne successivement,
avec un rasoir, et on les écartera, jusqu'à ce que les esquilles à enlever
puissent l'être, sans que la chair de la plaie extérieure soit un obstacle;
puis on remplira fortement toute la plaie de la chair de tentes d'étoupes
imbibées d'huile rosat, afin d'éloigner de la plaie du crâne les angles de
la chair; on continuera ainsi tous les pansements jusqu'à ce qu'on ait
enlevé les os qu'il fallait. — Quant à la manière de panser la plaie de
l'os avant l'extraction des os à extraire, on fera d'abord sur cette plaie
une onction d'huile rosat tiède, ensuite on la remplira de plumasseaux
de charpie trempés dans la même huile, et on fera le reste comme il a
été dit.

Quant au *moment où il faut enlever les os à extraire*, on doit savoir
que ceux qui peuvent être extraits facilement, doivent l'être le plus tôt
possible, et il en est de même en réalité pour ceux qu'il faut extraire par
la violence. Mais, pour l'apparence et à cause de ce qu'on dira, de peur
que la mort du blessé ne soit imputée au chirurgien, et à moins que l'esquille d'os ne pique ou ne comprime la dure-mère, il est préférable de
différer jusqu'à ce qu'on voie si la force vitale est épuisée ou non. Si elle
faiblit, on laissera ce qu'il aurait fallu enlever, et le chirurgien ne sera

---

1. Ed. 1892 : « deinde incarnentur... a craneo... cum rasorio ». — Manuscrit 1487 :
« Deinde excarnentur... etc. ».

pas diffamé; si la force vitale se maintient ou s'améliore, on extraira le plus tôt possible. En aucune façon on ne différera plus de six jours en été, plus de neuf en hiver.

Pour la *manière d'enlever l'os* qu'il faut extraire, il y a ici deux choses à considérer : 1° l'extraction de l'os qui peut se faire sans violence; 2° l'extraction qui ne peut se faire sans violence. — La première question en renferme deux : 1° quels sont les os qu'il faut enlever; 2° comment faut-il les enlever?

Première question : Les os qu'il faut enlever sont ceux-là seuls qui peuvent être extraits sans grande douleur et qui sont complètement séparés de la chair et du crâne; on enlèvera les esquilles flottantes qui sont de dimensions notables; il ne faut pas extraire celles qui sont très petites, à moins qu'elles ne piquent la dure-mère, parce que la nature les expulse par l'effet du temps.

Seconde question, à savoir la manière d'extraire ces os : il faut les extraire avec les ongles si c'est possible; sinon, on les extraira avec des instruments propres à cet usage, des tenailles fines par exemple, ou d'autres, comme on verra par la suite.

Quant à l'extraction d'un os qui ne peut être retiré sans violence, il faut considérer ici deux choses : 1° certaines variétés des plaies du crâne qui ont de l'importance pour ce sujet; 2° la manière d'opérer selon l'art dans ce cas. Sur le premier point, il faut noter que parmi les plaies du crâne, l'une ne pénètre pas jusqu'à la cavité intérieure, l'autre y pénètre. Parmi celles qui ne pénètrent pas, l'une est avec perte de substance d'une partie de l'os, l'autre sans perte de substance. Parmi celles qui sont sans perte de substance, l'une est une fissure directe et presque pénétrante, dont les deux côtés sont fermes et de niveau, l'autre est seulement superficielle, ayant une ou les deux lèvres élevées et non fermes, ou bien une partie de la superficie de l'os est séparable. Parmi celles qui pénètrent, l'une est largement ouverte, de façon qu'on peut voir la dure-mère; l'autre est étroite, non ouverte, semblable à une fissure. Parmi celles qui pénètrent et sont amplement ouvertes, l'une est assez large pour permettre de débarrasser suffisamment du pus la cavité inférieure [1], l'autre n'est pas assez ouverte, pour qu'on puisse enlever le pus. En outre, aussi bien parmi les fractures larges que parmi les fissures, on voit qu'aucune des lèvres n'est plus élevée ou plus déprimée que l'autre, ou bien que l'une est plus déprimée ou plus élevée. Parmi celles dont un.

1. Ed. 1892 : « tantum amplum quod sanies a *sui* concavitate subteriori potest per ipsum sufficienter mundificari ». — Manuscrit 1487 : « tantum amplum quod sanies a cumcavitate subteriori potest per ipsum sufficientes mundificari ». — Manuscrit 2030 : « lune est se large que lordure puet estre souffisamment mondefie par icele de la concavite desous ». — Le texte de l'éd. 1892 a en plus « sui ».

côté est déprimé, l'une est telle que la dure-mère est comprimée par ce côté; dans l'autre ce n'est pas le cas. En outre, aussi bien dans celles dont l'un des côtés est déprimé que dans celles où il n'y en a pas, il en est dans lesquelles une esquille d'os pique la dure-mère, et d'autres où ce n'est pas le cas. En outre, les unes sont dans les commissures ou près d'elles, les autres en sont éloignées. De même que toutes les fractures diffèrent entre elles, de même l'opération manuelle est différente pour chacune.

A propos de la *manière d'opérer selon l'art*, il faut considérer ici deux choses : 1° quelle est la raison pour laquelle on extrait un os; 2° comment il faut l'extraire.

Première question : la *raison pour laquelle il faut extraire* est triple : 1° pour que la suppuration engendrée dans la plaie de la chair extérieure de la tête, suppuration qui pénètre par la plaie du crâne jusqu'à la dure-mère, puisse être enlevée et mondifiée par l'endroit d'où l'on extrait l'os, afin qu'elle ne cause pas, en y restant, de pernicieux accidents ou la mort. Cette raison est donnée par Galien (au III° livre du *Megatechni*, chapitre 1, à la fin), en sorte que si l'on pouvait prévenir la formation du pus dans cette plaie, ou si l'on pouvait empêcher qu'il ne descendît dans le crâne, il ne serait pas nécessaire d'enlever l'os, ni d'agrandir la plaie du crâne plus qu'il n'est nécessaire pour une plaie de l'os de la cuisse, comme si la moelle du crâne n'était pas plus noble que la moelle de l'os de la cuisse; 2° il faut quelquefois enlever un os parce qu'une de ses parties est déprimée et comprime la dure-mère; 3° quand une esquille d'os pique la dure-mère, parce que la dure-mère est un organe noble très sensible; or les organes de ce genre, suivant ce que dit Galien (au III° livre du *Megatechni*, chapitre 7), ne supportent pas les graves et longues affections, et cela apparaîtra encore mieux dans les explications.

Dans la *manière d'opérer* il faut être attentif : 1° à certaines considérations générales; 2° à certaines considérations spéciales.

Considérations générales. En supposant connues certaines règles générales énoncées au chapitre deuxième de cette doctrine, qui traite des CHOSES REQUISES POUR LE TRAITEMENT DES PLAIES DES NERFS, il faut observer ici *vingt règles générales*.

1re *règle* : Tout os qui doit être extrait avec violence et même autrement, doit l'être le plus vite et le plus délicatement possible. Raison de la première partie de cette règle : parce que, plus vite on l'extraira, moins il irritera la région blessée et plus vite la douleur sera apaisée; aussi longtemps qu'il serait dans la plaie, jamais celle-ci ne se cicatriserait comme il faut. — Raison de la seconde partie : parce que plus délicatement on l'enlèvera, moins on causera de douleur, or la douleur abat la force vitale, suivant Galien (dans la 3° partie du *Régime des maladies aiguës*, au paragraphe « screatus optimus, etc. »).

2⁰ *règle* : Toutes les fois qu'on fait une opération avec le fer sur le crâne, il faut boucher les oreilles du patient avec du coton ou quelque chose de semblable, afin qu'il ne soit pas effrayé du bruit des instruments.

3⁰ *règle* : En quelque lieu qu'on enleve l'os, quelle que soit la plaie de l'os, on l'applanira s'il en est besoin, surtout à l'intérieur, afin que les aspérités des lèvres de la plaie du crâne ne blessent pas la dure-mère.

La *4⁰ règle* est donnée par Galien (au III⁰ livre du *Megatechni*, dernier chapitre) : il ne faut jamais extraire plus d'os que ne l'exige l'enlèvement du pus, et si la plaie primitive est suffisante pour cela, elle ne doit pas être agrandie par l'extraction d'un os. En effet, du moment que c'est pour enlever le pus qu'on extrait les os, ainsi qu'il ressort de l'autorité de Galien et d'Avicenne (l. IV, f. 5, tr. 2, chap. Du TRAITEMENT DE LA FRACTURE DU CRANE), nous ne devons extraire que la quantité d'os nécessaire pour enlever le pus; et encore Avicenne, au chapitre cité, et Sérapion, Du TRAITEMENT DE LA SODA FROIDE [1], disent-ils que si l'on peut nettoyer le pus sans extraire d'os, on s'abstienne de l'extraction.

5⁰ *règle* : Toutes les fois qu'il faut extraire un os du crâne, on doit différer ou avancer l'extraction autant que possible, pour s'éloigner de l'époque où les humidités sont plus abondantes dans la tête, comme à l'époque de la pleine lune. En effet, suivant Avicenne (l. I, f. 4, chap. 21, DES VENTOUSES), les humeurs sont alors en ébullition et augmentent comme augmente la lumière sur le corps de la lune. Le cerveau augmente dans les crânes et l'eau dans les fleuves qui ont une ascension et une baisse; de même les membranes du cerveau se soulèvent, et par conséquent se rapprochent du crâne, ce qui fait qu'on les blesserait plus facilement avec les instruments de chirurgie.

6⁰ *règle*, qui résulte de la quatrième : En enlevant ce qu'il faut enlever, nous ne devons pas atteindre les extrémités des fissures. En effet, il suffit d'extraire seulement la quantité d'os nécessaire pour débarrasser du pus.

7⁰ *règle* : L'os doit toujours être enlevé du côté où se dirige le pus; en effet on enlèvera plus facilement le pus par cette partie, et selon le Philosophe dans les *Physica*, comme selon Galien (au 5⁰ *Aphorisme* de la 1ʳᵉ partie, à propos des perturbations du ventre et des vomissements), l'art doit imiter la nature autant que possible.

8⁰ *règle* : L'os doit toujours être enlevé du côté qui est le plus éloigné des commissures du crâne, parce que la dure-mère est suspendue à ces commissures, de plus elle est nerveuse et très sensible; aussi si l'on

---

1. Le Manuscrit 1487 ecrit « sode »; il y a là une abréviation. — En arabe *sodan* exprime le mal de tête. — Soda est aussi un nom vulgaire du pyrosis.

touche les commissures avec les instruments, on causera le plus grand dommage aux membranes et au cerveau.

9ᵉ *règle* : Il ne faut jamais faire une extraction d'os ni tourmenter le patient, lorsque sa force vitale est complètement épuisée, parce que, si la fin était mauvaise, on l'imputerait au chirurgien, à moins que l'on ne sache que la seule cause pour laquelle la force vitale est épuisée est qu'un os pique ou comprime la dure-mère. Dans ce cas, on enlèvera cet os le plus tôt possible par le procédé convenable, parce qu'une fois l'os qui piquait ou comprimait, enlevé, la force vitale le plus souvent se relève, tandis que s'il reste, elle succombe, parce que les organes nobles et très sensibles ne supportent pas les graves et longues affections. Comme une esquille de cette sorte est, quand elle pique, la cause propre et immédiate pour laquelle la force vitale succombe, une fois qu'elle est écartée, son effet, c'est-à-dire la douleur, est aussi supprimé.

10ᵉ *règle* : S'il y a plusieurs plaies dans le même os du crâne dont aucune, pas plus que toutes, ne suffit à la mondification du pus, il faut agrandir celle vers laquelle le pus se dirige le plus, cela suffit ; en effet l'élargissement de l'orifice vers lequel le pus se dirige le plus, suffit à la mondification des autres plaies.

11ᵉ *règle* : S'il faut élargir une plaie ou une fissure du crâne, on l'élargira d'un seul côté, à savoir du côté le plus lésé, à moins qu'il ne soit vers les commissures ; dans ce cas seulement il faut élargir du côté le plus sain. En effet on fatigue moins le patient en opérant d'un seul côté et du côté le plus blessé, parce qu'on extraira plus facilement ce qui est nécessaire du côté brisé que du côté sain, et il est plus conforme aux prescriptions de l'art de laisser ce qui est sain. Mais si le côté le plus sain est plus éloigné des commissures et le côté brisé le plus rapproché, on enlèvera alors ce qu'il faut du côté le plus sain, parce que c'est un moindre mal d'opérer sur le côté sain que de blesser les commissures.

12ᵉ *règle* : Si la plaie ou la fissure du crâne a un côté ou ses deux côtés enfoncés ou élevés, piquant ou comprimant la dure-mère, et si elle est assez large pour qu'on puisse enlever la suppuration, il suffit de redresser le ou les côtés, en soulevant les parties enfoncées qui piquent et compriment, et en déprimant les parties soulevées, au moyen d'un élévatoire et d'autres instruments semblables, jusqu'à ce qu'elles soient ramenées à la ligne du crâne. Si elles ne peuvent y être ramenées, on aplanira avec des instruments de fer tout ce qui dépasse cette ligne et toutes les aspérités. Raison pour laquelle, du moment que le pus peut être enlevé, il suffit de redresser et d'aplanir les parties du crâne qui sont hors de la ligne naturelle et d'adoucir les aspérités : c'est qu'une seule dépression, élévation ou aspérité peut causer ici le plus grand dommage à la dure-mère et au cerveau.

13ᵉ *règle* : Si le crâne est enfoncé, mais s'il est sain non fendu, et s'il ne survient pas de mauvais accidents au blessé, on ne fera jamais d'opération manuelle, parce qu'une opération tourmenterait le patient qui n'en retirerait cependant aucun profit. En effet bien des gens vivent en santé avec une dépression et un plissement, et n'en meurent pas plus tôt; mais si l'on voit apparaître des accidents fâcheux, il est alors utile de recourir à une opération manuelle, parce que de deux maux, etc., et que Galien dit (au Xᵉ livre du *Megatechni*, chapitre 5) : Celui qui pour son salut, etc.

14ᵉ *règle* : On aura soin en opérant de ne pas toucher la chair de la plaie extérieure avec les instruments de fer ; en effet, en touchant cette chair on fait une lésion au patient, qui pourrait sous l'effet de cette douleur avoir au moment de l'opération des mouvements désordonnés, et en outre la douleur affaiblit la force vitale, comme on a vu.

15ᵉ *règle* : Toutes les fois qu'il opérera sur une fissure ou une plaie non pénétrante, l'opérateur prendra garde de ne pas la rendre pénétrante. En effet, une plaie pénétrante du crâne est plus mauvaise, plus dangereuse et plus difficile à guérir qu'une plaie non pénétrante, surtout quand on opère selon la méthode des anciens, et en outre il y a une perte de substance osseuse plus grande dans la première que dans la seconde. Si la fissure va jusqu'au tissu spongieux du crâne et pas plus loin, *l'opérateur ne doit pas arrêter là son travail*, de peur que le pus, qui est lourd et tend toujours au fond de la plaie, ne se diffuse au loin dans les spongiosités du crâne et ne lui cause un grave dommage. Aussi est-il préférable que le pus demeure sur la partie dure intérieure du crâne, qui est solide et résiste mieux à la corruption.

16ᵉ *règle* : Toutes les fois qu'on fait une opération sur le crâne en enlevant de petites esquilles ou des fragments, il faut mettre un morceau d'étoffe, de la charpie ou quelque chose de semblable sous le crâne, pour recevoir les fragments, de peur qu'ils ne pénètrent jusqu'à la dure-mère, à laquelle ils nuiraient; on les enlèvera aussi plus facilement, si on les reçoit sur quelque chose.

17ᵉ *règle* : Une fois l'opération sur le crâne achevée, on le nettoyera soigneusement, lui, la dure-mère et toute la plaie, avec du coton ou quelque chose de semblable et on les desséchera de toute humidité superflue. En effet les plaies ne guérissent pas tant qu'elles n'ont pas été auparavant expurgées de toutes les superfluités et de toutes les impuretés internes et externes, comme on l'a vu plus haut, sous l'autorité de Galien dans le *Techni*.

18ᵉ *règle* : Dans le traitement des plaies de la tête, et surtout pour consolider celles qui sont pénétrantes, on ne mettra jamais sous le crâne rien d'onctueux ou de fluide. La raison en est donnée par Galien (au

III° livre du *Megatechni*, chapitre 3) : l'huile et les autres onctueux rendent la plaie mollasse, etc.; une autre raison est que tout onctueux est glissant, que la lubréfaction (lubricitas) est cause de mouvement, et le mouvement est contraire au repos. Or les plaies ne guérissent pas sans le repos, comme dit Galien (au V° livre du *Megatechni*, chapitre 3), quand il parle des plaies du poumon. En outre tout onctueux est un suppuratif, et tout suppuratif nuit aux organes nerveux, tels que les membranes du cerveau, ainsi qu'on l'a vu au second chapitre de cette doctrine, à la sixième règle générale (p. 304). Par conséquent, il ne faut mettre aucun onctueux sur les plaies qui pénètrent dans la cavité du crâne, c'est-à-dire une grande quantité d'onctueux liquide. Cela afin qu'il ne s'infiltre pas sous le crâne dans la cavité, d'où on ne le retirerait qu'avec peine ou jamais.

19° *règle* : On ne mettra pas de corrosif onctueux sur la chair superflue de la dure-mère, car lorsque ces onguents s'échauffent, ils se diffusent dans les cavités cachées, d'où on ne peut jamais les enlever.

20° *règle* : Celui qui a une plaie dans les régions nerveuses, surtout à la tête, pénétrant sous le crâne, s'abstiendra du coït, de la conversation, de la société et du contact des femmes lascives. En effet, dans tous ces actes les organes nerveux travaillent beaucoup, et surtout les esprits et les humeurs sont surchargés et agités, et ces commotions sont suivies de fièvre. On sait de même par expérience, que beaucoup de gens dont les plaies étaient presque guéries sont morts de la façon la plus rapide et la plus vile, à la suite d'une simple conversation, d'une commotion, ou par leur seule imagination, parce qu'ils voyaient leurs compagnons faire des actes de ce genre.

De ces variétés des plaies du crâne, et de ces règles générales, avec quelques autres qui en sont la conséquence, les chirurgiens peuvent déduire presque complètement la manière d'opérer qui convient à ces cas.

Quant à la *manière spéciale d'opérer dans les plaies et fissures*, il faut considérer deux choses : 1° la manière d'opérer dans les plaies non pénétrantes; 2° celle d'opérer dans les plaies pénétrantes. — Le premier chef en contient deux : 1° les signes auxquels on reconnaît les plaies non pénétrantes; 2° comment il faut opérer sur elles.

Des *symptômes* trois ont été donnés au quatrième chapitre de ce Traité. Le quatrième est le suivant : Si le patient se ferme la bouche et les narines et souffle fortement, on voit sortir quelque humidité par la plaie si elle est pénétrante; sinon, non. Ce quatrième symptôme est réprouvé par maître Lanfranc, et avec raison, ce me semble. En effet en agissant ainsi on imprime un mouvement au cerveau ; or le mouvement est nuisible au cerveau. — Cinquième symptôme : on percute le crâne nu avec une taste ou avec l'ongle; s'il donne un bruit sourd ou rauque, la fissure pénètre; sinon, non. — Sixième symptôme : On détrempe de la poudre de Mastic avec du blanc d'œuf jusqu'à la consistance du miel, on l'étend sur un morceau d'étoffe, on l'applique sur la fissure préalablement desséchée et on laisse pendant un jour et une nuit [1]. Lorsqu'on enlève l'étoffe, elle paraît plus sèche sur la fissure qu'ailleurs, ce qui provient des fumées qui sont montées du cerveau à travers la fissure du crâne.

La *manière d'opérer* dans les fissures ou les plaies non pénétrantes, dont une des lèvres ou toutes les deux sont saillantes, ou dont une lèvre est mobile et ne paraît pas pouvoir être consolidée, parce que peut-être elle est altérée par la suppuration ou par l'air, et peu adhérente (dans les fissures dont les deux lèvres sont fermes et de niveau, il n'y a pas à faire d'opération manuelle), — consiste à n'enlever avec la rugine ou autrement que la partie seule qui est saillante ou peu adhérente et ne paraît pas pouvoir être consolidée, et à l'aplanir soigneusement.

Quant à la manière d'opérer dans les plaies ou les fissures pénétrantes, il faut être attentif à deux cas : 1° la manière d'opérer dans les plaies ouvertes, c'est-à-dire celles où il y a une perte de substance de l'os, mais insuffisante cependant pour permettre la mondification du pus ; 2° la manière d'opérer dans les plaies non ouvertes, c'est-à-dire celles dans lesquelles il n'y a pas de perte de substance ; telles sont les fissures.

Premier cas : l'os à enlever, qu'il soit enfoncé ou soulevé, qu'il pique ou comprime la dure-mère, qu'il soit ou non dans la ligne droite du crâne, doit être enlevé, en observant les règles énoncées plus haut, c'est-à-dire qu'on enlèvera seulement ce qui est nécessaire pour absterger le pus, dans la partie inférieure, loin des commissures, etc., avec les ongles si possible, sinon avec des pinces ou avec la rugine, en détachant l'os d'où il adhère et en le soulevant avec l'élévatoire ; ou enfin avec le trépan, en pratiquant autant de trous qu'il est utile, et en réunissant ensuite les trous avec le lenticulaire ou la rugine, jusqu'à ce qu'on puisse séparer ce qui doit être enlevé. Une fois les trous réunis, on placera l'élévatoire sous le fragment, et on soulèvera celui-ci jusqu'à ce qu'on puisse l'enlever.

Manière d'opérer dans les fractures non ouvertes et les fissures [2] ;

---

1. Éd. 1892 : « extendatur supra pannum et fissurae applicetur et *dimittatur desiccare* per diem et noctem » ; — manuscrit 1487 : « extendatur supra pannum et fissure applicatur *prius desiccare dimittatur* per diem ac noctem ». — Manuscrit 2030 : « et soit estendu sus un drapel et soit sechee la fixure et puis soit appliquie dessus et soit lessie un jour et une nuit ». — Le sens de la phrase est d'accord avec la leçon du manuscrit 1487 et celle du manuscrit 2030.

2. La plupart des mss ne renferment pas les figures indiquées dans le texte, on en trouve seulement dans le ms. d'Erfurt, Q. 197, et dans le ms. latin n° 7131 de la Bibliothèque nationale, qui donne au f. 31 quatre petites figures à peine dessinées. Celles que je reproduis ici viennent du ms. de Guy de Chauliac, qui est

deux questions à considérer : 1° afin qu'on n'avance pas davantage à travers des choses inconnues, — quels sont les instruments nécessaires ici, quels sont les plus utiles, et combien y en a-t-il? 2° la manière d'opérer.

D'abord, les *instruments nécessaires* et qui suffisent en général sont au nombre de quatre, à savoir celui avec lequel on rugine et fait des fissures, le trépan, le lenticulaire, l'élévatoire. Le premier (la *rugine*) est le même que celui avec lequel les charpentiers font des fentes dans les poutres, si ce n'est qu'il doit être plus fin. Il a la forme suivante :

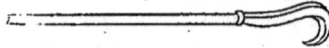

Fig. 16. — Rugine crochue (du ms. de Guy de Chauliac). Avec cette rugine on creuse des sillons, des rainures.

Le *trépan* a la pointe coupante des deux côtés, faite comme un escu (clypeus); si on le pose sur le crâne et qu'on roule le manche entre les mains (volvatur manubrium inter manus), il perfore le crâne. En voici la forme :

Fig. 17. — Trépan (du ms. de Guy de Chauliac). Celui qui est décrit par M. n'a que deux bords tranchants; celui de notre figure est une pyramide triangulaire à laquelle ressemble le perforateur de Nélaton.

Le *lenticulaire* est comme un couteau à tailler les plumes (scindipennium) peu large, coupant d'un seul côté, du côté rectiligne, mousse de l'autre côté, portant à la pointe un appendice en forme de lentille, pour que cette pointe ne blesse pas la dure-mère. En voici la forme. (Pl. III, fig. 73.)

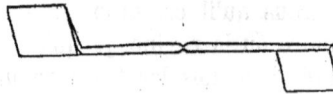

Fig. 18. — Couteau lenticulaire (ms. de Guy de Chauliac).

L'*élévatoire* ne me paraît pas pouvoir être décrit par des mots. En voici la forme. (Pl. II, fig. 52.)

Le chirurgien doit posséder ces instruments en diverses grandeurs, grands, moyens, petits, et plusieurs de chaque. Le trépan et le lenticulaire doivent en plus avoir des appendices qui les empêchent de pénétrer

à Montpellier, ms. du xive siècle. — M. Pagel reproduit les figures du ms. Q. 197.

Pour la description des instruments employés au xive siècle, nous renvoyons au chapitre spécial que nous avons inséré dans l'édition de Guy de Chauliac (p. 686); à la fin de ce volume, nous reproduirons les planches qui représentent ces instruments et nous y renverrons au besoin.

trop profondément, ou bien ils doivent présenter plusieurs trous dans leur épaisseur, l'un au-dessus de l'autre, pour qu'on puisse y placer une cheville en fer (pl. IV, fig. 98). On introduit celle-ci dans le trou qui convient pour empêcher l'instrument de pénétrer violemment et de s'enfoncer trop profondément.

L'opération est ici plus difficile, elle demande plus d'art et est plus dangereuse qu'ailleurs, parce que les instruments ne peuvent être introduits sous le crâne, que lorsqu'on a pratiqué un trou et une entrée dans la cavité intérieure. Dans cette opération, le chirurgien se fatigue et le patient souffre. Voici le procédé : on fait un trou avec la rugine ou le trépan, jusqu'à ce que le lenticulaire puisse pénétrer; en frappant ensuite le lenticulaire avec quelque objet sur le côté mousse, on coupe et on enlève ce qu'il faut enlever. Si l'on ne peut procéder ainsi, on fera entre l'os à séparer et l'autre, un sillon ou une fissure avec la rugine, jusqu'à ce qu'on puisse séparer l'os et le soulever avec l'élévatoire. Ou bien, si cela semble préférable, car le procédé avec la rugine est lent et fatigue beaucoup le patient, on fera avec le trépan à la même place, autant de trous qu'il conviendra sur une même ligne et pour ainsi dire continus; on les réunira ensuite avec le lenticulaire ou la rugine, jusqu'à ce que la partie à séparer puisse être détachée avec l'élévatoire ou autrement.

Dans le *pansement des plaies de la tête après l'extraction* nécessaire, il faut considérer deux choses : 1° la manière de panser la plaie du crâne; 2° la manière de panser la plaie de la chair.

Premier point : quand on a enlevé du crâne ce qu'il fallait, qu'on l'a aplani, que de la cavité on a extrait les fragments, nettoyé et desséché le crâne, toute la cavité et même la dure-mère, on remplit toute la cavité intérieure et même la plaie du crâne, jusqu'au niveau de la surface, de plumasseaux de la meilleure charpie, trempés dans du vin chaud, et exprimés. On ne les comprimera pas beaucoup dans la plaie, parce que cette compression causerait nécessairement une apostémation de la dure-mère, comme on le verra plus loin : enfin on saupoudrera la dure-mère avec de la poudre capitale.

En renouvelant le pansement on agira de même; après avoir enlevé complètement et jeté les premiers plumasseaux, on pansera la plaie avec de nouveaux plumasseaux et de la poudre, une ou deux fois par jour, suivant que la suppuration augmentera ou diminuera dans la plaie, et selon ce qui semblera être avantageux au chirurgien; cela jusqu'à ce que la surface du crâne s'exfolie et, autant qu'il est possible, s'incarne.

Cette *poudre capitale* se prépare de la façon suivante : Rp. *Iris, Encens menu, farine d'Orobe, Aristoloche ronde, Myrrhe, Sarcocolle, Sang-*

Dragon, et d'autres médicaments dessiccatifs non mordicants (autant de l'un que de l'autre) [1].

Quant à la manière de panser la plaie extérieure de la chair, il faut savoir, que du moment que ce qui devait être extrait du crâne en a été extrait, et que la plaie du crâne a été remplie et égalisée avec lesdits plumasseaux, il faut adapter sur l'orifice de la plaie du crâne un morceau de soie [2] ou d'étoffe de lin finement tissé, solide, et ciré et le fixer au crâne le mieux qu'on pourra, pour qu'il empêche le pus extérieur d'arriver jusqu'à la cavité et à la dure-mère. On remplira alors toute la plaie de la chair, jusqu'aux bords de la peau extérieure, de plumasseaux de charpie peu serrés, de façon qu'ils s'imbibent plus facilement de pus. On placera ensuite sur la peau et la plaie, un morceau d'étoffe de lin (pour que les plumasseaux d'étoupe ne blessent pas la plaie par leurs aspérités), des plumasseaux d'étoupe imbibés de vin chaud et exprimés, enfin un plumasseau sec plus grand que les autres, puis on bandera légèrement, avec une bande propre et large, et on traitera ainsi la plaie jusqu'à ce qu'elle soit guérie, sans rien changer, sauf qu'on renouvellera ce qui vient d'être dit. Il paraît cependant plus rationnel, aussi longtemps qu'il se forme du pus dans la plaie en quantité notable, de la remplir avec une éponge trempée dans du vin chaud et exprimée, et de poser ensuite sur toute la plaie un grand morceau d'éponge également imbibée de vin chaud et exprimée, jusqu'à ce que la plaie soit délivrée de cette forte suppuration. On reviendra alors au traitement par la charpie et on changera les pansements comme il a été dit ailleurs, quand il paraîtra opportun au chirurgien.

Quant au *traitement de certains accidents* qui se produisent parfois dans ces plaies, il faut considérer trois cas, de même qu'il y a trois sortes de ces accidents : l'un est l'apostémation de la dure-mère; le second, sa dénigration; le troisième, la formation de chair mauvaise ou superflue dans la plaie. Dans le premier cas, il faut considérer trois choses : 1° les causes; 2° les symptômes; 3° le traitement.

L'apostémation de la dure-mère reconnaît cinq causes : 1° une esquille d'os ou quelque objet interne qui la pique [3] ou la comprime; 2° une compression résultant des tentes ou du bandage; 3° le contact

---

1. H. de M. n'indique pas les quantités; G. de Ch. dit qu'il faut employer autant de l'un que de l'autre (p. 660).
2. Ed. 1892 : « aptari... tendatum aut pannus de lineo ». — Manuscrit 7139 : « cendatum » pour cendalum; — Manuscrit 2030 écrit « cendal ». *Cendal*, étoffe de soie, cendalum (Du Cange).
3. Ed. 1892 : « aut aliquod *vel interius* intrinsecum pungens ipsam ». — Manuscrit 7139 : « aut aliquod intrinsecum pungens ipsam ». — Manuscrit 2030 : « ou aucune chose intrinseque poignante icele ».

avec le froid; 4° une diète mal ordonnée; 5° il peut y avoir quelque autre cause qui nous reste cachée, telle qu'une trop forte réplétion, une blessure ou quelque chose de semblable.

Les symptômes : Quand la dure-mère s'apostème, elle se soulève, se rapproche du crâne plus que de coutume et devient rouge; la douleur augmente dans la plaie. Parfois la membrane se tuméfie au point de faire saillie au-dessus de la plaie du crâne, et jusqu'à la peau extérieure; elle apparaît hors du crâne comme un œuf qui sort de la matrice d'une poule; le patient est abattu, ne peut se mouvoir, et parfois il survient des accidents graves et la mort.

Pour ce qui concerne le traitement, il faut considérer trois choses : 1° la manière de supprimer la cause; 2° le traitement local; 3° le régime. Premier point : si la cause est connue, qu'on la supprime; si elle ne l'est pas, on saignera le patient si les conditions particulières l'autorisent. S'il ne guérit pas dans le délai convenable, on le purgera avec une médecine légère, si la force vitale est suffisante. Quant au traitement local, il suffit de verser de l'huile rosat tiède sur la plaie, d'oindre de la même manière toute la tête avec du vinaigre tiède, et de mettre par-dessus l'emplâtre de Mauves déjà décrit; on continuera ce traitement. La diète sera celle qu'on doit observer dans une fièvre continue.

Pour ce qui est de la *dénigration de la dure-mère*, il faut observer trois choses : 1° les causes; 2° les symptômes; 3° le traitement. Il y a deux causes : la première, l'application d'un médicament violent ou noircissant; la seconde, le mauvais état de la plaie même. Signes : la noirceur se reconnaît à la vue. — Traitement : quelle que soit la cause, on emploiera de la charpie trempée dans trois parties de Miel rosat et une partie d'Huile rosat tièdes et de Poudre capitale, et on continuera ces applications. Si la noirceur ne guérit pas ainsi, et augmente jusqu'à gagner le blanc de l'œil et y persister, le patient mourra. En effet, cette augmentation est l'indice de l'extension de la corruption de la dure-mère jusqu'à la membrane qui recouvre les os, de laquelle naît la conjonctive. Lanfranc dit qu'on doit traiter avec du miel et de l'huile rosat tièdes, et que si le malade ne guérit pas ainsi, il ne guérira jamais; c'est la raison pour laquelle Galien dit (dans son *Commentaire* du 1ᵉʳ Aphorisme, 2° partie, « in quo morbo, etc. ») : si ce qui a coutume d'être utile ne l'est pas en son temps, il est hors de doute que ce signe est mauvais.

A propos de la *formation de mauvaise chair* dans une plaie de ce genre, deux choses à considérer : 1° la formation de chair dans la cavité de la plaie du crâne; 2° dans la plaie extérieure.

Dans la mauvaise chair de la plaie du crâne il faut considérer trois choses : 1° les causes; 2° les symptômes; 3° le traitement. — Les causes : la première est l'application d'un mauvais médicament; en effet, la for-

mation de mauvaise chair dans la plaie peut quelquefois avoir pour cause
l'application intempestive d'un bon médicament, ainsi l'application trop
hâtive d'un médicament génératif de la chair, qui fait que la plaie s'assimile un sang vicié, ce qui engendre de la mauvaise chair, parce qu'Avicenne dit expressément (au l. IV, f. 4, tr. 3, DES ULCÈRES) que les ulcères
dans lesquels est engendré de la chair en excès, sont ceux dans lesquels
on s'est hâté de faire naître de la chair avant leur mondification. La
seconde cause est une diète mauvaise, parce qu'un mauvais régime forme
du mauvais sang, et le mauvais sang de mauvaise chair.

Les symptômes : cette chair est molle, jaunâtre, boursouflée. — Le
traitement : on met dessus de la poudre de Litharge, ou d'Hermodactes,
ou une éponge marine bien lavée, et cela en petite quantité. Raison :
parce qu'un médicament en petite quantité n'opère pas aussi fortement
qu'en grande quantité, et qu'il faut commencer par les plus faibles
lorsque la force vitale se maintient et que la maladie laisse des trêves,
comme c'est le cas ici; et s'il faut venir à des remèdes plus forts l'on
doit procéder graduellement. Mais si l'on redoute que dans la maladie la
force vitale fasse défaut, ou si la douleur est intolérable, comme il arrive
parfois dans les maux de dents et semblables, il faut débuter par les
remèdes les plus forts. Ces règles sont posées par Avicenne (au l. I, f. 4,
chapitre DE LA MÉDICATION EN GÉNÉRAL). On augmente ensuite ou l'on
diminue leur quantité, suivant la quantité et la résistance de la chair,
et selon que cela paraît utile au chirurgien.

Pour ce qui regarde la mauvaise chair qui se forme dans la plaie extérieure, il y a de même trois choses à considérer : 1° les causes; 2° les
symptômes; 3° le traitement. — Les causes : il y en a deux, l'application
trop hâtive d'un médicament génératif de chair, et un mauvais régime
dans la diète. — Les symptômes sont les mêmes que ceux qu'on vient
de dire. — Le traitement : on traite par l'Onguent vert décrit plus haut,
composé de Vert-de-gris et de Dialthea, comme on l'a fait voir à la fin
du 1ᵉʳ chapitre DU TRAITEMENT DES PLAIES EN GÉNÉRAL.

La diète des malades qui souffrent d'apostème et de noirceur de la
dure-mère et aussi longtemps que durent l'afflux des humeurs, la fièvre
ou l'apostème chaud de la dure-mère, avec l'un ou plusieurs de ces
accidents, doit être celle des fébricitants. A mesure que ces accidents
disparaîtront, on se rapprochera peu à peu du régime des blessés indiqué
plus haut dans le chapitre général. Il faut, en outre, avoir égard aux habitudes, à l'âge, à la saison, à la nécessité et aux autres circonstances,
comme on l'a montré plus haut.

CHAPITRE SIXIÈME

Du traitement des plaies de la face.

Déclarations préliminaires.

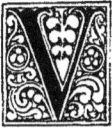

OYONS ici cinq choses pour la clarté de ce qui sera dit dans le chapitre suivant.

I. Il faut noter, surtout pour ce qui concerne le traitement des plaies du nez, qu'un membre complètement séparé ou gangrené ne se réunit jamais. Raison : parce que l'esprit vital se perd à l'instant, et qu'il est aussi impossible de le recouvrer que l'âme. *Il est cependant possible de recouvrer l'esprit sensitif et moteur*, comme on le voit manifestement tous les jours, mais dans des membres lésés qui ne sont pas tout à fait séparés.

II. Parfois le nez est coupé de telle sorte que la plaie est plus longue d'un côté que de l'autre; et alors il n'est pas toujours nécessaire que les points de suture de la plaie soient en nombre impair. Il en est de même quelquefois, supposé même que les deux côtés de la plaie soient de longueur égale à partir de l'arête du nez, quand on ne fait pas de point sur l'arête, nonobstant la règle générale donnée au chapitre général sur la suture. Il reste en effet bien des artifices d'opérateur qui viennent en aide à l'art et à la nature qui régit le corps, comme dit Jean Damascenus à l'*Aphorisme* second de la première section.

III. J'ai vu guérir un nez coupé qui déjà refroidi et de couleur livide n'adhérait plus que par l'extrémité inférieure du cartilage qui est entre les deux narines, et non par quelque partie charnue. Des gens et un médecin disaient qu'il fallait l'amputer et le jeter, lorsque mon maître Jean Pitard [1], remarquant que cela ne pourrait pas nuire beaucoup au nez, et qu'on pourrait l'amputer aussi bien le lendemain que dans le moment, le pansa de la façon suivante : il coupa la tête d'un poulet, et en fit tomber le sang sur le nez longtemps et avec soin, ensuite il appliqua dessus le cœur du poulet [2] fendu par le milieu et il le maintint sur la place jusqu'à ce qu'il fût refroidi. Il fit ensuite la suture, comme on l'enseigne; il fit encore avec un second poulet comme il avait fait avec le premier; puis, au lieu de plumasseau il appliqua sur le nez le cœur chaud du poulet [3] fendu par le milieu, et quelques lambeaux d'autre chair. Il les

1. Ed. 1892 : « Magister meus *Johannes Pitard*, quod ibi... ». — Manuscrit 7139 : « Magister meus quod ibi... », il ne cite pas J. Pitard.
2. Ed. 1892 : « corpus pulli ». — Manuscrit 7139 : « cor pulli ».
3. Ed. 1892 : « corpus pulli calidum »; — Manuscrit 7139 : « cor pulli calidum ».

enleva le lendemain, et trouva que le nez avait meilleure couleur. Il le pansa de nouveau de la même façon, le traita ensuite comme les autres plaies, et le guérit ainsi.

IV. Tout homme blessé au nez, à la face ou au cou, doit, avant d'être bandé, avoir autour de la tête un fort bonnet fortement attaché sous le menton, pour qu'on puisse y coudre les bandes, si cela paraît utile, afin que le bandage soit plus ferme, et que celui qui est fait autour du cou ne se ramasse pas tout entier sur le milieu de celui-ci. Au bandage du cou il faut en outre nouer une bande qui passe sous les aisselles. De plus, partout où les bandes des parties de la face se rencontrent sur la tête, il est utile de les coudre l'une à l'autre, pour que le bandage soit plus ferme. On a remarqué que pour toute plaie, plus le bandage est ferme, meilleur il est, à moins que cela n'incommode le patient.

V. Il faut faire ici à propos de la manière de panser un nez coupé la remarque générale, qui est à sa place dans le présent chapitre, qu'il est très difficile à un chirurgien sans célébrité, d'oser employer, en quelque lieu ou en quelque cas, une nouvelle manière d'opérer et d'abandonner celle des anciens, parce que, si le traitement réussit bien, on dira que cela eût aussi bien réussi avec la méthode ancienne; si cela va mal, on dira qu'avec la méthode des anciens le succès eût été assuré, et qu'il a fait lui-même dans ce cas la preuve de sa méthode. Un chirurgien de grande réputation n'a pas les mêmes difficultés.

S'il est utile ou nécessaire de faire l'essai d'un nouveau moyen, on le fera d'abord sur des pauvres; car s'il réussit mal, le chirurgien pourra s'excuser plus facilement; si dans plusieurs cas le succès a répondu à son attente, il pourra s'en servir d'exemple auprès des riches.

Du traitement des plaies de la face.

AISONS dans ce chapitre VI, relatif au traitement des plaies de toutes les parties de la face, l'examen de deux choses : 1° le traitement de ces plaies quand elles sont sans perte de substance; 2° leur traitement quand elles sont avec perte de substance.

Les *plaies sans perte de substance* sont traitées avec du vin, des étoupes, un bandage, etc., et on en obtient la cicatrisation avec de l'Onguent vert et de la charpie successivement, comme il a été dit dans le chapitre général du traitement des plaies, là où il est question de leur cicatrisation.

Le *traitement des plaies avec perte de substance* se subdivise en deux : 1° traitement des plaies avec lésion des os; 2° celui des plaies sans lésion des os.

Les plaies avec lésion des os sont traitées comme celles de la tête avec lésion du crâne non pénétrante. Cependant, dans le traitement de certaines d'entre elles, il faut user de la plus grande circonspection; il arrive par exemple dans les *plaies du nez*, que l'os soit entièrement coupé du haut en bas jusqu'aux lèvres; parfois il est complètement séparé et tombe, d'autres fois il pend en restant adhérent. S'il est complètement séparé, il ne s'incarnera plus; on cicatrisera la plaie de la face en la resserrant le plus possible. S'il adhère, c'est ou suffisamment ou insuffisamment; ou bien il peut recevoir encore de la nourriture, ou bien il adhère si peu que c'est impossible. Si c'est impossible, on l'amputera et on cicatrisera la plaie; s'il reçoit encore de la nourriture, il est ou déjà gangrené ou très près de la gangrène, ou peu altéré, ou bien la plaie est récente. S'il est gangrené ou très près de la gangrène, on l'amputera et on traitera la plaie. S'il est peu altéré, on enlèvera ce qu'il peut y avoir contre nature entre les lèvres; ensuite avec une aiguille triangulaire *on frottera les deux lèvres jusqu'à ce qu'elles soient sanguinolentes et rafraîchies*, pour qu'elles s'incarnent ainsi plus facilement; on pansera ensuite tout à fait comme une plaie sanguinolente récente.

Voici comment on réunira le mieux et suturera les lèvres : on fera d'abord deux points successivement aux deux extrémités de la plaie, par en bas, un près de chaque extrémité, à une distance de celle-ci d'un travers de doigt; on fera ensuite un troisième point sur le sommet (culmen) du nez, au milieu, entre les deux premiers. Toutefois quelques chirurgiens célèbres disent, et ils me semblent avoir raison, qu'il ne faut pas faire de point sur le sommet du nez, mais bien deux points des deux côtés de ce sommet, assez près. En effet, si l'on fait un point sur le sommet ou l'arête du nez, la peau et la chair du point se rompront plus vite que si l'on fait deux points séparés, un de chaque côté, près de l'arête. On fera ensuite entre les deux points de chaque côté, et non sur le sommet, un nouveau point au milieu; on les multipliera et on les rapprochera ainsi en faisant toujours un troisième point entre deux précédents, jusqu'à ce qu'il y en ait assez, d'après la doctrine sur la suture exposée plus haut. On régularisera ensuite s'il en est besoin les lèvres de la suture avec une taste, comme il a été dit; on fomentera la plaie avec du vin chaud, on la desséchera et on appliquera légèrement des plumasseaux et des compresses de toile de lin[1] légère et douce imbibées de

---

1. « Pulvilli et pressurae de panno lineo »; il est question ici de compresses de toile de lin, nous avons vu p. 262, 306, 325, que d'après le manuscrit français ces compresses pouvaient être formées d'étoupe.

vin chaud et exprimées, ou de charpie, et par-dessus, des plumasseaux de bonne étoupe également humectés et proportionnés à la plaie.

Mais auparavant on mettra dans les narines des *tentes* d'étoupe proportionnées, aussi longues et aussi grosses qu'on pourra, afin de soutenir et de redresser les lèvres intérieures de la plaie. Raison pour laquelle on emploie des tentes d'étoupe et non de soie (de bombace) : parce qu'elles soutiennent mieux le nez, s'introduisent et se moulent plus facilement. Elles sont de même préférables à celles faites de plumes d'oies, qui ne peuvent être ainsi roulées ou adaptées sans blesser le patient; elles sont aussi préférables aux tentes de cire vierge, parce que celles-ci sont moins dures, et que les mucosités ne peuvent les traverser et alors sortir et débarrasser; le pus ne peut pas non plus s'imbiber dans ces tentes. Il faut avant d'introduire les tentes les envelopper d'un morceau de fine toile de lin, afin qu'elles blessent moins le patient. Pour la même raison il faut dans toutes les plaies de la face, surtout sur les personnes et les parties délicates, appliquer entre les étoupes et la plaie une étoffe légère, et placer légèrement sur les côtés du nez, deux compresses trempées dans du vin chaud et exprimées, de façon qu'elles dépassent un peu le nez en épaisseur, afin de supporter le bandage, qui ainsi ne comprimera pas le nez.

On fera ensuite le bandage de la façon suivante : on aura une bande fine de la largeur du pouce, dont les deux chefs seront roulés; on en placera le milieu sous les narines, de façon à soutenir et à soulever l'extrémité du nez, et on conduira les deux chefs vers la partie supérieure et postérieure de la tête, où on les nouera en les tordant une fois; puis on les ramènera sur le front et là on les nouera ou les coudra; on prendra ensuite une autre bande un peu plus longue, roulée de la même façon, dont on posera le milieu sur le nez, et dont on mènera les chefs vers l'occiput par-dessus les oreilles; là on les nouera en croix, puis alternativement on les ramènera sur le nez, de nouveau à l'occiput et ensuite sur le front où on les nouera ou coudra. On défera ce bandage vers le troisième ou quatrième jour, si cela est nécessaire, on fomentera la plaie et on la mondifiera avec des étoupes trempées dans du vin chaud, puis on desséchera et on régularisera les lèvres selon les cas, et on repansera la plaie absolument comme avant. La manière de défaire le bandage et la suture, et d'enlever les plumasseaux a été indiquée au chapitre général, là où il est question du bandage et de la suture.

I. Mais il faut noter qu'il y a des malades qui ne peuvent supporter les tentes dans les narines, d'un pansement à l'autre; en outre, si elles sont tolérées, elles sont tellement salies par les mucosités et la suppuration de la plaie qu'elles empêchent ou retardent sa consolidation; de plus quelques-uns redoutent fort le changement du pansement, ce qui fait qu'on les panse plus tard; aussi, dans ces cas et les cas semblables, convient-il de faire dans la bande qui passe sous les narines deux trous, de la grandeur de ces dernières et placés exactement au-dessous. A travers ces trous, on pourra introduire, lors du besoin, les tentes dans les narines ou les ôter, afin de pouvoir laver avec du vin chaud, nettoyer et sécher les narines et les tentes ; on remettra ensuite les mêmes tentes ainsi lavées ou de nouvelles comme devant. Quand on aura replacé les tentes, on coudra leurs extrémités inférieures avec les bords des trous de la bande pour qu'elles ne sortent pas involontairement ; de cette façon on pourra faire le pansement plus souvent jusqu'à la fin du traitement.

Peut-être en effet, comme je le crois, ce changement des tentes est-il équivalent ou préférable aux autres manières de panser, à moins qu'il ne survienne de la douleur ou que le bandage ne soit trop lâche ou trop serré, ou qu'on ne craigne un mouvement ou une mauvaise coaptation des parties de la plaie.

II. Il faut noter au sujet du mode de pansement qui vient d'être exposé que, quoiqu'il soit extrait de *la doctrine de nos maîtres*, c'est-à-dire *de Théodoric et de Lanfranc*, ce pourquoi je n'ai pu le passer sous silence, il me paraît pouvoir être corrigé sur deux points : 1° dans la manière de faire la suture ; 2° dans celle de faire le bandage. La suture peut être modifiée parce qu'on l'enlève ou un peu trop tôt ou un peu trop tard ; on a peine en effet à agir au moment précis, aussi est-il facile de s'écarter du juste milieu. Si on se hâte trop, ou bien le nez ne sera pas incarné, ou il le sera si faiblement, que par le propre mouvement des narines il se séparera et ce sera pire qu'avant. Si on tarde trop, il se fera une cicatrice marquée en croix. Aussi me paraît-il préférable de laisser les aiguilles dans la suture, et comme il convient de les plier et que de courtes aiguilles pliées ne peuvent être fermement saisies, il faut qu'elles soient plus longues. Quand la suture sera faite avec elles et le fil enroulé autour, on coupera avec des ciseaux (forpices) ce qui dépasse. Les aiguilles peuvent être minces et en fer, pour qu'on puisse les couper plus facilement et les laisser dans la plaie jusqu'à ce que celle-ci soit bien consolidée ; de cette façon il ne se formera pas de cicatrice marquée en croix et le nez sera retenu plus fortement que par du fil.

La manière de faire le bandage paraît aussi pouvoir être corrigée ; il semble que le seul bandage qui soutient le nez est suffisant et que celui qui passe par-dessus est superflu ou nuisible ; il est en effet difficile de faire qu'il ne soit pas un peu plus serré ou plus lâche qu'il ne faut. S'il est trop serré, il comprime et écrase le nez, le rend gros pour toujours et rectifie peu ou pas ; je crois même que le nez se replace mieux s'il n'est pas bandé, parce que ce n'est pas un organe lourd et que le bandage en retenant les applications locales, est plus nuisible qu'utile. S'il est trop lâche, il sera superflu, parce qu'il ne retiendra ni ne redressera ; il pourra nuire au patient pendant le sommeil, parce que comme le malade dort nécessairement sur le dos, en se remuant il relâchera le bandage ou le serrera ou le déplacera, et par conséquent le nez vacillera.

Les chirurgiens qui partagent cet avis peuvent donc *panser un nez coupé* de la façon suivante : On enlève les corps étrangers, on rapproche, on fait la suture avec des aiguilles courbes, on enroule le fil et on coupe la partie superflue des aiguilles ; ensuite on dessèche avec un morceau d'étoffe légère de lin, trempé dans du vin chaud, et l'on met sur la suture de la poudre incarnative, bien que Théodoric dise que les poudres enferment le pus ; car ici le pus s'écoule par les narines. On pose ensuite sur le nez et sur toute la plaie deux ou trois morceaux de toile fine de lin, trempés dans du vin chaud et exprimés, puis un autre un peu plus grand, mouillé de blanc d'œuf ; on place des tentes dans les narines, comme il est dit dans le Traité, après avoir fait seulement le bandage qui soutient, puis on laisse la plaie ainsi. De cette façon le nez n'est ni comprimé ni surchargé, et nous pouvons à tout instant voir s'il a quitté sa place naturelle, ce que nous ne pouvons faire avec l'autre bandage ; on peut ainsi facilement séparer et réparer.

III. Tout blessé à la face doit porter un fort bonnet, solidement attaché autour de la tête, auquel on coudra à chaque passage toutes les bandes qui passeront sur lui.

IV. Si la plaie à suturer occupe la paupière, le grand angle, ou si elle est entre la cavité de la bouche et celle du nez ou sur le côté du nez, il faut plier une aiguille en forme de demi-cercle et faire la suture avec soin, parce que le bandage est ici de peu ou point d'utilité.

V. Dans les paupières et les autres parties qui se meuvent par leur propre mouvement, comme les lèvres, il faut laisser les aiguilles plus longtemps, de peur qu'après l'enlèvement des points les plaies ne se rouvrent par le fait de ce mouvement.

Quant à la manière de traiter ces plaies, lorsqu'elles sont sans perte de substance et sans plaie des os, il faut savoir qu'on les traite comme il a été dit dans le chapitre général, en ajoutant qu'il faut les traiter plus délicatement et avec une plus grande sollicitude, et qu'il faut placer immédiatement sur les plaies un morceau d'étoffe de lin ou de la charpie, mais non des étoupes.

CHAPITRE SEPTIÈME

Du traitement des plaies des veines organiques et de quelques autres veines et artères [1].

Déclarations préliminaires.

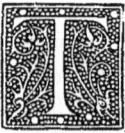

Trois choses à noter ici pour la clarté du chapitre suivant.

I. On a vu dans le chapitre DE L'ANATOMIE DU COU ce qu'est une veine organique, et on a vu aussi que par plaie d'une veine organique on entend en même temps une plaie de la grande artère qui se trouve sous ladite veine, et de laquelle il s'échappe plus de sang que de la veine. Mais comme la veine est plus apparente pour nous que l'artère, on n'impute pas l'écoulement de sang à l'artère, mais à la veine. On a vu dans l'anatomie du bras que vers quelque partie du corps que se rende une veine pour la nourrir, il s'y rend aussi une artère pour la vivifier, et que là où il y a une grande veine, il y a une grande artère, là où il y en a une moyenne, il y a une artère moyenne; et qu'il y a une artère capillaire où il y a une veine capillaire. Il a été démontré de même que, dans tout le corps, les artères sont placées sous les veines, pour la raison ci-dessus mentionnée.

II. Dans le chapitre sur le TRAITEMENT GÉNÉRAL DES PLAIES, dans la partie où l'on traite de l'arrêt de l'écoulement du sang, on a fait voir de combien de manières on arrête le sang qui coule d'un point déterminé, c'est à savoir, en suturant toute la plaie, *en liant les extrémités de la veine et de l'artère* d'où s'échappe le sang, et les serrant fortement avec un fil que l'on noue, en cautérisant les extrémités de la veine ou de l'artère, en suturant ensuite toute la plaie, si elle demande une suture, ou en laissant sans suture une de ses extrémités. On donne dans ce passage avec d'autres procédés, celui qui fut en usage chez les anciens et qui peut parfois, pas toujours, convenir dans les cas où il faut que, pour quelque raison, nous pansions des plaies de ce genre suivant la manière des anciens. On cite à ce sujet dans le notable IV les cas qui exigent cette méthode, et on ajoute que dans ce cas le procédé opératoire de Lanfranc (p. 245) paraît le meilleur et le plus sûr. *On incise la peau et la chair extérieure jusqu'aux extrémités de la veine, on attire alors*

---

1. « De cura vulnerum venae organicae et quarundam aliarum venarum et arteriarum, a quibus aliquando fluit sanguis *periodice*. » — Le ms. 2030 dit « par termes ».

celles-ci, on les tord et on les lie[1]. On peut ensuite panser la plaie ouverte comme les anciens ; le nerf ne sera ni irrité ni piqué ni cautérisé, et quand la plaie sera remplie de chair, on déliera les extrémités de la veine, on retirera le fil et on cicatrisera.

Mais il me semble qu'il se présente ici une difficulté ; en effet ou bien on détachera le fil de la veine, avant qu'elle soit incarnée ou après ; si c'est avant, le sang coulera comme devant[2] ; si c'est après, le fil ne pourra être coupé sans qu'on incise la chair qui s'est formée sur la veine, ce qu'il est à peine possible de faire sans inciser la veine ; le sang coulera et cette nouvelle faute sera pire que ce qui précédait. — Je réponds à cela que, dans l'intention de Lanfranc, le point de suture par lequel on lie la veine ou l'artère, ne doit pas être fait hors de la plaie, tout près, comme on fait communément dans un cas semblable, en liant la veine avec la chair et la peau extérieure, parce qu'on piquerait le nerf. Il ne faut pas non plus faire la ligature à l'intérieur de la plaie et l'y laisser, parce que, comme on a vu, le point ne pourrait être commodément coupé. Il me semble qu'il ne reste qu'une seule voie, à savoir *de séparer dans la plaie même l'extrémité de la veine, d'avec le nerf*, de la suturer ensuite avec la peau et la chair extérieure, de façon que le nœud soit hors de la plaie, tout près, et que lorsque la veine sera incarnée, on puisse défaire le point ; que la plaie soit incarnée ou non, le sang ne coulera pas.

III. Il faut noter, puisqu'il est bon d'avoir dans un même cas plusieurs procédés, car celui qui plaît à l'un ne plaît pas à l'autre, qu'*on peut lier l'extrémité d'une veine ou d'une artère d'où s'échappe du sang par un autre procédé* que celui qu'on vient d'indiquer. Ce procédé est également excellent pour lier toutes les excroissances qu'on veut extirper ; il est venu récemment à ma connaissance et peut à peine être décrit par des mots ; je vais cependant l'exposer aussi bien que possible. On prend une cordelette ou un lien de longueur et de grosseur convenables selon le cas ; on le plie de façon qu'une des parties, repliée contre l'autre, soit plus longue du double ; à l'extrémité de la partie la plus courte on fait un nœud ; on n'en fait pas au bout le plus long ; ce nœud servira à distinguer l'une des extrémités du lien de l'autre ; on prendra alors dans une main le bout le plus long, celui qui n'a pas de nœud ; de l'autre main on saisira le lien au pli et non à l'extrémité qui porte le nœud ; avec cette partie on liera l'extrémité de la veine ou de l'artère qu'il faut lier, en faisant deux révolutions autour d'elle et en serrant autant qu'on veut. On laissera les extrémités de la cordelette hors de la plaie, de telle sorte

---

1. « Quod scindatur cutis et caro exterior usque ad extremitates venae et tunc extrahantur et torqueantur et ligantur. »

2. Ed. 1892 : « fluet sanguis prius » ; manuscrit 1487 : « fluet sanguis sicut prius ».

que, lorsque le chirurgien voudra défaire la ligature, il tirera seulement l'extrémité du lien qui porte le nœud; la ligature se défera et on retirera le lien avec facilité; si l'on veut resserrer la ligature, comme on a laissé le pli hors de la plaie, on tirera plus fortement sur l'extrémité de la cordelette qui n'a pas de nœud [1].

Du traitement des plaies des veines organiques et de quelques autres veines et artères.

L faut considérer ici deux choses : 1° le traitement de la plaie d'une veine organique; 2° celui des autres vaisseaux susdits, etc. — Dans le premier cas il faut considérer deux points : 1° l'écoulement du sang; 2° le traitement de la plaie.

Le premier point se subdivise encore en deux : 1° l'arrêt (interceptio) du sang avant qu'il coule; 2° son arrêt (restrictio) après qu'il a commencé à couler. — Le premier point comporte deux considérations : 1° dans quels cas convient-il d'arrêter le sang et dans quels cas cela ne convient-il pas? 2° comment faut-il l'arrêter?

L'arrêt du sang convient aux plaies d'une veine organique, aux plaies de la poitrine et aux semblables, lorsqu'elles sont pénétrantes, et seulement là où l'on craint un violent jet de sang; il convient encore à celles dans lesquelles le trait ou un objet semblable est encore enfoncé, quand il ne pénètre pas jusqu'à des canaux qui s'ouvrent manifestement à l'extérieur [2], comme ceux de la nourriture, de l'air ou de l'urine. Lorsque l'objet enfoncé pénètre jusqu'à l'un de ces canaux, l'arrêt du sang ne convient pas, parce que, quoi qu'on puisse faire pour prévenir l'écoulement du sang par la plaie extérieure, il sortira toujours par lesdits canaux, la bouche, la verge, etc., qu'il est impossible d'oblitérer complètement; par conséquent on ne peut dans ce cas arrêter le sang.

Pour ce qui est de la manière de l'arrêter, elle a été exposée dans le chapitre général, là où l'on traite de l'arrêt de l'écoulement du sang.

Quant à l'arrêt du sang qui coule déjà, il faut savoir que là où l'interception est inutile, l'arrêt ne sert jamais à rien, comme on l'a fait voir au passage où il était question de l'écoulement du sang.

Dans le traitement des plaies de ce genre, il faut considérer deux

1. « Et si voluerit stringere dimissa prius plica extra vulnus, trahatur ipsa fortius extremitas cordulae sine nodo. »
2. Ed. 1892 : « quod non penetrat ad manifestos canales venientes *ab* extra »; — Manuscrit 1487 : « quod non penetrat ad manifesta canales venientes *ad* extra »; — Manuscrit 2030 : « lequel ne penetre pas as chaneux venant dehors manifestement ».

choses : 1° la manière d'opérer; 2° la diète. — On traite ces plaies comme les autres, si ce n'est qu'il faut changer le pansement plus tard et le laisser plus longtemps, parce qu'on redoute beaucoup en pareil cas le retour de l'écoulement du sang. — Diète : les coulis (colaticium) et tout ce qui n'exige pas de mastication conviennent surtout pour les plaies d'une veine organique.

Dans le traitement des plaies des veines ou des artères d'où s'échappe périodiquement du sang, il y a deux choses à considérer : 1° le cas dont il s'agit; 2° la manière d'opérer dans ce cas. — Il arrive dans les blessures d'une veine, d'une grande artère ou de plusieurs grandes veines et artères, que le sang s'en écoule jusqu'à ce que le patient tombe en syncope et devienne exsangue et sans couleur. Il arrive aussi qu'après le pansement et après [1] le repas, le sang se remette à couler jusqu'au degré qu'on vient de dire, et que cela se répète après chaque repas, périodiquement, une ou deux fois par jour.

Dans la manière d'opérer dans ce cas, deux points à considérer : 1° la manière d'arrêter le sang; 2° la manière de traiter les plaies. Le premier point en comprend lui-même deux : 1° le sang s'échappe d'un membre où le bandage est facile à faire et d'une seule veine ou artère déterminée; 2° le sang s'échappe d'un membre où le bandage est difficile à appliquer et de plusieurs veines ou artères.

Dans le premier cas deux points encore à considérer : 1° quels sont les membres faciles à bander; 2° la manière d'arrêter le sang qui coule. Les membres faciles à bander selon l'art sont les membres solides qui ne se dilatent ni ne se contractent, comme le sont les bras, les cuisses, la tête, etc. — Manière d'opérer : on pose le doigt sur la place d'où coule le sang, en comprimant de façon qu'il ne sorte rien; on le maintient ainsi pendant une heure ou environ jusqu'à ce que le sang soit coagulé; on procède ensuite comme il a été dit dans le chapitre général.

Dans le second cas, à savoir lorsque le sang s'échappe de membres peu propres au bandage et de plusieurs artères et veines, il y a deux points à considérer : 1° quels sont les membres peu propres à un bandage fait selon l'art; 2° la manière d'opérer dans ce cas. — Les membres peu propres à être bandés selon l'art sont ceux qui ne sont pas solides, qui se dilatent et se contractent, comme les paupières, les lèvres, le cou, la poitrine, la verge virile et ceux qui sont semblables. La raison en est que la verge virile n'obéit pas à un bandage fait selon l'art; en effet si

---

1. Éd. 1892 : « Deinde contingit post praeparationem et post *constrictionem* sanguinem iterato fluere »; — Manuscrit 1487 : « Deinde contingit post ppacionem et *comestionem* sanguinem iterato fluere »; — Manuscrit 2030 : « et puis apres un poe de temps ou apres mengier le sanc de rechief commence a courre ».

on la serre quand elle est en érection, aussitôt que l'érection s'évanouit
(evanescit) le bandage se relâche et tombe ou est inutile ; au contraire,
si on fait le bandage quand elle n'est pas en érection mais molle, s'il
arrive qu'elle se meuve ou soit excitée à l'érection, il faudra enlever le
bandage, ou le relâcher beaucoup, ou bien le malade ressentira des douleurs intolérables et par conséquent l'écoulement de sang sera excité
par la douleur. La manière d'opérer dans ce cas a été exposée dans le
chapitre général où il est question de l'écoulement du sang.

Quant au traitement des plaies dans des cas semblables, il faut savoir
qu'une fois le sang arrêté, on les traite de la façon qui a été exposée
pour les autres plaies dans le chapitre général.

CHAPITRE HUITIÈME

*Du traitement des plaies pénétrantes de la poitrine
et des plaies du ventre.*

Déclarations préliminaires.

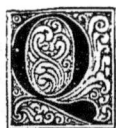

QUATRE choses à noter ici pour une plus grande clarté du chapitre suivant.

I. Théodoric et ses adeptes n'ordonnent la potion ou le
pigment que pour les plaies de la tête qui pénètrent jusqu'à
l'intérieur de la cavité du crâne, et pour celles qui pénètrent jusque dans
la cavité de la poitrine, mais pour aucune autre. On peut demander
s'il faut ou non en user ainsi. — On arguera que puisque pour les autres
plaies des mêmes lieux, et toutes celles de tous les autres lieux, on ne
donne pas de potion, il n'en faut pas donner non plus dans ces cas.
L'antécédente ressort du fait qu'il est prouvé que tous les auteurs sauf
Théodoric, et tous ceux qui opèrent d'après eux, donnent indifféremment et également des potions pour toutes les plaies. En outre, on donne
une potion dans ces plaies afin d'éviter le danger ; or il se présente parfois, dans d'autres lieux, des plaies aussi dangereuses qu'en ces régions,
qui peuvent amener la mort des blessés, et cependant on ne donne
jamais la potion dans ces cas ; donc il ne faut pas non plus la donner ici.
— Le contraire est enseigné par Théodoric (au l. II, chapitre 5, et au
même livre, chapitre 21), et tous ses adeptes suivent la même pratique,
ordonnant la potion pour ces plaies et jamais pour les autres, parce
qu'elles n'en ont pas besoin et guérissent parfaitement sans potion. — Il

faut dire que, si on traite ces plaies selon la doctrine de Théodoric
et de ses adeptes, la potion ou le pigment est nécessaire, tandis qu'il
ne l'est pour aucune autre. Raison : parce que là où le danger est plus
grand, il faut agir plus vite; c'est le cas ici, donc, etc. La majeure est
évidente; la mineure s'explique par le fait que ces plaies sont voisines
d'organes principaux et plus sensibles que tous les autres, c'est-à-dire
près du cœur et du cerveau; donc, etc. On peut encore prouver autrement la mineure par le fait que ces plaies pénètrent dans de plus grandes
cavités et de plus grands espaces vides, comme les cavités du cerveau
et de la poitrine, que les autres plaies. Dans ces deux cavités il y a plus
de veines et d'artères qu'ailleurs, il peut s'y écouler par conséquent plus
de sang, et elles peuvent en recevoir plus que les autres lieux; or, il
faut craindre que ce sang ne se putréfie, suivant l'*Aphorisme* d'Hippocrate à la seconde section : s'il pénètre du sang dans le ventre, il se
putréfie nécessairement. La mineure est donc prouvée, à savoir que dans
ces plaies, le danger est plus considérable que dans toutes les autres ;
par conséquent, etc.

Donc, ces plaies demandent pour guérir des soins que n'exigent pas
les autres, savoir quelque chose qui réconforte les organes principaux et
quelque chose qui consume le sang amassé dans les cavités. On atteint
ces deux buts avec le pigment composé selon les règles de l'art; par son
aromaticité il réconforte lesdits organes, par sa chaleur, sa siccité et sa
subtilité il consume le sang qui se trouve dans les cavités et empêche
qu'il ne se putréfie. Il suit donc de là que la prescription du pigment ainsi
préparé est nécessaire dans le traitement des plaies qui pénètrent jusqu'à
ces cavités, et ne l'est pas pour les autres.

II. On pourrait ici répliquer que nous confondons deux questions en
une, puisqu'on n'ordonne pas non plus la potion pour les plaies qui pénètrent dans la cavité des organes de la nutrition. Je réponds que ce n'est
pas la même chose, parce qu'il n'y a pas là d'organes aussi importants ni
aussi sensibles que le cœur et le cerveau, ni une aussi grande cavité, bien
qu'elle soit de quelque importance, ni autant de sang et d'artères. Si même
il y avait beaucoup de sang et beaucoup de veines, cependant le sang n'est
pas aussi subtil et il n'y a pas autant de vides ; par conséquent la potion n'est
pas nécessaire. — A la première raison il faut répondre que le cas n'est
pas le même, comme on a vu, quand il s'agit de ces plaies ou d'autres, et
quand on se sert de cet argument : « Tous les auteurs et opérateurs, etc. »,
cela est vrai des anciens, qui, en tout, traitent les blessés autrement que
nous; aussi n'est-ce pas une preuve contre nous, s'ils ordonnent autrement
les potions. A la seconde raison : « On ordonne la potion aux blessés
pour éviter le danger », il faut répondre qu'un double danger peut accompagner les plaies, à savoir le danger qui vient des plaies elles-mêmes,

non d'ailleurs, et celui qui provient d'ailleurs, non de la plaie. Par exemple : le danger qui accompagne une grande plaie de la cuisse ne dépend que de cette plaie ; le danger qui accompagne une plaie de la tête avec fracture du crâne, ne provient pas de la plaie même, mais du voisinage du cerveau, et du sang et du pus qui en s'introduisant dans la cavité du crâne compriment et lèsent les membranes et le cerveau. Pour le danger qui dérive de la plaie même, il n'est pas nécessaire de donner une potion, la diète suffit ; mais pour celui qui provient d'ailleurs que de la plaie, d'un lieu par exemple où l'on ne peut pas faire d'opération manuelle, on donnera la potion ou le pigment. La phrase : « On ordonne la potion pour éviter le danger » est donc vraie seulement du danger qui provient d'ailleurs que de la plaie et non d'un autre ; au contraire, on ne l'ordonne jamais pour le danger qui résulte des plaies mêmes, parce qu'on peut y faire une opération manuelle suffisante.

III. On pourrait craindre en outre qu'une grande quantité de sang enfermée dans ces cavités ne puisse être résorbée si facilement. Je réponds, selon Galien (sur l'*Aphorisme* de la 7ᵉ partie : « quibus flegma inter phrenes et ventrem colligitur ») : rien ne peut résister à une nature forte lorsqu'il s'agit d'expulser, etc. ; et on ajoute communément qu'elle fait passer le pus à travers l'os. Ensuite on argumente ainsi : qui peut le plus peut le moins ; or il paraît plus difficile que la nature fasse passer du flegme ou du pus, qui sont grossiers et épais, à travers des organes intérieurs ou des os qui sont solides, que du sang, qui est subtil, à travers les organes nutritifs et spirituels, qui sont ténus, lâches, présentent des cavités, des interstices, des méats ; cependant elle le fait, donc, etc.

IV. Les *plaies du ventre* offrent quatre particularités que ne présentent pas certaines autres plaies : 1° elles n'émettent jamais de sang ; aussi les blessés et les assistants restent-ils fort étonnés et croient-ils que l'objet implanté était empoisonné ; 2° ces plaies seules doivent avoir leur orifice plus élevé ; 3° on doit coucher les blessés de telle sorte que le fond de la plaie soit placé plus bas ; pour toutes les autres plaies il faut observer le contraire ; 4° les autres plaies ne donnent pas issue aux intestins ; ils sortent quelquefois par celles-ci ; en sorte que, délivrées de l'écoulement de sang, elles ont en revanche cet accident, qui est plus grave, plus dangereux et très douloureux ; tandis que l'écoulement de sang ne cause au patient aucune douleur sensible.

Du traitement des plaies pénétrantes de la poitrine,
et des plaies du ventre [1].

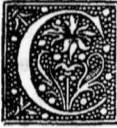

E chapitre se divise en deux parties : 1° traitement des plaies
de la poitrine; 2° traitement des plaies du ventre.

Le TRAITEMENT DES PLAIES DE LA POITRINE comprend deux
cas : 1° le traitement des plaies récentes; 2° celui des plaies
anciennes.

Traitement des plaies récentes qui pénètrent jusqu'à la cavité de
la poitrine de quelque côté que ce soit : On les traite tout à fait de la
même façon que les plaies pénétrantes du crâne, c'est-à-dire en enlevant
les corps étrangers, fermant les lèvres, etc., et donnant de la poudre
avec du pigment. Il faut ajouter seulement que ces plaies et celles du
ventre doivent être fermées plus vite, être réunies plus fortement, et
suturées par des points plus rapprochés et plus serrés, même si elles sont
plus petites, que les plaies des autres membres, parce qu'ici un retard
entraîne un plus grand péril, si elles restent ouvertes ou lâches pendant
quelque temps.

Il faut agir ainsi pour trois raisons : 1° pour que la chaleur vitale ne
s'exhale pas par ces plaies; 2° pour que le froid ambiant en pénétrant
n'annihile pas cette chaleur; deux choses qui sont très nuisibles; 3° pour
que l'entrée de l'air ambiant ne cause pas de suppuration dans les plaies,
parce que s'il s'en produit, je sais par expérience qu'elle ne se corrigera
qu'avec peine ou jamais.

En outre, les plaies de la poitrine et du ventre doivent être bandées
avec une bande de la largeur d'une palme, enroulée plusieurs fois autour
du corps; cela pour deux raisons : 1° parce que les bandes doivent être
proportionnées en longueur et en largeur aux membres qui doivent être
bandés avec elles; or c'est au ventre et à la poitrine qu'est la plus grande
épaisseur de tout le corps, donc les bandes doivent être ici plus longues et
plus larges que les autres, comme on l'a montré plus haut dans le chapitre
DU BANDAGE; 2° parce que ces bandages se déplacent le plus souvent, montent ou descendent, et ont par conséquent besoin d'être plus larges. A la
première bande il faut en coudre une autre, qui passe ensuite sur les
épaules et descende jusqu'à ce qu'à la partie postérieure du corps elle
rencontre la première bande à laquelle on la noue. Il faut de même, de
cette première bande, en mener une troisième de la même façon par-
dessous les cuisses, et la ramener de sorte qu'elle puisse être cousue à la

1. « De cura omnium vulnerum penetrantium ad concavitatem interiorem pectoris ex quacunque parte et de cura omnium vulnerum membrorum ventris intrin-
secorum et extrinsecorum. »

première en avant et en arrière. Ces deux dernières bandes ainsi ajoutées à la première et cousues avec elle, rendent tout le bandage immobile et ferme.

Dans la *cure de ces plaies quand elles sont déjà anciennes*, il y a quatre choses à considérer : 1° la manière de panser; 2° la manière de coucher le malade; 3° la manière d'administrer les potions; 4° la diète.

Pansement : On appliquera sur la plaie un emplâtre de farine d'Orge, d'eau, de miel et d'huile commune, bouillis modérément, étendu tiède et également sur un morceau d'étoffe. On posera par-dessus un grand plumasseau sec et épais, fait d'étoupes [1]; cela rend le bandage plus ferme que si on ne mettait rien entre l'emplâtre et la bande, et que si le plumasseau était humide; on les coud tous deux à la bande pour qu'ils ne se déplacent pas ou ne tombent pas, sans que le malade s'en aperçoive, tandis que le bandage resterait; puis on bandera comme il a été dit. On pansera trois fois par jour en été, et deux fois en hiver; on n'introduira jamais de tente dans la plaie, ni pour nettoyer la plaie ni pour laisser la tente à demeure. En effet, pendant qu'on l'introduirait ou la retirerait, la chaleur vitale s'exhalerait au dehors, et le froid extérieur ambiant pénétrerait; ces deux inconvénients se produiraient même quelquefois la tente étant dans la plaie.

Il me semble que cette manière d'opérer peut être améliorée de la façon suivante : on fait dans le morceau de linge [2] et dans l'emplâtre appliqué sur la plaie une fente proportionnée à celle-ci, qu'on place exactement sur la plaie, de sorte que le pus puisse sortir librement par cette fente; on met ensuite par-dessus un plumasseau d'étoupe peu serré et sec, pour que le pus qui se trouve dans la plaie s'y imbibe facilement, en passant à travers la fente. *On étendra ensuite de ce même emplâtre sur un nouveau morceau d'étoffe, que l'on mettra par-dessus le tout*, de peur que par la fente du premier emplâtre qui s'adaptait juste à l'orifice de la plaie, la chaleur vitale ne s'exhale et le froid extérieur ne pénètre.

Position du malade : le plus qu'il pourra ou continuellement, il se couchera sur la plaie, afin que le pus ait libre sortie et soit sans cesse expulsé de la plaie.

Manière d'administrer les potions : On donnera la même potion qu'aux phtisiques (ptisici) ou autres semblables, c'est-à-dire une décoction d'Hysope, de Réglisse, de Raisins secs (uva passa) dont on a ôté les pépins et d'autres semblables, avec du sucre. On use de diapenidion, de diadra-

---

1. Ed. 1892 : « pulvillus magnus siccus spissus de stupis siccis ». — Manuscrit 1487 : « pulvillus magnus siccus spissus de stupis ».

2. « Pannus », c'est un morceau d'étoffe, toile ou drap. — Le ms. 2030 traduit *pannus*, par *drap*, drapeau.

gon, etc. [1]. La raison en est fort bien donnée par les auteurs de médecine et peut être résumée ainsi : c'est afin de réconforter les organes internes, d'en expulser le pus et de les préserver de ses mauvais effets.

Le régime sera le régime ordinaire des blessés, déjà indiqué.

TRAITEMENT DES PLAIES DU VENTRE : deux points à considérer : 1° le traitement de ces plaies; 2° le traitement de certain accident pernicieux qui les accompagne fréquemment. — Dans le premier point, deux chefs : 1° le traitement des plaies de la paroi extérieure du ventre; 2° celui des plaies des organes internes de la nutrition. — Le premier chef renferme deux cas : 1° le traitement d'une plaie qui ne traverse pas la paroi du ventre; 2° le traitement d'une plaie pénétrante.

Plaies de la paroi du ventre. Premier cas, à savoir une plaie de la paroi *non pénétrante* : on la traite par la méthode générale exposée plus haut. — Dans le traitement d'une plaie qui traverse la paroi du ventre, il faut considérer deux cas : 1° les organes internes ne sortent pas, ni ne sont atteints par une plaie notable; 2° ils sont atteints par une plaie notable ou ils sortent. — Le premier cas se subdivise en deux : 1° traitement d'une plaie de ce genre qui est si petite qu'elle n'a pas besoin de suture, comme la plaie que fait un trait par exemple; 2° la plaie est assez grande pour exiger une suture.

Dans le premier cas, c'est-à-dire quand une suture n'est pas nécessaire, on traite avec du vin chaud, des étoupes, un bandage fait selon l'art et tout ce qui a été dit.

Dans le traitement des *plaies pénétrantes* qui exigent une suture et qui ne donnent pas issue aux organes internes, etc., il y a deux choses à considérer : 1° la manière de suturer ces plaies en général; 2° en particulier. — On donne sur le premier point une *règle générale*, que voici : ces plaies doivent être refermées plus vite, suturées par des points plus rapprochés et plus serrés, et la suture et le bandage doivent y demeurer plus longtemps que dans les autres plaies, même après qu'elles sont guéries. En effet, si on ne maintenait pas le bandage jusqu'à la complète cicatrisation de la plaie, celle-ci se rouvrirait peut-être sous le poids des intestins, qui sortiraient de nouveau.

Dans le traitement spécial il faut considérer : 1° la manière de suturer la plaie; 2° la position du malade; 3° le traitement après la suture.

---

1. « Dyapenidion, dyadragon. » — Dia ou la variante fautive dya est une préposition grecque qui signifie avec; on la joint à des noms de substances médicamenteuses pour dénommer des médicaments composés dont ces substances font la base.

Le diapénidion est probablement un médicament fait avec le Pénide, sorte de sucre d'Orge. — Diadragon est pour diadragant, mot qu'emploie d'ailleurs le manuscrit 2030; c'est un électuaire composé surtout de gomme Tragaganthe ou Adraganthe.

Suture de la plaie du ventre : il y a deux manières de suturer convenablement la plaie; la *première* consiste à enfoncer du côté extérieur dans l'une des lèvres de la plaie une aiguille appropriée munie du fil qui convient, de façon qu'elle traverse le mirach et le siphac [1]; elle perfore ensuite dans l'autre lèvre le péritoine et le mirach en pénétrant de l'intérieur vers l'extérieur; puis, à la distance d'un petit doigt du point fait, avec la même aiguille et le même fil, sans le couper ou le nouer, on fera un second point. Dans la lèvre qui a été perforée en dernier lieu, on enfoncera l'aiguille de l'extérieur vers l'intérieur et on traversera le mirach et le péritoine, puis on l'enfoncera dans l'autre lèvre de l'intérieur vers l'extérieur en traversant le péritoine puis le mirach. On trouvera alors tout près de l'aiguille l'extrémité du fil que l'on avait laissée auparavant en dehors; on nouera alors ensemble les deux bouts du fil, faisant ainsi un seul nœud pour deux points, et jamais le fil ne passera sur les lèvres de la plaie; il n'apparaîtra que sur ses côtés.

Le *second procédé* consiste à traverser d'abord le mirach puis le péritoine dans une lèvre, et à traverser dans l'autre lèvre le mirach seulement sans prendre le péritoine; c'est le premier point et on noue le fil. Au second point on traverse le mirach et le péritoine à la fois dans la lèvre où auparavant on n'avait pas pris péritoine, puis dans l'autre lèvre on laisse le péritoine et l'on traverse seulement le mirach; c'est le second point, et on noue le fil de façon que le second point soit fait presque au contraire du premier. On multipliera ensuite les points dans la plaie selon l'un ou l'autre de ces procédés, jusqu'à ce qu'il y en ait suffisamment.

Manière de placer le malade (accubitus) dans ce cas et dans toutes les plaies de la paroi du ventre qui sont de quelque importance : l'orifice de la plaie doit toujours être aussi élevé que possible, afin que les intestins n'ouvrent pas et ne dilatent pas la plaie par leur poids, et ne sortent pas à travers elle comme auparavant.

Pour le traitement à employer après la suture il suffit de vin chaud, d'étoupes, d'un bandage, etc., comme avant, en ajoutant toutefois que ces différentes manières de traiter les plaies de la paroi du ventre suffisent pour toutes les plaies de la région dont il est question, que les organes internes sortent ou non, avant et après la suture et pour la position du malade; il n'est donc pas nécessaire de rappeler encore ces procédés.

Plaies des organes de la nutrition. Dans le traitement de ces plaies, *quand des organes internes sortent* ou présentent une blessure notable, il y a deux choses à considérer : 1° la manière d'opérer à l'égard des

---

1. Rappelons que *mirach* désigne les parois abdominales sans le péritoine, et *siphac*, le péritoine seul.

organes qui sortent, qu'ils soient ou non blessés; 2° la manière d'opérer
à l'égard de ceux qui ne sortent pas. — Comme il y a deux organes qui
sortent communément, l'épiploon et les intestins, il faut considérer dans
le premier point deux choses : 1° la *manière d'opérer sur l'épiploon*;
2° la manière d'opérer sur les intestins. — Dans le premier cas on peut
considérer trois choses : 1° la manière d'opérer quand l'épiploon n'est ni
blessé ni altéré; 2° la manière d'opérer quand il est blessé; 3° la manière
d'opérer quand il est altéré. — Premier cas : on le remet en place sans le
chauffer, de peur que la chaleur ne le dissolve. — Second cas : on lie les
veines et les artères considérables, pour que le sang ne s'en échappe pas,
et on le remet en place. — Troisième cas : on lie les artères et les veines
au-dessus de la partie altérée, car si on enlevait l'épiploon sans lier les
bords, le sang s'écoulerait par ces bords. Ensuite on ampute la partie
altérée et on remet en place la partie saine; en effet Hippocrate dit au
6ᵉ *Aphorisme* que si l'épiploon sort (ajoutez : et reste dehors) jusqu'à ce
qu'il s'altère, il se gangrènera nécessairement.

La *manière d'opérer sur les intestins* lorsqu'ils sortent de la plaie est
double, selon : 1° qu'ils ne sont pas blessés, ou 2° qu'ils sont blessés. —
Quand *les intestins sortent et ne sont pas blessés* il faut observer deux
choses : 1° la manière de les réduire avant qu'ils soient gonflés et refroidis;
2° après qu'ils sont gonflés. — Premier cas : on les réduit immédiatement
avec la main. Quand ils sont gonflés, on peut les réduire de quatre façons
qu'il faut considérer : 1ᵉʳ *Procédé* : on les fomente avec du vin tiède, pontique noir [1] et on tient longtemps sur eux une éponge trempée dans ce vin,
jusqu'à ce qu'ils se dégonflent, afin que la chaleur tempérée actuelle et
potentielle du vin et la chaleur et la subtilité de l'éponge tempèrent le
froid et la dureté des intestins. — 2ᵉ *Procédé* : on fend un petit cochon ou
un autre animal par le milieu du ventre et on le pose tout chaud sur les
intestins, pour que la chaleur naturelle et tempérée de l'animal tempère
la dyscrasie des intestins. — 3ᵉ *Procédé* : le malade étant placé dans un
bain sur le dos, on le soulève par les mains et les pieds, afin que l'eau ne
pénètre pas dans la plaie, et on le secoue un peu de façon que par leur
propre poids et le mouvement de la secousse (concussio) les intestins
rentrent à leur place naturelle. — 4ᵉ et dernier *Procédé*, auquel il faut
recourir en dernier lieu, parce que selon tous ceux qui opèrent rationnellement et suivant tous les auteurs de médecine et de chirurgie, il
faut commencer par le plus facile, sauf dans les cas que nous avons
exceptés plus haut. Dans ce procédé, on élargira la plaie extérieure avec
précaution en épargnant les intestins, jusqu'à ce que ceux-ci puissent être

---

1. « Cum vino tepido pontico nigro » ; — Manuscrit 2030 : « avec vin chaut tiede
pontique et noir ».

réduits, et on suivra les autres pratiques en observant tout ce qu'il faut observer.

Lorsque *les intestins sortent et sont blessés*, le traitement comporte deux choses : 1° le traitement de leur plaie; 2° la manière de les faire rentrer. — Le traitement de la plaie se divise en deux : 1° traitement d'une plaie sans perte de substance; 2° traitement d'une plaie avec perte de substance. — Dans le premier cas la plaie peut être petite, moyenne ou grande. Si les plaies sont petites, comme celles que fait un trait, elles n'exigent pas de suture; il suffit de remettre les intestins en place et d'abandonner les plaies à la nature.

Traitement d'une plaie moyenne lorsque par exemple l'intestin est incisé sur la moitié environ de sa largeur ou un peu plus, et pas entièrement, sans perte de substance, il faut observer deux choses : — A. Une plaie de ce genre est incurable dans les *intestins grêles*. Il y a à cela quatre raisons : 1° il y a plusieurs veines mésaraïques qui partent des intestins, y prennent racine, en attirent la nourriture et y causent des mouvements; elles entravent ainsi le traitement des plaies; 2° ces intestins sont nerveux et secs, or une trop grande siccité empêche l'incarnation et l'adhérence pour lesquelles il faut quelque humidité; 3° la bile pure envoyée de la vésicule du fiel aux intestins pour aider leur faculté expulsive, les pique et les irrite et y cause des mouvements qui empêchent la consolidation, car, comme dit Galien (au V⁰ livre du *Megatechni*, chapitre 3, au commencement), les plaies ne guérissent qu'au repos; 4° les intestins par leur structure se dilatent au passage des fèces, ce qui sépare les lèvres des plaies.

Il faut observer : — B. que dans les *gros intestins* une plaie semblable est guérissable; cela pour quatre raisons : 1° ils reçoivent peu de mésaraïques; 2° ils sont un peu charnus; 3° il n'y arrive pas de bile comme dans les intestins grêles; 4° ils sont plus larges et laissent passer plus facilement les fèces, se dilatent moins par conséquent à leur passage et ainsi les lèvres de leurs plaies sont moins tendues. — On fera sur *la plaie avec de la soie une suture à points très serrés, comme les pelletiers cousent les peaux* [1], on fomentera avec du vin chaud, on desséchera et on mettra de la poudre rouge consolidative; puis on réduira l'intestin de façon qu'il reste près du péritoine, sur les autres intestins si possible, et aussitôt après on suturera la plaie extérieure de la paroi, de peur que *l'air qui est suppuratif et froid*, par rapport à la chaleur intérieure, ne pénètre dans la plaie et ne cause de la suppuration dans la cavité du ventre, de la douleur et une torsion des intestins. *J'ai vu des plaies de ce genre, qui avaient été immédiatement fermées et recousues d'après*

---

1. « Suatur vulnus cum serico spisse sicut pelliparii suunt pelles. »

*la méthode des modernes, guérir en très peu de temps sans douleur, etc.,
avec un seul pansement* [1]. J'en ai vu de semblables être traitées par la
méthode des anciens avec des tentes, etc.; on les maintenait ouvertes et
on les pansait deux ou trois fois par jour avec du blanc d'œuf, etc.;
mais avant huit jours les malades avaient le ventre rempli de pus et gonflé
outre mesure et ils sont morts comme des hydropiques.

Quant aux grandes plaies, lorsque par exemple l'intestin est coupé dans
toute sa largeur ou sur une plus grande étendue dans le sens de sa longueur, elles sont incurables. En effet, dans le premier cas, la nourriture
ne peut passer d'une partie à l'autre par suite du défaut d'union de l'une
avec l'autre; dans le second, les plaies de grande dimensions, où qu'elles
soient, sont nécessairement jugées incurables comme on verra ci-dessous
dans le chapitre suivant.

Quant aux plaies de ce genre avec perte de substance pénétrante et
notable, il faut les considérer comme complètement incurables; en effet
tous les intestins sont des organes spermatiques, lesquels ne se régéné-
rent jamais surtout chez les adultes, comme on l'a fait voir ailleurs dans
ce Traité.

La manière d'opérer dans les *plaies des organes internes* contenus dans la
région des organes de la nutrition, qui ne sortent pas par la plaie extérieure,
et sont sans perte de substance, comprend deux cas : 1° le traitement des
petites plaies qui n'exigent pas de suture; 2° celui des plaies qui exigent
une suture. — On abandonnera les premières à la nature parce qu'une
opération manuelle ne leur convient pas. — Quant à celles qui exigent une
suture, il faut distinguer deux cas : 1° les plaies auxquelles la suture n'est
d'aucun secours même quand elle est faite, parce qu'elles sont incurables;
2° celles auxquelles la suture est utile. — Les plaies auxquelles la suture
n'est pas utile parce qu'elles sont incurables, mais qui en exigeraient une
si elles étaient curables, sont les plaies notables, moyennes ou grandes du
foie, de la rate, de la vésicule du fiel, des intestins grêles, des reins, de la
matrice, de l'orifice de l'estomac, de la vessie loin du col. En effet tous ces
organes ont à remplir dans le corps des fonctions nécessaires, fonctions
qu'ils ne peuvent suspendre totalement jusqu'à ce que leurs plaies soient
guéries. Maître Guillaume de Salicet dit de ces plaies qu'il ne convient
d'y faire aucune opération manuelle.

Les plaies de ces organes auxquelles *une suture est utile* sont les plaies
moyennes qui siègent *au fond de l'estomac*, dans les *gros intestins*, au
col de la vessie. Il faut dans leur traitement être attentif à deux choses :
1° si la plaie des parois du ventre n'est pas assez grande pour permettre
de suturer par elle des plaies de ce genre, il faut l'élargir; 2° la manière

1. « Curari unica praeparatione. »

de les suturer. — On a indiqué déjà la manière d'élargir une plaie externe. — La manière de suturer les plaies de ces organes est celle qui a été indiquée pour les plaies des intestins qui sortent du ventre.

Pour ce qui regarde le *traitement de l'accident pernicieux qui est la torsion ou une douleur perforative* intolérable qui se produit dans les intestins et le ventre, et accompagne souvent les larges plaies de la paroi du ventre par lesquelles les intestins sont sortis ou qu'on laisse ouvertes, comme faisaient les anciens qui mettaient des tentes dans les plaies de ce genre, — il faut savoir qu'on le traite de la façon suivante : on fait bouillir du Vin avec du Sel, on y ajoute du Son pour épaissir le vin jusqu'à ce qu'il ne coule plus et soit solide ; on le met dans un sac qui puisse recouvrir toutes les parties voisines de la plaie et même éloignées ; on applique ce sac sur le bandage de la plaie, aussi chaud que pourra le supporter le patient en bonne manière. Lorsqu'il sera refroidi on l'enlèvera et on appliquera un autre sac semblable ; on continuera jusqu'à ce que le malade sente la chaleur sous le bandage et que la douleur et la torsion soient apaisées. En effet ces torsions proviennent le plus souvent de grosses ventosités et du froid ; or le Vin modérément chaud est confortatif et résolutif ; le Sel est chaud, et ainsi on a un consomptif de la ventosité, du froid et de l'humidité superflue ; le Son est un tempéré anodin, etc.

CHAPITRE NEUVIÈME

Quelles sont les plaies dangereuses et mortelles et celles qui ne le sont pas.

Déclarations préliminaires.

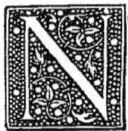

OTONS ici cinq choses sur la doctrine du chapitre suivant. I. Il faut noter, pour savoir quelles sont les plaies dangereuses et celles qui ne le sont pas, que les plaies sont dites dangereuses surtout pour deux raisons, la mort et une difformité (malefactio). On sait ce qu'est la *mort*; c'est une corruption qui fait passer les organismes vivants de l'être au non-être ; c'est la dernière des choses terribles, comme dit le Philosophe (au III⁰ livre de l'*Ethique*).

La *difformité*, qui s'appelle en français vulgaire « malefaçon » est nommée « mehain » [1] en normand vulgaire, et peut être décrite de la façon suivante, me semble-t-il, sans préjudice d'un meilleur avis (en effet on n'en fait aucune mention dans les *Pratiques de chirurgie* ou dans les auteurs de médecine) : la malfaçon, pour ce qui concerne le chirurgien, est un empêchement, une diminution ou une perte totale de la fonction d'un membre. Elle provient parfois d'une cause interne, comme de la naissance et d'une opération irrégulière de la nature, d'autres fois d'une plaie, d'un apostème ou de quelque autre cause externe violente.

Pour la clarté de cette description il faut savoir que Dieu et la nature ne font rien en vain ni ne manquent de pourvoir à ce qui est nécessaire, comme dit le Philosophe (au Ier livre du *De cælo et mundo*). Ainsi il n'y a pas dans tout le corps de membre ou de partie notable d'un membre, si petite qu'elle soit, qui ne concoure à l'exécution de quelque action naturelle ; aussi longtemps qu'il agit on l'appelle membre ou partie de membre ; dès qu'il manque à ce rôle ou à l'office que lui a confié la nature, on ne l'appelle plus un membre véritable ou une partie de ce membre, mais y ajoutant une épithète de dégradation, on le désigne sous le nom de membre déformé (malefactum) ou de partie déformée, au lieu du nom simple qui se retrouve dans les paroles du Philosophe (au IIe livre du *De anima* près du commencement) : à tout être qui mérite ce nom, est attribuée une fonction ; lorsqu'il ne peut plus l'accomplir, il ne porte plus ce nom que par équivoque, et Aristote donne comme exemple un œil de pierre ou un œil arraché, qui ne sont plus des yeux que par équivoque, c'est-à-dire de nom seulement et non de fait ou de fonction.

II. Il ressort de ce qu'on vient de dire, que si peu qu'un membre ou une partie de membre, par suite d'un défaut incurable et perpétuel, manque à la fonction ou à la coopération à une fonction qui lui est attribuée par la nature, ce défaut est considéré comme une malfaçon. On applique encore ce nom à tout autre défaut incurable, quel qu'il soit, grand ou petit ; un petit homme en effet est homme aussi bien qu'un homme grand.

III. Si peu ou si superficiellement que soit blessé le *cœur*, la plaie est nécessairement mortelle, que les symptômes soient bons ou mauvais, et le médecin doit dans ce cas se retirer (fugere), ainsi qu'il ressort de l'opinion de Galien (à l'*Aphorisme* de la seconde partie, « inchoantibus morbis, etc. ») : il ne faut jamais médicamenter un homme qui va mourir, dont la force vitale souffre une atteinte mortelle, mais prédire ce qui arrivera et alors se retirer. Cela ressort encore de l'opinion du même Galien (sur l'*Aphorisme* de la première partie : « quando steterit aegritudo, etc. »), il faut abandonner ceux qui d'après les pronostics vont mourir.

---

1. Ed. 1892 : « dicitur mehang (mechant?) et potest... ». — Manuscrit 1487 : « dicitur mehain et potest... ». — Mehain, blessure considérable, mutilation (Du Cange).

Lorsque la blessure porte sur des organes principaux autres que le cœur, il n'en est pas tout à fait ainsi ; en effet quand dans ce cas il apparaît des symptômes mauvais ou très graves, le médecin ne doit pas se retirer ni abandonner le blessé avant de l'avoir pansé, sans omettre aucun des contingents, comme si les symptômes étaient favorables. Il faut cependant annoncer les dangers à venir aux assistants et aux amis, en l'absence du malade, et promettre à celui-ci la guérison, parce que la nature fait parfois des choses qui nous paraissent impossibles. De là le verset : Que celui qui a craint, espère ; j'ai vu vivre des gens qui devaient mourir [1] ; j'en ai vu mourir pour avoir abandonné l'espérance, qui conduits par elle auraient vaincu. — C'est dans ce sens que s'exprime Avicenne, livre IV (f. 4, tr. 2, chapitre DE LA PIQURE ET DE L'EXTRACTION DE CE QUI RESTE DE L'ÉPINE OU DE LA FLÈCHE), où il dit : bien souvent, parmi ceux qui présentent les plus mauvais symptômes, un se sauvera merveilleusement et contre toute espérance ; et il ajoute à la fin du même chapitre : si nous les abandonnons, la mort arrivera suivant toute disposition et nous nous serons réglés sur la faiblesse de la miséricorde [2], tandis que si nous les pansons, il s'en sauvera peut-être un de temps en temps. Si on ne leur fait rien, ils ne peuvent en réchapper ; on l'a vu par ce qui vient d'être dit ; or on ne peut pas leur faire moins que rien ; tandis que si on prend quelque mesure rationnelle, ils peuvent survivre, comme il ressort de ce qu'on a dit. Donc il est bon de les panser, parce que comme dit Galien (au livre X du *Megatechni*, chapitre 5) : Quiconque n'a qu'une voie unique pour atteindre son salut, qu'il le veuille ou non, il la suivra, même si elle est mauvaise. Dans le cas présent il n'y a pas d'autre voie de guérison que le pansement ; donc, etc.

IV. Selon les anciens, toute plaie en elle-même est ou nécessairement mortelle, ou mortelle dans la plupart des cas, ou simplement bénigne (immortale). Selon Théodoric, toute plaie est mortelle nécessairement ou mortelle non nécessairement, ou franchement bénigne [3]. Selon nous, toute plaie est nécessairement mortelle ou bénigne, de telle façon que les plaies qui selon les anciens sont mortelles dans la plupart des cas, celles qui sont franchement bénignes, et celles qui, selon Théodoric, ne

1. « Unde versus :
   Speret qui metuit; morituros vivere vidi,
   Spe duce victuros, spe faciente (deficiente?) mori. »
2. « Et si nos dimiserimus eos accidet mors secundum omnem dispositionem et proportionabimur ad paucitatem misericordiae. »
3. Ed. 1892 : « Et secundum Thedoricum omne vulnus est necessario *immortale non aut necessario mortale* sive ad utrumlibet sive simpliciter immortale ». — Manuscrit 1487 : « Et secundum Thedoricum omne vulnus est necessario *mortale aut mortale non necessario* sive ad utrumlibet aut simpliciter immortale ».

sont pas nécessairement mortelles, qui sont l'un ou l'autre, ou qui sont
franchement bénignes, sont pour nous franchement bénignes ou du moins
non sûrement mortelles. Ainsi pour nous et peut-être pour Théodoric,
aucune plaie n'est nécessairement mortelle, franchement et en soi, sauf
seulement celle qui tue le patient avant qu'il puisse prendre de la nourriture; cela, en supposant qu'on ne commette aucune erreur dans le traitement. Lorsque notre blessé, pour dire la vérité, a vécu pendant une
heure et a pris quelque nourriture, il ne mourra jamais de sa plaie s'il ne
se commet quelque erreur.

V. Les plaies de quelque étendue, quel que soit leur siège, qui sont
traitées suivant la méthode des anciens, sont considérées par eux comme
mortelles dans la plupart des cas.

Quelque chose d'étonnant, c'est qu'à Paris [1] on constatait depuis longtemps par expérience que les plaies isolées de la chair extérieure de la
tête, sans lésion du crâne, amenaient le plus souvent la mort, et non
seulement le plus souvent, mais plus fréquemment que les mêmes plaies
avec fracture du crâne. Nous avons cru alors en trouver la raison dans le
fait que par la plaie du crâne s'évaporent du cerveau et de la cavité du
crâne beaucoup de fumées (fumi), ce qui soulage le cerveau de beaucoup
de manières.

Quelles sont les plaies dangereuses ou mortelles et celles qui ne le sont pas.

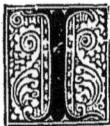

L faut considérer deux choses : 1° certains notables préliminaires qui éclairent la question ; 2° la question principale, à
savoir quelles sont les plaies nécessairement mortelles et
quelles ne le sont pas.

1. Guy de Chauliac écrit en 1363 (édit. 1890, p. 300). « Les ulcères des jambes
guérissent plus difficilement à Avignon qu'à Paris ; le contraire existe pour les plaies
de la tête ».

En 1683, Mingelousaulx dans son édition de Guy de Chauliac (t. II, p. 274) donne
un commentaire sur ce point ; il ajoute : « qu'à Bourdeaux les ulcères de jambe y
sont très difficiles et fort longs à guérir, au lieu que les playes de teste y sont
promptement et facilement guéries, cependant qu'à Toulouse les playes de testes y
sont funestes et mortelles ou très difficiles à guérir et que les ulcères de jambe y
sont guéris et cicatrisez en peu de temps ». Pour expliquer ces particularités, Mingelousaulx fait intervenir l'influence du climat, du milieu, de l'eau que l'on boit, etc.,
et s'appuyant sur l'opinion de Manial, de Bordeaux, il dit que le corps des habitants de cette ville est rempli d'humeurs pesantes qui se précipitent en bas, tandis
qu'à Toulouse, par l'effet du vent du midy, « les testes des habitants y sont fort
pleines d'excrements », d'où les plaies de têtes « sont très fâcheuses à traiter et à
guérir, au lieu que les maux de jambes n'y durent guères ».

A. *Notables préliminaires :* il faut noter huit points.

I. Galien dit (au III⁰ livre du *Megatechni,* chapitre 1, près du commencement, ainsi qu'au I⁰ʳ livre du *De ingenio,* chapitre 1, tout à la fin) : si on connaît la nature de la maladie, l'essence, la forme, la complexion, les fonctions et tout ce qui concerne le membre malade, on pourra reconnaître la maladie qui est guérissable et celle qui ne l'est pas. Il résulte donc de l'opinion de Galien qu'il est nécessaire de connaître la maladie en elle-même, sa cause, ses symptômes, et le membre blessé, sa complexion, sa composition, ses fonctions et les offices qu'il remplit dans le corps. Pour connaître la maladie, c'est-à-dire la plaie, ce dont nous nous occupons, il faut connaître son étendue, etc., la cause d'où elle résulte, si elle a été faite par une épée ou par un scorpion, etc., et ses symptômes, c'est-à-dire si elle est plaie simple, ou altérée, ou compliquée de dyscrasie, etc.

Pour connaître les fonctions et les offices que chaque membre doit exercer dans le corps, il faut savoir quels membres sont principaux et quels ne le sont pas. Pour cela il faut noter qu'un membre est dit principal de deux manières : d'abord de la façon qu'indique Avicenne (l. III, f. 21, chapitre DE LA GÉNÉRATION DE L'EMBRYON) : un membre est appelé principal parce qu'il est créé en premier lieu et qu'il gouverne tous les autres membres ou quelques-uns d'entre eux; tels sont le cœur, le cerveau, le foie. En second lieu, un membre est dit principal, non parce qu'il est noble ou créé en premier lieu ou qu'il exerce une influence sur d'autres, mais parce qu'il leur rend des services dont ils ne peuvent se passer, de sorte que si ces services viennent à manquer, le corps entier dépérit; tels sont la vessie, l'anus, l'estomac et d'autres organes importants de ce genre, parce que leurs fonctions sont nécessaires; en effet, si elles s'arrêtent, tout le corps est détruit, comme le dit Galien (au livre I du *Megatechni,* chapitre 2).

II. Une plaie est dite mortelle dans deux cas : 1° la plaie est telle, lorsque le malade n'en peut guérir d'aucune manière; 2° non parce que le malade en mourra nécessairement, mais parce que, par le fait de la plaie, le malade peut mourir ou guérir, comme on dit de quelqu'un qu'il est riant, non qu'il rie toujours en réalité, mais parce qu'il peut rire ou ne pas rire. Dans le premier cas, la plaie est dite nécessairement mortelle; dans le second, elle n'est pas nécessairement mortelle, du moins pour les chirurgiens modernes; mais pour les anciens elle est dite mortelle dans la plupart des cas.

III. Quand nous disons d'une plaie qu'elle est mortelle ou non, dans l'un et l'autre cas, nous supposons toujours que la conduite à tenir a été suivie par le chirurgien, le malade, ceux qui l'assistent, etc., et aussi dans les accidents imprévus, et qu'aucun des contingents n'a été omis.

IV. Certains blessés ont beaucoup de force vitale, d'autres pas; aussi

certaines plaies, celles qui sont moyennes, sont-elles nécessairement
mortelles chez un homme faible, tandis qu'elles ne le sont pas chez un
homme fort.

V. Quand nous disons d'une plaie qu'elle est nécessairement mortelle
ou non, nous la supposons traitée selon la doctrine de Théodoric et la
nôtre et non selon celle des anciens. En effet, bien des plaies sont nécessairement mortelles suivant les anciens, qui ne le sont pas suivant Théodoric et selon nous, mais sont simplement inoffensives; telles sont les
plaies larges, celles qui pénètrent jusqu'à la cavité de la poitrine et
d'autres de ce genre.

VI. Les plaies qui siègent dans les deux sortes d'organes principaux,
bien qu'elles soient beaucoup plus petites que dans les autres organes,
toutes choses égales d'ailleurs, sont réputées comme exposant nécessairement à la mort.

VII. Dans son *Commentaire* sur l'Aphorisme de la 6e partie : « vesicam
incisam, etc. », Galien indique des symptômes pour reconnaître la blessure de certains organes que nous ne voyons pas; tous les auteurs de
chirurgie les donnent de la même façon; aussi nous suffisent-ils, et
peut-être nous modernes en avons-nous besoin d'un moins grand nombre,
puisqu'il y a pour nous moins de plaies mortelles, comme on le verra
plus loin dans le Traité et dans les explications.

VIII. D'après ce qu'on vient de dire, toute plaie qui selon la doctrine de
Théodoric [1] n'est pas nécessairement mortelle, se trouve être d'après
l'expérience des modernes franchement sans danger de mort (immortale).

B. Dans la seconde question, à savoir *quelles sont les plaies mortelles
et quelles ne le sont pas*, il faut considérer deux points : 1° quelles sont
les plaies nécessairement mortelles; 2° quelles sont les plaies qui ne
sont pas mortelles.

a. Sont *nécessairement mortelles :*

I. Les *plaies du cœur* de quelque importance qu'elles soient, pour
quatre raisons : 1° le cœur est un organe extrêmement sensible; 2° sa fonction est le principe (principium) de tout le corps; 3° quand le cœur est
blessé, les esprits, la chaleur et les humeurs s'y précipitent et y causent
un apostème; 4° parce qu'un dommage très petit au début devient très
grave dans les organes importants. Ainsi, si la plaie pénètre dans la
cavité intérieure du cœur, le blessé meurt immédiatement; si elle n'est
que superficielle et non pénétrante, le malade peut vivre un jour et
mourir ensuite d'un apostème chaud formé par le concours des humeurs;

---

1. Ed. 1892 : « secundum Thedorici doctrinam et *modernos* est... ». — Manuscrit
1487 : « secundum Thedorici doctrinam est... ».

c'est ce que dit Sérapion (l. II, chapitre 28, DES MALADIES DU CŒUR[1]), à propos des plaies qui arrivent le plus souvent aux combattants. Lorsqu'une blessure profonde siège au côté gauche du cœur la mort survient immédiatement par effusion de sang; mais si elle n'atteint que la surface du cœur, alors la mort arrive dans la journée ou le lendemain matin, par suite d'inflammation, etc.

II. Les *plaies d'une veine organique* qui pénètrent dans le canal de la nourriture ou de l'air, parce que dans ce cas le sang coule de l'intérieur par la bouche; il ne peut être arrêté ni intercepté et le malade meurt immédiatement.

III. Les *plaies de la trachée-artère* qui pénètrent dans la partie cartilagineuse, parce que le cartilage est un organe spermatique sec, dont les parties ne peuvent s'incarner entre elles, à cause de leur extrême dureté et siccité.

IV. Les *plaies de l'œsophage.* Il y a trois raisons pour lesquelles les plaies de l'œsophage, de l'enveloppe du cœur, de l'estomac près de son orifice, de la vésicule du fiel, des intestins grêles, surtout du jéjunum, de la matrice et du fond de la vessie, sont nécessairement mortelles quand elles pénètrent jusqu'à leur cavité intérieure et sont de quelque importance : 1° parce que ce sont des organes nerveux secs, dont les lèvres ne peuvent se souder entre elles; 2° certains d'entre eux, comme le diaphragme et l'enveloppe du cœur, sont en mouvement continuel; 3° parce que quelques-uns d'entre eux sont continuellement soumis à une irritation, ainsi les intestins, l'œsophage, etc. Or, cette irritation provoque en eux des mouvements qui empêchent la consolidation.

V. Les *plaies du poumon.* Il y a à cela deux raisons : 1° le poumon est accidentellement trop humide, parce qu'il est placé droit sous le cerveau dont il reçoit continuellement des humidités catarrhales qui descendent, puis empêchent et prolongent le traitement de ses plaies. En effet, selon Galien (au livre VI du *Megatechni*, chapitre 4), à toutes les plaies il faut des médecines dessiccatives. Avicenne le dit aussi (au l. IV, f. 4, etc.); 2° le poumon est continuellement en mouvement; or suivant Galien (au livre III du *Megatechni*, chapitre 3), un membre blessé exige le repos, et la cause en est qu'aussi longtemps que les lèvres d'une plaie sont en mouvement, elles ne s'incarnent pas. — C'est au médecin à compléter ce qui reste à dire sur ces plaies.

VI. Les *plaies d'une grande artère*; les raisons du danger des plaies d'une grande artère, de la veine porte, de la veine kylis, sont doubles;

1. Ed. 1892 : « Et hoc dicit Serapio, l. II, cap. 28, DE MORBIS CORDIS, « sic de consuetudine quidem foraminis », quod cordi accidit secundum plurimum est quod accidit bellatoribus... ».

1° elles sont animées d'un mouvement continu, plus ou moins cependant; 2° le sang s'échappe immédiatement en grande quantité et ne peut être intercepté ni arrêté d'aucune façon.

VII. Les *plaies de l'enveloppe du cœur*, du diaphragme, de l'estomac vers son orifice, du foie. La raison pour laquelle les plaies du foie et de la rate sont mortelles, c'est que ces organes exercent une fonction nécessaire à tout le corps et qu'ils ne peuvent l'exercer lorsqu'ils sont blessés, aussi tout le corps périt-il nécessairement.

VIII. Les *plaies de la vésicule du fiel*, de la veine kylis, de la rate, des intestins grêles, surtout du jéjunum, des reins. La raison du danger des plaies des reins et de la vessie c'est que par ces organes passe continuellement l'urine qui les irrite; elle empêche ainsi et prolonge le traitement de leurs plaies.

IX. Les *plaies de la matrice* et de la vessie vers le fond, quand elles pénètrent jusqu'aux cavités intérieures de ces organes et sont assez considérables ou avec perte de substance.

Il faut ajouter les *plaies très étendues*, comme celle qui suit l'amputation de la cuisse, et les plaies qui accompagnent l'écrasement d'un membre volumineux avec issue de la moelle, comme par exemple la fracture de l'os de la cuisse par une roue de char ou quelque chose de semblable, ou par une poutre.

La raison pour laquelle les très grandes plaies sont mortelles, c'est que la force vitale qui gouverne le corps ne peut se maintenir, ni suffire jusqu'à leur guérison; cependant si elle pouvait suffire, ces plaies seraient curables lorsqu'elles ne siègent pas dans un membre principal ou noble, ou qui ait à exercer un office nécessaire à tout le corps.

b. Quant à la question : *quelles sont les plaies qui ne sont pas mortelles* ou qui sont franchement sans danger de mort, il faut savoir que toutes les plaies autres que les précédentes, — même lorsqu'elles atteignent superficiellement [1] les organes principaux, à la seule exception du cœur, en quelque lieu ou quelque organe que ce soit, de quelque importance ou espèce qu'elles soient, si elles sont traitées selon la doctrine de Théodoric, — ne sont pas mortelles, comme il apparaîtra dans les chapitres spéciaux. Cela parce que la force vitale peut se maintenir jusqu'à leur guérison et que ces plaies ne gênent pas beaucoup les fonctions naturelles que ces organes ont à exercer dans le corps.

Pour les *plaies du cerveau* qui semblent devoir être mortelles avant toutes, Théodoric rapporte qu'il a vu guérir un homme qui avait perdu la partie postérieure du cerveau, environ un tiers, dans laquelle se trouve

---

1. Ed. 1892 : « etiam si *non* sint in principalibus... ». — Manuscrit 1487 : « etiam si sint in principalibus... ».

la faculté de la mémoire; c'était un faiseur de selles; il n'en perdit pas son art. Pour ma part, j'ai extrait souvent de la substance du cerveau un trait auquel adhérait une quantité notable de substance cérébrale ressemblant à du fromage blanc et mou, et cependant *je les guéris avec un seul pansement, suivant la méthode de Théodoric*, sans causer de grande douleur, non sans avoir une grande inquiétude. Mais il est possible, si l'on commet une erreur dans des plaies de ce genre, qu'elle soit plus nuisible que dans les autres plaies mortelles indiquées ci-dessus.

CHAPITRE DIXIÈME

De quelques médicaments qui conviennent au traitement de certaines plaies.

Déclarations préliminaires.

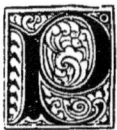

Pour la clarté de ce dixième chapitre qui traite de quelques médicaments utiles à certaines plaies, il faut noter neuf points.

I. Toutes les plaies qui s'offrent à nous pour être pansées sont ou récentes et saignantes ou altérées, et cela avec ou sans perte de substance.

II. S'il s'offre à nous des plaies récentes sans perte de substance, nous n'avons besoin pour les panser et les guérir que des médecines incarnatives, aggrégatives, conglutinatives, qui sont les mêmes. Elles doivent être sèches jusqu'au second degré, c'est-à-dire plus que les médecines qui engendrent la chair, afin que leur vertu pénètre plus profondément. Placées à la surface des plaies réunies, elles agissent par la force de leur action dessiccative en desséchant jusqu'au fond l'excès d'humidité qui existe entre les lèvres des plaies; elles amènent ainsi l'adhésion les lèvres par le moyen de la rosée (cum rore) qui en sort; ainsi font le *Vin* et d'autres médecines semblables selon les modernes, et pour les anciens, une *poudre* composée *de 3 parties de Chaux vive, de 2 parties d'Encens et de 1 partie de Sang-Dragon*, et d'autres médecines semblables qui doivent être plus sèches que le vin; il se forme en effet dans les plaies traitées selon les anciens, plus de superfluités que dans celles qui sont traitées selon les modernes.

III. Dans le traitement des plaies récentes avec perte de substance nous n'avons besoin que de deux médecines, celles qui engendrent la chair et les médecines cicatrisantes ; pour les plaies altérées, il faut user de médecines mondificatives avant d'employer les précédentes.

IV. On nomme en chirurgie *médicament génératif de chair* celui qui est modérément dessiccatif et peu mondificatif, de telle façon que par sa siccité modérée, il épaissit le sang qui se rend à la plaie et le convertit en chair. Raison pour laquelle sa siccité ne doit pas être excessive : pour qu'elle ne consume pas la nourriture (nutrimentum). La raison pour laquelle sa siccité ne doit pas être faible, c'est qu'alors le médicament n'épaissirait pas le sang ; donc une médecine de ce genre doit être dessiccative environ au premier degré ; comme le dit Galien (au livre III du *Megatechni*, chapitre 3) : la mondification doit être faible, afin de ne pas chasser le sang qui doit être la matière de la chair à reformer.

V. *La médecine consolidative, cicatrisante, sigillative de la peau* (cutis), c'est-à-dire générative de chair calleuse, termes qui désignent tous la même chose, s'appelle en chirurgie médicament qui dessèche l'humidité superficielle des plaies jusqu'à ce qu'elle fasse une écorce (cortex) sur la chair de la plaie. Cette écorce se continue avec les lèvres de la peau superficielle, qui se continuent à leur tour avec la plaie ; elle forme là un fort revêtement, comme si c'était de la peau naturelle. Là en effet où il y a une perte de substance de la peau naturelle, il ne se reforme jamais de vraie peau, mais à sa place une chair calleuse sur laquelle ne pousse pas de poils, parce qu'elle n'est pas poreuse et que par conséquent les poils ne peuvent pas passer à travers. Avicenne le dit expressément (l. IV, f. 4, tr. 1, chapitre DU TRAITEMENT GÉNÉRAL DES PLAIES). La peau naturelle est poreuse, comme on le voit quand on a chaud ou que l'on transpire, et c'est par ces pores que sortent les poils. La médecine doit être fortement dessiccative [1], très astringente, sans abstersion, afin d'épaissir et de dessécher le sang [2] et de ne pas consumer sa matière. Avicenne ajoute au passage cité que cette médecine doit être appliquée sur les plaies avant qu'elles soient comblées, afin que la cicatrice ne devienne pas plus élevée que la peau voisine, ce qui se produirait, car cette médecine augmente la quantité de la chair.

VI. Lorsqu'il s'offre à nous des plaies qui sont déjà en suppuration, il faut alors recourir à des médicaments mondificatifs, et parfois de deux sortes, des faibles et des forts comme les corrosifs. En effet, tous les médicaments quels qu'ils soient, qui mondifient les plaies d'une façon quelconque, doivent être appelés mondificatifs. On emploie ensuite successivement les médicaments génératifs de chair et cicatrisatifs dont il a été question ci-dessus.

---

1. Ed. 1892 : « fortior desiccativa ». — Manuscrit 1487 : « fortiter exsiccativa ».
2. Le texte latin porte « superficiem » pour « sanguinem ».

VII. On donne en chirurgie le nom de médicaments *mondificatifs* à ceux qui enlèvent des plaies les superfluités grossières, le pus ou une impureté ou superfluité quelconque, superfluités qui toutes empêchent et prolongent le traitement des plaies, parce que, comme on a dit, les plaies ne guérissent qu'après avoir été mondifiées et desséchées. Une fois qu'elles l'ont été, les matières nutritives qui arrivent à la plaie commencent, grâce à la nature, à engendrer de bonne chair. Ainsi dans toute plaie où se forme une quantité notable de superfluités, l'emploi de ces médicaments doit toujours précéder celui des médicaments génératifs de chair et consolidatifs.

Pour les médicaments mondificatifs faibles, ce qui est dit dans le Traité doit suffire. Quant aux mondificatifs forts et corrosifs, il faut savoir que par leur excès de chaleur ils brûlent [1] la chair et les autres parties sur lesquelles on les applique ; nous en traiterons plus complètement dans l'*Antidotaire* ; c'est la Chaux vive, le Vert-de-gris, le Réalgar, l'Orpiment, simples ou composés, et d'autres du même genre.

VIII. Galien expose quelles sont la nature, la complexion et la manière d'agir de ces médicaments, de tous ou du moins de la plupart (au livre III du *De ingenio*, chapitres 3 et 4, au livre III° du *Megatechni*, chapitres 4 et 5, DES MÉDICAMENTS SIMPLES, à la 3° division qui n'a qu'un chapitre). Avicenne (l. IV, f. 4, tr. 2) en traite également, ainsi que toutes les *Pratiques de chirurgie* ; aussi faut-il y recourir à propos de ce sujet.

IX. Il faut noter cependant ici pour certains chirurgiens de campagne et pour le vulgaire, qu'aucun médicament génératif de chair ou autre, appliqué extérieurement sur une plaie, n'y demeure ou ne se convertit en la substance du membre ou de la plaie, mais qu'il est toujours expulsé avec le pus ou autrement. Le médicament génératif de chair n'a pas d'autre effet sur les plaies que de dessécher le sang qui y est envoyé, s'il est trop abondant, jusqu'à ce qu'il adhère au membre ; de l'humecter s'il est trop sec, pour qu'il ne soit pas consumé ; de le réchauffer s'il est trop froid ; de le refroidir s'il est trop chaud, de façon à le ramener à la complexion du membre blessé et de la plaie. Ce médicament ne doit pas être appliqué sur les plaies avant que celles-ci soient parfaitement mondifiées ; si on n'en usait pas ainsi, il s'y formerait de mauvaise chair, comme le prouve Avicenne (l. IV, f. 4, tr. 3, DU TRAITEMENT DES ULCÈRES, etc.).

---

1. Ed. 1892 : « adjuvant ». — Manuscrit 1487 : « adurunt ».

De quelques médicaments qui conviennent au traitement de certaines plaies, de la manière dont chacun opère sur ces plaies, en quoi ils se ressemblent et diffèrent, quand et comment ils doivent être administrés.

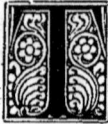

ROIS choses sont à considérer : 1° les plaies, 2° les médicaments, 3° enfin deux questions qui trouvent rationnellement place ici.

I. *Les plaies* : Comme parfois on n'a pas de chirurgien moderne tant que la plaie est récente, que celle-ci est quelquefois mal pansée, ou que pour quelque raison on a omis dans le traitement quelqu'un des contingents, il s'offre alors quelquefois à nous des plaies altérées ou des semblables; il est nécessaire alors que nous sachions opérer suivant le cas à traiter.

Aux *plaies altérées*, compliquées de dyscrasie, d'apostème, douloureuses, suppurantes, conviennent les médecines suivantes. Elles varient selon les cas et selon la succession des moments. Toutefois il en est un certain nombre qui ne conviennent pas aux plaies peu altérées, sans apostème ni douleur, ou qui suppurent peu; il suffit dans ces cas du traitement des plaies simples. Pour celles qui sont très altérées, compliquées de dyscrasie, d'apostème, qui sont douloureuses, à toutes ensemble ou à chacune en particulier, il suffit de l'emplâtre de Mauves dont on a parlé plus haut, jusqu'à ce que la dyscrasie soit apaisée. Sur celles qui suppurent beaucoup, il faut appliquer un médicament mondificatif jusqu'à ce que le pus diminue; on emploie ensuite un médicament dessiccatif qui engendre la chair, jusqu'à ce que la cavité de la plaie soit presque entièrement comblée; enfin on applique le médicament qui engendre la peau.

II. Dans *les médicaments* il y a trois classes à établir : 1° les mondificatifs; 2° les génératifs de chair; 3° les génératifs de peau.

A. La première classe, *médicaments mondificatifs*, comporte quatre points : 1° quels sont ces médicaments mondificatifs; 2° comment opèrent-ils; 3° en quoi ils se ressemblent et diffèrent; 4° pendant combien de temps et comment doit-on les employer. — Le premier point comprend trois cas : 1° médicament mondificatif des plaies des parties charnues; 2° mondificatif des plaies des parties nerveuses; 3° médicament spécial pour les membranes du cerveau.

Premier cas : Rp. *Miel rosat filtré 3 onces, farine d'Orge fine 1 once, un peu d'eau de Roses* [1]; *on mélange, on cuit en agitant jusqu'à ce que*

1. Ed. 1892 : « aq. rosar. parum ». — Manuscrit 1487 : « aque parum ». — Manuscrit 2030 : « un poi de eaue ».

ce soit homogène. — Second cas : Aux substances précédentes, on ajoutera après la cuisson *un peu de Térébenthine*; et le médicament sera propre aux plaies des nerfs. — Troisième cas : Pour les membranes du cerveau on fait le médicament avec *une partie de Miel rosat filtré et une demi-partie d'huile de Roses.*

La manière d'agir de ces médicaments est exposée complètement par Galien (au V° l. Des médicaments simples, 3° division, chapitre 1); c'est-à-dire que par l'irritation qu'ils déterminent, ils ouvrent les pores des lèvres de la plaie, jusqu'à ce que le pus s'en sépare; une fois isolé, celui-ci est extrait : le reste est dit dans ce passage.

Pour ce qui est des ressemblances et des différences de ces médicaments, elles seront évidentes quand on aura vu leur nature, la manière d'agir, l'ordre dans lequel il faut les appliquer et ce qui suivra dans ce chapitre.

Moment et manière d'employer les mondificatifs. Le moment : il faut les employer depuis le moment où le pus étant en quantité assez considérable dans les plaies s'épaissit, jusqu'à celui où il diminue notablement, de façon à pouvoir être absorbé en entier par les plumasseaux. — *La manière de les employer* : si la plaie suppure beaucoup, il faut y appliquer des tentes (licinia) ointes de ce médicament, puis sur la plaie et les tentes on place un morceau d'étoffe oint lui aussi de ce médicament. — Si la plaie suppure peu, il suffit d'appliquer le morceau d'étoffe sans tentes.

B. Les *médicaments génératifs de chair* comportent aussi quatre questions : 1° quels ils sont; 2° comment ils agissent; 3° pendant combien de temps il faut les appliquer; 4° comment on les emploie.

Dans la première question on considère : 1° les poudres; 2° les onguents. Les *poudres* peuvent s'appliquer dans trois cas différents; de là trois sortes de poudres. *Primo* : pour les blessures des corps mous, comme ceux des femmes, des enfants, des eunuques, des hommes gras, etc., et pour celles des membres mous, gras ou charnus, comme les hanches et semblables, il suffit d'une poudre légèrement dessiccative, comme l'Encens, le Vernis, le Fenugrec, la Litharge, le Mastic, la Myrrhe, l'Aloès, la farine de Fèves et d'autres corps semblables. — *Secundo* : aux corps secs, comme ceux des jeunes hommes, aux bilieux, etc., par un temps chaud, et aux membres secs, comme les mains, les pieds, etc., convient une poudre plus dessiccative, composée par exemple d'Aristoloche, de racine d'Iris, de farine d'Ers, de Lupins et autres substances semblables. — *Tertio* : si dans ces corps ou ces membres secs, il y a une plaie trop humide, il convient d'employer un médicament très dessiccatif et non brûlant, comme de la Couperose une

petite quantité ou mêlée à de la Litharge ou quelque substance semblable. Si le corps et le membre sont mous et la plaie sèche, il faut
employer un médicament peu dessiccatif.

Onguents génératifs de chair; six points : 1° pourquoi les médicaments s'emploient dans ce cas sous la forme d'onguents; 2° de quelles
substances ils se composent; 3° comment on les prépare; 4° de quelle
manière ils agissent; 5° quand et pendant combien de temps il faut les
employer; 6° comment on les emploie. — *Premier point.* La raison en
est, comme en témoignent les auteurs et l'expérience, que sous la forme
sèche les médicaments ne pénètrent pas dans les cavités invisibles et irré-
gulières des plaies, ni ne s'introduisent dans les pores des lèvres des
plaies, tandis que les onguents réalisent ces effets. — *Second point.* Les
onguents se préparent pour tous ces cas avec les poudres dont il a été
question ou d'autres semblables, avec de la cire et de l'huile. — *Troisième point.* Rp. *Huile 4 onces, Cire 1/2 once en été, en hiver 1 once,
on fait fondre, on laisse tiédir, et on mélange 1 once de l'une des
poudres indiquées plus haut ou de quelque autre,* suivant les cas. Si
on veut dessécher davantage ou si on est en été, on ajoute de la poudre
et on diminue la quantité d'huile; on fait le contraire, si on veut obtenir
l'effet contraire. — Manière dont ils agissent, moment et manière de les
administrer; ces trois choses se font et doivent se faire comme il a été
dit pour les poudres.

C. *Médicaments génératifs de peau* [1]; quatre points : 1° quels sont-ils;
2° comment ils agissent; 3° quand et pendant combien de temps il faut
les employer; 4° manière de les employer. — Les premiers, troisième
et quatrième points ont été exposés au chapitre général où on traite de
la manière d'obtenir de belles cicatrices. Pour le second point, c'est-
à-dire la manière dont ces médicaments agissent, il faut savoir qu'ils
doivent être dessiccatifs et astringents, parce qu'ils condensent la surface
de la chair de la plaie, et y forment une callosité semblable à la peau,
qui protège contre les dommages du dehors.

III. Quant aux deux autres questions, ce sont les deux points suivants
à examiner : 1° pourquoi on ne fait pas ici mention de quelques autres
espèces de médicaments, des génératifs de suppuration par exemple, et
d'autres dont les auteurs de médecine et de chirurgie parlent dans leurs
livres; 2° pourquoi sur ceux dont il est parlé, on ne pousse pas la discussion plus loin. — A la première question je répondrai que pour le
traitement de toutes les plaies, duquel nous nous occupons exclusivement
ici, les variétés de médicaments qui ont été mentionnées suffisent aux

1. L'édition de 1892 met « carnis », au lieu de « cutis », manuscrit 1487.

modernes, à moins que les plaies ne s'ulcèrent; elles ne suffisaient pas aux anciens, qui suivaient une méthode différente, même pour les plaies non ulcérées, puisqu'ils cherchaient à provoquer la suppuration dans presque toutes les plaies, tandis que les modernes l'évitent autant que possible. C'est pour cela que les anciens ont besoin de plus de médicaments, comme on pourra le voir dans les explications.

A la seconde question je réponds que j'ai traité brièvement de ces médicaments pour trois raisons : 1° parce que les chirurgiens modernes en ont fort rarement besoin; 2° parce que Galien, Avicenne et tous les auteurs de médecine et de chirurgie qui ont écrit des *Sommes de chirurgie*, en traitent fort bien et très complètement, ainsi que de tout ce qui s'y rapporte; 3° parce que j'exposerai ce sujet plus complètement dans l'*Antidotaire*.

CHAPITRE ONZIÈME

Du spasme et d'autres complications qui retardent la guérison des plaies [1].

Déclarations préliminaires.

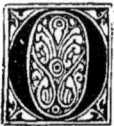

ONZE points à noter ici pour la clarté du chapitre suivant :

I. Il faut noter pour la clarté de la première partie, dans laquelle il est question du spasme, que le *spasme* et la *paralysie* présentent de nombreux points de ressemblance et de nombreuses différences. — Ils se ressemblent seulement en ce qu'ils sont l'un et l'autre une maladie nerveuse [2]. — Ils diffèrent sur sept points : 1° dans le spasme on voit le membre se raccourcir ou se raidir; dans la paralysie on le voit s'allonger ou s'amollir; 2° le membre paralysé est entraîné par le membre sain; le membre atteint de spasme entraîne le membre sain, comme le dit Galien (au livre II du *De accidenti et morbo*, chapitre 7); 3° la paralysie ne résulte jamais de la vacuité (inanitio), tandis que le spasme en provient quelquefois; 4° la matière de la paralysie est toujours répandue dans tout le membre paralysé, tandis que la matière qui cause le spasme se répand seulement dans les nerfs ou les lieux

---

1. Dans ce chapitre il est question des *convulsions* et du *tétanos*. Le manuscrit 7139 emploie l'expression « thetano ». — (V. *G. de Ch.*, 1890, p. 216.)
2. Ed. 1892 « est morbus »; manuscrit 1487 : « est morbus nervosus ».

nerveux comme les muscles, jamais dans la chair; 5° tout membre atteint
de spasme est rétracté ou rigide et ne peut être remué par un mouvement
volontaire ou communiqué (violentus), tandis que le membre paralysé
paraît s'allonger et se ramollir (humectari) et peut être mû artificiellement
(violenter) de la manière dont il se mouvait en l'état de santé; si on le soulève, qu'on ne le soutienne pas et qu'on l'abandonne à lui-même, il retombe
aussitôt; 6° le membre atteint de spasme conserve la sensibilité, le membre
paralysé pas; 7° le spasme se produit le plus souvent dans un seul membre
particulier ou dans tout le corps, jamais exclusivement dans toute une
moitié du corps; la paralysie au contraire ne se produit jamais dans tout
le corps, rarement dans un seul membre particulier, cela arrive cependant
quelquefois, — le plus souvent c'est dans une moitié du corps selon la
longueur.

II. La raison pour laquelle le spasme peut se produire dans un seul
membre particulier, est qu'un membre particulier comme le bras n'est pas
annexé ou relié à un autre qui puisse l'empêcher de se plier ou de se
raidir[1]; c'est pour la même raison que tout le corps peut être atteint de
spasme, car il n'est relié à rien. La raison pour laquelle une moitié seulement du corps selon la longueur ne peut être atteinte de spasme[2], c'est
qu'une moitié est liée à l'autre, ce qui l'empêche de se plier ou de se
raidir sans cette autre.

La raison pour laquelle la partie droite ou gauche, c'est-à-dire les côtés
(latera), ne sont jamais pris de spasmes selon la largeur, c'est que les
côtes (costae) l'empêchent[3].

La raison pour laquelle la paralysie ne se produit jamais dans tout le
corps, ni n'occupe toute sa largeur, mais seulement une moitié du corps
selon la longueur, etc., par exemple la moitié de la moelle (ut dimidiam
nucham), etc., c'est que le plus souvent la matière qui cause la paralysie
est une humeur épaisse[4], molle, obtuse, qui se répand par conséquent
plus facilement selon la longueur des membres que suivant leur largeur,
surtout parce que la moelle et les nerfs ont des fibres longitudinales
et non latitudinales; c'est pourquoi les humeurs circulent plus facilement en longueur. La preuve en est qu'avec un couteau on coupe facilement ces organes suivant leur longueur, tandis que suivant leur largeur
on n'y parvient qu'avec la plus grande difficulté. La raison pour laquelle
la paralysie se produit rarement dans un seul membre particulier, c'est
que sa matière est obtuse et ne se manifeste le plus souvent que quand

1. Ed. 1892 et ms. 1487 : « quod ipsum ab incarnatione prohibeat aut ab irrigida-
tione »; — pour « incurvatio » et « frigidatio »?
2. Ed. 1892 : « potest spasmari ». — Manuscrit 1437 : « non potest spasmari ».
3. Cette phrase manque dans le manuscrit 1487.
4. Ed. 1892 : « tumor grossus ». — Manuscrit 1487 : « humor grossus ».

elle est abondante; or dans ces conditions, elle occupe alors plusieurs membres.

Les raisons pour lesquelles un membre atteint de spasme conserve la sensibilité et non la motilité, sont au nombre de deux : 1° il faut moins d'esprits pour la sensibilité que pour la motilité; 2° *un membre reçoit parfois la sensibilité et la motilité de nerfs différents*; or il peut arriver qu'un dommage atteigne certains nerfs et pas les autres.

III. Le spasme par inanition diffère de deux façons du spasme par réplétion, quand ils sont confirmés. 1° Dans le spasme d'inanition le nerf se rétrécit selon sa longueur et sa largeur; dans le spasme de réplétion il se rétrécit seulement selon sa longueur et se raccourcit, il augmente selon la largeur et s'épaissit; 2° si le spasme a été précédé des symptômes précurseurs indiqués dans le Traité, comme une douleur intense, etc., et s'est produit subitement, c'est signe qu'il provient de réplétion. S'il a été précédé des symptômes précurseurs du spasme par inanition, qu'on énumérera, et s'il est survenu peu à peu, c'est signe qu'il provient d'inanition, nonobstant ce que disent Théodoric et communément tous les auteurs de médecine et de chirurgie, que le spasme qui accompagne la fièvre provient d'inanition.

IV. On peut se demander ici si tout spasme qui suit la fièvre résulte d'inanition. Il semble que non, parce que parfois un spasme de réplétion accompagne la fièvre éphémère ou quelque autre fièvre courte ou légère, qui peut dissoudre l'humidité, mais non la résoudre (consumere), donc, etc. Le contraire est soutenu par Théodoric, et par tous les auteurs, et il paraît avoir pour lui l'opinion d'Hippocrate (à l'*Aphorisme* de la 5° partie) : le spasme causé par l'Ellébore est mortel, c'est-à-dire le spasme qui est la conséquence d'évacuations abondantes est incurable parce qu'il provient d'inanition.

Il faut dire qu'il y a *deux sortes de spasmes : le spasme de réplétion*, quand les nerfs ou les organes nerveux se raccourcissent ou se raidissent parce qu'ils sont remplis d'humeurs superflues; ainsi la toile neuve se rétracte quand elle est imbibée d'eau [1]. — Autre est le *spasme d'inanition*, quand les nerfs ou les autres organes nerveux sont tellement desséchés qu'ils se rétrécissent selon leur longueur et leur largeur, comme se rétrécit une courroie desséchée au soleil.

De même il y a deux sortes de fièvres, la fièvre qui dissout et ne consume pas, comme la fièvre éphémère et d'autres semblables, et la fièvre qui dissout et consume. Celle-ci a aussi deux espèces : la fièvre brève et forte, comme la fièvre aiguë continue et d'autres semblables, et la fièvre longue et légère, comme les fièvres flegmatiques et semblables.

---

1. « Sicut pannus novus spasmatur, quando aqua in ipso imbibit. »

Revenons à notre argumentation : ce que disent Théodoric et les autres, ils l'entendent seulement du spasme qui accompagne les fièvres consomptives; de même Hippocrate entend que le spasme qui accompagne des évacuations abondantes et la fièvre, résulte seulement de l'inanition.

On demande si la fièvre peut guérir le spasme, et on argue que non, parce que ce qui cause le spasme ne le guérit pas; il en est ainsi dans ce cas, donc, etc. La majeure est évidente; la mineure est prouvée par l'opinion d'Hippocrate (à l'*Aphorisme* de la 4ᵉ partie) : lorsque la fièvre survient elle délivre de son mal celui qui souffre du spasme ou du tétanos (thetano, ms. 7139). Le contraire est soutenu par tous les auteurs. Il faut dire qu'une même fièvre ne cause et ne guérit pas le même spasme; la fièvre éphémère, légère ou courte cause le spasme de réplétion; la fièvre violente ou longue et consomptive provoque le spasme d'inanition.

V. On peut encore rechercher si le spasme par inanition provient de siccité; on déclare que oui, en s'appuyant sur tous les auteurs. Le contraire peut être tiré des paroles de Galien (sur l'*Aphorisme* de la 5ᵉ partie, « austerui flatus, etc. ») : lorsque les origines des nerfs sont humectées, les mouvements volontaires en sont alourdis. Ce n'est donc pas la siccité qui leur nuit; donc le spasme ne résulte pas de la siccité. Galien le dit encore expressément (dans le *De accidenti et morbo*, près de la fin) : plus les nerfs et les autres organes nerveux sont secs, plus ils sont propres au mouvement.

Il faut dire que dans les nerfs il peut y avoir une double humidité et une double siccité, de telle façon que l'une et l'autre peuvent être naturelles et modérées, ou non naturelles et immodérées. Ainsi plus l'humidité naturelle est grande et moins cela vaut, plus la siccité naturelle est grande et mieux cela vaut [1], à moins qu'elle n'excède les limites naturelles.

Mais l'humidité et la siccité non naturelles nuisent l'une et l'autre davantage, et plus elles sont prononcées, plus elles sont mauvaises et nuisibles. Les opinions procèdent de points de vue différents; les premières prouvent que le spasme peut résulter d'un excès de siccité non naturelle et immodérée, et il en est ainsi; les secondes prouvent que le spasme ne résulte pas de la siccité, c'est-à-dire d'une siccité naturelle et modérée, et cela est encore vrai.

VI. Tous les auteurs de médecine et de chirurgie, en particulier Théodoric, conviennent (cela sera dit aussi dans le Traité), que les *causes générales du spasme* sont au nombre de trois, la douleur, le froid et la

---

1. Manuscrit 1487 : « unde naturalis humiditas quanto major tanto melior nisi quod non excedat »; le membre de phrase sur la siccité manque dans ce ms. Le texte ed l'éd. 1892 est conforme à celui du manuscrit 7139.

suppuration. On peut arguer contre cela; il semble qu'il y en ait davantage, puisque la ventosité qui dissout les humidités et ne consume pas [1] cause le spasme par réplétion, et que la même ventosité, si elle les consume, cause le spasme par inanition; donc, etc. En outre parfois le spasme se produit sans que rien de tout cela précède, comme la crampe aux jambes dans un lit chaud; donc, etc. Il faut dire que quand les auteurs de chirurgie énumèrent les causes du spasme, ils considèrent seulement les causes du spasme qui est un accident des plaies, etc., et non les causes de celui qui se produit en dehors d'elles.

VII. Il faut noter, puisqu'on dit dans le Traité que la douleur cause le spasme, que d'après Avicenne (au livre I, f. 4, chapitre 30 : DE L'APAISEMENT DE LA DOULEUR) la douleur peut être apaisée de trois manières : 1° par la suppression de sa cause; 2° par l'application de narcotiques froids; 3° enfin par une altération vers son contraire (per alterationem ad suum contrarium).

VIII. Dans le traitement du spasme par réplétion, les applications purement remollitives ne conviennent jamais, parce qu'elles affaiblissent les membres; aussi faut-il y mêler des dessiccatifs.

IX. Galien dit (au VIIe livre du *Megatechni*, au commencement, et au IIe livre du *De ingenio*, chapitre dernier, à la fin), que le spasme par inanition est certainement incurable; pour celui qui résulte de la siccité des membres nerveux à la suite de la fièvre, il le dit encore incurable, et de même celui qui résulte d'une extrême inanition de tout le corps, comme à la suite d'un vomissement, d'une évacuation ou d'un écoulement de sang.

X. Il faut noter pour l'explication de la partie de ce chapitre dans laquelle il est question de ce qui empêche le traitement des plaies, etc., que si une plaie ou un ulcère se montre sur un individu ou un membre mal conformé ou ayant une mauvaise complexion, il ne guérira qu'avec peine ou jamais ou tardivement, ainsi chez les hydropiques, les lépreux et d'autres semblables, ce qui ressort de l'opinion d'Hippocrate (à l'*Aphorisme* de la 6e partie) : les plaies des hydropiques se guérissent lentement. Galien en donne la raison dans son *Commentaire*, c'est que les plaies ne guérissent pas avant d'être desséchées. Si au contraire la plaie ou l'ulcère sont sur un corps bien constitué, ils guérissent rapidement; cela se démontre par un exemple : si deux plaies égales en tout sont faites en même temps, l'une sur un membre sain, l'autre sur un membre atteint d'apostème, celle qui est sur le membre sain, guérira plus rapidement, parce qu'on n'a à s'occuper que du traitement de la plaie; celle du membre atteint d'apostème guérira plus lentement, parce qu'il faut d'abord guérir la dyscrasie

---

1. Éd. 1892 : « ventositas dissolvens *et* humiditas non consumens eas »; — Manuscrits 1487 et 7139 : « ventositas dissolvans humiditas non consumens eas ».

et l'apostème; ce n'est qu'après cela qu'on pourra poursuivre le traitement de la plaie. C'est dans ce sens que parle Avicenne lorsqu'il dit (au livre Iᵉʳ, f. 3, doctr. 1, chapitre 4, DES MALADIES DE LA SOLUTION DE CONTINUITÉ) : une solution de continuité, une ulcération et les affections de ce genre sont bientôt guéries lorsqu'elles sont dans un membre de bonne complexion et composition; lorsqu'elles sont dans un membre de mauvaise complexion, elles résistent longtemps; à plus forte raison par conséquent, lorsqu'elles se produisent sur un individu atteint d'hydropisie, ou de lèpre, ou qui est de mauvaise constitution, etc.

XI. Le traitement des complications autres que le spasme est, du moins en grande partie, exposé par Galien (au IVᵉ livre du *Megatechni*), et dans le *Synonyme* (au IIᵉ livre d'Albucasis, chapitre 9 [1]), lequel, à propos du TRAITEMENT DE LA FISTULE, décrit seulement neuf complications; le chirurgien peut donc recourir à ces ouvrages.

Du spasme et des autres complications qui retardent le traitement des plaies.

Deux choses à considérer : 1° le spasme; 2° les autres complications. — Trois points à propos du spasme : 1° sa description; 2° la manière d'en préserver les plaies; 3° la manière de le traiter une fois qu'il s'est produit. — Le premier point en renferme trois : 1° sa définition; 2° sa division; 3° son mode de développement.

Définition. Le spasme est un accident ou une maladie qui survient aux membres nerveux blessés ou autrement lésés, non pas à tous, mais seulement à quelques-uns par erreur; c'est un mal dans lequel les membres blessés et les autres qu'on vient d'indiquer se rétractent ou deviennent raides, au point qu'ils ne peuvent plus se plier ou se mouvoir naturellement comme ils faisaient auparavant, ou être ramenés à leur disposition naturelle.

Quant à sa *division*, le spasme se divise en deux parties, et chacune d'elles peut se diviser, dans son genre, en deux : 1ʳᵉ division, certains spasmes accompagnent les plaies ou les apostèmes qui sont visibles extérieurement; ceux-là seuls regardent les chirurgiens; — les autres accompagnent d'autres maladies, comme la douleur arthritique [2], ou forment une maladie propre; ceux-là reviennent aux médecins. — 2ᵉ divi-

---

1. Ed. 1892 : «Et Rhazes 11° Albucasis, cap. 96 »; mss 1487 et 7139 : «Et in synonymo 2°-Albutaz. ca°. 9° ».

2. Ed. 1892 : « *et dolorem* ». — Manuscrit 1487 : « *ut dolorem* ».

sion, tout spasme résulte ou d'une trop grande réplétion, ou d'une trop grande inanition.

Dans le *mode de développement* deux choses sont à considérer : 1° le mode de développement du spasme qui provient de réplétion ; 2° le mode de développement du spasme qui provient d'inanition ou de consomption. Premier cas : si pour quelque cause, des humeurs se portent en grande quantité vers les plaies ou les parties nerveuses apostémées, et imbibent les membres nerveux situés dans le voisinage de la plaie ou de l'apostème sans pouvoir en sortir, ces membres se raccourciront comme se raccourcit un sac vide quand on le remplit. Ces membres deviennent alors inflexibles et ne peuvent se plier, comme le sac susdit ; — ceci constitue le *spasme par réplétion.*

Le *mode de développement du spasme par inanition* dans les plaies ou les apostèmes de ce genre, offre deux choses à considérer, car il se produit dans ces plaies de deux manières. Voici la première : s'il se forme, dans la plaie ou l'apostème, de la suppuration qui ne puisse sortir, mais reste près des membres nerveux, la partie humide de ces derniers sous l'action de la chaleur non naturelle du pus se corrompt, se dissout et se distille ; il ne reste que leur partie sèche, terreuse, inapte à se dissoudre, qui se dessèche alors, se rétrécit et se raidit. Il en est de même pour l'argile solidifiée quand sa partie aqueuse est dissoute par le soleil et s'évapore, tandis que la partie terreuse qui ne peut se dissoudre, reste seule, se dessèche, se durcit, devient inflexible et se rétracte.

Dans la seconde manière, le spasme se produit par pure consomption de l'humidité naturelle des membres en question, par exemple à la suite d'un écoulement de sang trop abondant ou d'une autre évacuation excessive survenue dans ces plaies, ou par suite de fièvre. Ces évacuations consument et dessèchent l'humidité naturelle de ces membres, même en supposant que rien ne se corrompe, ne se dissolve ou ne s'écoule. Il en est comme de l'argile qui se dessèche peu à peu sans qu'aucune humidité s'écoule ; et ainsi le membre se durcit et est atteint de spasme.

La *préservation du spasme* dans ces plaies et ces apostèmes comporte : 1° la connaissance de ses causes ; 2° la connaissance des symptômes qui indiquent son arrivée. — Le premier point en renferme deux : 1° la connaissance des causes ; 2° la préservation de ces causes. — Premier point : il faut savoir que *le spasme a trois causes communes,* la douleur, le froid et la suppuration. La *douleur* peut causer l'un et l'autre spasme dans les plaies, apostèmes, coutusions et piqûres des lieux et membres nerveux, parce qu'elle excite l'écoulement et le flux (reugma et fluxus) des humeurs qui imbibent les membres nerveux et les raccourcissent ; ils sont alors atteints du spasme par réplétion, de la manière susdite. Mais si les humeurs séjournent là plus longtemps, elles peuvent quelquefois se putréfier avec le temps et déterminer dans ces membres un spasme par inanition, de la façon qui a été dite. — Le *froid* cause aussi le spasme : en effet Hippocrate dit (à l'*Aphorisme* de la 5e partie) : le froid est ennemi des nerfs et y cause de la douleur; cette douleur peut provoquer un spasme de l'une ou l'autre sorte, comme on a vu. Le froid peut encore causer l'un ou l'autre spasme d'une autre manière : en empêchant la digestion des humeurs qui affluent vers la plaie et les parties voisines, il les y tasse et empêche leur éventation [1]. Elles séjournent ainsi sans être digérées, s'infiltrent dans ces membres, et, si elles ne se putréfient pas [2], causent un spasme par réplétion; si elles se putréfient et ne sont pas rapidement mondifiées, elles provoquent un spasme par inanition, de la manière qui a été dite. — La *suppuration* provoque de même l'un et l'autre spasme. Si le pus s'infiltre dans les membres nerveux et qu'aucune de leurs parties ne se putréfie [3], il se produit un spasme par réplétion; si leur partie liquide se dissout et s'écoule, il se produit un spasme par inanition.

Outre ces causes communes à l'un et l'autre spasme, il y a quelques *causes spéciales qui provoquent seulement le spasme d'inanition*, ainsi un écoulement trop considérable de sang par la plaie ou par quelque autre endroit, et toute évacuation trop abondante, telle qu'un flux de ventre, etc., une inappétence prolongée, une longue fièvre légère, ou une courte fièvre violente, non seulement désagrègent (resolvere) mais encore consument.

Quant aux *moyens de se préserver des causes du spasme* dans les plaies, il faut savoir qu'on empêche la douleur en mettant à l'intérieur, à l'extérieur, et autour de la plaie, si c'est possible, de l'huile rosat tiède, en la renouvelant souvent et en appliquant extérieurement sur la plaie et autour d'elle l'emplâtre de Mauves dont il a été question. — On prévient le froid dans ces cas, en appliquant des substances chaudes en acte dans la plaie, sur elle et autour d'elle. — Quant à la suppuration, on l'empêche en dilatant l'orifice de la plaie, en maintenant la dilatation et en appliquant un mondificatif des nerfs, jusqu'à ce qu'on obtienne une mondification suffisante. — Les causes spéciales qui amènent le spasme par inanition sont prévenues en arrêtant l'écoulement de sang, comme il a été exposé plus haut, et en traitant les autres complications, telles

1. Ed. 1892 : « evacuationem »; mss 1487 et 2030 : « eventationem ». — Les anciens admettaient qu'une partie des humeurs pouvait s'échapper du corps par *éventation*; ce qui représentait notre *perspiration insensible*.
2. Ed. 1892 : « et ubi putrefiunt »; manuscrits 1487 et 2030: « et nisi putrefiunt ».
3. « Et nihil de eis putrefiat. » — Manuscrit 2030 : « et nule chose nest porrie dicel choses ».

que le flux du ventre exagéré, etc., comme l'enseignent les auteurs de médecine. Quand on a pris toutes ces précautions, il ne peut se produire de spasme dans ces cas. — Outre cette manière de prévenir les complications, il est utile de recourir à certains règles données plus haut, au chapitre DU TRAITEMENT DES PLAIES DES NERFS.

Symptômes précurseurs du spasme. Deux choses à considérer : 1° les symptômes communs à l'un et l'autre spasme; 2° les symptômes spéciaux à chaque espèce de spasme. — Les *symptômes communs* qui précèdent le spasme sont : la difficulté à mouvoir les membres, qui augmente continuellement et peu à peu; une raideur progressive, surtout au cou; une contraction des lèvres, comme si le patient riait; la difficulté à ouvrir les mâchoires et les dents et à avaler, une légère torsion des yeux, des oreilles, des lèvres, etc. — Dans les *symptômes spéciaux* qui distinguent les diverses espèces de spasme, puisqu'à chaque espèce on doit opposer un traitement différent, il faut considérer deux choses : 1° les symptômes qui précèdent l'arrivée du spasme par réplétion; 2° ceux qui précèdent le spasme par inanition. — Premier cas : le *spasme par réplétion* survient plus rapidement que l'autre. Là-dessus tous les auteurs sont d'accord et cela est prouvé manifestement, parce que chaque fois qu'il se fait une grande tuméfaction dans un endroit nerveux, il se produit un spasme par réplétion et le membre ne peut se mouvoir; après la résorption de la tuméfaction, le membre reprend son mouvement. Mais si cette tuméfaction devient purulente, au point que quelque partie des nerfs se putréfie, ce qui en reste sera atteint de spasme d'inanition, comme cela a été vu plus haut dans le Traité. .

Puisque le spasme par réplétion précède le spasme par inanition, il se produit donc en moins de temps. En outre il n'est précédé d'aucune évacuation telle qu'un écoulement de sang notable de la plaie ou d'ailleurs, un relâchement du ventre ou une longue fièvre consumante. De plus le spasme par réplétion est précédé d'une douleur plus grande que le spasme par inanition. La raison, c'est qu'il se produit une plus grande douleur quand les humeurs s'infiltrent dans un membre solide, que quand elles se résolvent. La raison en est qu'*en s'infiltrant elles produisent une solution de continuité* qui est une cause de douleur, tandis qu'en se résolvant elles n'en produisent point. Que la solution de continuité soit une cause de douleur, c'est prouvé par Avicenne (au chapitre cité SUR L'APAISEMENT DE LA DOULEUR, proposition première) : Nous avons dit que les causes de la douleur sont de deux sortes : changement subit de complexion et solution de continuité. En outre, le spasme ne se produit jamais dans une plaie sans être précédé par une forte douleur, du refroidissement ou de la suppuration, ou par ces trois causes, ou par deux d'entre elles; ou bien, sans être précédé d'une tuméfaction ou d'une douleur excessive siégeant autour de la plaie, ou d'un apostème qui ne peut mûrir dans le temps ordinaire.

Les symptômes qui précèdent le *spasme par inanition* sont les suivants : il est toujours précédé d'une évacuation exagérée ou d'un écoulement de sang trop abondant, etc., ou d'une fièvre longue dissolvant ou consumant les humeurs, d'une douleur persistante, ou d'inappétence. En outre, ce spasme se produit peu à peu et non subitement. De plus, il est toujours précédé d'une dessiccation exagérée de la plaie, en dehors de l'action de médicaments. Lorsqu'apparaissent ces symptômes, il faut parer aux causes du spasme, afin qu'il ne se déclare pas dans ces plaies ; en effet, il est plus facile de protéger contre le spasme, avant qu'il soit déclaré, un membre blessé ou lésé, que de travailler par des médecines incertaines le même membre déjà atteint du spasme.

Dans la *manière de traiter le spasme* déjà introduit dans les plaies, etc., il faut considérer deux choses : 1° le traitement général; 2° le traitement particulier. — Pour le *traitement général* du spasme on donne *quatre règles générales* :

1ʳᵉ *règle* : Tout spasme qui se déclare dans un membre particulier, tel que le pied par exemple, ou dans tout le corps et qui est devenu dur (induratus), ne guérit pas. Raison : parce que les nerfs sont des organes visqueux solides et qu'une fois leur partie humide desséchée ce qui reste ne peut plus être réhumecté, comme ce qui est sain ne peut être rendu plus sain, ainsi que dit Galien (au VIIᵉ livre du *De ingenio*, chapitre 5); de même une fois les humeurs englués (inviscati) dans les nerfs depuis longtemps, on peut à peine ou on ne peut plus les en faire sortir avec l'aide de la médecine.

2° *règle* : Quand dans le traitement du spasme qui se produit dans une plaie à cause d'un nerf, d'une corde ou d'un organe semblable situé dans un endroit accessible et déterminé, les évacuations et les autres remèdes locaux qui seront indiqués, ne suffisent pas pour amener la guérison, *on coupera complètement, dans toute sa largeur, le nerf* ou la corde, etc., atteint de spasme, de peur que le malade n'en meure. Raison : parce que le mal est moindre si un membre atteint de spasme perd le mouvement, que si le malade meurt du spasme; or selon le Philosophe, de deux maux il faut choisir le moindre.

3° *règle* : Quelques-uns traitent différemment le spasme général qui se produit dans tout le corps, et le spasme particulier qui n'atteint qu'un membre unique tel que le pied, parce que le spasme général n'est jamais la conséquence d'une plaie, à moins qu'il ne résulte d'un spasme particulier qui l'a précédé. La raison, c'est qu'une cause étant donnée, l'effet l'est également; si la cause qui produit le spasme dans les plaies, les apostèmes, etc., agit sur ces derniers avant d'agir sur tout le corps, il en est de même de l'effet. Or un pareil spasme est particulier, le spasme de tout le corps est général, donc, etc. Et de même la manière d'opérer est presque également profitable ou nuisible aux deux.

4e *règle* : Dans le spasme par inanition ou par réplétion[1] quand le mouvement est complètement perdu, dans tout le corps s'il s'agit d'un spasme général, dans un membre s'il s'agit d'un spasme particulier, la guérison ne survient jamais. La raison de cette règle est la même que pour la première.

Dans le *traitement particulier* il faut considérer deux cas : 1° le traitement du spasme par réplétion; 2° le traitement du spasme par inanition. — Dans le *traitement du spasme par réplétion* deux choses : 1° certaines variétés de ce spasme qui importent dans la question ; 2° le traitement de celui qui est guérissable — 1° *Variétés du spasme par réplétion* : le spasme par réplétion est double, l'un particulier, l'autre général. Le spasme particulier présente trois degrés; celui du premier degré n'est pas encore apparent dans le membre, on ne constate que les signes précurseurs; celui du second degré est manifeste dans le membre qui commence à se mouvoir avec peine; dans le troisième degré, le membre a perdu tout mouvement, il se raidit ou se fléchit, et ne peut se mouvoir ni volontairement, ni par une impulsion extérieure. — Le spasme général a de même trois variétés; dans la première, on observe les signes précurseurs ou un spasme particulier et le mouvement n'est pas encore entravé; dans la seconde, le corps tout entier se meut manifestement avec peine; dans la troisième, le corps entier est tout à fait immobile.

2° Au *traitement du spasme par réplétion qui est guérissable* conviennent six choses, qu'on emploie toutes ou en partie : des purgations, des potions, la diète, des cautères, des applications locales, et parfois une ablation totale du nerf ou d'un organe nerveux atteint de spasme. — Les *purgations* sont ici la saignée, les médicaments laxatifs (pharmacia), les ventouses, les sangsues, les clystères, les suppositoires, les bains de vapeur (stupha), l'éternuement, le gargarisme. La manière de saigner, de purger, d'appliquer des sangsues et des ventouses est exposée au chapitre général, et mieux encore dans les auteurs de médecine. Le clystère et le suppositoire se préparent avec des médecines fortement attractives. Les bains de vapeur se préparent avec des herbes chaudes, consumantes, telles que l'Absinthe, la Mélisse, l'Origan, la Primevère, la Sauge et d'autres semblables. L'éternuement et le gargarisme se font avec de la poudre de Castoréum, de Poivre et d'autres substances de ce genre. — Les *potions* se préparent avec du Castoréum, de la Cannelle,

---

1. « Spasmus de inanitione vel repletione. » — Manuscrit. 2030 : « de spasme de vaccuite et denanite ou de replection de plaie ».

du Spica-Nard (spica), du Poivre, des Grains de Paradis, de la Marjolaine et d'autres, cuits avec du vin, ou bien on en fait un Pigment. — La
diète doit être chaude et sèche, consomptive, digestible, en petite quantité. — Les *cautères* se font entre deux vertèbres quelconques du cou,
ronds et peu profonds. — Les *applications locales* qui conviennent ici
sont nombreuses et les régions auxquelles il faut les faire, différentes.
Les topiques sont des huiles et des onguents chauds, comme l'huile de
Laurier, etc.; ils peuvent être renforcés avec du Castoréum et d'autres
substances semblables. Les régions où il faut les appliquer sont la tête,
le cou, les aisselles, les aines. La tête tout entière et le cou doivent,
quand on y pose des cautères, être enveloppés de laine avec son suint
(lana succida); sur la laine on versera de l'huile chaude et on continuera
ainsi. La tête, le cou, les aisselles, les aines seront oints aussi des
onguents chauds qu'on vient d'indiquer; s'ils provoquent la fièvre, on ne
continuera pas plus longtemps, bien que quelques-uns recommandent de
provoquer la fièvre dans ce cas, suivant l'*Aphorisme* d'Hippocrate
(deuxième partie, « febrem in spasmo, etc. »), ce qui ne paraît pas
rationnel à d'autres, parce que ce spasme est un accident d'une plaie,
d'un apostème ou d'un mal de ce genre. Mais si le spasme se produisait
en dehors de ces conditions et provenait d'une matière froide, que le
corps ne fût pas pléthorique et que la fièvre provoquée fût éphémère,
dans ce cas la fièvre conviendrait et ne serait pas nuisible.

Si tous ces remèdes, appliqués selon les règles de l'art, ne suffisent
pas à la guérison du spasme dans les membres blessés, dans les plaies
desquels le nerf qui est atteint de spasme peut être vu et touché, s'il
n'a pas été complètement coupé quand a été faite la première plaie, *on
le coupera complètement selon la largeur*; la raison en a été dite dans
les explications du second chapitre principal de ce Traité, SUR LE TRAITE-
MENT DES PLAIES DES NERFS, et en outre dans la 2ᵉ règle citée dans le présent chapitre. Le membre perdra alors le mouvement naturel auquel
servait ce nerf, ce qui est un moindre mal que si le malade mourait du
spasme.

Quant au *traitement du spasme par inanition*, il est double; l'un
s'emploie avant qu'on constate une diminution notable du mouvement du
membre blessé ou de tout le corps, et l'autre quand on constate une
grande diminution dans ce mouvement et la presque immobilité; ce
dernier spasme est incurable, suivant Galien (au XIIᵉ livre du *Megatechni*, chapitre 7, à la fin); le premier est quelquefois guérissable. Le
traitement se compose de trois choses : diète, bains, applications locales.
—La diète doit être froide et humide comme pour les fiévreux; on prendra
du bouillon de poulet sans sel, du lait doux et des matières de ce genre,
du pain trempé dans ces liquides, du vin blanc très étendu d'eau, etc.

— Le bain sera d'eau douce ou d'eau de décoction de Violettes, de Mauves et d'autres plantes de ce genre. — Les applications locales seront de l'huile de Violettes, des onguents résomptifs, comme est l'onguent d'amidon (ex amylo (?)), de graisse de porc, de moelle de veau, etc.; on trouve en outre dans les auteurs de médecine et aussi de chirurgie une grande quantité de médicaments de toutes sortes qui conviennent dans ces cas; on recourra donc à ces auteurs.

COMPLICATIONS AUTRES QUE LE SPASME

Quant aux *complications autres que le spasme* qui prolongent le traitement des plaies et les empêchent de guérir dans le temps accoutumé et voulu, on doit considérer deux choses : 1° leur traitement général; 2° leur traitement dans chaque cas spécial.

Dans le *traitement général* on donne cinq règles générales :

1re *règle* : Les plaies ou les ulcères ne guérissent que si on les dessèche de toute superfluité. Cela est confirmé par presque tous les auteurs de médecine, en particulier par Galien (au IVe livre du *Megatechni*, chapitre 4), et par Avicenne (l. I, f. 4, chapitre 28, DU TRAITEMENT DE LA SOLUTION DE CONTINUITÉ).

2e *règle* : Si un membre ou un corps sont atteints de dyscrasie, il faut d'abord corriger la dyscrasie, on s'occupera ensuite de la plaie ou de l'ulcère. Cette règle est donnée par Avicenne (l. I, f. 4, dernier chapitre de ce livre), disant : si la plaie ou l'ulcère sont compliqués d'apostème, nous traitons d'abord l'apostème, sans la guérison duquel la plaie ou l'ulcère ne peut guérir; ensuite la plaie ou l'ulcère.

3e *règle* : Si le *foie* ou la *rate* sont atteints de dyscrasie, ce qui arrive surtout dans les plaies anciennes, on les ramènera d'abord à leur complexion avant d'en venir au traitement de la plaie, parce que les fonctions naturelles du foie et de la rate sont nécessaires à tout le corps pour la formation d'un sang de bonne qualité, comme le dit Galien (au Ier livre du *Megatechni*, chapitre 2) : quand ces fonctions sont troublées, il se forme dans tout le corps du sang de mauvaise qualité, qui est inapte à la guérison des plaies et des ulcères.

4e *règle* : Si dans un corps ou un membre ulcéré ou blessé, les humeurs pèchent en qualité, en quantité ou des deux manières, on les tempérera par la saignée, les laxatifs [1] ou des deux façons et par un bon régime; en effet, de pareilles humeurs ne sont pas aptes à s'unir aux membres, comme on a vu, et par conséquent ont besoin d'être corrigées.

---

1. « Cum... pharmacia »; — sous ce nom les médecins du moyen âge désignent presque exclusivement les médicaments laxatifs ou purgatifs. Le ms. 2030 le traduit généralement par « médecine laxative ».

5° *règle* : Si des humeurs malignes affluent de tout le corps vers la plaie, on purgera le corps avec une purgation convenable ; les plaies ou les ulcères de ce genre retirent un bénéfice d'un laxatif ou d'un vomitif. En effet les purgations évacuent les mauvaises humeurs de tout le corps, et les empêchent de continuer à se produire ; elles arrêtent par conséquent leur afflux à la plaie ou à l'ulcère.

Quant au *traitement spécial des complications*, il faut savoir que celles-ci sont au nombre de dix-sept : 1° Une *mauvaise disposition du corps entier* ; — 2° une *mauvaise disposition du membre blessé seul* ; — 3° une *dyscrasie du foie seul* ; — 4° une *dyscrasie de la rate seule*. — Les raisons pour lesquelles ces quatre premières causes entravent le traitement des plaies et des ulcères sont que tant que le corps et les autres parties ne sont pas en bonne disposition, le sang qui se forme est inapte à la guérison des plaies, etc., ce qui peut être prouvé par l'opinion de Galien, dans le *Techni* (TRAITÉ DES CAUSES, chapitre 30, dans la partie « conglutinat ergo distancia, etc. »), où il dit : la troisième règle requise pour le traitement des plaies est la conservation de la complexion naturelle du corps entier et du membre blessé ; donc leur dyscrasie empêche la guérison des plaies. Il dit la même chose dans de nombreux passages du IIIe livre du *Megatechni*. De plus cela est prouvé par le raisonnement, parce que tant que le corps et le membre blessé sont dans leur disposition naturelle, la plaie reste plaie en tant que plaie, simple et facile à guérir ; mais aussitôt que s'altère leur complexion naturelle, la plaie s'altère et n'est plus simple, ni plaie en tant que plaie, et dès lors, aussi longtemps qu'il en est ainsi, le traitement des plaies ne lui convient plus. Au contraire, il faut que l'attention du chirurgien se distraie de ce traitement et qu'elle se tourne sur celui de la dyscrasie de tout le corps et du membre blessé, jusqu'à ce que la dyscrasie soit réduite ; alors seulement il reviendra au traitement de la plaie en tant que plaie.

5° Une *trop grande acuité ou l'excès de toute autre mauvaise qualité du sang* ; en effet s'il est trop aigu (acutus) ou trop subtil, il glisse (lubricat) de la plaie et ne peut y demeurer jusqu'à ce que les lèvres soient unies. De même s'il est trop épais, il reste, mais n'adhère pas à la plaie. S'il est plus chaud ou plus froid que ne l'est naturellement le corps ou le membre blessé, il n'est pas apte ; ce qui ressort de l'opinion de Galien (au IIIe livre du *Megatechni*, chapitre 3) : il faut que la chair que nous voulons engendrer soit semblable à celle de tout le corps. Il est en effet nécessaire de traiter les corps ou les membres humides par des remèdes humides, les secs par des secs, et ainsi pour chacun.

6° Une *diète mal ordonnée*, parce qu'il se forme du sang de mauvaise qualité ; — 7° un *médicament inopportunément appliqué sur la plaie* ; en effet, s'il est trop chaud ou trop froid pour la circonstance, il altère la complexion naturelle du membre blessé; or cette altération prolonge le traitement des plaies, comme il a été vu.

8° Des *glandes qui fournissent à la plaie une humeur mauvaise*. Les glandes (glandulae) et les *varices* agissent de la même façon; toutes deux sont des réservoirs de mauvais sang et d'humeurs, de telle sorte que si le bon sang s'en imbibe en les traversant, il est corrompu par la corruption du lieu et ainsi corrompu est envoyé peu à peu à la plaie.

9° La *tuméfaction* (ingrossatio) *des lèvres de la plaie*; car le sang, qui est la nourriture de la plaie, ne peut alors y adhérer; — 10° la *chair superflue*; — 11° la *mauvaise chair molle*; là *mauvaise chair dure.* — La raison pour laquelle la chair superflue et molle ou dure empêche la guérison des plaies, est une, à savoir que ces chairs ne sont pas aptes à consolider la plaie, même la molle qui semble la moins inapte. En outre, quand nous voyons que la nature forme de la chair en abondance dans les plaies, supposé même qu'elle soit bonne, à moins qu'elle ne soit trop molle, il faut la réprimer à l'aide de quelque médicament corrosif, ou bien la plaie ne se cicatrisera qu'avec peine et peut-être jamais.

12° Une *mauvaise situation de la plaie*, au coude par exemple. Il y a deux raisons pour lesquelles les plaies mal situées, comme au coude, au genou, à l'extrémité de l'épine (cauda), etc., sont difficiles à guérir : la première, c'est qu'on ne peut guère empêcher le mouvement dans ces régions; et les plaies ne guérissent que si elles sont au repos; — l'autre raison, c'est que les articulations reçoivent naturellement des superfluités, lesquelles empêchent la guérison des plaies, parce que, comme on a vu, les plaies ne guérissent que quand on les dessèche et les mondifie de leurs superfluités.

13° Une *mauvaise forme de la plaie*; ronde par exemple, c'est ce que dit Avicenne (au l. Iᵉʳ, f. 4, chapitre 28); et le Philosophe (à la fin du Iᵉʳ l. des *Posteriora*) avance que les plaies circulaires guérissent plus lentement. Cela peut être démontré rationnellement de trois façons : 1° parce que la perte de substance est plus considérable et que par conséquent la réparation est nécessairement plus grande; 2° parce que la nature ne sait par quel côté commencer la réparation; en effet une plaie circulaire n'a ni commencement ni fin; 3° parce que les lèvres et les parties sont plus écartées que celles d'une plaie oblongue, puisqu'elles le sont partout également, tandis que les lèvres d'une plaie oblongue le sont seulement sur les côtés et que si on tire sur les extrémités, les côtés se rapprochent.

14° Une *esquille d'os qui pique intérieurement la plaie*; en effet quand une esquille de ce genre pique la chair, celle-ci se corrompt avec le temps et la corruption intérieure est une des raisons qui empêchent les plaies de guérir; — 15° ou *un os corrompu qui ne pique pas*, parce que sur un mauvais fondement on ne peut faire une bonne cure; — 16° une *quantité inopportune de sang*; en effet d'une trop grande quantité de sang, même s'il n'est pas mauvais, se forme une trop grande quantité de chair et trop rapidement; aussi une telle chair est-elle trop molle et inapte à la consolidation, et comme on l'a vu plus haut au chapitre général, dans la partie où il est question de la manière de consolider les plaies, une telle chair exige une répression correspondante. De même, une trop petite quantité de sang forme trop peu de chair, puisque la chair ne se forme jamais que du sang, ainsi que le dit expressément Galien (au livre II du *Megatechni*, chapitre 3, au commencement); aussi cela empêche-t-il les plaies de guérir dans le délai ordinaire. — 17° Des *veines et des varices qui envoient du mauvais sang à la plaie.*

Dans le *traitement de toutes ces complications* il faut considérer trois choses : 1° le traitement des sept premières complications qui doivent être soignées par l'art médical seul sans opération manuelle; 2° le traitement des huit cas suivants qui ne se fait que par l'opération manuelle; 3° le traitement des deux derniers auquel concourent à la fois la médecine et la chirurgie.

Traitement des sept premières complications : on les corrige en considérant les symptômes et les causes de la dyscrasie, en administrant les contraires dans la diète, etc. Ajoutons qu'à leur correction conviennent parfois des applications locales, qui doivent de même être de complexion contraire, et que la diète des blessés a été exposée au chapitre général. Il faut donc s'y reporter dans chaque cas ainsi qu'aux auteurs de médecine.

Dans le traitement des huit complications qui ne sont curables que par la chirurgie, il faut considérer huit parties puisqu'elles sont au nombre de huit : à la première correspond la première complication et ainsi de suite. — 1° La correction les glandes; elle se fait de deux manières : en les résolvant ou en les incisant et en les extrayant. — 2° Les lèvres tuméfiées sont amincies par corrosion ou en excisant la tuméfaction (grossicies). — 3° La chair superflue est réduite (consumitur), comme il a été dit, au moyen d'onguent vert et de charpie. — 4° La mauvaise chair molle superflue ou non superflue se réduit de la même manière. — 5° On fait disparaître la mauvaise chair dure, superflue ou non, avec des ruptoirs ou de forts corrosifs, comme de l'Arsenic sublimé et d'autres, ou avec l'incisoir, ou le cautère actuel. — 6° La mauvaise situation de la plaie se corrige autant qu'il est possible, en empêchant le mouvement et la flexion du membre, et parfois en faisant une autre plaie à côté de la première, dans un lieu plus favorable à la cicatrisation, pour détourner le flux des humeurs de la première vers la seconde, jusqu'à ce que la première plaie soit guérie. On pourra alors guérir facilement la seconde plaie qui est située dans une région plus favorable. — 7° La forme ronde de la plaie sera ramenée à la forme oblongue selon la longueur du membre par une incision ou un cautère, à moins qu'un nerf ou quelque chose de semblable ne s'y oppose. — 8° Un os qui pique la plaie intérieurement ou un os corrompu qui ne pique pas et ne peut sortir, seront extraits de la façon suivante : on élargira la plaie avec des instruments, avec un médicament corrosif ou avec un cautère actuel, jusqu'à ce que l'os invisible puisse être extrait avec les engins que le bon sens enseigne et comme le montre Avicenne (l. I, f. 4, chapitres 27 et 28, intitulés DU TRAITEMENT DE LA GANGRÈNE DES MEMBRES ET DE LA SOLUTION DE CONTINUITÉ ET DES ESPÈCES D'ULCÈRES). Si cependant l'os corrompu est considérable, comme celui de la cuisse par exemple, le médecin n'y touchera pas.

Dans les deux dernières complications, celles qui peuvent être traitées par la médecine et la chirurgie, il faut considérer deux choses : 1° le traitement par la médecine; 2° le traitement par la chirurgie.

Le traitement par la médecine comprend : 1° le traitement de la première complication; 2° celui de la seconde. Première complication : on diminue la quantité de la diète ou on l'augmente et la corrige selon qu'il paraît être convenable. — Guérison de la seconde complication par la médecine : on corrige la mauvaise qualité du sang des veines et des varices en prescrivant une diète, des potions, des laxatifs, etc., adaptés au cas.

Dans le traitement de ces complications par la chirurgie, deux cas : 1° le traitement de la première; 2° celui de la seconde. — Pour la première : la trop grande quantité de sang se corrige en évacuant par une saignée ou d'autres incisions; mais la trop faible quantité de sang ne s'augmente pas par la chirurgie. — Second cas : la mauvaise qualité du sang des varices, etc., se corrige en évacuant cette partie par une saignée générale et par une saignée particulière de la veine ou de la varice, qui se pratique de la façon suivante :

On enfonce une aiguille avec un fil dans le membre, au-dessous de la varice, en deux points éloignés l'un de l'autre de deux travers de doigt; au milieu de cet intervalle on saigne la veine ou la varice et on laisse le sang couler autant qu'il convient, puis on serre et on noue les deux fils qui passent sous la varice et on arrête ainsi le sang. Ou bien on peut opérer comme on fait communément dans une saignée, sans passer de fils sous la varice; une fois qu'elle est faite, on enfonce dans la plaie jusqu'à la cavité de la varice, la moitié d'une lentille (lenticula) d'Arsenic sublimé, qui reste en place jusqu'à ce qu'elle soit expulsée avec l'escarre; et alors on traite la plaie [1]. On consolide ainsi la varice et il se forme

_____

1. La dernière phrase depuis « ou bien » se trouve dans le manuscrit 1487 (sauf les mots « quo facto infigatur »), et manque dans le Q. 197. Elle est remplacée par la suivante ui manque dans les manuscrits 1487, 7130 et 7139 et est traduite dans le

dans sa cavité de la chair calleuse qui empêche le sang d'arriver à la plaie; on enlève enfin les fils avec lesquels la veine avait été liée.

CHAPITRE DOUZIÈME

Du traitement de la contusion.

Déclarations préliminaires.

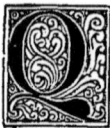

QUATRE choses à noter ici pour la clarté du chapitre suivant.

I. Pour connaître toute la doctrine du traitement des contusions en général sans plaie, où qu'elles soient, et pour connaître les préliminaires et les explications que comporte le sujet, avec ce qui est dit ici dans le Traité, et les causes indiquées en dehors du Traité [1], il faut recourir au quatrième chapitre principal de ce livre où est exposé le traitement de la contusion de la tête avec fracture du crâne sans plaie de la peau et de la chair extérieure. On y trouvera le complément de tout ce qui est dit ici dans le Traité, ainsi que des préliminaires et des causes.

II. Avicenne (au l. I, f. 4, chapitre 28, qui est intitulé DU TRAITEMENT DE LA SOLUTION DE CONTINUITÉ ET DES ESPÈCES D'ULCÈRES) expose admirablement le traitement des contusions de ce genre; il en traite en outre au l. IV, f. 4, chapitre 2, ainsi que Galien, au livre IV du *Megatechni*, chapitre 5. Il faut donc recourir à ces auteurs. Galien dit dans ce passage qu'une contusion est plus difficile à traiter qu'une incision.

III. Il faut noter, puisqu'un crachement de sang suit souvent les contusions, surtout celles qui sont internes, que Sérapion dit (au livre II de sa *Pratique*) que si un semblable crachement accompagne une chute, un choc ou une contusion, une saignée de la saphène est très utile.

IV. Il faut noter de même que Razès dit à la première partie d'Albucasis [2] (chapitre 28, au sujet du traitement de la chute, etc.) : si la douleur

---

ms. 2030 : « Intra vulnus flebotomiae ponatur pulvillus de carpia madefactus de saliva et expressus, imbibitus pulvere arcenici sublimati, deinde cum ceciderit escara a vulnere curetur ejus vulnus ». — Les deux phrases sont insérées dans le texte de l'édition 1892.

Ce dernier passage sur le traitement des plaies ou *ulcères compliqués de varices*, est intéressant par le traitement proposé, la *ligature ou la cautérisation des varices*.

1. H. de M. fait allusion aux explications interlinéaires qui complètent le « nudus tractatus ».

2. « Quod Rhases dicit 1ª parte Albucasis. »

persiste et que le traitement par les médecines ne réussisse pas, on cautérisera la plaie avec un cautère ponctual; si cela réussit, c'est bien; si non, on cautérisera de nouveau, parce que ces douleurs ont coutume de se transporter d'un lieu dans un autre lieu voisin, aussi faut-il les poursuivre jusqu'à ce qu'elles soient guéries.

Du traitement de la contusion.

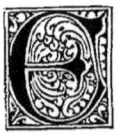

Examinons deux choses : 1°.la contusion en général, non spéciale à un membre particulier; 2° les contusions propres à certains membres et à certaines régions particulières. — Dans la contusion en général deux points : 1° connaissance de la contusion; 2° son traitement.

Le premier point en renferme deux : 1° description de la contusion; 2° les variétés qui seules entraînent une différence dans le traitement.

Description de la contusion. La contusion est appelée par Avicenne « alfase » (l. I, f. 4, chap. 28, intitulé DU TRAITEMENT DE LA SOLUTION DE CONTINUITÉ, etc.) et il donne son traitement. La contusion sans plaie est une trace (vestigium) ou une attrition, ou une déchirure qui reste dans les parties extérieures du corps, lorsqu'un corps solide extérieur, tel que pierre, bois, etc., les a rencontrées violemment.

Variétés des contusions. Première variété : autre est une petite contusion, autre une moyenne, autre une grande; ceci est évident. — Seconde variété de ces mêmes contusions : dans l'une il s'agit de contusion récente, dans laquelle le sang n'est encore ni putréfié ni coagulé; dans l'autre, il est coagulé sans tendance à la putréfaction; dans la troisième, qui est déjà un peu plus ancienne, le sang est si près de se putréfier qu'on ne peut plus y obvier; dans la quatrième, le sang est déjà transformé en pus. — Troisième manière de diviser les contusions : dans les unes les humeurs affluent encore vers la contusion; la tuméfaction [1] et la douleur vont en augmentant; dans les autres le flux des humeurs a cessé et la tuméfaction n'augmente plus. — Quatrième manière de diviser toutes ces contusions : les unes sont dans des membres charnus, comme les fesses, les épaules, les autres sont dans des membres nerveux, comme les mains, les pieds, les muscles, etc. — Cinquième division : parmi les contusions des lieux nerveux, l'une est accompagnée de douleur considérable et forte, l'autre est sans douleur notable ou forte.

---

1. Ed. 1892 dit : « humor » au lieu de « tumor » (ms. 1487).

Dans le *traitement*, deux chefs : 1° certaines considérations générales ;
2° certaines considérations plus spéciales.

Considérations générales : on donne *huit règles générales*.

1ʳᵉ *règle* : Dans toute contusion récente la saignée convient; on la fera
le plus rapidement possible, en considérant ce qu'il faut considérer, même
si c'était vers le milieu de la nuit ou après un repas. Ceci se prouve de
quatre manières différentes : 1° Parce que plus longtemps le sang
contus demeure dans la contusion, plus il se corrompt et plus il infecte
le lieu lésé; aussi faut-il pour le détourner faire aussitôt une saignée ou
une autre évacuation équivalente, par des ventouses, par exemple, chez les
personnes débiles, de quelque manière d'ailleurs que soient les choses, et
sans même considérer beaucoup la force vitale, à moins qu'elle ne soit
tout à fait épuisée, car nécessité n'a pas de loi. — 2° Cela se prouve aussi par
l'autorité d'Avicenne (au chapitre cité sur le TRAITEMENT DE LA SOLUTION DE
CONTINUITÉ ET DES ESPÈCES D'ULCÈRES, en plusieurs passages, ainsi qu'au l. IV,
f. 4, tr. 2). Il dit en effet qu'il faut saigner et clystériser [1] aussitôt
l'homme qui a reçu une contusion. — 3° Parce que Galien dit la même
chose (au livre IV du *Megatechni*, chapitre 4). — 4° Cela se démontre
par le raisonnement; en effet il est utile d'employer dans ce cas ce qui
évacue et détourne une partie des humeurs qui ont afflué et vont affluer
vers la contusion; cela augmente l'action de la Nature sur ce qui reste. La
saignée ou telle autre évacuation équivalente ont cet effet; donc, etc.

2° *règle* : L'homme qui a reçu une contusion s'abstiendra de nourriture
et de boisson pendant environ douze heures, plus ou moins suivant qu'il
était plus ou moins à jeun ou rassasié. Raison : parce que chez tout homme
qui a reçu une contusion considérable, il y a nécessairement un ébranlement des humeurs [2], et il est atteint au moins d'une fièvre éphémère, sinon
d'une fièvre de suppuration. Tant que tout cela ne sera pas apaisé, le
patient ne devra prendre aucune nourriture, parce qu'avec la fièvre ou
après une forte commotion, on ne doit pas manger, aussi longtemps que
cet état dure, à moins qu'on craigne que la force vitale ne vienne à
manquer tout à fait. En effet *la Nature appliquerait son action à la
nourriture qu'on vient de prendre, se détournerait de la digestion de
la matière morbide, et par conséquent la nourriture produirait un
mauvais chyme qui augmenterait la matière de la fièvre*. Que ceux qui
sont sous le coup de la fièvre ne doivent pas manger, cela est démontré
par Hippocrate à l'*Aphorisme* de la deuxième partie : plus on nourrira
des corps qui ne sont pas purs, plus on leur nuira.

3° *règle* : A ceux qui ont reçu une contusion convient la même diète

---

1. Manuscrits 1487 et 7139 : « clisterizetur ».
2. Ed. 1892 dit « humorem » au lieu de « humorum » (ms. 1487).

qu'aux blessés. La raison est celle pour laquelle on ordonne une pareille diète aux blessés, c'est-à-dire éviter la putréfaction des humeurs.

4ᵉ *règle* : Les applications locales faites sur une contusion doivent être plus fortes et plus pénétrantes que pour une plaie ou une coupure. Il y a à cela deux raisons, la première, c'est l'opinion d'Avicenne (l. Iᵉʳ, f. 4, chap. 28); la seconde, c'est que cela peut être démontré par le raisonnement. En effet la lésion d'une contusion, toutes choses égales d'ailleurs, est plus profonde et plus diffuse que celle d'une plaie, et en outre dans la contusion, la peau reste intacte, aussi faut-il traiter la contusion par des médicaments plus pénétrants et plus forts, puisqu'autrement la vertu du médicament n'atteindrait pas le lieu lésé.

5ᵉ *règle* : Dans toute contusion la saignée convient aux gens robustes, dans les mêmes conditions *les sangsues ou les ventouses* conviennent aux personnes faibles. Raison : Pour la même raison que la contusion exige une saignée chez les hommes forts, chez les faibles elle demande une évacuation équivalente. En effet la saignée est interdite aux gens débiles, comme il ressort de tous les auteurs et surtout d'Avicenne (l. Iᵉʳ, f. 4, chapitre DE LA SAIGNÉE), et de Galien dans le *Techni* (TRAITÉ DES CAUSES, chapitre 33, sur la partie « immoderata repletio, etc. »), où il dit : si l'âge, etc., interdisent la saignée, on fera une scarification. Donc à la place de la saignée, on fera chez ceux-là l'évacuation que leur force vitale peut supporter sans dommage. De ce genre sont les ventouses et d'autres moyens qui évacuent seulement en dehors des veines et non de l'intérieur, et qui par là affaiblissent peu le patient.

6ᵉ *règle* : Dans les contusions des lieux nerveux, surtout sur un sujet pléthorique on ne fera jamais de scarifications ou d'autres opérations douloureuses. Cette règle peut être déduite des paroles de Galien dans le *Techni* (TRAITÉ DES CAUSES, chapitre 34, dans la partie : « Si ergo fuerit totum corpus »). Il y a en outre deux raisons à cela : la première, c'est que les membres nerveux sont dénués de chair et que par conséquent en scarifiant on peut piquer et léser les nerfs, et leur causer un véritable dommage; la seconde, c'est que toute opération violente de chirurgie lèse et affaiblit le membre sur lequel elle a lieu, et que plus un membre est sensible, plus il est lésé et atteint. Or entre tous les membres, les plus sensibles sont les membres nerveux; donc c'est sur eux, plus que sur tout autre, qu'il faut craindre de faire une opération douloureuse.

7ᵉ *règle* : Si la contusion est dans un lieu nerveux, comme à la cheville du pied, on ne fera jamais de scarifications ou d'autre opération douloureuse à la fontanelle [1] ou dans une région inférieure sous la plante du

---

1. « In fonte »; H. de M. désigne ici un des lieux choisis pour appliquer les cautères permanents, les *fontaines*, les *fontanelles*.

pied, comme on le fait communément. Raison : parce qu'en causant de
la douleur et en faisant une évacuation dans un lieu inférieur on attire
plus d'humeurs au siège de la contusion; si on n'en attire pas davantage, du moins toutes les fois qu'on fait une évacuation au-dessous
du siège de la douleur, les humeurs évacuées passent par le lieu douloureux et en attirent continuellement d'autres après elles, qui, si l'évacuation cesse, s'arrêtent dans le lieu contusionné, lésé et affaibli, y
séjournent, s'y imbibent, et causent une solution de continuité qui est une
des causes générales de la douleur, comme on a vu. La douleur augmente
l'afflux (reugma), l'afflux la douleur, et ainsi l'un est la cause de l'autre et
réciproquement, et l'état du membre s'aggrave continuellement et pour
toujours [1].

La 8ᵉ *règle* est donnée par Galien (dans le *Techni*, TRAITÉ DES CAUSES,
chapitre 24, à la partie « si ergo fuerit totum corpus »), la voici : si le sujet
est pléthorique, on ne fera jamais l'évacuation par la partie lésée ou contuse, et Galien donne aussitôt après la raison de cette règle en disant :
si par des incisions quelconques nous évacuons d'une manière sensible
par la partie souffrante, nous attirons davantage par la douleur de l'incision; si nous voulons dissoudre, nous attirons plus que nous ne dissol-
vons, du moment que le sujet est pléthorique.

Quant au *traitement de la contusion dans les cas spéciaux*, il y faut
considérer onze points, le traitement variant de onze manières.

1° On traite une petite contusion récente, où qu'elle soit, en fomentant
avec du vin chaud salé et en appliquant par-dessus une boule d'étoupe
imbibée du même vin qui recouvre la contusion, puis en bandant et en serrant, ne faisant qu'un seul pansement, sans évacuations. Pourquoi dans
ce cas une seule boule convient-elle mieux que plusieurs plumasseaux? La
raison en a été exposée plus haut dans les explications sur les contusions
de la tête. La raison pour laquelle on serre le bandage est qu'on veut repousser les humeurs qui pourraient affluer et expulser celles qui ont afflué.

2° La même contusion, mais déjà ancienne, se traitera comme il sera
dit pour une moyenne et une grande contusion anciennes aussi, si ce n'est
qu'il n'est pas besoin comme pour celles-ci d'une évacuation. Raison :
parce que la nature résorbe ou corrige plus facilement la matière d'une
petite contusion, qui est peu considérable, que celle d'une grande contusion qui est considérable, ou d'une moyenne qui est en médiocre quantité.

3° Les contusions moyennes ou grandes dans lesquelles le sang ne commence pas encore à s'épaissir et à se putréfier, auxquelles affluent encore
des humeurs, et dont la tuméfaction augmente d'une manière continue,

---

1. Il y a lieu de s'arrêter sur ce passage qui résume plusieurs points des théories
des anciens.

qu'elles soient dans les membres charnus, ou dans les membres nerveux, avec ou sans douleur, se traitent par des évacuations, la diète, et des applications locales. Raison : l'évacuation générale purge la matière antécédente et qui affluerait; les remèdes locaux résolvent celle qui a déjà afflué et est infiltrée; la diète empêche qu'il ne se forme des humeurs superflues dans le corps; ces trois choses conviennent et suffisent au traitement de toutes ces contusions. — L'évacuation dans ce cas peut se faire de deux manières, par la saignée ou par les laxatifs. La saignée doit ici se faire par diversion, comme il est dit au chapitre général où il est question de la manière de saigner. L'évacuation par les laxatifs doit de même se faire par diversion, de telle façon que si la contusion est au-dessous du nombril, elle se fasse par vomissement, par des selles si elle est au-dessus du nombril, et ainsi des autres. Raison : parce que l'évacuation ainsi faite évacue un peu, et en même temps détourne du lieu de la contusion les humeurs qui y afflueraient. — Les remèdes locaux sont le vin chaud salé, etc., comme il a été dit. La raison en a été exposée dans les explications au chapitre DU TRAITEMENT DE LA CONTUSION DE LA TÊTE. — La diète doit être celle qui a été ordonnée plus haut pour les blessés, la raison en a été dite aussi.

4° Une contusion moyenne ou grande dans laquelle le sang s'épaissit et se durcit sans tendre à la putréfaction, se traite par une évacuation et des remèdes locaux. L'évacuation dans ce cas peut être de deux sortes : générale ou particulière. — L'évacuation générale se fera par une veine qui évacue du membre contus, comme il a été dit au chapitre général. Raison : parce qu'une pareille évacuation évacuera une partie de la matière infiltrée ou peut-être toute cette matière, ce qui suffirait dans ce cas, puisqu'il n'afflue plus en ce lieu aucune matière. — L'évacuation particulière se pratique par des remèdes locaux, des ventouses, des scarifications [1], des sangsues, des fomentations, des bains de vapeur et des frictions. Raison : toutes ces choses évacuent et résorbent le résidu de la matière, dans le cas où la matière à résorber est abondante et où la Nature, trop faible, n'y suffirait pas sans l'aide de ces moyens. En effet si la Nature y suffisait il n'y aurait pas besoin de ces choses, comme il ressort de l'opinion de Galien (au livre Ier du *De interioribus*, chapitre 2) : la Nature n'a pas besoin de l'aide de médicaments, à moins qu'elle ne puisse pas dominer la gravité du mal. — Les remèdes locaux sont l'emplâtre Diachylon, l'emplâtre de feuilles de Poireaux grillées [2] avec de l'huile ou du beurre, appliqué chaud, et suivant Avicenne (l. IV, f. 4, traité 2, chapitre DE LA

---

1. « Cum scapellis » pour scalpellis. Le manuscrit 2030 traduit par « eschor-cheures ».

2. Ed. 1892 : « tritis »; ms. 1487 : « trictis », pour « frictis ».

CONTUSION ET DE L'ARRACHEMENT [attractio]), le sang est désagrégé par la farine d'Orge [1], le suint de la laine [2], le Sanich et la Mélisse.

5° Une contusion moyenne ou grande, où qu'elle soit, dans laquelle le sang est si près de se putréfier qu'il ne peut être corrigé, dans laquelle affluent encore des humeurs et où la tuméfaction augmente, etc., se traite par une évacuation et des applications locales. — L'évacuation doit être la saignée par diversion; la raison en a été donnée, parce que dans toute contusion à laquelle affluent encore des humeurs, il faut faire la saignée par diversion; les purgatifs ou le vomissement ne conviennent pas, me semble-t-il, parce qu'ils attireraient la matière déjà corrompue des parties externes vers les parties internes, etc. — Les remèdes locaux doivent être des maturatifs, jusqu'à ce que la tuméfaction soit mûre et s'ouvre. Il y a à cela deux raisons : la première, c'est qu'on ne peut éviter qu'elle mûrisse; du moment donc qu'il en est ainsi, plus vite on la traitera, mieux cela vaudra, parce qu'elle pénétrera moins profondément, augmentera moins et corrompra moins le membre lésé; la seconde raison, c'est que selon Galien (au X° livre du *Megatechni*, chapitre 5), celui qui n'a pour son salut qu'une voie unique, qu'il le veuille ou non, il la suivra, même si elle est mauvaise. Ensuite on emploiera des mondificatifs, etc., dont on trouvera dans tous les auteurs de médecine et de chirurgie une grande quantité.

6° La même contusion, mais dans laquelle cependant le flux des humeurs est arrêté et où la tuméfaction n'augmente plus, se traite par une évacuation et des remèdes locaux. L'évacuation se pratique par la saignée seule faite à une veine qui évacue le lieu de la contusion sans faire diversion. Raison : parce que du moment que les humeurs n'affluent plus au lieu de la contusion, nous n'avons plus besoin de diversion; il suffit d'évacuer seulement la matière qui a déjà afflué et s'est infiltrée. Les remèdes locaux seront ceux qu'on vient d'énumérer.

7° Une contusion moyenne ou grande dans laquelle le sang est déjà transformé en pus, se traite en ouvrant, en mondifiant, en observant les règles nécessaires, qui seront exposées dans le traitement des apostèmes. La raison du traitement de ce genre de contusion et de toutes les contusions qui suivent, peut être tirée des raisons données ci-dessus à propos des contusions précédentes.

8° Une contusion dans laquelle il y a une douleur forte et considérable, comme cela arrive dans les lieux nerveux, et à laquelle affluent encore des humeurs qui ne sont pas sur le point de se putréfier, se traite par des évacuations et des applications locales. Les évacuations consisteront en

---

1. « Sanguinem carminat farina hordei... »
2. « Ysopus humida »; graisse de la laine. (V. *G. de Chauliac*, p. 679.)

saignée et purgatifs, ou dans le vomissement par diversion, comme il a été dit, parce que tant que la douleur persiste, il ne faut jamais faire d'évacuation au niveau du lieu contus. Il y a à cela quatre raisons : 1° la douleur attirant déjà, l'évacuation attirerait aussi, et ainsi le lieu contus et affaibli serait accablé[1] par une trop forte génération d'humeurs; 2° comme le montre l'opinion d'Avicenne, la solution de continuité qui résulterait de ces évacuations est une des trois causes de la douleur; et comme le dit Galien (sur l'*Aphorisme* de la cinquième partie « in his oportet ferro uti, etc. ») : la douleur est une des causes qui attirent d'autre part la mauvaise partie des humeurs (pessimitas humorum); 3° comme le dit Haly (sur le *Techni*, chapitre 34, à la partie « si ergo fuerit plenum corpus totum »), la douleur attire au lieu incisé et malade plus qu'elle n'évacue; 4° Galien (sur le IIe livre du *Régime des maladies aiguës*, à la partie « screatus optimus ») : toute douleur affaiblit la force vitale et la fait tomber, or c'est la force vitale qui guérit les maladies, ainsi que le prouve ce dire d'Avicenne : ce qui guérit en effet, comme vous le savez, c'est la force vitale et non le médecin, — et par l'opinion de Galien (dans le *Techni*, chapitre 26) : la Nature est la grande opératrice, etc. Et même, ce qui paraît moins évident, certains disent que lorsqu'il existe une très forte douleur, où qu'elle soit, il ne faut jamais, tant qu'elle persiste, faire une évacuation douloureuse dans un endroit quelconque du corps, c'est-à-dire ni par diversion, ni dans le lieu ou près du lieu douloureux. La raison en est que toute évacuation met les humeurs en mouvement et qu'une fois qu'elles sont en mouvement elles sont attirées vers le lieu douloureux par la violence de la douleur, avec la chaleur et les esprits qui s'y ruent, et que la violence de la douleur s'en accroît. Avicenne dit (au livre I, f. 4, chapitre 20) : garde-toi de pratiquer une saignée dans un moment de vive douleur.

Les remèdes locaux sont l'Huile rosat tiède et la poudre de Myrtilles répandue sur la contusion ointe d'huile, ou de la laine[2] succide à la place d'huile ou le cérat de suint, dont Jean Mesuë donne la description et qu'Avicenne dans son *Antidotaire* enseigne à composer, en en faisant l'éloge d'après la définition de Galien et de Philagrius.

9° La même contusion, une fois que le flux des humeurs vers elle a cessé et lorsqu'elle n'est pas fort ancienne, se traite par des évacuations et des applications locales. Les évacuations doivent être la saignée et les purgatifs ou des vomissements, qui évacuent du lieu contus la matière

---

1. Ed. 1892 : « ex humorum generatione nimia generaretur ». Les mss. 1487, 7130, 7139 et Q. 197 disent « gravaretur ».

2. Ed. 1892 : « Synapizatus super contusionem, oleum supradictum, unguenta aut lana »; — ms. 1487 : « synapizatus super contusionem oleo unctam aut lana »; ms. 2030, id.

infiltrée et n'agissent pas par diversion; la matière ayant cessé d'affluer, une diversion n'est pas nécessaire en effet. — Les remèdes locaux seront la Lessive tiède avec laquelle on fomentera la contusion, et un emplâtre de racine de Guimauve cuite et broyée, ainsi qu'un emplâtre d'Oignons cuits, etc.

10° La même contusion, mais plus ancienne, peu douloureuse sauf au moment du mouvement, qui empêche celui-ci, si par exemple elle siège au pied, et dans laquelle il ne s'est pas formé de suppuration, se traite par les mêmes évacuations, faites de la même manière. — Les remèdes locaux seront plus forts que les précédents, comme un emplâtre ou une décoction de cendres de Vigne, de Vin et de Vinaigre, et une fomentation avec une lessive de cendres de Vigne; un emplâtre de fientes de Pigeons cuites avec du Vin et de la Chaux pulvérisée; un emplâtre de farine de Fèves avec du Vinaigre et du Miel, et d'autres forts résolutifs, qu'on applique tous tièdes.

11° Si cette même contusion pour quelque cause ou par suite de quelque erreur, est atteinte de suppuration, ce qui arrive très rarement parce que les lieux nerveux sont secs, elle devra être ouverte, mondifiée avec le mondificatif des nerfs déjà indiqué; on la traitera ensuite avec des étoupes et du vin jusqu'à ce qu'elle guérisse, en observant toutes les règles qu'il faut observer.

Quant aux *contusions propres à certains membres* ou lieux particuliers, pour le traitement desquelles le traitement général des contusions qui vient d'être exposé ne suffit pas, il faut considérer deux cas : d'abord les contusions qui atteignent les paupières ou les environs des yeux, et secondement les contusions dans lesquelles quelques parties internes, les côtes par exemple, sont cassées ou lésées en quelque manière, ainsi qu'il arrive aux gens qui ont été battus ou flagellés, à ceux qui sont tombés de haut, etc. — Dans la *contusion des paupières* deux cas : 1° traitement de la contusion quand elle est récente; 2° traitement quand elle est déjà ancienne. — *Contusion récente* : On suppose les évacuations et la diète telles qu'elles viennent d'être indiquées au chapitre général; les remèdes locaux sont les suivants : on prend une racine de Navet sauvage, on la brise ou on la coupe; on gratte sur le milieu ou moelle avec un instrument ou avec l'ongle jusqu'à ce qu'il s'y forme comme un mucilage, auquel on ajoute et mélange de la poudre d'Aloès hépatique. On applique ce topique au moyen d'une taste sur toute la contusion ou partie livide et on renouvelle quatre ou plusieurs fois en une journée; en deux jours le mal est guéri. — Pour le traitement de la même *contusion déjà ancienne*, on broie un peu de Roses et de Fenugrec, on les fait bouillir dans du vin blanc, avec lequel on fomente la contusion. Puis on applique sur celle-ci des étoupes trempées dans ce liquide chaud et exprimées, et on les change lorsqu'elles se refroidissent, le plus souvent possible, de jour et de nuit. Ce traitement très rapide, est excellent et éprouvé.

Quant à la contusion dans laquelle il y a quelque partie interne, comme des côtes, qui sont brisées ou lésées de quelque manière, on la traite d'après la méthode générale exposée plus haut, en ajoutant cependant qu'il est utile, comme dit Théodoric et selon Sérapion dans les *Agrégations*, et comme je l'ai expérimenté moi-même, de donner aux malades le matin et le soir de la Mumie pulvérisée, la valeur de deux pois avec un peu de vin, jusqu'à ce que la douleur de la brisure (confractio) intérieure soit apaisée; si les côtes sont fracturées, il faut recourir au traitement qui est exposé au *chapitre des fractures*.

Il faut remarquer que si quelques-unes des raisons de ce qu'on vient d'exposer dans toute cette doctrine, raisons différentes des précédentes, sont restées sans discussion alors que cela paraissait nécessaire, nous pourrons dans le cours du Traité, en temps et lieux, *les exposer entre les lignes ou dans les marges* dans les passages concordants. Il est en outre *permis à chacun de faire ce qui lui semblera être utile* [1], et beaucoup de personnes pourront mieux que moi suppléer à ce qui manque.

1. Dans ce passage, H. de M. fait connaître la disposition qu'il donnait à ses manuscrits; le centre de la page était occupé par la doctrine principale, par le « nudus tractatus », puis sur le bord de la page et en bas il y avait une large marge où on inscrivait les parties théoriques, les commentaires, les explications. Cette disposition se rencontre dans le ms. 7131 de la Bibl. nationale, ce qui lui donne une importance particulière. En outre, chacun, comme dit M., peut ajouter sur les marges, ce qu'il trouve utile. — Il arrive aussi qu'un copiste réunit ensuite le tout dans un seul texte, et les notes des lecteurs et le texte de l'auteur.

Mais après avoir achevé la première Doctrine du Traité II, M. cesse de travailler à sa Chirurgie commencée en 1306; il ne rédige la seconde Doctrine de ce Traité II qu'en 1312, et il modifie le plan de ses chapitres, ainsi qu'il le dit dans l'Introduction de cette seconde Doctrine (p. 406).

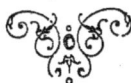

SECONDE DOCTRINE

INTRODUCTION PARTICULIÈRE

Ici commence l'Introduction particulière
à la seconde Doctrine du second Traité de la Chirurgie
de Maître Henri de Mondeville,
chirurgien de notre très illustre seigneur, le roi de France.

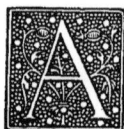

APRÈS avoir achevé le premier Traité de cette *Chirurgie,* lequel renferme une anatomie abrégée, pour autant qu'elle est utile à la chirurgie, et après avoir terminé la première Doctrine du second Traité, sur le traitement des plaies, nous abordons avec le secours de Dieu la seconde Doctrine de ce Traité, dans laquelle, ainsi que dans tout le troisième Traité qui la suivra immédiatement, je me propose de procéder de la façon suivante : successivement dans chaque chapitre particulier je décrirai d'abord une maladie, puis je donnerai son traitement, et en troisième lieu j'éclaircirai les points obscurs qui se seront rencontrés dans les deux premières parties du chapitre [1].

Je déterminerai chaque maladie de quatre manières : 1° par sa propre définition ou description; 2° par ses variétés, non pas par toutes, mais seulement par celles qui causent des variations ou des difficultés dans l'œuvre de chirurgie; 3° par ses causes propres; 4° par les symptômes généraux qui lui sont propres et par ses symptômes distinctifs.

Je donnerai successivement trois modes de traitement par chapitre et par ordre, mais seulement dans les chapitres où les trois modes de traitement auront leur raison d'être. Je donnerai d'abord le traitement préservatif, ensuite le traitement curatif et enfin le traitement palliatif.

---

1. Comme on le voit, H. de M. modifie le plan de ses chapitres. Dans la première Doctrine du Traité II, il a placé les déclarations ou explications en tête des chapitres, et en a intercalé d'autres dans le texte du « nudus tractatus », sous le nom de Commentaires interlinéaires. — Dans la seconde Doctrine et le Traité III, il place les explications à la fin des chapitres. (V. note, p. 405.)

I. Le *traitement préservatif* consiste à empêcher par un moyen médical ou chirurgical certaines maladies de se déclarer, ainsi qu'il ressort de l'opinion de Galien, sur l'*Aphorisme* 22 : si une cause prête à aboutir, n'amène rien et est supprimée, cela ne s'appelle pas une guérison, mais une prévision, et dans le *Techni* (TRAITÉ DES CAUSES, au chapitre 27 qui commence par ces mots : « ad manifestos vero aegros, etc. »). Cela est démontré encore par Haly dans son Commentaire à ce passage. Ce traitement peut être appliqué dans certaines maladies chirurgicales, mais non dans toutes. Par exemple, on peut avoir des engelures (mulae) aux pieds pendant tout l'hiver, tandis qu'on pourrait s'en préserver par un moyen chirurgical; il en est de même dans beaucoup de cas semblables, comme on le verra, où les malades peuvent être préservés par un moyen préventif. Mais ce traitement n'est pas applicable dans les plaies, contusions, fractures des os, etc., accidents qui résultent du hasard. En effet, comme le dit le Philosophe au Ier livre du *Peri harmonias*, et comme il le prouve au IIᵉ livre des *Physica* : il n'y a pas de science, surtout préservative, des faits de hasard, avant qu'ils se produisent; une fois qu'ils se sont produits, on peut en avoir quelque connaissance. Ce traitement est employé par quelques-uns dans certains cas où il est indiqué, ainsi qu'on le voit dans Galien au XIIᵉ livre du *De ingenio sanitatis* (chapitre 3, proposition première), où il enseigne à traiter la syncope avant qu'elle se produise en disant : toi qui es savant dans l'art de médecine, tu ressentiras de la honte s'il survient une syncope à ton malade.

II. Le *traitement curatif*, comme il ressort des avis de tous les auteurs de médecine et de chirurgie, en particulier de celui de Galien au chapitre cité, est celui par lequel on guérit un mal déjà déclaré. Je le donne sous deux formes : j'exposerai d'abord toutes les règles et les canons généraux concernant ce traitement, que je pourrai extraire des auteurs de médecine et de chirurgie, ainsi que de l'expérience des modernes; règles et canons dont on peut extraire et déduire presque complètement la manière particulière et spéciale d'opérer. En second lieu, j'enseignerai la manière d'opérer dans les cas particuliers, suivant ces règles et ces canons généraux.

Ce traitement curatif s'applique, ainsi qu'il ressort des opinions de tous les auteurs de médecine, à toutes les maladies déjà déclarées, excepté seulement dans trois cas, dans lesquels il faut que les chirurgiens qui veulent retirer un salaire, aient recours au traitement palliatif, s'ils doivent opérer. Le premier cas, c'est lorsque le mal est complètement incurable par la chirurgie, tels les cancers cachés, les fistules qui pénètrent jusqu'aux voies urinaires ou jusqu'à la moelle des grands os, ou autres maux plus graves encore, qu'on ne guérira jamais par la chirurgie, *à moins qu'on ne les enlève avec toutes leurs racines, radicalement, jusqu'à leur plus grande profondeur*, ce que la force vitale du malade ne pourrait supporter; elle serait épuisée avant et le malade mourrait. Cependant la violence (fervor), l'acuité et la corrosion de ces maux peuvent parfois et dans une certaine mesure être adoucies; ils peuvent être, sinon complètement, du moins en partie réfrénés; on rend les douleurs plus tolérables au malade et on prolonge souvent sa vie en le gouvernant convenablement dans les six choses non naturelles, et en traitant la maladie par des topiques appropriés.

En second lieu, le traitement curatif ne convient pas dans certaines maladies qui sont guérissables par la chirurgie et dont parle Avicenne (livre IV, f. 4, tr. 3, chapitre DU TRAITEMENT DES FISTULES et des pertuis qui ne s'agglutinent pas [1]), à propos du traitement des fistules anciennes et de guérison difficile, etc. Leur traitement consiste dans une *ablation totale avec un rasoir* (novacula), ou dans une cautérisation par le feu ou par un médicament corrosif, opérations qui sont extrêmement doulou-reuses, en sorte que le malade sera peut-être disposé à garder son mal et à le supporter plutôt que de subir le traitement, etc.

Le troisième cas dans lequel le traitement curatif ne convient pas, c'est dans certaines maladies qui sont également guérissables par la chi-rurgie et dont le malade désirerait être guéri, mais dont le traitement, si on l'appliquait, serait nécessairement suivi d'une maladie plus grave; de ce genre sont les fistules anales qui succèdent à des hémorroïdes anciennes et toutes les *fistules qui pénètrent jusqu'au rectum au-dessus des muscles de l'anus*, et le grand mal-mort invétéré. Si on les traitait, de leur traitement et de celui de toutes les maladies semblables résulterait un mal ou des maux pires que le premier, ainsi qu'il ressort de l'autorité d'Hippocrate (*Aphorisme* de la 6ᵉ partie « haemorrhoidas sananti antiquas, etc. »), ainsi qu'on le verra plus loin dans les chapitres particuliers sur les traitements de ces maladies, et comme le raisonne-ment le démontre à quiconque y est attentif.

III. Le *traitement palliatif* est un traitement qui adoucit ou atténue autant que possible une maladie qui regarde le chirurgien, sans la guérir; cependant il réprime dans certains cas l'acuité de la maladie et la rend plus tolérable. Tous les auteurs de médecine placent ce traitement là où ils fixent le régime des maladies complètement incurables et celui des maladies curables dont la guérison n'est pas avantageuse. Ainsi Hippo-crate et Galien (dans l'*Aphorisme* de la 6ᵉ partie « haemorrhoidas sananti antiquas », et « quibuscunque cancri absconditi fiunt, etc. », et dans une infinité d'autres passages), Galien et Haly dans le *Techni* (TRAITÉ DES

---

1. « De cura fistularum et coriorum quae non conglatinantur. » Le manuscrit 2030 : « De la cure des fentes et des pertuis qui ne se conglutinent pas ».

causes, chapitre 33, dans la partie « ita vero in capitulo »), enseignent à recourir au traitement palliatif quand le traitement curatif n'est pas avantageux ou ne peut être appliqué, disant : le traitement des maux qui sont contre nature dans le corps, consiste à les enlever; si on ne peut les enlever, on les palliera en les transformant en un moindre danger. Ce traitement ne convient que dans les trois cas cités ci-dessus, dans lesquels le traitement curatif n'est pas applicable. Lors donc que la maladie est complètement incurable, lorsqu'elle est curable mais que le malade n'en veut pas supporter le traitement, ou lorsqu'un mal plus grave suivrait ce traitement, dans ces trois cas, le traitement curatif ne convient pas.

Si cependant le malade veut être secouru et avec cela veut et peut rémunérer comme il convient le chirurgien pour son travail, c'est alors la place du traitement palliatif; on ordonnera un régime approprié en tout et pour tout suivant l'exigence de la maladie, selon que l'ordre médical le requiert de droit et suivant les marques de la libéralité du patient qu'on a déjà reçues ou qui suivront très certainement. Ce traitement palliatif, dans les deux derniers cas cités, devient parfois contre l'intention un traitement curatif de la maladie, ce que j'ai vu arriver plusieurs fois à Paris, contre le jugement général de mes collègues.

Cette **SECONDE DOCTRINE** du second Traité, qui porte sur le traitement des ulcères, a quatre chapitres :

Le 1ᵉʳ contient *le traitement des ulcères qu'on appelle proprement ulcères.*

Le 2ᵉ chapitre renferme *le traitement des morsures ou piqûres de chiens, de chevaux, etc., non enragés, et des chiens et chevaux, etc., enragés, ainsi que des serpents et autres animaux venimeux ou envenimés.*

Le 3ᵉ chapitre s'occupera du *traitement des fistules.*

Le 4ᵉ, du *traitement du cancer ulcéré.*

CHAPITRE PREMIER

*Du traitement des ulcères en général et en particulier, qui s'appel-
lent proprement ulcères et non fistules ou cancers.*

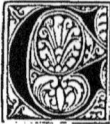

ÉNÉRALITÉS auxquelles il faut être attentif, elles sont au nombre
de trois : 1° la description des ulcères; 2° leur traitement;
3° l'explication de tous les points obscurs des deux premières
parties de ce chapitre.

I. DESCRIPTION DES ULCÈRES.

Elle contient quatre parties, car un ulcère peut être connu de quatre
manières : 1° par définition ou description; 2° par ses variétés, non pas
toutes, mais seulement celles qui créent dans son traitement de la diversité ou des difficultés; 3° par ses causes propres; 4° par ses signes
communs et par ses signes propres et distinctifs.

1° *Définition* : L'ulcère est une plaie qui suppure ou qu'on a fait suppurer [1], qui émet du pus ou quelque autre impureté plus longtemps ou
en plus grande quantité qu'il ne faut, et parfois au delà du temps dans
lequel les plaies ont coutume de se cicatriser, terme qui selon les Salernitains et d'autres anciens serait de 48 jours ou environ. Galien toutefois
(au IV° l. du *De ingenio*, chapitre 4) fixe le terme de la guérison d'une
plaie au septième jour, en disant : qu'on pousse vers le Dieu tout-puissant
une clameur contre celui qui prolonge jusqu'à une année la guérison
d'une plaie, alors qu'elle pourrait avoir lieu en sept jours.

2° *Variétés* : Un ulcère est *apparent*, un autre *profond*; parmi les
apparents, l'un est *plat*, l'autre *concave*; des concaves apparents il y a
cinq espèces : les ulcères *virulent, sordide, corrosif, putride, de consolidation difficile*. Il n'y a qu'une espèce d'ulcères profonds et d'ulcères
plats. Le traitement particulier de chacune de ces espèces sera étudié
dans ce premier chapitre; on verra ensuite leurs ressemblances et leurs
différences.

Outre ces variétés principales, il y a d'autres variétés d'ulcères d'après
leurs complications ou dispositions, qui ne forment pas des espèces,
qu'on peut trouver dans les *Pratiques de chirurgie* et les auteurs de
médecine, en particulier dans Avicenne (l. IV, f. 4, tr. 3, chapitre 1).
Les voici : un ulcère provient d'une cause interne, l'autre d'une cause

1. « Ulcus est plaga putrida vel putrefacta. »

externe ; l'un est accompagné de douleurs, l'autre non ; les uns sont compliqués d'apostème ou de tumeur, les autres pas ; les uns sont accompagnés de chaleur ou de froid, les autres non ; les uns sont avec fièvre, les autres sans fièvre ; les uns sont formés d'humeurs brûlées, les autres d'humeurs non brûlées ; certains sont venimeux ou envenimés, d'autres ne le sont pas ; certains ont les lèvres ou le fond indurés, d'autres non ; les uns sont livides, noirs ou verts, d'autres non ; les uns sont mous et font tomber les poils, les autres non ; les uns sont avec spasme, les autres non. Certains ulcères sont dans des lieux charnus, d'autres dans des lieux nerveux ; il y en a dans lesquels il se forme de la chair superflue, tandis qu'il ne s'en forme pas dans d'autres ; dans quelques-uns il y a au fond un os gangrené, dans d'autres pas ; certains se trouvent sur un sujet ou un membre de bonne complexion, d'autres sur un membre qui n'est pas de bonne complexion ; certains sont peu humides, d'autres le sont extrêmement, d'autres enfin médiocrement ; certains sont récents, d'autres très anciens, d'autres enfin sont entre les deux. Quelques-uns sont ronds, d'autres oblongs, d'autres angulaires ; certains sont avec perte de substance, les autres non ; parmi ceux qui sont avec perte de substance, dans les uns elle est petite ou très grande, dans d'autres moyenne ; certains sont accompagnés d'un écoulement de sang, les autres pas ; les uns reçoivent des superfluités d'ailleurs, d'autres n'en reçoivent point.

Outre les ulcères apparents et profonds, il y a d'autres espèces qui présentent, en plus des différences précédentes, d'autres différences plus spécifiques, tels le cancer, l'esthiomène (cancrena, p. 84), la fistule, le mal-mort, etc., ainsi qu'on verra dans les chapitres spéciaux et d'après leurs définitions.

Toutes ces variétés, différences, conditions des ulcères et encore quelques autres doivent être l'objet de l'attention du chirurgien qui veut traiter les ulcères avec succès ; en effet, suivant que l'une ou plusieurs de ces conditions se rencontrent ou ne se rencontrent pas dans l'ulcère à traiter, il faudra nécessairement le traiter différemment. Ces généralités s'appliquent à tous les chapitres suivants.

3° *Causes et variétés des causes.* Les unes sont matérielles, les autres prédisposantes, ainsi que le dit Avicenne (l. I, f. 2, tr. 2, chapitre 27, intitulé DES CAUSES DES ULCÈRES). Les *matières qui causent les ulcères* sont le sang, la bile, le flegme, la melancholie, les vents, l'eau.

Les *causes prédisposantes* sont la force du membre qui chasse la matière vers l'ulcère, la faiblesse du membre qui reçoit la matière, c'est-à-dire du membre ulcéré ; parfois ces deux causes concourent ensemble à la formation de l'ulcère. Une autre cause prédisposante est la constitution lâche, spongieuse ou ténue du membre atteint ; telle est celle de la chair glanduleuse des émonctoires ; une autre consiste dans la largeur des veines et des canaux qui se rendent vers l'ulcère, et dans l'étroitesse de ceux qui s'en éloignent. Une autre cause est la situation inférieure qu'occupe le membre malade; tels la jambe et le pied, qui sont au-dessous du corps; la superfluité de la nourriture qui se rend à un membre est aussi une cause d'ulcération; de même la faiblesse de la force conversive du membre, qui ne peut convertir en sa substance la nourriture qui lui est destinée, bien que celle-ci ne soit pas surabondante; une chaleur superflue du membre, qui est trop attractive; d'autres causes encore sont la morsure ou la piqûre d'animaux venimeux, la faiblesse de la force expulsive du membre, les mouvements excessifs du membre qui exagè-rent l'attraction sur les humeurs, un coup, une fracture, une luxation, une forte constriction, une vive douleur avec laquelle accourent la cha-leur et les esprits, etc.

En outre, comme on a dit ci-dessus, certains ulcères ont une cause externe, d'autres une cause interne, comme il est évident. La foule dit et croit que les maladies qui résultent de causes internes, viennent du hasard ou de la fortune et qu'elles sont envoyées par le Dieu glorieux et sublime. Puisque, dit le vulgaire, c'est lui-même qui les envoie, elles ne doivent pas être soignées par un traitement d'hommes; il en résulterait une maladie et cela déplairait à Dieu. Ils se confirment dans cette opinion en disant que Dieu seul nous guérit de nos langueurs, blesse et porte remède, et que celui qui a donné, peut ôter. D'autres pensent autrement et, justifiant Dieu, ils disent que les maladies qui résultent d'une cause interne, ne viennent pas de lui, mais de la mauvaise fortune du malade.

Il faut que le chirurgien soit attentif à toutes ces causes, à leurs variétés et à quelques autres, et de même dans tous les chapitres qui suivent.

4° *Symptômes*. Deux sortes de symptômes : 1° les symptômes communs à tout ulcère; 2° les symptômes particuliers à chaque espèce d'ulcères. Les *symptômes communs* sont suffisamment exposés dans les *Pratiques de chirurgie* et dans les auteurs de médecine; on peut les déduire en partie des différences spécifiques des ulcères indiquées dans la définition de l'ulcère, et des variétés énumérées plus haut, en outre ils s'imposent à tout chirurgien opérateur qui est expert. — Les *symptômes spéciaux* seront indiqués dans les traitements des ulcères particuliers.

II. Traitement des ulcères.

Il y a trois espèces de traitements : préservatif, curatif et palliatif.

I. *Traitement préservatif* : Il faut que celui qui veut être préservé des ulcères, s'éloigne et se garde autant que possible de toutes les causes énumérées ci-dessus ou omises, qui favorisent cette maladie; surtout de celles qui sont plus prochaines et plus immédiates; en effet, si elles s'introduisent quelque part, l'effet, c'est-à-dire un ulcère, s'y produira nécessairement, et si elles ne s'introduisent pas dans le corps, il ne s'y formera pas d'ulcère. Ce traitement est le même que le traitement préservatif et curatif des plaies [1], et que le traitement préservatif des apostèmes qu'on empêche de devenir purulents et de s'ouvrir. Si on se préserve avec soin de ces causes, il ne se formera jamais d'ulcère.

II. *Traitement curatif.* Deux parties : 1° le traitement général; 2° les traitements spéciaux à chacune des espèces d'ulcères énumérées plus haut.

Traitement général. On donne 39 règles générales :

1re règle : Toutes les fois qu'avec un ulcère il y a dyscrasie, apostème ou tumeur, on guérira d'abord les complications sans s'inquiéter du traitement de l'ulcère, jusqu'à ce qu'elles soient tout à fait dissipées. Cela est ordonné par Avicenne (l. I, f. 4, chapitre 21, et l. IV, f. 4, tr. 3, chapitre 1). La raison de cette règle, c'est que les remèdes des ulcères étant dessiccatifs, empêchent la digestion et la mondification de ces maux.

2e règle : Toutes les fois qu'avec l'ulcère il y a douleur, même quand elle serait ailleurs, surtout si elle est violente, il faudra apaiser d'abord la douleur (Avicenne, l. I, f. 4, avant-dernier chap. intitulé DE L'APAISEMENT DE LA DOULEUR). La raison de cette règle, c'est que Galien dit (sur le IIIe livre du *Regimen acutorum*, à la partie « screatus optimus ») : une forte douleur abat la force vitale.

3e règle : Les ulcères ne guérissent pas avant qu'on les ait débarrassés de leurs immondices et desséchés (Galien, l. V du *Megatechni*, chap. 3, etc., et Avicenne aux chap. cités sur le TRAITEMENT DES ULCÈRES).

4e règle : Si le membre ulcéré ou tout le corps sont dyscrasiés, avant de songer à l'ulcère on rectifiera la dyscrasie par des évacuations, un régime approprié et les topiques contraires à la dyscrasie; on traitera ensuite l'ulcère (Avicenne, chap. cités sur le TRAITEMENT DES ULCÈRES).

5e règle : Si le foie, la rate ou l'estomac sont dyscrasiés, on rétablira d'abord leur dyscrasie; on traitera ensuite l'ulcère. Raison : parce que les fonctions de ces organes sont nécessaires à tout le corps, pour qu'il s'y forme de bon sang; lorsqu'ils sont lésés, il s'y forme un sang inapte à la guérison des ulcères.

6e règle : Si dans le corps entier, dans le membre ulcéré seulement ou dans quelque membre qui envoie des humeurs à l'ulcère, les humeurs pèchent en qualité, en quantité ou de l'une et l'autre manière, on les évacuera, on les tempérera par la saignée ou les laxatifs, ou par l'un et l'autre, et par un bon régime contraire aux humeurs peccantes. En effet

---

1. Manuscrit 1487 : « et ista cura eadem *cum cura preservativa vulnerum et curativa supra dicta* et cum cura preservativa apostematum... ». Les mots en italique manquent dans le texte de l'édition 1892; ils sont dans la traduction du XIVe siècle.

de pareilles humeurs sont inaptes à l'incarnation des ulcères et à l'entretien des membres.

7ᵉ règle : Si les humeurs altérées (mala) qui sont la cause de l'ulcère, y affluent d'autre part, on en interceptera ou détournera l'afflux (Avicenne, l. I, f. 4, chap. cité).

8ᵉ règle : Tout ulcère se traite par des aliments, des médicaments et des topiques convenables, c'est-à-dire dessiccatifs, et par un régime approprié dans les six choses non naturelles, qui soit contraire à la cause de la maladie (Avicenne, chap. cité).

9ᵉ règle : Dans le traitement de tous les ulcères on évitera la suppuration à l'intérieur et à l'extérieur autant que possible (Avicenne, ibid.).

10ᵉ règle : On n'administrera contre les ulcères aucun médicament naturellement humide; raison : Avicenne, chapitre cité, dit que l'intention dans la médication des ulcères est la dessiccation.

11ᵉ règle : L'exposition au midi (meridies), l'air chaud et humide nuisent à la guérison de tous les ulcères, aussi ne les découvrira-t-on pas lors d'une pareille disposition de l'air (Avicenne, l. IV, chap. cité); raison : parce que cela cause dans les ulcères et partout une suppuration qui entrave leur guérison, ainsi qu'on a vu.

12ᵉ règle : On ne doit appliquer sur les ulcères aucun médicament froid en acte [1]. Hippocrate dit en effet (à l'*Aphorisme* de la 5ᵉ partie) : le froid irrite les ulcères, etc.

13ᵃ règle : Sur les ulcères qui inclinent à la chaleur on appliquera des remèdes froids; sur ceux qui inclinent au froid des remèdes chauds : en effet Galien (sur l'*Aphorisme* de la 2ᵉ partie : « ex plenitudine quaecunque aegritudines, etc. ») dit : tout contraire doit être traité par son contraire; voir aussi Hippocrate à la fin de cet *Aphorisme* « et aliorum contrarietas ».

14ᵉ règle : Sur les ulcères internes ou pénétrant jusqu'à la cavité de la poitrine par exemple, on n'appliquera aucun médicament corrosif; raison : parce qu'il pénétrerait dans les cavités en question et ne pourrait en être extrait.

15ᵉ règle : Sur les ulcères plus profonds et plus humides on appliquera des médicaments plus secs, parce qu'en allant vers le fond de l'ulcère la vertu du médicament diminue. Quand l'écart est plus grand, il faut pour le ramener une médecine plus forte.

16ᵉ règle : Dans le traitement de certains ulcères il faut veiller à ce que divers membres voisins ne se soudent ensemble, la paupière par exemple avec la paupière ou avec l'œil, un doigt avec un doigt. La raison en est évidente.

---

1. « Medicina actu frigida »; manuscrit 2030 : « médecine froide en fait ».

17ᵉ règle : Les ulcères engendrés à la suite de maladies sont difficiles à guérir, parce que la Nature y chasse le résidu des superfluités corrompues.

18ᵉ règle : Les ulcères qui font tomber les poils situés dans leur voisinage, sont d'un traitement difficile, parce que cela indique que la matière est corrompue autour de l'ulcère, ainsi que le dit Galien, sur l'*Aphorisme* de la 6ᵉ partie : « circumfluentia vulnera, etc. ».

19ᵉ règle : Les ulcères situés à la queue de l'épine sont de guérison difficile. (Avicenne, l. I, chap. cité.) On peut en donner quatre raisons : la première, c'est que là se terminent une quantité de nerfs, qui séparent les parties ; la seconde, c'est que près de là sont les canaux des immondices ; la troisième, c'est une partie basse ; la quatrième, quand l'homme fait des efforts pour expulser, cela cause dans l'ulcère un mouvement et une dilatation qui empêchent la consolidation ; en effet Galien (livre V du *Megatechni*, chapitre 3, DU TRAITEMENT DES PLAIES INTÉRIEURES) dit en parlant des plaies du poumon : le repos est nécessaire à un membre blessé ou ulcéré.

20ᵉ règle : Les ulcères situés sur le genou et sur le sommet du coude, sur toutes les articulations, et en général dans tout membre qui a un mouvement propre et peut s'étendre et se contracter, tels que les lèvres, les paupières, la verge virile, etc., sont de traitement difficile (Voy. Avicenne, l. I, chap. cité). Raison : parce qu'à un membre blessé le repos est nécessaire.

21ᵉ règle : Les ulcères des régions nerveuses sont difficiles à guérir, parce qu'ils sont très douloureux, et que Galien dit (sur l'*Aphorisme* de la 5ᵉ partie : « si vulneribus malis, etc. ») : la douleur empêche les humeurs de couler et comme les nerfs sont des organes spermatiques, ils ne se réparent pas aussi facilement que la chair.

22ᵉ règle : Les ulcères ronds sont de guérison difficile ; il y a à cela trois raisons : la première, c'est que la perte de substance y est considérable et que par conséquent ils ont besoin d'un long temps pour se réparer ; la seconde raison, c'est que la Nature ne sait pas de quel côté elle doit commencer ; en effet ce qui est circulaire n'a ni commencement ni fin ; la troisième raison et la meilleure c'est que leurs lèvres sont plus écartées, parce qu'elles le sont dans tous les sens, que dans les ulcères oblongs où elles ne sont écartées qu'entre leurs bords, lesquels se rapprochent si on exerce une traction sur leurs extrémités.

23ᵉ règle : Les ulcères ronds, étant très douloureux, font périr les enfants, donc, etc., aequalitur dolorosa (Avicenne, l. IV, chap. cité); raison : parce qu'une force vitale débile est épuisée par une forte douleur.

24ᵉ règle : Les ulcères situés sur l'épine dorsale ou dans son voisinage ou encore sur la partie antérieure de la jambe, sont de guérison difficile, parce qu'il y a là des muscles nerveux qui sont disposés au spasme; il se produit ensuite un trouble de la raison [1]. (Avicenne, l. IV, chap. cités.)

25° règle : Si le membre ulcéré est seul dyscrasié, on appliquera le traitement à lui seul. (Théodoric, l. I, chap. 8, DES CANONS DU TRAITEMENT DES ULCÈRES CHRONIQUES.)

26° règle : Dans le traitement des ulcères anciens et douloureux les vomitifs et les purgatifs sont fort utiles (Théodoric, ibid.).

27° règle : Les ulcères ronds et concaves seront ramenés autant qu'il est possible à la forme oblongue par une incision ou un cautère (Id., ibid.).

28° règle : Si les lèvres ou le fond de l'ulcère sont indurés, on enlèvera complètement par une incision ou un cautère ce qui est induré, parce que la chair nouvelle ne pourrait adhérer à ces parties dures.

29° règle : Dans un ulcère ou bien les humeurs affluent ou bien elles ont cessé d'affluer. Si elles affluent encore, on purgera convenablement et on les détournera; si l'afflux a cessé et que la couleur du membre ulcéré soit mauvaise, on évacuera le membre au moyen de sangsues ou de ventouses et l'ulcère sera traité par des dessiccatifs; si cela ne suffit pas, on purgera le membre une seconde fois comme la première (Id., ibid.).

30° règle : Si un ulcère ancien a résisté à tout traitement, il est avantageux de faire à côté un nouvel ulcère ou une plaie et de le tenir ouvert jusqu'à ce que le premier ulcère soit guéri; on intercepte ainsi et on détourne le flux des humeurs qui se rendaient au premier ulcère; une fois celui-ci guéri, on guérit plus facilement l'ulcère récent qu'on n'aurait guéri le premier ou l'ancien (Id., l. I, chap. 10).

31° règle : Quiconque veut traiter des ulcères doit avoir des emplâtres et d'autres médicaments qui attirent les os, et toutes les autres choses qui peuvent se trouver à l'intérieur contre nature (Avicenne, l. I, chap. cités).

32° règle : Lorsque l'ulcère est à son début, ni le malade ni l'ulcère ne doivent être baignés dans de l'eau chaude. Mais si l'ulcère est vers sa fin et émet un pus louable, on pourra le baigner ou le laver en observant les règles qu'il faut observer. Si lors du début de l'ulcère il est nécessaire de baigner le corps, on recouvrira l'ulcère avec du sparadrap et on l'entourera d'un bandage approprié. La manière de laver un ulcère est indiquée par Galien (livre VI du *Megatechni*, chapitre 1). En effet si on baignait un ulcère dans les commencements, le bain attirerait les humeurs et formerait un apostème dans l'ulcère (Avicenne, l. I, chap. cités).

33° règle : Un ulcère profond ou caché exige des remèdes plus forts qu'un ulcère plat ou apparent, et plus il sera caché ou profond, plus il

---

1. « Quia ibi sunt lacerti nervosi, qui faciliter spasmantur et deinde sequitur permixtio rationis. »

demandera des remèdes énergiques, parce que plus les médicaments vont dans la profondeur plus leur vertu s'épuise (Avicenne, ibid.).

34e règle : Toutes les fois qu'il afflue de quelque part de la matière à un ulcère, il faudra, si l'on doit y faire quelque opération violente, intercepter ou détourner auparavant la matière qui afflue, parce qu'une pareille opération ferait augmenter l'afflux.

35e règle : Aussi longtemps qu'il afflue d'autre part de la matière à l'ulcère, on fera l'évacuation, s'il en faut faire une, par des parties éloignées ; au contraire, s'il n'y a pas d'afflux, on fera l'évacuation par l'ulcère ou à côté de lui. La raison de la première partie de cette règle, c'est qu'une évacuation éloignée fait une plus forte diversion qu'une évacuation voisine ; or c'est de quoi nous avons besoin dans ce cas ; au contraire une évacuation voisine attire plus qu'elle ne fait diversion. La raison de la seconde partie de la règle, c'est que là où il n'y a pas d'afflux, nous avons seulement besoin d'une évacuation de l'ulcère et des parties voisines.

36e règle : Si à l'ulcère s'ajoute une complication, une dyscrasie par exemple, ou plusieurs complications, un apostème et de la douleur, on composera le médicament de l'ulcère en tenant compte de ces choses, car à un mal compliqué il faut une médecine composée.

37e règle : En appliquant des médicaments sur les ulcères nous devons être attentifs à la noblesse du lieu, à la sensibilité de la région et à sa proximité d'organes nobles et principaux, au besoin du membre et à toutes choses semblables ; d'après cela nous appliquerons des remèdes faibles, énergiques ou moyens, parce que la diversité de ces conditions modifie le traitement des ulcères.

38e règle : Si dans certains ulcères il s'engendre des vers, on les tuera en appliquant du suc de Calament fluvial, de Persicaire, de feuilles de Persil, d'Absinthe, de Centaurée, de Menthe sauvage [1] et d'autres semblables (Avicenne, livre IV, chap. cités).

39e règle : Les ulcères qui proviennent d'une cause interne, de la réplétion du corps, qui se déclarent chez les individus cacochymes, qui sont accompagnés de douleur, de fièvre, qui proviennent de matières brûlées ou de matières vénéneuses, ceux qui sont indurés, noirs, livides ou verdâtres, accompagnés de spasme, dans lesquels il se forme de la chair superflue, ceux dans lesquels il se cache un os gangrené ou quelqu'autre corps étranger, ceux qui sont très humides, déjà anciens, avec perte de substance, surtout si elle est considérable, avec écoulement de sang, ceux qui reçoivent des matières d'ailleurs, etc., sont d'une guérison plus difficile, toutes choses égales, que les ulcères qui se trouvent dans les conditions

---

1. « Succum Calamenti fluvialis, Persicariae, foliorum Persici, Absinthii, Centaureae, Mentastri. »

contraires à celles-là. Les raisons en ont été données en partie, et celles qui n'ont pas été dites s'imposent à quiconque veut y prêter attention.

D'après la définition, avec les explications, causes, symptômes et les règles qu'on vient d'exposer, le chirurgien praticien peut très bien pronostiquer dans un cas quelconque quels ulcères sont curables et quels sont incurables, et parmi ceux qui sont curables, lesquels seront faciles, lesquels difficiles à guérir, et il pourra déduire de ces considérations presque tout le traitement général, et en outre une grande partie du traitement particulier des ulcères. Toutes les règles énumérées ci-dessus sont la base de tous les traitements particuliers.

Traitements spéciaux des sept espèces d'ulcères particuliers [1].

Des ulcères apparents. — 1° *Définition de l'ulcère plat.* L'ulcère plat ou plein, ce qui est la même chose, est celui dans lequel la peau seule manque, telles sont les excoriations qui résultent d'un trop fort frottement, etc., et tels sont tous les ulcères, quels qu'ils aient été auparavant, dont la cavité est déjà remplie tout entière de chair, mais auxquels manque encore la peau. On obtient la guérison de ces ulcères par des remèdes dessiccatifs non mordicants, parce que la mordication empêche la cicatrisation, en expulsant et consumant la matière dont doit se former la peau. On montrera dans le chapitre de l'Antidotaire qui y sera consacré et on a déjà montré un peu ci-dessus, quels sont les médicaments simples et composés qui conviennent dans ce cas et dans tous les cas d'ulcères, la manière de préparer les médicaments composés, de se servir des uns et des autres et de les appliquer, quand et pendant combien de temps il faut appliquer chacun d'eux et quand on doit passer de l'un à l'autre.

Définition de l'ulcère creux en général.

L'ulcère creux en général est celui dans lequel avec une perte de peau il y a également perte d'une certaine portion de chair. Le traitement en

1. Henri de Mondeville admet *sept variétés principales* d'ulcères, formant *deux groupes* : les ulcères profonds, les ulcères apparents. Le premier groupe ne renferme qu'une espèce : l'ulcère profond ; les ulcères apparents comprennent six espèces, groupées elles-mêmes en *deux divisions* : les ulcères plats et les ulcères concaves. — Dans la première une seule espèce, l'ulcère plat ; dans la seconde, cinq espèces, les ulcères virulents, sordides, corrosifs, putrides et de cicatrisation difficile.

Ulcères. {	Ulc. profonds.	Ulc. plat. {	Ulc. profond.
			Ulc. plat.
	Ulc. apparents.	Ulc. creux. {	Ulc. virulent.
			Ulc. sordide.
			Ulc. corrosif.
			Ulc. putride.
			Ulc. de cicatrisation difficile.

est double : traitement général et traitement particulier. Sur le *traitement général* on donne deux règles générales. *1re règle* : dans le traitement de tous les ulcères creux, quelque différents qu'ils soient et de quelque espèce qu'ils soient, une fois que l'ulcère a été pansé et rempli de plumasseaux, d'onguents ou d'autres médecines, on appliquera par-dessus, à chaque pansement, du commencement à la fin de la cure, un médicament mondificatif de Miel ou d'autres mondificatifs étendu sur un morceau de lin convenable; ce mondificatif mondifiera toujours un peu et pas trop. Une fois que l'ulcère creux est suffisamment rempli de chair, il s'appelle dès lors ulcère superficiel et non plus concave; on supprimera aussitôt tout mondificatif et on appliquera le traitement de l'ulcère superficiel. — *2e règle* : Depuis le commencement du traitement de l'ulcère creux, de quelque condition ou espèce qu'il soit, jusqu'au moment où il est suffisamment rempli de chair, on oindra avec un médicament défensif les deux lèvres de l'ulcère, surtout du côté où l'on redoute le plus un afflux d'humeurs; avec, par exemple, cet Onguent défensif général : Rp. *Bol d'Arménie 1 once; Terre sigillée 4 onces; on prépare un onguent de la consistance du miel avec 2 parties d'Huile rosat et 1 partie de Vinaigre, en mêlant cette huile et ce vinaigre peu à peu avec les poudres des matières nommées ci-dessus.*

On trouvera dans l'Antidotaire une abondance de défensifs et de répercussifs de cette sorte, ainsi que l'art de les préparer; on peut les modifier diversement, selon des règles, d'après les cas.

Traitement particulier par rapport à ce qui vient d'être dit, général cependant pour les *cinq espèces d'ulcères creux apparents.* Il renferme une règle générale, que voici : le bandage doit commencer sur l'ulcère et passer sur toutes les parties du membre en serrant modérément, mais on doit serrer plus fortement sur l'ulcère que sur les parties voisines; plus le bandage s'éloigne de l'ulcère, plus il doit peu à peu être appliqué lâchement.

2° Définition de l'ulcère virulent et différence de l'ulcère froid d'avec l'ulcère chaud et réciproquement. Un ulcère virulent est celui qui émet beaucoup de virus subtil ou liquide. Ce virus peut être de deux sortes, chaud ou froid. Le virus chaud se forme dans les ulcères surchauffés, dont les symptômes sont les suivants : l'ulcère et les parties voisines sont plus ou moins rubéfiés et le virus qui sort de l'ulcère est plus ou moins rosé, comme une lavure de chair, il est acide, irrite l'ulcère et y fait des points (punctiones). Le virus froid s'engendre dans les ulcères refroidis, dont les symptômes sont les suivants : l'ulcère est très blanc ou se rapproche de la blancheur; la couleur naturelle de la peau n'est altérée ni au niveau de l'ulcère ni autour, si ce n'est qu'elle est un peu plus blanche ou pâle; l'acuité du virus ne fait dans la plaie ni morsure ni piqûres (punc-

tura). L'un et l'autre virus résulte de la prédominance de la chaleur non
naturelle sur la chaleur naturelle, toutefois de façon différente, car dans
le virus chaud la chaleur non naturelle prédomine davantage que dans le
virus froid et agit plus fortement.

Le traitement varie selon que l'ulcère ou le virus sont chauds ou froids.
En effet, l'ulcère chaud se traite par des lotions réfrigérantes et desséchantes et par d'autres médicaments de même vertu. On peut composer
pour ce cas une lotion avec l'eau de décoction de Roses, d'Anthère,
d'Orge, de Balauste, de Psidia, d'un Alun quelconque, de Lentilles, de
feuilles de Néflier, de Poirier, de Plantain [1], de quelques-unes de ces
plantes ou de toutes ensemble et d'autres de vertu semblable. La meilleure
lotion pour ce cas se prépare avec du suc de Plantain, dans lequel on fait
bouillir des Roses et des Anthères. Après avoir lavé suffisamment l'ulcère
avec cette lotion, on en imbibera les plumasseaux et les bandes qui feront
pénétrer la lotion par toutes les manières possibles jusqu'au fond de
l'ulcère.

L'ulcère froid se traite par des lotions dessiccatives chaudes et par
d'autres remèdes de même vertu. Ici on pourra composer la lotion avec
du vin de décoction de Myrrhe, d'Absinthe, de Marube, d'un des Origan,
de Calament, de Pouliot, d'une Ambroisie, de Centaurée, de Lavande, de
Tanaisie [2]; on prend soit toutes ces substances, soit quelques-unes seulement ou d'autres qui ont la même vertu, et auxquelles il faut de même
ajouter du Miel.

Si grâce à ces deux sortes de médicaments appliqués sur l'ulcère,
celui-ci et le virus sont suffisamment desséchés, on provoquera la
formation de la chair et la cicatrisation avec les médicaments qui sont
décrits dans l'Antidotaire. Mais si ces remèdes ne font ni diminuer
ni augmenter l'ulcère et le virus, ils ne sont pas dessiccatifs par
rapport au corps ou au membre ulcéré; il faut alors y ajouter quelque
abstersif comme du Miel et quelque astringent comme des Galles, de
l'Alun, etc. Si après application de ces substances ajoutées, l'ulcère ou
le virus se dessèche plus vite ou plus qu'il ne faut, le médicament est
trop fort pour le corps ou le membre ulcéré; on diminuera alors la force
desséchante, abstergente, mondifiante et astringente du remède, en y
mêlant des médicaments qui ont un effet et des vertus contraires. Quiconque ignorera la règle à suivre dans la manière de transporter ainsi
d'un médicament à l'autre les effets et les vertus d'un autre ne guérira
jamais d'ulcère, c'est ce que dit Avicenne (l. IV, f. 4, tr. 3, chapitre DU

1. « Ex aqua decoctionis Rosarum, Anterae, Hordei, Balaustiae, Psidiarum, Aluminis cujuslibet, Lenticularum, foliorum Mespili, Piri, Plantaginis. »

2. « Ex Vino decoctionis Myrrhae, Absinthii, Marrubii, cujuslibet Origani, Calamenti, Pulegii, cujuslibet Ambrosiae, Centaureae, Lavendulae, Tanaceti. »

TRAITEMENT DES ULCÈRES VIRULENTS); et si l'ulcère guérit, ce ne sera pas par ses soins, mais par l'effet du hasard, ainsi qu'on peut l'extraire d'Avicenne (l. IV, f. 1, chapitre DU RÉGIME DES FIÈVRES PUTRIDES).

3° *Définition de l'ulcère sordide.* L'ulcère sordide est celui qui a de grosses croûtes, comme des écailles, tels le *flegme salé* [1], une certaine espèce de *mal-mort* et une espèce de scrofule, — ou qui présente une chair sordide globuleuse, comme les scrofules noueuses écailleuses, qui sont formées de flegme salé et de mélancolie, ainsi que d'autres semblables. — Le traitement de ces ulcères consiste à enlever les croûtes, si elles sont à la surface, avec des onctueux humectants et ramollissants, par exemple avec l'Onguent blanc de Razès ou un semblable, ou avec des ablutions ramollissantes, etc. Ensuite, une fois qu'on a enlevé les croûtes des ulcères croûteux [2], l'une et l'autre sorte d'ulcères sera traitée par des corrosifs et des mondificatifs, jusqu'à ce que toute la saleté soit enlevée; on commencera toujours par les remèdes les plus forts, ainsi que le prescrivent Avicenne (l. IV, f. 4, tr. 3, chapitre DU TRAITEMENT DES ULCÈRES SORDIDES) et Théodoric; puis on descendra graduellement et peu à peu aux remèdes plus faibles. Une fois l'ulcère nettoyé, on provoquera la régénération de la chair et la cicatrisation avec les médicaments convenables, lesquels sont exposés dans l'Antidotaire de cet ouvrage; on en a déjà mentionné quelques-uns au chapitre X de la première Doctrine de ce Traité.

4° *Définition de l'ulcère corrosif,* insidieux, rampant ou s'étendant [3]. L'ulcère corrosif insidieux, rampant ou s'étendant, ce qui est la même chose, est un ulcère [4] dont les parties sont rongées sans cesse, de telle sorte que sa cavité augmente manifestement à cause de l'acuité et du brûlement (adustio) du sang ou de l'humeur. — Le traitement consiste à réprimer l'acuité de l'humeur par des boissons et des aliments rafraîchissants, par la purgation des humeurs aiguës et brûlées, par l'application de défensifs autour de l'ulcère et à sa surface de médicaments froids consolidatifs comme l'Onguent blanc de Razès et d'autres du même genre, qu'on donnera dans l'Antidotaire. Théodoric ajoute à propos de ce cas : on ne modifiera pas le traitement, à moins que l'état ne s'aggrave; parfois en effet la corrosion augmente à tel point qu'*il est nécessaire de couper tout*

---

1. Littré fait remarquer que les Espagnols désignent encore aujourd'hui la pellagre sous le nom de « flema salada » (Pagel, p. 284).

2. Ed. 1892 : « amotis crustis aut crustosis »; — manuscrit 1487 : « amotis crustis a crustosis »; — manuscrit 2030 : « les crostes ostees des crostues ».

3. « Diffinitio ulceris corrosivi fraudulenti repentis sive dilatatantis. » — Manuscrit 2030 : « La diffinition des ulceres qui corrodent le cuir par fraude en rampant ou en eslargissant ». — Les *ulcères serpigineux* sont compris dans cette description.

4. Ed. 1892 : « quod idem est et sicut ulcus cujus... »; — manuscrit 1487 : « que sunt id et sunt ulcus cujus... ».

le membre pour préserver le corps de la corrosion; cette opinion est aussi celle d'Avicenne, l. IV, chap. cités, où il expose excellemment ce traitement. Théodoric ajoute encore que parmi les ulcères corrosifs, les uns sont sans suppuration notable, d'autres avec suppuration notable; ceux qui ne sont pas accompagnés de suppuration considérable, se traitent par des médicaments réfrigérants et dessiccatifs, telles que l'Eau de Myrtilles, l'Eau de Roses, l'Eau de pluie, l'Eau de Plomb, le suc de Plantain, le Vinaigre et d'autres semblables; ceux qui sont compliqués de suppuration se traitent par l'Eau de cendres, l'Eau de mer ou l'Eau salée, etc.; tous ces médicaments se trouvent dans les auteurs et seront indiqués dans l'Antidotaire.

5° *Définition de l'ulcère putride.* L'ulcère putride est celui dans lequel il y a de la puanteur et une forte suppuration, accompagnées d'une chaleur externe; puanteur horrible, inaccoutumée et qu'on ne peut décrire par des mots, bien différente et dissemblable des autres puanteurs, chaleurs et suppurations. Cette puanteur, cette suppuration et cette chaleur, les chirurgiens expérimentés les devinent aussitôt qu'ils entrent dans la chambre du malade, même s'ils ne sont informés en rien du genre de la maladie. Il se répand en effet dans la chambre une fumée maligne, vénéneuse et infectante comme celle des cadavres. A ce genre appartient l'*érysipèle corrosif ulcéré*, qui s'attaque le plus souvent à la verge et parfois ailleurs, remplissant la maison de la plus horrible puanteur; on l'appelle dans l'Ile de France (in Francia) *mal de Sainte Marie*, dans la Bourgogne, *mal de Saint Antoine*, dans la Normandie, *feu de Saint Laurent*; ailleurs on lui donne encore d'autres noms.

Voici en résumé le *traitement*: on supprime d'abord la puanteur, ensuite la suppuration; la puanteur par des lotions d'Hydromel, de Myrrhe, de Santal, de Roses, de Violettes, de Nénufar, de Camomille, de Mélilot, de Camphre, et d'autres substances odoriférantes semblables; la suppuration se traite par les mondificatifs énergiques énumérés plus haut, la Lessive, l'Eau de mer ou l'Eau salée, le Capitel et autres de ce genre.

Suivant Avicenne (l. IV, chapitre cité), les *ulcères corrosifs* et *putrides* seuls sont tantôt *ambulants*, tantôt *non ambulants* et conservent pendant un certain temps la même disposition. Ces deux sortes d'ulcères sont dits ambulants lorsqu'ils serpentent et s'étendent de côté et d'autre ou de toutes parts. Ils ne pénètrent pas très profondément dans la chair mais ulcèrent seulement la peau et la chair sous-cutanée qui lui est contiguë, dans laquelle ils se promènent et qu'ils rongent comme une dartre qui ne s'enfonce pas dans la chair, mais s'étend seulement dans la substance de la peau. De là vient que Théodoric ne sépare pas l'ulcère ambulant des autres et n'en fait pas une espèce distincte des autres espèces d'ulcères. Selon lui, et selon la vérité, je crois, *tout ulcère peut être ambulant et corrosif ou putride.* Si les ulcères sont ambulants, on ajoute quelque chose au traitement qu'on emploierait s'ils étaient fixes; aussi certains auteurs font-ils du traitement de l'ulcère ambulant ou des ulcères qu'on appelle ambulants, un chapitre spécial, où ils ordonnent des saignées, des purgatifs pour éliminer l'humeur aiguë (humor acutus), bilieuse, brûlée, une purgation particulière du membre atteint au moyen de scarifications, de sangsues et de ventouses, si cela est nécessaire, et l'application de topiques défensifs et de mondificatifs froids. Le cautère est le dernier et suprême remède, après lequel, si la corrosion augmente encore, il faut parfois, si on peut le faire d'une bonne manière, amputer totalement le membre ulcéré, pour empêcher que la corrosion ne se promène et se disperse sur tout le corps.

6° *Définition de l'ulcère de cicatrisation difficile.* L'ulcère de cicatrisation difficile n'est, suivant Avicenne (l. IV, chap. cité), ni la fistule, ni le cancer, ni le mal-mort; il n'appartient non plus à aucune des espèces précédentes corrosive ou autre, et cependant il ne peut se cicatriser. C'est un ulcère qui ne peut se cicatriser à cause de sa propre malignité (malicia) ou mauvaise propriété qui lui vient peut-être de la mauvaise qualité du corps entier. Si la cause de sa malignité ne se reconnaît pas toujours au toucher ou à la vue, on la saisit cependant par l'intelligence, et cette cause ne fait pas partie des empêchements retardant le traitement des plaies dont il a été question plus haut ou le traitement habituel des ulcères, empêchements qui sont mentionnés dans l'avant-dernier chapitre de la première Doctrine du second Traité.

Le *traitement* de cette sorte d'ulcère est en résumé le suivant : si la cause de la difficulté de la cicatrisation peut être perçue par les sens, qu'il y en ait une ou plusieurs, on les fera disparaître, ainsi qu'il est dit à l'avant-dernier chapitre de la première Doctrine du second Traité, car si on ne les supprime pas, jamais l'ulcère ne guérira. Une fois la cause supprimée, on appliquera le traitement commun des ulcères indiqué plus haut, on fera recroître la chair et on cicatrisera. Si la cause de la difficulté de guérison d'un ulcère ne peut être perçue par aucun sens, on peut comprendre par l'intelligence que cette cause est une mauvaise disposition du corps entier, ou bien du membre ulcéré seulement, ou aussi de l'un et de l'autre. Le traitement consistera alors en purgation générale de tout le corps par la saignée ou les purgatifs ou par tous les deux, par des clystères et des médicaments semblables, ou en une purgation du membre ulcéré seulement, au moyen de scarifications, sangsues, ventouses, etc. On pansera ensuite avec les médicaments désignés pour ce genre d'ulcère par les auteurs de médecine et les *Pratiques de chirurgie*, médicaments qui seront décrits dans l'Antidotaire, et en appliquant le traitement local général des ulcères qui a été exposé plus haut.

Quand et comment ces purgations tant générales que particulières
doivent être faites, quelles sont celles qui doivent précéder et celles qui
doivent suivre, s'il faut en faire plusieurs successivement, c'est ce qui-a
été dit, au moins en général au chapitre 1er de la première Doctrine de ce
second Traité, où il est question des purgations qui conviennent aux
blessés; ce sujet est mieux traité par les auteurs de médecine.

Manière de panser les ulcères apparents, de quelque espèce et condition qu'ils soient. Il faut noter ici que, les médicaments appropriés à
chaque cas et tout le nécessaire étant prêt, on panse ces ulcères par
sept procédés différents. Pour plus de clarté, prenons comme exemple
l'ulcère qui se forme sur la jambe entre l'articulation du pied et la partie
antérieure du genou; les choses sont en effet les mêmes, avec quelques
différences, pour beaucoup d'autres ulcères.

Premier procédé : on panse quelquefois un ulcère de cette sorte en
cousant tout autour une bande serrée qui ne fait qu'un seul tour. Ce
bandage est rejeté aujourd'hui pour trois raisons : 1° il serre sur un
seul point comme une ceinture [1]; les parties voisines enflent de tous côtés
et il s'ensuit de la douleur et un apostème; 2° il n'atteint pas les parties
voisines de l'ulcère qui souffrent cependant de cet ulcère; 3° il ne reste
pas sur l'ulcère, mais descend toujours vers la partie plus mince de la
jambe. — *Second procédé :* on fait le bandage avec une bande munie de
languettes (liguli); quoique ce bandage reste bien sur l'ulcère, on le rejette
parce qu'il ne serre pas régulièrement à la partie postérieure; en effet les
languettes serrent, mais la partie qui est entre elles reste lâche et sans
bandage. — *Troisième procédé :* on fait le bandage en attachant l'un ou
l'autre des bandages qui viennent d'être décrits à un bandage serré placé
sous le pli du genou, afin que le bandage ne descende pas sur la partie
inférieure de la jambe; par ce moyen on obvie en quelque manière aux
inconvénients des deux bandages précédents et on les rend plus réguliers
et plus solides. — *Quatrième procédé :* on fait un bandage assez facilement avec une seule bande munie d'un grand nombre de languettes
s'étendant du creux poplité jusqu'au-dessous de l'ulcère; ce bandage ne
doit pas être complètement défait à chaque pansement, mais seulement
là où les languettes recouvrent l'ulcère même. — *Cinquième procédé :* on
fait un bandage en enroulant tout autour de la jambe une longue bande à
un seul chef, en serrant, relâchant et commençant comme il a été dit dans
les règles générales. — *Sixième procédé :* on fait un bandage avec une
bande à deux chefs de la même façon qu'avec la bande à un chef. —
Septième procédé : on place sur toute la jambe un seul bandage général
immobile, fait avec une seule bande à deux chefs ou avec une seule bande

1. Ed. 1892 : « sic, ut zona »; — manuscrit 1487 : « sicut zona ».

à un chef ou avec deux bandes à un chef chacune; on laisse l'ulcère à découvert ou bien on fait une ouverture dans le bandage juste à son niveau, de façon que toute la jambe restant bandée, l'ulcère puisse, lorsque cela est nécessaire, être pansé et une fois pansé être rebandé avec le bandage commun à toute la jambe; ce procédé est plus avantageux et plus facile que ceux qui sont mentionnés plus haut. Il est plus avantageux pour deux raisons : 1° il refoule les humeurs nuisibles infiltrées dans la jambe et l'ulcère; 2° il empêche et arrête le flux des humeurs prêtes à venir d'ailleurs. Il est plus facile, parce qu'il ne faut pas défaire le premier bandage tous les jours, mais il suffit à chaque pansement de défaire le dernier bandage, celui qui ne recouvre que l'ulcère. — Ces deux derniers procédés sont suivant les anciens les plus parfaits; mais le dernier, qui a été inventé récemment, est bien supérieur aux autres, si c'est un chirurgien expérimenté et savant qui fait l'opération manuelle.

7° *Définition de l'ulcère profond, caverneux et caché*, ce qui est la même chose. L'ulcère profond, caverneux et caché est celui dont la cavité ne peut être vue tout entière, mais est cachée à la vue; tantôt sa cavité est large, tantôt étroite, tantôt droite, tantôt sinueuse et tantôt multiple, parfois il n'y en a qu'une, parfois il y en a plusieurs. Cet ulcère est appelé ordinairement par le peuple et les chirurgiens ignorants [1] *fistule*, mais à tort, ainsi qu'il ressortira des explications.

Le *traitement* consiste en purgations, régime, topiques et dans la manière d'appliquer les topiques et d'opérer. — La purgation est de deux sortes, générale et particulière. La purgation générale purge tout le corps et le membre ulcéré; la purgation particulière purge seulement l'ulcère et les parties voisines. La première se pratique par la saignée, les purgatifs, etc., selon les cas; la seconde par les scarifications, les ablutions, la mondification, les frictions, les sangsues, ventouses, etc.

Le régime sera composé de choses digestibles, engendrant de bon sang, dessiccatives, inclinant au contraire de la cause de la maladie : si l'ulcère est chaud, il sera froid, chaud si l'ulcère est froid. — Les topiques seront de deux sortes : simples et composés. Les topiques simples s'appliquent de deux manières : ou bien tels qu'ils sont, en leur forme propre, sans aucun mélange d'autre chose; ou bien composés et mélangés entre eux; de cette façon ils ne diffèrent en rien des topiques composés; c'est la même chose. Les topiques composés sont des emplâtres, des onguents, des poudres, des ablutions, etc., qui tous doivent être dessiccatifs, et composés de médicaments simples dessiccatifs, toujours chauds en acte, qu'ils soient chauds ou froids par nature, de manière qu'ils agissent en sens contraire de la cause de la maladie et de la complexion de l'ulcère

---

1. « Cyrurgici rurales »; le manuscrit 2030 traduit par « les ydiotes cyrurgiens ».

et du membre. Ils seront en outre mondificatifs, régénératifs et cicatrisatifs, forts, moyens ou faibles suivant les cas, en tenant compte avec
soin des conditions particulières de l'ulcère, qui sont toutes fort bien
indiquées par les auteurs de médecine et dans les *Pratiques de chirurgie*,
et ont déjà été brièvement exposées au commencement de ce chapitre.
Quels doivent être ces médicaments tant simples que composés et à quoi
chacun est utile, quand, comment et pendant combien de temps ils doivent
être employés, quand et comment nous devons abandonner l'un pour
l'autre, quelle est la manière de faire des médicaments composés avec
les médicaments simples? Tout cela sera exposé dans l'*Antidotaire*.

On donne pour cette espèce d'ulcère une règle générale. La voici : un
ulcère profond — qui est récent et a un orifice médiocrement grand par
rapport à sa cavité, dont la cavité est moyennement grande, assez pour
qu'on puisse la mondifier suffisamment et y introduire des médicaments,
dont la cavité est rectiligne et unique, qui est dans un lieu charnu
éloigné de nerfs, d'os, d'articulations, d'organes principaux et nobles,
et qui ne pénètre pas dans des cavités qu'on ne puisse examiner, telles
que les oreilles, ou internes telles que la poitrine, toutes choses égales
d'ailleurs, — guérira mieux, plus facilement et plus vite qu'un autre qui
présentera les conditions contraires.

La manière d'opérer dans ce cas consiste en quatre choses : d'abord
dans la manière d'appliquer sur les ulcères les médicaments susdits,
Emplâtres, Onguents, Poudres, Ablutions, etc.; secondement, dans la
manière de pratiquer les incisions; troisièmement, dans la manière d'employer les cautères; quatrièmement, dans la manière de faire le bandage.

La manière d'appliquer les topiques est assez connue des opérateurs et
ne peut être parfaitement comprise que par l'exercice. — La manière de
laver, qui demande plus d'art et qui peut mieux être décrite, consiste à
injecter dans le fond de l'ulcère une des Ablutions énumérées ci-dessus,
là où il est question de l'ulcère virulent, chaude ou froide selon que
l'exige la disposition de l'ulcère et du membre. Il est possible d'introduire ces liquides avec un *clystère* ou de quelque autre manière préférable [1], ainsi avec un *injectoir*, instrument qu'on appelle vulgairement en
français « esclice », avec lequel les enfants se lancent de loin de l'eau [2].

---

1. Ed. 1892 : « et hoc cum clysteri aut quomodolibet aliter melius possibile est
infigi sicut cum injectorio, quod est instrumentum quod vocatur vulgariter in
gallico « esclise », cum quo pueri a longe projiciunt sibi invicem aquam ». —
Manuscrit 2030 : « laquele ablucion puet estre mise avec clistere ou autre chose
semblable si comme avec... geur deaue par lequel les enfans getent leaue lun a
lautre de loing laquele eaue est en 1 estrument cruel lonc et roant lequel est apelé
esquiche ». — Du Cange : esclissoire, seringue.

2. M. Pagel intercale ici dans son texte un long passage qui remplit entièrement
les pages 289 et 290 et qui se rapporte aux incisions (Tr. 3, doct. 1, ch. 1). Ce

.. La manière générale de faire les incisions utiles, nécessaires et régulières dont le corps humain a besoin, à tout propos, en suivant l'art de médecine et de chirurgie, sera exposée dans le troisième Traité, dans la Doctrine où seront étudiées toutes les évacuations [1] que l'on exécute par les moyens chirurgicaux. On trouvera également dans les mêmes Traité et Doctrine la manière générale de faire les cautères réguliers, non ceux qu'on fait dans les ulcères, apostèmes ou excroissances, ou pour leur traitement, mais ceux qui sont faits par choix et suivant l'art pour purger et pour rétablir la santé de tout le corps ou de quelque organe spécial. — Quant à la manière spéciale de faire les cautères pour la guérison des ulcères, elle est donnée ici même; elle comporte deux procédés : 1° on fait parfois le cautère dans l'ulcère même; 2° on le fait parfois en dehors de l'ulcère. — Dans l'ulcère on le fait pour enlever de la chair dure ou ses lèvres, etc., pour rectifier et supprimer la dyscrasie de l'ulcère et du membre, si on ne peut la supprimer autrement; cela se fait comme il a été dit pour l'incision, en observant les règles susdites et celles qui seront exposées au chapitre des cautères. — En dehors de l'ulcère on fait le cautère de deux manières, suivant les cas : 1° pour intercepter les humeurs qui affluent d'ailleurs vers l'ulcère; 2° pour les détourner de l'ulcère. Par exemple, un homme a un ulcère au milieu de la jambe : on lui fera tout d'abord un cautère sur la fontanelle [2] placée au-dessous du genou, du même côté, parce qu'ainsi on interceptera le flux des humeurs, on les expulsera par le cautère et l'ulcère en sera plus sec et plus facile à guérir. Ensuite, si ce cautère ne suffit pas, on en fera un autre pour faire diversion; cette diversion sera double, éloignée ou rapprochée; la diversion éloignée peut se faire en deux endroits, ou sur une fontanelle du bras du même côté ou sur une fontanelle de la jambe du côté opposé. La dérivation rapprochée doit être faite à côté de l'ulcère, dans la partie vers laquelle dériveront le plus facilement les humidités de l'ulcère; ce cautère devra couler jusqu'à ce que le premier ulcère soit fermé.

La manière de faire le bandage des ulcères caverneux est double :

passage manque dans les manuscrits 1487, 7130, 7139, 13 002, en un mot dans tous les manuscrits complets de la Bibliothèque nationale de Paris, dont l'autorité est prédominante. Il se trouve dans les ms 7131, Q. 197 et dans le ms. de Berlin (Pagel). — Nous le supprimerons de notre texte, pour ne pas faire double emploi et nous le remplacerons par la leçon que donnent le manuscrit 1487 et les autres manuscrits complets et que d'ailleurs M. Pagel reproduït dans sa note de la page 288.

1. Ed. 1892 : « de omnibus incisionibus »; — manuscrit 1487 : « de omnibus evacuationibus »; manuscrit 2030 : « de toutes évacuations ».

2. Sous le nom de *fontanelle* (fons, fontinella) on désignait les régions du corps où l'on établissait des cautères, d'où les humeurs devaient s'écouler comme l'eau coule d'une fontaine. (V. édit. *Guy de Ch.*, 1890, p. 713.)

générale et particulière. La *manière générale* de panser et de bander
un ulcère profond de cette sorte comporte trois règles générales : 1° dans
l'ulcère profond le bandage se fait de la même façon que dans les apostèmes, ainsi qu'il a été dit, jusqu'à ce qu'il paraisse complètement et suffisamment mondifié ; 2° après qu'il a été mondifié suffisamment et lavé
avec des dessiccatifs, on fait le bandage d'une manière toute différente
de celle qui vient d'être indiquée, c'est-à-dire que le bandage doit être
très serré, qu'on le commence au niveau du fond de l'ulcère, et qu'on
le continue jusque près de l'orifice où on l'arrête et le noue. On fait
ensuite de la même façon sur l'autre moitié de l'ulcère un autre bandage
semblable et on le noue en laissant découvert entre les deux bandages
l'orifice de l'ulcère. Ces deux bandages ne sont pas enlevés à chaque
pansement et restent en place très longtemps, même jusqu'à ce que l'ulcère soit incarné, si cela paraît avantageux au chirurgien ; raison : parce
que les ulcères se ferment plus rapidement quand ils sont en repos ;
3° entre ces deux bandages se trouve l'orifice de l'ulcère qui n'est pas
recouvert par eux ; on le recouvre avec un troisième bandage ancien
ordinaire, qui seul se change à chaque pansement.

La *manière particulière* de faire le bandage des ulcères de ce genre
varie beaucoup ; prenons comme exemple, celui déjà cité plus haut, un
ulcère de jambe, etc. ; si ce n'est pas absolument la même chose pour les
autres ulcères, du moins peut-on déduire de ce qui a été dit et de ce qui
va être dit, la manière commune d'opérer qui convient à tous les cas. —
Premier procédé : on pansera l'ulcère profond suivant les cas, de la
manière suivante : on introduira dans l'orifice une tente ferme et on le
recouvrira d'un morceau de toile de lin graissé, ou de quelque chose de ce
genre, ensuite on appliquera des plumasseaux et des étoupes comme il a
été dit dans la première manière de faire le bandage d'un ulcère apparent. Mais ce bandage est dans notre cas rejeté pour trois raisons, les
mêmes pour lesquelles il a été réprouvé plus haut. — *Deuxième procédé :* on pansera avec la tente, l'onction et les plumasseaux, exactement de la façon qu'on vient d'exposer, sauf que le bandage sera différent ; il se fera avec une large bande à plusieurs petits chefs étroits ou
languettes que l'on nouera l'un avec l'autre sur les muscles de la jambe ;
ce bandage est réprouvé ici comme il l'a été plus haut. — *Troisième
procédé :* on pansera selon l'un des deux procédés susdits et avec les
mêmes choses que ci-dessus, si ce n'est qu'on attachera chacun des
bandages à un autre qui est serré sous le creux poplité et empêche les
premiers bandages de descendre sur la partie plus mince de la jambe,
comme il arrivait auparavant lorsqu'ils étaient seuls. Ainsi rattachés à un
troisième bandage ils sont un peu améliorés et cependant même avec
ce perfectionnement on les rejette, parce que cela ne forme pas un ban-

dage continu mais discontinu, divisé et non régulier, ainsi qu'on le verra plus tard. — *Quatrième procédé* : on panse en ajoutant quelque chose à chacun de ces trois bandages de façon à soulever le fond de l'ulcère et à déprimer son orifice; ce pansement est réprouvé parce que c'est inutilement qu'on fait une application de ce genre aussi longtemps qu'une tente ferme se trouve dans l'ulcère, où elle retient et enferme le pus. — *Cinquième procédé* : on panse en ajoutant à l'un des pansements énumérés jusqu'ici un lavage de l'ulcère; ce pansement est condamné et est inutile du moment qu'après ce lavage l'ulcère n'est pas bandé selon les règles de l'art. — *Sixième procédé* : on panse ledit ulcère en ajoutant aux procédés susdits des compresses appropriées et un bandage fait régulièrement; ce pansement régulier est inutile et vain aussi longtemps que la tente retient le pus dans l'ulcère, parce qu'elle agit en sens contraire du bandage. — *Septième procédé* : on panse un ulcère de ce genre de l'une des manières qu'on vient de dire, sans tente; ce procédé est rejeté, parce que l'orifice de l'ulcère se referme aussitôt, s'obstrue de chair mauvaise superflue, et le pus se trouve enfermé, ce qui provoque des accidents et des symptômes graves. — *Huitième procédé* : on panse en incisant la cavité de l'ulcère de l'orifice jusqu'au fond; ce pansement est réprouvé pour deux raisons, comme on le verra au chapitre général SUR LES INCISIONS [1]. — *Neuvième procédé* : on panse en ajoutant à l'un des procédés ci-dessus l'ouverture de l'ulcère vers son fond; on n'emploiera jamais ce procédé à moins que tous les autres modes de traitement aient échoué. — *Dixième procédé* : on traite par l'un des procédés énumérés jusqu'ici, sauf qu'au lieu d'une tente pleine on en introduit une creuse; cette manière est condamnée par le fait que la fréquence des pansements et le relâchement du bandage empêchent la cicatrisation du fond de l'ulcère et prolongent la guérison. — *Onzième procédé* : on panse, après suffisante mondification, en introduisant dans l'orifice de l'ulcère une *tente creuse* et en faisant autour de l'ulcère deux bandages immobiles avec des compresses artificielles et toutes les autres choses qui ont été recommandées dans les trois règles générales énoncées plus haut. Ce pansement après mondification de l'ulcère est réputé conforme aux exigences de l'art et parfait. Tous les plumasseaux, bandes et compresses seront humectés de quelque liqueur chaude, de Vin par exemple, ou froide comme de l'Eau de Roses, du suc de Plantain, etc., suivant que le cas l'exige, et ensuite exprimés.

---

1. Ed. 1892 : « in communi capitulo *ubi* de incisionibus *fuit dictum* apparuit »; — manuscrit 1487 : « in communi capitulo de incisionibus apparebit ».

III. Traitement palliatif commun à tous les ulcères.

Il faut savoir que ce traitement a la plus grande ressemblance avec les autres. 1° Il concorde avec le traitement préservatif en ce que le traitement palliatif d'un ulcère de guérison facile est le traitement préservatif des ulcères de guérison plus difficile, ainsi le traitement palliatif du cancer non ulcéré est le préservatif du cancer ulcéré et le palliatif des ulcères est le préservatif de la fistule. 2° Il ressemble au traitement curatif en ce que, par une bonne et régulière application de topiques et par un régime convenable du patient dans les six choses non naturelles, une maladie se guérit parfois complètement et sans que telle fût l'intention. Le traitement palliatif d'une maladie devient alors en réalité son traitement curatif, ainsi que je l'ai vu parfois de cancers ulcérés, et dans d'autres cas désespérés que beaucoup de fameux chirurgiens refusaient de traiter, conseillant seulement au malade d'absterger son mal, de le mondifier et de le dessécher avec des étoupes, des morceaux de toile, etc. La maladie qui semblait complètement incurable par la chirurgie, guérissait cependant avec l'aide de la Nature et le secours de Dieu, lorsqu'elle était ainsi dirigée pendant longtemps nonobstant le jugement des chirurgiens rapporté plus haut.

Ce traitement palliatif se divise en deux : traitement général, traitement spécial. Le *traitement palliatif général* de tous les ulcères consiste à traiter les parties voisines de l'ulcère et sa circonférence avec l'Onguent défensif qui a été décrit dans ce chapitre, dans la deuxième règle générale du traitement des ulcères creux, ainsi qu'à mondifier, absterger, dessécher et renouveler les topiques appropriés appliqués sur l'ulcère une, deux ou plusieurs fois par jour, comme il paraîtra utile au chirurgien.

Le *traitement palliatif spécial* se divise en deux : palliation des ulcères apparents, palliation des ulcères profonds. La palliation des *ulcères apparents* comporte trois points : 1° on peut en premier lieu pallier un ulcère virulent chaud, un ulcère sordide, un ulcère corrosif, frauduleux, rampant ou envahissant et un ulcère de guérison difficile en observant les règles générales susdites, en appliquant l'Onguent blanc de Razès ou d'autres de vertu semblable, qui répriment l'acuité des humeurs ainsi que la corrosion et l'extension de ces ulcères; 2° on pallie un ulcère virulent froid en observant les règles indiquées et en appliquant les topiques chauds et secs énumérés dans le traitement curatif; 3° on pallie un ulcère putride et tous les autres ulcères devenus ambulants, ainsi que l'enseignera la palliation du cancer ulcéré, au chapitre III ci-dessous, en observant de même les règles générales énoncées plus haut. — Les *ulcères profonds* se pallient selon ce qui est possible et de la manière que l'on indiquera au second chapitre pour la cicatrisation et le régime des fistules guérissables, en observant de même les règles générales données précédemment.

IV. Explications sur ce qui précède et sur ce qui y touche.

Il y a ici douze choses à noter.

I. Comme on l'a vu plus haut dans le chapitre 1ᵉʳ de la première Doctrine, au Notable III (p. 216), auquel on se reportera, la solution de continuité est le genre pour toutes les plaies, la plaie (plaga) pour la blessure (vulnus) et l'ulcère, l'ulcère pour l'ulcère profond ou apparent et ses différentes espèces, en même temps que pour la fistule, le cancer, le mal-mort et le flegme salé, ulcéré, etc., si ce n'est que chacun de ces derniers et de leurs semblables ajoute à l'ulcère un caractère spécifique propre, comme on le verra dans les chapitres spéciaux qui leur sont consacrés. Dans ces explications on a dit ce qu'est une solution de continuité, une plaie, une blessure, un ulcère; on peut voir [1] par cela quelles sont leurs ressemblances et leurs différences. Il faut de même se reporter au chapitre V de la première Doctrine du second Traité, dans lequel ont été exposés les embarras qui entravent le traitement habituel, certain et correct des plaies.

II. A propos de la définition de l'ulcère il est mieux de dire « l'ulcère est une plaie (plaga) », plutôt que : l'ulcère est une solution de continuité; bien que l'un et l'autre soient genre, la plaie est cependant le genre plus immédiat; or une définition doit se donner d'après le genre le plus immédiat, comme le dit le Philosophe au 1ᵉʳ l. des *Topiques*. Ainsi en mettant plaie (plaga) on exclut de la définition de l'ulcère toutes les fractures des os, etc., tous les apostèmes non ouverts, qui tous sont des solutions de continuité, qui n'apparaissent cependant pas à la vue et par conséquent ne portent pas le nom de plaie, suivant le langage ordinaire. Je crois toutefois qu'en réalité toute solution de continuité tant interne qu'externe peut et doit s'appeler plaie; en disant « c'est une plaie qui suppure ou qu'on a fait suppurer » on exclut de la définition les plaies simples, qui ne sont pas des ulcères; en disant « qu'ils émettent du pus plus longtemps qu'il ne faut, etc. », on exclut les plaies apostémées qui, bien qu'elles émettent du pus pendant un jour ou deux, n'en émettent pas plus longtemps qu'il ne faut, parce qu'on les rectifie bientôt, pourvu qu'on les traite convenablement.

III. On dit *putride* l'ulcère qui depuis son début émet continuellement

1. Ed. 1892 : « inde potest fieri »; manuscrit 1487 : « inde potest vidi ».

une humidité non louable, telles les ouvertures et les fissures des apostèmes; on dit *putréfié* l'ulcère qui était au début une plaie émettant un pus louable, et qui est devenu par la suite un ulcère émettant une humidité non louable; en sorte que tout ulcère est proprement putride sauf celui qui succède à une plaie. Toutes les fois qu'une plaie devient ancienne et donne une humidité non louable, des croûtes, des écailles ou quelqu'autre chose qui ne présente pas les caractères du pus louable, de ce moment elle ne doit plus conserver le nom de plaie.

IV. Il faut noter ce que c'est que le pus, le virus, la pourriture, la saleté, l'écaille, la croûte, les caractères de chacune de ces choses, ce qui les constitue matériellement et effectivement et comment elles se forment. Le *pus* (sanies) est une humidité en partie naturelle, en partie non naturelle; ce n'est pas une pure superfluité qui se forme dans les plaies aussi longtemps qu'elles sont plaies par *troisième digestion*. Les caractères du pus louable [1] sont les suivants : il doit être très blanc, doux, c'est-à-dire suave au toucher, homogène dans toutes ses parties et de consistance égale dans toute sa masse, bien lié et non épars, c'est-à-dire non séparé en grumeaux, sans odeur, c'est-à-dire sans corruption. Tous ces caractères sont donnés par Hippocrate à la première partie des *Pronostics* : « cette suppuration est louable », et dans le *Commentaire* Galien expose ces mêmes caractères et en donne les raisons. Matériellement le pus se forme du sang qui est sorti des veines et sur lequel la Nature a cessé d'agir, parce qu'il est hors de son lieu naturel; aussi prend-il une mauvaise qualité. Effectivement le pus se forme, en partie par la prédominance de la chaleur naturelle et en partie par l'affaiblissement de la chaleur non naturelle. Sa génération est due à ce que la chaleur naturelle s'efforce de conserver le sang sous sa forme propre ou de corriger la mauvaise qualité qu'il prend, tandis que la chaleur non naturelle de son côté s'efforce de corrompre le sang; ainsi il y a lutte de deux chaleurs, et par conséquent douleur dans la génération du pus, comme le dit Hippocrate (à l'*Aphorisme* de la seconde partie : « circa generationem saniei, etc. »). Une fois la suppuration déclarée ce combat cesse et la douleur diminue, surtout si le pus sort; la chaleur s'éteint et par là même la fièvre, comme le dit Galien dans le *Commentaire* au passage cité.

Le *virus* est une humidité ou pus subtil. Le virus est de deux sortes, chaud ou froid, etc., ce qui est exposé dans le chapitre où il est question du TRAITEMENT DE L'ULCÈRE VIRULENT. Ses caractères : c'est un liquide subtil et fétide; s'il est chaud, il est rosé comme la lavure de chair; s'il

---

1. Ed. 1892 : « condiciones *laudabiles* saniei »; — manuscrit 1487 : « condiciones *laudabilis* saniei ». — La même différence se trouve quelques lignes plus haut dans le texte de l'éd. 1892.

est froid, il est blanc comme l'eau de fromage qui constitue le sérum (petit-lait). Matériellement il est formé par la partie subtile des humeurs aqueuses, comme le dit Théodoric (livre I, chapitre 9); effectivement il résulte de la chaleur non naturelle; c'est le mode contraire de celui de la génération du pus.

La pourriture [1] est une excrétion (humiditas) non naturelle, fétide outre mesure, etc., toutes choses qui sont dites dans les chapitres où il est question de l'ulcère putride. On y trouvera de même ses caractères : elle est épaisse, grumeleuse, tantôt blanche, tantôt rosée, jamais elle n'est homogène; elle est formée matériellement par la portion grossière des humeurs, effectivement par les deux chaleurs. Son mode de génération est le même que pour le virus.

La *sorditie* [2] est une excrétion grossière, non naturelle, fétide, mêlée de morceaux de chair putride et gangrenée [3]; sa matière et ses caractères apparaissent assez d'après ce qui a été dit; elle se forme effectivement comme le virus et se rencontre le plus souvent dans les contusions considérables avec gangrène. Son mode de génération est le même que celui du virus.

Les *croûtes* et les écailles ressemblent à des écorces et sont à peu près la même chose, si ce n'est que la croûte est plus grossière et plus épaisse que l'écaille, et est juste sur l'ulcère et le recouvre.

Les *écailles* sont plus petites, plus nombreuses et recouvrent les parties voisines; elles sont comme des pellicules ou des écailles de poisson; elles se rencontrent dans le flegme salé non ulcéré. Caractères : elles sont dures, solides, tantôt blanches, tantôt noires, tantôt de couleur moyenne ou composée; matériellement les noires se forment de mélancolie, les blanches de flegme salé, les moyennes de l'un et de l'autre; effectivement elles sont produites par condensation et desséchement du fait des deux chaleurs [4]. Leur matière a les caractères suivants : rare, sèche, adhérente, visqueuse, non coulante, brûlée; aussi lorsqu'elle demeure longtemps sur place, elle ne coule pas, mais se dessèche, se condense, s'épaissit, devient visqueuse comme la fumée qui adhère aux parois (d'une cheminée).

V. Les Salernitains et leurs adeptes ainsi que les chirurgiens illettrés et le vulgaire appellent fistule ou cancer, toute plaie ou ulcère qui ne guérit pas en six semaines ou deux mois au plus, ce qui est une

---

1. « Putredo », le manuscrit 2030 traduit : la pourriture (porreture).
2. « Sordicies »; — manuscrit 2030 : « porreture orde ».
3. Ed. 1892 : « carnis *putredine* corruptae »; — manuscrit 1487 : « carnis *putride* corrupte »; — manuscrit 2030 : « char porrie et corrumpue ».
4. Ed. 1892 : « ex *densitate* et siccitate »; — manuscrit 1487 : « ex *dempsitate* et siccitate ».

erreur, comme on s'en rendra compte dans les chapitres spéciaux où sont décrits le cancer et la fistule. Lorsqu'ils ont guéri des ulcères avec leurs médecines spéciales, ils croient et assurent avoir guéri des cancers et des fistules, et ils énumèrent dans leurs livres des médecines d'ulcères, des médecines de fistules, ce qui a trompé bien des chirurgiens modernes qui appliquaient aux cancers et aux fistules des médicaments d'ulcères, lesquels par suite de leur faiblesse ne sont d'aucun effet sur les cancers et les fistules, et ne les mortifient ni ne les guérissent; le temps s'écoule et ces maladies s'aggravent par la faiblesse du médicament. D'autre part, quand les chirurgiens modernes ont à traiter de vrais ulcères, que suivant le jugement des anciens ils croient être des fistules ou des cancers, ils leur appliquent les médicaments des fistules et des cancers, lesquels sont très forts, corrosifs et de vrais ulcères faciles à guérir font des plaies violemment ulcérées, graves et incurables, parce qu'ils attirent vers l'ulcère les humidités de tout le corps; comme dit Galien (sur l'*Aphorisme* de la 5e partie : « in his oportet frigido uti, etc., et au IIIe livre du *De ingenio*, chap. 4 : « membra calorem et dolorem habentia ») : la douleur est la cause qui attire des autres parties vers elle la plus mauvaise portion des humeurs.

VI. On pourrait alléguer contre la règle qui dit : dans les ablutions des ulcères chauds il faut employer de l'*Alun*, que l'Alun de quelque espèce qu'il soit est chaud, donc mauvais, puisque les contraires se guérissent par les contraires, car Galien dit (au IIe livre du *Megatechni*, chapitre 3, près du commencement) : les choses qui sont contre nature doivent être expulsées par leurs contraires. Hippocrate dit de même (à la fin de l'*Aphorisme* de la 2e partie : « ex plenitudine, etc. »). Il faut répondre avec Avicenne (au livre IV, f. 4, doctrine 3, chapitre DU TRAITEMENT DES ULCÈRES VIRULENTS) que l'eau d'Alun lave, répercute et dessèche; peut-être lui-même et d'autres l'ont-ils entendu de quelque Alun n'existant pas chez nous et qui peut être froid ou peut être dit tel; et quoique l'Alun dont nous nous servons soit chaud et sec, cependant on peut y ajouter assez d'eau et d'autres médicaments froids pour réprimer et atténuer suffisamment sa chaleur et sa siccité.

VII. On peut arguer contre le précepte donné dans le *traitement de l'ulcère sordide*, qu'il faut commencer par des remèdes plus forts, etc., puisque Constantin (livre *Des yeux*, chapitre DU TRAITEMENT DU PLEGMON DES YEUX, à la fin) dit qu'on doit commencer par des remèdes plus légers. Il faut dire que cette dernière proposition se comprend là où la maladie donne des répits et quand le médecin essaye les remèdes; mais comme il est certain que pour mondifier les ulcères sordides, les médicaments faibles ne suffisent pas, il faut par conséquent commencer ici par de plus forts, comme l'enseignent Avicenne et Théodoric.

VIII. Avicenne (au l. IV, chap. cité plus haut) compare la *fistule*, l'absconsion et la caverne, en disant que la fistule présente à l'intérieur de la chair indurée, qui la revêt en dedans comme une plume d'oiseau, — que l'*absconsion* [1] est un ulcère qui ne pénètre pas très profondément, mais seulement entre la peau et la chair, — la *caverne* un ulcère qui s'enfonce profondément dans la chair et présente un orifice large.

IX. Selon Avicenne (l. I, chap. cités sur le TRAITEMENT DES ULCÈRES PROFONDS), il faut que les ulcères soient remplis de chair et que le virus n'y séjourne pas. Parfois ces ulcères ne guérissent pas avant qu'on ait rendu les remèdes assez fluides pour qu'ils coulent jusqu'au fond; d'autres fois il est nécessaire de les rendre visqueux et adhérents pour qu'ils y séjournent plus longtemps et opèrent mieux, parce que comme dit Avicenne (chap. cité, vers la fin où il parle du TRAITEMENT DES ULCÈRES SORDIDES) : une des choses qui leur sont nécessaires, c'est que le même médicament demeure parfois pendant trois jours sur l'ulcère.

X. Le *sparadrap* dont nous usons dans le traitement des ulcères et parfois ailleurs, est un emplâtre visqueux qui s'imbibe dans la toile; chacun le compose comme il veut, ordinairement de la façon suivante : Rp. *Cire 2 onces, Résine 2 ℔, Pegola* [2]*, c'est-à-dire Poix noire, 2 ℔, Encens, Galbanum, ana 2 drachmes, Graisse de mouton autant qu'il faut.*

XI. La raison pour laquelle il n'est pas fait mention de la doctrine des incisions dans ce chapitre des ulcères, et pour laquelle cette doctrine est donnée en une fois dans un chapitre général, alors que la doctrine des cautères qui suffisent au traitement des ulcères est donnée ici, tandis que la doctrine générale des cautères est réservée, c'est que les incisions se ressemblent plus entre elles que les cautères. En effet, toutes les incisions sont faites seulement pour des maux déterminés, spéciaux et particuliers, jamais pour des maladies générales de tout le corps; aussi leur doctrine a-t-elle plus d'unité. Il n'en est pas de même des cautères; ils diffèrent davantage entre eux, car les uns sont faits dans certains maux particuliers, ainsi dans les ulcères, fistules, etc. [3]; et leur doctrine peut être donnée dans les chapitres qui traitent de ces sujets; tandis que d'autres sont faits pour certaines maladies [4] générales de tout le corps, pour leur préservation ou leur traitement; la doctrine de ceux-ci n'a pas de rapports avec celle des précédents, aussi composera-t-on sur ce sujet

1. « Absconcio », de abscondere, cacher; c'est une cavité cachée. Le manuscrit 2030 traduit par « absconcion ».
2. « Pegolae »; manuscrit 1487 : « pegole »; manuscrit 2030 : « pegoule » ou « pegolie ».
3. Ed. 1892 : « *nec* propter ulcera »; — manuscrit 1487 : « *ut* propter ulcera ».
4. Ed. 1892 : « propter *alios* morbos »; manuscrit 1487 : « propter *aliquos* morbos ».

dans ce qui suivra un chapitre spécial, outre ce qu'on dira ailleurs des cautères particuliers.

XII. Nonobstant la règle susdite qui déclare qu'il faut commencer par des remèdes plus légers; les raisons pour lesquelles *le traitement palliatif est placé après le traitement curatif*, peuvent être de plusieurs sortes. L'une, c'est que dans tous les cas ou toutes les cures dans lesquels ces deux traitements conviennent, il faut d'abord appliquer le traitement curatif. S'il ne suffit pas ou s'il déplaît, on peut alors avoir recours au traitement palliatif. Le fait qu'il faut appliquer d'abord le traitement curatif est évident, puisque si ce traitement réussit, il n'est pas nécessaire de recourir au traitement palliatif; tandis qu'après avoir appliqué le traitement palliatif, celui-ci ne suffisant pas, il faut nécessairement avoir recours au traitement curatif, si on veut guérir la maladie. — Seconde raison : parce que beaucoup de personnes demandent un traitement curatif et ne veulent pas d'un traitement palliatif. — Troisième raison : parce qu'un grand nombre de chirurgiens emploient le traitement curatif, et ignorent complètement le traitement palliatif, de telle sorte qu'ils guérissent la maladie ou tuent le malade, ou encore laissent le mal absolument sans soins, parce qu'ils ne s'inquiètent pas du traitement palliatif des maladies; ils l'ignorent tout à fait.

CHAPITRE DEUXIÈME

Du traitement des morsures et des piqûres des gros animaux, reptiles ou oiseaux, tant envenimées et venimeuses que non envenimées et non venimeuses.

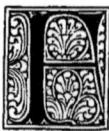

AISONS ici une première division en deux catégories : 1° morsures ou piqûres d'animaux qui, quand ils blessent, n'empoisonnent pas les patients, mais cependant produisent des ulcères suspects de venin, parce que ceux-ci sont un peu plus douloureux que des plaies simples; 2° morsures et piqûres de certains animaux qui sont envenimés (venenata), tel un chien enragé, etc., ou venimeux comme les serpents, et qui par la lésion même qu'ils font, laissent les ulcères envenimés et enveniment les malades au moment même. — Dans chacune de ces deux catégories il y a trois choses à voir : 1° la description de ces affections; 2° le traitement; 3° des explications.

I. Description des morsures et des piqures.

Quatre chefs : 1° la définition ou description; 2° les variétés; 3° les causes; 4° les symptômes. — La *définition* : il faut savoir que les morsures ou les piqûres qui appartiennent à la première partie de ce chapitre, sont des ulcères non envenimés mais seulement suspects d'empoisonnement (venenatio), faits dans le corps humain par des animaux qui ne sont ni envenimés, ni venimeux, tels que le lapin, le lièvre, le chien non enragé et d'autres semblables, les puces, les poux, les mouches communes, etc. Au contraire les morsures ou les piqûres qui appartiennent à la seconde partie du chapitre, sont des ulcères produits par des animaux envenimés, comme le chien enragé, etc., ou venimeux comme les serpents, etc., qui enveniment le malade au moment même, par la lésion qu'ils font.

Variétés. Certaines lésions sont faites par des animaux qui ne sont ni ne deviennent jamais venimeux, envenimés ou enragés, tels sont le porc, le lapin, le lièvre, etc., qui ne mordent jamais à moins qu'on ne les saisisse et les excite. Les animaux qui piquent, sont les puces, « berbetivi », les morpions [1], les mouches, etc. D'autres lésions sont faites par des animaux qui ne sont pas alors enragés, mais peuvent parfois le devenir, le chien, le lièvre, le mulet, le cheval, le loup, le renard, le chat [2], la belette, etc. Aussi longtemps que ces animaux ne sont pas enragés, pourvu qu'on en soit certain, leurs morsures ne sont ni ne doivent être réputées envenimées; mais s'ils mordent pendant qu'ils sont enragés, leurs morsures sont envenimées, les unes plus, les autres moins. Enfin d'autres lésions proviennent d'animaux qui sont venimeux par complexion naturelle et non accidentellement; les lésions qu'ils font, en repos ou excités, sont naturellement venimeuses; certaines le sont plus, ainsi la morsure du serpent [3] et d'autres semblables; d'autres moins, celles de la guêpe, de l'abeille, des cantharides, etc. Les blessures que font ces animaux sont plus venimeuses quand ils sont excités par la colère, à l'époque du rut et de la chaleur. Parmi ces différentes lésions, les unes sont petites, d'autres grandes; les unes plus pernicieuses, d'autres moins; les unes plus douloureuses, les autres moins; les unes larges, d'autres étroites, d'autres moyennes; les unes récentes, les autres anciennes, et parmi les dernières, les unes plus, les autres moins; les unes sont chez des individus robustes, d'autres chez des individus délicats,

---

1. « Berbetivi, platelli »; manuscrit 2030 : « berbotini, platelli ».
2. « Taxa »; manuscrit 2030 : « goupil, chat, mustelle ».
3. « Ut serpentis tyri. » — Tyros désigne en arabe toute espèce de serpent (V. *Guy de Ch.*, 1890, p. 402, 411).

prédisposés [1], d'autres chez des individus moyens; les unes sont chaudes,
d'autres froides; les unes chez un patient qui a le cœur chaud, d'autres
pas; les unes sont dans des membres nobles, d'autres loin d'eux, d'autres
près des membres nobles; les unes dans un lieu qui a une relation
directe et d'amples voies de communication avec le cœur, ainsi la région
du pouls et le voisinage des grandes artères, d'autres ne sont pas dans
ce cas; les unes ont été faites par un animal mâle, jeune et affamé, de
lieu sec, en été, d'autres par d'autres; les unes se guérissent par des
médecines spéciales, d'autres par toutes les médecines ou par plusieurs
ou par les communes, et ainsi de suite. Toutes ces variétés et quelques
autres doivent être l'objet de l'attention du chirurgien qui opère.

Causes. Les causes pour lesquelles beaucoup de ces animaux mordent,
nous sont souvent inconnues quoiqu'elles leur soient connues; parfois
nous les connaissons; ainsi quelques-uns mordent parce qu'ils ont faim;
parfois c'est un effet du hasard, comme lorsqu'un chien enragé mord
un homme qui s'enfuit devant lui; parfois elles sont fortuites, comme
lorsqu'un lièvre mord un homme qui le serre violemment, ou lorsqu'un
chien excité mord celui qui l'irrite, ou un serpent l'homme qui pénètre
dans sa caverne, etc.

Symptômes de ces lésions. Les uns sont généraux, les autres spéciaux.
Parmi les *symptômes généraux* il en est qui signifient que le patient est
blessé, d'autres qui déterminent le genre de lésions, les distinguant des
plaies et des ulcères; d'autres qui distinguent entre les diverses espèces
de ces lésions. — Les symptômes qui indiquent que le patient est blessé,
sont assez évidents, à moins qu'il ne soit à demi mort, insensible, ivre
ou endormi; en effet il ressent immédiatement à l'endroit blessé une
douleur mordicante ou pongitive et parfois une brûlure et une tumeur. —
Les symptômes qui caractérisent les lésions de ce genre et les distinguent des autres, sont que le patient ressent les symptômes qu'on vient
d'indiquer, et que sa lésion n'est faite ni par une épée, un bâton, une
contusion, une chute ou d'autres causes de ce genre; aussi reste-t-il que
sa lésion, morsure ou piqûre, si elle est venimeuse, ajoute à ces symptômes d'autres accidents plus graves, ainsi qu'on verra dans la suite.

Quant aux *signes spéciaux* par lesquels on reconnaît une morsure ou
une piqûre de toutes les autres, nous avons deux considérations à examiner : d'abord nous n'avons pas besoin de ces signes dans le traitement
des lésions des animaux non envenimés ou non venimeux, parce que le
traitement est le même pour toutes; en second lieu nous en avons besoin
dans le traitement des lésions des animaux venimeux ou envenimés,

---

1. Ed. 1892 : « aliae in delicatis passibilibus *habentibus cor calidum aliae non*, aliae
in mediis ». — Les mots en italique manquent dans le ms. 1487.

surtout dans les cas les plus fréquents et qui se présentent le plus souvent à nous, morsure de chien enragé par exemple, etc., parce qu'ici le traitement varie suivant les cas. — Il arrive parfois que le patient ayant été blessé pendant son sommeil, soit pendant le jour soit pendant la nuit, ne sent sa lésion qu'à son réveil; parfois il est blessé dans les ténèbres, qu'il veille ou qu'il dorme; parfois de jour et dans un endroit éclairé, mais l'animal fuit rapidement, ainsi une abeille ou un serpent; parfois ce sera de jour et en pleine lumière et le patient verra longtemps l'animal qui l'a blessé et peut-être le saisira, mais il ne le connaît pas, ignore son nom et par conséquent la nature de son venin.

Dans tous ces cas et dans beaucoup d'autres semblables, nous ne pouvons établir de distinctions ni par l'acte de la lésion ni par l'aspect de la plaie; alors, il nous faut attendre et être attentif aux accidents qui suivront. En sorte que, en plus des deux genres de symptômes qu'on a indiqués ci-dessus, nous en avons besoin d'un troisième, c'est-à-dire de signes spéciaux qui distinguent les unes des autres les différentes espèces de lésions.

Voyons d'abord les symptômes d'une *morsure de chien enragé*; ils sont de deux sortes : 1° symptômes par lesquels on reconnaît que le chien est enragé; 2° symptômes qui apparaissent chez le patient mordu par un chien enragé bien qu'il n'ait vu ni reconnu que c'était un chien qui l'avait mordu. — *On reconnaît un chien enragé* à ce que si l'on offre à une poule un morceau de mie de pain teint du sang de la morsure qu'il a faite, elle ne le mangera pas, à moins qu'elle ne soit affamée, et si elle le mange, elle mourra dans les deux jours; en outre les oreilles du chien sont pendantes; son dos se voûte; il a la queue entre les jambes; il aboie rarement et d'un son rauque; il mord furtivement et en silence; lorsqu'il marche, il titube comme s'il était ivre; il se glisse le long des murs; il va seul; il ne reconnaît plus ni son maître ni sa maison; ses yeux sont rouges; la salive lui coule de la bouche; une humeur dégoûte de ses narines; il aboie son ombre; il tire la langue et fuit l'eau.

Symptômes qui apparaissent chez l'homme mordu par un chien enragé. Il a des songes terribles et pleins de terreurs; il reste stupide et ressent des mordications et des piqûres dans tout le corps, il a du hoquet, une soif et une sécheresse de la bouche avec du trouble de la raison; il a la plus grande terreur de l'eau et meurt assez rapidement. Dans certains cas cependant, le venin d'une pareille morsure reste longtemps à l'état latent jusqu'à ce qu'apparaissent chez le malade les accidents qu'on vient de décrire, quinze jours, parfois six mois, jusqu'à sept ans après; cela dépend de la variété du venin, ainsi que des dispositions et du régime du patient; en général cependant les symptômes commencent à apparaître huit jours après la morsure.

Les signes de la *piqûre du scorpion* sont les suivants : les lèvres de la piqûre s'indurent comme un cal; il n'y a pas beaucoup de tuméfaction ou de rougeur; la douleur vient subitement et parfois disparaît; le patient a des transpirations quand le mal se prolonge et quelquefois les extrémités du corps se raidissent. — Symptômes de la *morsure d'un tyros ou d'une vipère*, ce qui est la même chose : la douleur se fait sentir d'abord au point piqué, et se répand ensuite dans tout le corps; le mâle ne fait que deux trous, la femelle en fait plusieurs; du sang et un pus oléagineux sortent de l'ulcère; le corps du malade devient vert ou du moins le lieu de la morsure. — Symptômes de la *piqûre du serpent* : douleur dans le lieu mordu et gonflement; la couleur du visage du patient passe tantôt au blanc, quand la chaleur et les esprits se réfugient à l'intérieur, tantôt au vert, au livide, au noir, lorsque la chaleur et les esprits reviennent à l'extérieur; il se produit alors à la place mordue une violente chaleur, une brûlure qu'accompagnent des vomissements, de la strangurie et des coliques (*tortio ventris*). — Les signes qui distinguent la *piqûre de l'abeille* de celle des autres insectes ailés, c'est que l'abeille laisse son aiguillon dans la piqûre, ce que les autres ne font pas. — Les signes qui distinguent la *piqûre des cantharides* des autres piqûres, c'est qu'elle est plus douloureuse et plus pernicieuse, le malade a en outre un grand besoin d'uriner. — Les *piqûres des guêpes*, des *fourmis volantes* et de nombreux autres insectes n'ont pas de caractères qui les distinguent des autres.

II. Traitement des morsures et des piqûres.

Il se divise en deux : A. traitement des plaies d'animaux non venimeux ni envenimés; B. traitement des plaies faites par des animaux venimeux ou envenimés.

A. On laisse de côté les traitements palliatif et préservatif qui sont ici sans emploi. — Le *traitement curatif des lésions faites par les animaux non venimeux ni envenimés* est double, traitement général et traitement particulier. Le traitement *général* est le même que pour les plaies simples : conserver la complexion naturelle du membre blessé et de tout le corps, etc. Mais si la lésion a été faite par un animal famélique elle est beaucoup plus mauvaise; s'il était à jeun, c'est encore pis, et si avec cela elle a été faite par un animal de mauvaise complexion, comme par un homme ou un autre animal cacochyme, qui use de mauvais aliments ou est rempli d'humeurs mauvaises, et si le membre blessé est faible, c'est d'autant pis, et il convient d'employer l'emplâtre suivant : *on mélange du vin d'Oignons avec du Sel et de l'Huile Rosat ou de l'Huile ordi-*

naire, selon la variété des cas particuliers, *et avec du Miel*; on applique tiède jusqu'à ce que la plaie soit mondifiée. — On peut aussi user de Fèves crues écrasées et mâchées ou d'huile d'Ers et d'autres substances de ce genre; on lave avec de l'eau de mer ou salée; ou bien il suffit d'oindre la plaie une fois après l'autre avec de l'huile chaude, jusqu'à ce que la douleur s'apaise; on applique ensuite une Fève mâchée ou du Froment mâché; l'effet est plus grand si celui qui le mâche est à jeun et est un enfant. Il suffit aussi d'un Oignon broyé avec du Miel d'abeille ou du Miel rosat et de mie de pain mâchée. Il est cependant plus sûr de traiter les morsures de tous les animaux qui peuvent être enragés comme s'ils l'étaient en effet, et de les incarner et les consolider ensuite à l'aide de l'*Onguent noir* suivant : Rp. *Cire, Suif, Poix, ana 1/2 drachme, Galbanum 3 dr.* Cet onguent en effet est excellent pour les morsures et les piqûres que font les oiseaux rapaces avec les ongles ou avec le bec.

Il faut donner maintenant quelques *règles spéciales* pour les lésions faites par certains animaux : la *morsure de la belette* est fort doulou-reuse et prend une couleur brune; le patient prendra des Oignons et de l'Ail avec du bon vin; on appliquera sur la plaie un emplâtre de ces mêmes substances, ou bien des Figues mûres avec de la farine d'Ers; si on applique comme emplâtre la belette elle-même sur sa propre morsure ou sur une morsure de chien, la guérison sera immédiate. — La *morsure d'un homme*, surtout s'il est à jeun, se guérit en appliquant de la Poix ou de l'Oignon écrasé avec du Miel, ou la racine de l'Iris appelé « Flammula » broyée avec du vinaigre, ou bien de la racine de Fenouil broyée avec du Miel, ou encore de la farine de Fèves avec de l'eau et du vinaigre.

Les *morsures de singe* et *de chien non enragé* se traitent avec de l'Oi-gnon et du sel broyés avec du miel, ou avec de la laine succide imbibée d'huile et de vinaigre tièdes, ou par l'onguent suivant : Rp. *Cire, graisse de Poule, ana 5 drachmes, huile de Lotus 10 drachmes; on mélange.* Si ces morsures se compliquent d'apostème, on ajoute de la Litharge avec de l'eau.

Quant aux piqûres d'abeilles, de guêpes et de tous les insectes ailés venimeux, il est bien connu que la *piqûre d'abeille* est celle qui blesse le moins, celle de la *fourmi volante* blesse davantage; la piqûre des *guêpes* est encore pis et celle des *cantharides* est la plus mauvaise. Le traitement commun de toutes ces piqûres est empirique ou réglé. — Le *traitement empirique* est celui que fait le peuple en appliquant aussitôt sur la plaie un fer froid; on saisit ensuite quelques-uns des animaux qui ont piqué, on les écrase et on les applique, ou bien on met le membre dans l'eau chaude pendant un jour, et ensuite dans de l'eau salée avec du vinaigre. — Le *traitement selon l'art* commun à toutes ces piqûres comprend deux moyens : des potions, des topiques. Les *potions* se font avec : *5 dr. de graines d'Althéa qu'on cuit dans 1/2 ℔ d'eau, et 1 ℔ de vin* et on boit; — ou bien : *feuilles d'Althéa 1 1/2 dr.*, avec *sirop de graines de Chanvre 2 onces*, ou avec *Coriandre sec pulvérisé et sucre ana 1 1/2 dr.*; on boit avec de l'eau froide ou avec le suc de quelque herbe froide, de Laitue par exemple, ou bien avec du sirop de Verjus. Les *topiques* sont la Craie pulvérisée ou des Lentilles avec du vinaigre, du pain trempé de vinaigre et d'eau Rosat, ou enfin du Coriandre vert avec du vinaigre.

B. *Traitement des lésions produites par les gros animaux et les reptiles* naturellement venimeux ou accidentellement envenimés. Il se divise en quatre parties : 1° traitement préservatif; 2° curatif; 3° palliatif; 4° régime.

1° *Traitement préservatif.* Il faut que celui qui veut en être préservé, se soustraie et s'éloigne le plus possible de ces animaux, surtout aux moments où ils sont en furie ou en rut et à l'époque des chaleurs; il ne les excitera, ni ne les blessera, ni ne s'approchera de leurs retraites. Il faut cependant quelquefois qu'un homme lutte avec un chien ou un loup enragés, ou traverse certaines contrées dans lesquelles on rencontre un grand nombre de serpents; il fera bien alors de prendre pour se préserver [1], de la Thériaque de Noix (tyriaca nucum), qui opère énergiquement dans ce cas. Chez celui qui en use continuellement, le poison n'agira pas pendant un certain temps. En voici la recette : Rp. *Rue sèche 2 parties, autant d'amandes de Noix, Sel 5 parties, Figues sèches 1 partie, on mélange en frottant avec les mains.* Dans ce cas la grande Thériaque est bonne aussi, comme je crois; et si le blessé avait pris d'avance quelqu'une de ces médecines cordiales (du Diamargariton [2] ou quelque chose de semblable) qu'Avicenne désigne de préférence aux autres dans son livre DES MÉDECINES CORDIALES (et les autres auteurs de médecine en jugent communément de même), ces médecines résisteraient fortement au passage des venins, surtout si on ajoute à cela la manière d'opérer et les topiques qui suivent.

Les *fumigations* qui mettent en fuite les serpents et toutes les autres bêtes venimeuses, sont de la plus grande utilité pour se préserver, si ceux qui habitent ou traversent les contrées dans lesquelles il y a une grande quantité de ces animaux, sont instruits et pourvus de ce qu'il faut. Les voici : fumigation avec de la corne de Chevreuil; elle met en fuite tous les reptiles, surtout les serpents; de même la fumigation avec des sabots de Chèvres, du Soufre, de la Moutarde, de l'Opium, de la corne de Cerf,

---

1. Ed. 1892 : « ad praeservationem *secura quia ipsum non intrat aliquod venenosum* : ipsa enim... ». Les mots en italique manquent dans les manuscrits 1487 et 2030.
2. C'est un électuaire composé surtout de perles. (*G. de Ch.*, 1890, p. 676.)

parfois avec des cheveux humains, du Galbanum ou du Sérapinum ; la Moutarde écrasée mise dans leurs trous les tue aussi, ainsi que le Tribule ; si on brûle des scorpions dans une maison, les scorpions s'en écartent.

2° *Traitement curatif*. Se divise en deux : 1° traitement général ; 2° traitement spécial des morsures ou des piqûres des animaux de cette catégorie.

Traitement général des morsures et des piqûres venimeuses.

Le traitement général renferme trois parties : *a*. certaines règles générales ; *b*. médecines administrées par la bouche ; *c*. topiques à appliquer.

a. Il y a deux *règles générales*. La 1re règle suivant Rabbi Moyse (dans son *Traité des venins* [1], chap. 3 de la 1re division) est la suivante : Toutes les fois que nous voulons, dans un cas de ce genre, donner par la bouche quelque médecine simple ou composée, si nous ne savons pas quel animal a blessé, il nous faut examiner les symptômes que présente le malade ; s'il ressent une grande chaleur, comme il arrive à ceux qui ont été mordus par un serpent, on lui ordonnera des médecines faites avec du lait ou du vinaigre ; s'il ressent un grand froid, comme il arrive à ceux qui ont été blessés par un scorpion ou une vipère, on ordonnera un médicament fait avec du vin ; si le patient ne peut le prendre avec du vin, on le lui donnera avec une décoction d'Anis. En effet tous les savants anciens s'accordent pour dire que l'Anis a un grand effet dans toutes ces lésions.

2e règle : Les quantités qui sont marquées ci-dessous pour les médecines à donner par la bouche, conviennent seulement à ceux qui ont entre treize et quarante ans ou environ ; pour ceux qui ont entre dix et treize ans, ou plus de quarante ans, pendant toute la vieillesse, il faut diminuer graduellement les doses, en ayant égard cependant à la force du venin, à la complexion et à l'âge du malade, à la région, à la saison et surtout à la force vitale. En effet, pour un venin violent, avec une bonne complexion, un âge moyen, un temps froid, une région froide et surtout une forte vitalité, on donnera une dose forte ; dans les conditions contraires, une petite dose, et une dose moyenne dans des conditions médiocres. Si les personnes empoisonnées sont des enfants de dix ans ou au-dessous, ou des vieillards décrépits, il est certain qu'ils échapperont difficilement au danger de mort ; cependant, on leur donnera le quart des médecines simples dont il va être question et des Thériaques, depuis le quart d'une drachme jusqu'à la moitié, le médecin ayant auparavant examiné soigneusement les caractères particuliers qu'on vient de dire.

b. *Médecines à donner par la bouche*. Deux catégories : les médecines

1. V. le Traité de Heinschneider : *Gifte und ihre Heilung nach Maimonides* (*Virchow's Archiv*. Bd 57, 1873).

simples; les médecines composées. — Les meilleures *médecines simples*
sont les suivantes : des pépins de Citron, de « Citranguli » ou d'Orange,
ce qui est la même chose; c'est une pomme ronde, médiocrement belle,
jaune, qui croît sur *les Rives de Gênes* (in riparia de Janua), et s'appelle
en français vulgaire « pomme d'Orange »; ces pépins divisent, en effet,
les venins mortels et leur résistent, soit appliqués extérieurement, soit
pris par la bouche si on en ordonne de 1/2 à 2 drachmes, bien mondés
et écrasés, ou selon Avicenne 3 dr. avec du vin ou de l'eau chaude. —
L'action de l'Émeraude, pierre verte et brillante, est la même, ainsi que
le dit Avenzoar, lorsqu'on en donne, broyée avec de l'eau froide ou du
vin, le poids de 9 grains; elle fait sortir, en effet, le venin dans un vomissement; du Spica-Nard, 1 dr. avec du vin, et de l'Ail dépouillé de ses
pelures et écrasé qu'on prend à la dose de 1 1/2 dr. à 3 dr., ont la
même valeur; ils agissent comme la Thériaque. Galien (au XIIᵉ livre
du *Megatechni*) recommande vivement l'Ail pour tous les venins froids;
il convient aussi aux venins chauds, ainsi que la racine de Mandragore
broyée, passée, 2 dr. avec 1 once de miel; l'Aristoloche longue, écrasée
et passée, 1 1/2 dr. avec du vin; la racine d'Iris à la dose de 2 drachmes;
la graine d'Ache, 3 dr. avec du vin; le Cumin pulvérisé, 4 dr. dans du
vin ou de l'eau; de même l'Anis et l'eau de décoction d'Écrevisses et
3 dr. de miel cru avec 3 onces d'eau froide; de la graine de Rue cultivée ou sauvage, 2 1/2 dr. dans du vin; du sang coagulé de Lièvre,
1 1/2 dr. à 2 1/2 dr. avec un peu de vinaigre. En France, on emploie
communément la racine de Tormentille qu'on mange ou qu'on avale
réduite en poudre; chacun en prend autant qu'il en veut; elle guérit
indifféremment toutes les morsures et les piqûres qui atteignent les
hommes et les quadrupèdes; elle convient aux poisons absorbés par la
bouche; les chasseurs en donnent à leurs chiens, lorsque ceux-ci sont
piqués par des serpents, cela les guérit immédiatement.

Les *médecines composées* à administrer par la bouche, qui sont les
plus connues, les plus utiles et les mieux éprouvées, sont les suivantes :
la grande Thériaque, à la dose du quart d'une drachme jusqu'à une
demi-drachme, suivant Rabbi Moyse, et suivant Averrhoès dans son
livre *Sur la Thériaque*, à la dose d'un peu plus de 2 dr. avec un peu
de vin mélangé d'eau. Une Thériaque de ce genre a été indiquée dans
l'*Antidotaire de Nicolas*. — De même la *Thériaque des quatre sortes*,
dont on donne d'une à deux drachmes; chacune de ces sortes, prise
seule, est une Thériaque : Rp. *Myrrhe, baies de Laurier décortiquées,
racine de Gentiane, Aristoloche longue, de chaque parties égales; on
les mélange avec une quantité triple de Miel écumé.* Cette thériaque
fut anciennement la principale des potions contre le venin; après elle
vient une *Thériaque d'Assa fœtida* qui est mieux appropriée et plus

utile aux venins froids; on en ordonne dans les pays chauds de 1 à 2 dr.,
dans les pays froids de 2 à 4 dr. : Rp. *Myrrhe, feuilles de Rue sèche,
Costus, Menthe sèche, Poivre noir, Pyrèthre, 1 once de chaque, Assa
fœtida 1 1/2 dr.; on dissout l'Assà dans du vin et on broye les autres
médecines sèches, on les crible et on les mêle avec du Miel écumé et
bien cuit.*

    c. Topiques. Deux choses à considérer : 1° la manière d'opérer et
d'appliquer les topiques; 2° les topiques qu'il faut appliquer.

    La manière d'opérer et d'appliquer les topiques est renfermée dans
quatorze règles générales. *1re règle* : Dans toutes les lésions de cette
sorte, la première intention doit être d'extraire et d'expulser le venin
autant que possible par des médecines fortement attractives et incisives
et par des remèdes pris par la bouche (Gal., au XIIIe livre du *Megatechni*, chap. 4, à la fin). — *2e règle* : Nous devons altérer au mieux
ce qui reste de venin après l'extraction et l'expulsion (Id., *ibidem*).
C'est sur ces deux règles que sont basés le traitement et les règles suivantes. — *3e règle* : Si la lésion est à la cuisse ou à l'épaule et au-
dessous, on fera une ligature serrée et cependant supportable entre la
lésion et le tronc du corps, et une ligature très serrée à l'extrémité la
plus éloignée du membre blessé. Raison : pour empêcher le venin
d'arriver au tronc; si la lésion est sur le tronc, il n'y a pas de ligature à faire. — *4e règle* : Près de la première de ces ligatures on fera
tout autour du membre une onction avec la Thériaque, ou avec une
autre médecine thériacale semblable. — *5e règle* : Les règles ci-dessus
exécutées lorsque le cas le permet, ou quand même on ne les aurait pas
suivies le cas ne le permettant pas, on fera une forte succion sur la
place mordue, la bouche du suceur étant préalablement lavée avec de
l'huile seulement, ou avec de l'huile et du vin tièdes, ses lèvres étant
ointes d'huile Violat ou de quelque chose de semblable, et son estomac
étant rempli d'Ail, de Noix, de Rue, de Figues et de Vin; on répétera
cette opération plusieurs fois. — *6e règle* : S'il n'y a personne qui
veuille sucer, on déplumera l'anus d'un coq ou d'une poule, on l'appliquera sur l'ulcère et on l'y maintiendra longtemps jusqu'à ce que l'animal
meure; on en appliquera alors un autre, puis un troisième et ainsi de
suite tant qu'ils mourreront. — *7e règle* : Après avoir fait ce qui vient
d'être prescrit, on scarifiera le lieu et les parties voisines et on appliquera
des ventouses fortement adhérentes ou des sangsues si elles veulent
prendre. — *8e règle* : Dès que, grâce à l'un de ces remèdes ou à tous,
il se produit quelque soulagement, il ne reste, jusqu'à ce que le pouls se
fortifie, que la chaleur naturelle s'améliore et que la douleur s'apaise,
qu'à se garder du sommeil, à user d'un bon régime et à traiter l'ulcère
avec les topiques qu'on indiquera. — *9e règle* : Si, après qu'on a

exécuté en ordre tout ce qui vient d'être dit, la douleur ne s'apaise
pas, on fendra de jeunes pigeons et on les appliquera immédiatement sur
l'ulcère; on les enlèvera quand ils seront refroidis et on en appliquera
ainsi successivement plusieurs chauds. On pourra faire l'opération avec
des poulets, ou bien on versera du vinaigre tiède ou de la farine cuite
avec de l'huile, choses qui toutes sont très sédatives. — *10ᵉ règle* : Si,
malgré tous ces soins, la douleur ne s'apaise pas encore, qu'ils restent
sans effet ou ne suffisent pas, et que nonobstant, la douleur et les mauvais symptômes persistent ou augmentent et que le patient tombe en
syncope, dans ce cas la présente doctrine est insuffisante, il faudra
avoir recours à un médecin habile qui opère suivant « le long art » et
suivant les conditions particulières de l'animal qui a blessé et du patient.
— *11ᵉ règle* : Si tout cela ne suffit pas encore, on cautérisera la place
superficiellement ou profondément, selon que l'exige la disposition du
lieu blessé. — *12ᵉ règle* : Toutes les évacuations, sauf la transpiration
et le bain, sont nuisibles dans ce cas, jusqu'à ce qu'on ait extrait ce
qui peut être extrait et que ce qui doit pénétrer à l'intérieur y ait pénétré,
ce qui se produit rapidement ou lentement suivant la constitution du
venin et aussi du patient. — *13ᵉ règle* : Si par négligence on n'a extrait
que peu ou point de venin, et qu'on n'appelle pour la première fois le
chirurgien que lorsqu'une grande partie a déjà pénétré dans l'intérieur,
on fera aussitôt de fortes diversions en liant fortement et en frictionnant les mains et les pieds, en faisant d'énergiques évacuations par des
drogues, des clystères, des saignées, etc., et en faisant plus que si toutes
ces choses avaient été appliquées dès le début [1]. — *14ᵉ règle* : Si, ni le
médecin ni le chirurgien n'arrivent à aucun résultat avec tout leur art,
tous leurs moyens et le cautère, *il faut alors couper le membre enve-
nimé*, s'il est petit, comme le doigt, la main, le bras jusqu'à l'articulation du coude, le pied, la jambe jusqu'au genou, pas plus haut.

Si l'ulcère est étroit, on l'élargira; s'il est fermé, on l'ouvrira; une fois
élargi et ouvert ainsi artificiellement, ou bien s'il est large par lui-même,
on le maintiendra dans cet état par des tentes trempées dans du Fiel de
bœuf ou quelque autre médecine liquide qui convienne dans ce cas,
et on ne le laissera pas se refermer jusqu'à ce que toute crainte
du venin, quel qu'il soit, ait disparu. La meilleure manière d'élargir
dans ce cas un ulcère étroit, c'est de procéder avec l'incisoir et, après
que le sang a coulé en abondance, avec le cautère actuel. Si le malade
ne veut pas le supporter, on introduira tente après tente enduites d'un
onguent caustique ou corrosif, sans interruption et en en mettant une

---

1. Manuscrit 2030 : « plus que se ces meismes choses eussent este ensuivees au
commancement ».

plus volumineuse à chaque pansement. — La manière d'ouvrir un ulcère
fermé est d'employer l'incisoir ou le cautère, l'un ou l'autre, ou tous
les deux à la fois ; si le patient ne supporte ni le fer ni le feu, on appliquera le caustique qui sera donné dans l'*Antidotaire*, ou des Cantharides avec du Levain par parties égales, ou l'emplâtre suivant : Rp.
*Opoponax, Poix ; après leur fonte, on ajoute une amande de Noix
écrasée ;* on applique pendant trois heures. Il se forme une ampoule
qu'on ouvre, on introduit tente après tente, en augmentant continuellement leur volume, ainsi qu'il a été dit. Une fois que l'ulcère s'est ouvert
de lui-même ou artificiellement, on le traite, sans interruption jusqu'au
terme qui a été dit, par les topiques simples ou composés qui suivent.

Topiques à appliquer. Les *topiques simples* qui attirent le venin
au dehors lorsqu'on les applique sur l'ulcère, sont les suivants : la
Menthe des rivières, le Basilicon calcadis, la Fiente de Pigeon, de
Canard et de Chèvre, le Soufre, l'Assa fœtida, le Bdellium, le Sel, l'Ail.
Chacune de ces substances, écrasée, mélangée avec du miel, est appliquée
après l'extraction du venin, faite d'après l'une ou plusieurs des manières
susdites. On obtient encore le même effet avec le Fiel de bœuf appliqué
de la même manière, et les pépins ou semences du Citron déjà indiqués,
broyés et pulvérisés : grâce à leurs propriétés, ces topiques ramènent
les envenimés des portes de la mort.

Les *topiques composés* sont les suivants : Rp. *Fiente de Pigeon,
Ail, Sel par parts égales ; on broye et on applique.* — Autre recette :
*graines d'Althæa verte ou sèche, s'appliquent broyées avec du vinaigre
et de l'huile.* — Autre formule : *Menthe sauvage cuite dans du vinaigre.*
— Autre recette : Rp. *Cendres de Figuier ou de Sarment de Vigne,
Sel, Nitre, par parties égales, on broie, on mêle à du Vinaigre et du
Fiel de chien.* — Autre recette éprouvée pour l'extraction du venin
et l'apaisement de la douleur dans toute morsure ou piqûre : Rp. *Sérapinum, Castoréum, Assa fœtida, Soufre, Fiente de Pigeon, Menthe,
Calament par parts égales, mélangés avec de la vieille huile chaude ;
agitez fortement ;* on conserve. — Autre recette : on recouvre la place
d'un *emplâtre de Thériaque.* — Autre : *Galbanum, Sérapinum, Myrrhe,
Assa fœtida, Opoponax, Poivre, Soufre, par parts égales ; on les broye
ensemble et on les mélange avec du Vin.* — Autre : *feuilles de Grenadier et de Figuier, on broye et on applique.*

. *Traitement spécial des morsures et des piqûres.*

1° *Traitement des morsures de chiens enragés,* dont on tient en Normandie l'application pour admirable, remarquable et facile, et qu'aucune
personne du peuple n'ignore, si ignorante qu'elle soit ; il consiste en ce

qué tout homme ou quadrupède qui est mordu par un chien enragé ou
par quelque autre animal mordu par un chien, pourvu que la morsure
ait pour origine un chien enragé, se rend à la mer et s'y plonge neuf
fois ou environ. Il échappe ainsi avec certitude à tout danger et n'a plus
besoin dès lors que du simple traitement des plaies; la Thériaque et les
médecines thériacales sont inutiles. J'ai vu plusieurs fois des hommes
ou d'autres animaux être conduits à la mer, qui déjà manifestaient de
mauvaises dispositions et pouvaient à peine être conduits tranquillement,
et j'ai vu qu'on les ramenait pacifiques et tranquilles. Peut-être l'essai
de la Tormentille susdite convient-il dans ce cas.

Cependant le *traitement rationnel* et éprouvé que les auteurs recommandent est le suivant : On ajoute aux règles générales déjà énoncées,
quatre autres règles générales. — *1re règle* : Il faut que le médecin voue
une égale sollicitude aux morsures d'un chien non enragé qu'à celles d'un
chien enragé. S'il n'est pas suffisamment renseigné, il traitera toutes ces
morsures comme si le chien était enragé. Raisons de cette règle : pour
qu'il ne se trompe pas et ne croie pas le malade guéri alors qu'il ne l'est
pas. Il est arrivé, en effet, que chez certains individus, dont les ulcères
provenant de morsures avaient guéri avant quarante jours et qui avaient
repris leurs occupations, il survint des symptômes graves, la peur de
l'eau et qu'ils sont morts; cependant, tant que l'ulcère était resté ouvert,
les symptômes dont il a été question plus haut ne s'étaient pas montrés.
Aussi faut-il dans ces cas opérer avec la plus grande prudence, parce
que la malignité de ce venin ne se comporte pas d'une manière modérée,
mais avec une extrême fureur. — *2e règle* : Si on n'appelle le chirurgien
pour la première fois que vers le septième jour ou environ, un bain est
dès lors sans utilité, bien qu'il eût été fort utile au début; si la plaie
est déjà refermée, on ne la rouvrira pas, ni on n'y appliquera un fort
attractif; en effet le venin est déjà dispersé; on ferait souffrir inutilement
le patient. — *3e règle* : Avant que trois jours soient passés, on ne fera ni
purgation ni saignée, ni vomissements ni clystère; après on emploiera
tous ces remèdes énergiques successivement selon un certain ordre :
c'est-à-dire qu'on usera d'abord une fois de la purgation, puis du vomissement, ensuite de la saignée, enfin d'un clystère doux tous les jours;
puis, si le corps est très pléthorique, on pourra renouveler la saignée,
enfin, c'est le bain qui a la plus forte action. — *4e règle* : On n'abandonnera pas ces évacuations, l'ouverture de l'ulcère, les potions, les
topiques et le régime qu'on indiquera tout à l'heure, avant le quarantième jour.

Manière de préparer les potions. De suite, dès la morsure faite, le
patient prendra tous les jours pendant quarante jours de la Thériaque ou
quelque chose de semblable comme : *1 1/2 dr. de Lycium propre et*

bon avec de l'eau froide. — Autre potion : *Graine de Nielle romaine,
écrasée et criblée, la même quantité prise de la même manière.* —
Autre potion : *Cendres d'Ecrevisses de ruisseaux 1 dr., avec de l'eau;*
cette potion est excellente et éprouvée. — Autrement : Rp. *Gentiane
5 dr., Encens 1 dr., Cendres d'Ecrevisses 10 dr.; on broye, on passe;
on donne 1 dr. par jour avec de l'eau froide.* — Autrement : Thériaque
éprouvée pour ce cas : Rp. *Oliban 1 partie, Gentiane 5 part.,* on broye,
on passe et on en boit tous les jours jusqu'au quarantième, soit le premier jour 2 dr. avec de l'eau froide; on augmente chaque jour de 1/2 dr.
jusqu'à ce qu'on parvienne à 6 dr.; on ne va pas au delà.

Topiques. On applique un *emplâtre de farine de Karsana, c'est-à-
dire d'Ers avec du Miel,* ou fait avec des *Amandes écrasées avec du
Miel d'abeilles* ou des *feuilles de Menthe fraîches broyées avec du
Sel,* ou bien on introduit dans l'ulcère élargi, du *Vin dans lequel est
dissoute de l'Assa fœtida,* ou bien on *broye du Sel, une Noix, un
Oignon avec du Miel d'abeilles* et on applique; les applications de *Verveine broyée* guérissent aussi.

2° *Piqûre du scorpion.* Le scorpion est un petit animal pareil au sca-
rabée, sauf qu'il a une queue; il est assez connu dans les contrées qu'il
habite, ainsi dans certaines parties de l'Italie et à Avignon; sa piqûre
est si petite qu'on peut à peine l'apercevoir, ainsi que le dit Galien (au
III⁰ livre du *De interioribus,* vers la fin, dans la partie qui commence
par : « passio vero quae est de genere epilepsiae »).

Potions. Le traitement spécial et particulier consiste, suivant Galien
(au XIII⁰ livre du *Megatechni,* à la fin, chapitre 4), à donner de l'*Ail* ou
de l'*Assa fœtida avec du Vin* ou de la *Thériaque* et d'en appliquer sur
la lésion; en effet elle réchauffe, dessèche et attire le venin, l'expulse,
réconforte la nature et détruit la qualité du venin. — Le *Mithridaticon,*
la *Thériaque Diathessaron* et *Socrugène* ont le même effet. — Convient
également dans ce cas la *Thériaque des quatre épices* qui a été donnée
plus haut, dont la dose doit être de 1 à 4 dr. — Galien indique encore
une Thériaque spéciale, que voici : Rp. *Aristoloche 4 dr., Poivre 3 dr.,
graines d'Ache 1 1/2 dr., Pyrèthre 4 1/2 dr.;* on en fait avec du Miel
des pilules de la grosseur d'une Fève d'Égypte et on en donne 2 avec
3 dr. de vin fort. — Ce qui est excellent dans ce cas, c'est 1 1/2 dr.
d'*Oliban,* ou *de l'Ail écrasé* en petite quantité. — Pour le même cas,
remède excellent et éprouvé, très facile : *on broye de l'Absinthe verte,
on la mélange avec du Beurre et du Miel d'abeilles,* on en donne 3 dr.;
la douleur s'apaise aussitôt. Ou bien le patient se gorgera l'estomac de
Figues, de Noix, d'Ail, de Rue, s'enivrera de bon vin; il n'aura pas besoin
d'autre médicament. — On traite de la même manière tous ceux qui,
à la suite d'une morsure ou d'une piqûre, ressentent un froid intense

ou une chaleur violente. On donne encore dans ce cas 2 dr. de graines
de Citron. Il faut noter que, suivant la règle, tout ce que, dans ce cas,
on administre par la bouche, se prend avec du bon vin; si, par hasard,
le patient ne peut prendre de vin, on lui donnera les médicaments avec
une décoction d'Anis.

Les *topiques spéciaux* faciles et éprouvés sont les suivants : on oindra
la piqûre avec de l'huile dans laquelle on aura fait cuire des Scorpions;
c'est une chose singulière et expérimentée; cela apaise de suite. De
même on fait une onction de Térébenthine, ou bien avec de la graine de
Citron broyée et confite dans du vinaigre et du miel, ou bien on fait bouillir
1 dr. de ces substances dans 2 litres d'eau, jusqu'à ce que leur vertu
passe dans l'eau, et ensuite on lave l'ulcère avec cette eau, ou on applique
de l'Ail écrasé.

3° *Morsures de tyros ou vipère*, ce qui est la même chose. Le tyros et la
vipère sont le même animal; ils diffèrent des autres serpents en ce qu'ils
ont la tête plus large et les dents plus longues qu'eux, comme des dents
de lièvre; en outre, ils mordent avec leurs dents de côté et non avec les
dents de devant; le venin des mâles est plus mauvais.

Morsures. Leur traitement particulier et spécial, outre la manière
d'opérer et les règles générales exposées plus haut, est le suivant : donner
des potions, par exemple la Thériaque fraîche ou du Caillot [1] de lièvre, de
1 dr. à 2 1/2 dr., ou 2 dr. d'Assa fœtida, ou de la verge de Cerf sèche
écrasée à la dose de 1 dr., de la Ciguë ou de la graine de Pomme citrine
ou Orange, de l'Aristoloche ronde, du Beurre ancien ou du Caillot de
cerf, et beaucoup d'autres choses. — Les topiques sont tous les topiques
fortement attractifs, et spécialement du vieux fromage broyé avec de
l'eau froide, ou des feuilles d'Oranger cuites dans l'eau et bien écrasées.

4° Quant aux *diverses espèces des autres serpents* et à la variété des
lésions qu'ils font, il faut savoir que les espèces de serpents sont très
nombreuses, surtout dans les climats chauds, ainsi qu'on le voit dans
les auteurs de médecine : tels sont les tyros ou vipères, ce qui est la
même chose, les scorpions grands et petits, volants ou non volants, les
dragons, les aspics, les basilics et beaucoup d'autres qu'on ne rencontre
pas en France et qui ne nous intéressent pas. Nous avons seulement
communément des couleuvres, des lézards et les stellions que nous appelons « morons » ou encore « lézards lépreux »; ces deux derniers habitent en France les bois, les champs, les lacs et d'autres lieux. J'ai vu,
cachées dans des étables et même dans des villages, se dissimulant dans
des creux, autant de *couleuvres* à la fois qu'un homme de force moyenne

1. « Coagulum »; le manuscrit 2030 traduit « caillier », il s'agit du caillot du sang
de lièvre, dont il a déjà été question.

pourrait en porter dans un sac. Elles se promènent dans les maisons, elles montent et ne blessent les personnes présentes que si elles sont excitées ou blessées; leur morsure, quand elles en font, est légère par rapport aux autres. Les couleuvres blessent en piquant avec la langue et en mordant avec les dents; quand on fait chez nous mention de serpents, sous ce simple nom commun, on entend les couleuvres.

Les *lézards* et les *stellions* blessent en mordant; ils laissent leurs dents dans la plaie, et la douleur dure jusqu'à ce qu'on les ait retirées.

Le traitement de toutes les lésions faites par ces animaux est le traitement général donné plus haut; il est suffisant; il n'est pas nécessaire surtout chez nous d'y rien ajouter; en effet les serpents de nos contrées ne sont pas aussi méchants et venimeux qu'ils seraient s'ils habitaient dans les pays chauds.

Cependant comme les lézards et les stellions laissent leurs dents, le traitement des morsures qu'ils font en est un peu modifié. Il consiste à frictionner fortement la plaie avec de l'huile et de la cendre jusqu'à ce qu'elles sortent, et si elles ne sortent pas en frictionnant ainsi, on les retirera par le moyen que l'on pourra, et on appliquera ensuite de l'huile avec de la cendre. Si la douleur ne s'apaise pas ainsi, on sucera la plaie et on usera des moyens recommandés plus haut, on fera prendre un bain au patient; on lui donnera de la grande Thériaque ou la Thériaque indiquée ci-dessus d'après Galien, au chapitre DE LA MORSURE DU SCORPION.

5° Des *diverses espèces d'araignées* et de leurs diverses manières de blesser. — Les unes sont peu ou pas venimeuses, ainsi celles qui habitent sur les murs des maisons et dans les jardins, qui font des toiles et chassent les mouches; ce sont celles-là que l'on appelle proprement chez nous du nom commun d'araignées; d'autres sont très venimeuses, mais je ne les connais pas, parce qu'on n'en trouve pas en France; elles sont appelées par les auteurs « ruteles ».

Le *traitement* de la morsure de l'araignée des murs ou des jardins consiste à faire prendre d'abord au patient un bain d'eau ordinaire chaude, à traiter la plaie avec de la Myrrhe et du Sel broyés avec de l'eau, ou à appliquer du pain mâché ou de la farine cuite avec de l'huile et du sel, et à faire boire de la poudre de Peganum sec broyé avec du vin. — Le traitement de la morsure de toutes les espèces de rutèles, est le traitement général susdit et celui de la piqûre de scorpion; cependant dans le cas particulier convient bien la racine d'Asperge cuite à la dose de 5 dr. avec 6 onces de bon vin qu'on donne à boire, ou bien le fruit du Tamarix broyé de 2 à 6 dr. et bu, ou encore 1 1/2 dr. d'Absinthe avec de l'eau fraîche; on baignera la plaie avec de l'eau de Myrrhe et du vin.

3° Le *traitement palliatif général* est dans tous ces cas sans grande utilité, parce que ceux qui souffrent d'une de ces lésions ou bien guérissent vite ou meurent vite et ne languissent pas longtemps, à moins qu'ils ne soient mordus par un chien enragé. Chez certains de ceux-ci en effet nous avons vu que le moment de la mort est parfois assez retardé.

4° Le *régime* des patients empoisonnés de cette manière est double : régime général et régime spécial.

Le *régime général* consiste en aliments et boissons. Les aliments seront de la croûte de pain cuite dans de l'huile et du beurre, beaucoup de Figues, des Noix, des Pistaches, des Noisettes, de l'Ail, des Oignons, de la Rue, pris ensemble ou séparément, seuls ou avec du pain; on mangera du miel avec du beurre, et si le patient est très échauffé (calefactus) et désire beaucoup boire de l'eau, on lui donnera des aliments acides, seuls ou avec du beurre, il sucera des Pommes acides, et des graines acéteuses; il usera de légumes froids. Les « glandes » mangées crues ou cuites sont utiles; de même les cervelles de poules bouillies conviennent à tout homme empoisonné par un venin, soit appliquées extérieurement, soit prises en potion; elles augmentent l'intelligence et la science; il en est de même du jus de Pigeons par ses propriétés. Il convient aussi aux personnes envenimées de manger des écorces de Limon et de prendre du bouillon (brodium) d'une décoction de ses feuilles; à tous ces aliments on mélangera beaucoup de sel, parce que ce dernier consume le venin; on y mêlera de même du vin; on évitera toutes les viandes, surtout celles de volailles; comme boisson, on prendra du lait fraîchement trait ou du vin, autant qu'on en pourra supporter.

Le *régime particulier* pour ceux qui ont été *mordus par un chien enragé* consiste, suivant maître Guillaume de Salicet, à suivre jusqu'au troisième jour un régime sévère et froid, prendre par exemple du suc de farine d'Orge, de l'eau d'Orge, de Prunes et de l'eau froide avec de la mie de pain; à manger ensuite des poulets au Verjus, des œufs à la coque, etc., jusqu'au 40e jour; à prendre avec les aliments la poudre dont voici la recette : Rp. *Cinnamome 3 onces, Cardamome 1/2 once, Safran 1 once*, et à user de vin blanc avec deux fois sa quantité d'eau. Ce régime paraît fort rationnel; toutefois, suivant Rabbi Moyse et quelques autres auteurs, le régime doit rester le même du commencement à la fin et il doit consister en les aliments prescrits dans le paragraphe général, sauf pour le sel dont on ne prendra qu'une modique quantité. A ces malades conviendront également des bouillons de petits oiseaux des champs sauf de Pigeons, des Choux appropriés, de la viande et du bouillon d'Écrevisses des ruisseaux. Leur conviennent également beaucoup les aliments suivants qui sont à la fois des mets et des remèdes ; ils mangeront de l'Ail et des Oignons crus ou cuits souvent mais non pas tous les jours, et des poissons salés. Ils s'humecteront le plus qu'il sera possible, en humant par exemple de l'eau de poulet, et s'ils prennent la peur de l'eau qu'on appelle hydrophobie, ils boiront de l'eau dans laquelle on a éteint un fer rouge et mêlée de moitié de vin, et de l'eau simple, si on peut leur en offrir; s'il faut lier le patient, on lui mettra un emplâtre de médicaments froids sur l'estomac. Du reste ces hydrophobes n'en réchappent guère.

III. Explications sur ce qui précède et ce qui y touche.

Il faut noter 24 points.

I. A propos de l'introduction de ce chapitre, là où il est dit que quelques-uns croient que les lésions de ce genre sont des plaies en tant que plaies, il faut noter que c'est une erreur; en effet, la définition de la plaie (vulnus) précédemment donnée dans les explications préalables générales au commencement du 2e Traité, au notable IV, ne leur convient point. Voici cette définition : une blessure est une plaie (vulnus est plaga) récente dans un membre non dyscrasié; or comme dans ces lésions, au moment même où elles se produisent, il s'introduit dans le lieu blessé une dyscrasie qui n'est ni une vraie ni une simple dyscrasie, mais une corruption intense, tantôt intermédiaire entre la simple dyscrasie et l'envenimation, tantôt une pure venimosité ou venin, comme dans la morsure du chien enragé et dans la piqûre du scorpion, — cela montre que ce ne sont pas de simples plaies, et cependant ce sont des solutions de continuité extérieures; *il en résulte donc que ce sont des ulcères.* C'est pourquoi ce chapitre doit être placé dans cette *doctrine* du traitement des ulcères et doit suivre immédiatement le précédent chapitre qui renfermait le traitement général des ulcères. En effet, suivant le Philosophe, la méthode de connaissance qui va du général au particulier, est innée en nous, en sorte qu'on connaît d'abord l'homme, ensuite tel homme. Et ce chapitre devait précéder ceux qui traitent des cancers et de la fistule, parce que si on commet une erreur dans le traitement de ces lésions, elles deviendront des cancers ou des fistules, tandis que la réciproque n'est pas vraie, ou bien le malade mourra. — Puisqu'il en est ainsi, et qu'il faut, lorsque le traitement de ces lésions est insuffisant, recourir quelquefois aux traitements du cancer et de la fistule, tandis que l'inverse n'a pas lieu, ce chapitre devait donc précéder ceux qui suivent.

II. *Le venin se traite de cinq manières :* 1° en détruisant son acuité; 2° en résolvant ou en extrayant sa substance; 3° en l'expulsant; 4° en lui opposant une substance de qualité contraire, telle que l'Ail, le Vin, de l'Assa chez celui qui a été piqué par un scorpion; 5° en lui résistant, afin qu'il ne pénètre pas jusqu'au cœur, comme résiste la Thériaque.

III. Celui qui a le cœur chaud est plus vite infecté et tué par le venin que celui qui a le cœur froid, parce que celui qui a le cœur chaud a les veines et les artères larges, tandis que celui qui a le cœur froid les a étroites; c'est la raison pour laquelle le venin parvient plus rapidement au cœur chaud.

IV. En outre, le venin chaud est plus mauvais que le froid parce qu'il pénètre plus rapidement; mais une fois parvenu au cœur, le froid est plus mauvais que le chaud parce qu'il s'attache plus fortement et est plus contraire aux principes de la vie; cette opinion est empruntée à Avicenne (liv. IV, f. 6, doctr. 1, chap. 2, intitulé DES TRAITEMENTS DES VENINS).

V. Selon Averrhoès, dans son livre *De la Thériaque*, les médecines qui délivrent des venins sont intermédiaires entre les médecines, le corps et les venins; aussi la Thériaque ne convient-elle pas aux corps tempérés ni à tous les corps altérés, mais seulement aux grands corps et non pas à tous, mais à ceux seulement qui sont altérés par les humeurs et encore pas à tous, mais à ceux qui sont altérés par le flegme et la mélancolie. Car à ceux qui sont altérés par le sang ou la bile, la Thériaque ne convient pas, à moins qu'ils ne s'éloignent considérablement des conditions naturelles. Partout et toujours il faut employer la Thériaque avec la plus grande prudence; dans les fièvres on en suspendra complètement l'emploi.

VI. Au sujet du *traitement préventif* notons que les serpents fuient la maison où l'on a fait des fumigations avec de la corne de Cerf ou de Chevreau, des sabots de Chèvres, du Soufre, des cheveux humains, du Galbanum ou du Sérapinum, et que la Moutarde ou le Tribule broyés introduits dans leurs trous les mettent en fuite.

Les *rats* s'enfuient si on suspend une clochette au cou de l'un d'eux qui court ainsi au milieu des autres; ils deviennent enragés si on coud l'anus à l'un qui courra au milieu des autres; il deviendra d'abord enragé, puis mordra les autres qui deviendront enragés à leur tour [1]; on les tue en broyant de la graine de Cataputia, que l'on mélange avec du fromage mou ou de la pâte et qu'on leur fait manger. — Les *souris* quittent la maison dans laquelle on fait des fumigations de Calament, et on dit qu'elles s'enfuient lorsqu'on en attache une par le pied avec un fil au milieu de la maison, ou si on écorche la face à l'une d'elles, ou qu'on lui suspende au cou une clochette, ou qu'on lui coupe la queue, ou qu'on châtre un mâle. Pour les tuer, on remplira leurs trous de cendres de

1. Ce passage manque dans le manuscrit 1487. Ces notes sur les rats et les souris varient un peu, selon les manuscrits, mais il est inutile de s'arrêter à ces divergences, vu le sujet, sur lequel les copistes, etc., ont pu amplifier.

Chêne par le contact desquelles elles deviennent galeuses (scabiosae) et meurent. — La *belette* fuit l'odeur de la Rue; la *taupe* meurt si on ferme tous ses trous sauf un qui soit du côté du vent, dans lequel on brûle une Noix vidée et remplie de Soufre ou de Cèdre, c'est-à-dire de Poix. — Les *fourmis* s'enfuient si on met dans leurs dédales de l'Alkitran ou du Soufre, de l'Assa fœtida ou du Fiel de taureau, ou si on dépose dessus du Soufre avec de l'Origan, de la Cendre de coquillages ou de la Cendre ordinaire. On enivre les *puces* en mettant où elles se trouvent de l'herbe de Cantharide ou Pulicaire; elles s'enfuient si on met de la Persicaire qu'on appelle vulgairement en français « Culrage », ou des feuilles de Néflier; si on lave un chien avec le suc de feuilles de Costus broyées dans de l'eau, il n'en aura plus une le lendemain. Les deux derniers moyens ont été éprouvés. De l'eau de décoction de Rue, de Tribule, de Laurier-rose, d'Absinthe, de Coloquinte, ou de Nielle, tout cela mis sur les puces (aspera) les tue.

Les *cimices* (punaises), qui sont des animaux puants, rouges, ronds et plats qui habitent dans les vieilles fentes des vieilles maisons et qu'on appelle en français vulgaire « punaises », sont tuées par la fumée de Paille, de bouse de vache, de Roseau ou de Nielle [1]; les *abeilles* fuient celui qui mange de l'Ail ou dont la bouche a de l'odeur, ou qui a palpé la Marjolaine, et elles ne piquent pas celui qui a enduit ses mains et son visage de suc d'Ortie morte, de Mauve ou de Mélisse que nos paysans appellent Piment. Les *guêpes* s'enfuient si on fait des fumigations de Soufre ou d'Orpiment citrin ou d'Oliban; l'eau de décoction d'Ellébore noire ou l'Orpiment citrin en poudre donnés avec du lait les tuent, ainsi que les mouches, et elles ne blessent pas celui qui est enduit de suc d'Althea ou de Mauve et d'huile [2].

VII. A propos du traitement curatif, la *ligature* entre la lésion et le corps, qui doit s'opposer au passage du venin, ne devra pas être légère, parce qu'elle n'arrêterait rien, ni trop forte, parce qu'elle causerait une douleur intolérable, mais moyenne, de façon à arrêter et à ne pas attirer, ni provoquer une douleur insupportable.

VIII. L'onction autour de la ligature se fait avec de la Thériaque également, afin d'empêcher le passage du venin, parce que le venin fuit toujours devant la Thériaque.

IX. Le lavage de la bouche et l'onction des lèvres se fait, quand on pratique une *succion*, pour qu'il n'y reste pas quelque peu de venin.

---

1. Le manuscrit 2030 ajoute : « De poues, poues sont destruis planement de safisagre avec vin aigre ou poignement de stafisagre et huile d'olive ou autre grece ».

2. Ed. 1892 : « nec laedunt cum eo »; manuscrit 1487 : « nec ledunt eum qui unctus est succo altee aut malve cum oleo ».

Pour la même raison celui qui suce ne doit avoir ni dent creusée ni ulcère dans la bouche.

X. Celui qui sucera doit se remplir l'estomac d'Ail et d'autres aliments de ce genre, pour que si une partie du venin venait à pénétrer dans cet organe il ne descendît pas jusqu'au fond et n'y adhérât pas, mais fût vomi plus aisément; il sera à jeun, afin de sucer plus fortement, etc.; faite par un homme à jeun, la succion est meilleure pour le malade, plus dangereuse pour l'opérateur; c'est le contraire, si elle est faite par un homme repu.

XI. Une manière de *faire adhérer les sangsues* est de laver la place avec de l'eau chaude, ensuite de scarifier, de laver encore une fois et enfin d'oindre la place d'un peu de sang pur d'homme, d'agneau ou de pigeon.

XII. Une fois les accidents calmés, on *empêchera le sommeil* parce qu'il appellerait les esprits et le venin du lieu de la lésion vers les organes internes et principaux, ce qui va contre les règles générales susdites et causerait la mort du patient.

XIII. Au début, la transpiration, le bain, etc., conviennent parce qu'ils attirent au dehors, tandis que la saignée, les purgations et autres moyens de ce genre sont nuisibles parce qu'ils attirent à l'intérieur, font pénétrer plus profondément le venin et le détournent de la lésion externe vers les organes internes. Une fois qu'on a extrait comme on le doit ce qu'on peut du venin, la transpiration et les bains sont nuisibles, sauf à la fin; en revanche la saignée et les purgations, etc., sont utiles.

XIV. Quand on agrandit un ulcère, *l'incision doit précéder le cautère* pour que le sang infecté s'écoule; le cautère doit venir ensuite pour corriger le reliquat de l'infection et rétablir la complexion du membre, etc.

XV. On dit parfois que le *basilic* tue les hommes, etc., par son regard seul, c'est-à-dire par l'infection de l'air seulement, sans contact corporel, et en outre que la salive d'un homme à jeun tue le basilic et que celui-ci meurt s'il voit sa propre image dans un miroir.

XVI. Au sujet du chapitre précédent, il s'élève bien des doutes. Ainsi l'*immersion dans les eaux de la mer* guérit-elle les morsures ou les piqûres des serpents, des scorpions, etc., comme elle guérit les morsures de chien enragé, et l'eau artificiellement salée a-t-elle le même effet que l'eau de mer, et l'eau de la mer Orientale ou Méridionale (la Méditerranée) qui n'a ni flux ni reflux comme la mer Occidentale, a-t-elle les mêmes propriétés? Chez les riverains de cette mer une telle pratique est inconnue. Toutes ces questions et d'autres semblables restent à rechercher par les médecins.

XVII. Un homme mordu par un chien enragé ne doit jamais voir son urine, parce qu'il y voit comme des lambeaux de chair, et si on le saigne qu'il ne voie pas non plus son sang, parce qu'il y apercevrait des viscères de chien pour la raison qu'on dira tout à l'heure.

XVIII. Quand ceux qui ont été mordus par un chien enragé prennent la terreur de l'eau qu'on appelle *hydrophobie*, ou craignent le bruit de l'eau, alors ils ont très peu ou point de chance de guérison. Aussi, quand ils se plaignent d'avoir très soif, il faut leur faire prendre furtivement de l'eau avec un tuyau; ils ne doivent voir ni peintures ni miroir ni vitre, mais être dirigés tout à fait comme les maniaques et les mélancoliques.

XIX. La raison pour laquelle les hydrophobes ont horreur de l'eau, c'est qu'ils sont intérieurement immondes et corrompus; aussi quand ils voient de l'eau, leur imagination s'égare et ils croient voir dans l'eau ce qu'ils ont dans leur intérieur. Si on leur demande pourquoi ils ont horreur de l'eau, ils répondent qu'elle est pleine d'intestins et de viscères de chien et que c'est avec raison qu'on a horreur de ces choses; ainsi le peu de raison qui est en eux leur fait avoir l'horreur de l'eau par suite du dérangement de leur imagination.

XX. Il paraît plus qu'étonnant qu'un homme devienne *hydrophobe sans une morsure quelconque*, une lésion ou une cause externe, comme je l'ai vu à Paris chez l'épicier de l'archevêque de Narbonne qui devint hydrophobe et mourut d'hydrophobie dans l'espace de huit jours sans cause extérieure. Fort étonné, je me suis empressé d'en demander la cause à tous les auteurs de médecine que je savais avoir parlé de cette affection; je n'en ai trouvé aucun qui répondît à ma question. Cependant fatigué, j'eus recours aux *Pratiques* et j'ai trouvé que Bartholomeus, dans sa *Pratique médicale*, dit au chapitre de l'HYDROPHOBIE que cette maladie résulte quelquefois d'une infection de l'air causée par des exhalaisons de cadavres; si quelqu'un aspire en passant ces exhalaisons, il devient prédisposé à l'hydrophobie; en sorte que, vu l'absence d'autres causes, j'ai conclu que ce fut le cas pour cet homme.

XXI. Les auteurs et les *Pratiques de médecine* discutent plus complètement et mieux cette matière, tels Avicenne (au IVe livre du *Canon*, f. 6, chap. 3, Du RÉGIME DANS LES MORSURES ET LES PIQÛRES VENIMEUSES), Razès (liv. VIII à Almansor), Rabbi Moyse (dans son *Traité des venins*), et Haly (au IVe discours de la 2e partie de son livre *De regali dispositione*).

CHAPITRE TROISIÈME

Du traitement des fistules.

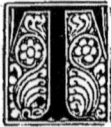

Trois choses sont à considérer en général : 1° la description des fistules; 2° leur traitement; 3° l'éclaircissement des points obscurs.

I. Description des fistules. Elle renferme quatre points, car la fistule peut être déterminée de quatre manières, soit : 1° par définition ou description; 2° par ses variétés, celles seulement qui créent dans le traitement difficulté ou diversité; 3° par ses causes propres; 4° par ses symptômes généraux et ses signes particuliers et distinctifs.

Explication du mot. La maladie appelée par les laïques *fistule* à la ressemblance de l'instrument nommé « fistule », dont les bergers s'accompagnent en chantant, est appelée par les Arabes, par Avicenne par exemple « assucati », c'est-à-dire « penne d'oiseau »; ils l'appellent aussi « garab » ou ce qui est la même chose « algarab », avec « al » qui chez eux est l'article; avec ou sans l'article, ce mot signifie Canne ou gros Roseau.

Définition. La fistule est un ulcère profond à orifice étroit, au fond tantôt large, tantôt étroit, et qui présente intérieurement sur son pourtour une dureté calleuse semblable à une penne d'oiseau ou à un Roseau.

Variétés des fistules. Les unes sont curables, les autres ne le sont pas. Parmi celles qui sont guérissables, il en est dont le traitement est utile au malade, d'autres dont la guérison serait inutile et dangereuse; en outre, l'une sera récente, une autre moyenne, une autre très ancienne; l'une superficielle, une autre intercutanée, une autre enfin profonde; une dans un membre noble, une autre à côté d'eux, une autre loin d'un membre noble; l'une dans un membre très sensible, l'autre dans un membre peu ou médiocrement sensible; l'une dans la profondeur des articulations, l'autre à la surface, l'autre loin des articulations; l'une dans la chair, l'autre dans un nerf, une autre dans un os; l'une chez un malade fort et robuste, l'autre sur un malade faible ou délicat; celle-ci dans un corps ou un membre de complexion normale, celle-là dans un membre dont la complexion a dévié; l'une émet beaucoup d'humidité, l'autre peu; l'une n'a qu'un orifice, l'autre en a deux ou davantage, et parmi ces deux espèces l'une présentera une cavité unique, tandis que l'autre en aura deux ou davantage; et parmi ces cavités, tantôt une ou toutes seront droites, tantôt elles seront tortueuses, etc. Toutes ces variétés et chacune de leurs parties, les conditions et les diverses parti-

cularités des fistules seront facilement reconnues par un chirurgien qui a
de l'art et de l'expérience [1]; dans ce cas, les informations et les indices
donnés par le malade le guideront beaucoup.

Causes des fistules. Les unes sont des causes matérielles, les autres
des causes prédisposantes. Ces dernières sont les mêmes que celles qu'on
a données pour les ulcères, puisqu'il n'y a pas de fistule qui n'ait été
auparavant un ulcère. Cependant, outre ces causes des ulcères, il y en
a quelques-unes, qui sont spéciales aux fistules, ainsi qu'il a été dit
dans le traitement des ulcères. Tout ulcère une fois rempli de chair
s'ouvre facilement et se referme de même; il est ainsi sur la voie pour
devenir une fistule, comme le dit Avicenne (liv. I, f. 4, doct. 4, chap. xxix,
DE MEDICATIONIBUS SOLUTIONIS CONTINUITATIS ET SPECIERUM ULCERUM). De même,
tout ulcère dont on extrait violemment un os, avant que la Nature ait
suffisamment opéré sur lui, donne lieu le plus souvent à une fistule, comme
le dit Avicenne (l. IV, f. 4, doctr. 4, au chapitre où il est question des
esquilles d'os qui restent dans les ulcères sordides, etc.).

Symptômes. Trois points : A. Symptômes communs à toutes les fistules
en général; B. Symptômes communs aux fistules nerveuses et osseuses
seulement; C. Symptômes particuliers et distinctifs des fistules charnues,
nerveuses et osseuses. — A. Un certain nombre de *symptômes généraux*
ont été suffisamment indiqués par les différences spécifiques données
dans la définition de la fistule; il y a en outre un autre signe certain pour
reconnaître les fistules, c'est l'expérience que donne l'observation aux
hommes experts, laquelle ne trompe pas. — B. Les symptômes généraux
qui indiquent si la fistule est dans les nerfs ou les os, sont au nombre
de deux : 1° la présomption exacte, si nous voyons par exemple que la
fistule est près de ces organes et très profonde, nous présumons qu'elle
les atteint, d'autant plus que par l'anatomie on connaît la situation des os
et des nerfs; 2° nous savons par les indications du malade si la fistule est
ancienne et, si elle l'est, nous présumerons qu'elle a pénétré jusqu'à ces
organes. — C. *Symptômes plus spéciaux,* distinguant entre les diverses
espèces de fistules, charnue, nerveuse ou osseuse. — Les symptômes de
la *fistule charnue* sont au nombre de quatre : 1° si elle est récente, c'est
un signe qu'elle ne pénètre que dans la chair; 2° la fistule n'est pas
très douloureuse; 3° la suppuration est très visqueuse, épaisse, trouble
et crue; 4° en sondant sa cavité avec un instrument moyennement dur,
on ne fait pas beaucoup souffrir le malade. — Les symptômes de la
fistule nerveuse sont au nombre de quatre : 1° si la fistule est un peu
ancienne, date par exemple d'une demi-année et est dans un lieu peu
charnu, nous présumons qu'elle a pénétré jusqu'aux nerfs; 2° si elle est

1. « Cyrurgicus artificialis et expertus. »

très douloureuse; 3° si la suppuration est très subtile, ténue, fétide et tendant au noir; 4° si en sondant la cavité, on cause une vive douleur.

— Les symptômes de la *fistule osseuse* sont au nombre de quatre : 1° si la fistule est très ancienne, d'un an et plus, nous croirons qu'elle a pénétré jusqu'à l'os, et cela plus tôt ou plus tard selon que le lieu est plus ou moins charnu et selon qu'elle se trouve dans un membre ou chez un individu plus ou moins ferme ou maigre; 2° une preuve qu'elle est sur l'os c'est qu'elle n'est pas sensible, ce qui est vrai pour l'os, car les poils et les os ne sentent pas; elle sera donc insensible au fond, qu'on la sonde ou non, mais elle sera nettement sensible sur les côtés; 3° la suppuration est presque subtile, de couleur citrine et répand peu d'odeur; 4° quand on sonde facilement sans douleur et sans qu'il coule de sang, la taste arrive facilement jusqu'à l'os, et le trouve rugueux et comme corrodé; elle y adhère et ne peut glisser, tandis que sur un os sain il n'y a pas d'aspérité, l'extrémité de la taste n'y adhère pas, mais glisse à sa surface.

II. Traitement des fistules. Il se divise en trois : 1° traitement préservatif; 2° curatif; 3° palliatif.

Traitement préservatif. Il faut noter que c'est le même que le traitement préservatif et curatif des ulcères, puisque si on traitait régulièrement tous les ulcères, il n'y aurait pas de fistules; en effet, aucune solution de continuité n'a à son début la partie interne de ses lèvres calleuse et indurée; aussi aucune solution de continuité n'est-elle à son origine une vraie fistule.

Traitement curatif. Trois points : 1° traitement général; 2° traitement spécial et manière particulière d'opérer dans les différentes espèces de fistules; 3° potions à ordonner.

1° A propos du traitement général il faut savoir que celui qui veut posséder une doctrine complète du traitement des fistules, doit recourir aux règles générales données plus haut pour le traitement des ulcères; il y prendra celles qu'il trouvera utiles à cet art; il serait trop long de les répéter. Outre ces règles, on prescrit pour le seul traitement des *fistules*, *dix-neuf règles générales*. — 1re *règle* : Dans le traitement de toute fistule ancienne, qui date par exemple d'une année ou environ, il est nécessaire de purger le corps tout entier selon le conseil de la médecine et suivant ce qu'exige l'humeur peccante. — 2e *règle* : Une fistule plus profonde est plus difficile à guérir que les autres, toutes choses égales, parce qu'on y introduit moins facilement ce qu'il faut y introduire, et qu'on en extrait plus difficilement ce qu'il en faut extraire. Pour les mêmes raisons, la fistule qui présente une cavité tortueuse et qui est chez un sujet délicat, offrira plus de difficultés. — 3e *règle* : Une fistule plus ancienne se guérit plus difficilement, toutes choses égales, parce qu'avec le temps elle s'est indurée et que la région s'est altérée davantage. — *4ᵉ règle* : Toute fistule est d'un traitement difficile, parce qu'il faut d'abord que toute la partie superficielle intérieure calleuse soit enlevée avec le rasoir, ou par le feu ou un médicament caustique ; sans cela, en effet, les parties latérales des fistules ne peuvent s'incarner ni se réunir à cause de leur dureté. — *5ᵉ règle* : La fistule qui siège dans un membre noble ou auprès, dans un membre très sensible, dans la cavité des articulations, dans les os ou les nerfs, ou dans un corps ou un membre de mauvaise complexion, qui émet plus d'humidité, qui a deux ou plusieurs cavités, est, toutes choses égales d'ailleurs, plus difficile à guérir, de même que la fistule dont l'orifice est plus étroit. Les causes sont faciles à voir pour qui observe avec soin. — *6ᵉ règle* : La fistule qui est moins douloureuse tout en étant profonde, comme la fistule des os, des ligaments et autres organes insensibles, est, toutes choses égales, plus difficile à guérir. — *7ᵉ règle* : Depuis le début du traitement d'une fistule quelconque jusqu'au moment où elle est remplie de chair, on maintiendra autour d'elle quelque défensif, surtout du côté de l'afflux des humeurs, ainsi qu'on l'a montré pour les ulcères. — *8ᵉ règle* : Toutes les fois qu'on mettra dans les fistules quelque médicament douloureux ou qu'on y fera quelque opération douloureuse, on recouvrira les parties voisines extérieures de quelque médicament froid qui réprime et soutienne le membre et on fera, pour empêcher l'afflux des humeurs vers la fistule, tout ce qu'ordonne l'art. — *9ᵉ règle* : Une fois que le feu, le cautère ou la médecine caustique ont accompli leur œuvre dans la fistule, on maintiendra à l'intérieur, dessus et autour, une médecine répercussive froide, jusqu'à ce que l'ardeur de la brûlure soit apaisée ; il faut alors appliquer des médicaments suppuratifs jusqu'à ce que l'escarre de la partie corrodée se sépare et tombe. — *10ᵉ règle* : toutes les fois que dans les fistules il se forme une escarre à la suite d'un cautère ou d'un corrosif, on la laissera se putréfier ou tomber d'elle-même et on ne l'enlèvera pas avec violence, parce que si on le faisait, les orifices des veines resteraient béants et découverts et le sang s'échapperait violemment. — *11ᵉ règle* : Aussi longtemps que la douleur persiste dans une fistule à la suite d'une opération violente, ou pour une autre cause, on continuera en dedans, en dehors et autour, l'emploi des mitigatifs et des défensifs, sans recourir à d'autres moyens. — *12ᵉ règle* : Une fois l'escarre tombée, la douleur et la chaleur apaisées, s'il y en a eu, on suspendra les répercussifs et les mitigatifs froids ainsi que les suppuratifs, et dès lors, une fois la fistule pansée et remplie des médicaments convenables, on étendra un mondificatif composé de miel et de substances de ce genre sur un morceau de fine toile de lin, et on l'appliquera à chaque pansement sur la fistule sans interruption jusqu'à ce que toute sa cavité soit remplie

de la chair voulue; on suspendra alors tout mondificatif. — 13° *règle* :
La manière générale et spéciale de bander, d'appareiller le membre et
d'appliquer les topiques, telle qu'elle a été donnée au premier chapitre
de ce Traité pour les ulcères profonds, devra être suivie dans le traitement des fistules en tout et partout. — 14° *règle* : Les fistules qui sont
dans les membres nobles, débiles ou délicats, dans les nerfs et les lieux
nerveux, ou dans leur voisinage, etc., ne supportent pas les remèdes
violents et corrosifs; c'est pourquoi on n'en appliquera pas ou on les
atténuera auparavant. — 15° *règle* : Les fistules qui pénètrent au fond
de l'oreille, dans les cavités de la poitrine ou du ventre ou dans les voies
urinaires, etc., ne supportent aucun corrosif. — 16° *règle* : Bien que,
de certaines fistules, on extraie parfois avec avantage des os ou des fragments et des esquilles d'os, le chirurgien ne tentera pas d'extraire de
grands os, tels que ceux de la cuisse ou de la jambe, ou des os fortement adhérents, tels que ceux de la mâchoire. — 17° *règle* : Le
régime d'un homme qui souffre d'une fistule doit, dans les six choses non
naturelles et dans les potions, être très dessiccatif, consomptif des
superfluités déjà engendrées et préservatif de nouvelles superfluités. —
18° *règle* : Après la purgation générale et particulière du malade et la
complète mondification de la fistule, s'il y a lieu, il convient d'ordonner
des potions appropriées ou dessiccatives. — 19° *règle* : Tous les remèdes
qui, par leurs propriétés ou d'après l'expérience, passent, suivant les
auteurs, pour guérir les vraies fistules, comme la racine de Scolopendre
indiquée par Avicenne (l. IV, f. 4, doctr. 3, chapitre DE CURA FISTULARUM
ET CORIORUM, QUÆ NON CONGLUTINANTUR [1]), sont de peu ou point d'effet,
quoi qu'en disent les auteurs, à moins qu'ils ne soient comburants en
acte ou en puissance; ils conviennent cependant aux ulcères profonds,
que les anciens auteurs et praticiens ont coutume d'appeler fistules.

2° *Manière d'opérer dans les cas particuliers.* De la définition donnée
plus haut avec ses explications, des variétés, causes, symptômes et règles
générales qu'on a formulées avec les conséquences qui en résultent, les
chirurgiens instruits pourront déduire presque entièrement la manière
d'opérer régulièrement dans les cas particuliers, laquelle consiste en trois
choses : 1° les purgations générales et particulières ; 2° la diète et le
régime du malade atteint de fistule; 3° les topiques et la manière de les
appliquer et d'opérer.

Les manières de purger en général et en particulier et d'ordonner la
diète du malade ainsi que son régime, sont celles qui ont été indiquées au chapitre DU TRAITEMENT DES ULCÈRES PROFONDS. — Les *topiques*
sont nombreux : les uns sont simples, les autres composés, et parmi

1. V. la note de la p. 408.

ceux-ci, il en est de défensifs, de répercussifs, de sédatifs, d'autres qui élargissent sans corrosion, avec corrosion, en rompant (rumpendo), en incisant, en cautérisant; il y en a de réfrigérants, de suppuratifs, de mondificatifs, de dessiccatifs, de régénératifs, de consolidatifs; de tous ces topiques les uns sont faibles, d'autres moyens, d'autres très forts. Tous ou plusieurs d'entre eux peuvent être appliqués sous la forme d'onguent, d'emplâtre, de poudre, de lotion, etc.; on en a déjà donné quelques-uns au chapitre X de la Ire Doctrine du IIe Traité, *Des médicaments qui conviennent au traitement de certaines plaies*, etc., d'autres, dans le même Traité, Doctr. II, chap. I, *Du Traitement des ulcères*, d'autres enfin seront indiqués dans l'*Antidotaire*. Néanmoins, il n'est pas possible d'exposer dans des règles déterminées la quantité des remèdes qu'on peut employer, la manière de les appliquer et de faire le bandage, comme le dit Galien (au l. III du *Megatechni*, chap. III, vers le milieu); mais le chirurgien qui a de l'art et de l'expérience les ordonnera parfaitement ici ou là en se laissant guider par l'art, par son expérience et par les circonstances particulières.

La *manière d'appliquer ces topiques et d'opérer* renferme sept intentions : 1° si la fistule a un orifice étroit, on l'élargira avec des tentes de moelle de Sureau, de racine de Gentiane ou d'Eponge serrée, employées avec art; si ces moyens ne suffisent pas, on élargira autant qu'il sera nécessaire avec l'incisoir, le cautère, un ruptoir ou des corrosifs. La manière d'élargir par une incision ou un cautère a été suffisamment exposée dans le traitement des ulcères profonds. La manière d'élargir avec des corrosifs consiste à appliquer, en quantité convenable, celui qui convient au but. Nous traiterons dans l'*Antidotaire* de tous les corrosifs dont nous avons communément besoin dans toute la chirurgie; — 2° une fois l'orifice élargi, s'il était étroit, on enlèvera toutes les callosités intérieures de part et d'autre. Cela peut se faire de trois façons : en incisant, en cautérisant ou en corrodant; on agit de la même manière que pour l'élargissement de l'orifice. Si on enlève avec le cautère, un corrosif ou un ruptoir, on appliquera immédiatement des remèdes froids qui calment la brûlure; une fois qu'elle sera calmée, on provoquera la chute de l'escarre avec des suppuratifs; — 3° une fois l'escarre enlevée, on mondifiera toute la fistule, parce qu'elle ne guérirait pas sans cela et si elle semblait être guérie, elle récidiverait. Cette mondification se pratique avec des médecines de miel et d'autres substances du même genre, avec des emplâtres, onguents, ablutions, etc., usités dans ce cas, dont on a indiqué le mode d'emploi dans le traitement des ulcères profonds; — 4° on desséchera après la mondification; — 5° on reformera de la chair; — 6° on cicatricera; — 7° on fera le bandage comme il a été dit pour les ulcères profonds.

3° Les *Potions* qui conviennent dans le traitement des fistules sont : le suc de Bryone sec, pulvérisé, mélangé avec du miel ; on en donne une fois par semaine la quantité d'une noix avec du vin ; de même se prennent en potion le suc ou la décoction de Gentiane, ou Rp. *Feuilles d'Aigremoine, d'Olivier, de Cétérac, de chacun une poignée ; on les coupe très fin et on les macère dans du vin blanc ;* on en boit un verre (cyphus) tous les jours à l'aurore ; on continuera cette potion ainsi que les autres depuis le début de la cure jusqu'à la fin. Cette dernière potion est éprouvée.

Traitement palliatif. Il faut noter qu'il est utile dans trois cas : 1° Quand la fistule est tout à fait incurable, comme celle qui atteint les voies urinaires, la moelle des grands os, de l'humérus ou de la cuisse, ou pénètre jusqu'aux os maxillaires supérieurs qui s'enfoncent très profondément vers le cerveau. — Dans le 2ᵉ cas, la fistule est guérissable en elle-même, mais si on la guérissait il en résulterait une maladie plus grave, comme c'est le cas pour la fistule qui atteint le rectum en passant au-dessus des muscles qui séparent les fèces qui sortent ; si on la guérissait, il en résulterait une sortie involontaire des matières fécales. Il en est de même pour la fistule de l'anus qui provient d'anciennes hémorroïdes ; si on la guérissait, le patient deviendrait maniaque ou hydropique, etc., ainsi que le dit Hippocrate (à *l'Aphorisme* de la 6ᵉ partie : « hemorrhoidas sananti antiquas, etc. »). — 3ᵉ cas. Quand le patient ne veut pas être guéri parce qu'il redoute la douleur.

Ce traitement se fait avec quatre choses : 1° la purgation particulière et générale ; 2° la diète et un régime approprié dans les six choses non naturelles ; 3° les potions ; 4° les topiques. — Les purgations et le régime sont ceux qui ont été dits dans le traitement des ulcères profonds. — Les potions énumérées plus haut dans le traitement curatif suffisent dans le traitement palliatif. — Les topiques sont de trois espèces : emplâtres, ablutions et défensifs.—L'emplâtre sera un mondificatif composé de Miel, de farine de Froment, de suc d'Ache ; il est employé très fréquemment et sera décrit dans l'*Antidotaire* ; on peut y ajouter de la Myrrhe, de la Sarcocolle, de l'Aloès, etc. Les ablutions sont celles qui ont été indiquées dans le traitement de l'ulcère virulent ; on peut y ajouter aussi de la Myrrhe, etc. Le défensif sera celui dont il est question dans le traitement de l'ulcère virulent.

III. EXPLICATIONS. Douze choses à noter sur ce qui précède :

I. La fistule a le plus souvent un orifice étroit et un fond large, en cela elle ressemble à l'ulcère profond, caverneux ou caché, ce qui est la même chose ; mais elle en diffère en ce que dans toute fistule véritable la cavité est entourée d'un revêtement calleux semblable à une plume d'oiseau ou à un roseau, tandis qu'aucun ulcère ne présente cette dureté calleuse, mais seulement de la chair molle. Tous les chirurgiens qui ignorent cette différence, comme Roger, Roland et les autres Salernitains, se trompent dans leurs opérations, puisqu'en opérant sur un ulcère creux, ils croient opérer sur une fistule; ils y introduisent alors un corrosif violent, et l'ulcère devient corrosif par suite de la violence du médicament; parfois il se ronge lui-même; de même ils introduisent dans des fistules calleuses des médicaments faibles qui conviennent aux ulcères, mais n'ont aucun effet sur les fistules à cause de leur faiblesse.

II. Pour le vulgaire et les chirurgiens de la campagne [1] tout ulcère, plaie, apostème et fistule dont la cure se prolonge, est le *mal de saint Éloi*; si on leur oppose que parmi ces malades l'un guérit en faisant un pèlerinage à saint Éloi, le second ne guérit pas, ils répondent que s'il ne guérit pas, c'est par la seule faute du malade qui n'a pas fait son pèlerinage en bonne dévotion, ou bien que ce n'était pas le mal du saint quoi qu'il parût. Ce saint est tellement en faveur auprès du peuple qu'ils l'excusent ainsi, et que le peuple pousse à son pèlerinage non seulement ceux qui ont des ulcères et des fistules, mais encore ceux qui souffrent de plaies et d'apostèmes qui ne sont pas encore aptes à guérir ni ouverts, et non seulement les hommes, mais même les moutons, les bœufs et toute espèce de quadrupèdes; le peuple prétend qu'il les guérit tous indifféremment.

III. Le vulgaire prétend et croit qu'avant la béatification de saint Éloi cette maladie n'existait pas, ce qui est faux, ainsi qu'il ressort d'auteurs de médecine qui la désignent sous le nom de « fistule » et qui ont écrit avant la naissance de saint Éloi. Si ce que le peuple dit était vrai, il eût mieux valu pour nous que ce saint n'eût pas existé, plutôt que cette nouvelle maladie se déclarât à la suite de sa béatification.

IV. La fistule a reçu à l'origine le nom de mal de saint Éloi parce que à l'époque de la béatification de ce saint plusieurs personnes qui se rendirent à son tombeau furent guéries de plusieurs maladies. Comme le plus souvent le mal en question provient d'humeurs froides, crues et non digérées, par le fait du pèlerinage les dites humeurs étaient consumées, et ceux qui souffraient de ce mal guérissaient en plus grand nombre que les autres; c'est pour cela qu'on lui a donné cette dénomination, non que ce saint eût plus de puissance pour guérir cette maladie que d'autres, non plus qu'un autre saint.

V. Comme les chirurgiens ignorants de la campagne, qui n'avaient pas d'excuses pour leurs fautes, voyaient l'extrême confiance du peuple en ce saint, ils prétendirent que dans les plaies et autres maux qu'ils ne pouvaient guérir, était survenu le mal de saint Éloi, et le peuple les

1. « Cyrurgici rurales »; manuscrit 2030 : « Cyrurgiens champestres ».

a crus et les croit encore; il les paie intégralement en les félicitant et ils
abandonnent la cure sans blâme ni dommage. Le peuple ne permet pas en
effet que le chirurgien poursuive le traitement, de peur que saint Éloi ne
s'en irrite; même quand ils croiraient pouvoir être guéris, ils ne laisse-
raient pas le chirurgien opérer davantage; bien plus, ils préfèrent n'être
jamais guéris, disant que le saint leur ayant donné la maladie, il peut les
guérir quand il voudra. Ainsi sous l'ombre de ce saint on a laissé mille
et mille membres se putréfier et se gangrener, qui peut-être eussent été
guéris par les chirurgiens. Puis les Chirurgiens ont fait du mal de saint
Éloi, un refuge pour leurs erreurs, comme les Médecins qui quand ils ne
savent pas rendre raison d'une chose, disent que cela provient d'une
cause spécifique [1]; les Théologiens prétendent là où la raison est insuffisante que c'est un effet de la vertu divine, et les Logiciens affirment
quand ils ne savent pas dénouer une difficulté qu'il y a une fausse conséquence [2].

VI. On croit communément que certains médicaments suspendus au
cou du malade après avoir été recueillis en récitant certaines oraisons, ou
suspendus durant ces oraisons, guérissent les véritables fistules; telles
seraient l'Aigremoine, l'Hypericon et quelques autres. Je ne crois pas
néanmoins qu'une vraie fistule guérisse sans opération manuelle; toutefois certains ulcères guérissent avec ces remèdes; peut-être guériraient-
ils sans cela. On emploiera cependant quelquefois ces choses par prudence, afin que si elles amènent la guérison le chirurgien paraisse avoir
fait merveille, et que si elles ne guérissent pas, il ne paraisse pas avoir
omis quelque contingent et n'ait pas l'air d'avoir transgressé les bornes
de l'art.

VII. Si l'application de corrosifs cause une douleur intolérable qu'il
faille nécessairement apaiser, il faut enlever en premier lieu le corrosif,
puis réchauffer le membre devant le feu ou le baigner dans l'eau chaude.

VIII. La manière d'extraire des os corrompus de quelque plaie que ce
soit a été exposée au chap. 11 de la 1re Doctr. du Traité II intitulé : *Des
obstacles à la guérison des plaies.*

IX. Quand Hippocrate dit (à l'*Aphorisme* de la 6e partie) : « quaecunque
vulnera annua sunt, etc. », il veut parler seulement des plaies profondes
et qui sont près des os, car son Aphorisme serait faux par rapport à
celles qui sont loin des os.

X. Partout où un os est éliminé, il reste nécessairement dans la cica-

1. « Quod hoc fit in tota specie »; manuscrit 2030 : « que ce est fait de toute
lespoisse ».
2. « Quod est ibi fallacia (1487, falsa) consequentis »; — manuscrit 2030 : « que
illuec est fallaste de consequent ».

trice extérieure un creux, des dimensions de l'os expulsé; c'est en effet ce que dit Galien (au IIIᵉ livre du *Megatechni*, chap. I à la fin) et il l'entend seulement de l'expulsion des os chez les adultes; en effet les os expulsés chez les petits enfants se réparent, ainsi qu'il a été déclaré dans les explications préliminaires du chap. I, Doctr. I, Traité II, au *Notable* 6ᵉ.

XI. Les os et leurs esquilles ne doivent jamais être extraits des plaies, ulcères ou fistules avant que la Nature ait longtemps opéré sur eux, qu'elle ait autant que possible été aidée par de faibles attractifs, et que les os se montrent. Alors on les extraira, s'ils ne sortent pas d'eux-mêmes par la marche du temps et peuvent être extraits facilement. Mais si la Nature n'a pas opéré, ne les a pas séparés et montrés, et s'ils ne peuvent être extraits sans grande violence, on les abandonnera. C'est ce que dit Avicenne (l. IV, f. 4, doct. 4, chap. DU TRAITEMENT DE LA SOLUTION DE CONTINUITÉ DES NERFS, à la fin), et il donne pour raison que l'extraction violente des os laisse une fistule et peut ajouter une cause à une cause, parce que la violence de l'opération attire les humeurs vers le lieu. Une autre raison pour laquelle les os ne doivent pas être extraits avant que la Nature ait longtemps opéré sur eux, c'est que parfois elle incarne des esquilles complètement séparées, sur l'incarnation desquelles le chirurgien ne comptait pas. Il est préférable par conséquent de différer, de peur que, comme il arrive souvent aux chirurgiens anciens, on n'extraie des choses qui doivent être laissées et on ne laisse des choses qu'il fallait extraire, et qu'il faudra extraire plus tard par suite de la marche de la lésion. En effet la Nature fait mieux la distinction entre ce qui doit être expulsé et conservé, et une fois qu'elle a ainsi distingué on extraira plus facilement ce qu'il faut.

XII. La manière et l'art d'extraire les os qu'il faut extraire, ont été donnés au chap. 11 de la Iʳᵉ Doctr. du IIᵉ Traité, qui est intitulé DU TRAITEMENT DU SPASME ET DES AUTRES OBSTACLES QUI RETARDENT LE TRAITEMENT HABITUEL DES PLAIES (p. 393). Ils sont de même exposés par Avicenne (l. I, f. 4, chap. 28, intitulé DU TRAITEMENT DE LA SOLUTION DE CONTINUITÉ ET DES ESPÈCES D'ULCÈRES, et l. IV, f. 4, doctr. 4, DU TRAITEMENT DE LA SOLUTION DE CONTINUITÉ DES NERFS); il y décrit admirablement les symptômes de la corruption des os et énumère toutes les maladies qui arrivent aux os, leurs symptômes, leurs traitements et expose fort bien la manière d'extraire les os corrompus.

CHAPITRE QUATRIÈME

Du traitement du cancer ulcéré.

ONT à considérer trois parties principales : 1° la détermination du cancer ulcéré ; 2° son traitement ; 3° les explications.

I. DÉTERMINATION DU CANCER ULCÉRÉ ; six points à noter : 1° ambiguïté du mot « cancer » (cancer) ; 2° définition du cancer non ulcéré ; 3° définition du cancer ulcéré ; 4° variétés du cancer ulcéré ; 5° ses causes ; 6° ses symptômes.

Ambiguïté du mot cancer. Notons, pour ne pas parler de choses inconnues, que sous ce mot de « cancer », si on le prend simplement et en lui-même, on peut entendre, par ce même et unique terme, également c'est-à-dire ambigument, deux choses, le cancer non ulcéré et le cancer ulcéré.

Définition du cancer non ulcéré[1]. C'est un apostème ou une tumeur contre nature formée de mélancolie corrompue ou putréfiée, apostème dans lequel il n'existe aucune ouverture ou solution de continuité extérieure ; nous ne nous occuperons pas pour le moment de ce *cancer apostémeux*, nous le réservons pour la Doctrine du traitement des apostèmes.

Définition du cancer ulcéré. Le cancer ulcéré ou celui dans lequel il y a une plaie, est un ulcère apparent, rond, fétide, ayant de grosses lèvres renversées, soulevées, caverneuses, dures, noueuses, livides ou noires.

Variétés. L'un résulte d'une cause interne, par exemple, d'une humeur mélancolique brûlée et putréfiée, transmise à quelque membre ; l'autre d'une cause externe, par exemple de plaies ou d'ulcères mal soignés ; il arrive parfois aussi qu'un cancer résulte du concours de ces deux causes ; ainsi lorsqu'une contusion se transforme en cancer, ou lorsqu'on ouvre avec l'incisoir un apostème cancéreux. L'un sera guérissable, par exemple celui qui se forme dans les lieux charnus, qui est petit, récent, etc. ; l'autre sera incurable, ainsi celui qui se forme dans les nerfs, qui est profond, ancien, ou se trouve dans des organes internes, principaux et nobles ou dans leur voisinage.

L'un résulte de mélancolie brûlée, putréfiée, qui se produit par combustion de véritable mélancolie naturelle[2] ; l'autre est formé de mélancolie

---

1. Sous ce nom de « *cancer* » se trouvent rangées des tumeurs variées, le cancer véritable et d'autres tumeurs ulcérées. Au XIVe siècle « cancer » est traduit par « *chancre* ».

2. Ed. 1892 : « innaturali » ; manuscrit 1487 : « naturali ».

brûlée, putréfiée qui a été produite par d'autres humeurs brûlées, lesquelles par leur combustion ont formé de la mélancolie non naturelle; puis cette mélancolie a été brûlée de nouveau [1]; ainsi elle a été deux fois brûlée et s'est ensuite putréfiée; aussi est-elle plus maligne.

L'un se forme dans les membres supérieurs; celui-là est produit le plus souvent par de la mélancolie brûlée et putréfiée qui provient de la bile par combustion; il est très corrosif, parce qu'il est formé par une matière plus subtile et deux fois incinérée; l'autre se déclare dans les membres inférieurs; il est formé de mélancolie brûlée et putréfiée qui est le produit par combustion de véritable mélancolie naturelle; ce cancer est plus traitable et bénin, peu corrosif en comparaison du premier. L'un est dans la chair, un second dans les nerfs, un troisième dans les os; l'un est profond, l'autre plus superficiel; l'un sur des organes externes, l'autre sur des organes internes; l'un est récent, l'autre ancien, un autre est intermédiaire; l'un est chez un homme fort et robuste, l'autre sur un malade débile et délicat; l'un chez un patient qui désire beaucoup être guéri, et se livre entièrement au chirurgien, pour être opéré.

L'un résulte de l'ouverture, de la rupture ou de l'incision d'un cancer non ulcéré, qui est un apostème, l'autre d'une plaie mal soignée qui devient un ulcère; cet ulcère mal soigné devient à son tour un cancer, quand il y afflue d'autre part des humeurs mélancoliques putréfiées; celles-ci ne sont quelquefois pas encore putréfiées quand elles affluent, mais elles se corrompent et se putréfient par la corruption du lieu.

Les autres *causes* sont suffisamment indiquées par les causes des variétés données plus haut.

Les *symptômes* ressortent assez de la définition et des explications. Nous pourrons ajouter en outre trois signes qui distinguent le cancer de l'ulcère sordide, avec lequel il paraît avoir plus de ressemblance qu'avec aucun autre. Premier signe distinctif : si on lave le cancer avec de la Lessive, il devient plus laid après l'ablution qu'avant; sa couleur devient plus pâle, presque couleur de cendre, et il reste sur lui avant qu'il se dessèche, une humidité visqueuse, tenace, adhérente comme un drap [2] ou une membrane. Au contraire, lorsqu'on lave un ulcère sordide avec de la Lessive, il se mondifie et sa chair prend une meilleure couleur qu'auparavant. — Second signe : la puanteur du cancer est des plus horribles et indescriptible, et les personnes expérimentées la reconnaissent même avant d'avoir vu le mal. Au contraire, l'odeur de l'ulcère

---

1. Ed. 1892 : « fuit adusta *et sic putrefacta* et sic bis adusta ». — Les mots en italique manquent dans les manuscrits 1487 et 2030.

2. « Sicut bane »; manuscrit 2030 : « com bonace ». — Ban, drapeau (bannum), Du Cange.

sordide est assez commune, assez tolérable; elle ne diffère pas de celle des autres ulcères et n'a pas la puanteur du cancer. — Troisième signe : toutes les fois qu'on applique un corrosif à un cancer, l'état de celui-ci s'aggrave après la chute de l'escarre et sa malignité augmente; c'est le contraire dans l'ulcère.

II. TRAITEMENT. Trois sortes de traitements : 1° préservatif; 2° curatif; 3° palliatif.

1° *Traitement préservatif.* Deux points : 1° traitement préservatif pour empêcher la formation d'un cancer ulcéré par suite d'un mauvais traitement des plaies ou des ulcères. Ce traitement préservatif est le même que les traitements préservatif, curatif et palliatif des plaies et des ulcères qui ont été indiqués. S'il ne se commet aucune erreur dans l'un de ces traitements, jamais un cancer ulcéré ne succédera à ces maladies. 2° Traitement qui doit empêcher qu'un cancer ulcéré succède à un cancer non ulcéré; il est le même que les traitements préservatif, curatif et palliatif du cancer non ulcéré, traitements dont on dira ici quelques mots, parce que les traitements de ces deux espèces de cancers sont connexes; on les exposera plus complètement à la 2ᵉ Doctrine du IIIᵉ Traité où il sera question DU TRAITEMENT DU CANCER NON ULCÉRÉ.

2° *Traitement curatif.* Deux points : A, traitement général; B, mode d'opérer.

A. *Traitement général.* Il faut noter que pour avoir une doctrine complète du traitement du cancer ulcéré, on doit recourir à certaines règles générales du traitement des ulcères et des fistules étudié plus haut, règles que le chirurgien opérateur saura bien choisir parmi les autres. En outre, on donne sur le *traitement général* du cancer *quinze règles générales* :

1ʳᵉ règle : Dans l'un et l'autre cancer, tant non ulcéré qu'ulcéré, soit pour préserver, guérir, ou pallier, une purgation générale ou particulière, selon que l'exige l'humeur peccante, est nécessaire. (Avicenne, l. IV, f. 4, chap. *Du traitement du cancer non ulcéré.*)

2ᵉ règle : Une fois la matière évacuée, on devra veiller avec soin qu'il ne s'en forme pas d'autre (Idem, *ibidem*).

3ᵉ règle : Si on ne peut empêcher la formation continue de la matière, on réconfortera le membre pour qu'il ne la reçoive pas ou qu'elle se détourne de lui (Id., *ibid.*).

4ᵉ règle : Le cancer résultant d'une cause interne, le cancer situé dans les nerfs, les lieux nerveux, dans les os, les membres supérieurs, le cancer étendu, invétéré, profond, qui est formé de cette mélancolie deux fois brûlée dont il a été question, chez un malade faible, délicat et qui redoute le traitement, — ou bien est tout à fait incurable, ou bien, toutes choses égales d'ailleurs, guérira plus difficilement que d'autres, s'il est guérissable.

5° règle : Les cancers des deux espèces, lorsqu'ils proviennent d'une cause externe, qu'ils sont petits, récents, superficiels, dans des lieux charnus, loin des membres nobles, qu'ils ne présentent pas de complications et sont chez un malade fort et robuste qui souhaite vivement la guérison, sont assez guérissables, si les autres conditions particulières concordent.

6ᵉ règle : Les cancers des deux espèces qui sont très invétérés, compliqués, très profonds, situés dans des nerfs ou des os, qui sont intérieurs, dans des organes principaux et nobles ou dans leur voisinage, qui sont formés de mélancolie deux fois brûlée, chez un homme débile et délicat, toutes les autres conditions étant semblables, sont tout à fait incurables.

7° règle : Dans toute espèce de traitement des deux sortes de cancers, les malades doivent être soumis au même régime dans les six choses non naturelles ; il n'en est pas de même pour les topiques.

8ᵉ règle : *Aucun cancer ne guérit à moins d'être radicalement extirpé tout entier ;* en effet, si peu qu'il en reste, la malignité augmente dans la racine, comme dit Sérapion (Traité V, chapitre 25), et aussi Razès dans le livre *Des divisions.*

9ᵉ règle : Elle résulte de ce qui a été dit : On ne pratiquera sur le cancer aucune opération violente à moins qu'il ne siège dans une région où, tout y concourant, il pourra être utilement et totalement extirpé ; car, comme dit Sérapion au chapitre cité, le traitement, il veut dire le traitement violent, excite le cancer et tue le patient.

10ᵉ règle : Elle est une conséquence de ce qui précède. La voici : Que nul ne présume guérir des cancers intérieurs cachés, lorsqu'ils ne peuvent pas être saisis par l'opération manuelle dans toute leur étendue. Ceci est dit par Sérapion au chapitre cité, et par Hippocrate (*Aphorisme* 38, de la 6° partie, « quibuscunque absconditi cancri fiunt, etc. »), qui ajoute : Ceux qu'on traite meurent plus vite, c'est-à-dire ceux qui ont été incisés, brûlés ou touchés par quelque médicament qui cause de la douleur ; et il ajoute encore : Ceux qui n'ont pas été traités continuent à vivre longtemps ; ceux, veut-il dire, qui n'ont été ni brûlés, ni incisés, ni touchés par un médicament douloureux, ceux-là continuent à vivre longtemps, surtout si on les traite par quelque médicament palliatif convenable.

11° règle : Elle résulte de ce qui a été dit. Que nul ne présume guérir un cancer partie par partie avec des corrosifs, comme on fait communément ; en effet, pendant qu'on corroderait une partie, la malignité de l'autre augmenterait. Aussi *faut-il l'enlever en une fois tout entier et non successivement.*

12ᵉ règle : S'il s'agit de guérir un cancer, comme la cure est nécessairement violente, il faut appliquer d'une façon continue un défensif autour du lieu malade.

13ᵉ règle : Le meilleur traitement curatif consiste à exciser d'abord complètement le cancer entier en une fois jusqu'aux racines, à exprimer complètement le sang de la surface de l'excision, et à cautériser ensuite. (Galien, XIVᵉ l. du *Megatechni*, chap. 4, au commencement.)

14ᵉ règle : Une fois le cancer cautérisé par le feu ou par un corrosif, etc., on applique la 9ᵉ règle du chapitre DES FISTULES.

15ᵉ règle : Toutes les fois que dans les cancers, par suite de l'action du feu ou d'un corrosif, il se forme une escarre, etc. (voir la 10ᵉ règle du chapitre DU TRAITEMENT DES FISTULES), on se reportera aux règles 11, 12 et 13.

B. *Manière particulière d'opérer*. Ce qui précède fait voir quel est le cancer qui est tout à fait incurable et auquel le chirurgien doit éviter d'appliquer le traitement curatif par le feu, etc., car le traitement palliatif seul l'améliorera un peu. De même on voit clairement quel est celui qui est curable quoiqu'avec de grandes difficultés. Le traitement palliatif lui convient aussi et peut devenir curatif, s'il est dirigé avec beaucoup de circonspection et de prudence; mais le chirurgien ne se laissera entraîner qu'après beaucoup de prières et d'instances et par un salaire fort élevé.

De ce qu'on vient de dire ressort également la manière particulière d'opérer qui consiste en *trois choses* : la diète, les purgations et la manière d'opérer manuellement.

La *diète* doit nécessairement rester la même, sans changements et sans interruptions, pour l'une et l'autre espèce de cancer, depuis le début jusqu'à ce que le malade soit mort ou guéri. Il faut savoir que selon Galien (au XIVᵉ livre du *Megatechni*, chapitre cité), elle doit être en toutes choses froide et humide, c'est-à-dire que le patient usera de pain de Froment bien fermenté, de bonnes viandes, comme d'agneau, de chevreau, de veau, de chapons, de poules, de poulets, de perdrix, de faisans, de petits oiseaux des champs au bec fin; il peut comme potages user de Bourraches, d'Epinards, etc., et de bouillons ou de consommés des viandes susdites, auxquelles il peut mélanger des œufs qu'il mangera aussi seuls à la coque. Il boira pour toute boisson de l'eau d'Orge ou du vieux vin blanc ou rose, clair et aqueux; il s'abstiendra de toutes les autres boissons. Il doit s'abstenir de viande de chèvre, de bouc, de cerf, de lièvre [1], de bœuf, ainsi que des oiseaux aquatiques, des substances [2]

1. Le manuscrit Q-197 porte en note : Le lièvre n'a pas de rate, et par suite n'est pas purgé de la mélancolie.
2. « Acrumina. » — Du Cange : acrumen, aigrun, toutes sortes d'herbes et fruits aigres.

aigres, et des légumes sauf des Pois chiches, de toutes les choses salées, acides, rôties, grillées, du fromage et des Choux.

La *purgation* est de deux sortes : générale et particulière. La purgation générale est elle-même de deux sortes, elle peut évacuer ou détourner. Celle qui doit évacuer se pratique par la saignée ou les purgatifs, suivant les cas; celle qui doit plutôt détourner se fait par le vomissement si le cancer est au-dessous de l'ombilic; s'il est au-dessus, par un relâchement du ventre, une saignée aux veines saphènes, et par des frictions et des ligatures sur les jambes. — La purgation particulière concerne seulement le membre atteint, la tête par exemple, si le cancer est à la face; parfois après les évacuations et les diversions on fait avec succès, près du lieu malade, des frictions et des scarifications, on applique des sangsues ou des ventouses, qui consument le résidu de la matière infiltrée.

La *manière d'opérer avec la main* sur le lieu malade est double : artificielle et empirique. Artificielle, lorsqu'on exécute suivant l'ordre dans lequel on les a énumerées, toutes les choses qui ont été dites. Il y a deux manières de faire : la première, en incisant, exprimant et cautérisant; la seconde, quand les malades ne supportent pas le fer ni le feu, se pratique avec des médicaments corrosifs. — La première consiste à exciser d'abord le cancer tout entier avec toutes ses racines, secondement à exprimer fortement le sang infecté qui occupe toute la surface de l'excision, troisièmement à cautériser avec soin toute cette surface, deux, trois et quatre fois. En second lieu, chez celui qui ne supporte pas le fer, au lieu de ce qu'on vient de dire (l'excision, l'expression et le cautère), il suffit, après avoir appliqué un défensif tout autour du cancer, d'appliquer sur lui un corrosif assez fort et assez abondant pour le corroder tout entier et d'une seule fois. Cette opération achevée, c'est-à-dire quand la grande douleur a diminué, il reste dans le cancer une escarre comme après l'excision, l'expression et le cautère. Dès lors l'opération est la même dans les deux cas, c'est-à-dire que : 1° on continue le défensif tout autour; 2° on place sur l'escarre des médecines froides qui répriment la brûlure et apaisent la douleur; 3° ces symptômes étant apaisés, on provoque la chute de l'escarre par des suppuratifs 4° on mondifie le lieu ; 5° on dessèche ; 6° on régénère ; 7° on cicatrise.

Les médicaments dessiccatifs, régénératifs, cicatrisatifs, la manière d'opérer avec eux et leurs vertus ont été indiqués au Traité II, Doctrine I, chapitre 10, *Des médicaments qui conviennent aux plaies.* La manière de faire les incisions, le défensif, et les mondificatifs ont été indiqués au chapitre 1er de cette doctrine, *Des ulcères.* La manière d'exprimer le sang n'est pas fort artificielle; la manière de cautériser sera exposée au chapitre *Des cautères.* Les répercussifs froids, qui apaisent la douleur et la brûlure, seront donnés dans l'*Antidotaire* ainsi que les suppuratifs et les médicaments corrosifs.

La manière d'opérer avec les *moyens empiriques* est double, parce que des médicaments de ce genre, les uns agissent quand on les porte sur soi, les autres quand on les applique sur le cancer. Ceux qui agissent quand on les porte sans être appliqués sont les suivants : la petite Hépatique, la Piloselle récoltée en récitant trois Pater noster, l'Herbe de Saint-Jean et l'Aigremoine, toutes deux ensemble ou à part; le Ceterach guérit sans aucun doute; certains disent qu'il préserve. Les remèdes qui guérissent par l'application, sont les suivants : poudre d'Herbe de Robert, poudre de feuilles de Myrtilles, la petite Consoude écrasée, seule ou avec de la graisse de castrat, et la Scabieuse, de même la cendre d'Aneth, le Trèfle broyé avec du Miel, le suc de Chevrefeuille, les feuilles de Bouillon, les feuilles de petite Potentille qui ressemble à la Tormentille sauf qu'elle n'a pas de nœud à la racine.

3° *Traitement palliatif.* Il faut noter que ce traitement est utile dans les trois mêmes cas et de la même manière que le traitement palliatif de la fistule qui est indiqué au chapitre précédent. Il se compose de trois choses : la 1re est une diète convenable et un régime approprié dans les six choses non naturelles; la 2e est une purgation tant générale que particulière; la 3e comprend les topiques.

La *diète* et le régime sont les mêmes que ceux qu'on a indiqués tout à l'heure dans le traitement curatif. Les *purgations*, tant générales que celles qui font diversion, tant éloignées que rapprochées du lieu malade, sont les mêmes et se pratiquent de la même manière que celles données dans le traitement curatif. Il faut ajouter cependant que la purgation générale s'administre dans ce cas deux fois l'an, au printemps et à l'automne, d'après l'avis d'un bon et prudent médecin, et qu'on devra user deux fois ou environ, par semaine, de petit lait de Chèvre dans lequel auront infusé 5 drachmes du meilleur Epithyme et que le malade prendra à l'aurore.

Les *topiques* sont au nombre de trois : le défensif, l'onguent et les humectations. — Le défensif est celui qui a été indiqué dans le traitement des plaies. — Les onguents sont d'abord le suivant : Rp. *Céruse et Tuthie bien lavée* pour qu'elle n'irrite pas, *ana, Huile rosat* ou une semblable, dans laquelle se trouve *un quart de suc de Morelle* ou d'une plante semblable, autant qu'il est nécessaire; on mélange dans un mortier de plomb avec un pilon de même métal, en frottant fortement pour qu'il s'y dissolve un peu de plomb. Cet onguent arrête admirablement le flux des humeurs, réfrène la corrosion et la malignité du cancer jusqu'à faire dormir le malade. On peut composer un grand nombre d'autres onguents semblables et utiles dans ce cas; les uns plus froids, les autres plus chauds et plus favorables, s'ils sont appliqués dans les cas où ils conviennent; les auteurs et les praticiens rationnels les ont donnés; il serait fastidieux de les énumérer ici.

Les humectations se font avec de l'eau de Morelle, de Pourpier, de Plantain, etc., et avec leurs sucs; on peut les faire à chaque pansement et enlèvement des onguents; ou, si cela est plus profitable au malade, on peut, laissant de côté tous les onguents, maintenir sur le cancer pour tout médicament des morceaux de toile ou de la charpie trempés dans l'une des préparations ci-dessus. Aussitôt que les topiques s'échauffent et que la douleur se réveille, on doit les renouveler plus souvent, comme aussi tous les autres. Nous devons modérer tous les topiques selon que le cas l'exige : si le mal présente une forte et douloureuse corrosion, de l'âcreté et de la brûlure et qu'en même temps le malade soit débile et délicat, nous augmenterons leur froideur en ajoutant de la Céruse, des sucs et d'autres substances froides, tandis que si le rongement (corrosio) du mal n'est pas si grand, mais tolérable, nous ajouterons à leur chaleur, c'est-à-dire de la Tuthie, de l'Huile, etc.; on peut en outre ajouter un peu de Cire blanche. Mais n'augmentons jamais la froideur des topiques, à moins que nous n'y soyons contraints par la douleur ou les exigences du malade, parce que nous rendrions la matière plus grosse et plus épaisse [1], ce qui amènerait ensuite des douleurs plus vives; n'augmentons pas non plus leur chaleur sans y être contraints, de peur que le mal ne s'échauffe trop et que sa corrosion n'augmente. Il est en effet très nécessaire d'opérer dans ce cas avec circonspection, d'user d'un petit nombre de topiques éprouvés et d'abandonner complètement tous ceux qui n'ont pas été expérimentés, parce qu'une erreur de notre part serait suivie d'un dommage irrémédiable et éternel. Dans ces cas le chirurgien ne doit pas opérer exclusivement d'après les auteurs ni selon sa tête, mais surtout suivant son expérience propre, s'il en a. En outre, pour avoir une doctrine complète de ce traitement, il faut recourir aux règles générales et à quelques autres parties des chapitres *Du traitement des ulcères et des fistules,* ainsi qu'à quelques-unes des choses notées ci-dessus dans le présent chapitre, qui sont nécessaires dans ce cas et qu'il est inutile de répéter ici, parce que tout chirurgien opérateur sait du reste les retrouver au milieu des autres.

III. Explications sur ce qui précède. Seize choses à noter.

I. Tous les auteurs fameux de médecine exposent le traitement du cancer ulcéré; plusieurs le réunissent au traitement du cancer non ulcéré : ainsi Hippocrate (*Aphorisme* 38 de la 6e partie), Avicenne (l. IV,

1. Ed. 1892 : « in grossitiem medicinae »; le manuscrit 2030 dit : « matiere », ce qui est plus conforme au sens; — le manuscrit 1487 a une abréviation : « me• ».

f. 3, doctr. 3), Galien (l. XIV° du *Megatechni*, chapitre 4), et Razès (livre *des Divisions* vers la fin, où il parle des apostèmes froids et au VII° livre *à Almansor*). Sérapion (chapitre 15 de la doctrine 5 de sa *Pratique*) traite excellemment ce sujet, ainsi que Théodoric dans sa *Grande Chirurgie* (livre IV, chapitre 6), et beaucoup d'autres, mais aucun ne donne de définition du cancer ulcéré.

II. La *définition du cancer ulcéré* est « le cancer est un ulcère, etc. ». Ulcère est pris ici comme genre; il peut servir aussi de différence, parce que par là on exclut toutes les maladies qui ne sont pas des ulcères. Par le mot « apparent » on exclut l'ulcère profond et la fistule; par « rond » on exclut les autres ulcères qui le plus souvent sont oblongs; par « fétide » on exclut l'odeur des autres ulcères et on exprime l'horrible puanteur du cancer. En disant « qui a de grosses lèvres, renversées, retournées, soulevées ou séparées du fond, caverneuses, c'est-à-dire présentant par-dessous une cavité et une séparation d'avec le fond, dures, noueuses, livides ou noires », on exclut tous les autres ulcères apparents quels qu'ils soient.

III. Cette maladie porte le nom de cancer pour quatre raisons : 1° le plus souvent elle a la forme ronde, que présentent très rarement les autres ulcères, comme le poisson marin nommé « Cancer », qu'on appelle en français vulgaire « Crabe »; 2° où qu'il soit, il adhère fortement; 3° il est entouré de beaucoup de veines longues et tortueuses qui sont comme les pattes du poisson appelé « cancer »; 4° ordinairement il ronge de tous les côtés et se promène en rongeant comme le dit poisson « cancer », qui marche aussi bien en avant qu'en arrière et de côté.

IV. Avicenne (au l. IV, f. 3, doctr. 3, chap. *Du traitement du cancer non ulcéré* qui est un apostème mélancolique) rapporte d'après les renseignements d'un médecin fameux, un fait assez étonnant : une femme eut un cancer au sein; ce sein fut enlevé et guérit; mais l'autre sein fut atteint immédiatement de cancer. Il en donna pour raison que peut-être le cancer avait déjà commencé auparavant, ou que le flux des humeurs fut détourné du sein coupé vers l'autre; cette dernière raison semble meilleure [1].

V. Avicenne au chap. cité sur le cancer, et tous les autres auteurs s'accordent sur ce point que le meilleur remède dans le traitement du cancer une fois qu'il est ulcéré, c'est de maintenir continuellement sur lui un morceau de toile imbibé d'*eau de Morelle*, de l'humecter de nouveau dès

---

1. Ed. 1892 : « a loco mamillae »; — le manuscrit 1487 ajoute : « a loco mamille abscise et hec ultima causa videtur melior »; — le manuscrit 2030 est d'accord avec le manuscrit 1487.

qu'il se dessèche, et de ne pas le laisser se dessécher ni s'échauffer.
Hippocrate paraît dire le contraire (à l'*Aphorisme* de la 1re partie « ulceribus frigidum mordax, etc. »); Avicenne le dit aussi (au l. I, f. 4,
chap. 29 et au l. IV, f. 3, chap. Du TRAITEMENT DES ULCÈRES). — Il faut
remarquer que ces auteurs entendent que le froid irrite les ulcères pour
ce qui est de leur guérison, mais qu'il ne les irrite pas, au contraire,
en tant qu'apaisant la douleur; dans le cas d'une douleur extrême on
peut même appliquer des narcotiques.

VI. Il faut noter pour une plus grande évidence de ce qui a été dit que
l'*apostème mélancolique* est de deux sortes : l'un est formé de véritable
mélancolie naturelle; on l'appelle « sclerosis », de « scleros » qui veut
dire dur; on ne le nomme ni ne doit le nommer « cancer ». L'autre est
formé de mélancolie non véritable, qui n'est plus dans son état naturel,
mais est corrompue et brûlée; celui-ci s'appelle « cancer » et il est de
deux sortes : l'un qui est formé de cette mélancolie ainsi brûlée, mais non
putréfiée depuis longtemps, quelle qu'elle soit. Ce cancer, tant qu'il reste
tel, ne s'ulcère jamais de lui-même et n'amène que peu de dommages;
même s'il est violemment ulcéré, il ne cause pas grande lésion parce que
la matière dont il est formé n'est pas putréfiée.

L'autre cancer est formé par cette mélancolie plus brûlée et putréfiée par quelque cause; ce cancer, non ulcéré, s'ulcère quelquefois de
lui-même par la marche du temps, plus tôt ou plus tard, et plus ou moins,
selon la disposition de la matière, de la partie souffrante et le régime du
malade. Cette dernière espèce se divise de nouveau en deux : l'une est
formée de mélancolie naturelle qui est la lie ou le résidu d'autres humeurs;
elle devient ensuite non naturelle, brûlée et en outre putréfiée; l'autre
est formée de mélancolie naturelle qui n'est pas la lie véritable d'autres
humeurs, mais leur vraie combustion ou leur cendre.

Et encore, le premier cancer, celui qui est formé de mélancolie, c'est-à-
dire de lie putréfiée et brûlée, est de deux sortes : l'un est formé de matière
grossière, l'autre de matière subtile, le premier est moins malin parce
qu'il est formé de mélancolie ayant des qualités faibles et obtuses; aussi
blesse-t-il et ronge-t-il moins. Le second est plus malin, il résulte de
mélancolie ayant des qualités plus aiguës.

Le cancer formé de mélancolie qui n'est pas de la lie, mais un produit
de la combustion d'autres humeurs et qui plus tard est brûlée encore
une fois, étant ainsi brûlée deux fois (cette mélancolie ainsi brûlée deux
fois acquiert de mauvaises qualités pour certaines raisons, se corrompt
et se putréfie), ce cancer donc étant formé d'une matière plus aiguë,
plus subtile et plus corrompue, blesse, ronge et grève davantage le
malade, et est plus difficile à guérir.

Toutes les causes et les modes de combustion et de putréfaction des humeurs se trouvent communément dans les auteurs de médecine, là où ils parlent de la fièvre putride et quarte.

VII. Galien (dans le *Techni* au chap. 5 qui commence par les mots « hepatis calidi cognitiones ») et Haly (*ibid.*) font entendre qu'il y a deux sortes d'*humeur mélancolique* [1], l'une qui est la lie d'autres humeurs, la seconde qui est le produit de leur combustion ou leur cendre, p. ex. du flegme salé, du sang, de la bile citrine qui brûlée est appelée la mélancolie ; de telle sorte qu'un enfant qui a le foie chaud et les veines larges, lorsqu'il devient un adolescent, brûle sa bile qui forme la mélancolie.

VIII. La *mélancolie non naturelle* est de deux sortes : putréfiée ou non putréfiée ; celle qui est *putréfiée* est triple : l'une occupe l'intérieur des grandes veines, c'est-à-dire près des organes principaux ; c'est celle qui produit la *fièvre quarte* continue [2] ; — une autre est dans les veines moyennes qui sont plus éloignées ; suivant qu'elle est en plus ou moins grande quantité, en un seul lieu ou dans plusieurs, elle provoque une *fièvre quarte* ou *double*, etc. ; — enfin une dernière est dans les veines capillaires ou à leurs extrémités ; c'est elle qui cause l'*apostème can-céreux*. — La *mélancolie non naturelle non putréfiée* est double : ou bien elle occupe presque tout le corps, et celle-ci a encore deux variétés : l'une occupe seulement la chair et forme la *lèpre*, l'autre n'occupe que la peau. Celle-ci a aussi deux espèces : l'une envahit toute la peau et provoque l'*ictère noir* (icteritia nigra), l'autre occupe une partie seulement de la peau ; elle provoque la *morphée noire*, les autres taches noires de la peau et parfois les *cancers*, les *pustules*, les *nœuds*, etc.

IX. Les excoriations, les inflammations (supercalefactiones), les petits ulcères des gencives et de la verge, etc., qui sont légers et récents, ne sont pas de vrais cancers, bien que les auteurs, les praticiens et le vulgaire les appellent cancers ; il faut plutôt les appeler des *corrosions* (corrosiones). La définition que nous avons donnée du cancer ne leur convient pas, ni par conséquent le traitement du cancer tel qu'il est exposé dans ce chapitre ; des remèdes plus légers suffisent, comme on le verra dans les chapitres spéciaux.

X. Ceux qui croient que les cancers sont des ulcères simples s'exposent à de graves dangers, d'abord parce que si, aux cancers qui ne peuvent être extirpés radicalement, ils appliquent de forts corrosifs comme on ferait pour des ulcères, ils les excitent et ne les guérissent pas, comme on a vu plus haut ; en second lieu, parce que si au cancer qui peut être complètement extirpé, ils appliquent un corrosif faible ou en quantité

---

1. Ed. 1892 : « tumor melancolius » ; — manuscrit 1487 : « humor melancolicus ».
2. « Quartanam continuam » ; — manuscrit 2030 : « quartaine continue ».

insuffisante pour le corroder en entier, ils n'obtiennent aucun résultat; au contraire la malignité du cancer augmente dans ses racines. Ceux en revanche qui croient que les ulcères sont des cancers, s'exposent à trois dangers; d'abord parce qu'ils appliquent tantôt des corrosifs plus forts qu'il ne faudrait, tantôt des quantités trop considérables, comme s'ils opéraient sur des cancers; ils font souffrir ainsi inutilement le malade; en second lieu parce qu'ils corrodent plus qu'il ne faut; enfin parce qu'ils attirent les humeurs et rendent l'ulcère corrosif ou cancéreux.

XI. Il semble étonnant qu'Avicenne dise au chap. cité, près du commencement, qu'un cancer ulcéré cesse d'être ulcéré quand il est traité par le fer, parce que cela rend alors ses lèvres plus grosses et plus dures. Ce qu'il avance là est contraire à la règle générale énoncée plus haut qu'aucun cancer ne guérit si on ne l'enlève en entier et intégralement; sa malignité ne fait qu'en augmenter. Or quand un cancer ulcéré n'a pas été extirpé en entier il augmente, donc il ne cesse pas d'être ulcéré. A quoi s'ajoute encore cette autre règle, qu'aucun cancer ne guérit partie par partie, etc. Et Razès (dans le VII° l. à *Almansor*) dit : Ceux qui s'efforcent de guérir un cancer non ulcéré qu'on ne peut atteindre, n'obtiennent rien autre que de le transformer en cancer ulcéré et incurable, de curable qu'il était, et ils préparent la mort du malade; de même ceux qui enlèvent incomplètement un cancer ulcéré, le laissent ulcéré et non pas non ulcéré. A cela je réponds qu'il ne me paraît pas qu'Avicenne ait voulu dire qu'un cancer ulcéré pût cesser d'être ulcéré; il serait en contradiction manifeste avec lui-même et tous les auteurs qui parlent du cancer; mais son intention a pu être que parfois après la guérison du cancer ulcéré il peut se former à la même place un cancer non ulcéré, grâce aux humeurs qui avaient coutume de se précipiter en ce lieu au temps du cancer ulcéré.

XII. Avicenne (au l. IV, f. 3, d. 3, chapitre 1, DE LA LÈPRE, à la fin) dit que le cancer qui est une lèpre d'un seul membre, étant une des maladies qu'on ne peut guérir, à plus forte raison la lèpre. Quand dans la lèpre on administre des traitements énergiques, on soutient la maladie et on n'agit pas sur les membres; il n'en est pas ainsi dans le cancer.

XIII. Razès dit (au VII° livre à *Almansor*) : si on soigne rapidement un cancer, c'est à savoir un cancer non ulcéré, il restera peut-être tel qu'il est et n'augmentera pas; s'il croît jusqu'à arriver à s'ulcérer, il devient plus grave. S'il se trouve dans les voies respiratoires, il cause au malade un jour d'angoisse et le tue, et il ajoute que celui qui ouvre un cancer inextirpable, etc. (comme il a été dit tout à l'heure); il dit encore que quand un cancer a augmenté, il faut prendre garde qu'il ne s'échauffe, — il faut entendre ni intérieurement ni extérieurement. Aussi dit-il dans le livre *Des divisions* que le malade ne doit pas se coucher sur son cancer.

XIV. Tous les auteurs, toutes les *Pratiques*, tous les praticiens s'accordent à dire que l'*Arsenic sublimé* est le médicament corrosif qui convient le mieux dans le traitement du cancer curable, et la cause en est, qu'il est plus fort et mieux rectifié et corrode plus en une fois qu'une autre substance aussi bien rectifiée ferait en deux fois. Toutefois si nous avons besoin qu'il soit atténué, comme dans un cancer faible, dans une région noble ou près de là, dans des lieux nerveux et sensibles, sur des malades débiles ou délicats, à une époque ou dans une contrée chaudes, etc., on le pulvérisera, on le mélangera avec de la Guimauve, du suc de Plantain ou quelque autre substance de ce genre.

XV. Outre le traitement artificiel, on prend ici en considération, comme on le fera souvent dans la suite, certains faits *empiriques*, parce que beaucoup de choses sont tenues pour empiriques par certaines gens quand ils n'en voient pas la raison, qui sont tenues pour artificielles par d'autres qui découvrent leurs raisons. C'est ce que montrent les *Aphorismes* d'Urson où l'on rend raison de bien des choses qui passent communément pour empiriques, ainsi pourquoi l'aimant attire le fer, et pourquoi un écu rouge (clypeus rubeus) placée dans l'eau courante résiste au flux du courant et reste immobile au-dessus d'un cadavre immergé, caché au fond de l'eau et qu'on ne pourrait découvrir d'aucune autre manière? Dans ces *Aphorismes* en effet, on donne la raison de bien d'autres choses qui nous paraissent encore plus étonnantes, d'où il ressort que les ignorants croient et jugent que beaucoup plus de choses se font par une cause toute spécifique que les savants [1].

XVI. Il est question dans ce chapitre de divers *empiriques* qu'on doit suspendre au cou du malade ou autre part, et de quelques autres choses de ce genre; en effet ces choses sont quelquefois utiles, ainsi que le prouve Constantin dans son livre *Des incantations, conjurations, sortilèges, maléfices, remèdes suspendus au cou et aux autres parties du corps;* il le prouve par des autorités et des citations d'Aristote et d'autres, et de tous les auteurs de médecine; aussi Avicenne dit-il (au IIᵉ livre du *Canon* au chapitre DU CORAIL) que Galien raconte qu'il a suspendu du corail au-dessus de l'orifice d'un estomac très douloureux, et que la douleur s'apaisa aussitôt; alors il enleva brusquement le corail, et la douleur revint immédiatement; il le replaça ensuite et aussitôt la douleur disparut de nouveau. Il raconte là de nombreuses merveilles empiriques sur le corail; il s'ensuit que certains empiriques appropriés

---

1. « Quod ignorantes credunt et judicant plura *fieri a tota specie* quam scientes »; — manuscrit 2030 : « que ceux qui sont ignorant croient et jugent que plusieurs choses sont faites de toute lespoisse de laquele il ne seivent raison rendre ce ne dient pas ceux qui raison en seivent rendre ».

appliqués dans certains cas désespérés, dans lesquels tous les remèdes des médecins font défaut, opèrent des cures incroyables. Par là Constantin prouve brièvement cette proposition sur laquelle s'accordent tous les anciens philosophes et médecins, que *la force (virtus) de l'âme modifie la complexion du corps*. Les discussions des savants en ont suffisamment démontré la vérité; ainsi Platon dit : quand l'esprit humain croit qu'une chose qui en elle-même ne lui est d'aucun secours, lui est utile, il arrive que par la seule imagination cette chose aide le corps; de même une chose tenue pour nuisible nuira, parce que la complexion du corps suit la vertu de l'âme. C'est pourquoi lorsqu'un médecin excite la vertu de l'âme par des incantations, d'autres moyens de ce genre et de grandes promesses, et avec cela traite le corps par une médecine convenable, la santé sera plus vite rétablie. Que les incantations et les moyens de ce genre n'aient par eux-mêmes aucun effet, c'est ce qui ressort de l'autorité de Constantin (ibidem) et de celle d'Ovide, *De remedio amoris*, qui dit : « A quiconque implore le secours de notre art, enlève la foi aux breuvages magiques et aux incantations ». Le fait qu'en agissant sur l'âme on agit sur le corps, est démontré par ceci, que de deux personnes qui passeront sur une poutre, celle qui se représentera sa chute tombera, tandis que celle qui ne se la représentera pas, ne tombera pas. De même dans une même chute terrible, les uns en réchappent, d'autres meurent sans lésion corporelle, ainsi qu'il arriva à Paris. Un homme avec quelques compagnons rencontra un quidam dans la rue des Marmousets et dit à ceux qui l'accompagnaient : « Regardez cet homme, il croit que je le hais à mort et en réalité je n'ai aucune haine pour lui; je veux lui faire peur sous vos yeux sans le toucher ». Tirant son épée, il s'élança au-devant de lui et passa son épée fort près de sa figure sans le toucher; il lui causa une telle frayeur, qu'à l'instant cet homme mourut.

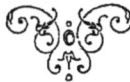

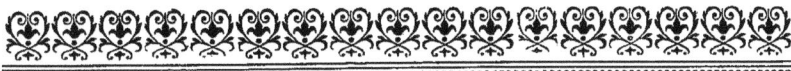

TROISIÈME TRAITÉ

Du traitement de toutes les maladies
qui ne sont ni plaies, ni ulcères, ni affections des os
et pour le traitement desquelles on a recours
à la chirurgie.

RUBRIQUES DU TROISIÈME TRAITÉ [1]

Ce troisième Traité contiendra, comme on l'a dit dans l'Intro-
duction de cette Chirurgie, le traitement de toutes les maladies qui
ne sont ni plaies, ni ulcères, ni affections des os, maladies qui arri-
vent communément pour la plupart à tous les membres du corps
humain et à chacun d'eux, pour le traitement desquelles, qu'il soit
d'ailleurs chirurgical ou non, suivant la coutume et le jugement de la
foule, on a d'habitude recours aux chirurgiens seuls.

Ce traité a **TROIS DOCTRINES**: *La* **PREMIÈRE DOCTRINE** *trai-*
tera de certaines évacuations chirurgicales générales qui conviennent
dans le traitement des maladies et dans la conservation de la santé,
telles qu'incisions, cautères, etc., et de certaines autres choses néces-
saires dans cet art, ainsi de la conservation des corps morts, de
l'amputation d'un membre gangrené, etc., et de la décoration; en
outre des maladies propres à certaines parties, ainsi de la goutte
rosacée de la face. — La **SECONDE DOCTRINE** *portera sur le trai-*
tement général des apostèmes, et les traitements spéciaux des apos-
tèmes particuliers, suivant qu'ils se déclarent dans les différents
membres, de la tête aux pieds. — Dans la **TROISIÈME DOCTRINE**
sera exposé le traitement de quelques maladies propres à certains
membres, qui la plupart ne se produisent pas dans d'autres; telle est

---

1. Nous plaçons les Rubriques du IIIᵉ Traité avant l'Introduction, ainsi que nous
avons fait pour les deux premiers Traités. C'est l'ordre que suit d'ailleurs M. pour
le Vᵉ Traité.

la teigne sur la tête, la cécité à l'œil, la coagulation du lait dans les seins.

La **PREMIÈRE DOCTRINE** a 24 chapitres.

CHAP. I. De toutes les incisions artificielles et de leur utilité.

CHAP. II. Des cautères artificiels, où qu'on les fasse et de leur utilité.

CHAP. III. De la saignée et de son utilité.

CHAP. IV. De l'application des sangsues et de son utilité.

CHAP. V. De l'application des ventouses et de son utilité.

CHAP. VI. De l'amputation des membres gangrenés et de la manière de scier les os.

CHAP. VII. De la conservation et de la préparation des cadavres.

CHAP. VIII. Du traitement de la ventosité qui court par les membres.

CHAP. IX. Des battus, contusionnés, pendus, écartelés, noyés et autres.

CHAP. X. Du traitement des douleurs des membres extérieurs, sauf la douleur des articulations.

CHAP. XI. De la décoration en général, sauf celle qui est propre à certains membres, comme la goutte rosacée de la face.

CHAP. XII. De la décoration dont les femmes usent plus que les hommes.

CHAP. XIII. De la décoration des femmes, qui est plus spéciale à certains membres.

CHAP. XIV. Du prurit et de la gale.

CHAP. XV. De l'impétigo et de la dartre.

CHAP. XVI. De la morphée et de l'albarras.

CHAP. XVII. De la lèpre et des symptômes de la lèpre.

CHAP. XVIII. De la manière de faire engraisser un membre et un corps maigres, ou de les faire maigrir s'ils sont gras.

CHAP. XIX. Du flegme salé, des rhagades, fissures, de la plainte de nuit et des transpirations.

CHAP. XX. Des poux, lentes, cirons, morpions, puces, cossus et punaises de la peau.

CHAP. XXI. Des brûlures par le feu, l'eau, l'huile bouillante, etc., et des vésicules.

CHAP. XXII. Des varioles, des rougeoles et du purpura.

CHAP. XXIII. Des verrues, porreaux, etc.

CHAP. XXIV. De la tumeur simple dans les divers membres.

La **SECONDE DOCTRINE** du troisième Traité aura 23 chapitres.

CHAP. I. Du mode de formation et de séparation des humeurs et de leurs différentes espèces.

CHAP. II. Du traitement général des apostèmes, sans parler des *apostèmes en particulier ni de quelle matière ils sont formés, si ce n'est à titre d'exemple.*

CHAP. XXIII. *Du traitement des apostèmes des hanches, des cuisses et des parties qui sont au-dessous.*

La **TROISIÈME DOCTRINE** *de ce troisième Traité aura 43 chapitres* [1].

CHAP. I. *Du soin des cheveux et des poils; 5 parties :*

1° *De la correction des cheveux mous et plats,* 2° *de la manière de pallier ou de corriger les cheveux blancs,* 3° *de la manière de corriger les autres couleurs désagréables des cheveux,* 4° *de la manière d'empêcher les cheveux arrachés de repousser, et de la manière de les empêcher de pousser une première fois,* 5° *de la régénération et de la multiplication des poils qui sont tombés.*

CHAP. II. *Des maladies des cheveux et des poils; 5 parties :*

1° *Leur peu de longueur,* 2° *rareté,* 3° *corrosion,* 4° *fissure,* 5° *chute.*

CHAP. III. *Des maladies externes de la boîte cranienne; 5 parties :*

1° *De l'eau amassée dans la tête des enfants,* 2° *tortue ou taupinière ou ver taupe,* 3° *teigne,* 4° *saffati ou favus,* 5° *furfures.*

CHAP. IV. *Des maladies des organes de l'ouïe. Il y en a 16 :*

1° *Défaut total ou perte de l'ouïe, ou surdité,* 2° *diminution partielle de l'ouïe,* 3° *corruption de l'ouïe,* 4° *tintement ou sifflement,* 5° *douleur sans cause matérielle,* 6° *douleur qui est cause d'un autre mal,* 7° *douleur provenant d'une cause ou d'une matière intérieure, et qui est un accident d'une autre maladie, d'un ulcère par exemple, etc.,* 8° *présence d'un corps étranger dans le trou de l'oreille,* 9° *obstruction de naissance,* 10° *obstruction par du cérumen,* 11° *obstruction par une verrue ou quelque chose de semblable,* 12° *écoulement de sang,* 13° *prurit,* 14° *ulcère récent,* 15° *fistule,* 16° *ébranlement à la suite de paroles ou de sons violents.*

CHAP. V. *Des maladies de la face sauf les maladies de ses quatre organes; elles sont au nombre de 17 :*

1° *Nœud entre l'œil et le nez,* 2° *hypopion,* 3° *fistule lacrymale,* 4° *fistule de la mâchoire,* 5° *noli me tangere,* 6° *butigigua ou tuméfaction générale* [2], 7° *paralysie,* 8° *laide couleur de la peau,* 9° *pannus,* 10° *taches de rousseur,* 11° *rides,* 12° *brûlure du soleil,* 13° *couperose,* 14° *rougeur excessive sans croûte,* 15° *bouton blanc,* 16° *petit bouton sec,* 17° *dépilation des sourcils.*

---

1. H. de M. n'a pas eu le temps d'écrire le texte des chapitres qui suivent, mais comme il le dit dans une note, à la fin de la II⁰ Doctrine, il a voulu donner la table exacte des chapitres, pour que son intention générale fût conservée à la postérité et afin qu'on pût compléter sa doctrine et l'ouvrage entier. — Le quatrième Traité de sa *Chirurgie*, sur les Fractures et les Luxations, manque également, ainsi que le chap. X de l'Antidotaire et l'Introduction de la seconde Doctrine du Traité III.

2. D'après Guy de Ch., éd. 1890, p. 458, Guillaume de Salicet donne le nom de *Butizaga* à la couperose qui s'accompagne d'enflure de toute la face.

CHAP. VI. *De la douleur des tempes et de la douleur hémicranienne qui accompagnent les maladies des yeux.*

CHAP. VII. *Des maladies des yeux au nombre de 33 :*

1° Ophtalmie, 2° ulcère, 3° albugo, 4° sebel, 5° tache simple, 6° point artapach, 7° ungula, 8° plaie, 9° dilatation de la pupille, 10° contraction de la pupille, 11° cataracte, 12° vésicule de la cornée, 13° rupture de la cornée, 14° changement de couleur de la cornée, 15° pannus s'étendant sur tout l'œil, 16° ulcère de la conjonctive, 17° granulations de la conjonctive, 18° chair superflue du lacrymal, achesil, 19° teinture de l'albugo, 20° saillie de l'uvée, 21° « bothor » de la cornée, en français « bouton », 22° ulcère de la cornée, 23° cancer de la cornée, 24° altération de couleur de la cornée, 25° pus qui paraît aqueux, 26° défaut ou faiblesse de la vue, 27° nuage, 28° toile, 29° maudite, 30° mûre ou terfa, 31° morsure venimeuse, 32° dommage des yeux causé par la neige, 33° restes de l'ictère.

CHAP. VIII. *Des maladies des paupières seules, au nombre de 27 :*

1° Prurit, 2° gale, 3° hypertrophie, 4° tumeur, 5° renversement, 6° orgelet, 7° granulations, 8° nœud et loup, 9° poils ajoutés, 10° soudure des paupières ensemble, 11° séparation ou fissure des paupières, 12° mûre, chair molle, 13° verrue, 14° poux, 15° cirons, 16° germes, 17° flaccidité de la paupière supérieure, 18° chute des cils, 19° blancheur contre nature des cils, 20° ulcère et corrosion, 21° glandes, c'est-à-dire sebach, 22° sang mort, 23° gode, c'est-à-dire chair superflue, 24° sulach, c'est-à-dire chair molle, 25° arsanach, c'est-à-dire chair grasse, 26° pétrification, 27° rétraction de la paupière inférieure par suite de brûlure.

CHAP. IX. *Des maladies communes à l'œil et aux paupières; il y en a 10 :*

1° Rougeur, 2° larmes, 3° corps étranger tombant dans l'œil, 4° coup sur l'œil, 5° strabisme, 6° proéminence de l'œil entier, 7° diminution de l'œil, 8° chassie et humidité, 9° brûlure et piqûre, 10° soudure de la paupière avec l'œil.

CHAP. X. *De certaines choses générales utiles à la santé des yeux.*

CHAP. XI. *Des maladies de l'odorat et du nez. Il y en a 17 :*

1° Écoulement sanguin, 2° corps étranger qui pénètre, 3° rétrécissement des narines, 4° chair superflue, 5° pustules, 6° ulcère, 7° cancer, 8° hémorroïdes, 9° polype, 10° verrues, 11° prurit, 12° coryza, 13° puanteur, 14° sécheresse, 15° variation de l'odorat, 16° éternuement, 17° ronflement.

CHAP. XII. *Des maladies de la cavité de la bouche sauf celles des cinq parties qui y sont contenues. Ces maladies sont au nombre de 14 :*

1° Inflammation aiguë, 2° pustules, 3° excoriations, 4° ulcère,

5° *cancer*, 6° *ranule*, 7° *amygdales*, 8° *fétidité*, 9° *odeur d'ail ou de choses semblables*, 10° *filet empêchant la parole*, 11° *corrosion produite à l'intérieur de la bouche par suite d'applications de Vif-Argent sur une partie quelconque de la surface du corps au moyen d'onguents, etc.*, 12° *nœud*, 13° *fistule*, 14° *écoulement de sang.*

CHAP. XIII. *Des maladies de la luette, au nombre de 4 :*

1° *Augmentation ou apostémation*, 2° *allongement*, 3° *ulcère*, 4° *écoulement de sang à la suite de son incision.*

CHAP. XIV. *Des maladies de la langue, au nombre de 12 :*

1° *Plaie*, 2° *rhagades*, 3° *ulcère*, 4° *cancer*, 5° *brûlure*, 6° *verrue*, 7° *morsure*, 8° *spasme*, 9° *gêne du mouvement*, 10° *paralysie*, 11° *changements du goût*, 12° *perte de la parole.*

CHAP. XV. *Des maladies des gencives, au nombre de 8 :*

1° *Apostème chaud*, 2° *suppuration ou noirceur résultant de brûlure*, 3° *ulcère ou corrosion*, 4° *cancer*, 5° *fistule*, 6° *chair ajoutée*, 7° *ramollissement ou relâchement*, 8° *écoulement de sang.*

CHAP. XVI. *Des maladies des dents, au nombre de 13 :*

1° *Difficulté de sortie*, 2° *douleur*, 3° *corrosion*, 4° *noirceur ou changement de couleur*, 5° *allongement*, 6° *insensibilité*, 7° *ver*, 8° *perforation*, 9° *ébranlement*, 10° *congélation*, 11° *croûtes ou écorces adhérentes aux dents*, 12° *fracture de la dent même*, 13° *manière d'arracher une dent.*

CHAP. XVII. *Des maladies des lèvres, au nombre de 7 :*

1° *Fissures*, 2° *pustules*, 3° *hémorroïdes*, 4° *tremblement*, 5° *paralysie*, 6° *cancer apostémeux, en français « pourfi »*, 7° *cancer ulcéreux.*

CHAP. XVIII. *Des maladies des émonctoires du cerveau, au nombre de 3 :*

1° *Tumeur dans un seul émonctoire*, 2° *tumeur dans les deux émonctoires*, 3° *cancer apostémeux, « pourfi ».*

CHAP. XIX. *Des maladies du cou et de la gorge, au nombre de 4 :*

1° *Esquinancie*, 2° *goitre*, 3° *scrofule*, 4° *torsion du cou d'un côté.*

CHAP. XX. *Des maladies intérieures du gosier qu'on traite par la bouche, il y en a 4 :*

1° *Une épine plantée dans le gosier*, 2° *une sangsue qui y adhère*, 3° *un bol d'aliments qui y est arrêté*, 4° *un cancer corrosif.*

CHAP. XXI. *De la fétidité des aisselles.*

CHAP. XXII. *De la difficulté de la flexion et de l'extension du coude lorsqu'il est induré.*

CHAP. XXIII. *Des maladies des mains, au nombre de 2 :*

1° *La chiragre*, 2° *les crevasses.*

CHAP. XXIV. *Des maladies des doigts, au nombre de 6 :*

1° *Doigt surajouté*, 2° *soudure des doigts ensemble*, 3° *nodosités des articulations des doigts, sans la tumeur interne fistuleuse*, 4° *fistule ulcérée sans nœud*, 5° *nœud persistant après l'arthritis*, 6° *incordation ou induration d'un nerf empêchant l'extension du doigt.*

CHAP. XXV. *Des maladies des ongles, au nombre de 7 :*

1° *Panaris*, 2° *fissures*, 3° *corrosion*, 4° *tache*, 5° *écrasement*, 6° *sang noir sous l'ongle*, 7° *lèpre des ongles.*

CHAP. XXVI. *Des maladies du sein, au nombre de 15 :*

1° *Développement exagéré des seins chez l'homme*, 2° *chez la femme*, 3° *congélation du lait dans le sein*, 4° *caséification* (caseatio) *du lait*, 5° *coagulation du lait dans le sein*, 6° *écoulement accidentel du lait*, 7° *dureté des seins*, 8° *ulcère*, 9° *cancer*, 10° *fistule*, 11° *douleur par abondance de lait*, 12° *glande scrofuleuse ou nœud*, 13° *superfluité poilue sortant par le mamelon* (capitellum) *du sein*, 14° *rétraction du mamelon à l'intérieur*, 15° *empêchement du développement futur des seins.*

CHAP. XXVII. *Des maladies de l'épine et du dos, au nombre de 2 :*

1° *Gibbosité de l'épine*, 2° *napa* (?) *dépendant de l'épine.*

CHAP. XXVIII. *Des maladies de la paroi extérieure et antérieure du ventre, au nombre de 4 :*

1° *Chute sur le ventre*, 2° *augmentation du nombril*, 3° *suppuration du nombril*, 4° *hydropisie aqueuse à extraire par le ventre.*

CHAP. XXIX. *Des maladies du péritoine dans la région du ventre, au nombre de 2 :*

1° *Relâchement du péritoine dans le ventre*, 2° *sa rupture.*

CHAP. XXX. *Des maladies des didymes dans l'aine, au nombre de 3 :*

1° *Augmentation et raideur* (irrigidatio) *douloureuse des didymes*, 2° *leur relâchement ou leur ouverture;* 3° *leur rupture ou fissure.*

CHAP. XXXI. *Des maladies des reins, au nombre de 6 :*

1° *Apostème*, 2° *ulcère*, 3° *ventosité*, 4° *obstruction*, 5° *pierre, gravier ou douleur néphrétique*, 6° *douleur ne provenant pas d'une pierre ou de gravier dans les reins.*

CHAP. XXXII. *Des maladies des hanches, au nombre de 2 :*

1° *Douleur fixe à la hanche*, 2° *douleur mobile, dite sciatique.*

CHAP. XXXIII. *Des maladies du pubis et de l'aine, au nombre de 2 :*

1° *Ulcère*, 2° *cancer.*

CHAP. XXXIV. *Des maladies de la vessie, au nombre de 9 :*

1° *Pierre ou gravier*, 2° *pissement de sang*, 3° *ventosité*, 4° *rétention d'urine*, 5° *sortie involontaire de l'urine*, 6° *urines troubles*, 7° *ulcère dans la vessie ou au col de la vessie*, 8° *sang coagulé dans la vessie*, 9° *miction au lit la nuit.*

Chap. XXXV. *Des maladies de la verge, au nombre de 25 :*

1° *Inflammation aiguë de la peau*, 2° *excoriation au même endroit*, 3° *ulcère au même endroit*, 4° *pustules blanches comme du millet ou rouges*, 5° *ulcère extérieur sur la peau*, 6° *figue, poireaux, verrues*, 7° *cancer*, 8° *soudure du prépuce avec le gland*, 9° *ulcère dans le canal de l'urine*, 10° *rétrécissement de l'orifice*, 11° « albachet » *dans le prépuce, avec corruption et noirceur*, 12° *refoulement du prépuce qui ne peut être ramené*, 13° *corruption ou infection après le coït avec une femme menstruée ou lépreuse*, 14° *titillation ou sauts de la verge*, 15° *priapisme*, 16° *prurit*, 17° *verge surajoutée*, 18° *impuissance du coït comme par suite d'un maléfice*, 19° *obstruction de la voie de l'urine à la naissance des enfants*, 20° *obstruction causée par un poireau*, 21° *obstruction causée par une pierre dans le méat de la verge*, 22° *rhagades*, 23° *nœud*, 24° *sortie de l'urine par un endroit inusité*, 25° *tumeur simple avec douleur*.

Chap. XXXVI. *Des maladies des testicules, au nombre de 7 :*

1° *Tumeur sans douleur*, 2° *tumeur avec douleur*, 3° *augmentation*, 4° *petitesse*, 5° *inclusion*, 6° *inclusion du testicule dans le ventre*, 7° *castration*.

Chap. XXXVII. *Des maladies du scrotum, au nombre de 14 :*

1° *Hernie charnue*, 2° *variqueuse*, 3° *aqueuse*, 4° *venteuse*, 5° *hernie composée*, 6° *hernie résultant d'une contusion ancienne*, 7° *allongement de la peau du scrotum*, 8° *ulcération jusqu'à ce que les testicules soient à découvert*, 9° *ulcère ou cancer*, 10° *rhagades*, 11° *prurit*, 12° *dureté*, 13° *loup comme dans la gorge des porcs*, 14° *amputation des testicules et de la verge*.

Chap. XXXVIII. *Des maladies de la matrice et de ses orifices, au nombre de 23 :*

1° *Membrane fermant la vulve*, 2° *obstruction du col résultant d'un poireau ou d'un mal semblable*, 3° *allongement du clitoris*, 4° *chair superflue faisant issue*, 5° *tumeur sur le col de la vessie*, 6° *fistule*, 7° *ulcère*, 8° *cancer*, 9° *prurit*, 10° *rhagades*, 11° *inflammation aiguë et excoriation dans le col*, 12° *chair surajoutée à l'orifice*, 13° *chair qui semble une verge à côté de la vulve*, 14° *élargissement de la vulve*, 15° *pustules*, 16° *nœud*, 17° *ventosité, froid ou autre chose extérieure qui a pénétré*, 18° *hémorroïdes*, 19° *apostème ou abcès*, 20° *titillation de la vulve*, 21° *priapisme*, 22° *chute et sortie de la matrice hors de la vulve*, 23° *soulèvement de la matrice jusqu'à ce qu'elle comprime les organes thoraciques*.

Chap. XXXIX. *Des maladies du périnée au nombre de 6 :*

1° *Ulcère succédant à l'incision d'une pierre*, 2° *fistule pénétrant jusqu'à la vessie,* 3° *prurit,* 4° *apostème,* 5° *rupture totale du périnée chez les femmes,* 6° *rupture partielle.*

CHAP. XL. *Des maladies de l'anus et du rectum, au nombre de 13 :*

1° *Imperforation de l'anus chez les enfants, à la naissance,* 2° *hémorroïdes,* 3° *figue,* 4° *écorchures* (attritus), 5° *condylomes,* 6° *végétations,* 7° *prurit,* 8° *sortie du rectum,* 9° *ténesme,* 10° *intertrigo,* 11° *paralysie,* 12° *fistule,* 13° *rhagades.*

CHAP. XLI. *Des maladies des cuisses et des jambes, au nombre de 9 :*

1° *Grosse tumeur dure au genou sans changement de couleur de la peau,* 2° *tuméfaction des jambes des femmes enceintes et des personnes cacochymes,* 3° *esthiomène* (cancrena), 4° *cancer,* 5° *varices,* 6° *mal-mort,* 7° *éléphantiasis,* 8° *flegme salé,* 9° *veines de Vigne ou de Chou.*

CHAP. XLII. *Des maladies des pieds, au nombre de 16 :*

1° *Podagre,* 2° *fatigue à la suite de marche,* 3° *rhagades,* 4° *mules,* 5° *préservation ou guérison du froid,* 6° *fétidité,* 7° *vésicules à la suite de marches,* 8° *contusion au talon,* 9° *petit ulcère profond, rond, qu'on appelle cor,* 10° *excoriation ou inflammation aiguë entre les doigts,* 11° *cancer sous les ongles,* 12° *ongle rentrant dans la chair,* 13° *contusion ou rétraction de l'ongle,* 14° *clou ou cor aux orteils,* 15° *clou sous la plante du pied, qu'on appelle en français « gal »* [1]*,* 16° *douleur arthritique commençant le plus souvent au doigt majeur* [2]*.*

CHAP. XLIII. *De la douleur des articulations en général.*

1. Les textes écrivent « guale », probablement pour « gal », qui au moyen âge voulait dire « caillou » : le durillon plantaire gênant comme un caillou dans la chaussure.

2. « Digitus major »; cette expression désigne le *pouce,* aussi bien à la main qu'au pied.

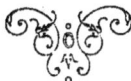

INTRODUCTION PARTICULIÈRE

Lorsque j'eus — moi Henry de Mondeville, de l'école de Paris, auteur de cette *Chirurgie* et chirurgien de notre Seigneur le Roi de France, attaché avec d'autres de mes contemporains et collègues au service de ce Seigneur et des siens, lorsque les circonstances et la nécessité le demandent, sans qu'ils nous en tiennent compte, surtout depuis certaine fâcheuse ordonnance qui fut dernièrement appliquée à notre détriment dans la Maison du Roi à la honte de Sa Majesté Royale — achevé le premier et le second Traité de cette *Chirurgie* avec l'aide de Dieu seul, de la grâce duquel découlent comme d'une source toute science et tout bien, je les ai lus, aussitôt après les avoir achevés, à Paris, en l'an du Seigneur 1312, publiquement dans les écoles [1], sans rétribution, devant la plus grande et la plus noble assemblée d'étudiants en médecine et d'autres personnes distinguées. A ce moment pour des causes légitimes et sur l'ordre de notre Seigneur le Roi, j'ai perdu inutilement beaucoup de temps, à mon grand désespoir, à Arras, en Angleterre [2], dans d'autres parties de son royaume, dans plusieurs de ses armées et à sa Cour, espérant qu'on me paierait ce qui m'était dû. — Dans la suite, sur un autre ordre du Roi, renonçant à tout profit, je suis revenu à Paris et y ai séjourné, du moins à courts intervalles [3]; j'ai voulu alors reprendre peu à peu l'œuvre que j'avais abandonnée, me souvenant de ce proverbe des paysans : à qui a le temps et attend d'en avoir, le temps a coutume de manquer.

Fort occupé cependant à Paris grâce à la grande réputation dont je

1. Ed. 1892 : « Cum ego Henricus de Amondavilla, scolaris Parisius, hujus meae cyrurgiae aggregator... sicut et alii contemporanei mei et socii nostri servientes his diebus praedicto Domino nostro et suis, cum casus et necessitas se offerunt..., cum complevissem primum et secundum tractatum hujus cyrurgiae..., cumque legissem praedictos duos tractatus, statim postquam ipsis compleveram Parisius anno Domini MDCCCXII publice in scolis.... »

2. « Aqud Angliam »; — il s'agit peut-être de la Flandre.

3. Ed. 1892 : « Postmodum etiam ex mandato Domini regis alio excluso dum omni profectum rediens Parisius et commorans saltem per modica intervalla paulatimque prius opus volui resumere praetermissum attendens pro verbo rusticorum ». — Manuscrit 1487 : « Postmodum etiam ex domini regis mandato alio. Excluso tum omni profectu rediens... accedens pro verbo rusticorum. »

jouis auprès des étudiants, des citoyens, des personnages de la cour et des étrangers en passage, je puis parfois à peine écrire une ligne en un jour, sans compter qu'il me faut aller dans les écoles (scolas intrare) et courir toute la journée de çà et de là pour gagner et vivre, puisqu'avec la seule grâce de Dieu qui n'est pas fructueuse [1] je subviens par le travail de mes mains à tout ce qui m'est nécessaire à moi et à toute ma maison [2].

Trois raisons m'ont fait reprendre cet ouvrage : D'abord l'intérêt général de mes contemporains et des générations futures. De même que nos prédécesseurs, philosophes et savants (doctores), ont dirigé leurs travaux et leurs peines en vue de notre bien à nous qui devions venir, qu'ainsi tout mon travail et toute mon étude (après que j'aurai acquis, puisque je ne la possède pas, la science suffisante et nécessaire, qui seule importe) soient ordonnés en vue du bien des générations à venir.

La seconde raison fut que, comme il ressort de beaucoup de passages de la *Sainte Écriture*, « celui qui voit son prochain mourir de faim et ne le nourrit pas, bien qu'il le puisse, est responsable de sa mort ». Aussi, n'étant ni cupide, ni ambitieux, ni avare, et ne voulant pas embrasser avidement le monde entier, mais me contentant de ce qui m'est nécessaire pour vivre, comme je voyais notre chirurgie, si nécessaire au genre humain, être insuffisamment transmise, et que je pouvais l'ordonner un peu mieux, n'étant l'obligé de personne, comme on va le voir ci-dessous, non marié de crainte que la perversité d'une femme et la nécessité de fournir à ses dépenses et à celles d'une maison ne détournât mon esprit de la composition de cette *Pratique*, et de l'exécution d'autres œuvres utiles du même genre, — redoutant pour toutes ces raisons le jugement divin et craignant d'être rendu responsable de l'ignorance de mes compagnons, j'ai décidé de reprendre le présent ouvrage [3].

La troisième raison fut que celui qui commence une œuvre quelconque et ne l'achève pas, bien qu'il en ait le temps, ne peut éviter que l'un des reproches suivants ne l'atteigne : 1° s'il a commencé son œuvre et ne peut la continuer, il aurait dû avant de l'entreprendre, mieux considérer son pouvoir; 2° s'il commence puis ne peut ou ne sait achever, il aurait dû prévoir dès l'abord quelles connaissances seraient nécessaires pour son œuvre; 3° s'il commence et n'a pas la volonté d'achever, car avant d'entreprendre, cette volonté doit se trouver dans l'âme de quiconque opère régulièrement, c'est par fatuité qu'il a entrepris une œuvre utile, puisqu'il ne la mène pas jusqu'à sa fin comme il doit le

---

1. « Quoniam sub sola Dei gratia parum crassa. »

2. « Et toti familiae. » — *Familia* désigne l'ensemble des serviteurs, la maison. D'ailleurs M. n'était pas marié.

3. « Propter quod timens divinum judicium, ne reus fierem ignorantiae sociorum praesumpsi resumere opus praesens. »

faire et ne persévère pas, car la persévérance seule sera couronnée.

Quant à la raison pour laquelle j'ai *si longtemps différé d'achever ou de compléter* (perficere aut complere) cette *Chirurgie*, c'était, outre les raisons précédentes, afin de faire mieux — Dieu le sait, — afin de pouvoir auparavant expérimenter, réfléchir et voir davantage, de sorte que mon œuvre fût mieux ordonnée. Mais comme je crains que la mort ne me prévienne, puisqu'il n'y a rien de plus certain que la mort, et rien de plus incertain que l'heure de la mort, et que je ne vois parmi mes contemporains aucun chirurgien qui soit disposé à l'étude, qu'*il y en a fort peu de lettrés* et que, s'il y en a quelques-uns, ou bien ils sont insuffisants, ou bien ils s'adonnent entièrement au gain et ne voudraient pas retrancher cinq sous (quinque solidos) de leur bénéfice accoutumé en vue de composer une œuvre utile à tous, — pour moi donc, qui ne suis ni marié, comme j'ai dit, ni prébendé, ni attaché à personne ou au service de personne, qui ne reçois aucun subside pour mes dépenses, je ne veux pas différer davantage la tâche que je me suis proposée[1]. Poussé par la crainte de la mort, et de peur que, si je meurs, cette *Chirurgie* ne reste incomplète, ce qu'à Dieu ne plaise, *j'entreprends de rédiger ce qui reste à rédiger*[2], après avoir tout d'abord invoqué le secours du Christ. Qu'il éclaire, agrandisse et dirige mon esprit obscur, insuffisant et mal disposé, pour qu'il soutienne le poids et le travail d'une telle œuvre, afin que tout cet ouvrage s'achève heureusement grâce à sa lumière et à sa puissance, qu'il soit irrépréhensible et parfait autant qu'il est possible, à sa louange et gloire, à celle de tous les citoyens des cieux et dans l'intérêt des hommes de ce temps et des siècles à venir.

Il faut observer ici pour la clarté du titre de ce troisième Traité que, de même qu'il est fréquent et nécessaire du reste, que l'on pose des bornes fixes entre les propriétés de frères et de membres d'une même

1. « Non praebendatus nec alicui aut alicujus servitio obligatus nec ab aliquibus habens stipendium in expensis nolo propositum ulterius prorogare. » Ce passage est important pour la biographie de M., il nous montre qu'il n'était pas attaché d'une façon permanente au service du roi, malgré son titre de chirurgien du roi, ainsi que le prouve d'ailleurs ce qu'il dit au commencement de cette Introduction.

2. « Aggredior ordinare, quod de ipsa remanet ordinandum. » — H. de M. nous dit dans cette Introduction qu'il avait terminé les deux premiers Traités de sa *Chirurgie* en 1312, et qu'il les a lus aussitôt dans les écoles de Paris. Puis il nous explique pourquoi il a attendu longtemps avant « d'achever et de compléter » son œuvre. Enfin il se décide « à rédiger ce qui reste à rédiger ». — Mais nous sommes à une date assez éloignée de 1312, certainement après 1316, date de la mort de Louis le Hutin, de l'embaumement duquel il parle plus loin. (V. note p. 405.)

famille, afin d'éviter des dommages, et que malgré ces bornes l'un lance parfois sa faux dans la moisson de l'autre, aveuglé qu'il est par la cupidité et l'avarice et quelquefois le prend en haine et souhaite sa mort, — même chose arrive entre médecins et chirurgiens, et parfois entre médecins seulement. Aussi les auteurs de médecine, pressentant chez eux la naissance de la cupidité et de l'avarice, désirant parer à des dangers à venir, et sachant que, comme le dit le Philosophe au livre de l'*Ethique*, quoique en soi le potier aime le potier parce qu'il est son semblable, il le hait cependant par accident, quelque parenté ou amitié qui les lie, parce qu'il lui prend de son gain, — pour conserver la paix, ces auteurs ont donc posé entre eux, selon Dieu, la justice et la raison, des limites fixes entre les maladies à soigner, comme on l'a fait voir au second Notable préliminaire de la première Doctrine du 2ᵉ Traité (p. 99), attribuant aux médecins les deux tiers et aux chirurgiens le troisième tiers seulement, ainsi qu'il ressort d'un très grand nombre de leurs autorités. — D'après cela, les médecins doivent prescrire les médecines et ordonner au patient le régime convenable, les chirurgiens ne doivent faire que l'opération manuelle. Ainsi toute maladie qui comporte potion ou diète doit en tant que telle, être traitée par les médecins seuls, et les maladies seules qui entraînent une opération manuelle, doivent comme telles, être traitées par des chirurgiens ; toutes les maladies qui exigent les deux modes de traitement doivent, en tant que telles, être soignées à la fois par des chirurgiens et des médecins.

Mais, comme ni les médecins ni les chirurgiens ne sont contents de ces limites, et qu'au contraire les médecins veulent accaparer avidement toutes les cures sans distinction, tandis que les chirurgiens s'efforcent de soustraire leurs cures aux médecins, il en est résulté que *les peuples de l'Occident*, quoiqu'il n'en soit pas ainsi dans d'autres contrées, s'indignant à bon droit de cela, *ont décidé*, presque à l'opposé de ce qui vient d'être dit sur le traitement des différentes maladies, *que toutes celles qui apparaissent à l'extérieur* où que ce soit, sur le corps entier ou dans une de ses parties, telles que plaies, ulcères, apostèmes, gale, maladies des seins, hémorroïdes, impetigo et autres semblables, ainsi que toutes les maladies extérieures de la tête, des bras, des cuisses et au-dessous, dont le siège peut être désigné, bien qu'elles n'apparaissent pas au dehors, telles que les douleurs des articulations, la faiblesse de la vue, la surdité, la douleur des mains, etc., *doivent être traitées par les chirurgiens*, et que pour leur traitement on devra dès lors et toujours recourir aux seuls chirurgiens. Au contraire, les maladies qui sont dans la cavité intérieure de la tête et non pas à l'extérieur, qui sont dans l'intérieur du coffre du corps, excepté les calculs, l'hydropisie et quelques affections de ce genre, — concernent, suivant la décision du peuple, les médecins seuls, et c'est à eux seuls qu'il faut avoir recours pour leur traitement. Cette dernière décision nous plaît beaucoup, à nous chirurgiens ; puisse-t-elle durer à travers tous les siècles, et être inviolablement observée! Que donc aucun médecin n'ose enfreindre le pacte d'une telle institution ou y contrevenir par une téméraire audace [1]. Que celui qui le ferait, sache que par le fait même et de par l'autorité du dit peuple, il est sous le coup d'une sentence d'excommunication, dont il ne sera délivré que si, en venant demander grâce aux chirurgiens, il se brise lui-même la cuisse [2].

---

1. Ed. 1892 : « Nullus ergo medicorum hanc *partitionem* tantae *constitutionis* audeat *infrangere* aut ausu temerario contraire ». — Manuscrit 1487 : « Nullus ergo medicorum hanc *pacionem* (pactionem) tante *institutionis* audeat *infringere* aut ausu temerario contraire ». La leçon du manuscrit 1487 est plus conforme au sens.

2. « Donec veniendo quaesitum veniam a cyrurgicis fregerit sibi coxam. »

PREMIÈRE DOCTRINE

CHAPITRE PREMIER

*Doctrine des incisions nécessaires et utiles à
faire selon l'art dans le corps humain,
dans tous les cas, suivant la médecine, et
la chirurgie.*

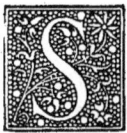

ıx choses sont à étudier dans ce chapitre :
1° Les maladies dans lesquelles une incision convient; 2° les
raisons pour lesquelles elle convient; 3° le moment de la pratiquer; 4° la manière de la pratiquer; 5° les précautions à
observer dans la manière d'inciser; 6° l'explication des points obscurs.

I. Maladies dans lesquelles l'incision convient. — On fait des incisions dans certaines plaies, parfois dans les apostèmes, dans les ulcères,
piqûres et morsures venimeuses, et parfois pour extirper des excroissances.

II. Les raisons des incisions. — Les raisons pour lesquelles on fait les
incisions sont ou générales ou spéciales :

Les *raisons générales* sont au nombre de trois : 1° pour séparer ce
qui est continu; ainsi, lorsqu'une cicatrice est trop rétractée ou froncée,
on l'incise pour la relâcher et la rendre plus belle; — 2° pour réunir des
parties séparées; ainsi lorsqu'une petite partie du nez est détruite, on
fait des incisions dans les régions voisines pour que, relâchées, elles
puissent, par une forte traction, se rapprocher, jusqu'à ce qu'elles s'incarnent sur ladite perte de substance, la recouvrent et en quelque façon
la restaurent [1]; — 3° afin d'enlever les parties superflues comme les
excroissances.

Les *raisons spéciales* pour lesquelles les incisions sont utiles dans les
plaies non ulcérées, sont variées : parfois en effet on élargit les orifices des
plaies ou l'on fait une incision en une autre de leurs parties, pour en retirer
des corps étrangers tels que traits, morceaux de pierre, etc., ou pour

---

1. M. indique là un procédé de *Rhinoplastie par glissement.* C'est une autoplastie
par la *méthode française,* avec les *incisions libératrices de Celse.*

extraire des esquilles d'os, par exemple d'une plaie de la tête avec fracture du crâne ; — pour extraire des os dans des fractures avec attrition :
d'autres parties, comme à la jambe ; — pour remettre en place les extrémités des os brisés qui sortent par la plaie ; — pour faire sortir du pus des
plaies desquelles on ne peut le retirer par suite de l'étroitesse de leur
orifice ou pour une autre cause ; — parfois enfin pour enlever des plaies de
la chair dure ou mauvaise, etc. — Les raisons pour lesquelles les incisions conviennent dans les apostèmes sont les suivantes : tantôt pour
faire sortir le pus, de crainte que par un long séjour il ne cause des accidents graves et ne corrode les parties profondes, puisqu'il ne peut traverser la peau qui est ferme ; tantôt pour extraire d'autres superfluités, du
sang coagulé, de la chair globuleuse[2], etc. — Les raisons pour lesquelles
les incisions conviennent dans les ulcères sont nombreuses : parfois
pour extraire le pus, le virus, le venin ou d'autres superfluités ; pour
extirper de la chair ou des lèvres indurées ; d'autres fois pour extraire
des corps solides nuisibles, etc. — Les raisons pour lesquelles les incisions sont utiles dans l'extirpation des excroissances sont les suivantes :
tantôt il s'agit de faire une extirpation totale avec l'incisoir ; tantôt on
pratique une scarification dans l'excroissance pour introduire un corrosif
qui la corrodera ainsi plus facilement.

III. Moment de pratiquer les incisions. — Pour les médecins il y a
deux moments pour faire les évacuations : le moment choisi et le moment
imposé par la nécessité. Moment choisi, c'est-à-dire quand les médecins
attendent que le temps soit tempéré, que la lune soit libérée des mauvais
signes et, s'il faut donner une médecine laxative, que la lune ne soit pas
dans un signe ruminant[3] et ainsi de beaucoup d'autres circonstances.
Moment imposé par la nécessité, quand il faut que l'évacuation soit
immédiate, sans considération d'aucunes circonstances particulières si
ce n'est la vie du malade, quand il faut par exemple donner sur l'heure
un clystère à un apoplectique, qu'il soit à jeun ou enivré, que ce soit de
jour ou de nuit. — De même pour les chirurgiens lorsqu'il s'agit de faire
des incisions, il y a deux moments : le moment de choix et le moment
de nécessité.

On peut *choisir le moment* quand la maladie accorde des trêves, et ce
choix dépend de trois ordres de considérations : 1° les constellations ; 2° le
malade ; 3° le chirurgien. Au sujet des *constellations*, le chirurgien doit
être attentif à ce que la complexion de la saison, du jour et de l'heure soit

1. Ed. 1892 : « cum attractione » ; manuscrit 1486 : « cum alterätione ».
2. « caro globosa » ; manuscrit 2030 : « char motelee ». S'agit-il de gros bourgeons fongueux ?
3. « In signo ruminante », manuscrit 2030 : « en signe rungant ».

tempérée ou à peu près, autant qu'il est possible pour l'époque, et que la constellation ne soit pas mauvaise, comme lorsque la Lune est embarrassée ou en conjonction dans un même signe avec de mauvaises planètes

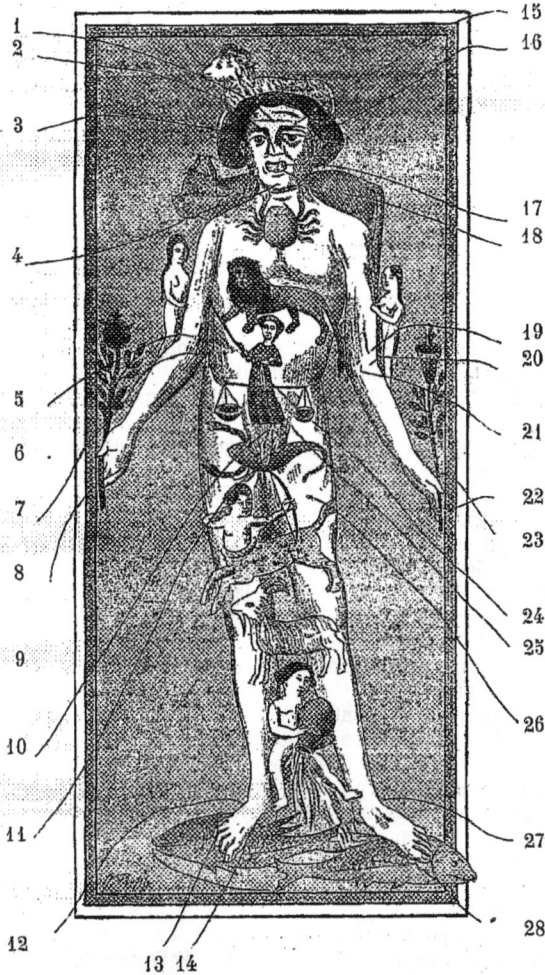

Fig. 19. — Cette gravure représente le *Zodiaque humain*, c'est-à-dire les douze régions du corps et les signes du zodiaque qui les gouvernent; les numéros indiquent les veines qu'on peut saigner. — C'est la reproduction d'une miniature du ms. latin 6910 A. de la Bibl. nat., ms. du xve siècle (*G. de Ch.*, p. 560 [1]).

1. Les anciens avaient remarqué que le soleil, la lune et les planètes ne s'écartaient jamais dans leurs mouvements d'un espace circonscrit; c'est à cette zone imaginaire qu'on a donné le nom de *Zodiaque*. Celui-ci fut divisé en douze parties égales appelées *signes*; les signes portaient les noms des constellations qui s'y trouvaient (aujourd'hui, par suite de la précession des équinoxes, les constellations ne répondent plus aux signes).

L'homme étant considéré comme un petit monde, *microcosme*, toutes les parties de l'univers ou *mégacosme*, grand monde, avaient leurs analogues dans le micro-cosme. C'est ainsi que le corps de l'homme fut, comme le zodiaque, divisé en douze parties dont chacune était gouvernée par un signe du zodiaque, c'est-à-dire par les constellations qui se trouvaient dans ce signe.

Le premier signe, qui est le *Bélier*, gouverne la tête; le *Taureau*, le cou; les *Gemeaux*, les épaules, les bras et les mains; le *Cancer*, la poitrine; le *Lion*, l'estomac; la *Vierge*, le ventre; la *Balance*, le petit ventre et les fesses; le *Scorpion*, les parties honteuses et le fondement; le *Sagittaire*, les cuisses; le *Capricorne*, les genoux; le *Verseau*, les jambes; les *Poissons*, les pieds.

La figure ci-dessus indique aussi par ses chiffres quelles sont les veines que l'on saigne habituellement, d'après Razès, et le vaisseau que l'on doit choisir, soit à droite, soit à gauche, selon la maladie.

Veines que l'on saigne.

1. La veine du front est bonne à saigner dans la migraine et les maladies des yeux.

2. La veine du sommet du nez, dans les écoulements des yeux.

3. La veine qui est derrière les oreilles, dans la douleur chronique de la tête et la stupeur de l'esprit.

4. La veine qui est sous le menton, dans la douleur des yeux, les pustules de la face et des narines, les douleurs des maxillaires.

5. La céphalique, dans la douleur de tête, des yeux, des oreilles, du gosier et de la langue.

6. La veine médiane ou commune, dans la douleur de tête, des côtes et de l'estomac.

7. La basilique, dans la douleur de tête, des épaules, de la rate, et pour refroidir le sang des narines.

8. La veine qui est entre l'auriculaire et le médius, appelée salvatelle, contre le mal de tête et la fièvre quarte.

9. La veine entre le pouce et l'index, à la main droite, pour la tête, et les yeux.

10. Les veines supérieures de la verge, contre la tympanite du corps.

11. Les veines inférieures, dans la tuméfaction et la douleur des testicules.

12. Cette veine est appelée sciatique et convient quand la douleur s'étend de la hanche jusqu'aux pieds.

13. 14. Ces veines conviennent dans la douleur des reins, l'ophtalmie, la suppression des règles, les maladies des testicules, les douleurs des hanches, de la cuisse et des lombes.

15. Les veines des tempes, pour les douleurs et les maux d'yeux.

16. Les veines des angles internes des yeux du côté du nez, pour la vision, les maladies des yeux et la migraine.

17. Les deux veines de la gorge, pour les pustules de la tête et la gale.

18. Les deux veines sous la langue, pour l'esquinancie, l'inflammation de la gorge et de l'œsophage.

19. La céphalique, pour la tête et les yeux.

20. La cardiaque ou commune, pour le cœur et l'estomac.

21. La basilique, pour la tête et la rate.

22. La veine entre l'auriculaire et le médius, dans la maladie de la rate.

23. La veine entre le pouce et l'index, dans les maladies de la tête et des yeux.

24. Les veines du côté, dans les maladies de l'aine.

25. La veine titillaire, c'est-à-dire de la rate, dans la douleur du poumon, de la poitrine, du diaphragme.

26. Les veines des cuisses, pour attirer l'humeur des parties supérieures vers les inférieures, elles doivent être ouvertes après le repas.

27. La saphène, qui est sous la cheville interne du pied, dans les douleurs des hanches, des reins, et pour provoquer la menstruation.

28. La veine qui est sous la cheville externe du pied, pour la sciatique et les maladies des articulations, des testicules, la morphée et l'abondance de rétention.

ou est de mauvais aspect, etc.; lorsqu'elle se trouve à la fin de la Balance ou au commencement du Scorpion, par onze degrés; lorsqu'elle est en conjonction ou en opposition avec le Soleil, ou qu'elle se trouve dans un signe correspondant au membre sur lequel on doit faire l'incision. C'est pour cela que Ptolémée [1] dit dans le *Centilegium*, 20ᵐᵉ proposition : couper des membres avec le fer quand la Lune se lève dans le signe qui les régit est une chose effroyable [2]. — Le choix du moment eu égard au *malade* consiste à ne jamais faire d'incision considérable ou dangereuse en le lui laissant ignorer, à lui ou à ses amis, de peur que l'opération ne réussisse pas, etc., et à ne jamais faire d'incision si le malade est trop faible, à moins que la nécessité ne soit très grande. — Le choix du moment par rapport au *chirurgien* consiste à ne pas commencer une incision avant que les instruments nécessaires soient préparés, et avant d'avoir pris toutes les précautions indispensables pour arrêter un écoulement de sang et apaiser la douleur (Avicenne, livre I, f. 4, chapitre 26). Le chirurgien ne doit pas être en état d'ébriété et doit avoir des aides; il faut que les assistants soient peu nombreux, et si le patient ou ses amis demandent au chirurgien un répit jusqu'à un moment plus favorable pour quelque cause raisonnable, le chirurgien y doit condescendre gracieusement.

Le *moment imposé par la nécessité* dépend aussi de trois choses : de la constellation, du malade, du chirurgien qui opère. — De la *constellation*, par exemple si la constellation se trouve plus favorable dans ce moment qu'elle ne le sera avant plusieurs jours et qu'il ne soit pas utile de différer l'incision jusque-là; dans ce cas, pour autant qu'il dépend de cela, il est nécessaire de faire l'incision de suite. — Le moment de nécessité dépend du *malade*, par exemple lorsqu'un trait ou un objet semblable est fiché dans des organes nobles ou près d'eux et que ces objets ne peuvent être extraits sans incision, de sorte que si on ne les extrayait pas, le malade mourerait immédiatement; dans le cas encore où le malade a quelque part près d'organes nobles une suppuration abondante et de mauvaise qualité, qui si on ne lui donne pas issue promptement l'étouffera comme dans l'esquinancie, etc. Dans ces cas, sans rien considérer des circonstances particulières, on pratiquera aussitôt l'incision. — Le moment de nécessité dépend du *chirurgien* quand par exemple le malade et les assistants veulent pour quelque raison que l'on fasse l'incision dans le moment même; il faut alors que le chirurgien incise parce que s'il refuse quand on l'en prie [3], on croira facilement qu'il n'ose pas dans la

1. Ptolémée, médecin alexandrin du IIIᵉ siècle av. J.-C. (V. *G. de Ch.*, 1890, p. XXI).
2. Consulter, sur l'*Astrologie*, l'éd. de *G. de Ch.*, LXVI, 559, 566, etc., où cette question est résumée.
3. Manuscrit 2030 : « Car se il ne le fait quant il en est ainsi prie ».

crainte de quelque accident ou qu'il ne sait pas pratiquer l'incision ; et
à cause de cela le malade ne consentirait peut-être pas une autre fois
à l'incision. Si le chirurgien opère quand on l'en prie, quel que soit le
résultat, il sera en quelque sorte excusé, tandis que s'il refuse, qu'il fasse
l'incision à un autre moment et réussisse mal, il ne pourra guère s'excuser ;
ou encore tandis qu'il refusera, surviendra peut-être ou sera appelé un
autre chirurgien qui fera l'incision et en rapportera avantage et honneur.

IV. Manière de pratiquer une incision, deux points : 1° manière générale ; 2° manières particulières.

Manière générale. On donne *deux règles générales.* — *1re règle.* Dans
quelque membre du corps humain qu'il soit nécessaire de faire une incision pour l'extraction de liquides, tels que pus, eau, matière virulente, etc.,
il suffit de pratiquer l'incision suivant la longueur du membre à inciser.
Raison : parce que les veines, artères, nerfs notables et les autres organes
de ce genre se dirigent le plus souvent dans ce sens ; leur incision suivant
la largeur causerait des accidents et une altération des fonctions naturelles.
Il n'y a d'exception à cette règle que pour trois endroits : le premier est
le *front* dont la longueur, d'une oreille à l'autre, est dans le sens de la
largeur de tout le reste du corps ; lorsqu'on doit pratiquer entre les deux
tempes une incision longue et profonde et qui ne doit pas être recousue
immédiatement, il faut la faire dans le sens de la largeur, c'est-à-dire en
commençant à inciser vers les cheveux et en continuant vers la face, ou
inversement. Raison : parce que, si on faisait une incision dans le sens
de la longueur du front, on inciserait le muscle qui soulève et soutient
le sourcil ; celui-ci relâché resterait abaissé pour toujours, ce qui serait
un plus grand mal que si en incisant dans le sens de la largeur du front
on avait coupé quelque veine, artère ou nerf. — Mais s'il faut faire une
incision sur les tempes, de quelque importance qu'elle soit, ou sur le front
une incision seulement superficielle ou ne pénétrant pas jusqu'au muscle
susdit, ou si on la fait petite, étroite, comme avec la pointe d'une lancette [1],
deux cas dans lesquels une suture n'est pas nécessaire, on peut hardiment la faire dans le sens de la longueur du front, parce qu'alors il n'y a
pas à redouter une incision du muscle ni un abaissement du sourcil. — La
seconde exception est pour les *muscles* (lacerti) dont la longueur est dans
le sens de la longueur de l'épine ; lorsqu'il faut y pratiquer une incision
profonde, on doit la faire suivant leur largeur en coupant du dos vers la
poitrine ou le ventre, ou inversement. Raison : pour ne pas couper les
nerfs importants qui se rendent de la moelle au ventre et à la poitrine,
lesquels, comme dit Galien (au 1er l. du *De interioribus*, au milieu du
chap. 7), sont cachés sous la peau et la chair pour être garantis des dom-

---

1. « Cum acie flebotomi », manuscrit 2030 : « Si com de la pointe dune lancete. »

mages du dehors. Si l'on ne doit faire qu'une incision superficielle, on peut la faire hardiment selon la longueur des muscles, parce qu'alors il n'y a pas à redouter une incision de ces nerfs profonds. — La troisième exception est pour certains *émonctoires* comme ceux des aines et des aisselles. Si l'on doit faire une incision dans ces organes, il faut, suivant les auteurs et les praticiens réfléchis, la pratiquer en partie suivant la longueur et en partie selon la largeur, c'est-à-dire en forme de demi-cercle. Raison : parce que, suivant Avicenne (l. IV, f. 3, doct. 1, chap. DES APOSTÈMES GLANDULEUX), nous devons attirer fortement les humeurs des organes nobles à ceux qui ne le sont pas, et si nous ne le pouvons autrement, nous attirerons avec des ventouses, de peur que les fumées malignes ne retournent aux organes principaux et que nous en arrivions à ne plus pouvoir les débarrasser [1]. Or cette attraction se fait mieux quand on pratique une incision un peu circulaire que quand on la fait droite, parce que l'incision semi-circulaire reste toujours ouverte, l'incision droite toujours fermée; c'est pourquoi, etc. Mais s'il faut pratiquer une incision considérable dans l'émonctoire du cerveau, c'est-à-dire dans la région glanduleuse qui est sous la racine de l'oreille, on la fera droite suivant la longueur du cou. Raison : parce qu'il y a en ce lieu des veines et des artères dont l'incision dans la largeur entraînerait le plus grand danger à cause de la violence de l'écoulement sanguin.

Seconde règle. Toutes les fois qu'on fait une incision pour extraire ou enlever des corps solides superflus ou nuisibles, tels que traits, esquilles d'os, mauvaise chair, lèvres indurées, excroissances à extirper tels que porreaux, verrues, etc., du moment qu'il est nécessaire de les enlever et qu'il n'y a pas d'autre moyen, on ne doit pas inciser toujours en ligne droite. En effet, en incisant ainsi, dans certains cas on n'atteindra jamais son but; il faut bien plutôt, suivant que le cas l'exige, inciser tantôt selon la largeur, tantôt circulairement, tantôt obliquement, tantôt transversalement et parfois de toutes ces manières à la fois, sans considérer d'autres circonstances particulières ou d'autres règles, que d'atteindre le but.

Manières spéciales de pratiquer les incisions dans les différentes maladies suivant les conditions diverses de chacune d'elles : il faut savoir qu'il suffit, s'il s'agit des *plaies* et des *apostèmes*, de pratiquer l'incision comme il a été dit et sera dit dans les chapitres spéciaux consacrés à ces affections, et comme on peut le déduire des règles générales données ci-dessus, des précautions à prendre et des explications qui vont suivre. Quant aux incisions à pratiquer dans les *ulcères* pour en enlever

---

1. Dans cette théorie les principes morbides, les humeurs, les fumées ou vapeurs se répandent dans les organes, d'où il faut les attirer; on les attire des organes principaux dans d'autres moins importants ou moins susceptibles.

les lèvres indurées, la mauvaise chair, les superfluités fluides, comme
le pus, il suffit de les faire comme il a été exposé dans les chapitres
spéciaux et dans celui-ci, en observant tout ce qui a été dit et sera dit à
ce sujet.

Pour les incisions faites dans le but d'*extraire des corps solides* qui
se trouvent accidentellement dans les ulcères, une esquille d'os qui
pique, une arête de poisson, une pointe de clou, une pointe de fuseau [1],
un fragment de verre, etc., qui ne peuvent être extraits autrement, il
faut savoir qu'alors, suivant que le cas l'exige, il y a *quatre manières
d'opérer* : tantôt, on fait l'incision à l'orifice de l'ulcère, tantôt au fond,
tantôt sur ses côtés et dans les parties intermédiaires, tantôt on prolonge l'incision de l'orifice jusqu'au fond. — *A l'orifice de l'ulcère*, il
faut faire une incision suffisante pour extraire ce qui doit être extrait,
en observant les règles et les autres choses qu'il faut observer dans ce
cas; si l'incision faite ne suffit pas et que nous ayons besoin de l'élargir,
nous verrons s'il suffit d'enfoncer dans chaque lèvre une grosse aiguille
avec un fil fort que l'on nouera sur ces lèvres et avec lequel on les écartera et on élargira l'incision, jusqu'à ce qu'elle soit suffisante pour extraire
ce qu'il faut, ou bien on cherchera à obtenir ce résultat par les autres
moyens que fournit la raison, ainsi que le dit Avicenne (liv. I, f. 4,
chap. 28, DU TRAITEMENT DE LA SOLUTION DE CONTINUITÉ ET DES ESPÈCES
D'ULCÈRES). Mais, si cet élargissement et cet écartement des lèvres ne
suffisent pas encore, on augmentera l'incision en longueur ou en largeur, etc., selon ce qui paraîtra préférable au chirurgien. — Dans le
fond, le milieu, les côtés et les parties intermédiaires entre le fond et
l'orifice des ulcères, il faut faire les incisions suivant la doctrine qui a
été donnée pour les plaies, apostèmes et ulcères, en observant tout ce
qu'il faut observer.

L'incision qu'on a coutume de faire en allant sans interruption *de
l'orifice jusqu'au fond* de l'ulcère, me semble n'être jamais ou que
très rarement nécessaire, parce que dans tout ulcère, le fond est à une
petite ou à une grande distance de l'orifice. S'il est peu éloigné, il n'y a
pas besoin d'une semblable incision, tout au plus de quelque élargissement, puisque nous pouvons introduire jusqu'au fond tout ce que nous
voulons, mondificatifs, corrosifs, instruments de chirurgie, comme
tenailles, etc. En outre, avec des bandages faits selon l'art, des compresses et toutes les autres choses dont les chirurgiens modernes savent
si bien se servir, toute superfluité, du moins si elle est fluide, qui se
trouve dans un ulcère, peut être facilement chassée vers quelque partie
de l'ulcère que ce soit. Cela est même vrai parfois pour les corps

1. Le manuscrit 2030 dit « aiguille ».

solides, la nature et le temps aidant, surtout s'ils sont secondés par
quelques médicaments attractifs placés sur l'orifice de l'ulcère. — Si au
contraire le fond est très éloigné de l'orifice, il serait difficile dans une
incision continue, d'éviter une incision des nerfs, etc., étant donné surtout
qu'il arrive souvent que la cavité de l'ulcère à inciser n'est pas droite;
c'est pourquoi il me semble que là où cette incision était autrefois considérée comme nécessaire, si les modernes ne peuvent trouver d'autre
moyen que l'incision, il suffit de la pratiquer dans le fond seulement, de
la façon qui a été exposée ci-dessus, en considérant tout ce qui a été
dit et reste à dire.

Les incisions qu'on a coutume de faire pour *extirper les excroissances*, diffèrent suivant les diverses excroissances, dont les unes
sont petites, d'autres moyennes, d'autres grandes; quelques-unes sont
contenues [1] dans un sac, d'autres pas; les unes ont un gros pédicule
par rapport à leurs dimensions, pour les autres c'est le contraire; les unes
sont dans un membre noble [2], comme la face, d'autres dans un membre
non noble, comme la cuisse. Pour les excroissances petites et plates
qui ont un gros pédicule, comme la plupart des verrues, il suffit parfois, souvent même, de l'incision superficielle dite scarification, pour les
guérir au moyen de corrosifs, comme il a été dit. Dans celles qui ont
un pédicule grêle, qu'elles soient grandes ou petites, quand on n'a pas
à redouter un écoulement de sang, de quelque espèce qu'elles soient
pourvu qu'il ne s'agisse pas de cancers, il faut faire une incision qui les
ampute totalement jusqu'au niveau de la peau. Dans celles qui sont
déprimées et étalées et sont dans un sac, comme les nœuds, glandes,
scrofules, tortues, etc., et qui sont assez grandes pour distendre et soulever considérablement la peau et la chair qui les recouvrent, on pratique
l'incision de diverses manières. Les uns les incisent en croix, ce que je
n'approuve pas pour cinq raisons : 1° en faisant l'incision dans le sens de
la largeur on incise des nerfs, des muscles et des lacertes et on diminue
le mouvement du membre; 2° on incise des veines et des artères et on
empêche le transport vers les membres de la nourriture et des esprits
vitaux; 3° il survient parfois un écoulement de sang; 4° le malade est
fort incommodé d'une incision en largeur; 5° il reste une laide cicatrice,
tant à cause de l'incision en largeur que du fait de la peau et de la chair
qui recouvraient l'apostème. En effet, elles étaient distendues par l'apostème qu'elles comprimaient et retenaient, et comme on n'a rien enlevé
d'elles avec l'apostème, il reste de nombreuses rides dans la cicatrice.

---

1. Ed. 1892 : « continuantur »; manuscrit 1487 : « continentur ».
2. Ed. 1892 : « in membro nobili, ut coxa »; ms. 1487 : « in membro nobili *ut
facie alie in non nobili* ut coxa ».

— D'autres incisent suivant les deux côtés d'un triangle sans rien enlever de la peau et de la chair extérieure; aussi, comme il a été dit, une fois l'apostème extrait, il reste une cicatrice ridée; c'est pourquoi, etc. — D'autres font une seule incision selon la longueur; ceux-là ont grand peine à extraire l'excroissance par cette ouverture, si elle est volumineuse; en outre, s'ils l'extraient, comme ils ne retranchent rien de la peau, la cicatrice reste ridée; enfin, en disséquant l'excroissance on fait souffrir le malade cent fois plus. — D'autres amputent toute l'excroissance avec la peau et la chair; ce sont ceux qui, si l'excroissance est considérable, obtiennent la cicatrice la plus laide.

Nous autres modernes estimant tous ces procédés défectueux pour les raisons indiquées tout à l'heure, nous avons été presque forcés de mettre en pratique le *procédé* suivant [1], qui est préférable : lorsque se présente à nous une excroissance à enlever, nous examinons d'abord attentivement de combien la peau et la chair qui la recouvrent ont augmenté, ou se sont dilatées en plus de leurs dimensions naturelles, depuis que l'excroissance s'est développée. En effet l'excédent de peau et de chair qui resterait comme surajouté, rendrait la cicatrice ridée et boursouflée à la manière d'un sac, comme s'il restait une partie de l'excroissance. Pour éviter cela il faut enlever cet excédent avec l'excroissance ou le couper avec des ciseaux après l'extraction totale de l'excroissance; ce que je réprouve pour trois raisons : 1° on fait ainsi souffrir deux fois au lieu d'une, d'abord en incisant et en enlevant l'excroissance, secondement en réséquant avec les ciseaux, douleur qui est plus vive que la première; 2° avec des ciseaux on ne coupe jamais aussi exactement ce qui est en trop; 3° quand on laisse adhérer à l'excroissance la partie superflue qu'il faut enlever et qu'on l'enlève en même temps, elle facilite beaucoup l'opération en permettant de saisir l'apostème plus fortement.

Ayant considéré attentivement ces choses et d'autres semblables, autour de la saillie que forme sous la peau l'excroissance à extraire, nous traçons avec de l'encre [2] ou quelque chose d'analogue un cercle divisé par deux points en demi-cercles égaux, suivant une ligne droite tirée d'un point à l'autre dans le sens de la longueur du membre à inciser; puis nous traçons avec la même matière deux lignes à partir du premier point et nous les menons vers le second en les écartant peu à peu et en les arquant légèrement, enfermant pour ainsi dire entre l'arc et la corde la partie superflue, laissant en dehors ce qui doit rester définitivement

1. Procédé d'ablation d'une tumeur suivant Mondeville; sa précision est celle d'un praticien expérimenté.

2. « Incaustum » pour « encaustum », encre couleur de pourpre (*G. de Ch.*, éd. 1890, p. 676).

de peau et de chair et suffit pour obtenir une belle cicatrice. Nous éloignons et arquons plus ou moins les deux lignes susdites selon que nous avons décidé d'enlever plus ou moins de superflu. Après avoir marqué ces repères et tiré comme il a été dit ces deux lignes jusqu'au milieu ou environ de la partie superflue à enlever, nous les continuons de la même manière en les rapprochant peu à peu jusqu'à ce qu'elles se réunissent au second point et se rejoignent. Ensuite, en suivant la courbe de ces deux lignes nous opérons de la façon suivante : avec les doigts de la main gauche, nous saisissons la peau et la chair sur l'excroissance, en commençant à inciser du premier point vers le second ; à mesure que nous avançons, nous changeons de place les doigts de la main gauche en suivant l'incision, de façon à aider par la traction de la peau et de la chair, de sorte que l'incisoir ne pénètre pas jusque dans la substance de l'excroissance à enlever, mais que toutes les incisions arrivent jusqu'au sac de l'excroissance. — Le reste du traitement des excroissances doit être recherché dans les chapitres spéciaux ; nous ne nous occupons dans ce chapitre que des incisions.

V. Des précautions a observer : les unes s'appliquent à toutes les incisions notables à faire dans les différentes maladies dont il s'agit, les autres à quelques-unes seulement. — Les *précautions à observer dans toutes les incisions* sont au nombre de huit :

1° On ne fera jamais d'incision si l'on peut trouver un autre moyen plus facile et suffisant (Avicenne, l. I, f. 4, chap. 27, De auferenda corruptione membrorum, etc.) ; autrefois cependant on faisait toujours l'incision ; on la faisait encore très souvent il n'y a pas longtemps ; aujourd'hui les modernes l'ont presque complètement abandonnée ; la raison en est qu'il faut commencer par les moyens les plus doux, comme dit Constantin dans son livre *Des yeux*, à propos du phlegmon de l'œil, à la fin.

2° Du moment qu'il faut faire une incision, on la fera avec le plus de douceur possible, avec égard pour le malade, parce que les douleurs abattent les forces. (Galien, sur la deuxième section des *Pronostics*, à la partie « screatus optimus ».)

3° On fera l'incision la plus petite possible, pourvu qu'elle suffise à extraire ce qu'il faut. La raison en est évidente.

4° Le chirurgien, avant d'inciser, doit s'être précautionné de tout ce qu'il faut contre un écoulement de sang et une syncope, et de tout ce qui apaise la douleur, accidents qu'on doit redouter dans toutes les incisions considérables. (Avicenne, liv. I, f. 4, chap. 26, cité.)

5° Lorsqu'il faut pratiquer une incision, le chirurgien doit faire sortir tous les assistants qui ne sont pas habitués à voir de grandes opérations de chirurgie. Trois raisons : A. cette foule d'assistants qui n'entendent rien au cas, trouble et empêche ceux qui opèrent; B. il y en a qui peuvent tomber en syncope et provoquer ainsi une syncope chez le malade; C. même si aucun n'est pris de syncope, leur présence cependant cause une grande crainte au malade, qui pense qu'ils ne sont pas venus sans motif.

6° Un chirurgien ne fera jamais d'incisions dangereuses sans inviter les amis du malade à y assister personnellement. Quatre raisons : A. le malade est rassuré par leur présence; B. que les amis assistent ou non, ils seront plus satisfaits; C. quoi qu'il arrive, on n'imputera pas au chirurgien d'avoir mal opéré; D. ils seront plus satisfaits s'ils voient eux-mêmes qu'il a été opéré régulièrement.

7° Lorsqu'un danger est manifestement imminent, le chirurgien ne fera pas d'incision, à moins qu'on ne l'en prie avec instance, qu'il y soit pour ainsi dire obligé par le malade et ses amis, et ne soit d'avance assuré d'un salaire convenable, parce qu'alors, quoi qu'il arrive, il sera excusé en quelque manière et, négligeant les accidents, il pourra opérer plus sûrement et sans contrainte.

8° Lorsque le danger qui menace est d'importance moyenne, le chirurgien ne fera l'incision que lorsque le malade sera confessé et qu'on aura accompli toutes les autres choses que, selon les prescriptions de la foi catholique, il faut faire en danger de mort.

Les *précautions à observer dans certaines incisions* et non dans toutes sont au nombre de neuf :

1° Quand on fait une incision pour extraire beaucoup de pus, par égard pour la force du patient on n'extraira jamais tout à la fois. Raison : parce que Galien dit (sur le deuxième *Des Pronostics*, à la partie « liquida vero bona ») : toute grande évacuation est suivie d'un affaiblissement de la force du malade.

2° Lorsque nous ne voulons pas extraire tout le pus, nous devons faire une ouverture moyenne, qui soit insuffisante pour le traitement complet, parce qu'une ouverture moindre s'obturerait trop facilement; quand la suppuration aura diminué et que le malade sera plus fort, on pourra, si cela est nécessaire, agrandir la première incision.

3° Toutes les fois qu'il faut faire une incision à distance de l'orifice qui reste obturé, on laissera du pus s'accumuler pendant longtemps dans le fond. Raison : pour que, grâce à la quantité de pus accumulé, l'incisoir n'atteigne pas, pendant l'incision, les parties profondes, nerveuses, situées sous le pus.

4° Partout où l'on fait une incision à distance de l'orifice, on introduira une *taste* entourée d'un morceau de toile de lin jusqu'à l'endroit où il faut pratiquer l'incision. Raison : parce qu'ainsi, le lieu à inciser est soulevé, affermi et soutenu par la taste introduite.

5° La taste qu'on introduira aura à son extrémité un chas comme celui d'une aiguille. Raison : pour que s'il est nécessaire, on introduise dans ce chas une mèche qu'on fera sortir par le premier orifice de l'ulcère.

6° Partout où l'on veut faire une incision, on palpera auparavant avec force jusqu'à ce qu'on détermine de la douleur. Raison : pour que le malade, accoutumé à la douleur, supporte mieux celle de l'incision, et parce qu'en palpant ainsi, on peut faire parfois l'incision à l'insu du malade.

7° Toutes les fois qu'on fera une incision importante dans des lieux nerveux ou semblables, où l'on ne peut reconnaître le trajet des nerfs, etc., à cause de quelque tumeur, le chirurgien doit examiner un membre semblable, non tuméfié, et faire l'incision dans le lieu malade de la même façon qu'il la ferait dans le membre sain. Raison : parce que le plus souvent les nerfs, lacertes, muscles, veines et artères suivent la même direction dans l'un et l'autre membre.

8° Quand avec quelque excroissance à enlever il faut amputer un morceau de peau et de chair superflue, on n'enlèvera jamais tout ce qui semble superflu; mais on en laissera une certaine quantité, plus qu'il ne paraît raisonnable, parce que d'habitude la nature, quand elle opère régulièrement, rétracte et réduit, dans ces cas, la portion superflue qu'on a laissé adhérer au corps, pourvu qu'elle ne soit pas trop considérable. Mais si on enlève avec l'excroissance plus qu'il ne faut de ce superflu, la nature n'y suppléera jamais et la cicatrice demeurera difforme pour toujours.

9° S'il faut ouvrir quelqu'apostème par une incision, on l'embrassera en y appliquant les doigts de la main gauche, et on le soulèvera comme si on voulait le séparer complètement du corps. Deux raisons : pour ramasser le pus ; pour le faire sortir plus rapidement une fois l'incision faite.

VI. Explications sur ce qui précède. — Il faut noter sept points :

I. L'art et la doctrine des incisions sont très nécessaires à tous les chirurgiens opérateurs, et non seulement très nécessaires, mais plus nécessaires qu'aucune autre doctrine de quelque opération chirurgicale que ce soit. Tant qu'un chirurgien ignorera la plus petite partie de cette doctrine il ne méritera pas d'être appelé chirurgien. On peut d'ailleurs prouver que cette opération de la chirurgie est meilleure et plus difficile que toutes les autres; on en a besoin davantage et plus souvent et dans des traitements plus importants. C'est par la connaissance exacte de cette opération et par sa doctrine qu'on accomplit les cures les plus lucratives et les plus belles; son ignorance est cause des plus graves dangers pour les chirurgiens et les malades, quelquefois même de la mort la plus honteuse. De l'affirmation que c'est la science et la doctrine la plus nécessaire aux chirurgiens, la majeure est évidente, la mineure se prouve par le fait que c'est en incisant qu'on sépare ce qui est uni, qu'on rejoint ce qui est séparé, qu'on extirpe ce qui est superflu dans les plaies, apostèmes, ulcères, morsures et piqûres venimeuses, qu'on enlève les objets étrangers, les excroissances qu'il faut extirper; en un mot, quiconque ne sait inciser selon l'art dans tous les cas chirurgicaux, ne sait guérir absolument aucune maladie, parce qu'il n'y a aucune espèce de maladie chirurgicale dans laquelle il ne faille parfois inciser, comme on a vu.

II. Les raisons pour lesquelles la doctrine des incisions applicables dans toutes les maladies et dans tous les cas, a été exposée ici en une fois, et non çà et là dans divers chapitres suivant l'exigence des cas particuliers, sont au nombre de deux. La première raison c'est que cette doctrine placée dans un chapitre particulier se retrouve plus facilement que si elle était dispersée dans divers chapitres spéciaux. — La deuxième raison, c'est qu'elle est ainsi exposée et comprise plus sûrement et plus complètement; en effet, toutes les incisions, quelque différentes qu'elles soient et quoiqu'elles se rapportent à des cas différents, se ressemblent cependant beaucoup; aussi, la doctrine de l'une éclaire-t-elle et explique-t-e le la doctrine de l'autre. Ce ne serait pas le cas, si cette doctrine était morcelée et dissimulée dans des chapitres différents.

III. Avicenne a exposé l'art de l'incision (liv. I, f. 4, chap. 26, intitulé Du TRAITEMENT DES ABCÈS QUAND ILS SONT MURS, et *ibid.*, f. 4, tr. 1, chapitre intitulé DE LA PERFORATION DES PLAIES ET D'AUTRES QUAND IL FAUT LES DÉCOUVRIR). Dans la deuxième partie de ses *Cantiques*, il énumère les maladies auxquelles conviennent les incisions, mais il ne donne pas la manière de les pratiquer; il en fait encore mention en plusieurs endroits de sa *Chirurgie*.

IV. Toutes les fois que nous faisons une incision pour extraire des matières fluides, comme du pus, de l'eau, des virus, il suffit de faire une petite incision selon la longueur. Petite, — en effet les matières fluides peuvent être extraites peu à peu et successivement, partie par partie; — suivant la longueur, — car elles sortent aussi facilement par une incision faite dans le sens de la longueur que par une incision faite dans le sens de la largeur, toutes choses égales d'ailleurs, parce que par la compression, on peut ramener de toutes parts les matières fluides. Mais lorsqu'il s'agit d'extraire des solides, il n'en est pas de même, parce que suivant leurs diverses positions dans le membre, suivant qu'ils sont en large, ou en long, ou obliquement, ou encore autrement, il faut, s'ils doivent être retirés par l'incision, la varier selon que le cas l'exige; cependant le chirurgien doit toujours s'écarter le moins possible du sens de la longueur du membre; mais l'incision doit toujours suffire exactement à extraire ce qu'il faut.

V. Le chirurgien habile avance parfois le moment choisi, quelquefois il le retarde. Il l'avance parfois en feignant une nécessité; ainsi, si d'après le meilleur moment de choix l'incision devait se faire le lendemain, mais qu'il craigne qu'on appelle d'ici là d'autres chirurgiens qu'on n'appellerait pas après l'incision, le chirurgien présent s'adressera en ces termes aux intéressés : « Depuis longtemps j'ai prévu qu'il faudrait faire une ouverture, mais je ne voulais pas vous le dire trop à l'avance pour ne pas vous effrayer. Bien qu'elle dût être faite déjà depuis longtemps pour ce qui est du pus à extraire, de peur qu'il ne corrompe le membre dans lequel il est, et pour ce qui regarde toutes les autres circonstances particulières qu'il faut considérer, la constellation n'a pas été favorable jusqu'ici; par la grâce de Dieu elle est excellente dans ce moment et ne sera certainement pas aussi bonne de longtemps; de telle sorte qu'en attendant davantage le malade pourrait éprouver un irrémédiable dommage; j'ai là tout préparé, car il est fort nécessaire que l'incision se fasse immédiatement. »

Au contraire le chirurgien recule parfois le moment qui serait le meilleur à choisir, feignant d'en attendre un plus favorable, bien qu'il soit pire; ainsi quand il n'a pas encore obtenu l'argent qu'il espérait avoir avant que l'incision se fît, parce qu'une fois l'incision faite la douleur s'allège, la fièvre, s'il y en avait, s'apaise, le patient entre en convalescence et par conséquent le paiement s'éloigne. — De même le chirurgien recule parfois le moment fixé pour une autre raison; ainsi lorsqu'il est accompagné d'un autre chirurgien qui ne peut l'assister longtemps à cause d'une obligation, il différera l'incision par des raisons apparentes jusqu'à son retour. — Le chirurgien agit encore quelquefois de même pour une troisième raison, quand il sait que l'incision à faire est dangereuse; dans ce cas, il convient avec son confrère et les intéressés que d'après le meilleur moment d'élection l'incision doit se faire à tel jour et à telle heure. Cela convenu il feint de recevoir un message ou une lettre qui le forcent à se retirer ou à s'absenter. C'est pour une bonne raison; il est fort fâché de ce départ et reviendra bientôt; l'incision d'ailleurs est sûre; et ainsi le chirurgien a parfois la liberté de se retirer; l'incision faite, il reviendra s'il sait qu'elle a bien réussi; si elle réussit mal, il abandonnera son confrère et ne reviendra pas.

VI. Le mot incision s'emploie de deux manières; en premier lieu les médecins appellent incision une opération qui se fait, à l'aide d'une médecine incisive sur une matière grossière ou visqueuse qui se trouve à l'intérieur du corps, en séparant et dissociant ses parties; en second lieu les chirurgiens appellent incision une opération chirurgicale particulière par laquelle on divise et sépare ce qui est continu avec un instrument tranchant tel que rasoir ou flébotome. Celle-ci encore est de deux sortes : l'une est fortuite et faite sans règle, telles sont les plaies avec incision; l'autre n'est pas fortuite, elle est faite selon des règles et utile, comme celle que font les chirurgiens dans l'ouverture des apostèmes, etc.; c'est de celle-là seule qu'il est question ici.

VII. Le chirurgien qui pratique des incisions, qui se font peu à peu et d'où généralement le sang coule, doit avoir avec lui un confrère ou un aide qui avec une éponge ou quelque chose de semblable absorbe le sang qui sort et dessèche; cela pour deux raisons : 1° pour que le sang en inondant ne gêne pas l'opérateur; 2° pour qu'il n'effraye pas le malade et les assistants.

CHAPITRE DEUXIÈME

Des cautères artificiels nécessaires et utiles faits de préférence dans les membres ne présentant aucune ouverture de la peau, ni excroissance, ni apostème, cautères dont le corps humain a besoin suivant l'art de médecine et de chirurgie, pour tous les cas.

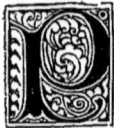

PAR ce titre on exclut de ce chapitre les cautères qui ne sont pas artificiels, parmi lesquels nous citerons brièvement ceux qu'on fait sans instruments de métal, sans cantharides et sans caustiques (ruptoria), ceux qu'on fait sur un sujet pléthorique sans l'avoir purgé auparavant; les cautères inutiles qu'on fait sur un sujet sain, à moins que ce ne soit pour le préserver, ou chez un sujet qui n'a pas de mauvaise matière peccante, qui est, par exemple, dyscrasié sans matière; ceux qui sont faits par accident et non dans un but, comme lorsqu'on se brûle par hasard, et ceux qui surviennent dans les plaies, ulcères, cancers, fistules et autres affections de ce genre, dans lesquelles la peau qui recouvre le corps est endommagée; ceux enfin qui surviennent sur des excroissances à extirper ou des apostèmes non ouverts, dans lesquels la peau est entière. Notre intention n'est pas de parler maintenant de ces cautères; il en sera question ailleurs, dans un passage spécial; il s'agit pour le présent de ceux-là seulement qu'on pratique avec des instruments de métal, des Cantharides ou des caustiques, car ils méritent seuls d'être appelés « *artificiels* » [1].

1. « Artificialis », *artificiel*, c'est-à-dire fait selon l'art, selon des règles; on pourrait traduire aussi par *régulier* ou *réglé*.

Le sujet de ce chapitre comprend cinq questions générales qu'il faut examiner sommairement : 1° la description du cautère ; 2° la doctrine à suivre dans les cautères artificiels ; 3° des lieux dans lesquels on fait communément et utilement des cautères, de leurs avantages et des maladies auxquelles ils conviennent ; 4° de certaines précautions à observer dans l'application des cautères ; 5° les explications des points obscurs.

I. La DÉTERMINATION DU CAUTÈRE contient quatre points : 1° description du cautère et détermination des parties de cette description ; 2° sa division et explication des variétés ; 3° analogies et différences des variétés entre elles ; 4° comparaison des variétés.

1° *Description du cautère.* Le cautère est un instrument ou une opération spéciale de chirurgie qui contribue beaucoup à préserver de certaines maladies auxquelles on est prédisposé, et à pallier et guérir certaines autres déjà déclarées, comme il apparaîtra dans la suite. Cautère, brûlure, cuisson (coctura), et chez les campagnards « fileta » [1], sont quatre termes qui désignent la même chose. Cautère vient de « cauma » [2] qui veut dire vive chaleur, parce qu'il embrase ; cuisson vient de cuire, brûlure de brûler, fileta est comme fille, parce que le cautère donne beaucoup de soucis et pendant longtemps, et que le malade doit être sans cesse occupé de l'observer et de le diriger comme sa propre fille (filia naturalis).

2° *Variétés des cautères.* Les uns sont actuels, les autres potentiels. Le cautère est *actuel*, pour autant que cela regarde notre sujet, quand on le fait avec quelque métal, fer ou autre, brûlant et chauffé. *Potentiel* est celui qui est fait avec quelque médicament simple, comme les Cantharides, ou composé, tels que les ruptoirs et autres de ce genre, qui ne sont ni brûlants ni chauffés artificiellement, mais possèdent une faculté de brûler non actuelle, mais latente.

3° *Analogies et différences des deux variétés de cautères.* Elles se ressemblent en ce que l'une et l'autre lèsent, cautérisent, évacuent et consument, et en quelques autres choses dont il ne faut pas faire grand état. Elles diffèrent en ce que le *cautère actuel* lèse peu, car le feu est un élément simple et qui ne se manifeste que quand sa vertu est transmise à un objet matériel ; aussi opère-t-il plus vite et sa lésion disparaît-elle plus rapidement, parce que son action se produit au moment du contact et qu'il n'attend pas que la chaleur du membre sur lequel on l'applique, opère sur lui. Il n'attire rien d'autre part et par conséquent ne lèse pas les membres éloignés et peut être appliqué en tout temps et à toute

1. « Fileta », d'après Du Cange, *Filheta,* fille de joie.
2. « Cauma », καῦμα, brûlure.

heure, surtout lorsqu'il y a une forte douleur, dans toute maladie et sur toute complexion, en considérant ce qu'il faut considérer et en exceptant ce qu'il faut excepter, par exemple une mauvaise complexion chaude sans matière. En tout temps et à toute heure, ai-je dit, parce que c'est toujours dans les maladies humorales qui ne donnent pas de trêves que le cautère est le dernier remède, comme dit Razès (au Ier l. d'Albucasis, chap. 1); on l'applique lorsque tous les autres médicaments ont fait défaut. Une autre raison qu'approuve Razès au même passage, et pour laquelle le cautère peut être appliqué en tout temps et à toute heure, si les autres considérations particulières le permettent, c'est que le profit du cautère est plus grand que ne serait le dommage qui résulterait du mauvais choix du moment, surtout si on fait le cautère pour apaiser une douleur intolérable.

Le *cautère potentiel* cause une grande lésion, parce qu'une fois appliqué, il doit s'écouler un long temps avant qu'il opère. Il faut en effet que la chaleur naturelle du membre agisse d'abord pendant longtemps sur lui, avant que la faculté de brûler qui sommeille en lui passe de puissance en acte, et avant qu'il cautérise; aussi se produit-il un long combat entre la chaleur naturelle actuelle du corps sur lequel est le cautère et la chaleur potentielle du médicament, combat dans lequel la Nature est le plus souvent affaiblie. En outre par suite du concours des esprits et des humeurs il se déclare une douleur continue prolongée qui suivant Galien abat la force, comme il a été dit ailleurs, parce que la douleur attire aussi de tout le corps la partie mauvaise des humeurs (Galien, IIIe l. du *De ingenio* et sur l'*Aphorisme* de la 5e partie « in his oportet ferro uti, etc. »), et par conséquent cette douleur lèse les parties éloignées du membre, et nécessairement le lieu du cautère s'apostème. De plus la lésion du cautère dure longtemps, parce qu'une si vive douleur et un apostème ne peuvent être apaisés sur-le-champ, et que tout médicament caustique possède certaines qualités vénéneuses dont le résidu et la malice demeurent longtemps dans le corps.

4° *Comparaison des cautères entre eux*. Trois points : A. comparaison du cautère actuel avec le potentiel; B. comparaison des cautères actuels entre eux; C. comparaison des cautères potentiels entre eux.

A. *Comparaison du cautère actuel avec le potentiel*. De ce qui a déjà été dit des analogies et des différences de ces cautères et de ce qui sera dit, il ressort que le cautère actuel est plus louable, plus sûr et plus utile pour dix raisons : 1° il lèse moins; 2° sa lésion dure moins longtemps; 3° il n'attire pas autant; 4° il ne lèse pas les membres éloignés; 5° il convient dans plus de maladies; 6° il ne laisse pas dans le membre de qualités vénéneuses; 7° en cautérisant avec un cautère actuel nous arrêtons le cautère quand nous voulons, en éloignant l'instrument, puisque nous le tenons

dans la main et que nous cautérisons la partie qui en a besoin, en laissant les autres ; tout cela ne peut se faire avec autant de précision si le
cautère est potentiel ; 8° grâce à la manière différente d'opérer avec le cautère actuel, même lorsqu'il est appliqué sur la place à cautériser, le chirurgien instruit peut augmenter ou diminuer l'effet de l'instrument, tandis
qu'on ne peut faire la même chose avec les caustiques potentiels, qui,
une fois appliqués, agissent avec toute leur vertu ; 9° quand nous cautérisons dans de grandes veines ouvertes, nous craignons en enlevant
l'instrument d'enlever en même temps l'escarre qu'il produit sur le lieu et
de mettre à nu les orifices, ce qui provoquerait l'écoulement du sang, etc. ;
aussi dans ce cas *nous cautérisons en approchant seulement l'instrument* chauffé, sans toucher la place ; or cela, quelque nécessité qu'il y ait,
nous ne pouvons le faire avec un médicament caustique ; 10° selon Razès
(*Albucasis*, chap. 1), un cautère potentiel provoque parfois un mal incurable, un cancer ulcéré par exemple et cause quelquefois la mort, tandis
que cela n'arrive jamais avec le cautère actuel.

B. *Comparaison des cautères actuels entre eux*, c'est-à-dire de ceux qui
sont faits avec des instruments de métal chauffés : on peut déduire brièvement de l'avis des auteurs, de Razès (1er l. d'*Albucasis*, chap. 2), d'Avicenne (l. I, f. 4, chap. 29) et d'autres illustres auteurs, que le meilleur
cautère se fait avec l'or, ensuite vient l'argent, enfin le fer ou l'acier,
toutes choses égales, parce que l'or est de complexion plus tempérée et
de substance plus pure que l'argent, l'argent que le fer ; or ce qui est
plus tempéré et plus pur fait moins de lésions. Mais on ne mesure
pas bien le degré de chaleur de l'or et de l'argent, parce que leur
couleur ne se modifie guère par la chaleur, tandis que celle du fer passe,
quand on le chauffe, du noir au blanc ; de plus ces métaux ne cautérisent
pas lorsqu'ils ne sont pas assez chauds, et si on les chauffe trop fortement,
ils se fondent et se liquéfient, tandis que le fer peut être chauffé très fortement sans se fondre ni se liquéfier ; en outre l'or et l'argent éloignés
du feu se refroidissent immédiatement, ce qui n'est pas le cas pour le
fer, sa substance étant plus ferme : pour toutes ces raisons et de crainte
que ces inconvénients ou d'autres encore ne gênent dans l'opération
du cautère, on fait généralement celui-ci avec du fer. — Mais si par
hasard c'était un orfèvre expert et instruit qui chauffât des instruments
d'or ou d'argent, il serait possible qu'il n'y eût pas d'inconvénient ; en
résumé le cautère est meilleur et plus avantageux s'il est fait avec l'or,
vient ensuite le cautère d'argent, mais le fer est plus sûr.

C. *Comparaison des cautères potentiels entre eux*. Dans certains cas
les ruptoirs conviennent mieux que les Cantharides, en d'autres cas c'est
le contraire. En effet les ruptoirs conviennent mieux là où nous voulons
attirer de loin, d'un endroit profond et pendant longtemps ; après la chute

de l'escarre ils évacuent beaucoup de superfluités; leur cautère peut être tenu longtemps ouvert; ils forment enfin une croûte solide, sèche, noire, épaisse. Les Cantharides conviennent mieux là où nous ne voulons attirer que des parties intercutanées, non de la profondeur, mais du voisinage et rapidement. Elles ne forment pas de croûte, mais seulement une excoriation superficielle et ne soulèvent que la lame extérieure de la peau en formant des vésicules pleines d'aquosité; elles évacuent peu mais subitement et leur cautère ne peut être maintenu longtemps ouvert; il se ferme le plus souvent dans six jours ou environ.

II. Doctrine a suivre dans les cautères. Deux chefs : 1° la doctrine dans les cautères actuels; 2° la doctrine dans les cautères potentiels.

DES CAUTÈRES ACTUELS.

La doctrine des cautères actuels renferme trois points correspondant aux trois intentions diverses que l'opérateur peut avoir : A. certaines conditions qui doivent précéder l'exécution du cautère fait selon l'art; B. la manière de faire le cautère; C. la manière de le conduire une fois qu'il est fait.

A. *Conditions préliminaires*. On donne *neuf règles générales* :

1re. Avant de faire un cautère dans une partie quelconque, il faut, si le sujet est pléthorique, le purger suffisamment et appliquer toute espèce de topiques auxiliaires, tels que onguents, etc.

2e. Il est nécessaire que le cautériseur (cauterizator) connaisse parfaitement l'anatomie, le nombre, la place, la complexion et les fonctions des membres malades qu'il faut cautériser, ainsi que les conditions, les causes, les accidents et la durée des maladies des organes pour lesquels on pratique le cautère, et la complexion de tout le corps du malade, parce que dans les cas extrêmes un cautère est rarement utile.

3e. Dans quelque lieu que persiste une douleur forte quoique tolérable, que n'apaisent pas des purgations suffisantes et l'application des topiques qui suivant l'art sont utiles, c'est régulièrement le cas d'user d'un cautère actuel, les conditions nécessaires remplies.

4e. On ne fera jamais un cautère sur un sujet plein de bonnes humeurs avant d'avoir essayé, auparavant, d'une saignée faite selon l'art et d'une abstinence modérée ou de ces deux moyens, le tout sans résultat; en effet les bonnes humeurs sont le plus souvent des humeurs sanguines auxquelles l'évacuation par la saignée et l'abstinence conviennent spécialement; de telle sorte qu'un cautère dans ce cas est nuisible s'il n'a pas été précédé de ces moyens (Guillaume de Salicet, livre V, chap. 1).

5e. Dans les lieux charnus, le cautère pénétrera profondément; dans les lieux nerveux, dans les endroits riches en artères et en veines on traversera seulement la peau, ainsi au coude, au genou, etc., parce que si le cautère touche un nerf considérable, celui-ci se rétractera, et s'il rencontre une veine ou une artère volumineuse, il se produira un écoulement de sang.

6e. Si après les évacuations mentionnées il reste uniformément dans tout le corps une mauvaise disposition humorale ancienne, on appliquera un cautère à nœud dans la fontanelle située sous le genou[1]; et si après les dites évacuations il reste une mauvaise disposition des humeurs dans quelque organe isolé, on fera un cautère dans la fontanelle qui est immédiatement au-dessous de cet organe.

7e. Pour quelque cause et de quelque manière qu'on fasse un cautère, pourvu qu'on le fasse selon l'art, ou bien il est pleinement efficace, ou bien absolument inutile, ou bien il a un effet manifeste, mais insuffisant. S'il est pleinement efficace, il n'y a pas besoin de le renouveler; s'il reste sans effet bien que fait régulièrement, le patient ayant été purgé, les topiques appliqués, etc., et que cependant le mal reste ce qu'il était au début, on réitérera le cautère, suivant Hippocrate, *Aphorisme* de la 2e partie : « Il faut faire toutes choses suivant la raison ». Toutefois, avant de le renouveler, on prescrira au malade un régime copieux avec du bon vin, afin de ranimer sa force vitale affaiblie par le cautère précédent; puis on le purgera de nouveau une ou deux fois et ensuite on fera le cautère et on ordonnera sans interruption un régime contraire à la cause de la maladie. En agissant ainsi plusieurs fois, s'il le faut, on guérira toute maladie, car la goutte creuse la pierre, etc.

Si le cautère a eu un effet partiel, mais incomplet, on voit par là qu'on pourra corriger ce qui reste de la dyscrasie, si on réitère selon les règles. Il faut alors renouveler le cautère dans la fontanelle et le lieu où il était auparavant, ou dans un autre endroit favorable.

La 8e *règle* résulte de ce qui a été dit de la ressemblance et de la différence des cautères actuels et potentiels. La voici : on ne fera jamais de cautère avec un médicament caustique si on peut trouver un autre moyen suffisant pour obtenir la guérison, et que le malade puisse supporter facilement, à moins qu'il ne soit si pusillanime qu'il ne veuille en aucune façon supporter un cautère igné, et à moins qu'il soit de complexion très froide et humide. Le cautère potentiel en effet par la nature de sa complexion, qui est vénéneuse, infecte et corrompt la complexion du membre sur lequel il est, à moins qu'il n'y rencontre un contraire énergique, tel qu'un froid intense avec une grande humidité, et que ce soit en hiver et loin des organes principaux, du tronc et du cœur.

9e *règle*. Elle découle de même de ce qui précède. Si le cautère

---

1. « Fiant cauteria ad nodulum in fontibus subtus genu. »

actuel convient au traitement des maladies de matière chaude et sèche, comme on a vu, on ne doit jamais, dans ce cas, faire de cautère potentiel de quelque complexion que soit le malade ou la maladie, parce qu'après avoir détruit la matière peccante de la maladie, il augmenterait par la longue durée de son opération la dyscrasie sèche et chaude du corps.

B. *Manière de faire le cautère.* Deux points : *a.* des formes des instruments ordinaires avec lesquels on a coutume de faire les cautères, puisqu'on ne peut les faire sans instrument ; *b.* manière de faire les cautères avec ces instruments.

a. Sur le premier point Razès donne dans l'*Albucasis* des *formes multiples et variées d'instruments* ; maître Guillaume de Salicet en énumère seulement six ; maître Lanfranc dix. Bien que les uns et les autres indiquent assez pour leur but, les formes communes, aucun cependant n'indique suffisamment les formes spéciales ; ce qui n'est pas étonnant, car chaque jour il se présente de nouveaux cas dans lesquels nous avons besoin de nouveaux instruments et de nouveaux préceptes. Les formes qu'ils recommandent aux opérateurs sont des types suivant lesquels ceux-ci doivent faire fabriquer le cas échéant un ou plusieurs instruments appropriés, en ajoutant ou retranchant quelque chose à ces formes, ou en s'en écartant tout à fait suivant leur idée et ce qui paraîtra avantageux dans chaque cas ; car on ne peut enfermer dans les livres tout ce qui est nécessaire à l'art. En vérité il est d'un esprit bien misérable d'user toujours de ce qui a été inventé et de ne rien inventer de nouveau, suivant le mot de Damascenus qui dit à l'*Aphorisme* second de la 3e partie : le génie naturel vient en aide à l'art et réciproquement.

Le cautériseur peut donc et doit, selon ses diverses intentions, la forme et la figure des membres sur lesquels il se propose d'opérer, varier ses instruments suivant les cas.

Jusqu'ici les formes les plus employées sont au nombre de sept : la première et la plus ordinaire est l'instrument avec lequel on fait le cautère dit *à nœud*, qu'emploient ordinairement les *barbiers* et les campagnards ignorants ; généralement on place sur le lieu à cautériser une plaque de fer froid percée au milieu (ou, chez les campagnards, au lieu de la plaque, un morceau de semelle de soulier perforé de même manière), afin d'introduire l'instrument cautérisant par ce trou, et cela pour trois raisons : 1° de peur que l'instrument cautérisant ne s'écarte du lieu où il doit faire le cautère ; 2° pour protéger et défendre de la brûlure les parties voisines ; 3° pour qu'au moyen d'un obstacle [1] dont l'orifice a le tiers de l'épaisseur de l'instrument cautérisant,

---

1. Ed. 1892 : « Ut mediante quodam obstaculo grossiori, quod est in instrumento cauterizante, dicta plata ipsum prohibeat plus debito perforari ». — Manuscrit 1487 :

cette plaque l'empêche de pénétrer plus profondément qu'il ne faut (Pl. I, fig. 17).

La seconde forme est l'instrument avec lequel on fait le *cautère à séton*. On saisit superficiellement la peau et la chair avec de larges tenailles perforées à l'endroit où l'on veut faire le cautère; par les trous et à travers la chair saisie par les tenailles, on enfonce un fer mince et incandescent et on le retire aussitôt; puis par le trou on fait passer un cordon de laine à l'aide d'un fer froid présentant un chas comme une aiguille. Une fois le fer retiré, on laisse ce cordon, après l'avoir noué, aussi longtemps que dure le cautère (Pl. I, fig. 19, 20, 21, 22, 23).

La 3e forme est l'instrument dit *rond*, avec lequel on fait un cautère superficiel et peu profond; il ne cautérise pour ainsi dire que la peau seule, quand on le fait sur des nerfs par exemple; il a la même forme aux deux extrémités, à l'une il est gros, petit à l'autre, pour qu'on puisse faire, avec un même et unique instrument, un grand ou un petit cautère.

La 4e forme est l'instrument avec lequel on fait des cautères fins ou de petites dimensions, comme ceux qu'on fait quelquefois après l'extraction des poils, pour les empêcher de repousser; on peut appeler cet instrument fin, *ponctual* ou *aiguilleux*. La forme est ainsi ou ainsi (manque).

La 5e forme est l'instrument avec lequel on fait les cautères actuels oblongs, quelquefois profonds et grands; on l'appelle *cultellaire*, *olivaire* ou *lingual*; il est parfois mince, d'autres fois épais, large et profond. Le voici (Pl. I, fig. 14, 15, 16).

La 6e forme est un instrument fin comme un bâtonnet, une taste, qu'on porte après l'avoir chauffé sur le lieu à cautériser à travers une canule de fer froide, semblable à un Roseau et qui protège les parties voisines, afin qu'en enfonçant le bâtonnet chauffé elles ne soient pas brûlées par sa chaleur; il est utile quand on fait un cautère dans les narines ou dans la bouche. Il a la forme suivante (Pl. I, fig. 18, 18ᵃ, 18ᵇ).

La 7e forme est l'instrument dit *dactylaire*, qui consiste en une plaque de fer de grandeur quelconque dans le milieu de laquelle il y a un appendice semblable à un doigt; dans les marges se trouvent plusieurs appendices semblables au premier, trois, quatre, cinq ou davantage suivant les besoins. Quand on cautérise, on interpose entre cet instrument et le lieu à cautériser une plaque de fer froide, dans laquelle se trouvent autant de trous qu'il y a d'appendices au premier instrument. Ces trous sont de dimensions proportionnées aux appendices

---

« ut mediante quodam obstaculo grossi tertia ori quod est instrumento cauterizando dicta plata ipsum prohibeat plus debito profundari ». — Les mss. ne renferment pas de figures, cependant ils en annoncent. Je renvoie aux planches qui sont à la fin du volume, où sont les figures des cautères de cette époque.

et leur correspondent, de façon que les appendices chauffés puissent passer exactement et facilement et atteindre le membre à cautériser. Les parties intermédiaires de la plaque protègent le membre et empêchent qu'il ne soit brûlé ailleurs qu'aux endroits prévus; on fait ainsi plusieurs cautères en une fois. Cet instrument sert le plus souvent dans les douleurs de hanche ou sciatique. Il a la forme suivante (Pl. I, fig. 24).

b. La *manière de cautériser* avec ces instruments ou les autres qui peuvent être nécessaires, consiste à rechercher le lieu où il faut appliquer le cautère en palpant par une pression légère avec la pulpe de l'index, puis à le marquer avec l'encre rouge, à appliquer ensuite, si c'est le cas, la plaque nécessaire sur le lieu, de telle sorte que la marque à l'encre s'aperçoive au milieu du trou. On appuie alors fortement la plaque et tandis que le malade regarde du côté opposé, l'aide tend au maître l'instrument fortement chauffé; celui-ci l'introduit dans le trou de la plaque jusqu'à suffisance; on procède de la même manière sans la plaque là où elle n'est pas nécessaire.

C. Sur la *manière de conduire le cautère une fois fait* où, quand et comme il fallait, selon les règles de l'art; il faut savoir qu'on doit appliquer immédiatement quelque sédatif onctueux, tel qu'axonge ou beurre ou quelque médicament froid qui apaise la brûlure; une fois l'ardeur de la brûlure apaisée on appliquera des suppuratifs, comme de la vieille axonge, des bouillies aigries (pultes marcentinae) et des substances de ce genre, jusqu'à ce que l'escarre faite par le cautère se sépare; ensuite on introduira un petit pois dans le trou et on serrera fortement de façon qu'il s'enfonce dans le cautère. Puis, après avoir retiré le pois on mettra à sa place une boule de bois de Lierre sec ou d'un autre bois analogue, de la grosseur du pois, et on l'y laissera continuellement depuis le moment où le cautère aura commencé à émettre du pus jusqu'à sa fin, si ce n'est qu'à chaque pansement, c'est-à-dire deux fois par jour, on l'enlèvera et on l'essuyera avec un morceau de toile de lin propre et sec. On peut placer directement sur le cautère un morceau de toile de lin pliée à plat douze fois ou environ et par-dessus quelques feuilles de Lierre, d'Oseille ou de Vigne, sur lesquelles on posera une plaque de métal, d'or, d'argent, de cuivre ou de corne, ou bien encore une semelle de soulier, maintenue avec un lacet de cuir, afin de protéger le cautère contre les dommages du dehors.

Tout cautère doit couler pendant trois mois exactement, sauf pour une raison, qui sera indiquée plus bas. En effet si on le prolonge plus longtemps, il causera l'un des deux inconvénients suivants, ou le plus souvent tous les deux à la fois : le premier, c'est qu'une fois sa faculté comburante exhalée, si on le maintient ouvert, il attire en son lieu toute sorte d'humeurs, non seulement mauvaises, mais bonnes, surtout si elles sont

fluides et subtiles; et ainsi la douleur pour laquelle on avait fait le cautère récidive. En second lieu il cause chez le malade une mauvaise accoutumance en amenant en ce lieu un flux d'humeurs habituel auquel le
patient ne sera pas en état de résister. Il ne pourra abandonner son
cautère quand il voudra, et s'il le pouvait, il ne l'oserait pas, parce que,
comme dit maître Arnauld dans ses *Aphorismes* (doctrine 5), et comme
le dit aussi la raison, une solution de continuité très ancienne ne doit
pas être guérie, par crainte d'un inconvénient plus grave, à moins que le
flux d'humeurs qui a coutume de s'y rendre ne soit expulsé par quelque
autre lieu équivalent et proche. En outre le fait qu'il ne faut pas prolonger un cautère au delà du terme susdit, sauf pour une cause légitime,
ressort de ce qu'à partir de ce moment toute sa qualité et sa vertu
comburante est consumée; il ne doit plus dès lors être appelé *cautère*,
mais *ulcère*, lésion que suivant les auteurs il faut guérir.

En effet, il n'est plus utile, mais au contraire nuisible, sauf seulement
dans deux cas : d'abord, lorsqu'il y a encore dans le corps beaucoup
d'humeurs nuisibles que le cautère n'a pu consumer dans le délai fixé
plus haut, et qu'en outre le malade est trop pusillanime pour supporter qu'on renouvelle le cautère, de quelque façon que ce soit. Il est
en effet préférable dans ce cas de laisser couler le cautère au delà du
temps prévu, comme un ulcère, plutôt que de conserver ces superfluités
dans le corps. — Le second cas dans lequel un cautère peut être tenu
ouvert pendant un temps indéterminé, que le malade soit courageux ou
pusillanime, c'est lorsque le cautère a déjà coulé beaucoup plus longtemps que le délai fixé, ayant tellement duré qu'il est devenu une habitude, lors même qu'il n'y aurait pas beaucoup de superfluités dans le
corps. Celui-ci par une longue accoutumance a pris l'habitude de se
purger par le cautère qui dès lors est devenu utile, non pas en tant que
cautère, mais comme un ulcère invétéré, et comme seraient utiles un
mal-mort ou une fistule ancienne, etc., qui ne doivent pas être guéris.

Lorsque le cautère doit être fermé au terme indiqué plus haut, nous
devons le laisser se fermer de lui-même sans l'aide de la chirurgie, à
moins que de la chair superflue ne dépasse le niveau de la peau environnante, auquel cas nous devons appliquer quelque corrosif faible jusqu'à
ce que la chair ajoutée soit rongée et que le cautère se scelle.

Donc, ou bien ce cautère ainsi fermé et qui a été fait et soigné selon
l'art et bien, n'a été d'aucune utilité, ou bien il a été complètement et
suffisamment utile, ou bien il a été sensiblement utile, sans atteindre
cependant complètement son but. S'il n'a servi de rien quoiqu'ayant
été fait selon l'art, on le renouvellera si on veut, comme il a été dit
dans la septième règle; s'il a rempli tout ce qu'on en attendait, on ne
le renouvellera pas. S'il a été utile, mais pas suffisamment, il sera

avantageux de le renouveler, c'est-à-dire que s'il était à la place voulue
et ne causait aucune douleur, on le renouvellera exactement de la même
manière ; si au contraire il se trouvait à une place mal choisie ou
s'il causait au malade de trop vives douleurs, on le refera près de sa
première place, dans la même fontanelle ou le même canal [1], à l'endroit où il aurait dû être la première fois ; ou bien dans une autre fontanelle ou dans un canal voisin, ou dans un autre qui soit préférable pour
le cas qui avait nécessité le premier cautère.

DES CAUTÈRES POTENTIELS.

Six points : A. préambules ; B. médicaments avec lesquels on les fait ;
C. maladies auxquelles ils conviennent ; D. malades chez lesquels il faut
les faire ; E. manière d'opérer ; F. comment ils doivent être dirigés une fois
qu'ils sont faits.

A. Pour les *conditions préliminaires*, l'opérateur recourra aux neuf
règles générales données ci-dessus sur les cautères actuels et en tirera
ce qui lui paraîtra convenir au présent sujet.

B. Les médicaments avec lesquels on les fait communément sont : le
ruptoir composé *de 4 parties de Chaux vive et de 1 partie de Suie adhé-*
rente à une poêle ou à une casserole, mêlées à du Savon français jus-
qu'à la consistance ou la dureté de la Cire ; — des Cantharides incorporées avec du Levain et du Vinaigre, ou saupoudrées sur du Levain et
arrosées de Vinaigre au moment de les appliquer ; — la Flammule et le
Pied de Corbeau broyés ensemble ou séparément ; — la Marsile ou des
feuilles Lupines, broyées et appliquées elles font une escarre épaisse et
profonde ; — une dent d'Ail dont on a enlevé les écailles extérieures et
coupé les deux extrémités, ainsi que quelques autres substances simples
ou composées qui seront indiquées plus complètement dans l'*Antidotaire*,
au chapitre DES MÉDECINES CORROSIVES.

C. et D. Les maladies et les patients auxquels ces cautères conviennent
sont les maladies et les patients très froids et mous ; en effet la complexion
de ces cautères détruirait la complexion du membre sur lequel on les
appliquerait, s'ils n'y trouvaient un très fort contraire, comme un froid
et une humidité intenses.

E. *Manière d'appliquer.* — On fera avec le ruptoir une boule ronde
de la grosseur nécessaire qu'on appliquera sur le lieu à cautériser,
marqué d'avance comme il a été dit ; on la maintiendra par un bandage
qu'on laissera pendant douze heures. La manière et l'art d'appliquer
les autres cautères ne demande pas une grande maîtrise, sauf pour la
dent d'Ail : pour l'appliquer, on incisera le lieu à cautériser et on intro-

---

1. « In eodem fonte vel rivulo. » V. la note p. 399.

duira toute la dent dans la fente ; ce procédé convient quand le patient redoute plus le fer chaud qu'une incision.

F. La *manière de diriger un cautère de cette espèce*, une fois qu'il est fait avec un ruptoir ou de l'Ail, est la même que pour le cautère actuel. Il en est ainsi de tous les médicaments qui font une escarre grosse et épaisse.

La manière de traiter les excoriations superficielles et les vésicules formées par les Cantharides, etc., consiste à ouvrir les vésicules avec des ciseaux, une fois les matières cautérisantes enlevées, de façon que la sérosité puisse sortir librement ; à placer ensuite par-dessus des feuilles de Choux ou d'autres semblables, et à panser deux fois par jour avec ces feuilles jusqu'à complet desséchement et cicatrisation.

III. DES RÉGIONS, DES RAISONS ET DES MALADIES DANS LESQUELLES ET POUR LESQUELLES ON FAIT DES CAUTÈRES ; deux choses à considérer : 1° chacune de ces questions en général, mais séparément ; 2° toutes plus spécialement et simultanément.

Régions dans lesquelles on doit faire les cautères en général. Il faut savoir que ceux qu'on fait sur le tronc, pour une douleur récente, violente et intolérable, pourvu qu'elle occupe une petite place, doivent être faits à l'endroit douloureux, où que ce soit. Mais ceux qu'on fait dans les cinq membres éloignés du tronc, la tête, les cuisses, les bras et les parties qui sont au-dessous, doivent être placés différemment. Par exemple, à la tête on fera des cautères le plus souvent pour six raisons : 1° pour faire évaporer les fumées ; 2° pour guérir un catarrhe (reugma) invétéré ; 3° pour intercepter une humeur nuisible qui afflue à la tête ; 4° pour évacuer une humeur qui a déjà afflué ; 5° pour être utile aux membres nerveux ; 6° pour être utile à certaines maladies de quelque organe de la tête, tels que les yeux, les oreilles, etc.

Les cautères qu'on fait pour les deux premières causes doivent être faits dans la fontanelle antérieure et supérieure, en dedans de la commissure coronale et sagittale, comme on verra plus tard, parce que les fumées et les ventosités qui engendrent les catarrhes ont coutume de monter. Les cautères qu'on fait pour les quatre dernières causes, se font le plus souvent dans la fontanelle du cou et parfois dans les fontanelles voisines des membres malades.

Les cautères que l'on fait aux cuisses, aux bras et au-dessous, se font le plus souvent pour trois raisons : pour recouvrer la santé de tout le corps, pour les maladies des cuisses ou des bras et des parties situées au-dessous, et pour les maladies de certains autres organes, ainsi aux bras pour les maladies des yeux, aux jambes pour les maladies des parties génitales et de la hanche. Il faut le plus souvent les faire entre le corps et les parties malades, dans le cas d'une articulation souffrante, à trois travers de doigt d'elle-même, sur le membre souffrant, c'est-à-dire dans les fontanelles ou canaux par lesquels les humeurs descendent du corps aux parties en question. Ces fontanelles ou canaux sont au nombre de huit à chaque articulation, quatre au-dessus et quatre au-dessous, entre les deux extrémités des muscles, dans des lieux qui peuvent être reconnus sur-le-champ par les anatomistes en palpant avec le ventricule de la pulpe du doigt.

Avantages généraux des cautères. Ce sont les seuls dont nous parlons en ce moment, puisque nous ne nous occupons pas ici des autres avantages des cautères dont nous ne traitons pas dans ce chapitre. Il faut savoir qu'il y en a deux. Le premier, c'est qu'ils changent et rectifient la complexion du membre, troublée par quelque matière mauvaise qui s'y trouve. Ils résolvent en effet cette matière et la consument; une fois qu'elle est détruite, la maladie cesse, parce que la cause enlevée l'effet est supprimé et par conséquent le membre malade est réconforté, comme la tête et le cerveau sont réconfortés lorsqu'ils sont très humides, par un cautère à séton fait à l'occiput. Le second service qu'ils rendent, c'est de résoudre et de consumer les matières contenues dans certains membres, ainsi dans le genou enflé par une matière froide et venteuse, quand on y fait un ou plusieurs cautères. En un mot, il n'y a pas de manière plus énergique de consumer les superfluités que le cautère actuel, quand le feu est fort et en quantité suffisante pour avoir l'avantage sur elles, pourvu que sa vertu ne soit pas étouffée; mais si le feu est faible et le cautère petit et unique là où il y a beaucoup de superfluités, il ne suffit pas ni ne consume, pas plus qu'un feu actuel petit et faible ne peut brûler beaucoup de bois vert.

Maladies auxquelles convient en général le cautère actuel. Laissant de côté pour être bref les raisons et les opinions qu'on peut citer à ce sujet de-ci et de-là, je crois que le cautère actuel est utile dans toute maladie matérielle, de quelque complexion que soient le mal, le membre et le patient. Mais il convient surtout dans une complexion et une maladie de matière humide et froide, à cause de l'opposition de la chaleur actuelle et de la siccité finale, qu'il introduit dans le membre et le corps sur lequel on le fait, puisque tout traitement par le contraire est avantageux. Il convient aussi mais moins, dans les maladies de matière chaude et humide, comme la matière sanguine; chaude et sèche, comme la bile; froide et sèche, comme la mélancolie; en effet, par la qualité de son action le feu résout et évacue la matière cause de la mauvaise complexion et de la maladie existant depuis longtemps dans le membre. Ce n'est pas là un traitement par un agent de complexion contraire, je veux dire quand le feu guérit une mauvaise complexion avec matière chaude; mais bien par un contraire quant à l'effet, de même que les médicaments chauds qui évacuent la bile, guérissent la fièvre tierce et les autres maladies chaudes, parce que leur matière ayant été évacuée, ces maladies cessent. C'est l'avis de Razès dans *Albucasis* (chap. I) où il dit qu'il a observé quelquefois que le cautère actuel est utile dans les maladies de matière chaude et sèche, celles pour lesquelles on en doutait le plus, donnant son avis et la raison de ces faits : parce que quand on compare le feu actuel au corps humain et à ses superfluités, bien qu'elles soient chaudes en elles-mêmes, elles sont cependant froides par rapport au feu actuel, et ainsi le traitement se fait bien par le contraire.

Il faut savoir d'une manière plus spéciale, *au sujet des lieux avantageux et des maladies* dont il vient d'être question en général, que le cautère fait dans la *fontanelle antérieure de la tête* (c'est-à-dire là où se termine le plus long doigt de la main du malade quand il appuie la racine de sa main entre le front et la partie supérieure ou racine du nez) convient, après qu'on a fait, comme il a été dit, toutes les évacuations et appliqué les topiques, à la douleur de tête invétérée, à l'épilepsie, la paralysie, le tremblement, la prostration, à toutes les maladies nerveuses qui viennent du voisinage de la tête, à toutes les maladies froides et humides telles que la migraine, le vertige, toute espèce d'obscurcissement du cerveau [1], comme la lourdeur du sommeil et des sens, à la chute du catarrhe dans un membre quelconque, aux douleurs de dents, de gencives, de la gorge et de la poitrine, du poumon et de l'estomac, aux douleurs et aux rougeurs des yeux, des paupières, des oreilles, des narines, à la toux, au flux de ventre, à un catarrhe ancien. On peut le faire avec le cautère cultellaire ou à nœud qui pénètre plus facilement ; si une fois ne suffit pas, on le renouvellera deux, trois ou quatre fois, jusqu'à ce qu'on touche le crâne, et on le maintiendra continuellement ouvert avec une boule de Cire blanche jusqu'à ce que le crâne s'exfolie à la surface, de façon que la matière contenue sous le crâne puisse s'exhaler. Si on n'atteint pas son but la première fois, de la façon qui vient d'être dite, on réitérera le ou les cautères comme je l'ai fait pendant une année entière, une fois par mois, chez un homme presque aveugle qui guérit complètement.

Tous les auteurs s'accordent pour vanter les bons effets de ce cautère, en particulier Jean Mesué dans sa *Pratique* (au 5ᵉ livre de la 1ʳᵉ section de la 2ᵉ partie, chap. DES TRAITEMENTS DES MALADIES DES YEUX, à la fin).

Dans toutes les maladies susdites, si la tête est tellement pleine que ce cautère ne suffise pas, comme sont les têtes des lépreux, il convient

---

1. « Ut est soda, omne scotoma. » — Soda, en arabe, veut dire mal de tête, quelquefois il signifie pyrosis. — Scotoma vient de σκότος, ténèbres.

de faire deux *cautères sur les deux cornes de la tête* ou cônes les plus élevés, c'est-à-dire sur les commissures écailleuses où les deux os pariétaux se joignent aux os pétreux ; on les fera avec l'instrument à nœud indiqué plus haut. A toutes ces maladies conviennent aussi un cautère superficiel sur le derrière de la tête là *où la moelle naît du cerveau.* Un cautère à nœud ou à séton fait dans la *fontanelle située sous l'occiput,* entre le cou et les cheveux, convient à toutes les maladies catarrhales ou humorales des yeux, aux maladies nerveuses, comme l'épilepsie, etc., et aux maux de tête invétérés. Les cautères ronds faits *sous la racine de l'oreille* ou en quelque endroit que ce soit autour de l'oreille, conviennent également aux maladies humorales des oreilles, des yeux et aux douleurs de dents. Il en est de même du cautère appliqué transversalement sur certaine veine apparente *devant le trou de l'oreille,* extérieurement et à la partie antérieure ; il est parfois d'un merveilleux effet pour le mal de dents. Les cautères à nœud appliqués *entre les oreilles et l'épine du cou* conviennent à l'écoulement des larmes, à toutes les maladies humides des yeux et à la paralysie causée par une lésion externe de la moelle. Les cautères pratiqués *sur les paupières* avec le cautère cultellaire servent à enlever la chair rouge superflue. Les cautères actuels faits dans les trous d'où on a enlevé des *poils disgracieux* ou superflus, retardent leur régénération. Le *cautère ponctual* sert à détruire la chair superflue qui forme des excroissances dans les angles des yeux ; ce cautère sert aussi à consumer la chair superflue ou polype qui se forme dans le nez. Le même cautère appliqué dans une fistule lacrymale de façon à en brûler le fond, est le dernier remède pour guérir ce mal. Le *cautère rond* sous le menton convient à toutes les infections de la face, ainsi qu'à toutes les maladies de la bouche et des parties qui y sont contenues. Les cautères ronds faits *entre deux vertèbres du cou et de l'épine* conviennent au traitement et à la préservation du spasme de réplétion, qui complique déjà ou qui est imminent dans les plaies et contusions de la tête et des lieux nerveux. Les cautères pratiqués au même endroit avec un instrument rond, et peu profonds, conviennent à la gibbosité et aux douleurs de l'épine et des reins. Deux cautères à nœud faits sur les bras, à trois doigts *au-dessous de l'articulation de l'épaule,* l'un du côté interne, l'autre extérieurement, entre les extrémités des grands muscles, conviennent aux douleurs des épaules. — Deux cautères à nœud ou à séton appliqués sur chaque bras à trois doigts *au-dessus de l'articulation du coude* l'un à la partie interne, l'autre à la partie externe, entre les extrémités des grands muscles et l'os, conviennent aussi, celui qui est à la partie interne, aux maladies de la partie antérieure du cerveau, comme l'éblouissement, le vertige, etc., ainsi qu'à toutes les maladies humorales des yeux, la cataracte, etc. ; celui qui est à la partie

externe, aux maladies de la partie postérieure du cerveau telles que
léthargie, difficulté des mouvements du cou, etc., parce qu'il mondifie
énergiquement les nerfs du cou. — Deux ou plusieurs cautères à nœud
appliqués entre les extrémités des muscles et les fociles, à trois doigts
au-dessus de l'articulation de la main, conviennent aux tumeurs de la
main et aux douleurs de la chiragre. — Quatre cautères cultellaires pratiqués *entre les doigts* servent, après consomption des tumeurs et des
douleurs susdites, à compléter la cure et empêcher une récidive. — Un
cautère ponctual fait *sous le mamelon* convient aux douleurs des épaules
et à la dissolution des parties rendues glissantes par une cause très
humide qui empêche le membre luxé de rester dans sa boîte après avoir
été réduit. Un cautère rond ou à séton fait sur la *racine de la fourche*
du cou ou clavicule (canole, p. 50) convient à toute espèce de difficultés
de respiration et à toutes les altérations du poumon. On fait parfois
des cautères ronds dans la *région de la poitrine*, qui conviennent à
toutes les maladies de cette partie et du poumon. Des cautères cultellaires faits *entre les côtes* conviennent à l'empyème. Un cautère à séton
fait *sur le foie* convient aux maladies invétérées et à toute dyscrasie et
douleur de cet organe. On fait de même *sur la rate* un cautère à séton
pour des raisons semblables. De même on fait un cautère à séton *sur*
l'estomac pour les mêmes raisons, et dans les cas de faiblesse persistante
de cet organe. On fait de même un cautère à trois doigts *au-dessus de*
l'ombilic pour les douleurs du nombril, la colique et l'hydropisie. *Aux*
aines on fait plusieurs cautères ronds et petits pour les douleurs de
vessie, la colique, l'iliaque et les torsions des intestins. On fait, exactement
sur l'os du pubis, des cautères tantôt ronds, tantôt semi-circulaires,
tantôt ponctuaux et de plusieurs autres sortes, pour guérir le relâchement
du péritoine ou des didymes, cautérisant tout le didyme ou seulement
une partie, et pénétrant jusqu'à l'os du pubis. Dans la *bourse des testi-*
cules, mais sans toucher les testicules, on fait souvent un cautère à séton
pour évacuer l'eau et le vent qui s'y trouvent renfermés (Pl. I, fig. 21).
Dans la *fontanelle située sous les reins* on fait souvent un cautère à
séton contre les douleurs et les calculs de cet organe. Sur *la dernière*
vertèbre de l'épine on fait un cautère à nœud ou à séton contre la douleur
de ces parties ou contre les hémorroïdes. Contre la maladie sciatique on
fait des cautères *autour de la hanche* (scia) avec un instrument dactylaire présentant trois appendices ou davantage, ou bien on fait un cautère
circulaire. Contre la sortie du vertébron (tête du fémur)[1] hors de sa cavité,
par suite d'une humidité superflue qui lubrifie ou relâche les ligaments et

---

1. « Contra exitum vertebri a scia propter... fiat circa sciam aut hanchae pixidem
cauterium circulare. » V. p. 79.

les imbibe, on fait autour de la « scia » ou boîte de la hanche un cautère circulaire. Contre la douleur et la tumeur indurée des genoux, on fera, si les deux genoux sont atteints, quatre cautères sur chaque genou, c'est-à-dire dans les deux *fontanelles* qui sont entre les extrémités des grands muscles et l'os de la cuisse, à trois doigts au-dessus de l'articulation du genou. En outre de ces cautères on en fera, dans le même but, sur le genou même ou de chaque côté des deux genoux, au moyen d'un cautère dactylaire présentant trois appendices ou davantage, qu'on enfonce dans la profondeur pour ainsi dire sans arrêt (sine mina). De plus, on fera deux cautères à nœud sous chaque genou, si tous les deux sont malades ; sous un seul si un seul est atteint, dans les deux *fontanelles situées à trois doigts au-dessous de l'articulation*, un dans chaque fontanelle ; ces deux derniers cautères servent de remède et de salut pour tout le corps, mais surtout pour les maladies des articulations. Un cautère à nœud fait à trois doigts *au-dessus de la cheville du pied* du côté extérieur, entre les extrémités des muscles et les os de la jambe, convient à toutes les maladies auxquelles conviennent les cautères sous les genoux dont il vient d'être question. *Sous la cheville du pied* ou sous l'articulation, entre elle et le calcanéum, en dedans et en dehors, on fait des cautères à chaque pied ; en dedans pour les maladies des parties génitales, aussi bien chez les femmes que chez les hommes ; en dehors pour les maladies des reins et des hanches, c'est là encore qu'on fait habituellement les saignées des veines sciatiques et saphènes. *A la plante du pied*, entre l'auriculaire et l'annulaire ou le petit orteil, et entre le pouce et l'index du pied [1] on fait des cautères ponctuaux ou petits ou cultellaires contre la podagre. On en fait aussi pour la même raison aux deux endroits indiqués tout à l'heure ; les cautères qu'on fait dans les deux fontanelles situées sous la cheville et entre chaque orteil, sont faits aussi pour la podagre, comme il a été dit qu'on faisait à la main, entre les doigts, contre la chiragre.

IV. DES PRÉCAUTIONS A OBSERVER DANS CERTAINS CAUTÈRES. 1° La première, c'est d'appliquer une plaque de fer pour protéger les parties voisines toutes les fois qu'on fait un cautère actuel, à moins que ce soit un cautère à séton dans une région plate et ouverte, ainsi à la tête, aux bras, à la cuisse, etc. — 2° Chaque fois qu'on fera un cautère dans des régions cachées ou étroites, comme dans la fistule lacrymale, dans les narines ou la bouche, etc., on introduira l'instrument incandescent à travers une canule. — 3° Quand le cautère de la tête pénètre jusqu'au crâne, l'instrument cautérisant ne doit pas rester longtemps sur le crâne. — 4° Dans

1. « Et in planta pedis inter auricularem et annularem aut minorem articulum et inter pollicem et indicem pedis. » — M. applique aux orteils les désignations des doigts tirées de leurs usages.

les cautères faits entre les oreilles et l'occiput on évitera avec grand soin les veines et les artères apparentes. — 5° Les cautères des angles des yeux et des paupières se font avec des instruments en or. — 6° On ne cautérisera que légèrement, superficiellement et peu à peu les yeux et les paupières. — 7° Il faut avoir soin de ne pas faire ces cautères avec des mains tremblantes. — 8° Le cautère à l'occiput peut être à nœud ou à séton; le cautère à séton est plus facile à diriger. — 9° Le cautère de la veine qui est située devant l'oreille se fait assez souvent avec un ruptoir; mais il vaut mieux le faire avec le feu. — 10° Toutes les fois qu'on fera un cautère sur la fontanelle antérieure de la tête pour des maladies catarrhales de la tête, on se servira du cautère à nœud, pour qu'il pénètre plus profondément et atteigne la limite des commissures du crâne, c'est-à-dire l'endroit où la commissure sagittale rejoint le milieu de la commissure coronale, de façon que les fumées puissent s'exhaler par le cautère. — 11° Ce cautère restera longtemps ouvert. — 12° Toutes les fois que ce cautère sera fait pour des maladies non catarrhales, on pourra le faire avec le cautère cultellaire ou même olivaire. — 13° Le cautère de la fistule lacrymale comprimé après son application perfore [1] complètement l'os du nez, il y a à trouver un autre traitement qui suffise. — 14° Les cautères appliqués sur l'estomac, le foie et la rate, etc., seront superficiels et à séton; il en sera de même pour tous les cautères faits près des organes nobles ou principaux et dans les régions nerveuses ou dépourvues de chair. — 15° Dans les cautères dactylaires faits sur les genoux, comme il a été dit, on n'introduira ni tente, ni pois, ni aucun corps solide. — 16° On ne fera des cautères de ce genre ni sous le creux poplité, ni des deux côtés du genou sous la rotule. — 17° Dans les cautères de l'aine qui pénètrent à travers les didymes jusqu'à l'os du pubis, dans le cas de hernie (ruptura) on maintiendra, une fois l'escarre enlevée, une tente ou une boule de Cire blanche aussi grosse qu'on pourra l'introduire, afin de retarder la cicatrisation.

V. Explications des points obscurs du chapitre. I. Il faut noter qu'il y a peu de médecins qui soient chirurgiens, et qu'il y a aujourd'hui fort *peu de chirurgiens instruits*; c'est pourquoi, par suite du manque d'hommes de science, des campagnards sots, des imbéciles qui ignorent absolument l'art chirurgical abusent des cautères et en appliquent sur un sujet qui n'a pas été purgé; il en résulte que le cautère s'apostème ou s'ulcère, attirant au lieu où il siège des humeurs d'autre part. De même ils font parfois des cautères chez des sujets à complexion chaude et

1. Ms. 1487 : « post ipsius ampliacionem tantum imprimatur quod os nasi... »

sèche, causant ainsi au patient une très forte dyscrasie ou une fièvre
violente; et parce que ceux qui en usent mal ne réussissent pas, toute
la science des cautères est injustement diffamée et presque abandonnée
des modernes.

II. Suivant les auteurs et les hommes experts il n'y a aucune méthode
de traitement qui consume autant de matières mauvaises et soit aussi
utile que le feu d'un cautère actuel, s'il est suffisamment chauffé et assez
gros. Mais s'il est petit et peu chauffé, ou s'il s'agit d'un cautère potentiel
quelconque, et que le membre cautérisé renferme de la matière très
humide et froide, la faculté comburante (virtus ignea) est étouffée. Il en
est de même d'une part, d'une grande chaleur du soleil et d'un puissant
cautère actuel, et d'autre part, d'une faible chaleur du soleil et d'un
cautère actuel faible ou potentiel. En effet, le soleil très chaud consume
tout ce qu'il fond, tandis que ce n'est pas le cas quand sa chaleur est
faible, aussi engendre-t-elle au printemps et en automne des vents violents; donc, etc.

III. On dit qu'un cautère est fait selon l'art de deux manières; d'abord
suivant l'apparence, c'est-à-dire qu'il paraît être fait artificiellement,
autant qu'on peut en juger par l'extérieur; il n'en est cependant pas
tout à fait ainsi. Un tel cautère tantôt soulage, tantôt ne soulage pas;
tantôt remplit son objet, et tantôt ne le remplit pas. — En second lieu
on dit qu'il est fait artificiellement et c'est complètement vrai; quand
il est ainsi fait, il est impossible qu'il ne soulage pas et il remplit son
intention en tout ou en partie; autrement il n'eût pas été fait suivant
l'art.

IV. Plus un cautère est renouvelé souvent, plus vite et mieux il atteint
son but.

V. Si on fait un cautère actuel au bras, à la jambe ou dans une région
de ce genre et que le membre se tuméfie, c'est un signe de réplétion du
corps, et un indice qu'il a besoin d'évacuation et d'un cautère dans un
membre opposé pour faire diversion.

VI. Pour la clarté de ce chapitre et de quelques autres, il faut noter que
le cautère, la brulûre et la corrosion, auxquels succède une escarre, se
font de deux manières : d'abord accidentellement, telles les brûlures par
le fer, l'eau ou l'huile bouillantes, etc.; comme elles ne contribuent
ni à la conservation de la santé, ni au traitement d'une maladie, on doit
les guérir le plus tôt possible, ainsi qu'on le montrera ailleurs. Dans
la seconde manière il s'agit d'un cautère qui laisse une escarre et n'est
pas accidentel, mais fait dans un but, soit la guérison d'une maladie
déjà déclarée, soit la préservation d'une maladie future. — Celui-ci se fait
de deux façons : en premier lieu dans une région ou un membre qui ne
présente aucune solution de continuité, et cela de trois sortes : ou bien

on le fait en un endroit où il intercepte le flux des humeurs qui se rendent à quelque membre malade, comme lorsqu'on le fait au-dessous du genou contre la podagre, et on peut faire ce cautère à tous les moments de la maladie; — ou bien on le fait dans un lieu où arrive de quelqu'autre organe un flux d'humeurs, par exemple quand on fait un cautère au cou pour des maladies des yeux; ce cautère a plus d'effet quand la matière est en mouvement, ainsi dans la période de début ou de croissance de la maladie; — ou enfin on le fait au lieu lésé même, comme quand on applique un cautère à la hanche à cause d'une douleur de l'articulation (scia); on ne doit employer ce cautère qu'au déclin du mal, quand le sujet a été purgé et que tous les autres modes de traitement ont échoué, ainsi que cela a été vu plus haut.

En second lieu on fait un cautère, une brûlure ou une corrosion qui laissent une escarre, là où il y a déjà une solution de continuité; on le fait pour détruire ou enlever de la solution de continuité quelque corps solide ou adhérent. La manière de pratiquer ce cautère, les substances avec lesquelles il doit être fait, son utilité et sa guérison sont donnés dans l'*Antidotaire* à l'avant-dernier chapitre, intitulé DES MÉDECINES CORROSIVES, etc.

VII. Les cautères qui doivent détourner d'anciens écoulements (fluxus) opèrent plus efficacement quand on les fait dans un endroit voisin et sur de grandes veines descendant du lieu malade; ainsi les cautères qui doivent détourner de la tête seront faits près des céphaliques du bras.

VIII. Tout flux d'humeurs non naturel, ancien, nuisible et considérable, qui ne peut être attiré ni évacué par quelque voie naturelle, peut et doit être consumé et guéri en faisant un cautère près du lieu malade.

IX. Si on maintient un cautère ouvert au delà du terme indiqué plus haut, on attire du corps par cette manière des humeurs plus fluides, bonnes ou mauvaises, qui deviennent les unes et les autres nuisibles, parce que les mauvaises infectent la région du cautère et que les bonnes affaiblissent le corps.

X. Le cautère est utile par sa seule ignéité (igneitas); ce qui est prouvé par le fait que jamais les auteurs ni les *Pratiques de médecine* n'ordonnent de faire des incisions, pour le traitement de maladies médicales ou pour la conservation de la santé, dans les membres ou les régions où il n'y a ni ouverture-dans la peau, ni excroissance ou apostème.

XI. Si, tandis que le cautère coule, le patient se trouve notablement affaibli par cela même, ou pour quelqu'autre cause, le chirurgien doit laisser le cautère se fermer.

XII. On met quelquefois directement sur le cautère des feuilles de Lierre ou d'autres semblables et par-dessus un morceau de toile plié plusieurs fois; d'autres préconisent l'ordre inverse; les uns mettent sur le tout une plaque de métal, d'autres pas. Pour moi, il me semble que les feuilles de Lierre ne sont pas nécessaires là où l'on met une plaque, et elles ne me paraissent pas plus utiles dans ce cas que beaucoup d'autres espèces de feuilles, sauf qu'elles sont plus raides. On peut avoir deux raisons pour placer des feuilles immédiatement sur le cautère : la première, c'est qu'elles sont douces, la seconde qu'elles s'imbibent du pus qui sort, comme des linges, ce qui est agréable au patient et aux assistants. Ces feuilles retiennent en effet les fumées et les vapeurs qui s'exhalent et les épaississent; *ainsi épaissies, ces fumées se transforment en humidité et en pus* et en augmentent la quantité; c'est à cause de cela que le cautère paraît émettre plus de matière et qu'il semble au patient et aux assistants que les feuilles attirent et favorisent l'expulsion des humeurs, ce qui est une erreur, car elles n'attirent ni n'extraient, mais retiennent seulement et épaississent. Les feuilles dont on se sert le plus fréquemment, sont les feuilles de Lierre, de Chou, d'Oseille et de Vigne, qui sont froides; or, selon les auteurs, la raison et la vérité, les substances froides n'attirent pas, mais refoulent et épaississent. La raison pour laquelle quelques-uns placent la toile pliée immédiatement sur le cautère et les feuilles par-dessus, c'est que quand on met immédiatement les feuilles, l'humidité ne peut les traverser pour aller jusqu'à la toile, sauf près de leurs bords; tandis que quand on pose immédiatement un morceau de lin plié seize fois avec une feuille par-dessus, du matin au soir, la toile entière se macule d'humidité jusqu'à la feuille et la feuille elle-même est mouillée; cela réjouit le malade et lui fait croire que la feuille attire plus qu'avant.

CHAPITRE TROISIÈME

De la phlébotomie ou diminution artificielle du sang, dont par nécessité et utilité, le corps humain a parfois besoin, telle qu'elle doit être pratiquée dans chaque cas particulier suivant l'art de médecine et de chirurgie.

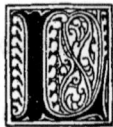

LA phlébotomie est un moyen employé par les médecins et une opération chirurgicale : elle est un moyen des médecins, parce qu'ils ont souvent besoin de cette opération; elle est une œuvre chirurgicale parce qu'elle est une opération manuelle faite sur le corps humain dans un but de santé. Toutefois les médecins ont depuis longtemps abandonné cette opération aux chirurgiens, parce qu'elle est indigne d'eux, disent-ils; et peut-être pour autre chose. Plus tard les chirurgiens ont laissé cette opération aux *barbiers* pour deux raisons : 1° parce qu'elle rapporte peu ; 2° parce qu'il s'agit là d'une maîtrise (magisterium) de peu d'importance, facile et casuelle. Pour ces deux raisons et 3° parce que peu de gens prennent l'avis de chirurgiens sur une saignée à faire, sauf ceux qui souffrent d'une maladie chirurgicale (en effet les riches, les nobles et les prélats suivent dans ce cas le conseil de leurs médecins, et les gens du commun se livrent le plus souvent aux barbiers), 4° enfin puisque tous les auteurs de médecine et toutes les *Pratiques de médecine* et *de chirurgie* discutent fort exactement cette matière, — je la traiterai dans le présent chapitre le plus rapidement que je pourrai; je ne ferai que reprendre sommairement les indications des susdits auteurs. Celui qui voudra les connaître complètement recourra aux auteurs cités plus bas, dans le premier Notable des explications de ce chapitre, et aux chapitres qui seront indiqués au même endroit.

Il y a dans ce chapitre treize questions générales à considérer : 1° définition de la saignée; 2° raisons et effets de la saignée; 3° à qui la saignée convient et à qui elle ne convient pas; 4° certaines règles générales ou propositions importantes touchant le sujet; 5° quelles sont les veines ou les artères qui doivent être saignées et pour quelles maladies; 6° des conditions que doit remplir un bon phlébotomiste; 7° du moment auquel il faut pratiquer la saignée; 8° comment il faut traiter ceux qu'on doit saigner; 9° comment le phlébotomiste doit saigner; 10° comment il faut traiter celui qu'on a saigné; 11° de l'examen du sang; 12° des précautions à prendre dans l'opération de la saignée ; 13° explications des points obscurs.

I. Définition de la saignée. — La saignée est une extraction ou une diminution (minutio) artificielle du sang qui se trouve dans les veines ou dans les artères, ou autrement — cela revient au même — la saignée est une évacuation générale qui évacue une multitude d'humeurs. Ces définitions et chacune de leurs parties sont assez connues par elles-mêmes et sont en outre amplement expliquées dans les auteurs et les *Pratiques*.

II. Raisons et effets de la saignée. — Il y a trois causes ou avantages généraux pour lesquels on fait une saignée : 1° conservation de la santé ; 2° préservation des maladies; 3° guérison d'une maladie déjà déclarée. La saignée faite pour les deux premières raisons est facultative; celle qu'on fait pour la dernière cause n'est pas facultative mais nécessaire.

Le *moment de la saignée* facultative ou de la saignée de nécessité et quelques autres questions qui touchent à ce sujet, sont suffisamment déter-

minés par ce qui est dit au premier chapitre de cette Doctrine, et ce qui
suivra dans celui-ci. — Suivant les uns, *la saignée se pratique pour
six raisons* ou avantages : 1° pour faire une évacuation de sang ou d'humeurs qui pèchent en quantité ou en qualité ou des deux manières ; —
2° pour provoquer une distraction ou division des humeurs ; ainsi lorsqu'il
y a quelque part un apostème, il faut faire une saignée à la partie opposée
pour que la matière qui afflue à l'apostème soit attirée du côté opposé
et diversif ; — 3° pour attirer par le moyen de la saignée ; comme
lorsque nous voulons provoquer les menstrues en faisant une saignée aux
veines saphènes ; — 4° pour provoquer une modification des humeurs ;
nous saignons par exemple quand nous sentons que le sang est trop chaud
dans les veines ; — 5° pour préserver par le moyen de la saignée ; ainsi
lorsqu'on diminue la prédisposition à certaines maladies ; — 6° pour
amener un allégement ; comme lorsqu'on saigne afin de rendre la Nature
plus puissante sur le reste de la matière.

III. A QUI CONVIENT LA SAIGNÉE OU NON. — Cette question se subdivise
en deux : cas dans lesquels la saignée ne convient pas ; cas dans lesquels
elle convient. — Premier point. En résumé *six causes empêchent de faire
une saignée* : la *première* est tirée des qualités de l'humeur, par exemple
si elle est épaisse, subtile, visqueuse, adhérente, froide, crue ou aqueuse.
Épaisse, parce que la partie subtile sortirait par la saignée et que le
résidu deviendrait plus épais ; on peut ainsi examiner les autres qualités
des humeurs en les prenant une à une. — La *seconde raison* découle de la
force vitale ; en effet là où la force est faible, on renoncera à la saignée,
car celle-ci affaiblit beaucoup en évacuant les esprits et la chaleur. — La
troisième cause dérive de la maladie ; ainsi au début de la maladie on ne
fera pas de saignée, sauf dans trois cas : 1° quand l'humeur de la maladie
est vénéneuse ou furieuse, comme dans l'anthrax ; 2° quand elle est abondante, comme dans l'esquinancie ; 3° quand la maladie est dangereuse
et grave, comme un coup sur l'œil ou une ophtalmie. — La *quatrième
cause* découle des complications de la maladie ; en effet au moment d'un
mouvement désordonné de la matière et d'un paroxysme il ne faut pas
faire de saignée, parce que la Nature est suffisamment occupée contre la
maladie et a assez à faire à digérer la matière et parfois à l'évacuer ; ainsi,
si la Nature était occupée d'une saignée, la maladie prévaudrait contre
elle. — La *cinquième raison* qui empêche de faire une saignée découle
de la complexion du malade, de son âge, de ses habitudes, de la région,
du temps, de la coutume et des dispositions du corps. Toutes ces raisons
en effet empêchent de faire une saignée à cause de l'affaiblissement de
la force vitale et de la crainte ; comme par exemple dans la complexion
mélancolique, parce qu'elle a peu de sang ; il en est de même pour une

complexion flegmatique, et on peut ainsi passer facilement en revue toutes les autres causes si l'on recourt aux *Pratiques* et aux auteurs. — La *sixième cause* dérive de l'état de l'estomac et des autres organes internes; ainsi si le malade est rassasié ou a de l'inappétence, s'il a le ventre constipé ou trop relâché, on pourrait prouver assez facilement que dans chacun de ces cas il ne faut pas faire de saignée, mais ce n'est pas nécessaire.

Les enfants ne doivent pas être saignés avant neuf ans, à moins qu'il n'y ait nécessité urgente, par exemple, s'ils paraissent pris de suffocation par excès de sang, comme dans l'esquinancie. D'ailleurs le médecin ne doit pas donner de conseil absolu, mais laisser la décision aux parents et aux amis. — Les vieillards ne doivent pas être saignés à partir du moment du déclin et de la décrépitude, après soixante-dix ans, à moins qu'ils ne soient très robustes, non plus que les convalescents, ceux qui ont passé les périodes critiques, les femmes enceintes, surtout dans les trois premiers mois et dans les trois derniers, ni les jeunes gens blancs, pâles, ayant les veines petites, à peine visibles et les poils de la barbe rares et fins, non plus que ceux qui ont des humeurs crues et relativement peu de sang; au contraire, chez de tels sujets on conservera ce peu de sang comme un trésor.

De même la saignée ne convient pas à ceux qui viennent d'être empoisonnés par l'intérieur ou par l'extérieur, ni à ceux qui ont un commencement de cataracte, ni aux hydropiques, à moins qu'ils ne le soient par suite d'une rétention de menstrues ou d'hémorroïdes, ni aux femmes à l'époque des menstrues, ni aux personnes trop grasses, ni après des coliques ou des vomissements, de peur que la bile ne soit entraînée vers l'estomac, ni après aucune autre évacuation abondante, ni après les longues veilles ou un travail considérable, ni à ceux qui ont l'estomac et le foie délicats, qui éprouvent habituellement des maladies de nature froide; et il y a encore beaucoup de conditions semblables.

La saignée convient à ceux qui ont habituellement des apostèmes chauds ou des furoncles, des charbons et des fièvres, à ceux qui se nourrissent de beaucoup de viande, de vin et de choses douces, aux délicats et aux oisifs; à ceux qui usent beaucoup d'aliments charnus faisant beaucoup de sang, qui ont en effet beaucoup de sang, l'urine épaisse, etc.; à ceux qui ont une grande quantité de mélancolie naturelle, vrai réceptacle (residentia) de la masse humorale qui court dans le corps avec le sang; à ceux chez lesquels on redoute une ébullition des humeurs, un trouble ou une inflammation extérieure s'accompagnant de fièvre, comme à ceux qui doivent faire une longue course par un temps chaud, à ceux qui sont de forte vitalité et de complexion sanguine, comme ceux qui ont les veines larges et les poils développés, etc. A ceux qui sont sujets à la goutte

sanguine (arthritica sanguinea) une saignée convient avant l'arrivée du
paroxysme, de même à tous ceux qui sont prédisposés aux maladies
sanguines, qui ont une fièvre synoque ou un apostème chaud intérieur ou
extérieur de dimensions considérables, une pleurésie (pleurisis) ou des
bubons, enfin à ceux qui souffrent de spasme par réplétion et de divers
autres maux semblables.

IV. Règles générales ou propositions extraites de nos prédécesseurs
qui ont traité de la saignée : — La saignée se fait dans une des trois
intentions suivantes : conserver la santé, préserver d'une maladie, guérir
une maladie déclarée. — Toute saignée artificielle est faite parce que
l'humeur sanguine est en trop grande quantité, ou parce que sa qualité
est mauvaise, ou pour ces deux raisons à la fois. — Ceux qui craignent
de tomber malades, se font saigner au printemps ou en automne. —
Ceux qui ont reçu des contusions, des coups, ou ont subi des tractions
graves, se font saigner immédiatement, en observant les règles à
observer, de peur qu'il ne survienne un apostème chaud. — Chez les
sujets prédisposés aux maladies, la saignée se pratique avec plus d'utilité avant que la maladie soit déclarée, qu'après, c'est-à-dire quand le
mal est à son début, dans sa période de croissance ou d'état, parce qu'on
met alors en mouvement les humeurs qui étaient jusque-là tranquilles,
on les mélange au bon sang et elles affluent ensemble au lieu douloureux.
Mais quand les symptômes indiquent que la matière de la maladie est
digérée et après les débuts on peut faire une saignée, en observant les
règles à observer. — Quand la matière de la maladie et du paroxysme
est en mouvement on ne fera pas de saignée, parce qu'il ne faut pas
ajouter l'affliction à l'affligé, et empêcher la Nature de digérer la matière
de la maladie. — Dans une maladie dont la période d'état est fort éloignée, on suspendra la saignée ; cependant si elle est très nécessaire,
on pourra en faire une petite, de façon à réserver le sang en provision ;
pour la même raison on ne saignera pas en hiver et en automne. —
La saignée qu'on fait par le côté opposé et diversif (per oppositum et
diversum) arrête le plus souvent le flux de la matière. — On évitera de
saigner dans un moment de très grand froid ou de très grande chaleur
et après le coït.

Il est préférable de saigner plusieurs fois plutôt qu'en grande quantité.
Si le bras qu'on a saigné s'apostème, on fera une saignée à l'autre bras et
on appliquera des médicaments naturellement froids qu'on aura chauffés.
—Dans la saignée de la céphalique il est mauvais de frapper (percutere)
plusieurs fois, de crainte d'apostème. —La saignée faite entre le pouce et
l'index est admirable dans les affections du foie et du diaphragme ; Galien
l'a pressenti. — Dans les maladies où le sang domine il faut commencer

par une saignée comme dans celles où dominent d'autres humeurs ; en effet
la saignée est l'évacuation commune de toutes les humeurs. Si la matière
n'est que du sang, la saignée seule suffit. Si d'autres humeurs abondent
avec lui, on évacuera la partie du corps qui en a besoin, ou le corps entier.
—Les gens maigres sont plus prédisposés à la syncope quand on les saigne,
parce qu'ils ont peu de sang. — Il ne faut pas saigner quand apparaissent
des symptômes de réplétion ou que les humeurs crues sont abondantes.
— Celui qui doit être saigné et chez lequel abondent les humeurs grossières, se baignera auparavant ou fera de l'exercice ou prendra quelque
chose qui délaie. — Si le malade à saigner présente peu de vitalité, il est
préférable de faire plusieurs petites saignées plutôt qu'une grande. — La
saignée dont la plaie est petite évacue le sang subtil et laisse le sang épais ;
elle convient mieux en été qu'en hiver ; celle dont la plaie est large convient
mieux en hiver qu'en été et affaiblit davantage la force vitale ; en sorte que
la saignée avec large plaie convient seulement quand la force vitale est
énergique, au temps froid et aux humeurs épaisses ; dans les conditions
contraires une petite plaie est préférable. — En faisant une saignée dans
certaines fièvres où elle ne paraît pas nécessaire, on augmente parfois
l'action de la force vitale sur le résidu de la matière de la maladie ainsi
diminuée, et on guérit la maladie. — Le médecin ne doit pas en saignant
s'écarter des deux diamètres (transire duas dyametros)[1] (Avicenne, l. I,
f. 4, chap. 3, POUR SAVOIR QUAND ET COMMENT IL FAUT ÉVACUER). — On ne fera
pas de saignée avant d'avoir reconnu la maladie. — On fera une saignée
quand les veines apparaissent pleines de sang, sinon le sang se corromprait et la loi de la médecine serait troublée. — Dans une maladie aiguë
et dangereuse on peut saigner à toute heure, même lorsqu'on craint un
affaiblissement de la force vitale, c'est-à-dire avant et après la digestion
de la matière (de la maladie). — On ne saignera pas les constipés, ni
quand l'air est tranquille et lourd. — Il faut saigner à la céphalique
dans la réplétion de la tête et du cou ; à la basilique dans la réplétion
(des parties situées) sous le cou ; dans une réplétion ordinaire, à la
médiane, sauf dans certains cas particuliers dans lesquels on saignera
à ces veines ou à d'autres comme il semblera utile au médecin. — Si
tu crois qu'il s'agit d'une affection froide et sèche, tu sais qu'il est
mauvais de diminuer dans ce cas la quantité du sang. — La saignée
faite, il est bon de dormir pendant deux heures (Galien, *Megatechni*,
l. XIV, chap. 5). — Lorsque les veines sont pleines, le sang se putréfie
si on ne l'évacue. — S'il y a corruption (putredo) à cause de l'abon-

---

1. Opérer selon la ligne directe d'un diamètre, c'est par exemple aller de la main
droite à la main gauche et inversement, et du côté droit de la tête, au pied droit,
non pas au gauche, et du côté gauche au pied gauche (*G. de Ch.*, 1890, p. 237).

dance des humeurs on saignera. — S'il s'agit de fiévreux, on les saignera le premier jour, le cinquième au plus tard; le septième, il se produirait une crise. — Il est nécessaire de saigner un malade qui souffre d'un apostème; la Nature en effet, allégée de la partie du sang qui a été expulsée, cuit et digère le résidu. — Des humeurs nombreuses doivent être diminuées par une saignée. Quand il n'y en a qu'une seule les purgatifs suffisent. — Dans la pleurésie la saignée convient mieux que les purgatifs, parce que dans ce cas il n'y a pas d'erreur possible sur la saignée. — Toutes les fois que la cause du mal est dans les veines, la saignée est le meilleur traitement. — La saignée évacue une quantité d'humeurs, même des grandes veines.

V. Veines ou artères qui doivent être saignées et pour quelles maladies. — Sur cette question principale nous devons savoir que les veines de tout le corps, grandes, moyennes et petites, naissent de la veine kylis ou rameuse, comme les troncs et les rameaux d'un arbre sortent de sa racine. Cette veine kylis naît et sort de la gibbosité du foie, comme on a vu dans l'Anatomie. Parmi ces veines, les unes sont plus communément saignées et rendent de nombreux services (V. fig. 19, p. 499). Ainsi à chaque bras on saigne ordinairement trois veines. La *céphalique* est ouverte à deux endroits, au pli du bras et entre le pouce et l'index près de leur réunion; la saignée de cette veine convient aux affections chaudes de la tête et du cou; celle qu'on fait entre le pouce et l'index affaiblit trop et détourne plus de la tête, mais l'opération ne comporte ni danger ni erreur. — La *basilique hépatique*, veine du foie, est ouverte au côté inférieur du pli de chaque bras, et entre le petit doigt et l'auriculaire de chaque main près de leur réunion et de leur racine dans la main. Cette saignée convient comme moyen curatif à toutes les maladies froides situées au-dessous de la fourche de la gorge, elle est fort utile aux maladies de la tête comme moyen prophylactique, en les détournant. On saigne ordinairement à la main droite pour les affections du foie, et à la main gauche pour celles de la rate. — De ces veines hépatique et céphalique se compose la *veine médiane*, autrement dite veine du cœur ou cardiaque, pourpre, brune ou noire, que l'on ne saigne qu'au milieu du pli du bras, ni plus haut ni plus bas. La saignée qu'on y pratique communément convient à toutes les maladies du corps entier, et spécialement à toutes les maladies déclarées du cœur et des organes de la poitrine. — A la tête on saigne la *veine du front*, pour les maux de l'occiput, comme moyen de diversion, et comme moyen curatif pour les maladies confirmées de la partie antérieure de la tête. Parfois on guérit ainsi subitement le délire déclaré et quelquefois cette pratique guérit immédiatement des maladies anciennes de la tête, mieux que trois autres purgations convenables. Saigner cette même veine au sommet de la tête, *au vertex*, convient aux ulcères de la tête, saffati (sahafati) [1], à la teigne qui provient du sang, si on frotte et oint toute la tête avec le sang tandis qu'il est chaud. — On tire du sang *des veines et des artères des tempes* pour la migraine et pour les maladies des yeux, pour plus de sécurité et pour que le mal ne récidive pas. Parfois après la saignée on cautérisera ou on appliquera sur la plaie quelque corrosif, pour qu'elle ne se cicatrise ou ne s'incarne pas. — La saignée des *veines qui sont derrière les oreilles* est très utile contre les pustules de la tête et la migraine. — Les veines qui sont sur l'*extrémité du nez* presque entre les narines, un peu au-dessus, sont saignées pour le délire et les maladies de la tête. — La saignée des *veines qui sont sous la langue* en avant, près des dents, convient à l'esquinancie, aux maladies des amygdales, de la gorge, au catarrhe aigu et chaud des yeux, au prurigo et aux pustules du nez, à l'éblouissement et au vertige sanguin [2], après qu'on a saigné auparavant la céphalique, comme il a été dit. — On tire du sang des *veines qui sont dans les lèvres*, près des dents, contre l'excoriation et les pustules de la bouche, ainsi que pour les maladies et les apostèmes des gencives, et après l'extraction des dents, afin de faire sortir le sang mis en mouvement. — On saigne quelquefois une *veine entre le menton et la lèvre* pour porter remède à la fétidité de l'haleine. — La saignée des *veines guiden*, c'est-à-dire *organiques du cou*, convient parfois aux lépreux et à tous ceux qui sont exposés à la suffocation par abondance de sang. — Sur le plat *de la cuisse en dedans*, à environ un pied au-dessus du genou, on saigne certaine grosse veine qui arrose toute la jambe et fournit du sang aux varices, au mal mort, etc. ; une saignée à cette veine guérit toutes ces maladies, si dès que le sang a cessé de couler on introduit dans l'ouverture de la veine une pastille d'arsenic sublimé ou de quelque corrosif équivalent qui y demeure jusqu'à ce qu'il ait corrodé toute la veine, de telle sorte qu'il se forme de la chair dans la corrosion et que la veine ne se cicatrise pas. — Dans le *creux poplité* on ouvre une veine pour les maladies de la matrice et pour provoquer les menstrues. — La veine dite *saphène* qui se trouve entre la cheville et le calcanéum, au côté interne du pied, est saignée chez les femmes pour les troubles de la matrice, et chez les hommes pour les maladies des testicules, de l'aine et de la verge. — Correspondant à cette veine saphène, en dehors, il y a à chaque pied une autre veine appelée *sciatique*, dont la saignée est fort utile contre la douleur de hanche dite sciatique, qui

---

1. Sous le nom de *safati*, *sahafati*, les Arabes désignaient une affection contagieuse du cuir chevelu (V. *G. de Ch.*, 1890, p. 439).

2. « Confert... squinanciae, amygdalis brancis et acuto et calido rheumati oculorum prurigini et pustilis nasi, scothomiae et vertigini sanguineae. »

se répand dans la jambe jusqu'au talon; elle convient aussi aux maladies internes des reins, ainsi qu'aux lésions externes de ces organes et des parties voisines. La saignée de la saphène et de la sciatique a été éprouvée dans le traitement du délire. — *Entre les deux plus petits doigts de chaque pied* on ouvre une veine dont la saignée convient au flegme salé, au mal mort, au cancer, à l'esthiomène (cancrenas) et à toutes les affections mélancoliques des jambes.

J'ai vu à Paris un médecin assez ordinaire, fort expert cependant, qui dans certaines cures ardues accomplissait de grands miracles; il faisait tirer du sang d'une seule veine et d'un seul bras aux personnes qu'il connaissait, et toujours tandis qu'elles étaient en bonne santé, et cela pour une bonne raison, parce que lorsque la Nature se sent accablée par de mauvaises humeurs, elle les envoie et les chasse au lieu où se fait l'évacuation accoutumée et pas ailleurs.

VI. Des conditions du phlébotomiste. — Le phlébotomiste doit être d'âge moyen, de membres robustes et ne pas trembler; il doit avoir une bonne vue et l'habitude de reconnaître les veines qu'on saigne communément et leur situation, pour savoir les distinguer des artères et de celles sous lesquelles il y a des nerfs, de façon à éviter les accidents. Il ne doit pas saigner un malade sans la permission du médecin ou du chirurgien, ni un enfant, un domestique ou une servante ni parfois les maîtresses sans la permission du maître [1], surtout chez les personnes riches, nobles et illustres. Il doit avoir plusieurs lancettes de bon acier, claires et polies, aiguës, plus aiguës et très aiguës, étroites, larges, grandes, moyennes et petites, de façon à opérer tantôt avec l'une, tantôt avec l'autre, suivant que le cas l'exige. Il doit se donner devant les autres comme habile dans cette opération ou au moins dire qu'on ne pourrait trouver ailleurs quelqu'un qui saignerait aussi bien que lui, parce qu'on a plus de confiance en de tels hommes, et que dans ce cas plus que dans toute autre opération aussi facile et aussi ordinaire, l'imagination et la confiance sont d'un grand secours, ou plutôt elles assurent ou empêchent le succès.

VII. Du moment de la saignée. — La saignée se fait soit dans un moment d'élection, soit dans un moment de nécessité. Ce qu'on entend par ces moments a été dit au 1er chap. de cette Doctrine intitulé Des incisions.

La saignée qu'on fait dans un moment d'élection a pour but de préserver et conserver la santé; elle doit ordinairement être faite, chez tous ceux auxquels la saignée convient, au printemps et en automne, saisons qui par

---

1. « Dominas sine licentia domini. »

rapport aux autres sont plus tempérées; c'est ce qu'ordonne Hippocrate
(à l'*Aphorisme* de la 6ᵉ partie : « quibuscunque flebotomia confert hoc
vere, etc. »). Il faut la faire à divers moments du printemps et de l'automne suivant les diverses intentions qu'on se propose; par exemple, si
on redoute la putréfaction des humeurs en mouvement plus que leur
ébullition, on fera la saignée au commencement du printemps; si c'est
le contraire qu'on craint, on la fera à la fin, et ainsi de beaucoup d'autres choses qu'on laisse à considérer au génie du médecin opérant. Si
le temps incline à la chaleur, on saignera par le vent du nord et de préférence le matin; mais si le temps incline au froid, on saignera par le
vent du sud et vers midi. — A quelle époque ou à quel âge, à quel quartier de la *Lune*? Il faut savoir que la lune à chaque lunaison a quatre quartiers, qui sont assez connus : le premier est chaud et humide et est assimilé au printemps et à l'adolescence; le second est chaud et sec et est
assimilé à l'été; le troisième est froid et sec et est assimilé à l'automne
et à l'âge mûr (senectus) ; le quatrième est froid et humide et est assimilé
à l'hiver et à la vieillesse (senium). En sorte que, puisqu'en tout la Nature
seule opère et que le médecin n'est que le serviteur, de même que les
jeunes filles voient apparaître naturellement et purgent leurs menstrues [1]
dans le premier quartier de la lune, les jeunes femmes dans le second,
les femmes mûres dans le troisième, les plus vieilles dans le quatrième, de
même nous devons ordonner la saignée en tenant compte de ces âges et
des quartiers de la lune; c'est ce que nous indique le poète en disant [2] :
« La lune vieille requiert les vieilles, la lune nouvelle les jouvencelles et la
moyenne les moyennes; c'est ainsi que sont purgées les femmes. »

   Quant à l'heure du jour, Avicenne (l. I, f. 4, chap. DE LA SAIGNÉE) dit
que c'est du commencement de la troisième heure à la fin de la cinquième [3]; d'autres disent, après achèvement de la digestion, une fois les
superfluités expulsées et à une heure plus tempérée, à moins que nous
ne voulions évacuer principalement du sang; dans ce cas nous nous rap-
procherons de l'heure du jour dans laquelle le sang est en mouvement
(c'est depuis le lever du soleil jusque vers la troisième heure), car l'humeur en mouvement s'évacue plus facilement. Si nous voulons évacuer
du sang qui est surtout bilieux, nous saignerons de la première heure à la
neuvième, si c'est du sang mélancolique, de la neuvième heure au soir

---

1. « Juvenculae erumpunt naturaliter et purgant menstrua. »
2.   « Luna vetus veteres, juvenes nova luna requirit,
                    Et media medios, sic purgantur mulieres. »
   G. de Ch., 1890, p. 567 : La lune vieille quiert les vieilles,
                    La nouvelle les jouvencelles.
   3. La troisième heure, c'est neuf heures du matin, etc. (V. *G. de Ch.*, 1890,
p. XV).

et de même pour le flegme. — A propos des jours, certains prétendent
qu'aux *jours égyptiaques* [1] du calendrier, il ne faut pas faire de saignées ; mais ceci ne paraît pas rationnel pour cinq raisons : 1° les persé-
cutions ou fléaux qui arrivèrent en ces jours dans ces temps-là, ne furent
pas naturels ni dus à quelque influence du monde planétaire, mais furent
miraculeux ; 2° ils ne furent pas universels, mais atteignirent seulement
les Juifs de Pharaon ; 3° ils n'atteignirent pas tous les Juifs de Pharaon,
mais seulement ceux qui vivaient dans cette terre ; 4° il n'y avait eu auparavant et il n'y eut pas dans la suite de fléaux semblables ; 5° toutes les
autres opérations chirurgicales et médicales, quelles qu'elles soient et
aussi dangereuses que la saignée, se font indifféremment pendant les jours
égyptiaques comme pendant les autres, et nous ne voyons pas qu'elles
réussissent plus mal dans ceux-là que dans ceux-ci ; aussi ces jours ne
doivent-ils pas être prohibés pour la saignée. Si toutefois celui qui doit
être saigné ou si quelqu'autre fait mention de ces jours comme étant
suspects, avant que la saignée ait eu lieu, on la différera sur le conseil du
médecin, parce que, étant donné qu'il arrive souvent malheur dans les
opérations médicales sans qu'il y ait pour cela aucune faute, s'il arrivait
par hasard quelque chose dans la saignée, on l'imputerait à la négligence
du médecin qui sciemment aurait permis ou fait la saignée dans un
pareil jour.

De même il y a des gens qui possèdent des écrits ou des documents
puivant lesquels quiconque se fera saigner tel jour, tel mois, avant tel
terme, mourra, tandis que celui qui sera saigné tel jour, ne mourra pas
ni ne sera malade de toute l'année, etc. Mais à tout cela il ne faut pas
ajouter foi, parce que *le ciel n'a pas une influence aussi générale*, aussi
fixe ou déterminée ; au contraire son influence change continuellement
par le mouvement continu du monde. Ainsi chaque année, au premier jour
de mai ou de septembre, son influence n'est pas la même, mais est différente, et il en est de même de tous les autres mois et jours ; c'est pourquoi, etc. En revanche quand la Lune est embarrassée de quelque manière,
comme quand elle est en opposition, ou en conjonction avec le Soleil
ou dans les Gémeaux, et ainsi de beaucoup d'autres choses auxquelles il
faut être attentif dans la doctrine de la saignée, on s'abstiendra comme il
a été démontré plus complètement au chapitre 1er de cette Doctrine, intitulé Des incisions ; là en effet on a exposé toute la doctrine de la saignée
qui doit être faite dans un moment de nécessité.

VIII. Régime de celui qu'on doit saigner. Ceux qui doivent être saignés
seront gouvernés et préparés de la façon suivante : si celui auquel on doit

---

1. A propos des *jours égyptiaques* et des jours heureux et malheureux de Job,
V. les notes mises dans *G. de Ch.*, 1890, p. 566.

tirer du sang a des humeurs épaisses, il se baignera la veille du jour
où il sera saigné, de façon à faciliter la circulation du sang et à le
rendre plus subtil ; s'il a l'estomac faible, il prendra une bouchée de
pain trempé dans du suc d'Oseille ou quelque chose de semblable,
afin de resserrer, de réconforter l'estomac et d'empêcher un flux de bile
vers lui. En outre à ceux qui craignent la saignée, comme à ceux qui n'y
sont pas accoutumés ou aux pusillanimes, il faut donner une bouchée de
pain trempé dans du vin ou du sirop au sucre de Roses ou quelque chose
de ce genre. De plus ceux qui doivent être saignés choisiront d'avance
un jour où ils pourront être libres des passions de l'âme et du corps ;
ils ne doivent pas non plus dîner la veille de la saignée, à moins qu'ils
n'en aient grand besoin et relativement peu. Il ne faut pas non plus
saigner celui qui le jour même n'a pas été convenablement à la selle. Si
pendant la nuit ou le matin du jour, le patient a eu quelque évacuation
considérable, comme une transpiration ou quelque chose de semblable,
on ajournera la saignée ou on y renoncera tout à fait.

IX. Manière de faire la saignée. Le phlébotomiste doit avoir quand
il saigne un visage riant et agréable et doit exciter le patient ; il aura fait
préparer près de lui de l'eau, un essuie-main, un vase et un bâton ; il
sera lui-même muni d'une bande, de coton, d'étoupes et de médicaments
qui arrêtent le sang ; il ne doit souffrir que peu ou point d'assistants,
pour cinq raisons : 1° pour qu'ils ne gênent pas l'opérateur ; 2° pour que
le malade ne soit pas troublé et effrayé par leur grand nombre ; 3° par
crainte que l'un d'eux ne tombe en syncope et n'en cause une au malade ;
4° pour qu'ils ne voient pas la frayeur de celui qu'on va saigner comme
il arrive fréquemment ; 5° parce qu'il est une croyance qu'à certaines personnes s'attache un sort si funeste ou si fatal qu'une saignée faite en
leur présence ne peut donner de sang, si souvent que la lancette soit
enfoncée.

Les conditions précédentes étant remplies, comme on a dit, il faut
considérer attentivement le lieu à saigner et, une fois la veine reconnue,
on enfoncera la lancette comme de coutume, en observant toutes les précautions indiquées plus haut et celles qui seront indiquées plus bas ; puis
on donnera aussitôt au patient un vase dans une main et un bâton dans
l'autre, s'il est pauvre. *Le médecin doit assister à l'opération* et renseigner l'opérateur, lui ordonnant de faire une large ouverture si c'est en
hiver et si les humeurs sont froides et épaisses et fort abondantes, parce
qu'elles sont plus facilement expulsées par une pareille plaie ; de faire
au contraire une ouverture étroite par un temps chaud, si les humeurs
sont subtiles et en mouvement et que la force vitale soit faible, parce que
par une semblable ouverture il sort moins d'esprit et de chaleur. Si le

malade est faible, on le saignera couché sur le dos (ce qui est l'accubitus des malades faibles, aussi bien que des morts), comme sur la partie la plus large et la plus forte, puisque le corps humain, selon Avicenne (1er l. du *Canon*) et d'autres et en réalité, est construit sur l'épine, comme un navire sur sa quille (balis), analogie pour laquelle on appelle « balis » la veine qui s'étend immédiatement le long de l'épine.

X. Du TRAITEMENT DE CELUI QU'ON A SAIGNÉ. La saignée faite, celui auquel on a tiré du sang se reposera dans un air tempéré, clair, sec, dans une chambre non humide (non reumatica) dont l'air soit naturellement tempéré ou aura été tempéré artificiellement, s'il est froid avec du feu, s'il est chaud avec de l'eau froide, des herbes et des rameaux verts et en fermant portes et fenêtres. Diète : on usera pendant deux ou trois jours d'aliments légers et digestibles, formant de bon sang, mais en petite quantité, par exemple des œufs à la coque, des poulets rôtis ou cuits dans un pot[1] absolument sans eau, etc., et cela nonobstant ce que dit Ysaac qu'il faut augmenter la nourriture, diminuer la boisson; on diminuera plutôt l'un et l'autre lorsque la force vitale est plus faible, mais il faut cependant diminuer la nourriture plus que la boisson. — Quant au repos, etc., la saignée faite, le patient se mettra au lit et s'y reposera sur le dos ou sur le côté non saigné pendant une heure ou davantage. Après cela il mangera convenablement et jusqu'au troisième jour ne sortira pas de sa maison; il s'abstiendra également pendant trois jours de toutes les évacuations considérables et même du bain, pour deux raisons : 1° pour que les humeurs mises en mouvement par la saignée ne le soient pas encore davantage; 2° dans la crainte que par suite de l'échauffement (calefactio) et de la subtiliation des humeurs produites par le bain, la plaie de la saignée ne se rouvre.

Des accidents de l'âme : le malade doit se tenir continuellement en joie et satisfaction, avec des amis, jouant amicalement avec eux aux dés ou aux osselets (ad aleas aut taxillos) pour du vin ou des aliments. Il ne doit pas s'irriter ni se laisser aller à l'ennui; il prendra un musicien (joculator) de son sexe muni de beaucoup d'instruments, l'homme un homme, la femme une femme, et se gardera autant que possible des soucis et des méchants bruits.

Quant au sommeil, etc. : Galien dit (au l. IX du *De ingenio*, chap. 2) que le sommeil convient au bout de deux heures. Il peut y avoir à cela trois raisons : 1° quand celui qu'on a saigné est affaibli et a besoin d'être réconforté, le sommeil ramène la chaleur à l'intérieur de façon à augmenter la force vitale, donc, etc. ; 2° pour ceux qui ont

1. « In olla »; *ole*, grand pot ou vase à deux anses (Du Cange).

l'habitude de dormir pendant le jour ce sommeil est comme naturel, car il paraît au moins leur convenir; 3° chez un homme sain et fort, dont aucun organe n'est prédisposé à la maladie et qui n'a pas de frigidité des nerfs, la réconfortation d'un pareil sommeil l'emporte sur son inconvénient. — Cependant Avicenne paraît dire le contraire (au l. 1er du *Canon*, f. 4, chap. DE LA SAIGNÉE), soit que le sommeil ne convient pas. Cela est vrai simplement et absolument, comme dit Galien, et les raisons qui ont déterminé Avicenne, sont au nombre de trois : 1° chez ceux qui ont des nerfs faibles et froids, dormir immédiatement après la saignée amène une contraction des membres, parce qu'il se produit dans leur profondeur (le vulgaire dit que c'est dans les os et dans les moelles) une douleur lourde comme celle qu'on ressent au début d'une fièvre quarte. Cette douleur provient de ce que la chaleur, les esprits et les humeurs *se retirent vers l'intérieur pendant le sommeil*. Ainsi les nerfs déjà atteints éprouvent une nouvelle froideur et par là de la douleur. 2° Ceux qui ont quelque membre débile doivent craindre qu'il ne s'y forme un apostème. Car les humeurs attirées au dehors par la saignée et ramenées à l'intérieur par le sommeil, deviennent fluides et affluent dans le membre faible ou parfois à la plaie de la saignée et y forment un apostème. 3° La troisième raison est commune à toutes les personnes qui ont été saignées, c'est la crainte que pendant le sommeil le malade ne se retourne sur le bras saigné.

En outre si le malade a besoin d'une forte saignée, comme ceux qui ont une esquinancie, une fièvre synoque ou quelqu'autre douleur très forte résultant d'une trop grande quantité de sang, telle la douleur ou l'irritation (inflammatio) des épaules, il faut considérer la force vitale et extraire à la fois et en une fois toute la quantité de sang nécessaire, si la vitalité est forte, si au contraire elle est faible, extraire cette quantité de sang peu à peu et à de longs intervalles, en plusieurs fois et en plusieurs jours. Cette manière de renouveler une saignée s'appelle *secondation* [1]. Il est nécessaire pour la pratiquer d'user de plus de précautions ; plusieurs la font en frappant la plaie de la saignée avec l'ongle, et alors il ne sort que du bon sang subtil, tandis que le sang épais et corrompu reste, mais il sort manifestement ensuite si on renouvelle la saignée avec la lancette. Aussi fera-t-on toujours la *secondation de la saignée* avec la lancette, si le malade le supporte, et non avec l'ongle. Si la bile mise en mouvement par la saignée afflue à la langue du malade et lui donne soif, on l'apaisera avec une boisson d'eau d'Orge.

XI. EXAMEN DU SANG. — L'examen et la connaissance du sang sont nécessaires au médecin et au chirurgien, parce qu'on connaît ainsi les dis-

1. « Secundatio. » V. *Guy de Ch.*, 1890, p. 564, 568 et 707.

positions de l'âme et du corps par une conjecture qui approche de la vérité. On connaît les dispositions de l'âme, parce que comme dit le Philosophe (au l. XII du *De animatibus*), un sang subtil, tempéré de qualités, est signe de bon sens et de bonne intelligence ; — les dispositions du corps, parce qu'un bon sang atteste une bonne digestion dans le foie et le cœur. On examine et on apprécie le sang à trois moments : A. au moment où il sort du corps ; B. peu de temps après sa sortie ; C. quand il est coagulé et déjà sorti depuis longtemps.

A. On apprécie le sang *au moment de sa sortie* de quatre façons : 1° par la manière dont il sort de la plaie ; 2° par la manière dont il tombe dans le vase où on le reçoit ; 3° par sa couleur ; 4° par sa substance. — 1° On apprécie le sang par la *manière dont il s'échappe de la plaie*, parce que le bras étant suffisamment serré et la plaie de dimensions suffisantes si le sang sort à peine et faiblement, cela indique, si le malade est faible, exténué et à jeun, qu'il a peu de sang. Si le malade est blanc, flegmatique, c'est alors à cause de sa trop grande viscosité que le sang ne peut sortir. Si le malade est mélancolique, noir, etc., c'est sa trop grande épaisseur qui empêche le sang de sortir. Si le malade est corpulent, gros, s'il a les veines larges, c'est son abondance qui empêche le sang de sortir, parce qu'il se presse dans la plaie. Si au contraire le sang sort avec impétuosité, c'est un signe qu'il est trop aigu, trop pénétrant, trop aqueux ou trop liquide. On peut reconnaître ces différentes qualités par la complexion du malade, etc., et par la couleur. Un sang qui coule modérément est louable ; — 2° on apprécie le sang par la *manière dont il tombe dans le vase* où il est reçu : s'il tombe par jets et par poussées, en produisant un soulèvement et un mouvement saccadé comme le pouls et qu'en même temps le malade sente tout son bras inondé d'un violent flux de sang, si le sang a dans le vase l'aspect d'un lac agité par le vent et est comme si on soufflait sur lui, si on le voit frapper d'un seul flot les deux bords du récipient, cela indique, si les autres symptômes concordent, qu'il s'échappe d'une artère, il faut immédiatement l'arrêter ; — 3° on reconnaît la qualité du sang au moment de sa sortie *par sa couleur* ; s'il est de couleur blanche, s'il est cru, il faut l'arrêter immédiatement parce que la saignée rendrait le reste encore plus cru à cause de l'évacuation de l'esprit et de la chaleur. De même si le sang est à sa sortie subtil, rose, clair, brillant, lumineux, s'il coule avec force, on présume, si les autres symptômes concordent, que c'est d'une artère qu'il s'échappe. Si en tombant il paraît de couleur noire, on présumera qu'il est mélancolique ou très froid, et on jugera de même par les autres couleurs. Si en outre la quantité de sang déjà tiré suffit à peu près et que la couleur de celui qui coule devienne meilleure, on arrêtera aussitôt la saignée ; — 4° nous pouvons *par sa substance* déterminer quelquefois le sang qui coule; parfois en effet j'ai vu le sang faire comme un remous au milieu du vase dans lequel on le recevait; au bout d'un moment la surface du sang s'égalisait; il était de substance trop épaisse. J'ai vu parfois du sang qui pendant toute une journée ne pouvait se coaguler; celui-là était de substance trop liquide ou trop aqueuse; tantôt il sort épais au commencement et subtil à la fin; tantôt c'est le contraire qui arrive.

B. On examine le *sang qui vient d'être extrait*, avant qu'il se coagule dans le vase; ainsi en mettant le récipient dans diverses positions et en l'inclinant de ci, de là, vers chaque côté, on voit apparaître dans le sang, suivant ces diverses positions, des couleurs différentes, comme sur le cou du pigeon suivant les divers mouvements de sa tête et de son cou, et comme cela se voit sur certaines étoffes précieuses qui viennent de Tartarie et sur l'étoffe qu'on appelle en français vulgaire « velvet »; c'est là un mauvais signe. S'il se coagule rapidement, et qu'il y ait d'autres symptômes favorables, c'est bon signe; s'il se coagule lentement, avec d'autres mauvais symptômes, c'est encore mauvais signe, le sang est alors trop subtil.

C. Le *sang extrait déjà coagulé* ou qui devrait l'être, s'apprécie et se détermine de deux manières : par sa couleur surtout, puis par sa substance. — 1° Par sa *couleur*, de la manière suivante : le sang rosé, roux près des bords du récipient, rouge, pur de couleur, marque la prédominance du sang sur les autres humeurs et le tempérament de la complexion. — Le sang faible de couleur, blanchâtre, pâle; indique la prédominance du flegme et une petite quantité de sang, de la crudité et de l'indigestion. Cette blancheur flegmatique est ou pure ou de couleur d'albumine d'œuf; elle indique alors une complexion humide flegmatique pure; ou bien elle est mélangée d'un peu de verdeur jusqu'à avoir à peu près la couleur de l'étain; elle indique alors la froideur et l'humidité mêlées à un peu de mélancolie. — Le sang très rouge ou rubicond, clair, prouve la prédominance de la bile et une forte chaleur. — Le sang de couleur cendrée avec un aspect amaigri (du corps) indique la combustion (adustio). — Un sang couleur de suif avec peu de cendres, quoique l'aspect du corps soit assez louable, citrin, blanchâtre ou couleur de champignon, est le pire, et marque la pourriture, la corruption des humeurs, l'indigestion irrémédiable, le mauvais régime, la pestilence corruptive de la fièvre, la cacochymie, la corruption, la gourmandise, l'oisiveté et la paresse! — On changera donc le régime et on purgera nombre de fois et peu à peu le malade. Le sang couleur de lait qui même mis sur l'ongle ne se coagule pas ni n'adhère, marque l'extrême indigestion et crudité. — Il faut attentivement considérer dans toutes les couleurs qui tendent au blanc, si telle couleur provient d'une extrême digestion ou de combustion, parce que si la constitution est épuisée, que

de la fièvre, des angoisses et des fatigues aient précédé, que la couleur
du corps soit presque citrine, que l'urine soit claire et subtile, dans ce cas
cette pâleur provient de combustion et le malade est prédisposé aux maladies mélancoliques. Si ces couleurs du sang ne sont pas accompagnées
des symptômes indiqués tout à l'heure, alors l'irritation (indignatio) et la
frigidité sont en cause et dénoncent et prédisent pour l'avenir des fièvres
putrides, des apostèmes et de l'hydropisie. — Un sang noir, fauve, livide,
de couleur peu nette et vague, annonce une forte froideur; le sang noir,
de couleur franche, annonce la combustion.

2° On reconnaît un peu par sa *substance* le *sang coagulé non divisé*,
une fois qu'on a jeté le sérum (ichor), c'est-à-dire l'aquosité urinale qui
surnage; lorsque sur le sang il y a de l'écume qui ne provient pas de
sa chute dans le récipient, cela marque qu'il existe dans les humeurs
de la ventosité ou de l'ébullition, de l'épaisseur et de la viscosité, et
l'un et l'autre est un mal. La surface du caillot sanguin intact doit être
plane, pour ainsi dire polie, égale dans toutes ses parties, quand il
est uniformément digéré, claire, non obscure, légèrement transparente,
propre, brillante. S'il présente les qualités contraires, c'est un mal,
puisque si le contraire, etc. Si la couënne (tunica) du sang résiste fortement à un instrument mousse avec lequel on cherche à la diviser, de
telle façon qu'elle ne se sépare qu'avec peine et pourrait supporter longtemps sans se rompre le poids d'un corps solide, c'est un signe que
le sang est épais et visqueux. Le sang qui se divise facilement et de
suite sous l'instrument est aqueux; c'est là un signe de crudité, d'indigestion, d'abaissement de chaleur; c'est un mauvais sang, parce que plus
le sang est digéré, plus il est épais. Le sang épais sans être visqueux,
ni tenace, est signe de bonne digestion et nourrit bien. Le sang clair,
modérément chaud, net, est meilleur que les autres. Le sang qui se coagule rapidement en masse est modérément tempéré et est presque pur
d'autres humeurs.

Après avoir examiné le caillot intact, on apprécie de quatre manières le
sang coagulé divisé par un instrument solide : 1° par sa substance; 2° par
sa couleur; 3° par sa saveur; 4° par son odeur. — Pour l'examen de chacune des parties du sang en soi et suivant les diverses positions qu'on leur
fait prendre dans le vase, il faut se reporter à certaines indications qu'on
donnera au commencement du chap. I⁰ʳ de la II⁰ Doctrine de ce Traité,
intitulé : Du mode de génération et de séparation des humeurs. En outre
il faut noter qu'il y a trois opinions différentes sur la *position qu'occupent
dans le vase les humeurs extraites* par la saignée, une fois qu'elles sont
coagulées, étant donné qu'il n'y a dans le sang que quatre parties ou
substances principales. — La première humeur en commençant par la
couche supérieure est de l'écume blanche; selon l'opinion d'Avicenne et

d'Haly elle s'appelle bile. La raison qui a décidé ces auteurs, c'est que la bile est plus légère que le flegme, qui doit donc se trouver au-dessous. — La seconde opinion est celle de quelques praticiens; ils veulent que l'écume soit le flegme, et la raison qui les guide, c'est que le dépôt et le résidu des autres humeurs qui occupe le fond du vase est la mélancolie, que la couënne solide le plus souvent rosée ou presque, qui surnage sur le reste et forme la surface des parties solides, est la bile, et qu'enfin ce qui est entre ces deux parties, est le sang. Il résulte donc de cette division, suffisante puisqu'il n'y a pas plus de quatre humeurs, que l'écume qui surnage est le flegme. D'ailleurs l'écume est plus semblable au flegme en substance et en couleur, et la couënne à la bile, donc, etc. — Il y a une troisième opinion, qui paraît être rationnelle, c'est que le flegme n'est ni l'écume ni la couënne, mais bien un amas de grains ou granulations ou parfois de morceaux blancs, épais, qui sont mélangés avec le sang, comme des débris de la tunique albuginée de l'œil; parfois encore il est tout entier presque uniformément mêlé au sang. La raison qui guide ceux-là est l'expérience de ce qu'ils ont vu, laquelle ne trompe pas et confirme leur opinion, parce que le semblable sert à déterminer le semblable, la région, la région. — Or, le *flegme* n'a pas dans le corps de réservoir propre ni de région comme les autres humeurs, mais est diffusé dans toutes les parties du corps, *pour le nourrir dans les moments de pénurie de sang.* Donc il ne doit pas avoir, hors du corps, de lieu distinct des autres humeurs; mais il doit être mélangé au sang; donc le flegme ne forme ni l'écume seule ni la couënne seule; mais il est l'un et l'autre. Ainsi c'est la bile en ébullition qui forme l'écume et selon qu'elle est plus ou moins en ébullition, il se forme plus ou moins d'écume, à moins que cette dernière ne résulte de la manière dont le sang est tombé. Parfois il n'y a point d'écume sur le sang; on réfute par là l'affirmation d'Avicenne et de ceux qui avancent que le flegme forme l'écume, en disant que, sauf le respect dû à Avicenne, cette affirmation est une erreur, parce qu'on voit quelquefois des saignées sans écume et cependant dans toutes il y a du flegme, puisque la saignée est une évacuation universelle. Et encore on voit manifestement le sang de la saignée, quand il est plus flegmatique, faire moins ou pas d'écume. Il en résulte donc, puisque le flegme ne peut former une couche inférieure, supérieure ou moyenne, qu'il est divisé et mêlé indifféremment aux autres humeurs, non pas cependant toujours en quantité égale dans chacune.

D'après ce qui précède, le sang coagulé que nous avons examiné d'abord intact, s'offre de nouveau à nous, au moment de sa division, et nous le jugerons selon ses qualités. D'abord, afin que notre jugement ne soit pas empêché et troublé, on jettera toute l'aquosité urinale qui pourrait surnager, ensuite, si nous croyons le sang trop humide suivant les premiers indices, nous le diviserons dans toute son épaisseur peu à peu en croix jusqu'au fond du vase avec une baguette ou un autre instrument de ce genre, moyen, ni tranchant ni mousse, environ de l'épaisseur de trois gros deniers. Si le sang se brise facilement et cède à l'instrument qui le comprime, c'est mauvais, parce que cela indique de la crudité et de l'aquosité; s'il résiste trop, comme quand on peut le soulever et le porter suspendu à l'instrument par la couënne supérieure à travers toute la maison sans qu'il se brise, c'est mauvais signe; cela indique une viscosité et une grossièreté trop grandes et une épaisseur qui marque une abondance d'humeurs épaisses, ou une siccité suite d'une chaleur qui a consumé l'humidité. Mais si la couënne résiste modérément à l'instrument, c'est bon signe. Donc après avoir divisé comme il a été dit le sang trop humide, on inclinera le vase pendant un moment et graduellement, jusqu'à ce que l'aquosité urinale soit de nouveau expulsée, puis on procédera à l'examen du sang, examinant chacune de ses parties suivant sa position dans le vase, par ordre, successivement et avec le plus grand soin.

On a déjà parlé de l'écume et de la couënne qui occupe dans le récipient la place supérieure; mais on n'a rien dit encore de sa saveur, qui doit être amère, ni de son épaisseur, qui doit être environ celle de deux ou trois petits deniers, lorsque la proportion des humeurs est normale et la saignée de quantité moyenne; mais lorsque les humeurs ne sont pas proportionnées et que la saignée a été trop considérable ou trop faible, la couënne est alors trop épaisse ou trop mince et il faut conclure différemment. Si, d'après les caractères indiqués plus haut, la couënne était bonne, plus elle sera épaisse, meilleure elle sera; si elle était mauvaise, plus elle sera épaisse et pire elle sera. Comme, ainsi qu'on vient de le voir, cette couënne doit avoir une épaisseur moyenne, on ne peut, tant qu'elle est entière, juger suffisamment du sang qui est dessous; tant qu'elle le recouvre, c'est d'après elle qu'on porte tout jugement sur le sang.

La portion du sang qui se trouve immédiatement sous cette couënne, c'est-à-dire qui occupe le milieu de toute la masse humorale, se juge de quatre manières : par sa *substance*, qui doit être médiocre, ni fluide ni épaisse. En outre, si on en met une certaine quantité sur la paume de la main et qu'en la frottant avec le doigt, on la trouve onctueuse et grasse, cela présage la lèpre ou un engraissement excessif. Pour juger plus spécialement entre ces deux cas on emploie deux procédés : 1° si en frottant ce sang entre les doigts et la paume de la main, on trouve des grains comme des grains de mil, de sable ou de petites pierres qui grincent (stridentia), c'est un signe certain de lèpre prochaine; si on ne rencontre pas ces grains, c'est un signe certain d'obésité; — 2° une fois le sang presque coagulé, après l'avoir noué dans un morceau de toile de lin, on le lavera dans une eau courante, jusqu'à ce qu'il soit presque entièrement consumé; on déliera alors, on agitera, on liera de nouveau et on lavera comme avant, jusqu'à ce qu'il ne paraisse pas rester de sang; on frottera alors entre les doigts ce qui reste dans le morceau de toile; si cela grince, c'est signe de lèpre; sinon, c'est un symptôme certain d'obésité.

Le bon sang se reconnaît encore à la *couleur* : il doit être d'un noir non intense, pourpre, net; c'est là en effet la couleur du sang naturel une fois qu'il a été divisé à la place voulue, c'est-à-dire au milieu où il prédomine et séparé autant qu'il est possible des autres humeurs. S'il est plus rouge, cela provient d'un mélange de bile; s'il est plus blanc ou présente des traces blanches, cela provient du mélange et de la prédominance du flegme; s'il est noir intense, du mélange et de la prédominance de la mélancolie. — On le reconnaît par la *saveur*, parce qu'il doit être doux s'il a la prédominance; s'il est amer, cela vient du mélange et de la prédominance de la bile; s'il est insipide, du mélange de flegme naturel; s'il est salé, du mélange de flegme salé; s'il est astringent, de la mélancolie naturelle; s'il est acide, de la mélancolie acide. — Ce qui a été dit de la saveur, s'applique aussi à l'*odeur*; le sang doit en effet avoir une bonne odeur; s'il a une odeur étrangère, fétide ou corrompue, cela provient le plus souvent du mélange de quelque humeur mauvaise ou de quelque substance étrangère corrompue ou puante, ou bien de ce qu'il a été conservé trop longtemps après la saignée.

La troisième portion du sang ou des humeurs, qui se trouve au fond du vase, immédiatement sous les deux autres, celle qu'on appelle *mélancolie*, est une lie et un résidu plus lourd et plus épais que les autres humeurs susdites. Elle se reconnaît de quatre manières, comme la portion du sang dont il vient d'être question, c'est-à-dire par sa substance qui doit être grossière et épaisse en comparaison des autres, puisque tout résidu est plus épais que la substance dont il est le résidu. Si elle est de la même fluidité (subtilitas) que le sang, c'est mauvais signe et marque que la nature n'a pas pu séparer des autres humeurs la portion mélancolique; si son épaisseur naturelle envahit la couche du sang jusqu'à la couënne supérieure, tout le sang doit être regardé comme mélancolique d'après ce qui prédomine en lui. — On reconnaît la mélancolie naturelle par sa couleur qui doit être d'un noir intense relativement obscur; s'il y a de la mélancolie non naturelle par suite de combustion, elle doit avoir une couleur noire intense, brillante comme l'aile d'un corbeau. — On la détermine par sa saveur qui doit être astringente, presque comme la saveur de la rate d'un animal, si on la goûte crue; la mélancolie brûlée a la même saveur si ce n'est qu'il s'y ajoute quelque acidité. On ne dit rien de la détermination par l'odeur.

Outre cela, on tire parfois des indices sur le sang du *sérum* ou aquosité urinale qui surnage sur le caillot sanguin intact; si la sérosité est en quantité moyenne, ni trop grande ni trop petite, c'est bon signe; dans le cas contraire, c'est mauvais signe, parce qu'une grande quantité marque une grande humidité dans le corps, une petite quantité peu d'humidité; dans ces cas on ramènera à la moyenne le contraire par le contraire.

XII. Précautions a prendre dans la saignée; vingt-trois points.

1° Quand on saignera quelque veine ou artère du cou, on devra serrer le cou avec un capuchon (caputium) ou quelque chose de semblable, jusqu'à ce qu'on ait achevé la saignée. — 2° Quand on tirera du sang de l'artère temporale on la cautérisera ou on appliquera un corrosif comme il a été dit ci-dessus. — 3° Si on saigne pour des douleurs de dents ou de mâchoire la veine qui est devant le trou de l'oreille, on la traitera à l'extérieur exactement de la même façon. — 4° Quand on saignera une veine organique ou une veine semblable, le phlébotomiste ou le chirurgien s'il assiste à l'opération, aura soin d'être muni, suivant la doctrine des auteurs, des médicaments et des choses nécessaires pour arrêter l'écoulement du sang, et suivra les enseignements, les règles et la manière d'opérer manuellement exposés ci-dessus au 7ᵉ chap. de la Doctrine I du IIᵉ Traité de cette *Chirurgie*, intitulé Du traitement des plaies des veines organiques. — 5° Quand on a l'intention de renouveler (secundare aut iterare) une saignée, il faut faire une large plaie, si on se propose de la rouvrir avec l'ongle. — 6° Dans ce cas il faut graisser la lancette [1]. — 7° Si on se propose de la renouveler avec la lancette [2], on peut faire une petite plaie. — 8° Il est préférable de rouvrir simplement avec la lancette plutôt qu'avec l'ongle, parce que si l'on use de la lancette, le sang épais est aussi bien expulsé que le sang clair; si on se sert des ongles, le sang clair sort seul et pas le sang épais. — 9° Si sur des hommes forts et courageux il faut renouveler une saignée dans la même journée, on fera la seconde évacuation de sang plus considérable que la première; mais sur des hommes faibles et craintifs la seconde évacuation sera moins forte que la première. — 10° Là où nous avons des craintes au sujet de la force vitale, ou si nous redoutons un malheur ou un danger imminent, il est plus sûr de faire la secondation à coups d'ongle, de peur qu'on ne nous impute le sinistre s'il se produit, dans le cas où nous aurions saigné deux ou trois fois en un jour; nous l'aurions fait un bien plus grand nombre de fois avec l'ongle, que nous n'en recevrions aucun blâme. — 11° Une saignée de

---

1. Ed. 1892 : « In praedicto proposito flebotomus inungatur ». — Ms. 1487 : « In predicto proposito flebotomus ī nugatur ».

2. Ed. 1892 : « Si proponimus secundare »; manuscrit 1487 : « Si proponimus *cum flebotomo* secundare ».

diversion est plus utile lorsqu'elle est faite au loin, sur le diamètre cependant, que près. — 12° A quel moment et où qu'on pratique une saignée pour faire une diversion, on arrêtera le sang en posant un doigt dessus, deux, trois ou quatre fois, de façon à empêcher et retarder la sortie du sang; pendant ce temps le malade toussera et crachera, parce qu'en prolongeant la durée de la saignée, et en excitant le mouvement du sang, on attirera plus facilement les humeurs de loin. — 13° Plus souvent et plus de fois on placera le doigt sur la plaie de la saignée, mieux la force vitale se conservera. — 14° Quand on redoute une syncope ou un épuisement de la force vitale, on fera coucher le malade sur le dos pendant la saignée. — 15° Toutes les veines que l'on saigne, doivent être ouvertes selon leur longueur, à moins qu'elles ne soient très grêles, comme il arrive quelquefois aux pieds, ou à moins que nous ne voulions les oblitérer pour empêcher le sang d'y circuler à l'avenir. — 16° Dans toutes les saignées qu'on fait au pli du bras, le bras doit être lié et médiocrement serré vers le milieu des muscles jusqu'à ce que la saignée soit terminée. — 17° Quand on saigne la céphalique, la plaie s'apostème généralement si on n'y fait pas une large plaie. — 18° Dans l'ouverture de cette même veine il faut prendre garde de ne pas piquer le tendon (corda) qui passe sous elle. — 19° Il faut de même prendre garde, lorsqu'on saigne la veine du cœur, de ne pas piquer deux cordes qui passent sous ses deux côtés. — 20° En saignant la veine basilique on prendra garde à la grande artère qui passe sous elle. — 21° Toutes les fois que, pour une raison quelconque, on fait une saignée à une veine quelconque, des mains ou des pieds, on les baignera dans l'eau chaude pendant une heure avant la saignée et jusqu'à la fin de la saignée. — 22° Toutes les saignées au pied et à la main peuvent être faites convenablement après le repas, plutôt que loin de lui. — 23° S'il faut saigner par un grand froid à cause d'une abondance d'humeurs épaisses, on ne tempérera pas avec le feu, mais par un exercice modéré.

XIII. EXPLICATIONS DES POINTS OBSCURS. Huit notables :

I. Galien, dans son livre *De la saignée*, discute et traite admirablement cette doctrine; de même Avicenne (au II° l. du *Canon*, f. 4, chap. 20, tout ce chapitre est fort remarquable), et maître Jean de Saint-Amand dans son Traité sur l'*Antidotaire* et dans le livre intitulé *Revocativum memoriae*, à la lettre « F »; tous les auteurs et toutes les *Pratiques de médecine* exposent soigneusement cette matière.

II. Le sérum (ichor) qui se trouve dans l'aquosité urinale doit être de même couleur que l'urine que rend le malade immédiatement avant la saignée, s'il a un bon régime. La raison en est que si le sérum n'était pas sorti avec le sang, il serait sorti par les reins et la vessie et eût formé l'aquosité urinale; de telle sorte que si en examinant l'un et l'autre, ils se ressemblent, le médecin peut juger plus sûrement du sang et des dispositions du malade. La manière de séparer le sérum du sang et de l'enlever a été indiquée un peu plus haut.

III. Les chirurgiens et les médecins les plus habiles et les plus expérimentés sont généralement en désaccord sur deux points à propos du jugement du sang; d'abord sur la couleur; l'un juge qu'il est roux, l'autre dit qu'il est roussâtre et ainsi de toutes les teintes. En second lieu je dis que même s'ils s'accordent sur les couleurs, ils diffèrent le plus souvent sur le jugement à porter sur la bonne ou la mauvaise qualité du sang, car le sang blanc que l'un juge être brûlé, l'autre le juge non digéré, flegmatique et cru; aussi comme il arrive bien souvent pour les urines, dès qu'un médecin avisé a examiné un sang, il ordonne aussitôt de le jeter, disant qu'il n'est plus bon à rien, de peur que par hasard il ne survienne quelqu'autre médecin qui juge au contraire de ce qu'il a dit.

IV. Le sang se putréfie plus facilement et plus vite qu'aucune autre humeur, parce qu'il possède les deux qualités qui favorisent la putréfaction, la chaleur et l'humidité. La bile résiste par sa siccité, le flegme par sa frigidité; la mélancolie résiste encore mieux parce qu'elle a les deux qualités qui résistent à la putréfaction.

V. Avicenne (l. III, f. 3, chap. 1 : Des règles générales de la guérison des maladies de la tête) fait cette distinction que ne fait aucun autre auteur : quand on craint des maladies de tête qui n'ont pas encore commencé et ne sont pas encore déclarées, pour en préserver, on fera une saignée de la basilique; si ces maladies ont commencé, mais ne sont pas encore confirmées, on fera la saignée de la médiane qui évacue la matière antécédente parce qu'elle reçoit la basilique, et la matière infiltrée parce qu'elle communique avec la céphalique. Une fois les maladies de tête déclarées, on fera la saignée à la céphalique qui évacue seulement la matière infiltrée et ayant afflué. Et si au début de ces maladies nous voulons provoquer une forte diversion, nous saignerons les saphènes et les veines qui sont près des petits orteils, nous appliquerons des ventouses aux jambes et aux talons et nous ferons des scarifications aux parties antérieures des jambes; cette distinction a sa raison d'être dans nombre de cas semblables.

VI. Il faut noter, puisque la saignée et les purgatifs sont quelquefois employés dans un même cas, qu'on a dit plus haut (au traité II de cette *Chirurgie*, Doctr. 1re, chap. 1, dans la 5e partie principale du dit chapitre intitulé : Des potions et des évacuation chez les blessés) ce qu'il convient de faire en premier et en dernier lieu.

VII. On nous demande souvent à nous chirurgiens de quel côté il faut faire une saignée chez ceux qui se portent bien; un versificateur y répond de la façon suivante :

Le Printemps et l'Esté le dextre,
L'Automne et l'Hyver le senestre [1].

La raison en est qu'aux saisons chaudes, comme le printemps et l'été, les humeurs chaudes sont plus abondantes, aussi faut-il faire la saignée du côté où ces humeurs abondent le plus, or c'est du côté droit; c'est pourquoi, etc.; au contraire dans les saisons froides les humeurs froides abondent davantage et au côté gauche, aussi, etc. Pour les malades, on les saignera, à droite, si l'affection est au foie; à gauche, si elle est à la rate. C'est ce que dit Avicenne.

VIII. Le « *Totum Continens* » dit au chapitre DE LA SAIGNÉE ET DES VENTOUSES, que dans les régions où les veines n'étaient pas apparentes on appliquait le soir au moyen d'un bandage la moitié d'une coquille de noix remplie d'une substance qu'il croyait être du Levain; le matin les veines qui étaient les plus petites, apparaissaient nettement.

CHAPITRE QUATRIÈME

Des ventouses artificielles appliquées sur le corps humain.

On pourrait reprendre quelques-unes des considérations inscrites dans le chapitre précédent SUR LA SAIGNÉE, qu'il peut sembler puéril de répéter ici; en réalité il est plus honnête et nullement puéril de les répéter, puisqu'elles ont de nombreux rapports avec le chapitre actuel.

Dans ce chapitre il y a à examiner *sept questions générales* : 1° questions préliminaires; 2° quelques règles générales ou propositions importantes et fameuses choisies dans les auteurs, sur lesquelles est fondée toute la science de la ventousation; 3° pourquoi, pour quels avantages et quelles raisons on applique des ventouses sur le corps; 4° régions et maladies dans lesquelles on les applique et auxquelles elles sont utiles ou nuisibles; 5° manière d'opérer et de poser les ventouses; 6° précautions à observer; 7° explications des points obscurs.

I. QUESTIONS PRÉLIMINAIRES. — Je n'ai pas trouvé d'auteur ni de praticien qui définît la ventousation; cela n'est pas très utile; toutefois on peut la

1. « Aestas ver dextrat, autumnus hiemsque sinistrat. » (*G. de Ch.*, 1890, p. 567.)

définir de la façon suivante : la ventousation est un moyen ou une opéra-ration de chirurgie, commune et assez connue, servant à conserver la santé, à préserver de certaines maladies, à les guérir, et qui souvent est faite pour l'apparence. Plusieurs établissent les variétés suivantes : On applique certaines ventouses sans inciser la peau sur laquelle on les place, d'autres en l'incisant. La ventouse avec incision de la peau agit plus fortement que l'autre et attire plus énergiquement les humidités de la profondeur; après l'incision et l'extraction, elle refroidit et des-sèche. — La ventouse sans incision de la peau consume la ventosité plus fortement que toute chose; elle réchauffe et dessèche le membre sur lequel on l'applique. L'une et l'autre espèce de ventouses attirent des parties éloignées, et détournent l'afflux du sang et les humeurs de bas en haut ou inversement. Elles ne doivent être appliquées qu'après purga-tion convenable, si le cas accorde des trêves, à moins qu'on ne veuille augmenter des apostèmes des émonctoires.

II. RÈGLES GÉNÉRALES, etc. Elles sont au nombre de 15.

1re *règle*. On n'appliquera jamais de ventouses par un temps nébuleux ou par un vent du sud. — 2e *règle*. On appliquera les ventouses au moment de la pleine lune parce que les humeurs sont alors plus abon-dantes, et vers la troisième heure du jour, parce qu'elles sont alors plus délayées. — 3e *règle*. Les ventouses mondifient la peau et les parties voi-sines plus que la saignée. — 4e *règle*. Elles attirent le sang subtil plus que l'épais; si on les applique pour extraire du sang épais, elles sont de peu d'utilité, elles nuisent plutôt et affaiblissent le membre sur lequel on les a posées. — 5e *règle*. On ne les appliquera pas après un bain, sauf chez ceux qui ont le sang épais et une heure après la sortie du bain; plus la scarification pénètre profondément, mieux elle attire des parties profondes. — 6e *règle*. On ne posera jamais de ventouses sur la mamelle, parce que celle-ci pénétrerait trop dans la ventouse et qu'on ne pourrait plus enlever cette dernière. — 7e *règle*. Si la partie qui est dans la ven-touse se gonfle (apostemetur) au point qu'on ne puisse enlever celle-ci, on fomentera tout autour pendant longtemps avec un morceau d'étoffe ou une éponge imbibée d'eau chaude. — 8e *règle*. Une fois la peau incisée (scalpellato), on appliquera immédiatement la ventouse; pour la première on attendra un peu, pour la seconde longtemps, pour la troisième plus long-temps, pour la quatrième très longtemps et ainsi suivant ce que supporte le malade. — 9e *règle*. Celui qui a été ventousé mangera après une heure; s'il est bilieux, il mangera des grains ou du vin de Grenade et des choses de ce genre. — 10e *règle*. On n'appliquera jamais de ventouse avec scari-fications sans l'avoir fait précéder d'une ventouse sans scarifications sur le même lieu, parce que si on n'en usait pas ainsi, la ventouse avec scarifications attirerait plus faiblement et plus lentement. — 11° *règle*. Le plus grand dommage que causent les ventouses, il faut se le rappeler, c'est quand on les applique sur l'occiput. — 12° *règle*. Partout où une saignée est nécessaire si on n'ose pas la faire à cause de la faiblesse de la force vitale on appliquera des ventouses, à moins que ce ne soit sur un enfant de moins de deux ans. — 13° *règle*. Il ne faut pas appliquer de ventouse dans les cas où domine la matière froide et sèche parce qu'elle attire de la profondeur le sang et les humeurs et par conséquent refroidit, dessèche et augmente la dyscrasie. — 14° *règle*. Si par une ventouse sans scarifications nous voulons augmenter un apostème et extraire de la matière, nous l'appliquerons avant d'avoir purgé le malade. — 15°·*règle*. Si nous voulons détourner et diminuer la matière d'un apostème, nous l'appliquons sur la place opposée suivant une ligne droite ou sur une région en relation avec l'apostème.

III. Raisons et avantages des ventouses. — Les raisons et les avantages de la ventousation sont au nombre de dix; pour les ventouses sans scarifications de trois : 1° réchauffer le membre refroidi; 2° consumer la ventosité, ainsi dans la colique; 3° ramener à leur place des membres luxés, pliés ou tordus, ainsi pour les côtes.

Les effets des ventouses avec scarifications sont au nombre de cinq : 1° évacuation générale des humeurs et diminution de la réplétion, ainsi quand on les applique sur les jambes; 2° évacuation du sang subtil seul, comme lorsqu'il s'agit d'évacuations superficielles. Outre ces services, les ventouses avec scarifications en rendent encore trois, ou ont trois avantages par rapport à la saignée : 1° elles évacuent les humeurs du lieu ventousé même; 2° elles n'évacuent pas beaucoup d'esprits avec l'humeur; 3° elles n'évacuent pas des organes principaux. — Les services communs aux deux genres de ventouses sont au nombre de deux : 1° elles détournent la matière vers un autre lieu, ainsi de droite à gauche, et la font sortir; 2° appliquées sur les apostèmes, elles en extraient la matière.

IV. Régions et maladies dans lesquelles on applique les ventouses. — La *ventouse sans scarifications* est appliquée communément en treize endroits : 1° dans tous les lieux où nous nous proposons d'appliquer des ventouses avec scarifications; — 2° sur les piqûres et morsures des animaux venimeux; — 3° sur les oreilles pour en extraire un corps solide caché dans leur intérieur; — 4° sur les fistules et les ulcères profonds pour extraire le pus ou les autres immondices qui adhèrent à l'intérieur; — 5° aux racines des seins pour arrêter un flux de sang en détournant le sang des narines et de la matrice; — 6° près du nombril pour ramener la matrice déplacée, du côté opposé à son déplacement. Ainsi si elle est·

déplacée vers la droite, on met la ventouse à gauche; si elle descend
trop, on placera la ventouse immédiatement sous l'ombilic; si elle monte
trop, on la posera plus bas ou même sur la vulve; placée sur l'ombilic
elle favorise la réduction des intestins dans les cas de hernie, et
arrête les menstrues des jeunes filles; — 7° on la place sur les hypo-
condres, c'est-à-dire à la partie inférieure des côtes, sous les côtes;
elle arrête ainsi par diversion le saignement du nez; si le sang coule de
la narine droite, on mettra la ventouse à droite; s'il coule de la narine
gauche, à gauche; des deux côtés, s'il coule des deux; — 8° on l'applique sur
le foie, si le sang coule de la narine droite seulement; — 9° sur la rate,
si le sang coule de la narine gauche; — 10° sur le foie et sur la rate, si
le sang coule des deux narines; — 11° sur la douleur de la colique pour
l'apaiser et consumer les ventosités; — 12° on pose des ventouses sur le
trajet d'une pierre qui descend des reins à la vessie, un peu au-dessous
du lieu douloureux, afin d'attirer la pierre vers la vessie jusqu'à ce
qu'elle pénètre dans sa cavité; — 13° on pose des ventouses autour de
l'anus pour attirer en dehors les hémorroïdes et toutes les autres excroissances semblables ou les rhagades qui siègent à l'intérieur.

La *ventouse avec incisions* de la peau se pose sur les lieux et les personnes chez lesquelles on n'ose pas faire de saignée à cause de l'affaiblissement de la force vitale ou de l'insuffisance de l'âge, ainsi chez les
enfants, ce n'est qu'à partir de trois ou quatre ans qu'on peut ventouser
s'il y a grande nécessité; chez tous ces sujets, adultes faibles ou enfants,
on s'abstiendra absolument de la saignée.

On place des ventouses dans *dix-sept endroits spéciaux* : 1° sur certaines
infections, afin d'extraire le sang situé sous la peau; — 2° sur les fistules
ou les ulcères profonds, pour extraire le pus, etc.; — 3° sur le sommet de la
tête, ce qui est utile contre l'agitation générale, les maladies des yeux,
la folie et l'éblouissement; certains disent que cela retarde le blanchi-
ment des cheveux, d'autres que cela le hâte et nuit à l'intelligence. —
4° On pose des ventouses sur les deux cornes de la tête, en arrière,
contre la teigne, les ulcères et les pustules de la tête; — 5° on en pose
à la partie antérieure de la tête, à la racine des cheveux; cela convient
aux maladies de la partie postérieure de la tête; mais chez les personnes qui ont la partie antérieure de la tête faible, cela affaiblit l'imagination et même la raison, nuit à la vue et à l'ouïe, à l'esprit et à l'intellect. — 6° On pose des ventouses sur la fontanelle du cou, à la poupe, à
l'occiput « vel in vocra » [1], ce qui est la même chose; cela est utile dans la
douleur de tête, les infections de la face et les maladies des yeux; mais

---

1. Ed. 1892 : « vel in vocra »; — ms. 1487 : « vel in notra ». — Du Cange, *Ver-
caupe*, le sommet de la tête, le vertex.

si sur une personne qui a l'occiput faible on en prolonge l'application, cela détruit et gâte la mémoire. Quiconque a l'occiput fort ne fera qu'une ou deux applications, s'il est poussé par une grande nécessité. — 7° On place des ventouses sous le menton; cela convient aux taches de la face, aux pustules de la bouche, aux affections des lèvres, à la tête et à la gorge, aux dents et aux mâchoires. — 8° On met des ventouses entre les épaules contre les palpitations de cœur, la syncope sanguine et contre les affections de la tête et des yeux; mais on n'en prolongera pas l'application parce qu'on nuirait au cœur et à l'estomac, ainsi qu'aux parties solidaires et voisines. — 9° On en met au sommet des coudes, ce qui, selon le vulgaire, convient à la gale des mains et des bras. — 10° On en pose sur les reins, et cela convient aux apostèmes des cuisses et à leur gale, détourne des parties supérieures et convient à la podagre, aux hémorroïdes, à l'éléphantiasis, aux ventosités de la vessie et de la matrice et au prurit du dos. — 11° On pose des ventouses sur les hanches ou les « scia », et selon l'opinion populaire cela convient aux douleurs des hanches, des cuisses, aux hémorroïdes, aux commencements de hernie et de podagre. — 12° On applique des ventouses sur les fesses si cela convient aux douleurs de l'épine et des lombes et, suivant l'opinion commune du vulgaire, au prurit de tout le corps et même à la gale. — 13° On en pose sur les parties antérieures des cuisses, ce qui convient aux apostèmes des testicules et aux plaies des jambes et des cuisses, fait venir les menstrues et convient par diversion aux maladies des parties supérieures, cela ouvre les obstructions, est utile contre les douleurs invétérées des reins, de la matrice et de la vessie; chez les femmes pâles et molles, qui ont le sang clair, cela provoque les menstrues mieux que la saignée de la saphène. — 14° Placées sur la partie extérieure de la cuisse, les ventouses conviennent aux apostèmes et aux pustules des fesses. — 15° On met des ventouses au creux poplité pour les maladies des reins, de la matrice, des testicules et des organes de la nutrition qui sont d'origine sanguine, mais cela fait une grande évacuation du corps et affaiblit beaucoup comme la saignée au même endroit; cela convient aussi à la pulsation du creux poplité d'origine bilieuse, et aux abcès qui proviennent des ulcères malins des jambes et des pieds. — 16° On en pose encore aux chevilles du pied; on agit ainsi sur la rétention des menstrues, sur la sciatique et la podagre. — 17° On met parfois des ventouses sous la plante des pieds; le vulgaire dit que cela est utile contre les maladies des pieds; c'est possible, autant qu'on peut en juger jusqu'aujourd'hui, et il est possible que cela convienne aux maladies externes de tout le corps, au début, en agissant par diversion.

V. Manière d'opérer et de poser les ventouses. — La ventouse est un vase de verre, rond, plan, présentant un orifice étroit et un fond large ; elle est du reste bien connue. Le lieu sur lequel on veut l'appliquer doit être auparavant chauffé, frictionné et enduit de quelque graisse, afin que la peau soit plus molle et que l'application de la ventouse soit moins douloureuse. Dans la ventouse il faut placer un peu d'étoupe finement charpinée à laquelle on met le feu avec une tige de chaume ou une chandelle, puis on l'applique vivement, de façon qu'elle adhère aussitôt et embrasse avidement la chair dont on ne l'enlèvera pas avant qu'elle se sépare d'elle-même. Si cela est utile, on en posera successivement plusieurs comme la première ; puis, si l'on veut appliquer une ventouse avec incision de la peau, on fera sur l'endroit plusieurs scarifications, et on appliquera aussitôt la ventouse avec les étoupes enflammées. Dès qu'elle aura aspiré environ une pleine coquille d'œuf de sang, on l'enlèvera, on la videra et on la réappliquera comme avant jusqu'à ce qu'elle ait sucé un peu plus de sang qu'avant ; ainsi successivement on replacera plusieurs fois la ventouse jusqu'à suffisance, augmentant à chaque fois la quantité de sang par rapport à la précédente. Quand toute l'opération sera terminée, on desséchera et on aplanira la plaie en appliquant plusieurs fois une éponge chaude.

VI. Précautions a prendre. — Il y a dix précautions à prendre : — 1° Quand il faut appliquer des ventouses sur la tête ou sur un autre lieu poilu, on rasera d'abord les poils. — 2° Partout où on les appliquera, on tiendra la peau aussi lâche que possible jusqu'à ce qu'elles adhèrent ; ainsi, s'il faut les appliquer au coude, on fera étendre le bras. — 3° Si pour des maladies de la face ou pour des maladies chaudes des yeux, il faut appliquer des ventouses sur l'occiput, on jetera plusieurs fois avec la main de l'eau froide sur la face, avec force et par intervalles, pour que les esprits et le sang soient refoulés et fuient vers la partie postérieure. — 4° Aussi longtemps que dure l'application de la ventouse dans l'intention susdite, l'opérateur ramènera le sang plusieurs fois doucement avec la main en le repoussant de la face vers le cou. — 5° Si un malade a besoin de plusieurs ventouses à l'occiput, on y appliquera d'abord une ventouse sans scarifications ; celle-ci enlevée, on appliquera de suite la même ou une autre également sans scarifications, en descendant vers la partie inférieure [1], de façon que sa moitié supérieure se trouve sur la moitié inférieure de la trace (vestigium) de la première ventouse et que sa moitié inférieure soit située sur le cou ; ainsi, en suivant la ligne de l'épine du cou, on placera ventouse après ventouse, de sorte que la ventouse inférieure occupe toujours la moitié de la place de la ventouse qu'on

1. Ed. 1892 : « applicetur *interius* » ; c'est *inferius*, manuscrit 1487.

vient d'enlever, jusqu'à ce qu'ainsi, en descendant graduellement, la dernière ventouse arrive entre les deux épaules ; là on fera une scarification et on appliquera encore une ventouse. En opérant ainsi, la première ventouse attire de la tête, la seconde de la première, la troisième de la seconde et ainsi de suite, de cette façon le sang est extrait de l'occiput sans que la mémoire soit troublée. — 6° Si la ventouse n'attire que peu de sang et avec peine, on frictionnera fortement les scarifications transversalement à leur direction avec le bord de l'orifice de la ventouse, jusqu'à ce que le sang sorte plus rapidement et plus abondamment. — 7° Quand on met une ventouse sous les seins, on les soulèvera, s'ils sont pendants, de façon à pouvoir poser et fixer la ventouse droit sous leurs racines. — 8° Quand on pose des ventouses pour attirer d'un lieu éloigné, on dispose artificiellement la place, si elle ne l'est pas naturellement, de, telle sorte que la ventouse se trouve au-dessous [1] du lieu d'où on veut faire l'attraction ; ainsi, si nous voulons extraire du pus d'une fistule dont l'orifice est au genou et le fond dans la jambe, une fois la ventouse appliquée à l'orifice de la fistule, il faut soulever la jambe. — 9° On fera en sorte, si possible, que la ventouse soit voisine de quelques grandes veines passant près du lieu d'où nous voulons faire évacuation ou diversion ; ainsi, si nous voulons évacuer ou détourner de l'oreille droite, nous appliquerons une ventouse près de la céphalique du bras droit. — 10° Les ventouses appliquées chez les enfants sont d'autant plus utiles qu'elles sont placées plus près du talon.

VII. EXPLICATIONS DES POINTS OBSCURS. — Il faut noter que le médecin et le chirurgien doivent être extrêmement circonspects en ordonnant des ventouses ou des sangsues, presqu'autant qu'en ordonnant une saignée, non pas cependant qu'il y ait ici danger si grave ni si imminent que dans la saignée, mais parce que ces évacuations ne sont pas chez le vulgaire aussi usuelles que la saignée et que, par conséquent, s'il arrivait quelqu'accident le vulgaire nous accuserait davantage. Il faut en effet examiner soigneusement si le malade est débile ou robuste, et s'il est débile, tirer peu de sang, parce que le danger est grand : refroidissement de tout le corps, épilepsie, décoloration du corps entier, hydropisie froide, etc. Si au contraire le malade est robuste, on peut en tirer davantage, parce qu'une vitalité forte supporte beaucoup.

1. Ed. 1892 : « superponatur » ; manuscrit 1487 : « supponatur ».

CHAPITRE CINQUIÈME

Des sangsues [1].

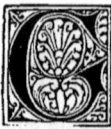

GÉNÉRALITÉS à considérer : elles sont au nombre de douze : 1° description de la sanguisuccion ; 2° comparaison de la sanguisuccion avec la ventousation et la saignée ; 3° ses effets et ses raisons ; 4° maladies auxquelles les sangsues conviennent ; 5° lieux où on les applique ; 6° choix des sangsues ; 7° leur préparation ; 8° préparation du lieu où on veut les appliquer ; 9° manière de les appliquer ; 10° manière de les enlever ; 11° traitement du lieu après leur enlèvement ; 12° manière d'arrêter l'écoulement de sang s'il persiste.

I. La sanguisuccion est une évacuation de sang faite sur le corps humain par la morsure d'une sangsue qu'on tient à la main. La sangsue est un ver aquatique suffisamment connu, etc.

II. Les sangsues attirent le sang de parties plus profondes que les ventouses et moins profondes que la saignée.

III. Les effets et les raisons peuvent être déduits des effets et des raisons qu'on a donnés pour l'application des ventouses et pour la saignée.

IV. Les sangsues conviennent sans doute à presque toutes les maladies auxquelles les ventouses conviennent ou auxquelles on dit qu'elles conviennent, surtout à toutes les maladies intercutanées, au « saffati », aux pustules, aux taches (infectio) de la peau, à toutes les maladies qui résultent d'une humeur corrompue ou infectée (infectus), comme le prurit, la gale, les dartres, les impétigines, la morphée, l'albarras, les ulcères malins, le cancer, la « cancrenas », le mal-mort, etc., au délire, à la folie, à la mélancolie, etc. [2], à tous les apostèmes qui ont de la peine à mûrir.

V. On peut les poser avec avantage le plus souvent dans les lieux où on applique communément les ventouses ; plus spécialement on les applique sur les apostèmes situés près de l'oreille pour les faire mûrir plus vite. Quelquefois j'en ai vu appliquer sur la face, ainsi sur le nez pour les taches de la face, ce que je n'approuve pas. Quand les sangsues grossissaient, je les ai vu soutenir avec des cuillères pour qu'elles ne tombassent pas. J'ai vu de même des gens du peuple en appliquer autour des articulations des mains, contre la gale des bras et autour de l'anus,

---

1. « De sanguisuccione » ; de la Sanguisuccion.
2. « Ut pruritui, scabiei, serpigini, impetigini, morfeae, albarras, ulceribus malis ut cancro, cancrenis, malo mortuo et similibus, frenesi, maniae, melancholiae. » (V. p. 84.)

contre le délire déclaré, et cela eut le meilleur effet. J'en ai vu appliquer encore et avec raison, dans le même but, sur les talons et sur la plante des pieds; quand on les applique sur des apostèmes, on les place au sommet de l'éminence et non autour; quand on les met sur des ulcères, on les applique non sur l'ulcère, mais autour, sur les bords.

VI. On choisira des sangsues petites, fines et grêles comme la queue d'un rat, ayant la tête petite, le ventre rouge, le dos glauque marqué d'un petit nombre de lignes comme d'orpiment; il faut qu'elles soient tirées d'eaux claires, pierreuses, courant rapidement sur du sable ou des cailloux, et dans lesquelles se trouvent beaucoup de grenouilles. Mauvaises et venimeuses sont les grandes sangsues, celles qui ont la tête grosse et proviennent d'eaux putrides, qui, quand on les agite, se troublent et répandent une odeur fétide, qui sont recouvertes d'écumes et de viscosités et qui ont une couleur mélangée.

VII. On les préparera de la façon suivante avant de les appliquer : on les fera jeûner pendant un jour et une nuit, puis on leur donnera une petite quantité de sang d'un animal quelconque; enfin on les lavera dans de l'eau limpide.

VIII. On fomentera la place avec de l'eau chaude; on la frictionnera jusqu'à ce qu'elle devienne rouge et on y appliquera une ventouse sans incisions; celle-ci enlevée, on oindra la place d'argile (luto) ou du sang de quelque animal.

IX. Si la sangsue n'adhère pas volontairement à la peau, on applique un tube fait avec une Canne ou un Roseau sur la place où on doit mettre la sangsue [1].

X. Pour enlever la sangsue on mettra sur sa tête du Sel, de l'Aloès, du Vinaigre tiède, de la cendre de Papyrus ou d'Éponge, ou bien on passera un crin de cheval entre le membre et la tête de la sangsue.

XI. Aussitôt après l'application de la sangsue on placera une ventouse pour sucer le reste du sang, ou une Éponge chaude.

XII. On arrêtera le sang comme il a été dit au chap. Ier de la Ire Doctr. du Traité II, à la 2e partie principale de ce chap. intitulée DE L'ARRÊT DE L'ÉCOULEMENT DE SANG, ou bien par un bandage on maintiendra un denier sur la plaie et on serrera fortement de façon qu'il s'enfonce et imprime sa forme dans le membre. Cela fait, il est impossible que l'écoulement de sang ne s'arrête pas, avant que le denier soit effacé [2].

---

1. Ed. 1892 : « applicetur *cuellus* cannae aut arundinis super locum, cui *sanguissuga infigatur* ». — Manuscrit 1487 : « applicetur *tuellus* canne aut arundinis super locum cui *sanguisugatur* ».

2. Ed. 1892 : « sicut quasi in membro infigatur et profundetur;... quoniam fluxus sanguinis ». — Manuscrit 1487 : « sicut circa in membro in figura et profundetur... quin fluxus sanguinis ».

CHAPITRE SIXIÈME

De la manière d'amputer les extrémités ou les membres gangrenés et de scier les os corrompus [1].

ЅEPT points généraux à considérer : 1° symptômes de la gangrène (corruptio) qu'il faut amputer ; 2° à quelle place il faut amputer les gangrènes déjà reconnues ; 3° de combien et de quelles choses le chirurgien doit s'être muni avant de commencer à opérer ; 4° comment le membre doit être préparé ; 5° manière

1. « *De modo amputandi extremitates aut membra corrupta et serrandi ossa corrupta.* »
Pendant tout le moyen âge et jusqu'à la fin du XVIIe siècle, on ne faisait guère d'amputations que pour les cas de gangrène, et on ne s'éloignait pas beaucoup de ce que dit Mondeville dans son chapitre spécial. — Cependant, élève de Théodoric, chirurgien des armées, il était lui-même disposé à plus de hardiesse, et il recommande l'amputation dans le cas de certains ulcères et de cancers ulcérés. Guy de Chauliac pratiqua l'amputation des doigts surnuméraires ; mais à propos de l'amputation du membre gangrené il s'exprime ainsi : « il est plus honneste au médecin, qu'il chée de soy-même, que si on le tranchoit. Car toujours quand on le tranche, il en reste quelque ranqueur ou regret et pensement au malade qu'il luy pouvoit demeurer. »
Mondeville dit quelques mots de l'amputation dans la jointure ou dans la continuité ; il constate la gravité plus grande des amputations par rapport aux désarticulations, ce qu'on attribue généralement aux lésions de la moelle osseuse ; il discute l'influence que peut avoir le flegme sur cette gravité, mais surtout la disposition différente des surfaces qui servent d'appui aux parties molles. Il décrit la section circulaire en un temps avec un couteau incandescent ; Guy se servira d'un simple couteau pour enlever les doigts surnuméraires.
Après la section de l'os, il faut arrêter le sang. Mondeville recommande le fer rouge, et surtout la ligature des vaisseaux ; — Guy emploie aussi le fer rouge ou l'huile bouillante, puis la poudre rouge hémostatique mélangée à du blanc d'œuf, et la compression. — L'hémorragie jouait un rôle important dans toutes les opérations, d'autant plus que la plupart des chirurgiens connaissaient peu l'anatomie, et qu'il n'y avait pas de principes nettement formulés pour les guider dans le choix des procédés d'hémostase. — Puis l'absence d'anesthésie rendait aussi les opérations plus difficiles.
Je rappellerai donc ici, en quelques mots, ce qu'étaient l'hémostase et la narcose au XIVe siècle.
HÉMOSTASE AU XIVe SIÈCLE. — D'abord, les chirurgiens qui suivaient la doctrine des anciens n'arrêtaient pas immédiatement l'hémorragie, ils laissaient couler une certaine quantité de sang pour prévenir les complications inflammatoires. Mondeville prescrit au contraire d'arrêter de suite tout écoulement sanguin.
Les procédés d'hémostase varient selon l'importance du vaisseau, et selon les chirurgiens. On peut les ranger en cinq groupes : la compression, les médicaments hémostatiques, la cautérisation, la ligature du vaisseau, la suture de la plaie.
I. La *compression* ; on la pratique avec l'*extrémité du doigt* quand un vaisseau peu volumineux donne seul ; la continuer pendant une heure. — S'il y a plusieurs petits vaisseaux qui donnent on comprimera la plaie avec des tentes ou des étoupes imbibées de blanc d'œufs, de vin chaud ou de vinaigre et d'eau.
II. *Médicaments hémostatiques.* — Ils conviennent dans les plaies non réunies ou

d'opérer; 6° comment il faut traiter la plaie après l'amputation; 7° explications.

I. Symptômes de la gangrène. — Les symptômes de la mortification et de la gangrène sont les suivants : le lieu est presque de couleur de plomb; si on passe le doigt sur la partie atteinte en comprimant fortement, il entraîne la peau avec lui tandis que la chair reste intacte au-dessous; si on appuie fortement le doigt, il fait un creux qui ne se comble pas une

avec perte de substance; on emploie des médicaments simples ou des remèdes composés qui varient selon l'importance de l'écoulement sanguin. On les applique directement sur la plaie, et on en saupoudre des plumasseaux d'étoupes imbibés de blanc d'œufs, de vin ou de vinaigre. J'en indiquerai seulement quelques-uns.

Pour les vaisseaux peu volumineux, Mondeville recommande la poudre suivante : *Chaux vive, 3 p., Encens, 2 p., Sang-Dragon, 1 p.*

Si le sang vient de vaisseaux plus importants on a alors recours au *Remède de Galien : Encens blanc gommeux, 2 p., Aloès, 1 p., Poils de lièvre et blanc d'œufs, q. s., jusqu'à consistance du Miel.*

Je citerai encore la *Poudre rouge de Guy de Chauliac* qu'il employait constamment : *Bol d'Arménie, 1 p., Galles frites, 1 p., Sang-Dragon, Encens, Aloès, Mastic, de chacun 1/3 de p., Poils de lièvre découpés, 1/4 de p.*

Pour les autres agents hémostatiques je renvoie à Mondeville (p. 242, 351) et à Guy de Chauliac (p. 236, 621).

III. La *cautérisation* des orifices des vaisseaux et des surfaces saignantes était très employée. — On la faisait profonde et on la pratiquait avec le fer rouge, la couperose, le vitriol, l'arsenic sublimé ou l'huile bouillante recommandée par Avicenne, car par ce moyen, dit-il, non seulement on arrête l'hémorragie, mais on est assuré d'empêcher la corruption.

IV. *Ligature des vaisseaux.* — Les procédés en sont nombreux, mais ils n'étaient pas de pratique courante pour la plupart des chirurgiens. La ligature ne se généralise du reste qu'à la fin du xviiᵉ siècle.

Pro. ancien, suture médiate. — Avec une aiguille on passe un fil sous chaque extrémité des vaisseaux, on noue et on serre fortement. — Généralement dans cette ligature médiate le fil traverse la peau, et on fait le nœud sur la peau.

Pro. d'Avicenne. — On isole l'artère, on l'attire avec un crochet, on l'entoure d'un fil de soie qu'on serre fortement.

Pro. de Lanfranc. — On incise la peau et la chair extérieures jusqu'aux extrémités des vaisseaux que l'on attire, puis on les tord et on les lie. Le nœud est dans la plaie.

Que devient le nœud de la ligature? Mondeville s'oppose à ce qu'on fasse le nœud à l'intérieur de la plaie à cause de la difficulté de l'enlever; Guy ne s'en inquiète pas, il le laisse tomber.

Pro. de Mondeville. — Voulant le nœud en dehors sur la peau, il modifie le pro. de Lanfranc. — Il sépare dans la plaie le nerf et le vaisseau, puis il lie celui-ci avec la chair et la peau, de façon que le nœud soit au dehors, facile à enlever.

Second pro. de Mondeville. — Il propose un autre procédé dans lequel le nœud est dans la plaie, mais facile à enlever par une disposition spéciale du fil.

V. *Suture de la plaie.* — C'était un des procédés les plus employés pour arrêter l'hémorragie, en dehors de toute ligature.

Mondeville parle de la *suture des extrémités des vaisseaux*, mais sans autre détail; Guy discute ce point en quelques mots et dit : « et si nous ne les cousons séparément, ce sera ensemble avec la chair ».

Suture ordinaire. — La suture à points séparés est employée quand l'écoulement fois le doigt retiré ; le membre est absolument insensible. Parfois avec le temps le membre devient noir comme s'il eût été brûlé par le feu.

II. A QUELLE PLACE IL FAUT AMPUTER. — Dès que le chirurgien remarque une gangrène de ce genre, si elle est déjà assez avancée pour ne pouvoir être corrigée ou éliminée par des médicaments, il faut l'enlever par les moyens chirurgicaux, pour protéger le malade contre la mort et empêcher la gangrène de s'étendre. Si donc la gangrène est à l'extrémité du doigt, on amputera dans l'articulation la plus proche et on fera de même partout ailleurs; ainsi si la gangrène s'étend au delà des doigts sur la main, on amputera toute la main à son articulation, et si elle atteint un des fociles de l'avant-bras, on amputera l'avant-bras à l'articulation du coude; si elle remonte au delà du coude, le patient n'en réchappera pas. Ce qui a été dit du doigt, de la main et de l'avant-bras doit être dit également des orteils, du pied et de la jambe. Et si la gangrène dépasse le genou le malade mourra. C'est l'avis et la doctrine de tous les auteurs de médecine, de tous ceux qui ont composé des *Pratiques de médecine* et également de tous ceux qui ont publié des *Pratiques de chirurgie*, jusqu'à notre époque, ainsi que le dit Avicenne lui-même (IVᵉ l. du *Canon*, f. 4, tr. 4) : la guérison d'un os corrompu consiste dans son excision (abscisio) ou sa section (secatura), et si la corruption a déjà atteint la moelle, il n'est pas possible qu'elle n'envahisse pas tout l'os et sa moelle. Si la gangrène ne peut être guérie sans ablation et section (serratura) de l'os, il faut le suivre jusqu'à l'endroit où il est uni à un autre os, parce que là il finit. C'est aussi l'opinion de Razès, dans *Albucasis* (livre II, chap. 8).

L'un et l'autre me paraissent se contre-dire, puisque tous deux écrivent : si la gangrène commence dans les os de l'avant-bras près de la main, on amputera l'avant-bras au pli du coude, indiquant ainsi manifestement qu'entre les deux articulations la gangrène ne peut être arrêtée, et ensuite

---

ne se fait pas en jet; sur la suture on fait de la compression avec des plumasseaux imbibés de vin chaud et un bandage.

Suture du pelletier. — Quand l'écoulement est en jet et considérable, on fait la suture du pelletier à points profonds, serrés et rapprochés. C'est toujours un excellent moyen, très employé alors.

A tous ces procédés on ajoutait l'élévation du membre.

ANESTHÉSIE. — Il est étonnant que Mondeville ne parle pas des procédés employés par son maître Théodoric pour essayer d'assoupir le malade. — Guy dit qu'on imbibait une éponge neuve avec de l'Opium, des sucs de Morelle, Jusquiame, Mandragore, Lierre arborescent, Ciguë et Laitue, on la faisait sécher au soleil, puis au moment du besoin on l'imbibait d'eau chaude et on la faisait respirer au malade jusqu'à ce que le sommeil vînt.

On le réveillait avec une autre éponge imbibée de vinaigre et placée sous le nez; ou bien on lui mettait du jus de Rue et de Fenouil dans les narines et les oreilles.

Quelquefois on a essayé d'endormir le malade en lui faisant prendre de l'Opium.

ils recommandent de scier les os corrompus. Or il est constant qu'on
ne peut ni ne doit scier les os dans les articulations, mais qu'il suffit
de séparer l'un de l'autre les os contigus et de couper les ligaments des
os et les cordes. La raison qui paraît avoir influencé ces auteurs, c'est
qu'ils voyaient [cette extension de la gangrène] arriver tous les jours, ce
qui n'était pas dû à la malignité du mal, mais uniquement à la faute de
chirurgiens ignorants, qui se trompaient sur le traitement à suivre et
traitaient les plaies de ce genre par des suppuratifs. Nous modernes, qui
soignons ces plaies par une autre méthode que les chirurgiens dont on
vient de parler, nous avons vu un nombre infini de fois, et nous voyons
tous les jours par expérience, des corrosions (corrosio) de membres
siégeant aux articulations et partout ailleurs se cicatriser et guérir parfaitement; toutefois elles guérissent plus facilement et plus rapidement
aux articulations.

III. DES OBJETS NÉCESSAIRES A L'AMPUTATION. — Le chirurgien qui veut
amputer un membre doit s'être précautionné de médicaments restrictifs
du sang, et *surtout de grosses aiguilles quadrangulaires munies de fil
fort, pour lier l'artère,* s'il le faut, d'une éponge pour absorber le sang
qui sort, de plusieurs instruments en fer et en or chauffés, et d'instruments tranchants de diverses formes et grosseurs (tous ceux auxquels on
peut songer pour le cas particulier), d'eau fraîche ou d'eau de Roses pour
combattre la syncope, si c'est nécessaire; il doit avoir des assistants en
petit nombre, pour les raisons indiquées plus haut, et plusieurs aides
ou confrères instruits dans les opérations.

IV. PRÉPARATION DU MEMBRE. — Le membre à couper au niveau de
l'articulation ou à scier où que ce soit, sera lié par deux bandes ou deux
essuie-mains (manutergium), l'un près de l'extrémité de la gangrène,
l'autre près de l'extrémité de la partie saine; deux aides les tiendront,
afin que le chirurgien opère plus sûrement et que *le malade grâce à la
constriction de la ligature sente moins l'opération; on soulèvera le
membre,* si c'est possible, *afin d'éviter l'écoulement du sang.*

V. MANIÈRE D'OPÉRER. — Le chirurgien doit en opérant faire souffrir le
malade le moins possible. La manière d'amputer un membre dans une
articulation ne demande pas beaucoup d'art ni n'est très difficile pour un
chirurgien savant et expert. — La *manière de scier les os* est la suivante : entre les deux ligatures susdites, c'est-à-dire entre la partie gangrenée et la partie saine, le chirurgien divisera circulairement toute la
chair jusqu'à l'os avec un instrument de fer ou d'or très chaud, large et
mince comme un couteau; ensuite, avec un linge humide ou du cuir
il recouvrira la chair les deux côtés, de peur de la blesser en sciant;
il sciera l'os entièrement avec une scie appropriée, légère, fine et douce.

VI. TRAITEMENT DE LA PLAIE APRÈS L'AMPUTATION. — S'il se produit un écoulement de sang on l'arrêtera comme il a été dit en son lieu ; qu'il s'en produise ou ne s'en produise pas, on pansera la plaie au premier pansement avec des médicaments restrictifs du sang ; au second pansement et dans les autres on agira de la façon qui a été indiquée au chapitre DU TRAITEMENT DES PLAIES.

VII. EXPLICATIONS. — Deux points :

I. Il faut noter pour la clarté de certains points de ce qui précède et de ce qui suit, qu'au livre IV, f. 5, tr. 2, où il parle des fractures, Avicenne dit qu'une incision de la moelle n'est pas mortelle, comme on l'enseigne communément, parce que dans le corps vivant la moelle est liquide et fluide, comme la graisse fondue au feu, et quand on y fait une incision, elle se réunit aussitôt, comme de la cire fluide. Le *Totum continens* dit partout à propos de la moelle la même chose qu'Avicenne (livre VI, 2e partie) ; je crois qu'ils l'entendaient de l'incision de la moelle qui ne reste pas *exposée à l'air* et dont on empêche la suppuration, car si la moelle, blessée ou non blessée, demeure exposée à l'air, elle suppure facilement parce qu'elle est chaude, humide et lâche, surtout si on la traite comme les anciens ont coutume de traiter les plaies.

II. La *blessure ou incision de la moelle* n'est pas, comme on le dit, communément la cause la plus fréquente de la mort chez ceux qui ont été amputés d'un avant-bras ou d'autres membres en dehors des articulations, ni de la difficulté plus grande de leur guérison, par rapport à ceux qui ont été amputés dans les articulations. En effet, *si des os mutilés on fait sortir toute la moelle au moment de l'opération*, la plaie n'en guérit pas plus lentement, il est même préférable de la faire sortir alors qu'elle est saine plutôt que de la laisser suppurer, parce qu'ensuite elle infecte la plaie, l'imbibe et l'humecte, et empêche et prolonge sa guérison. En réalité la cause de la gravité plus grande de l'amputation paraît être que dans toute articulation mutilée la chair qui se reforme trouve dans chacune de ses parties une base ferme, tandis que dans l'amputation en dehors de l'articulation il n'en est pas de même, étant donné que dans l'extrémité d'un os à moelle scié, il y a un vide sur lequel la chair ne peut que rarement ou jamais s'appuyer et prendre racine. Aussi, comme parfois la régénération de la chair se fait très lentement, il arrive que ces plaies ne guérissent pas et le plus souvent la cause ou la raison principale en est l'impéritie de l'opérateur ou la désobéissance du malade. — Si on dit que ceux qui ont été amputés aux articulations doivent guérir plus lentement que les autres parce que la Nature envoie aux articulations du *flegme* qui est humide, et que les plaies ne guérissent que quand elles sont desséchées, — on peut répondre que les plaies des articulations non amputées guérissent plus tardivement que les autres, parce que le flegme s'y amasse, ce qui n'a pas lieu dans les articulations amputées; mais en réalité [1], il ne s'y amasse pas, il y circule comme dans les régions situées entre les articulations; de même qu'il passe à travers l'articulation amputée de la main, de même il ne fait aussi que passer par le milieu du bras amputé, et ne s'amasse ni à un endroit ni à l'autre. C'est pourquoi, etc.

CHAPITRE SEPTIÈME

De la conservation et de la préparation des cadavres.

DE même que les chirurgiens sont quelquefois appelés à corriger les imperfections des enfants nouveau-nés, de même ils sont parfois appelés à s'occuper des cadavres, pour les préserver pendant quelque temps de la putréfaction (corruptio) [2]; c'est là un office honorable et lucratif, aussi est-il utile de le connaître. Pour préparer les cadavres il y a *trois procédés*; les uns ne demandent que peu ou pas de préparation préservative de la corruption; ainsi les corps des pauvres et de certains riches, lorsque l'inhumation doit se faire dans les trois jours en été ou dans les quatre jours en hiver. D'autres exigent une préparation, ainsi les corps des riches qui doivent être conservés plus longtemps. Parmi ces derniers il suffit pour quelques-uns de les conserver le visage recouvert, tels les hommes de médiocre état, soldats et barons; d'autres doivent l'être la face découverte, les rois et les reines, les souverains pontifes et les prélats.

La préparation des corps des pauvres n'est ni nécessaire ni utile; il n'y a là rien à gagner, nous ne nous en occuperons donc pas.

I. Quant à la préparation des corps des riches, même s'ils doivent être inhumés dans les quatre jours ou environ avec le visage couvert ou découvert, même si c'est avec le *visage couvert*, pour plus de sûreté et de peur qu'ils ne commencent à se corrompre avant le temps, si un chi-

---

1. Ed. 1892 : « Quia natura mittit flegma ad juncturas, quod est humidum, et *vulnera non curantur, donec desiccentur : responderi potest, quod* vulnera in juncturis non mutilatis tardius curantur, quam alibi, quia in eis flegma reservatur, in mutilatis non, immo transit per *ipsas sicut per loca intermedia juncturarum; sicut enim transit per* juncturam manus mutilatam ». Les passages en italique manquent dans le manuscrit 1487.

2. Le même mot « corruptio » sert à désigner la gangrène, la mortification, et la décomposition qui survient après la mort.

rurgien a été appelé et qu'il soit assuré d'un salaire convenable, il opérera de la façon suivante : il aura en grande quantité de la Poudre rouge restrictive, de l'Encens, du Mastic, du Sang-Dragon et du bol d'Arménie, en parties égales ou comme il voudra, et, en quantité égale à la moitié du tout, de la Farine volatile de moulin et vingt bandes ou environ de la largeur d'une main, d'une longueur de dix aunes ou à peu près, de bonne toile forte, solide et fine, de bonnes étoupes de Chanvre dont il fera de bons plumasseaux, trois mèches ayant une tête comme un clou, l'une de la grosseur d'un suppositoire, les deux autres de celle du petit doigt, dix bonnes aiguilles quadrangulaires au moins, grosses et longues, du fil gros et fort et dix aunes environ de bonne toile cirée. Quand il se sera pourvu de tout cela, il mêlera avec des blancs d'œufs la poudre susdite et la farine, de façon que le tout soit épais comme du Miel; on y trempera toutes les bandes, les mèches et les plumasseaux, puis on exprimera chaque objet. On mettra la plus grosse mèche dans l'anus, pardessus on placera quatre plumasseaux et on les maintiendra fortement avec quelques-unes des bandes; on peut faire une sorte de ceinture (bracale) autour des reins avec une bande formant comme quatre larges anneaux, deux en avant et deux en arrière, par lesquels ces bandes pourront passer et être ramenées plusieurs fois sur l'anus. Après cela on suture la bouche et on bouche les narines avec les deux petites mèches, on applique pardessus quelques-uns des plumasseaux et on les fixe soigneusement avec une bande convenable. Ensuite on enveloppe également les deux jambes, en commençant par les pieds et en remontant, conduisant les bandes jusqu'aux fesses; puis on bande tout le tronc jusqu'aux épaules, fortement et étroitement, de façon qu'après le dessèchement ces bandages restent plus fermes. Alors, si cela semble avantageux, on peut coudre le cadavre dans la toile cirée double et cirer la suture, puis l'ensevelir (sepeliri), et le mettre dans la bière (cista) en plaçant tout autour des fleurs, des herbes, des branches, des feuilles et autres odoriférants habituels. S'il faut conserver le corps le *visage découvert*, on ne coudra pas la bouche et on ne fermera pas les narines, mais on mettra dans chacune d'elles du Vif-Argent, environ 6 dr.; immédiatement après on introduira de la soie de façon qu'il n'apparaisse pas en dehors des narines.

II. Pour les corps des riches qu'on doit nécessairement garder et préparer, parce qu'il faudra peut-être les conserver pendant un mois ou une année avant la sépulture, ou les transporter au loin dans leur patrie, le visage découvert, le chirurgien aura soin d'avoir tous les médicaments susdits et en outre une composition de Coloquinte et de Baurach [1] rouge cuits avec du Miel et de l'eau, pour imprégner les mèches.

1. Baurac ou Baurach est synonyme de *nitre* ou de *sel* en général.

Il aura de la Myrrhe, de l'Aloès ℔ 1, du Camphre et du Sel, de chacun
℔ 1/2, pulvérisés, incorporés jusqu'à consistance du Miel avec de l'eau
de Roses et du Vinaigre; 3 dr. de Vif-Argent, un peu de Costus,
environ 10 ℔ de Cire. Quand il aura tout réuni le chirurgien commencera à opérer. Il enfoncera d'abord dans l'anus une mèche imbibée
de la composition de Coloquinte et des autres substances susdites,
roulant le corps de çi de là, la tête en bas et les pieds en haut; puis il le
redressera et comprimera le ventre, jusqu'à ce que le suppositoire sorte
et que les fèces soient expulsées autant que possible, puis il placera une
seconde mèche semblable à la première et ainsi de suite jusqu'à ce que
les fèces aient été expulsées autant que possible. Alors il oindra tout le
corps extérieurement avec la composition de Myrrhe, etc., indiquée plus
haut et il appliquera de nouveau outre les mèches, les plumasseaux et
les bandes, la toile cirée et le reste comme il a été dit, en ajoutant que
sur la toile cirée double, on en coudra une ou plusieurs en double
aussi, dont on ne fera pas les sutures sur celle de la précédente mais
du côté opposé. On cire alors tout le corps avec soin; on le coud encore
dans un cuir de bœuf et on cire la suture, puis on le place dans un cercueil (vas) de plomb fait à ses dimensions et du poids de deux cents livres,
sous lequel on fait passer deux fortes bandes de fer d'une extrémité de
l'ouverture à l'autre; à l'extrémité de chacune des bandes on fixe un fort
anneau de fer. De même le cercueil de plomb est entouré dans sa largeur de deux autres bandes semblables, avec tout son couvercle, auxquelles on fixe de même quatre anneaux de fer; une fois le corps
déposé dans ce cercueil, on scelle celui-ci soigneusement. De cette
manière le corps corrompu ou non corrompu peut être conservé et porté
à travers l'univers, car il n'en sortira aucune puanteur ni fumée jusqu'au jour du jugement, si le cercueil est suffisant, à moins qu'il ne se
brise à la suite d'une collision ou de quelqu'autre cause extérieure.

III. Pour les corps qui doivent être longtemps conservés le visage
découvert, l'opération est plus difficile parce qu'il est impossible que
les gaz (fumi) infects et corrompus du cadavre ne montent pas à la face,
car nous voyons manifestement que les membres, qui sont tenaces, tant
que le corps est fort et vivant, se corrompent et se putréfient communément dans les huit jours au plus, dès qu'ils ne reçoivent plus la vie
et la nourriture; aussi, etc. De ces corps les uns sont noirs, les autres
bruns, les uns froids et secs, de composition ferme. Si la mort est survenue dans une région froide et sèche, dans une saison froide et sèche,
dans le troisième quartier de la lune qui est froid et sec, ces cadavres et
les corps semblables se conservent plus longtemps et peuvent avec de
grandes précautions être préservés de la corruption. Chez d'autres toutes
ces conditions ou plusieurs d'entre elles sont contraires, et pour ce qui est

de la conservation se comportent alors d'une manière opposée. Les jeunes
gens de couleur pâle ou rose clair, ayant des esprits subtils et une composition lâche, etc., sont, après la mort, défigurés en peu de temps ; au
contraire les vieillards secs, fermes, de couleur sombre, etc., ne sont
pas plus défigurés morts que vivants ; ainsi certains corps se conservent
plus facilement, d'autres plus difficilement.

D'après ce qui vient d'être dit on connaît la manière de bander les
pieds et les jambes séparément et ensemble, jusqu'aux fesses, la manière
d'évacuer les fèces, de boucher l'anus, de bander tout le tronc, des fesses
aux épaules, et de boucher les narines. Cela suffit pour ce que nous nous
proposons maintenant, avec les deux compléments que voici : 1° On
oindra toute la face de Baume. On dit en effet qu'il préserve très efficacement de la corruption. Mais je n'ai pu trouver cette affirmation dans
les auteurs et les *Pratiques de médecine*, si ce n'est dans une petite
Pratique sur les médicaments simples, intitulé *Cirra instans* [1]. Du reste
je n'y ai pas grande confiance, d'autant qu'avec quelques autres, j'ai préparé le corps de deux rois de France [2] dont nous avions oint la face de
Baume avec peu ou point de résultat ; peut-être parce qu'ils étaient et
avaient été de composition lâche, très molle, délicats et très beaux de
figure, ou que le Baume était sophistiqué ou ancien. 2° Si les cadavres
doivent être conservés plus de quatre nuits et qu'on ait un *privilège
spécial de l'Église romaine*, on incisera la paroi antérieure du ventre
du milieu de la poitrine au pubis s'il s'agit d'un homme, chez les
femmes on incisera de la fourche ou orifice de l'estomac en descendant
suivant la forme d'un bouclier renversé jusqu'aux deux flancs ou ilions ;
puis on renversera sur les parties sexuelles toute la paroi comprise entre
les deux incisions et on extraira tous les viscères jusqu'à l'anus. Cette
extraction faite, on recouvrira tout le corps intérieurement avec la *poudre*

---

1. Le livre dont parle H. de M. a été attribué à Mathæus Platearius, qui apparte-
nait à l'École de Salerne et florissait entre 1130 et 1150 ; il a écrit un traité *De
simplici medicina liber*, et parce qu'il commence par *Circa instans negotium*, etc., on
l'a depuis désigné par ces mots (*G. de Ch.*, 1890, p. XLI et 583).

2. H. de M. nous dit ici qu'il a embaumé les corps de deux rois de France ; il
est intéressant de rechercher de qui il parle, afin d'en déduire la date à laquelle
M. écrivait ces lignes. S'agit-il du prédécesseur de Philippe le Bel, Philippe III,
mort en 1285, à l'âge de quarante ans, certainement non, car à cette date H. de M.
était jeune, et ce n'est que longtemps après qu'il devint chirurgien du Roi. En
1304, il enseignait encore l'anatomie à Montpellier. S'agit-il de Philippe le Bel,
mort en 1314 à l'âge de quarante-six ans et de Louis le Hutin mort en 1316, à l'âge
de vingt-sept ans ; ou de Louis le Hutin et de Philippe le Long, mort en 1322 à
l'âge de vingt-neuf ans ? Ce que M. dit des cadavres, de complexion molle, délicate,
avec beau visage, ne peut guère servir à résoudre la question ; cependant les caractères se rapporteraient peut-être plutôt aux sujets de vingt-sept et de vingt-neuf ans
qu'à ceux de quarante-six et vingt-sept ans. Nous pouvons toujours conclure que
ces lignes ont été écrites en 1316 au plus tôt.

suivante : Rp. *Myrrhe, Mumie, Aloès, et autres épices empêchant la corruption et réprimant la puanteur, telles que Roses, Violettes, Camphre, Santal, Musc, en quantités que l'on voudra, du Sel autant que tout le reste;* on remplira d'herbes odoriférantes toute la cavité dont on a extrait les viscères, Camomille, Melilot, Pouliot, Menthe, Mentastre, Balsamite, Mélisse, etc., jusqu'à rétablir la forme habituelle et décente du corps ; ensuite on recoudra et on procédera comme il est dit plus haut. S'il faut conserver longtemps les viscères extraits, on les saupoudrera abondamment [1] avec la poudre susdite, puis on les déposera dans un vase scellé d'argent ou de plomb ou dans une urne (cadus) choisie entourée d'un grand nombre de toiles cirées.

CHAPITRE HUITIÈME

D'une ventosité instantanée qui court à travers le corps de membre en membre et cause la douleur la plus aiguë.

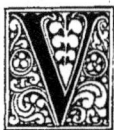

oYONS deux questions générales : 1° détermination; 2° traitement.

La DÉTERMINATION, trois points : 1° définition; 2° causes ; 3° symptômes.

Définition. — Ce qui a été dit définit la chose assez clairement. — *Des causes.* La cause prochaine et immédiate est une matière infectieuse, vénéneuse (infecta venenosa) qui se cache dans quelque membre, dans le pouce ou dans le pied par exemple. — *Des symptômes.* Les symptômes consistent en ce qu'elle traverse rapidement une région comme une flèche; parfois elle est accompagnée de fièvre, d'autres fois pas. — Dans le lieu restreint où se trouve la matière, persiste le plus souvent de la chaleur et de la douleur.

Du TRAITEMENT, trois points : 1° du régime par la diète; 2° du régime par les médicaments; 3° de l'opération manuelle.

Le malade s'abstiendra de choses salées, chaudes et fortes, sèches, de mets rôtis, de légumineux, de mets âcres, de fromage et de beaucoup d'autres aliments de ce genre dont on trouve l'énumération en maints endroits. — La matière sera digérée par des médicaments froids épaississants ; on purgera avec les médecines qui répriment l'acuité et la ventosité ; ensuite on administrera de la Thériaque ou quelque Opiat

---

1. L'éd. 1892 porte « humidentur », au lieu de « habundant » du manuscrit 1487.

équivalent. — L'opération manuelle, si le traitement qu'on vient d'indiquer ne suffit pas, consiste en ceci : le chirurgien attendra que la ventosité soit dans le lieu le moins dangereux de ceux dans lesquels elle a
coutume de se transporter, il liera alors ce lieu au-dessus et au-dessous
de la ventosité avec deux bandes imbibées de Thériaque ou de quelqu'autre médecine équivalente et semblable, de façon que la ventosité
soit enfermée entre les deux bandages ; il fera ensuite à cette place une
incision large et profonde ou un cautère, jusqu'à ce que la ventosité sorte
et il maintiendra la plaie longtemps ouverte. Puis il la traitera peu à peu
comme les autres plaies, en ayant soin toutefois, si la maladie n'est pas
complètement guérie par ce moyen dans le délai convenable, de faire,
dans le lieu restreint qu'elle occupe, des bandages, une incision ou un
cautère, et de traiter cette plaie comme il a été dit ci-dessus.

CHAPITRE NEUVIÈME

*De ceux qui ont reçu des coups ou des contusions, qui ont été pendus,
distendus, noyés, etc. [1].*

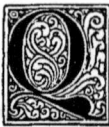

QUATRE questions principales sont à considérer :
1° Traitement rationnel, suivant les auteurs et les anciens ;
2° suivant les modernes ; 3° traitement par des topiques empiriques ; 4° explications des points obscurs.

I. TRAITEMENT RATIONNEL SUIVANT LES ANCIENS : 1° la diète ; 2° les évacuations ; 3° les potions ; 4° les topiques. — La *diète* doit, selon les anciens,
être légère et en petite quantité pendant les trois ou quatre premiers
jours ; ensuite, on la rendra peu à peu plus substantielle et plus abondante.
— L'*évacuation* sera la saignée par diversion aussitôt après le coup, etc.
ainsi, si les membres supérieurs surtout sont lésés, on saignera aux
pieds ; si ce sont les membres inférieurs, aux mains ; si c'est au côté
droit, on saignera à gauche ; si c'est à gauche, à droite, et s'il y a des
lésions égales sur tout le corps, on fera la saignée au bras ou au pied
comme il paraîtra avantageux au chirurgien ; si après la saignée le
malade ne va pas à la selle pendant trois ou quatre jours, on lui donnera
un suppositoire ou un clystère, ou s'il le faut des suppositoires et des clystères. — Pendant les quatre ou cinq premiers jours la *potion* sera composée de 2 dr. de Rhubarbe avec 1 once de sirop de Roses ou de Vio-

1. « De verberatis, contusis, suspensis, distensis, submersis et consimilibus. »

lettes, si le malade est constipé; ou encore on lui donnera une décoction ou du suc de grande Consoude, ou bien il en mangera une racine; c'est de ce remède qu'usent communément les paysans et ils guérissent. — Les *topiques* seront au début de l'huile de Myrte ou de l'huile commune ou Rosat chauffées, avec de la poudre de Myrte; on oindra avec ces substances les parties lésées pendant trois ou quatre jours, soit jusqu'à ce que le lieu n'ait plus à craindre un apostème chaud. Une fois le lieu consolidé et n'ayant plus, grâce aux onctions susdites, à redouter un apostème chaud, après y avoir fait une saignée, on l'oindra avant le déjeuner et le dîner (ante prandium et cenam) avec l'*onguent* suivant : Rp. *Cire 3 onces, Résine 6 onces, Térébenthine 8 onces, Huile 2* ℔, *Encens, Fenugrec, de chacun 1/2 once; on mélange suivant les règles de l'art.* L'onction faite, le malade entrera aussitôt dans un bain d'herbes résolutives; quand il sortira du bain, on oindra de nouveau, et ainsi jusqu'à la fin du traitement on continuera le bain de quatre en quatre jours, et l'onction tous les jours.

II. Pour les lésions de ce genre le TRAITEMENT DES MODERNES a été fort exactement exposé au chap. 12 de la 1ʳᵉ Doctr. du traité II de cette *Chirurgie*, intitulé : DU TRAITEMENT DES CONTUSIONS, ainsi qu'au chap. 4 de la même Doctrine, intitulé : DU TRAITEMENT DE LA CONTUSION DE LA TÊTE SANS PLAIE DE LA CHAIR; aussi faut-il se reporter à ces chapitres.

III. Les TOPIQUES EMPIRIQUES sont les suivants : On ensevelit le blessé tout entier sauf la tête, dans du fumier de cheval chaud, pendant trois jours et trois nuits, ou bien on le coud dans une peau toute chaude de mouton ou de cheval qu'on vient d'écorcher, et aussitôt le malade est délivré de ses flagellations et lésions; mais je n'approuve pas ces deux derniers moyens.

IV. EXPLICATIONS : I. Quand les lésions sont de diverses espèces, ainsi quand un membre est douloureux ou privé de mouvement ou de sentiment ou de l'un et de l'autre à la fois, ou qu'il est dans la stupeur et lourd, ou bien si après un coup ou une chute, il apparaît quelque part à l'extérieur du sang mort noir, à moins qu'il n'y ait en ce lieu une plaie, une luxation ou une fracture des os, tout cela revient au traitement des contusions.

II. Si avec ces formes diverses de contusions, il y a plaie, luxation ou fracture, ou quelque autre mal de ce genre, on recourra au chapitre spécial consacré à ces accidents, et s'il y a avec les contusions plusieurs de ces lésions ou d'autres, on se reportera à la fois à tous les chapitres où il en est question.

CHAPITRE DIXIÈME

Du traitement des douleurs des membres extérieurs non blessés
et de certains organes internes, pour l'apaisement desquelles on a
recours aux chirurgiens.

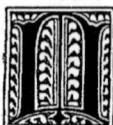

ENTIONNONS ici trois questions générales : 1° détermination de la douleur; 2° traitement ou apaisement; 3° explications des points obscurs.

I. DÉTERMINATION DE LA DOULEUR, quatre points : 1° définition de la douleur; 2° variétés; 3° causes; 4° symptômes.

1° *Définition*. La douleur est la sensation d'une chose contraire ou nuisible par elle-même, qui, si elle est rapide et forte, est saisie par le sens.

2° *Variétés*. La douleur est de trois espèces : l'une est cause de maladie, ainsi celle qui cause une syncope ou un apostème commençant ou prochain; — la seconde est une maladie, ainsi la douleur de tête que n'a précédée aucune autre maladie ou qu'a laissée une autre maladie déjà guérie, comme la douleur qui reste dans la tête après une fièvre déjà guérie; — la troisième est un accident d'une maladie, telle la douleur de tête qui survient et persiste avec cette fièvre. Il y a en outre, suivant Avicenne, de nombreuses espèces de douleurs; mais, suivant Galien, elles peuvent toutes être ramenées à trois ou quatre. L'une est aiguë, ulcérative, pongitive; une autre extensive; une autre gravative ou apostémeuse; une quatrième inflative (Galien, sur l'*Aphorisme* 5e de la 2e partie « labores spontanei, etc. »).

3° *Causes*. Les causes générales de la douleur sont au nombre de deux : changement subit de complexion et solution de continuité. Les causes se distinguent en causes extérieures, telles que coup, chute, travail, coït, etc., et causes intérieures, telles que chaleur, froid, sécheresse, humidité, sans matière ou avec matière, ventosité, etc. Quelquefois on ignore ces causes de la douleur et beaucoup d'autres, ainsi une mauvaise position dans le lit, une chute pendant l'ivresse, et d'autres semblables dont le malade ne se souvient pas; aussi croit-il, et le chirurgien avec lui, que sa douleur provient d'une cause interne. Il faut que le chirurgien soit prudent, parce qu'une douleur peut résulter à la fois d'une cause efficiente externe et d'une cause matérielle interne, ainsi lorsqu'un homme, en travaillant, dissout les humeurs froides qui se cachaient à l'intérieur et est atteint d'une maladie froide, comme l'épilepsie ou la paralysie, la cause efficiente qui a mis l'humeur en mouvement a été le travail; tandis que la cause matérielle était le flegme. Les causes externes de la douleur sont pour ainsi dire infinies; les causes internes sont le plus souvent les quatre humeurs et la ventosité.

4° *Symptômes.* Les signes qui distinguent les diverses espèces de douleurs ressortent presque suffisamment de ce qui vient d'être dit, pour autant qu'il suffit au chirurgien, en y ajoutant ceux qu'on peut palper avec les mains, apercevoir avec les yeux, tirer des indications du patient et de quelques autres faits qu'on va indiquer. La douleur qui provient des humeurs est fixe et ne se meut que peu ou pas, comparée à la douleur venteuse; celle-ci au contraire reste rarement à la même place, et est pour ainsi dire en mouvement continuel ; parfois cependant il arrive qu'une douleur humorale longtemps enracinée quelque part, passe d'un lieu dans un autre par le fait ou le bénéfice du temps, la force de la Nature ou du médicament appliqué, ou pour beaucoup d'autres raisons semblables ; mais cela se fait peu à peu, à moins que l'humeur ne soit furieuse, ce qui est alors favorable, parce que c'est signe que le mal n'est pas fortement enraciné [1].

Les symptômes distinctifs des diverses espèces de douleurs résultant des diverses causes internes, sont donnés dans le vers suivant :

« La matière pénètre, pique, étend, pèse, ou court [2]. »

C'est-à-dire le sang pénètre, la bile pique, le flegme étend, la mélancolie pèse, la ventosité court, en rapportant chaque matière à un symptôme par ordre. Toutefois en plus de ces symptômes distinctifs, le chirurgien recourra aux symptômes qui sont donnés dans les chapitres sur la FORMATION DES HUMEURS et sur LES APOSTÈMES. Outre la douleur pénétrante qui résulte du sang, comme on vient de dire, il y en a quelquefois une autre, inflammative ; il semble qu'à travers les épaules passe une flamme de feu ; cela indique qu'il y a beaucoup de sang mauvais et corrompu et que, si on n'y porte remède, il surviendra une fièvre putride. S'il se produit chez un malade une douleur gravative, lourde, telle qu'il croit avoir un lourd fardeau sur le corps et sur chaque membre, au point de ne pas oser s'étirer, étendre ou mouvoir ses membres, c'est signe que la douleur a pour cause des humeurs nombreuses et malignes.

II. LE TRAITEMENT. Deux points : 1° traitement général ; 2° traitement spécial.

Traitement général. Toute douleur curable se guérit de l'une des trois manières suivantes, — ou bien par évacuation, si, outre la qualité ou la quantité de l'humeur et de la réplétion, l'humeur est viciée ; — ou bien

---

1. Ed. 1892 : « fortiter induratus »; — ms. 1487 : « fortiter radicatus ».
2.   « Infixit, pungit, extendit, aggravat, errat. »

par des réchauffants et des évaporatifs anodins lorsque le sujet n'est pas pléthorique ; — ou bien par des narcotiques, quand on ne peut apaiser la douleur, ou qu'il semble qu'on ne pourra l'apaiser par l'un ou l'autre des premiers procédés, comme dans les cas désespérés, dans la colique, dans la douleur des articulations, dans les plus violentes douleurs des yeux. De sorte qu'en somme toute douleur se guérit par son contraire, en condition ou en effet, par évacuation ou par suppression de sa cause.

Traitement spécial. Pour le traitement de la douleur qui résulte de *causes externes*, on recourra au chapitre qui précède immédiatement, SUR LE TRAITEMENT DES BLESSÉS, CONTUS, etc., et en même temps aux deux chapitres de la 1ʳᵉ Doctrine du IIᵉ Traité de cette *Chirurgie*, intitulés DU TRAITEMENT DE LA CONTUSION DE LA TÊTE SANS PLAIE EXTÉRIEURE et DU TRAITEMENT DE LA CONTUSION OU QU'ELLE SOIT.

Traitement des douleurs qui proviennent de *causes internes* : la douleur pénétrante qui provient du *sang*, lorsqu'elle est tolérable et non inflammatoire, se traite par une saignée diversive, par une abstinence modérée et un bon régime contraire à la cause de la douleur, comme on le montrera plus bas à la seconde Doctrine de ce troisième Traité, chap. 2 et 3, DU TRAITEMENT GÉNÉRAL DES APOSTÈMES et DU TRAITEMENT DES APOSTÈMES PARTICULIERS qui sont formés d'une seule humeur simple sans mélange, là où on expose le traitement préservatif. — La douleur inflammatoire qui provient du *sang*, se guérit comme il est dit plus haut, par une saignée plus forte, une abstinence plus complète et un régime plus sévère. On ne considérera d'autre contingent que la force vitale, parce qu'une douleur de ce genre ne donne pas de trêves, mais pronostique des accidents plus mauvais, la fièvre synoque, par exemple ; en outre des préceptes ci-dessus, il faut se reporter aux passages et chapitres cités plus haut. — La douleur qui provient de la *bile*, dans laquelle le malade est comme piqué par des orties ou des aiguilles, qui est mobile, intercutanée, pongitive, prurigineuse, se guérit, si la matière semble peu considérable, par l'abstinence de tous les aliments acides, frits, salés, etc., par la friction, et un régime contraire à la cause de la maladie ; si la matière paraît considérable et la douleur plus intense, on fera d'abord une mondification de tout le corps et on traitera ensuite par les médicaments susdits. — La douleur qui vient du *flegme*, se guérit s'il est peu abondant, par des frictions fortes, par l'abstinence des mets qui engendrent du flegme et par le bain. Si le flegme paraît être en grande quantité, une saignée doit précéder ce traitement ; on la fera suivre d'une purgation de l'humeur flegmatique. — La douleur qui provient de la *mélancolie* se guérit par la friction, la saignée, le bain d'eau douce, la purgation de l'humeur mélancolique et par un régime contraire approprié. — La douleur qui résulte de la *ventosité*, raide, tendue, subitement mobile, se traite comme on le montrera plus bas, où il est question du traitement de la tympanite, au chapitre DE L'HYDROPISIE et au chapitre DU TRAITEMENT DE L'APOSTÈME VENTEUX.

La douleur apostémeuse se reconnaît et se traite comme on le montrera ci-dessous au chapitre DES APOSTÈMES. — La douleur qui arrive subitement sans cause extérieure ou manifeste, qui provient de plusieurs mauvaises humeurs corrompues, qui est violente, intolérable, accompagnée des autres signes susdits, se traite par la saignée diversive, comme le dit Galien (sur l'*Aphorisme* de la 1re partie « quae egeruntur, etc. »), soit qu'une pareille douleur provienne du sang ou d'autres humeurs ou de causes quelconques, pourvu que la force vitale puisse supporter ce traitement. En effet une très forte douleur est une cause suffisante pour attirer d'autre part vers elle une multitude d'humeurs, bonnes ou mauvaises, qui pourraient causer un apostème dans le lieu douloureux. Si cette douleur ou une douleur semblable est la conséquence de réplétion exagérée des veines par une grande quantité d'humeurs non corrompues, on la traitera par une saignée de la veine qui est au creux poplité, parce qu'on la guérit très vite ainsi. Ensuite, on oindra la place douloureuse avec de l'Huile rosat ou d'autres remèdes anodins chauds en acte. — La douleur qui résulte du travail se guérit rapidement par le repos et par les onctions anodines dont il vient d'être parlé; si, malgré cela, elle persiste, on commencera par la saignée et un bon régime, et on continuera par les remèdes qui viennent d'être dits et beaucoup d'autres, utiles dans ce cas, que par ses connaissances acquises (industria artificialis) le chirurgien opérateur peut choisir parmi ceux qui ont été indiqués.

Quant aux douleurs internes qui résultent de causes internes, comme la colique, la douleur de reins et beaucoup d'autres semblables, et aux douleurs internes ou externes ou à la fois internes et externes, pour le traitement desquelles on appelle communément des chirurgiens, telles que les douleurs de tête, de côté et de dos qui, n'étant pas purement chirurgicales, n'ont pas de chapitre spécial dans cette *Chirurgie*, — de même quant à plusieurs maladies purement ou plutôt médicales : l'épilepsie, les deux hydropisies, l'ictère, la fièvre aiguë continue, la fièvre quarte, la fièvre simple, double et tierce, et autres maladies de ce genre en fort grand nombre (sur lesquelles j'ai recueilli et contrôlé des observations (experientiae) admirables, simples et sûres et en outre de peu de frais, bien qu'elles m'aient coûté infiniment d'argent), je me propose d'écrire sur ce sujet, à la fin de ce livre, un ou plusieurs chapitres, si Dieu me prête vie. Mais j'en diffère encore l'exécution pour trois raisons : 1° parce que pour le moment je suis suffisamment occupé avec la chirurgie pure; 2° plus tard j'écrirai, plus j'apprendrai encore et mieux je disposerai mon sujet;

3° *je crains que les Maîtres Régents actuels de la Faculté de médecine de Paris ne s'en émeuvent* [1].

III. EXPLICATIONS DE POINTS OBSCURS. Il faut noter six choses :

I. Il faut noter, pour expliquer la définition, que les mêmes causes de douleur, une mauvaise complexion, par exemple, etc., peuvent agir chez un malade de trois manières, c'est-à-dire faiblement comme chez l'étique (ethica), elles ne causent pas de douleur; ou fortement, comme dans l'ophtalmie, etc., elles causent alors de la douleur; ou enfin très fortement, et elles ne causent plus de douleur, ainsi dans le délire et l'apoplexie.

II. Dans le présent chapitre nous n'entendons parler que de la douleur qui est une maladie ou qui joue le rôle de maladie; cela ressort déjà du fait qu'il y est question de causes, de symptômes et de traitement de la douleur même.

III. Toutes les douleurs qui se produisent sans cause manifeste indiquent un trouble et quelque maladie prochaine; elles abattent la force vitale, causent des apostèmes et parfois la syncope. Toutes les fois qu'une forte douleur a saisi un malade, tant qu'elle durera il ne pourra faire un bon travail.

IV. Il y a trois moyens médicaux qui, appliqués comme il convient, quand et où il faut, agissent merveilleusement pour l'apaisement de la douleur, calment et guérissent; ce sont : la saignée, le clystère, le caléfactoir [2]. — La saignée, bien faite, apaise aussitôt certaines douleurs et certains maux, ainsi la synoque, etc. — Le clystère calme instantanément la colique et les douleurs de ce genre. — Le caléfactoir apaise les fortes douleurs, telles que la pleurésie, ou du moins montre ce qu'il faut faire; en effet s'il ne guérit pas, il n'augmente pas le mal; c'est alors l'indice qu'une purgation générale aurait dû précéder.

V. Il faut noter qu'Avicenne (l. I, f. 4, chap. 20, à une page du commencement) dit : Tu devras te garder aussi de la saignée chez un individu de complexion très froide et dans un moment de forte douleur, etc. La raison en est peut-être que les humeurs, mises en mouvement par une forte douleur et par la saignée, sont attirées plus qu'avant vers le lieu douloureux au moment où la saignée cesse. Mais Galien paraît dire le contraire (Ier l. des *Aphorismes*, 24, « quae egeruntur, etc. »), à la fin du Commentaire : dans une douleur très forte, dans un apostème très aigu et dans une fièvre suraiguë, il n'y a pas de médecine supérieure à

---

1. « Quoniam timeo, quod propter hoc moverentur magistri facultatis medicinae Parisiis nunc regentes. »
2. « Calefactorium », caléfactoir désigne probablement quelque appareil destiné à emmagasiner, garder ou produire de la chaleur, ou un moyen réchauffant quelconque.

la saignée; par conséquent, etc. La solution se trouve brièvement dans des paroles d'Avicenne (Ier l. du *Canon*, f. 4, chap. 1 et 3) qui dit que dans une très grande douleur, puisqu'il n'y a pas d'autre moyen, la saignée jusqu'à la défaillance est immédiatement nécessaire, c'est-à-dire jusqu'à la syncope apparente et non vraie, ou jusqu'à évacuation totale de la matière, afin que l'excès de la douleur n'épuise pas la force vitale; car celui qui n'a pour son salut qu'une voie unique, etc. (comme ailleurs). Mais quand la douleur n'est pas extrême, la saignée diversive ou autre n'est pas nécessaire, avant que la douleur se soit apaisée, parce qu'une pareille douleur laisse des trêves et que les humeurs mises en mouvement par la saignée seraient plus fortement attirées vers le lieu douloureux. Les autorités procèdent chacune suivant ses voies; mais aujourd'hui tous les médecins et chirurgiens opérateurs et consultants soutiennent le contraire de cette opinion, bien qu'elle soit raisonnable et vraie, à savoir que dès qu'un homme est souffrant quand et où que ce soit, on doit lui faire aussitôt une saignée, en ne considérant guère de contingents. Ils en donnent cette raison apparente que s'ils conseillaient une saignée dans une douleur excessive et accablante et que le malade mourût, les assistants leur imputeraient cette mort, et que s'ils conseillaient dans une douleur forte ou médiocre de différer la saignée jusqu'à ce que la douleur s'apaisât, le patient ne voudrait plus alors être saigné, parce que la saignée serait inutile pour guérir une douleur passée.

VI. Toutes les graisses calment la douleur, surtout la graisse de Canard; il en est de même de toutes les médecines qui détruisent l'acuité et de la plupart des médecines maturatives.

CHAPITRE ONZIÈME

De l'embellissement des hommes, excepté celui qui est propre à certains membres et celui dont les femmes usent plus que les hommes.

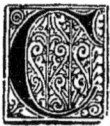

E chapitre se divise en deux parties : 1° quelques considérations préliminaires; 2° la manière d'embellir.

I. CONSIDÉRATIONS PRÉLIMINAIRES. — Quatre points : 1° Il faut qu'un chirurgien soit attentif à certaines choses qui, bien que se rapportant à ce sujet, seront exposées dans les chapitres qui suivent immédiatement, DU PRURIT ET DE LA GALE, DES IMPÉTIGINES ET DES DARTRES, DE LA MORPHÉE ET ALBARRAS, et à toute la Doctrine de ce Traité, dans laquelle il est question des maladies particulières de la face. — 2° Dans ce chapitre on ne s'occupe que de l'embellissement de la face (decoratio faciei) dont seul les hommes ont besoin et encore peu. L'embellissement des parties de la face, des lèvres, des dents, etc., sera exposé ci-dessous dans la IIIᵉ Doctrine de ce Traité. — 3° Comme cet embellissement est contre Dieu et la justice, et le plus souvent n'est pas le traitement d'une maladie, mais est fait pour tromper et frauder, je passerai rapidement, outre que ce sujet ne me plaît pas. Cependant un chirurgien qui demeurerait dans des provinces ou des cités où il y aurait beaucoup de riches et de femmes de cour, et qui serait renommé pour savoir bien opérer dans cet art, pourrait en remporter un avantage considérable et la faveur des dames, ce qui n'est pas peu de chose aujourd'hui. En effet, on ne fait rien sans cette faveur et sans elle personne ne peut être en crédit auprès des seigneurs; aussi, est-elle plus recherchée dans certains cas que la grâce du Souverain-Pontife ou de Dieu. — 4° Il y a certaines *règles générales* qui se rapportent à ce sujet : — 1ʳᵉ *règle*. Pour corriger toutes les taches ou laideurs de la face, il convient, après les purgations convenables, d'appliquer un ruptoir sous le menton. — 2ᵉ *règle*. Les scarifications sur la partie antérieure des jambes conviennent également. — 3ᵉ *règle*. Une ventouse appliquée sur la fontanelle du cou sous l'occiput convient de même. — 4ᵉ *règle*. Les topiques doivent être appliqués généralement quand le malade est dans une fumigation, un bain ou une étuve.

II. Manière d'embellir. — Il faut savoir que sur la face des hommes il se produit parfois chez les riches et les nobles citoyens lascifs des laideurs guérissables lucratives, dont les cultivateurs ou les paysans ne s'inquiètent guère; ces laideurs sont au nombre de six : 1° rougeur excessive; 2° blancheur superflue; 3° brûlure par le soleil, le vent, etc; 4° couleur sombre ou laide; 5° poils contre nature; 6° rareté de la barbe.

La *rougeur excessive* se guérit par des purgations générales, le relâchement de ventre, la saignée et certains moyens de diversion, tels qu'application de sangsues près des narines de chaque côté, et près des oreilles, de ventouses entre les épaules, application d'un ruptoir au même endroit, et par les topiques suivants : après application de ventouses sous le menton on recouvre le lieu malade d'un emplâtre composé de Cendres de semelles brûlées et de Miel, et on l'y laisse pendant un jour et une nuit; cela guérit pour une année. — Autre recette pour le même cas : Rp. *Rouille de Fer finement pulvérisée, pied et rate de Bœuf noir brûlés, de chaque substance 3 onces, axonge sans Sel 2 onces, suc de Plantain et eau de Roses autant qu'il faut; on cuit le tout ensemble jusqu'à consistance.* — Autre recette : *on applique du fromage frais avec du suc de Morelle.*

La *blancheur exagérée* s'améliore et se colore de la façon suivante : racine de Viticelle, propre, desséchée, pulvérisée et mêlée avec de l'eau de Roses ; on enduit la face avec du coton. — Ou bien : on pétrit entre les mains un jaune d'œuf cuit dur avec du Vin rouge léger ; on filtre et on oint la face avec le liquide filtré. — Ou bien : Rp. Moutarde blanche et Arsenic rouge ou citrin pulvérisés ; on détrempe avec du lait et on en oint la figure ; le matin on se lave avec une décoction de Melons ou de Violettes desséchées, et cela pendant sept jours. — Ou bien : râpure de Brésillet avec un peu d'Alun, détrempés dans un peu d'eau de Roses ou de Violettes, avec quoi on humecte le visage.

Brûlure de la peau par le soleil ou le vent, etc. ; on s'en préserve ou on la guérit. On s'en préserve en s'oignant de blanc d'œufs seul, ou d'eau de grains d'Orobe seule, ou de ces deux substances à la fois, ou encore d'eau additionnée de farine de Froment et de blanc d'œufs par parties égales. — On la guérit de la façon suivante : Rp. Racine de Lis mondée cuite dans l'eau, bien broyée et mêlée à de l'axonge fraîche de porc, fondue et purifiée ; on ajoute de la poudre de Mastic, d'Oliban, de Céruse, 2 parties de chaque ; puis on ajoute une partie de Camphre et de l'eau de Roses autant qu'il faut.

La *couleur sombre ou laide* de la face s'éclaircit en humectant avec de l'eau de Blette. — On obtiendra le même résultat par une friction de racine de Livèche avec de l'eau de Roses ou de pain de Siligo chaud ; — ou bien on oindra avec de l'eau de Tartre blanc, avec du Tragacanthe ou de la farine d'Orobe, avec du Miel, ou de la graisse de Canard avec du Roseau aromatique, ou par une onction d'huile de Fenugrec ou d'huile de Myrrhe avec du blanc d'œufs battus ensemble, jusqu'à ce qu'il se forme de l'écume. Un praticien expérimenté affirme qu'il n'y a pas de meilleure manière de blanchir la peau ; l'usage de l'Hysope sèche en boisson donne une bonne couleur.

Une manière excellente d'*épiler* et d'empêcher que les poils ne repoussent sera exposée avec soin dans le chapitre suivant.

La *rareté de la barbe*, lorsque ce n'est pas chez des eunuques, se corrige autant qu'il est possible en frictionnant la région avec de l'Abrotonum ou de la Pierre Ponce, comme on frotte le parchemin.

CHAPITRE DOUZIÈME

De l'embellissement général dont les femmes usent plus que les hommes.

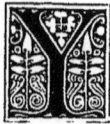

Y a-t-il plusieurs questions dans ce sujet? Deux : 1° le soin du corps lui-même; 2° le soin de ce qui couvre le corps. — Le soin du corps est double : A. commun à tout le corps, ainsi les étuves, les bains, etc., qui concernent le corps entier; c'est de ce sujet seulement que s'occupera ce chapitre; — B. soin particulier qui ne regarde qu'un membre spécial, ainsi la diminution des seins, etc., dont il sera question dans le chapitre suivant.

Le *soin général de tout le corps* comprend généralement cinq choses : 1° les étuves; 2° les frictions; 3° le bain; 4° les onctions; 5° les ablutions.

Les *étuves* sont publiques, comme dans certaines villes ou certains camps et servent à toutes les femmes, ou privées dans les appartements particuliers, semblables d'ailleurs aux étuves publiques; on les installe souvent par jalousie, pour que les femmes n'aient pas un prétexte à sortir. Beaucoup de gens en installent, qui tiennent secrètement des concubines chez eux. Il y a des femmes auxquelles il n'est pas permis et qui ne peuvent ou n'osent aller aux étuves communes, et qui n'en ayant pas de privées dans leurs chambres, en font une dans un tonneau (tina) de la façon suivante : elles chauffent sur un grand feu de charbon des tuiles choisies ou des galets de fleuve qu'on pose ensuite au fond du tonneau; par-dessus on met un fond percé au milieu d'un grand nombre de trous; puis les galets étant aspergés avec de l'eau, la femme s'assied sur le fond perforé, recouverte et enveloppée de plusieurs draps, jusqu'à ce qu'elle transpire.

Les *frictions* se feront d'une main légère ou, si on aime mieux, avec une éponge molle et doucement, pour attirer et absorber toutes les immondices; après cela on entrera dans *un bain* d'eau douce, au fond duquel il y aura un sac plein de son et de farine de Fèves écrasées, de Lupins, etc.; on pourrait faire cuire dans l'eau du bain, si l'on voulait, de la Livèche, de la racine de Lis et de Guimauve et d'autres substances placées dans un sac. Albert parlant de l'âne, dans son livre sur les animaux, dit sous l'autorité de Pline que Poppea, concubine de Néron, pour se blanchir, se baignait dans du lait d'ânesse. Comme on n'a pas d'assez grandes quantités de ce lait, je conseille de se baigner dans l'eau de décoction d'un poisson marin nommé Raie ou Echinus.

Les *onctions* se font pour cet usage avec un cérat qu'on compose de la manière suivante : Rp. *huile de Roses ou de Violettes ou graisse de*

Poule; on fait fondre et on ajoute de la Cire blanche en quantité suffi-
sante, tant qu'elle se dissout; on retire du feu jusqu'à ce que l'ébulli-
tion s'apaise; on ajoute alors de la Céruse très fine, criblée, autant
qu'il paraît utile; on remet sur un feu doux, et on mélange alors des
Noix muscades et des Girofles divisées en morceaux pour donner de
l'odeur au tout. Quelques-uns ajoutent du Camphre, ce que je n'approuve
pas, parce que son odeur diminue le désir du coït, ainsi que le dit le
poète, « le camphre pénétrant dans le nez rend par son odeur les mâles
chastes » [1]. — On fait une autre préparation pour le même usage avec
de l'eau de Tartre blanc, du Tragacanthe blanc et des poudres abstersives.

Les *ablutions* se feront avec de l'eau dans laquelle on a fait cuire de
la Livèche ou avec de la farine de Pois chiches, de Fèves, de graine de
Raifort, de Tragacanthe blanc incorporée dans du lait dont on peut
mouiller tout le corps. — Un homme habile peut avec les bains faire des
ablutions et réciproquement, à son gré; et si le bain ou les ablutions
sont repoussants, parce qu'ils sont troubles ou épais, on peut les passer à
travers un filtre coupé en languettes.

CHAPITRE TREIZIÈME

De l'embellissement des femmes plus particulier à certaines régions
et du soin des choses extérieures chez les femmes.

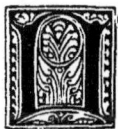

Nous trouvons dans ce chapitre deux parties, comme on s'y propose deux questions.

A. Embellissement de certaines régions ; ceci renferme
encore deux parties : *a.* certaines considérations préliminaires ; *b.* le sujet principal.

a. Les *considérations préliminaires* sont au nombre de cinq : I. Le
soin général de tout le corps chez les femmes et le soin des régions particulières vont dans l'ordre suivant : le soin de tout le corps doit passer en
premier lieu, parce que, s'il venait en second, il détruirait tous les soins
particuliers; en outre les soins des régions particulières doivent être exécutés dans un ordre tel que le premier ne soit pas détruit par le suivant.
Ces soins concernent : 1° les parties sexuelles ; 2° les seins ; 3° les aisselles ;
4° les cheveux ; 5° la face ; 6° le cou ; le soin des mains n'est pas compris
dans cette énumération.

---

1.   « Camphora per nares castrat odore mares. »

II. Avicenne (l. IV, f. 7, chapitre 1) décrit un dépilatoire (psilothrum sive depilatorium) qui rase les poils, mais ni lui ni aucun autre auteur ou praticien, ni les *Pratiques de médecine* ou *de chirurgie* n'ont indiqué de dépilatoire éradicatif, aussi, bien des praticiens sont-ils déçus : 1° parce qu'après son épilatoire la peau ne reste pas plus lisse qu'avant, si ce n'est pendant trois ou quatre jours seulement, et alors dès que les poils rasés commencent à grandir et à sortir, le lieu et la peau sont rudes au toucher, comme si on s'était servi du rasoir; 2° les praticiens sont leurrés et leurrent les patients, parce qu'après l'action de cet épilatoire, ils enseignent à empêcher la régénération des poils rasés par des opilatifs, des narcotiques, etc., lesquels ne servent à rien si l'on n'arrache pas radicalement au préalable les racines des poils, de même qu'on ne peut empêcher la racine d'un arbre coupé de repousser sans cesse.

III. Le dépilatoire rasant d'Avicenne et des autres se compose *de trois parties de Chaux vive, d'une partie d'Orpiment et d'une demi-partie d'Aloès, pulvérisés et cuits avec de l'eau jusqu'à ce qu'une plume qu'on y trempe soit dégarnie de ses barbes; on l'enlève alors du feu;* il doit être épais comme de la « polenta »; s'il l'est davantage on y ajoutera de l'urine du malade même. Il faut l'appliquer chaud et récent tandis que le patient est dans le bain ou dans l'étuve ou après une longue fomentation, afin que les orifices des pores de la peau soient ouverts. Mais comme cet épilatoire ainsi cuit brûle souvent la peau, nous avons coutume de le fabriquer avec de l'eau bouillante dans une écuelle placée sur l'orifice d'une marmite (olla) bouillante; nous incorporons la poudre susdite et nous appliquons immédiatement le dépilatoire, avant que le patient s'écorche ou se gratte. Lorsqu'il sera resté en place pendant le temps de deux « miserere » on tentera d'arracher les poils en un endroit; s'ils s'arrachent, on fera couler de l'eau chaude en passant en même temps la paume de la main légèrement et à plat pour enlever les poils; en effet on excorierait la peau, si on tirait fortement et d'un coup. Une fois les poils ainsi enlevés, on baignera la place avec de l'eau tiède et ensuite avec de l'eau de Son et de l'eau pure comme avant; un peu après on séchera et on oindra avec de l'Alcanne mouillé avec du blanc d'œuf; cela diminue en effet l'ardeur de l'épilatoire et rend la peau lisse, claire et douce; on lavera ensuite, et enfin on abstergera.

IV. Certains praticiens et certaines *Pratiques* décrivent très longuement une manière générale de soigner tout le corps : On va aux étuves, comme il a été dit, puis on prend un bain, ensuite on applique sur tout le corps un épilatoire qui rase les poils, dont la confection exige une vraie maîtrise et de l'art, de grands frais, un long travail, et avec cela le profit en est pour les femmes ou médiocre ou nul. En outre il n'est pas tout à fait sans danger, parce que si on le cuit plus longtemps qu'il ne faut, si on le laisse trop longtemps appliqué ou si on l'applique trop chaud ou trop épais, il brûle et excorie toute la peau, et alors la dame s'excuse auprès de son mari ou de son ami en disant que sa femme de chambre lui a donné un bain trop chaud, et n'a garde de se plaindre de l'épilatoire. Donc on cuit cet épilatoire trop peu ou trop ou modérément, on l'applique comme il faut ou comme il ne faut pas, on le compose comme il faut ou comme il ne faut pas; si on le cuit peu, de quelque manière qu'on le compose ou qu'on l'applique, il n'a aucun effet; si on le cuit trop, qu'on le compose comme il faut et qu'on ne l'applique pas comme il convient, il s'ensuit les inconvénients susdits; si on le cuit modérément, qu'on le compose et l'applique comme il faut, il opère aussi comme il faut. Après l'avoir enlevé selon le procédé indiqué, on prendra un bain, on fera des onctions, des ablutions par ordre et successivement, etc., toutes choses qu'il est fastidieux de raconter et beaucoup plus fastidieux de faire en opérant; un jour entier ne suffirait pas au soin de tout le corps et de chacun des membres. Cependant l'artiste prudent, en faisant valoir la beauté et en vantant son ouvrage peut en retirer grand profit, parce que plus un procédé est laborieux dans ces sortes de choses, plus il est jugé utile par les femmes.

V. En somme, avec l'épilatoire rasant ordinaire susdit, il arrive communément deux inconvénients : le 1er est sa puanteur qui est désagréable aux femmes et à celui qui les pare; quelquefois il reste autour d'elles après leur toilette des vestiges de cette odeur; le 2e est la brûlure ou l'excoriation de la peau. Le premier se corrige en ajoutant à cet épilatoire des poudres aromatiques, Roses, Cumin, Camphre, Encens, Mastic, Musc, Noix muscade, Girofle, etc., autant qu'il semblera opportun à l'opérateur. Toutefois s'il en met peu, elles n'étoufferont pas l'odeur; s'il en met trop, l'épilatoire n'aura plus d'effet. Le second inconvénient se corrige, comme il a été dit, avec de l'Alcanne, etc., ou bien, après l'enlèvement de l'épilatoire, on humidifiera aussitôt toute la partie dépilée [1] avec du Vinaigre, de l'eau de Roses, ou on oindra avec un onguent de Cire blanche, d'Huile rosat, avec les poudres aromatiques susdites, ou bien on mouillera avec des sucs froids, par exemple de Morelle, de Plantain, de Crassule grande et petite, etc.; l'opérateur doit toujours, quoi qu'il arrive, être pourvu de ces substances.

b. Le soin des régions particulières chez les femmes s'applique à sept. régions différentes : les parties sexuelles, les seins, les aisselles, les cheveux, le visage, le cou et les mains.

I. Les parties sexuelles (muliebria) exigent un double soin, intérieur et

---

1. Ed. 1892 : « tota pulverizata » ; — manuscrit 1487 : « tota pulilizata ».

extérieur. Ont besoin de soins intérieurs les vieilles courtisanes, surtout celles dont la vulve est large, naturellement ou par suite de coïts répétés, lubrique et facile, afin de paraître jeunes ou du moins non publiques « concumbentibus ». Réclament aussi de pareils soins les filles non mariées, par malheur déflorées, quand elles veulent s'unir à quelqu'un par le mariage, afin de paraître tout à fait vierges. Elles procèdent de la façon suivante : elles mettent du verre pulvérisé sur la vulve au moment de cohabiter, il en résulte des taches de sang sur elles et sur la verge de celui qui cohabite; — ou bien on met dans la vulve du Sang-Dragon et par-dessus des étoupes ou de la charpie humectée d'eau de pluie, de décoction de plantes astringentes, Roses, Anthère, Sumach, Plantain sanguinaire, etc.; — ou bien on y met des sangsues en prenant garde qu'elles n'entrent; quand on les enlève il se forme sur les parois de la vulve des croûtes qui sont arrachées par le coït, le sang coule et toute l'affaire est salie; — on y met encore un morceau d'éponge imbibée de sang quelconque ou une vessie qu'on trouve dans le ventre des poissons et qu'on remplit de sang; — enfin on lave la vulve extérieurement avec du suc de grande Consoude.

Certaines femmes s'adonnent à des soins extérieurs de ces parties pour être plus agréables aux hommes. Ce qu'elles font par l'un des trois moyens suivants : 1° en empêchant dès la puberté (pueritia) les poils de pousser autour; 2° en les enlevant s'ils sont déjà poussés; 3° en empêchant qu'ils ne repoussent après leur extraction. — La première chose, c'est-à-dire *empêcher les poils de naître* dès la puberté, s'obtient en frictionnant la région avec du sang de chauve-souris; cela a été expérimenté chez nous sur une femme assez (satis) publique, à ce que j'ai entendu raconter par des personnes qui le tenaient d'elle.

La seconde pratique, c'est-à-dire *l'ablation des poils*, se fait de six manières : 1° en les coupant avec des ciseaux; 2° avec un rasoir; 3° en les arrachant avec des pinces ou avec les doigts enduits de Poix navale ou de Résine pour qu'ils ne glissent pas; on fait cela très bien aux étuves; 4° avec l'épilatoire rasant susdit; 5° avec de la Poix navale seule appliquée sur un morceau d'étoffe; 6° avec un épilatoire très distingué expérimenté et inventé récemment, qui déracine admirablement, cause peu ou pas de douleur, ne tache pas, ne répand pas de mauvaise odeur et qui jusqu'ici, que je sache, n'a été décrit dans aucun auteur et dans aucune *Pratique*. Il peut être conservé longtemps, comme le Diachylon, et être appliqué plusieurs fois; après qu'on l'a enlevé, le lieu reste blanc. Ce n'est qu'après l'emploi de ce médicament ou de quelques autres qui opèrent de même, qu'on peut empêcher la régénération des poils arrachés. La manière de l'appliquer consiste à l'étendre sur un morceau de forte toile selon l'exigence du lieu, comme du Diachylon, à l'exposer au feu et à l'appliquer alors pendant un jour ou pendant plusieurs jours, car il n'est pas nuisible. Lorsqu'on veut l'enlever on coupe les poils autour, s'il y en a, parce que s'il y avait sous l'épilatoire quelque poil dont la racine fût en dehors, en l'enlevant on arracherait le poil et on causerait de la douleur à la patiente, l'épilatoire n'ayant pas agi sur la racine du poil.

La manière d'*empêcher la régénération des poils enlevés* est la suivante : on oint le lieu de Psyllion, de Vinaigre et de sang de Grenouilles qui habitent dans les lacs; ou du sang d'une Tortue (tortudo) qui selon les uns est une limace (limatia) et selon les autres une tortue (tortuca); ou encore d'huile dans laquelle on a fait cuire jusqu'à consomption une Tortue ou un Hérisson; ou du suc de Jusquiame avec de l'Opium et du Vinaigre; ou de l'eau de l'écorce extérieure de la Noix; ou bien on enduit la peau de crachat (sputum), on l'asperge de limaille de Fer qu'on laisse pendant une heure, on lave et on recommence; on fera ainsi sept fois ou davantage; ou bien on appliquera du Psyllion [1] broyé avec de l'eau froide ou de l'huile de semence de Jusquiame cuite sous la cendre entre des feuilles de Choux, ou de l'huile ordinaire; de la décoction de la même semence; ou des œufs de Fourmis avec de l'huile; de la décoction de Hérisson; ou de l'Arsenic sublimé pulvérisé tempéré dans de l'eau pendant trois heures ou plus, on jette l'eau et on incorpore avec de l'huile de Violettes, puis on oint le lieu. S'il y avait peu de poils dans un lieu déterminé, comme il arrive quelquefois à la face, à la main ou au pied, mais non sur les paupières, on pourrait arracher les poils et enfoncer immédiatement dans les trous des racines, des aiguilles chaudes, ou appliquer le ruptoir qui est indiqué au chap. 15 de cette Doctrine. Un quidam m'a dit qu'il faut commencer cette opération quand la Lune doit entrer dans quelque signe poilu, et qu'il faut la prolonger jusqu'à ce qu'elle ait traversé tout le signe poilu. Les signes poilus du Zodiaque sont le Taureau et les semblables; les signes non poilus sont le Cancer et autres semblables.

II. Les *seins* exigent quelquefois des soins pour ne pas prendre un volume disgracieux ou, si c'est déjà le cas, pour le diminuer; à cela conviennent des applications de suc de Ciguë ou de la Mélisse écrasée; ou bien on les fomente avec de l'eau de Roses et du Vinaigre; on y met des emplâtres de Céruse, de Bol, de Terre Cimolée, de Terre sigillée, en employant toutes ces substances ou plusieurs ou une seule; plus énergiques sont la Jusquiame, le Pavot blanc, le mucilage de Psyllion, etc.; ou bien on applique du Vinaigre épaissi avec de la poudre de Coccus vert, tiède, ce qui est modérément astringent; ou bien du Cumin pulvérisé avec du Vinaigre ou du Miel; ou du Bol ou de la Terre sigillée ou de l'Argile ou des Galles vertes, toutes ensemble ou plusieurs ou séparément, tem-

---

1. Ed. 1892 : « per filum »; — manuscrit 1487 : « psilium ».

pérées par du Vinaigre tiède; on applique, on bande et on n'enlève pas
le bandage avant trois jours. Certaines femmes, ne pouvant ou n'osant
recourir à un chirurgien, ou ne voulant pas révéler cet état disgracieux,
font à leur chemise[1] deux sacs proportionnés aux seins, mais étroits, et
les y placent tous les matins, puis autant qu'elles peuvent, elles les serrent
avec une bande convenable. D'autres, comme les femmes de Montpellier,
serrent leurs seins avec des tuniques étroites et des lacets, tandis qu'elles
ne serrent pas leurs parties sexuelles, bien qu'il y ait là un plus grand
danger, « attendentes propter casus fatuitos et diurnos, quod non faciunt
anni quod facit una dies et ideo faciunt suas tunicas inferius laxiores »[2].

III. Les *aisselles* de certaines femmes ont besoin d'un double soin :
1° pour tuer les morpions (platelli) ou « pesolatae » qu'Avicenne appelle
des poux (pediculi) (au l. IV, f. 6, doctr. 5); la manière de s'y prendre
sera exposée plus bas au chap. 20 de cette Doctrine intitulé : DES POUX;
2° certaines femmes ont besoin, contre la puanteur des aisselles, d'un
traitement qu'on fait de la façon suivante : on use d'un bon régime
contraire à la cause de la maladie et d'évacuations nombreuses appropriées, on mâche de l'Ache et ensuite du Calian[3], après quoi on boit
un peu de bon vin et on use communément de racines de Chardon des
Foulons ou d'Asperge qui mondifient tout le corps des humeurs corrompues, en produisant une urine fétide et abondante. Après la purgation on prend un bain, après le bain, on se lave les aisselles avec de
l'eau de décoction d'Iris, d'Alun, de Litharge, de Myrrhe, de boutons
de Roses, etc.; puis on aromatise les aisselles en les frictionnant avec
du Musc, du Sandal, des Roses pulvérisées et préparées avec de l'eau
de Roses.

IV. Le *soin des cheveux* se fera après celui du corps dont il a été
question plus haut et après le soin des membres particuliers s'ils en ont
besoin. Pour le moment on traitera : 1° du nettoiement; 2° de la colora-
tion avec une bonne couleur; 3° de leur bonne odeur; en effet de toutes
les maladies et de tous les autres soins et embellissements des cheveux
il sera traité à la 3ᵉ Doctrine de ce IIIᵉ Traité. — 1° On les *nettoiera* avec
de la Lessive commune simple ou avec de l'eau tiède, dans laquelle on
incorporera des jaunes d'œufs crus, si à certaines femmes la Lessive est
désagréable ou nuisible. — 2° La *couleur* la plus belle, la plus ordinaire
et qui plaît le plus aux hommes et aux femmes, est la couleur *safran*

---

1. « Camisia. » — Du Cange : Camise, chemise, sorte d'habillement.
2. Ed. 1892 : « Non stringentes muliebria, quamvis sit ibi majus periculum
attendentes propter casus fatuitos et diurnos, quod non *faciunt anni quod facit una
dies et ideo* faciunt suas tunicas inferius laxiores ». Les mots en italique manquent
dans le manuscrit 1487.
3. Ed. 1892 : « castanis »; — manuscrit 1487 : « calianis ».

qui s'obtient de la façon suivante après la mondification susdite : Rp.
Racine de Nénuphar blanc, racine de l'arbuste qu'on appelle vulgairement
en français « Suche » ou « Vignete », par parts égales, du Cumin, le
quart d'une fleur qui est jaune safran et croît sur un Chardon élevé,
piquant un peu, si on peut se la procurer ; on broie et on tempère dans
la Lessive, dans un sac, puis on en lave la tête ; quelques-uns ajoutent
des écorces de Grenades ; mais cela rend la Lessive trop épaisse. Ou bien
on prend des fleurs de Noix ou l'écorce extérieure du fruit qui est très
amère ; on la broie avec la fleur du Chardon susdit ; on mouille les cheveux de ce suc et on les enveloppe et les frotte avec un linge imbibé de ce
même liquide ; les cheveux deviendront safran, de quelque couleur qu'ils
fussent auparavant, blancs, noirs, etc., et la couleur ne disparaîtra pas à
moins qu'on les lave ou que le patient transpire. Mais il importe de renouveler la teinture de temps en temps à la racine des cheveux. Convient
aussi une queue de paille d'Avoine, du bois de Réglisse, écrasés et trempés
dans de la Lessive. — 3° On *aromatise les cheveux*, en y dissimulant
du Musc, de la Girofle, de la Noix muscade, du Cardamome, de la Galanga
et autres substances de ce genre.

V. Le *visage* des femmes, tant dans son ensemble que dans chacune
de ses quatre parties particulières, exige pour guérir, corriger ou pallier ses maladies ou ses laideurs plusieurs genres de soins, qui ont déjà été
exposés en partie au chap. 11 intitulé DE L'EMBELLISSEMENT DU VISAGE DES
HOMMES, et qu'on trouvera dans les chapitres de cette Doctrine qui suivent
immédiatement, ainsi que dans la 3° Doctrine du Traité III. Dans celle-ci
on a décrit 17 affections du visage, outre les affections de ses quatre
parties, celles qui sont propres aux yeux et sont au nombre de 33, les
affections des paupières au nombre de 25, les affections communes à
l'œil et à la paupière au nombre de 10, les affections des organes de
l'odorat au nombre de 17, et celles de la cavité de la bouche et des cinq
parties y renfermées, qui sont au nombre de 57. Toutes ces maladies
concernent le soin de la face et pour leur traitement ou du moins pour
celui de la plupart, il faut recourir à l'occasion à un chirurgien opérateur qui veuille donner ses soins au visage des femmes.

En dehors de ces maladies il convient de donner encore certains soins
au visage : — 1° En premier lieu vient le soin général que prennent toutes
les femmes communément et indifféremment, qu'elles en aient besoin
ou non, même si elles ne sont enlaidies par aucun défaut notable, parce
qu'il n'y a point de femme si belle qu'elle soit qui soit contente de sa
beauté. 2° La correction des taches qui ne sont ni des lentilles ni des
pannus. 3° L'aplanissement des aspérités de la peau. 4° Le soin contre
la puanteur des narines. 5° Contre celle de la bouche. 6° L'apparence
feinte de jeunesse.

1° Pour le *soin général du visage*, il faut se reporter au chapitre DE L'EMBELLISSEMENT DES HOMMES, où il est question du traitement de la couleur sombre du visage, ainsi qu'au chapitre qui précède celui-ci et où l'on donne un Onguent de cérat pour les onctions de la face. Mais certaines femmes veulent être traitées plus énergiquement; on leur lavera d'abord la figure avec du Savon français dissous dans l'eau chaude, puis avec de l'eau de Son; une fois le visage sec, on l'oindra pendant huit jours d'huile de Tartre; ensuite pour adoucir on lavera avec de l'eau chaude dans laquelle on aura dissous de l'huile d'Amandes et de la graisse de Poule. Certaines femmes non contentes de tous ces remèdes, croient faire merveille en appliquant sur le visage des dépilatoires rasant, ce que je n'approuve pas; je crois qu'il est plus sûr de s'en abstenir. Conviennent aussi, outre ce qu'on vient de dire, des ablutions avec de l'eau de décoction de Fèves avec leur écorce, et de l'eau de fleurs de Fèves, de Lis, de petit Liseron, et d'un grand nombre d'autres.

2° Les *taches* se corrigent en humectant avec de l'eau de Tartre épaissie par du Tracaganthe, ou Rp. : Litharge 4 onces, très bon Vinaigre blanc ℔ 1; on fait bouillir un peu; on laisse reposer, et à 3 parties de ce liquide on ajoute 1 partie d'huile de Tartre; on humecte la figure avec ce mélange qui détruit toutes les taches et embellit beaucoup. Le Tartre calciné après avoir été pendant cinq jours dans un lieu humide, par exemple dans un cellier, se pétrit avec de l'eau de blancs d'œufs distillée avec un peu de Camphre et de Mastic; puis on distille comme l'eau de Roses.

3° La rudesse et les *aspérités* de la peau se produisent de deux manières : elles sont naturelles ou acquises. Si la rudesse est naturelle, on la corrige de la façon suivante : on fait macérer un œuf ou des œufs avec leur coquille dans du Vinaigre jusqu'à ce que la coque extérieure se ramollisse; on y incorpore de la semence de Moutarde blanche ou de la racine de Lis mondée et pilée fin; on en oint la face et, s'il le faut, tout le corps. — Si elle est acquise, si l'aspérité de la peau provient par exemple du soleil : on incorpore de la poudre de Vernis cristallin et de Céruse avec de la graisse de Bouc ou de Cerf et on en oint la face.

4° La *puanteur des narines* est impossible ou difficile à guérir; elle peut cependant être palliée; à cet objet convient le Cinnamôme mâché, ou Rp. : Semences de Marjolaine, de Girofle, de petit Basilic, Noix muscade, bois de Cinnamome, Aloès, Storax, Calament, Ambre, 2 dr. de chaque substance, 1/2 dr. de Musc; on pulvérise, on pétrit avec de la bonne eau de Roses et on en fait de petites pilules. On en avale chaque matin deux entières et on en garde deux dans la bouche; elles aromatisent l'haleine (anhelitus) de façon que personne ne s'aperçoit de la fétidité.

5° La *puanteur de la bouche* peut être palliée de la même manière ; en outre on se reportera à ce qui a été dit plus haut de la puanteur des aisselles. De plus si elle provient d'une dent gâtée, on arrachera la dent, et si elle provient de l'ulcération ou de la putréfaction d'un cancer ou de quelqu'autre affection des gencives, on traitera comme il sera montré ci-dessous dans la 3ᵉ Doctrine de ce Traité. Si elle provient de l'estomac et que la cause en soit chaude, on mangera des Pêches ; si elle vient de la poitrine, on usera de Diahysope, de Diairis, de Diacalament, etc. ; en outre, dans toute espèce de puanteur quelle qu'en soit la cause, on fera précéder ces remèdes de purgations générales de la matière peccante et d'un bon régime contraire à la cause de la maladie. Puis on mâchera de la Noix muscade ou des feuilles de Laurier avec un peu de Musc et on les gardera sous la langue ; ou bien on mâchera de l'Absinthe, du Mastic ou du Serpolet. Tous ces remèdes sont faciles et éprouvés.

6° Les vieilles femmes, surtout les courtisanes, s'efforcent de *feindre la jeunesse*, ce à quoi conviennent d'après les médecins, des purgations, un bon régime et l'usage merveilleux des préparations et du médicament « altivoli » qu'a composé maître Bernard de Gordon à la fin du petit traité qu'il a écrit SUR LA THÉRIAQUE, etc. Les topiques chirurgicaux applicables à cet objet consistent à oindre la face plusieurs fois avec du suc de racine de Bryone mêlé à du Miel. Certaines femmes se font enlever avec un rasoir excellent toute la lame superficielle de la peau du visage ; quelques-unes s'appliquent un dépilatoire qui déracine tous les poils ; d'autres appliquent un ruptoir de Cantharides et de Levain qui fait une vésication sur toute la face ; il se reforme ensuite une nouvelle peau.

B. Sur le SOIN DES ORNEMENTS EXTÉRIEURS DES FEMMES nous n'avons pas à donner d'indications ou de doctrine ; elles se parent elles-mêmes assez subtilement de ces ornements, avec assez de soin et d'habileté, car c'est leur intérêt qui est en jeu. Elles laissent de côté toutes autres affaires, et de plus l'une instruit et forme l'autre ; en outre elles ont pour suivantes de vieilles courtisanes et entremetteuses qui sont expertes dans ces ornements, qui les parent tous les jours de vêtements nouveaux, de souliers peints, de ceintures, de capuchons de soie et de batiste, de toutes sortes d'agrafes, de verroteries, de couronnes d'or, de chapeaux, de bonnets, de tuniques et de manteaux de toute espèce [1]. Si elles ne sont pas assez rouges, elles les vêtent de soie rouge ou même écarlate ; si elles sont trop rouges, elles leur mettent des vêtements noirs, verts ou blancs. Toute

---

1. « Quasi pictis socularibus, zonis, caputiis de serico et de bysso in omnibus fibulis et cirotecis, coronis aureis et capellis, capititegiis, peplis ac pelliciis variis. »

cette science, ces femmes la possèdent par art ou par industrie naturelle
dès l'antiquité, comme il ressort de l'autorité d'Ovide qui dit dans son
petit livre DU REMÈDE DE L'AMOUR : « Nous sommes trompés par les ornements ; tout est recouvert d'or et de pierres précieuses ; la fille elle-même
n'est que la plus petite partie [1]. »

Il faut noter seulement ceci, qu'il est excellent, facile, éprouvé et très
nécessaire dans cet art de parfumer les manteaux, les capuchons et
toutes les autres étoffes de lin, par exemple avec une grande quantité de
fleurs de Violettes, de les laver de temps en temps à la Lessive ; il faut en
dernier lieu les humecter d'eau fraîche dans laquelle on aura fait macérer
de la racine d'Iris broyée fin, et les sécher après cette humectation.

CHAPITRE QUATORZIÈME

Du traitement du prurit et de la gale [2].

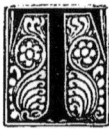

TROIS questions générales à étudier : 1.º détermination ; 2º traitement ; 3º explications des points obscurs.
I. DE LA DÉTERMINATION. Elle ne demande pas beaucoup d'art,
parce que chacun sait et sait dire s'il a des démangeaisons ou
la gale, et s'il sent en un endroit de la chaleur ou du froid, etc. ; tout le
monde connaît ces maladies par autrui ; cependant il est utile de connaître leur mode de génération et leurs causes, pour les éviter.

Les *causes* principales de ces maladies sont efficientes et matérielles.
La cause efficiente est parfois dans la faiblesse de la faculté digestive et
toujours dans la force de la faculté expulsive. — La cause matérielle est
double : éloignée et prochaine ; éloignée, un mauvais régime, comme des
aliments doux, acides, salés, rôtis, frits, etc., du vin doux, épais, trouble.
La cause matérielle prochaine est dans des humeurs salées, amères,
brûlées. — *Mode de génération* : la Nature envoie ces humeurs aux
membres extérieurs pour les nourrir, mais comme elles ne sont pas
propres à cet office, ceux-ci les refoulent et les expulsent aux parties

---

1.   « Decipimur cultu, gemmis auroque teguntur
          Omnia, pars minima est ipsa puella sui, etc. »
2. « De cura pruritus et scabiei. » — Le mot *scabies* des Latins est pour Pline
synonyme de ψώρα des Grecs. C'est la *Rogne* des pays méridionaux, la *gratelle*, la
gale. Haly Abbas, Avicenne ont reconnu que de petites pustules prurigineuses sié-
geaient spécialement entre les doigts. Avenzoar au XIIᵉ siècle découvre les « pediculi
parvunculi », mais sans établir de rapport entre l'animalcule et l'éruption de la
rogne.

sous-cutanées. Si elles sont épaisses, elles restent près de la peau et causent la *gale*; si elles sont subtiles et sèches, elles traversent la partie épaisse de la peau et arrivent entre elle et la lame extérieure, mince et superficielle, et causent le *prurit*. De sorte que ces maladies diffèrent par le siège de la matière et sont analogues par cette matière, étant toutes deux de matière salée, altérée, pongitive, immonde. — Elles diffèrent parce que dans la gale la matière est épaisse, fixe, abondante, tandis que la matière du prurit est subtile, mobile, peu abondante. Elles se ressemblent quant à la matière, en ce que toutes deux résultent d'humeurs non naturelles brûlées imparfaitement. Elles concordent dans le traitement parce que plusieurs procédés de traitement sont communs aux deux, ainsi qu'il ressort des auteurs : bains, étuves, fomentations, frictions et épithèmes, onguents, etc. ; et elles diffèrent en ce que plusieurs médicaments sont plus propres à l'une qu'à l'autre, comme on verra tout à l'heure.

II. Sur le TRAITEMENT trois points : 1° les évacuations; 2° le régime; 3° les topiques.

1° Les *évacuations* : on fera une saignée si les conditions particulières s'y prêtent; les mêmes purgations conviennent assez aux deux maladies, soit celles qui purgent les humeurs salées, acides et brûlées, comme le suc de Fumeterre clarifié avec du sucre, dont on boit tous les jours pendant quinze jours; ou bien on donnera de la même manière ce même suc ou du suc de Scabieuse ou de Parelle acide avec du petit lait de chèvre. Dans les saisons où l'on ne trouve pas facilement ces sucs, on donnera du sirop de Fumeterre ou de Scabieuse, ou bien on fera une décoction de toutes ces herbes ou de quelques-unes, on l'édulcorera avec du sucre, ou pour les pauvres et en hiver avec du miel; on peut la clarifier avec des blancs d'œufs selon l'art de l'apothicaire, et on la donnera comme il a été dit. Cela doit suffire pour le vulgaire comme moyen chirurgical, car ce ne sont pas des remèdes chers ni dangereux, mais sûrs, utiles et éprouvés. S'ils ne suffisent pas, le chirurgien prendra 1 ℔ de petit lait de chèvre, 1 once d'écorces de Mirobolan citrin pulvérisées, il laissera macérer pendant une nuit en plein air, puis fera tiédir et filtrera le matin, y ajoutant 2 onces de sucre de Roses, et fera prendre. Si c'est quelque riche ou quelque noble qui est galeux, le chirurgien permettra ou fera en sorte que le médecin le purge d'abord, afin qu'ensuite lui-même, s'il en a été dûment requis, achève le traitement avec les topiques que l'on va indiquer.

2° Le *régime* préservatif et curatif consiste à éviter et à écarter les causes efficientes et matérielles susdites, et tout ce qui peut brûler et réduire en cendres les humeurs.

3° *Topiques*. Trois sortes de topiques : 1° ceux qui sont communs à

la gale et au prurit; 2° ceux qui sont plus spéciaux à la gale; 3° ceux qui
sont plus spéciaux au prurit.

Ceux qui sont *communs aux deux maladies* sont certaines fomentations, les étuves et des onguents. — On fait cuire de la Fumeterre, de la
Scabieuse, de la Parelle acide, des Mauves, de la Morsure de poule, de
l'Aunée, et avec leur décoction on fomente les malades; si la gale est
humide, on ajoute un peu de Vinaigre, de la Molène, et du Marrube
blanc; si elle est sèche, ou contre le prurit, on met à leur place dans cette
décoction de l'Oseille, de l'Ache, du Son de Froment liés dans un sac.
— Avec ces mêmes herbes on peut faire des étuves, selon que le cas
l'exige, en les préparant selon les règles de l'art. — Les onguents communs aux deux maladies ne doivent pas être répercussifs, mais doivent
attirer la matière au dehors, être mondificatifs et abstersifs; ce sont les
suivants : Rp. *huile de Laurier vieille, Axonge de porc, Cire propre,
Encens, Vif-Argent, une partie de chacun; Sel commun pilé très fin
4 parties; on en mêle à du suc de Fumeterre ou de Plantain autant
qu'il peut s'en imbiber en agitant.* Si on ajoute un peu de Suie
détrempée dans du Vinaigre, cela convient à toutes les taches de la
peau. L'onguent doit être confectionné sur un feu lent [1]; le Vif-Argent ne
sera approché du feu ni ici ni ailleurs, on l'ajoutera au reste quand il sera
mortifié. Si le corps a été suffisamment mondifié et que la gale ne siège
qu'au-dessus du nombril, il suffit d'oindre seulement la paume des mains;
si elle ne s'étend qu'au-dessous du nombril, il suffit d'oindre la plante
des pieds; si la gale s'étend sur tout le corps, on fera l'onction aux
deux places.

Les *onguents plus propres à la gale*, quoique convenant aux deux
maladies, sont les suivants : Rp. *Beurre frais, Dialthea, 1 quart de
chaque, Térébenthine 2 onces, Litharge 2 dr., on incorpore.* — Autre
recette : Rp. *On pulvérise l'écorce du Prunier noir séchée qu'on
incorpore avec du lard ancien.* — Autre recette : Rp. *Ellébore blanc
2 parties, Litharge 1 partie, on incorpore avec du lard ancien.* —
Autre recette : Rp. *Suie 1 once, huile de Noix, Vinaigre, suc de
Fumeterre, de chaque 1/2 once.* — Autre recette : *Suc de Lis, Cire
blanche, Mastic, huile de Noix, on incorpore.* — Autre recette : Rp.
*Suc de Scabieuse, d'Aunée, d'Ellébore blanc et noir, vieille graisse de
porc, autant qu'on veut; on mélange en agitant longtemps.*

Onguents plus appropriés au prurit : Rp. *Lard ancien, rouge ou
jaune; on le coupe très fin et on le macère dans du Vinaigre pendant
trois jours, en remuant le Vinaigre deux fois par jour, on le dépure*

---

1. Ed. 1892 : « Et debet unguent um confici lento igne, quod nec... »; — ms. 1487
intercale entre « igne » et « quod » : « pret. arg. vi. »

complètement et on l'écrase avec soin; ensuite on ajoute de la Céruse
et de la Litharge, de l'huile de Roses et de l'eau de Roses autant qu'on
veut; on mélange longtemps et avec soin. — Autre recette : *On ajoute*
au lard macéré et écrasé de la façon susdite du Vif-Argent mortifié;
cela convient à la gale, au mal-mort, au flegme salé et à toutes les infections croûteuses.

Les médicaments qui conviennent au prurit en dehors des onguents,
sont le bain d'eau douce, d'eau de mer, d'eau salée artificiellement, d'eau
de décoction d'Oseille; le mieux sera d'ajouter à l'un ou l'autre de ces
bains un peu de Vinaigre. Si le patient se fait étuver avec ces herbes, on
le frictionnera dans l'étuve avec de l'Ache broyée avec du Sel, le tout
noué dans un linge; cela convient admirablement.

   III. Explication des points obscurs.

   I. Il faut noter qu'il y a trois choses qui causent la gale et le prurit :
1° la vigueur et la faiblesse de la force expulsive : la vigueur, parce que
si elle était très faible, elle ne chasserait pas leur matière de la profondeur du corps; celle-ci y resterait au contraire et y causerait des apostèmes
ou quelque chose de plus mauvais; — la faiblesse, parce que si elle était
très énergique, elle expulserait totalement la matière hors de la peau,
et ainsi il ne se produirait ni gale ni prurit. C'est là la raison principale
pour laquelle ces maladies se déclarent chez les vieillards; la raison pour
laquelle elles ne guérissent pas chez eux, c'est qu'ils produisent continuellement des humeurs salées et altérées que leur force vitale affaiblie
ne peut expulser complètement à travers la peau. La 2ᵉ cause de leur
formation est la mauvaise qualité des aliments, ainsi les aliments acides,
salés, doux, etc. La 3ᵉ cause est la faiblesse de la force digestive.

   II. Le Vif-Argent qui entre dans la composition de presque tous les
remèdes de ce genre d'infections, ne doit pas être employé avant d'avoir
été mortifié. On le mortifie en l'agitant continuellement et longtemps
avec des cheveux humains dans de la salive, ou en l'agitant avec de la
poudre d'os de Sèche et de la salive, ou encore en le percutant dans
une ampoule avec du Vitriol romain et du Vinaigre; en outre on ne
mélangera pas le Vif-Argent avec certains médicaments chauds en acte,
parce qu'il se convertirait en fumée et s'exhalerait immédiatement. De
plus on en mettra une très petite quantité par rapport aux médicaments
auxquels on le joint, et il ne faut pas en faire des onctions sur les membres nobles, ni sur la face, le cou, le front et le tronc, mais seulement
sur les jambes jusqu'aux genoux et sur les bras jusqu'au coude, pas au
delà. J'ai vu en effet nombre de personnes ointes par des chirurgiens ignorants (idioti) avec des médicaments dans lesquels il entrait du Vif-Argent,
chez lesquelles se déclaraient un gonflement de la langue, de la gorge et
de la bouche, et une corruption et une inflammation (adustio) de tout l'in-

térieur de la bouche et des gencives, de telle sorte que toutes les dents
déracinées tombaient. Ces malades en étant privés à jamais [1], sont morts
peu après, parce qu'ils ne pouvaient plus mâcher. Si dès le début le
chirurgien avait remarqué la tuméfaction, et qu'il eût immédiatement
suspendu l'onction, en lavant toutes les parties avec une décoction d'Anis,
de Camomille et de Menthe sauvage, et en appliquant ensuite le traitement ordinaire, des pustules de la bouche, il eût prévenu tous ces
accidents et tous ces malheurs.

III. La gale est au nombre des maladies contagieuses que rappellent
les deux vers suivants : Fièvre aiguë, phtisie, gale, pedicon, feu sacré,
cancer, lippe, lèpre, délire, esquinancie et anthrax [2].

Sous la dénomination de gale on comprend plusieurs espèces d'infections telles que saphati, teigne, varioles, rougeoles, purpura, dartre, impétigines, goutte rosacée, mal-mort, flegme salé, etc. [3].

IV. Avicenne parle de ces maladies contagieuses, au l. Ier, f. 2, doctr. 1,
chap. 8, où il dit pour compléter le discours DE DISPOSITIONIBUS AEGRI-
TUDINUM : il y a en outre certaines *maladies qui passent de l'un à l'autre*,
ainsi la lèpre, la gale, la variole, les fièvres pestilentielles, les *apostèmes
froids suppurés*, surtout lorsque la maison est étroite et que le voisin
est sous le vent, l'ophtalmie qui se communique principalement à celui
qui la regarde, la congélation des dents [4], la *phtisie* et l'albarras.

Il y a encore certaines *maladies dont on hérite par le sperme*, telles
que l'albarras blanche, la tyrie naturelle, la podagre, la *phtisie* et la
lèpre. La raison pour laquelle ces maladies et d'autres semblables sont
dites contagieuses, c'est que toute maladie dont la matière est près de la
peau et qui par résolution donne à l'extérieur une fumée maligne, presque
vénéneuse, qui infecte et corrompt l'air, est contagieuse ; la gale, le
prurit et d'autres maladies du même genre sont dans ce cas, donc elles
sont contagieuses.

1. Ed. 1892 : « Perpetuo pravabantur » ; ms. 1487 : « Perpetuo privabantur ».
2.   « Febris acuta, tisis (phthisis), scabies, pedicon, sacer ignis,
                 Cancer, lippa, lepra, frenesis, squinantia et anthrax. »
3. « Sicut saphati, tinea, variolae, morbilli, purpura, serpigo, impetigo, gutta
rosacea, malum mortuum, flegma salsum et consimilia. »
4. Ed. 1892 : « et congelatio dentium cum imaginatur aliquis, quod acetosum illud
operatur ».

CHAPITRE QUINZIÈME

De la dartre et de l'impétigo [1].

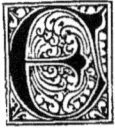

EXAMINONS les trois questions générales de ce chapitre : 1° détermination ; 2° traitement ; 3° explications.

I. La DÉTERMINATION comporte cinq points : 1° définition de ces maladies ; 2° comparaison entre elles et avec quelques autres infections [2] ; 3° variétés ; 4° causes ; 5° symptômes.

Définition. A propos de ces infections et de plusieurs autres, telles que la morphée, le pannus, etc., à propos de leur définition, de leur traitement, etc., les savants contredisent les savants, de telle façon que ni parmi les premiers auteurs Grecs, comme Hippocrate, Galien et Constantin [3], ni parmi les seconds auteurs, soit les Arabes, comme Avicenne, Razès, Sérapion, etc., ni parmi les praticiens Latins, comme les Salernitains et tous les autres, quels qu'ils soient, qui jusqu'aujourd'hui ont traité cette matière, je n'en trouve pas deux qui s'accordent complètement sur ces infections. Ils diffèrent tant sur ce sujet qu'ils se contredisent réciproquement ; aussi ne peut-on tirer de leurs dires une vérité unique, parce que ce que l'un appelle serpigo, l'autre l'appelle impetigo et le troisième pannus ; un quatrième comprend l'un sous l'autre et veut qu'il n'y ait qu'une espèce et qu'un traitement ; un cinquième admet trois espèces pour l'impetigo seul et trois traitements différents. Ils traitent de la morphée et de ses espèces de la même façon, ou encore avec plus d'obscurité, de telle sorte que quoi qu'on dise sur ce point, il faut prendre garde de conclure d'après les paroles des auteurs et des praticiens, et de dire ensuite précisément le contraire ou quelque chose d'insuffisant. Ce sujet étant donc litigieux et obscur, j'ai songé à procéder d'après l'observation et grosso modo, pour être plus facilement compris, quoique cela ne soit

---

1. « De serpigine et impetigine. » — Sous le nom de *Serpigo*, on désigne les *Dartres*. — Les « serpigines » sont dénommées vulgairement dartres et *Feu volage*, dit Guy de Chauliac (p. 416).

« Impetigo », de impetus, irruption, est à peu près synonyme d'éruption et n'a pas une signification précise. Sous le nom d'*Impetigines*, les auteurs latins décrivaient, tantôt un groupe d'affections croûteuses, sèches et chroniques répondant au λείχην des Grecs, tantôt à l'exemple de Galien, la *Mentagre* de Pline. Les Arabes, et les auteurs du moyen âge suivirent la même voie (Chambard) (*G. de Ch.*, p. 416).

2. « Infectio » vient de inficio, imprégner, teindre, colorer. — Sous le nom d'infections de la face, ces auteurs désignent des modifications, des altérations de la peau et des tissus sous-cutanés qui s'accompagnent d'un changement de couleur. Dans certains cas, « infectio » pourrait être traduit par « tache de la peau » ; en résumé on peut traduire « infectiones » par taches, altérations, infections.

3. Constantin appartient au XI° siècle ; il traduit de l'arabe en latin des livres des auteurs Arabes et des travaux des Grecs transcrits en arabe.

pas en accord avec les auteurs et les praticiens, ni peut-être avec la vérité.

J'appellerai pour le moment *infection*, comme on semble l'entendre communément, toute laideur, souillure, aspérité ou inégalité non naturelle de la peau ou de la chair, apparaissant à la surface du corps.

Parmi les infections, il faut distinguer celles qui sont de naissance et celles qui sont acquises. — De naissance : ainsi les morphées qu'on trouve sur le fœtus conçu à l'époque des menstrues ; — acquises, comme les infections qui résultent de l'expulsion de sang mélancolique à la peau, tels les pannus et les lentilles qui arrivent aux femmes grosses.

Toutes ces infections se divisent en *cinq espèces.* La première siège dans la peau seule, non dans la chair, tels les dartres, les pannus, les lentilles, etc. — La seconde siège dans la chair seule, non dans la peau, comme certaines infections acquises qui viennent exclusivement de l'intérieur [1] et qu'on ne guérit que par des évacuations internes, sans topiques. Il est manifeste, en effet, que la peau n'est pas infectée, si ce n'est par l'infection de la chair qui est au-dessous, qu'elle laisse voir étant perméable et diaphane. De ce genre sont les taches livides qui restent dans la peau après les contusions, et que la Nature guérit seule. — La troisième, qui réside à la fois dans la chair et dans la peau, comme certaines morphées noires et rouges et la lèpre. — La quatrième qui réside à la fois dans la peau, dans la chair et dans les os qui sont au-dessous, comme il arrive souvent dans les membres où il y a peu de chair, comme aux tempes et au front. — La cinquième siège entre la peau et la chair et ne pénètre ni l'une ni l'autre, ainsi la gale et les varioles au début et à leur arrivée, avant qu'elles s'apostèment et s'ulcèrent ; car après l'apostémation et l'ulcération elles occupent une partie de la chair et de la peau.

La *serpigo* et l'*impétigo* font donc partie des infections qui siègent dans la peau seule ; la serpigo est une aspérité de la peau qui serpente ici et là et est formée d'humeurs subtiles incinérées ; on l'appelle vulgairement en français « dartre ». — Dans l'impétigo la peau devient blanche et est modifiée dans sa forme ou dans sa substance.

De ces descriptions et de ces définitions il ressort et il suit manifestement que ces maladies ne sont pas complètement identiques ni complètement différentes ; en effet ce qui a même définition, est identique ; ce qui a des définitions différentes, est différent ; et quand les définitions présentent des analogies, il en est de même des objets définis.

Cependant pour la *comparaison de ces maladies entre elles* et avec les autres infections, je me débarasserai pour le présent de ce que disent les auteurs, afin de mieux exposer l'ensemble, car il n'y a point d'infec-

---

1. Ed. 1892 : « ab extrinseco » ; ms. 1487 : « ab intrinseco ».

tion qui ne présente des analogies et des différences avec les autres. Toutes les infections en effet se ressemblent parce que toutes proviennent de la faiblesse de la force d'assimilation, ou du peu d'énergie de la force expulsive; en outre elles se ressemblent par la définition ci-dessus. La dartre et l'impétigo se ressemblent en ce que ces lésions ne pénètrent jamais profondément au delà de la peau; elles diffèrent en ce que l'impétigo a le plus souvent une forme ronde et ne s'étend ni ne se promène; la dartre est le contraire, et si l'impétigo s'étend et se promène, c'est une dartre.

En outre la dartre est quelquefois excoriée, a parfois des furfures ou des squames, tantôt blanches, tantôt noires; l'impétigo ne présente aucun de ces phénomènes.

Le *pannus* et les *lentilles* ressemblent aux deux formes précédentes parce que, comme elles, ils ne siègent que dans la peau, mais ils en diffèrent par la couleur; en effet les premières modifient rarement la couleur de la peau, tandis que le pannus est gris et les lentilles rousses. En outre le pannus arrive le plus souvent aux femmes enceintes d'une fille et à celles dont les menstrues sont retenues; les lentilles et les autres infections arrivent à tout le monde indifféremment. De plus le pannus et les lentilles se produisent plus souvent sur les mains, le cou et la figure, les autres se montrent partout indistinctement. Enfin les pannus sont de plus grandes dimensions que les lentilles.

La *goutte rosacée* et les *cossus* se ressemblent en ce qu'ils ne se montrent que sur la face; ils diffèrent en ce que la goutte rosacée est une rougeur disgracieuse de la face, le plus souvent scabieuse, tandis que les cossus [1] sont des nodules durs qu'on appelle en français « verbles ». Ils sont le plus souvent enfoncés dans la chair et dans la peau autour du nez; si on comprime fortement le nez, ils sortent comme un petit morceau de pâte; si on ne les fait pas sortir, ils altèrent et corrompent le lieu par leur corruption. Il y en a de plus volumineux et de plus durs, à distance du nez, noirs comme des points d'encre; on n'arrache ces derniers qu'avec peine ou jamais.

Dans la *morphée* [2] il y a changement de la couleur naturelle de la

---

1. « Cossus » ou Cossis, ver de bois, espèce d'Artison, insecte qui ronge les pelleteries, les étoffes. — Employé ici par analogie. — Ne pas confondre avec le *Demodex* des glandes sébacées du nez.

2. Morphée vient du grec μορφη. Ce nom avait été donné à un personnage mythologique qui changeait à volonté la forme de son corps et de son visage. La *morphée blanche* était appelée par les Grecs *Leucé* ou *Alphos*. Ce dernier mot signifie blanc comme la farine, il est synonyme de l'αλφος des Grecs. Selon Bazin, la morphée blanche, l'alphos et la leucé répondent aux premières phases de la *lèpre*; la morphée blanche répond peut-être aussi au *vitiligo*. Quant à la morphée noire, les affections les plus diverses ont vraisemblablement été décrites sous ce titre (*G. de Ch.*, p. 413).

peau qui présente des taches disséminées, peu profondes le plus souvent; la peau est altérée comme dans la lèpre, et suivant quelques-uns la chair l'est aussi. La morphée est genre pour l'algada et l'albarras ou la gada et la barras, mots qui ont la même signification que les précédents; « al » en effet n'ajoute rien au sens, ce n'est que l'article. — La *gada* est une espèce de morphée dans laquelle il n'y a pas d'élévation de la peau, mais parfois une dépression. Elle est quelquefois accompagnée de pustules de même couleur et a trois variétés, noire, blanche et purpurine. — La *barras*, autre espèce de morphée, est une altération qui atteint la peau, la chair et l'os et qui déprime toujours la peau au-dessous de sa ligne naturelle; elle est tout à fait incurable par la médecine; elle a deux variétés, blanche et rose.

Constantin dans son *Viatique* donne une autre division de la morphée; il dit qu'autre est la morphée blanche qui résulte d'une corruption du flegme, autre la noire qui provient d'une corruption de la mélancolie, autre la livide ou purpurine qui provient du sang et de la mélancolie.

Toutes les variétés de gada se ressemblent en ce qu'elles altèrent la peau et un peu la chair superficielle; elles diffèrent de l'albarras en ce que celle-ci altère la peau, la chair et l'os sous-jacent; elles en diffèrent encore en ce qu'elles résultent d'une force vitale plus énergique et d'une matière plus subtile que la barras, que de plus elles sont parfois curables, tandis que la barras est tout à fait incurable, à moins qu'on ne l'extirpe chirurgicalement avec toutes ses racines.

Nous avons dit que d'autres espèces de morphée diffèrent de la barras, parce que celle-ci résulte d'une force vitale plus énergique et d'une matière plus subtile; mais on ne peut les comparer avec celles dont il est question ici. En outre toutes les autres espèces de morphée, quelles qu'elles soient, ressemblent à la barras en ce que, une fois qu'elles sont déclarées, elles absorbent la bonne nourriture qui arrive et la transforment en leur substance, de même qu'une bonne complexion corrige parfois et transforme une mauvaise nourriture qui lui est envoyée.

L'albarras blanche diffère de la gada blanche en ce que sur la gada il naît des poils noirs et blonds, tandis qu'il n'en pousse que de blancs sur l'albarras. La barras diffère encore de toutes les autres altérations parce qu'elle amène une dépression de la peau, les autres pas. La barras diffère encore de la morphée par d'autres caractères, car si on pique la peau dans la barras, il ne sort que de l'humidité; dans la morphée, surtout si elle est blanche, il sort du sang. La barras noire diffère de même de la gada noire; parfois elle présente des excoriations, d'autres fois des écailles comme celles des poissons, parfois des croûtes comme celles des coquillages.

Tout ce que je viens de dire sur ces infections est tiré des paroles des auteurs célèbres et des praticiens; j'ai voulu les mentionner avant d'aller plus loin, quoiqu'elles soient de peu d'utilité dans l'œuvre de chirurgie, parce qu'elles ne concordent pas entre elles; aussi le chirurgien ne peut-il s'appuyer sur elles ni en déduire une manière d'opérer certaine. Quel besoin le chirurgien opérateur a-t-il de s'occuper de l'identité des noms, si les traitements sont différents, ou de leur diversité, si ceux-ci sont les mêmes? Galien ne dit-il pas (au III⁰ l. du *De morbo,* chap. 4), quel cas il faut faire des noms de la médecine; ce qui importe, c'est la connaissance des choses, non des noms. Qu'importe que la dartre et l'impétigo soient ou non la même chose, du moment qu'on les traite le plus souvent tous deux par un seul et même onguent? S'inquiète-t-on si certaines infections de la peau et de la chair superficielle sont différentes ou semblables, puisqu'on les guérit le plus souvent par un seul et même onguent ruptoir et un petit nombre d'autres, ainsi qu'on le verra plus loin?

Les définitions, les effets, variétés, causes et symptômes de l'impétigo et de la dartre ressortent clairement ou peuvent suffisamment être tirés de ce qui a été dit.

II. TRAITEMENT. Trois questions : 1° les évacuations; 2° le régime; 3° les topiques.

1° Les *évacuations.* Il est très certain que ces maladies ainsi que beaucoup d'autres qui ont déjà été étudiées, telles que la fistule ou le cancer, et d'autres qui seront étudiées dans la suite, telles que les apostèmes, etc., pour le traitement desquelles on appelle souvent les chirurgiens, résultent d'une cause ou d'une matière interne, qui ne peut être extraite ou consumée en aucune manière par des topiques externes; par conséquent, si on veut guérir la maladie dont elle est la cause, il faut la purger et la traiter par l'intérieur. Il est certain en outre qu'il y a des matières humorales qui ne peuvent être évacuées facilement si elles ne sont auparavant digérées et préparées à l'expulsion; or elles ne peuvent être digérées et évacuées convenablement, si on ne les connaît pas en elles-mêmes et par leurs qualités. C'est pourquoi il est nécessaire de donner d'abord les signes par lesquels on reconnaît toute humeur peccante en soi et par ses qualités, et par lesquels on la distingue de toutes les autres humeurs. Une fois connue, l'humeur sera digérée, s'il le faut; une fois digérée, elle sera évacuée, en sauvegardant toujours, ici comme partout, les attributions et les limites des médecins. En effet je ne conseille pas, et il n'est pas digne que le chirurgien s'en mêle, à moins qu'il ne connaisse les principes de la médecine, et encore ne le fera-t-il que dans un cas pressant ou lorsqu'on manque de médecins.

Quelle que soit donc la plénitude ou réplétion d'humeurs qui exige une évacuation, celle-ci doit se faire de l'une des deux manières suivantes : ou bien d'après l'état des vaisseaux ou des veines, ou bien d'après la force vitale. La première, quand les veines sont très pleines; dans ce cas, toutes les humeurs sont abondantes, mais non également; en effet chez un bilieux il y a plus de bile que chez un flegmatique, chez un flegmatique c'est le contraire, et ainsi des autres; car jamais on ne trouve de sang pur; aussi appelle-t-on la saignée une évacuation universelle, parce qu'elle évacue toutes les humeurs. — La seconde, quand une seule humeur est plus abondante qu'elle ne devrait l'être, de sorte qu'elle nuit à la force vitale sans remplir cependant les veines.

Les *symptômes par lesquels on distingue l'humeur peccante* des autres humeurs, sont la manière d'être, la couleur et l'état du membre lésé ou souffrant et du corps du patient. Si celui-ci est charnu, de bon teint, a une saveur douceâtre dans la bouche et sur le corps des pustules rouges, purulentes, s'il est jeune, que son urine soit rouge et épaisse, s'il fait usage de bonnes viandes et de vin, que la peau de sa figure soit rouge, c'est signe que le *sang* est plus abondant qu'il ne faut. — Si le patient est paresseux, lourd, de couleur pâle, s'il a les veines grêles et beaucoup de salive insipide et visqueuse, l'urine d'un blanc pâle, épaisse, la digestion lente, la chair molle, blanche, mucilagineuse et très graisseuse, un appétit faible, dégoûté et irrégulier, s'il a longtemps fait usage de poissons, d'herbes et d'aliments humides et bu de l'eau pure, c'est signe d'un excès de *flegme*. — Si le patient est maigre et a de grosses veines apparentes, une couleur rousse ou citrine, la bouche amère et sèche, la conjonctive de l'œil citrine, l'urine brûlante et peu abondante et qu'il ait usé de légumes âcres, tels que Oignons, Ails, etc., et d'épices fortes, telles que Poivre, Galanga et autres substances chaudes et sèches, et ait bu beaucoup de vin fort, chez un tel homme, c'est la *bile* qui domine. — Si le patient est de couleur brune ou noire, de complexion maigre et rend une urine pâle, noirâtre, etc., ou brune et peu abondante, s'il a l'appétit fort et le sang épais et noir, et qu'il ait longtemps usé de mets engendrant de la mélancolie, comme la chair de Chevreaux, de Bœufs, de Lièvres, le Fromage sec, les Choux, les Lentilles, etc., c'est la *mélancolie* qui a augmenté chez lui.

Lors donc que le chirurgien, qui doit être un peu médecin, reconnaît à ces signes ou à certains autres, quelle humeur ou quelles humeurs surabondent chez le patient; s'il voit les veines remplies, etc., et que toutes les humeurs, sans être en quantité égale, sont abondantes dans le sang, il doit faire saigner le patient, si la force vitale, l'âge, les habitudes et les autres circonstances particulières le permettent. Ensuite il purgera les autres humeurs avec les médecines laxatives appropriées; si pour quelque raison ou par ignorance on fait précéder la saignée d'une médecine laxative, on fera la saignée peu après, afin que le mouvement des humeurs ne cause pas de fièvre. Mais si, dans cette réplétion des veines, aucune autre humeur n'était en excès de quantité par rapport au sang, la saignée seule suffirait et il ne faudrait la faire suivre d'aucune médecine laxative, parce que l'évacuation a porté également sur toutes les humeurs suivant leur quantité respective, aussi bien que sur le sang. Si donc le chirurgien, après avoir considéré attentivement les symptômes, veut mondifier le sang, rectifier sa complexion légèrement et sans danger, réprimer l'acuité et la chaleur excessive de la bile rouge et évacuer la bile brûlée et le flegme, il fera prendre de la Cassie débarrassée des écorces extérieures des capsules, non l'espèce à grains, environ 2 onces avec 1 livre de petit lait de Chèvres, auquel on la mélangera en faisant bouillir en un seul bouillon. On placera le remède pendant toute une nuit en plein air dans un vase recouvert d'une fine étoffe de lin et le matin vers l'aurore on filtrera et on donnera le liquide filtré tiède ; — ou bien on donnera de 3 à 7 dr. d'Epithime en poudre, et dans une décoction avec du petit-lait de Chèvres, de 4 à 8 ou 9 dr. Mais si on le donne dans une décoction, qu'elle soit de quelque herbe qui convienne au cas, comme la Bourrache ou la Buglosse ou quelqu'autre semblable, et d'une quantité de 2 1/2 ℔, dans laquelle on fera bouillir 1 dr. de Spica et de Mastic, ou 1 dr. de l'un des deux à gros bouillons ; on fera le reste comme on dira pour l'évacuation de la mélancolie.

Les médecines simples digestives du *flegme* sont le Pouliot, le Calament, le Basilic, la Marjolaine, la Sauge, le Serpollet, la Menthe, la Sarriette, l'Abrotonum, la Tanaisie, le Sisymbrium, la racine de Carotte, le Poivre, le Gingembre et toutes les médecines semblables, ou les épices simples chaudes ou sèches, avec lesquelles ou avec une partie desquelles on fait une décoction avec du Miel dont on usera comme il sera dit pour la digestion de la bile. — Les médecines composées digestives du flegme sont l'Oxymel simple, l'Oxymel composé, l'Oxymel scillitique, le Miel rosat et autres substances de ce genre qu'on donne à prendre avec de l'eau chaude, ainsi que toutes les bonnes épices chaudes et sèches, telles que : Gingembre confit, le Diatereon poivré, etc. — Les médecines composées qui évacuent le flegme sont le Diaturbith à la dose d'environ 3 dr., la Hierapicra bénite, dose de la grosseur d'une châtaigne, les pilules arthritiques, les pilules dorées, les pilules fétides, les pilules de Cochia, de chacune desquelles on donne une dose de 1 dr. ou environ, ou bien encore ce remède très sûr et éprouvé : Rp. *bon Agaric 5 dr.*, *Mastic 8 dr.*, *dans les saisons et les pays chauds, dans les temps froids 6 dr.*, *Spica-Nard 2 dr.*, *Fenouil 1/2 dr.*, *Miel cru filtré 1* ℔ ; *on mélange, on donne deux cuillerées avant le jour.* Il amène quatre selles ou environ. C'est le moyen le plus sûr et j'ai vu plusieurs fois des médecins en prendre sans préparation ou prévision préalables. Si le flegme abonde dans la tête, comme il arrive assez souvent : Rp. *Safran 1 partie,*

Myrrhe de choix 3 parties, bon Aloès socotrin autant que des deux premières substances; on fait des pilules avec du sirop de Roses; j'ai vu des médecins en prendre trois ou quatre vers le soir sans préparation aucune et quelquefois après le dîner.

Les médecines digestives de la *bile* sont les aliments froids et humides ainsi que le repos, la Violette, la Rose, l'Acacia, la Laitue, l'Endive, le Pourpier, la Joubarbe, la Morelle, le Plantain, la Scolopendre, etc., les graines froides de Sandal, le Spodium, le Camphre aquatique, le Vinaigre, le Verjus acide. Avec ces substances, la plupart ou quelques-unes, on fait une décoction avec du sucre, ou on mange celles qui sont comestibles avec du Vinaigre ou du Verjus; on peut siruper la décoction ou la clarifier avec des blancs d'œufs; on en boira le matin et le soir de quatre à six cuillerées, ou bien on donnera une quantité égale d'Oxicrat ou de sirop acéteux avec autant d'eau chaude. — Les médecines qui évacuent la bile sont un électuaire de suc de Roses à la dose d'environ 4 dr., ou un électuaire de Diapruna à la dose de 1 dr. environ.

Les médecines simples digestives de la *mélancolie* sont la Bourrache, la Buglosse, le Thym, l'Hépatique, la Scolopendre, la Capparis, le Tamaris, le bon Vin, le bain d'eau douce et toutes les médecines chaudes et humides, dont on fait une décoction avec du sucre, comme il a été dit pour les digestifs de la bile. — Les médecines composées pour le même objet sont l'Oxymel scillitique, le sirop acéteux, le Miel rosat. — Les médecines composées qui évacuent la mélancolie sont le Cathartique impérial en doses de 1/2 à 1 dr., le Diaséné, en doses de 1/2 dr. environ : le Hierarufin en doses de 1/2 à 2 ou 3 dr., le Hieralogodion en doses de 3 dr. environ, le Theodoriscon empiriscon en doses d'environ 4 dr., ou bien on purgera la mélancolie avec cette médecine légère, éprouvée et qui lui est propre : Rp. *Epithyme environ 6 dr., Mastic ou Spica-nard 1 dr., on les pile légèrement et on les fait bouillir d'un bouillon le soir dans 1 ℔ de petit-lait de Chèvre;* on la tempère pendant la nuit en plein air, comme il a été dit; le matin on fait tiédir, on filtre et on fait prendre.

Si le chirurgien, quand cela est nécessaire, voulait évacuer des *humeurs aqueuses,* ainsi chez ceux qui ont une hernie aqueuse, chez les cacochymes, les hydropiques froids, etc., il peut le faire facilement et sûrement de la façon suivante : on extrait tout le blanc d'un œuf, on remplit tout le vide de cet œuf de suc de racine d'Iris cru et filtré, puis on chauffe l'œuf sur les cendres, en mêlant et remuant continuellement ce suc avec le jaune; on absorbe ce mélange tiède le matin, et si une fois ne suffit pas, on renouvellera de trois en trois jours jusqu'à ce que cela suffise. — Si le chirurgien doit relâcher des patients constipés ou non constipés, il peut le faire hardiment avec la médecine spéciale d'Epithyme, évacuative de la mélancolie, donnée ci-dessus, en observant toujours les règles générales auxquelles il faut être attentif dans ce cas, suivant les auteurs et les *Pratiques de médecine*, et surtout que la force du patient suffise à l'intention et qu'il n'ait pas eu le jour même ou la nuit une évacuation considérable, telle que flux de ventre, flux de sang ou sueur. Si celui qu'il faut relâcher est fortement constipé, on commencera par un suppositoire ou un clystère et on observera les quatre conditions indiquées pour ce cas au chap. 1ᵉʳ de la 1ʳᵉ Doctr., au 5ᵉ *Notable* préliminaire de la 5ᵉ partie dudit chap., intitulée DES ÉVACUATIONS ET DES POTIONS CHEZ LES BLESSÉS.

2° Le *régime* de ceux qui souffrent de ces maladies et d'humeurs brûlées, intérieurement et extérieurement, est le suivant. — Toutes les choses qui touchent ce sujet, étant soigneusement examinées et considérées, pour autant que j'ai pu les tirer et les colliger des auteurs et des *Pratiques de médecine*, ainsi que conseille la théorie, et étant supposé un bon régime dans les cinq choses non naturelles (l'air, l'exercice et le repos, la réplétion et l'évacuation, dans les médecines digestives, laxatives, etc., dans les accidents de l'âme, la joie et la tristesse, la colère et l'inquiétude, etc., ainsi que dans le sommeil et la veille), chaque fois qu'il le fallait, etc., alors, — pour ce régime tel que saurait l'ordonner un bon médecin, il suffit et il ne reste qu'à ordonner un régime convenable dans la diète, qui est la sixième chose non naturelle, et est la plus nécessaire pour trois raisons : 1° parce qu'entre toutes les choses non naturelles c'est de la diète que les patients s'écartent le plus ; 2° elle seule varie pour ainsi dire chaque jour et est nécessaire tous les jours ; nous n'avons pas si souvent besoin d'un changement dans les cinq autres choses non naturelles ; en effet si l'air est bon, il ne faut pas en changer, et il en est ainsi des autres choses ; 3° toute cure rationnelle, médicale ou chirurgicale, présuppose un régime convenable dans la diète.

Lorsque les humeurs brûlées sont plus chaudes et plus sèches qu'il ne faut, on doit les tempérer par des contraires, c'est-à-dire par des aliments froids et humides, et modérer la chaleur excessive de la cause et de la maladie par un froid qui la surpasse, et sa siccité par une humidité.

Tout le régime consiste donc dans ces cas à éviter ce qui est nuisible et à rechercher ce qui est utile. Or comme les choses nuisibles sont moins nombreuses que les choses utiles, laissant ces dernières, nous énumérons les choses nuisibles, prenant le chemin le plus court, et nous supposerons que tout ce qui n'est pas nuisible est utile, ou du moins peut être considéré comme tel. Les choses nuisibles dans la diète sont donc les suivantes : tous les légumes, frais et anciens, verts et secs, tels que Fèves, Pois, etc., et toutes les purées de légumes, sauf celles de Pois chiches et de Pois, tous les légumes âcres tels qu'Ails, Oignons, etc., que ces substances soient employées avec d'autres aliments, ou seules; toutes les choses acides, fortes et piquantes, ainsi les fortes épices telles que le Poivre, la Zédoaire, la Galanga, et les forts électuaires comme le Diatereon pipereon, toutes les substances salées, surtout depuis longtemps, comme le Lard (alleca sive lardus), etc.; tout ce qui est frit et grillé, surtout les croûtes extérieures noircies par la flamme (incendium) du feu, le fromage et tout ce qui est tiré du fromage, ou préparé avec lui; la croûte de pain, tout pain azyme et tout ce qui est fait avec de la pâte azyme comme les croûtes de pastilles, la viande de Bœuf, toutes les grosses venaisons, la viande de Cerf, de Sanglier, tous les oiseaux qui vivent dans l'eau, à la seule exception des petits oiseaux qui habitent sur les rivages et ont les doigts des pieds non palmés et le bec mince ou long; nuisibles sont encore les oiseaux qui mangent des serpents et autres animaux venimeux, tels que les Cigognes et les Paons; tous les condiments salés, les jus, les « cineta », les galentines[1], et les mets semblables avec des Oignons et des épices fortes, tous les fruits ordinaires, excepté un peu de fruits astringents après les repas, tels que Coings, Nèfles, Poires et en outre ceux qui répriment l'acuité de la bile et l'humeur, Grenades, Melons, Oranges et Limons, Raisins acerbes, Pommes acides non mûres, Cerises, Prunes, etc. Nuisibles sont encore toutes les boissons qu'on boit communément en France, excepté le vieux Vin clair, blanc ou rouge, ni fort ni faible, moyen, en y ajoutant environ les deux tiers d'eau claire.

Ainsi que certains le croient, quelques-unes de ces infections, telles que l'impétigo, quelques pannus blancs, la barras et la gada blanches, et toutes celles dont la couleur tend à une laide blancheur, sont formées matériellement de flegme corrompu. Or le flegme étant froid et humide, il est dans chacune de ses qualités contraire aux humeurs chaudes, sèches et brûlées. Comme le régime de tout malade doit être contraire à la cause de la maladie, le régime de ces patients devra être chaud et sec, presque le contraire du régime qui vient d'être recommandé, puisque, comme dit le Philosophe, « si oppositum in opposito, et propositum in proposito, etc. ». D'un autre côté il n'est pas possible de montrer ce qui est bon ou nuisible à une maladie bilieuse sans toucher également à ce qui est bon et nuisible à une maladie flegmatique. Ceci ressort de l'autorité du Philosophe qui dit que la discipline ou la doctrine des contraires est la même; d'où il résulte et suit évidemment que ce qui excite la bile, réprime le flegme et réciproquement. Ainsi tout ce qu'on permet comme utile à ceux qui souffrent de la bile et d'humeurs brûlées, sera contraire et nuisible à ceux qui souffrent du flegme, et tout ce qu'on défend comme

---

1. « Brodia, cineta (chineta, ms. 1487), galentina. » — Galentine, gelée de viande ou de poissons (Du Cange).

nuisible à ceux qui souffrent de la bile, sera accordé à ceux qui souffrent du flegme. Sont exceptées quelques-unes de ces choses qui nuisent à ceux qui souffrent d'humeurs brûlées non par leurs qualités premières, le chaud et le froid, l'humide et le sec, mais parce qu'elles sont de substance grossière et venteuse comme les légumes, ou visqueuse comme l'azyme, ou de digestion difficile, et celles qui sont un mauvais aliment comme les chairs des oiseaux qui vivent sur l'eau, la viande de Bœuf et quelques autres de ce genre, qu'on défend également à ceux qui souffrent du flegme et à quelques autres malades. D'ailleurs ceux qui souffrent du flegme, ressente la faim et surtout la soif et se garderont des choses digestibles humides et aqueuses, de tous les fruits humides, de toutes les herbes, de toutes les choses lactées, des substances âcres, des légumes, poissons, surtout de ceux qui sont gras et mous; ils boiront de l'Hydromel ou un peu de bon Vin. Tout homme avisé peut tirer lui-même de ce qui a été dit le complément de ce régime et suppléer à ce qui manque; ce qu'on a donné ici comme utile, il le tiendra comme nuisible ailleurs, et considérera comme utile ce qui est donné comme nuisible.

3° *Topiques*. Deux points : 1° certaines précautions générales qui règlent leur application et renforcent leur action; 2° les topiques mêmes.

Les *précautions générales* comprennent *sept règles générales*.

1re règle. On n'appliquera pas de topiques sur les infections anciennes, de grande étendue ou qui paraissent de traitement difficile, avant d'avoir purgé convenablement le corps et ensuite le membre malade, si possible, en observant toutefois les règles qu'il faut observer. — *2e règle*. Dans toutes ces maladies il faut faire sortir la matière, et sinon par un moyen plus simple, avec des sangsues et des ventouses. — *3e règle*. Aux maladies plus anciennes, plus étendues et plus difficiles à guérir, conviennent, toutes choses égales, des évacuations et des frictions plus fortes, et en général des topiques plus forts. — *4e règle*. Tous les topiques doivent être appliqués pendant que le patient est dans un lieu chaud et humide, comme dans les étuves ou dans le bain. — *5e règle*. Après le bain ou les étuves, il faut immédiatement faire une friction; elle doit précéder les autres topiques. — *6e règle*. Toute infection causée par la force de l'action de la Nature sans que celle-ci soit excitée par quelque maladie est, si les autres symptômes sont favorables, facile à guérir; celle qui est causée par la Nature excitée, par exemple par l'ardeur du soleil ou par une maladie aiguë sera, si les autres symptômes concomitants sont mauvais, de guérison difficile ou impossible. — *7e règle*. Les infections dans lesquelles, des piqûres faites avec une aiguille dans un pli de la peau seule, il sort du sang de bonne couleur, sont curables si les autres symptômes concomitants sont favorables; sinon elles sont dites incurables.

Quant aux *topiques* à appliquer sur ces infections, ils sont de plusieurs

degrés, pour ce qui regarde notre sujet, de même qu'il y a plusieurs
formes de ces infections. Mais si nous laissons complètement de côté les
infections qui proviennent de la Nature et les infections de la peau, de la
chair et des os produites après la naissance (lesquelles sont jugées tout
à fait incurables, à moins qu'elles soient si peu considérables qu'on puisse
les extirper par les moyens chirurgicaux sans grande perte de substance),
si nous négligeons pour le moment celles qui n'infectent que la chair,
comme les contusions devenues noires et les rougeurs de paupières, et
les infections qui se produisent entre la peau et la chair sans corrompre
l'une ni l'autre, telles que la gale et les varioles au début dont le traitement a été ou sera exposé dans des chapitres spéciaux, — il ne reste plus
qu'à graduer les topiques pour celles qui occupent la peau seule et pour
celles qui occupent la peau et la chair.

De ces topiques, les uns sont faibles, les autres forts, les autres très
forts ; il faut s'en servir par ordre en appliquant sur les infections légères,
faibles, récentes, petites et peu nombreuses de la peau seule, d'abord
des topiques faibles ; si un seul ne suffit pas, on le fera suivre d'un second,
puis d'un troisième et ainsi de suite ; s'ils ne suffisent pas, on recourra
à de plus forts. Contre les infections rugueuses, épaisses, invétérées, considérables, nombreuses, on emploiera dès l'abord de forts remèdes et en plus
grand nombre, puis successivement on en appliquera, s'il le faut, de plus
forts, comme il a été dit pour les remèdes insuffisants appliqués aux infections faibles. Sur les infections qui occupent la peau et la chair à la fois,
acquises depuis la naissance, de quelques conditions qu'elles soient, on
appliquera de suite des remèdes plus forts et on ira en augmentant ; on
en appliquera un ou plusieurs successivement, comme il a été dit plusieurs
fois ; s'ils sont insuffisants on recourra en dernier lieu aux remèdes très
forts.

Les *topiques faibles* qui conviennent ici sont les suivants : on écrase
complètement une racine de Parelle avec beaucoup de Sel, on frictionne
le lieu et on applique ; — ou bien on gratte (scalpetur) fortement la partie
malade et on frictionne immédiatement avec la Cendre blanche chaude
qui adhère à l'extrémité des morceaux de bois qui brûlent au feu ; — ou
bien : huile d'Amandes douces et Beurre frais, 1 quart de chacun,
Térébenthine 1 1/2 once ; on en oint la place. — Autre recette : Dialthea,
Beurre de mai, huile de Violettes, par parts égales ; on fond, on filtre,
on agite jusqu'à ce qu'on obtienne un onguent très blanc. On en oint un
peu le lieu une fois par jour en frictionnant. — Ou encore, on applique
sur la dartre des étoupes trempées dans du Vin aussi chaud qu'on peut
le supporter et on renouvelle plusieurs fois pendant quatre jours. —
On brûle des tiges sèches de Genêt ; on recueille dans un vase plein de
Vinaigre la liqueur qui tombe goutte à goutte de leurs extrémités ; on

en enduit le lieu . — On fixe sur le lieu, en la remplaçant souvent, l'amande broyée d'une Noix commune sèche, elle guérit en deux jours. —. On humecte fréquemment avec la salive d'un homme abstinent à jeun, ou bien on enduit avec de la gomme de Cerisier, de Prunier, ou avec de la graine de Moutarde et du Vinaigre, ou bien on humecte avec du suc acide, ou de Plantain ou de Mémithe, ou on applique une pâte liquide et crue de farine très fine de Froment délayée dans l'eau, et on renouvelle, ou bien on humecte avec du suc de Prunelles sauvages vertes. — Ou encore on applique du suc de Citron ou la cendre de l'écorce de ce fruit. — Ou bien on fait des onctions avec le suif d'un bouc tué à l'époque du rut.

Les *topiques forts* sont le sang de Lièvre tiré de l'oreille ou du pied, qu'on étend au soleil sur le lieu malade, et qu'on laisse jusqu'à ce qu'il se sépare de lui-même. — On fomente le lieu avec de la purée de Fèves, ou on le frictionne avec de la poudre de Soufre vif, enfermée dans un linge imbibé de Vinaigre. — On applique aussi de l'Ail ou des Oignons blancs écrasés. — On renforce l'onguent mentionné ci-dessus, qui est faible, de suif de Bouc ; le mieux, cela est éprouvé, est de l'aiguiser avec un peu de poudre de Soufre vif. — Tous les topiques faibles précédents peuvent de même être renforcés en y ajoutant une petite quantité de médicaments abstersifs énergiques, tels que Soufre, Vert-de-gris, Sel ammoniac, les deux sortes d'Ellébores, la Suie, la toile d'Araignée, etc.

Les *topiques plus forts* sont tous les topiques faibles et forts précédents, si on y ajoute en quantité notable quelques-unes des substances âcres indiquées plus haut, ainsi que quelques autres qui suivent et dont les unes sont simples, les autres composées de médecines plus fortes que les précédentes ; ils n'attaquent cependant pas la peau intacte. Citons enfin d'autres topiques qui, suivant les auteurs, les *Pratiques* et les praticiens, possèdent soit spécifiquement, soit autrement la vertu propre de guérir spécialement ces maladies. — Les premiers sont : Encens, Ellébore, Limaçons torréfiés avec leurs coquilles, par parts égales ; on pulvérise, on noue dans un morceau de linge et on en frictionne les infections dans le bain. — On enduira encore le lieu d'une bouillie liquide de Chaux et d'eau, ou de Cendre d'Ail avec du Miel, ou de Sarcocolle avec du fiel de Vache, ou de semence de Raifort avec du Miel ; — ou bien on appliquera l'un et l'autre Ellébore avec du Vinaigre ou de la Fumeterre cuite dans le ventre d'un Serpent vidé et frit.

Les *topiques fameux* expérimentés sont : l'huile de Froment épaissie de toile d'Araignées, blanche, dépouillée de ses immondices, puis brûlée dans un vase de plomb mis dans un four, — ou de l'huile d'Œufs épaissie avec un peu de Vert-de-gris ou de sel Ammoniac pour qu'elle opère plus fortement, ou encore l'Onguent suivant : Rp. *Semences de Genévrier écrasées, 4 onces ; on fait bouillir dans une quantité d'eau suffisante ; on filtre et à la colature bouillante on ajoute axonge de Porc fraîche, fondue et filtrée 6 onces, Cire et Térébenthine 1 once de chaque; on dissout le tout ensemble, on enlève du feu après la dissolution, et après refroidissement on jette l'aquosité, on agite fortement la partie grasse dans un mortier, en y ajoutant 2 onces de Soufre vif pulvérisé très fin.* Avec cet onguent un grand médecin a guéri en ma présence une nonne qui avait eu pendant cinq ans sur tout le visage une dartre furieuse, squameuse et fort laide; plusieurs médecins de Paris qui l'avaient soignée pendant longtemps, l'avaient abandonnée sans la guérir. On a aussi l'Onguent suivant : Rp. *L'un et l'autre Ellébore, Soufre vif, Encre, Orpiment, Litharge, Chaux vive, Vitriol, Alun, Galles, Suie, Cendres clavelées, 1/2 once de chaque, Vif-argent éteint, Vert-de-gris, 1 dr. de chaque; on fait une poudre.* — D'autre part : Rp. *Suc de Bourrache, de Scabieuse, de Fumeterre, de Parelle, 3 onces de chaque; on fait bouillir ensemble sur un feu lent en y ajoutant de la lie d'Huile vieille et du Vinaigre, de chaque environ 3 onces, Poix liquide 1/2 once, et de la Cire ce qui semblera nécessaire; toutes ces substances liquéfiées ensemble on y jettera et on y incorporera la poudre ci-dessus; on y ajoutera en dernier lieu du Vif-argent mortifié.* Cet onguent a été éprouvé dans toutes les infections curables, toutes les fois qu'il convient de les extirper radicalement avec des ruptoirs ou des moyens semblables. — Très bonne est aussi une friction avec du suc de Spatule ou Iris fétide, si on la continue et si on maintient ce suc sur le lieu en en imbibant des étoupes ou quelque chose de semblable. — De même, l'*Onguent de maître Robert Fabre* [1], premier médecin du roi, avec lequel en quatre jours il guérissait les pires impétigos; il semble qu'il devrait convenir dans toutes les infections légères : Rp. *Suc de Parelle et de Scabieuse 1 quart de chaque, Vinaigre très fort 1/2 quart; on fait bouillir avec huile de Noix 8 onces et Poix liquide 4 dr., jusqu'à réduction de moitié, ensuite on exprime à travers une toile forte, on ajoute à la colature Tartre et Suie, de chaque 4 dr., Cinnamome de choix macérée dans du fort Vinaigre 2 onces, Céruse 5 dr., Litharge, Aloès socotrin de choix, de chaque 2 dr.* — La Marcassite écrasée fin avec du Vinaigre convient aussi à toutes les infections.

Les *moyens locaux les plus forts* contre les infections, les derniers à employer dans ces cas parce qu'ils ont un effet que n'ont pas les précédents, sont les ponctions, frictions, sangsues, incisions, ruptoirs, cautères; ils s'emploient de la façon suivante : on pique le lieu avec une alène (subula) ou on scarifie, puis on frictionne fortement avec une des frictions indiquées ci-dessus; après quoi on applique un ruptoir composé de *Cantharides*

---

1. « Unguentum Magistri Roberti Fabri, summi medici regis. »

1 partie, Levain 8 parties, avec un peu de Vinaigre, jusqu'à ce qu'il produise une vésicule. — L'application de sangsues est également utile, ou bien on abrase la peau et toute la chair infectée et on laisse couler beaucoup de sang. — Ou encore, un ruptoir composé de : *Chaux vive 8 parties, Suie 1 partie, pétrie avec du Savon français en consistance de pâte;* — ou un ruptoir de Chaux vive mis en pâte avec du suc d'écorces de Noix vertes ou seulement avec de l'eau. — On peut encore cautériser peu à peu l'infection jusqu'à ce que toute la laide couleur extérieure ait disparu ; une fois qu'elle a été enlevée à l'aide d'un des médicaments ci-dessus énumérés, on applique le traitement des plaies.

III. EXPLICATIONS SUR CE QUI PRÉCÈDE. Quatre choses à noter :

I. Il faut noter, pour que les chirurgiens ne soient pas induits en erreur, ne présument rien ou ne paraissent pas tromper autrui par de fausses promesses, que parmi les infections extirpées par un ruptoir ou par des moyens semblables, toutes ne guérissent pas. J'ai même vu d'excellents chirurgiens, aidés de médecins, désespérer de la guérison d'une jambe atteinte de dartre; elle était toute excoriée et traitée d'ailleurs selon les règles de l'art; comme je ne l'avais pas vue au début, je crois que c'était plutôt une morphée qu'une dartre. J'ai vu également traiter par un ruptoir une infection à la tempe, et le crâne qui était atteint aussi, être abrasé; le mal disparut pendant un temps, puis il revint comme avant.

II. Si la Nature provoque des infections sans être stimulée par quelque matière, par quelque cause ou accident manifeste, comme l'ardeur du soleil par exemple, le médecin ne doit pas dans ce cas faire d'évacuations, de crainte d'entraver la Nature, qui par elle-même, sans l'aide de la médecine, est puissante sur le tout et paraît l'être encore plus sur la partie, et pouvoir alors désagréger la matière nuisible et l'expulser.

III. J'ai distingué pour les topiques quatre degrés de vertu, parce que certains praticiens mal habiles ne sauraient pas apprécier la quantité de vertu de chacun, non plus que l'état des infections au point de vue de leur résistance au traitement; aussi, autant qu'il importait, j'ai établi une différence entre eux, de façon que les topiques faibles fussent appliqués aux infections faibles, les forts aux fortes et ainsi de suite, et qu'il n'y eût pas confusion. Il importe de commencer dans certaines espèces d'infections avec des remèdes légers, dans d'autres avec des remèdes énergiques. Constantin dit dans son livre *Sur les maladies des yeux*, DU TRAITEMENT DU PHLEGMON DE L'ŒIL, qu'il faut débuter par les plus doux. Avicenne semble le contredire (au IVe l. du *Canon*, f. 4, traité 3, chap. DU TRAITEMENT DES ULCÈRES SORDIDES), mais cette contradiction est expliquée au Notable 7e des explications du chapitre 1 de la 2e Doctrine du IIe Traité de cette *Chirurgie*, intitulé : DU TRAITEMENT DES ULCÈRES.

IV. Dans chaque degré des topiques, j'ai énuméré un grand nombre de topiques variés, pour trois raisons : 1º tous les médicaments ne se trouvent pas partout ; 2º si même on les trouvait partout, les plus chers et les plus forts ne peuvent être employés par les pauvres ; 3º même si on les trouvait tous partout et qu'ils pussent être achetés par tous indifféremment, il y a à peine, ou plutôt il n'y a pas un seul médicament qui convienne également à tous dans le même cas. Bien plus, celui qui a été souvent utile, manque parfois son effet ; aussi est-il nécessaire d'avoir plusieurs topiques pour le même cas, afin que si l'un demeure sans action, on puisse immédiatement en appliquer un autre. En effet on voit quelquefois un même médicament, tout en restant le même, guérir Pierre tandis qu'il ne guérit pas Paul, et guérir Pierre à tel moment et non à tel autre. Les causes de cette diversité peuvent être de trois sortes : 1º chaque individu, outre la complexion générale de l'espèce, chaude, froide, etc., a sa complexion propre qui ne se retrouvera dans aucun autre individu ; 2º de même, chaque médecine a sa complexion propre, comme chaque individu, etc. ; la 3e cause peut être la diversité des influences supercélestes, qui varie toutes les heures, et produit ainsi des effets divers chez les sujets. Donc le chirurgien abandonnera les vaines promesses, et prendra garde de ne jamais louer si fort un médicament qu'il ne puisse, si le cas se présente, en louer un autre davantage.

CHAPITRE SEIZIÈME

Du traitement de la morphée et de la barras ou albarras.

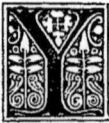

Y a-t-il à considérer ici plusieurs choses? Trois : 1º définition ; 2º traitement ; 3º explications.

I. La DESCRIPTION DE LA MORPHÉE a été faite suffisamment dans le chapitre précédent ; on a assez dit ce qu'elle est, montré qu'elle est le genre de la gada et de la barras, ce qu'est chacune de ces dernières, que la gada comprend trois espèces le plus souvent curables, tandis que la barras n'en a que deux, toutes deux incurables par la voie de la médecine, mais qui peuvent parfois être extirpées par la chirurgie. On a vu en quoi elles diffèrent entre elles et de toutes les autres infections, ainsi que les analogies qu'elles ont entre elles et avec les autres infections.

II. Ensuite il a été question du TRAITEMENT, à propos duquel on a vu trois choses : 1º les évacuations qui conviennent aux patients atteints de maladies de ce genre et à ceux qui souffrent d'autres maladies résultant aussi bien d'humeurs chaudes brûlées que d'humeurs froides et flegmatiques ; — 2° le régime de ces malades ; — 3° les topiques applicables à toutes les infections curables, et certaines règles générales. J'ajouterai ici certains topiques appropriés aux diverses espèces de morphées, suivant l'avis des auteurs de médecine, les faisant précéder toutefois de quelques *Remarques générales* utiles : Dans le traitement de toute espèce de morphée invétérée, on s'abstiendra de la saignée comme étant contraire ; — une morphée blanche quelconque, une fois invétérée, est de guérison plus difficile, toutes choses égales, que si elle était noire ; — si la gada frictionnée rougit, c'est bon signe ; si non, c'est mauvais signe ; — dans la gada la peau est égale ou plane ; — la barras frictionnée ne rougit pas ; elle offre une peau rude et inégale ; — en outre, suivant un médecin fameux, il est très bon de boire à midi du suc de la Vigne blanche appelée Bryone, et il est bon pour toutes les infections de manger de la chair de Vipère préparée.

Topiques. On scarifie (pungatur) la gada, puis on l'enduit de sang menstruel, ensuite on saupoudre avec de la poudre d'Anacarde ; — on frictionne avec un Oignon vert ou avec du Vinaigre scillitique tiède ; — une friction avec des feuilles de Figuier dans un bain est excellente ; — la racine de Nénuphar appliquée avec de l'eau convient à la morphée et à la gada noire ; — à la gada tant noire que blanche conviennent encore les frictions suivantes faites dans le bain ou dans les étuves : on broie de la Thapsia, de la graine de Raifort, de l'Ellébore noir, de la Moutarde, de la grande Garance par parts égales, on confit dans du Vinaigre, on frictionne le lieu ; on frictionne aussi avec de la Scille fendue. On a prétendu qu'oindre avec le Sang d'un serpent noir guérit fort bien.

III. Les EXPLICATIONS qui devraient trouver place dans ce chapitre ressortent suffisamment de ce qui a été dit au chapitre précédent. Il faut entendre que la chair de Serpent, lorsqu'on en doit manger, doit être préparée de la façon suivante. Après avoir pris et choisi des Serpents blancs de forêt, dans des lieux secs, non aqueux, non marécageux, il faut les placer dans une chambre plane froide. Alors un serviteur avec une branche à plusieurs rameaux, comme serait une partie d'un balai, trempée dans l'eau, frappera et chassera vigoureusement le Serpent environ pendant le temps de dire quatre « Miserere mei Deus » ; le serpent sera tellement fatigué qu'il ne pourra plus avancer, mais se nouera. Alors le serviteur le saisira avec le pouce et l'index de la main gauche par la queue et la tête, en se gardant toujours de ses dents, et il lui amputera sur un billot de bois chaque extrémité sur une longueur de trois travers de doigt, puis il lui enlèvera les entrailles après l'avoir écorché, et le cuira avec de la Fumeterre et des plantes semblables.

CHAPITRE DIX-SEPTIÈME

De la lèpre ou de la connaissance des lépreux.

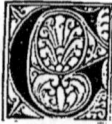

ÉNÉRALITÉS à considérer; elles sont au nombre de trois : 1° détermination de la lèpre; 2° traitement; 3° explications.
I. La DÉTERMINATION DE LA LÈPRE comprend trois points :
1° définition; 2° causes; 3° symptômes.

Définition. La lèpre est une maladie honteuse résultant de matière
mélancolique ou d'une matière réduite en mélancolie, corrompue par une
corruption incorrigible, et qui est pour tout le corps ce qu'est un cancer
au membre cancéré. De même que le cancer ne peut guérir que par une
gangrène totale du membre sur lequel il se trouve, de même la lèpre
ne guérit pas sans une corruption ou une excision de tout le corps infecté,
or cela est impossible.

Causes de la lèpre. Elle se déclare parfois *avant la naissance*, d'autres
fois après. — Avant, quand l'enfant a été engendré par un lépreux ou quand
un lépreux coïte avec une femme enceinte, ou quand la génération se produit à l'époque des règles. Les juifs ayant rarement des rapports à
l'époque des règles, peu de juifs sont lépreux. — Après la naissance, on
devient lépreux par un air pestilentiel et infecté, par un usage prolongé
d'aliments mélancoliques, par l'habitude de prendre du lait et du poisson dans un même repas, ou du lait et du vin, par une longue fréquen-
tation avec des lépreux, par le coït avec une lépreuse ou avec une femme
avec laquelle un lépreux a récemment coïté, son sperme étant encore
dans la matrice. On se gardera donc de tout commerce avec de semblables
femmes; et si on les désire, on différera autant que possible, parce que
« heureux celui que les dangers d'autrui rendent prudent, etc. [1] ».

On recherchera les autres causes de cette maladie dans les auteurs de
médecine. C'est là en effet un sujet ardu et beaucoup plus médical que
chirurgical; or cet ouvrage est sur la chirurgie, aussi passerai-je rapidement; mais quelquefois on s'informe auprès de nous des symptômes
de la lèpre et de la manière de reconnaître un lépreux; en outre il faut
que nous puissions pallier les cas qui en sont susceptibles par les
moyens de la chirurgie, cautères, saignées, ventouses, sangsues, ruptoirs,
étuves, bains et onguents.

Les *symptômes de la lèpre* les plus sûrs et les plus manifestes sont : la
chute des sourcils, leur épaississement, la rotondité des yeux, l'élargisse-

---

1.   « Felix quem faciunt aliena pericula cautum, etc. »

ment des narines en dehors et leur resserrement intérieur, ce qui fait que les lépreux semblent parler du nez, une couleur livide [1] de la face tendant aux teintes brunes et obscures, un aspect effrayant, la fixité du regard, la diminution des parties molles des oreilles, des pustules, des excroissances, des nœuds, le plus souvent des morphées et des impétigos sur la face et parfois ailleurs. Si après guérison ces infections se reproduisent, c'est très mauvais signe. Une consomption évidente du muscle qui est entre le pouce et l'index, la tension de la peau du front qui est en même temps luisante, l'insensibilité des parties extérieures des jambes et du petit orteil sont aussi des symptômes de la lèpre. Si on lave le sang d'un lépreux en le secouant dans un linge et qu'il reste au fond des grains noirs, c'est un signe de mauvais caractère. On recherchera les autres symptômes dans les auteurs.

II. Le TRAITEMENT de cette maladie est possible au début, si on la reconnaît avant qu'elle soit confirmée, et pourvu qu'elle soit traitée par des médecins et des chirurgiens prudents et experts ; mais une fois que le mal est confirmé, la guérison est tout à fait impossible. On peut parfois, et pendant quelque temps le pallier, si on agit avec une grande diligence, de grands soins et sagement. C'est le même traitement qui, curatif au début, est palliatif après confirmation du mal ; il consiste en quatre choses : 1° un bon régime ; 2° des évacuations médicinales; 3° des évacuations chirurgicales, 4° des topiques.

1° *Régime.* Le régime des personnes disposées à la lèpre et des lépreux en acte sera en tout et pour tout celui des étiques, c'est-à-dire froid et humide, et semblable au régime de ceux qui souffrent intérieurement et extérieurement d'humeurs brûlées, régime qui a été donné plus haut au chapitre DE LA DARTRE ET DE L'IMPÉTIGO. Le régime des étiques est purement médicinal, aussi le laisserons-nous aux médecins ; on le cherchera dans les auteurs et les *Pratiques.* Mais comme tous les lépreux ne sont pas de même complexion, et que chez chaque lépreux il y a quelque particularité qui ne se retrouve chez aucun autre, que de plus toute lèpre n'est pas de la même espèce, qu'au contraire l'une est plus sanguine, l'autre plus bilieuse, etc., et que, suivant Galien, comme on a vu ailleurs, la quantité des remèdes à appliquer ne peut pas être fixée en termes invariables, — de par l'autorité de Galien, le Prince des médecins (au l. III du *Megatechni,* chap. 3), les hommes de l'art et les opérateurs ont le droit et même le devoir d'ajouter aux médecines, d'en retrancher, et de les modifier. Galien dit en effet dans ce passage que lors même que nous ne pouvons décider pour chaque cure la quantité précise, nous indiquons cependant ce qui s'en rapproche le plus, etc., et il ajoute : Ceux qui ne

---

1. Éd. 1892 : « color faciei humidus » ; — ms. 1487 : « color faciei lividus ».

connaissent pas ces règles, ne sauront jamais passer d'un médicament
à un autre. La même chose ressort du Commentaire sur le second Aphorisme de la 1re partie des *Aphorismes* de Damascenus, où il est dit sous
l'autorité du Philosophe : « Il faut que tout artisan, dans son art, ajoute,
retranche, change, ordonne et fasse tout comme il lui semblera avantageux ».

2° Les *évacuations médicinales* qui doivent être précédées de la digestion de la matière provenant du bon régime susdit sont multiples ; l'une
en effet se fait par les selles, l'autre par le vomissement ; d'autres par
des masticatoires, des capitipurges, des sternutatoires, des étuves, des
bains, etc. Toutes ou chacune d'elles peuvent être faibles ou fortes tant
que la lèpre n'est pas confirmée, ni n'est dite telle (tant que la forme
et l'aspect des membres n'apparaissent pas manifestement corrompus),
étant donné que la médecine peut être utile aux personnes prédisposées
à cette maladie, avant qu'elles arrivent au terme susdit, car plus tard
elle ne peut servir qu'à pallier. De plus ni le médecin ni le chirurgien
ne doivent se mêler de cas semblables, s'ils n'y sont engagés par les
plus vives prières et un prix très élevé, et après avoir fait connaître
leur pronostic, car c'est une maladie très vile et *contagieuse*. Enfin,
les lépreux aiment beaucoup s'entretenir avec leurs médecins et les
approcher, et les médecins qui les soignent sont, si on vient à le savoir,
vilipendés et considérés comme corrompus et repoussants.

Les médecines faibles qui conviennent ici sont les suivantes : le malade
prendra tous les matins une colature composée d'Épithyme et de petit-lait
de Chèvre, jusqu'à ce qu'il ait une bonne selle ou davantage, suivant les
conditions particulières ; l'usage du Ramich [1], disent certains, est aussi
fort avantageux. Les médecines fortes sécessives sont le Hierarufin, le
Hieralogodion, le Theodoricon empiriscon et autres médecines fortes,
la Coloquinte, etc., ainsi que les médecines faites avec l'Ellébore. Toutes
sont dangereuses ; beaucoup moins dangereux est l'Oxymel suivant, qui
digère et évacue admirablement et se prépare ainsi : on découvre profondément des racines de Raifort, de Fenouil, de Persil, on les perfore
avec une alène et on les larde d'Ellébore noir ; puis on les recouvre
(de terre) et on les laisse ainsi pendant quarante jours ; on les recueille
après ce temps, et après avoir enlevé les lardons, on en fait de l'Oxymel
dont le malade use quand il semble bon au médecin.

Outre toutes ces médecines évacuatives artificielles, il y a une médecine empirique éprouvée, qui évacue et consume toute matière vénéneuse
après une purgation convenable du corps, c'est la *chair de Serpent* ; si le
malade en prend comme il faut, quand et autant qu'il faut, il guérira

---

1. V. Ramich in *G. de Ch.*, 1890, p. 682.

parfaitement et complètement; il n'y a pas, selon les auteurs, d'autre voie de guérison que celle-là. Donc après avoir pris et choisi des serpents, leur avoir coupé la tête et la queue, enlevé les viscères et la peau, comme il a été dit au chapitre DE LA MORPHÉE, on lavera leur chair avec de l'eau salée chaude, puis avec du vin; on y ajoutera ensuite des yeux de Fenouil et d'Aneth, du biscuit (panis bis cocto) et un peu de Sel; on fera cuire la chair dans l'eau, jusqu'à ce qu'elle se sépare complètement des os; le malade absorbera tout le bouillon et mangera la chair. — Ou bien, de la chair avec du bouillon de Chapon, du Sucre et du Gingembre, on fera un mets blanc; — ou avec du Gingembre, de la Noix muscade et du Sucre on composera un électuaire; — ou bien on mettra les Serpents vivants avec des yeux de Fenouil et d'Aneth, de l'Epithyme ou du Polypode et de l'Anis, dans une cruche (cadus) avec du vin ou du moût; après ébullition et clarification on transvasera, et le malade boira avec de l'eau, sans essayer d'autre remède, jusqu'à ce qu'il ait vu combien cela le relâchait; il suffit d'en prendre deux fois par jour; c'est à la fois une nourriture, une boisson et une médecine. Si le malade commence à se desquamer, à souffrir d'éblouissements et de syncope, c'est considéré comme le meilleur signe. — Ou encore, on engraisse des poules avec du Froment cuit avec de la chair de Serpents jusqu'à ce qu'elles perdent leurs plumes, on les mange alors et cela produit un merveilleux effet. — Ou bien on distille dans un alambic de la chair de Serpents et de la Fumeterre, et on boit le liquide ainsi obtenu dans les saisons où on ne trouve ni l'un ni l'autre.

On provoque le *vomissement* de la façon suivante : on fait macérer 1 dr. d'Ellébore noir dans 4 onces d'Oxymel pendant deux ou trois jours; puis après avoir enlevé l'Ellébore on fait macérer de même du Raifort pendant deux ou trois jours; le malade mangera alors deux ou trois rouelles de Raifort; — ou bien on écrase du Raifort et on en donne le suc exprimé et ledit Oxymel, par parties égales. — On compose un *capitipurge* avec le suc de Marjolaine et la liqueur d'Écrevisse fluviale ou marine broyée vive, on mélange et on en met deux gouttes dans les narines; — ou bien on met dans les narines de l'eau d'Herbe Mercuriale obtenue par distillation, ou du suc de Marjolaine seul, ou du suc de l'écorce moyenne du Sureau. — On prépare un *masticatoire* avec du Pyrèthre et de la Staphisaigre écrasés et liés dans un linge. — Les *étuves* et les *bains* sont faits avec des herbes froides, si la lèpre provient d'une cause chaude; si elle provient d'une cause froide, on les préparera avec des herbes chaudes. — On composera un *gargarisme* avec des racines de Raifort macérées dans du Vinaigre pendant trois jours; après ce temps on les retirera et on les exprimera; ce suc, mêlé avec de l'Oxymel, servira de gargarisme. — On préparera un *sternutatoire* avec de la poudre de Poivre et d'Ellébore blanc et on l'insufflera dans les narines.

Si le médecin ne se contente pas de ces évacuations, il recourra aux auteurs et aux *Pratiques de médecine*, dans lesquels il trouvera beaucoup d'autres renseignements, recettes excellentes et éprouvées, pour les vomitifs, capitipurges, etc.

3° Les *évacuations chirurgicales* sont la saignée, les sangsues, les ventouses et la scarification, les cautères, ruptoirs, etc. La *saignée* de la veine du front et de l'hépatique droite conviennent à toute personne prédisposée à la lèpre et aux lépreux en fait, avant que leur forme et leur figure soient notablement dénaturées; plus tard, elles ne conviennent nullement, à moins que la lèpre ne soit de matière très sanguine ou qu'elle ne résulte d'une rétention de menstrues ou d'hémorroïdes, ou qu'on ne redoute une suffocation du malade.

La raison pour laquelle ni la saignée, ni un fort laxatif ne conviennent dans la lèpre après sa confirmation, c'est qu'ils refroidissent et dessèchent, affaiblissent la force vitale, mettent la matière en mouvement et ne l'évacuent pas, parce qu'elle a déjà atteint les parties extérieures. S'il faut faire une saignée, on la fera à de petites veines, ou on appliquera une ventouse avec scarifications entre les épaules, ou bien on fera des scaraxations [1] à la partie antérieure des jambes. Quelquefois, contre la seule difformité de la face, on fera une saignée au sommet du nez. — La *ventousation* s'emploie quelquefois dans ce cas, quand la saignée est nécessaire et que nous n'osons pas la faire pour les raisons marquées ci-dessus. On l'emploie assez souvent pour détourner du visage le flux des humeurs corrompues, et parfois sous le menton contre la difformité de la face, afin d'évacuer ces parties. — On applique assez fréquemment des *sangsues* sous le menton et sur le sommet du nez contre la difformité de la face. — La *scaraxation* se fait dans ce cas assez souvent à la partie antérieure des jambes, afin d'évacuer et de détourner les mauvaises humeurs et les fumées infectieuses et vénéneuses qui montent.

Les *cautères* conviennent quand on a auparavant purgé la tête par des capitipurges et les autres moyens indiqués tout à l'heure, surtout dans l'espèce de lèpre qui résulte d'une putréfaction de la mélancolie et du flegme, et ils sont meilleurs au début qu'après confirmation de la maladie. On en pratique cinq sur la tête : l'un au milieu de la commissure coronale; il en a été question au chapitre DES CAUTÈRES; un second au bord inférieur des cheveux sur le front; un troisième et un quatrième entre la commissure médiane de la tête et l'une et l'autre oreille, à peu près au milieu,

---

1. « Scaraxationes. » — Ce mot est la transcription du substantif grec σχάσις qui signifie scarification, mais les Barbares, dit Joubert, ignorant le sens du mot, lui ont donné une signification spéciale. La *scarification* est une incision profonde, la *schation* ou *scaraxation* une scarification légère (*G. de Ch.*, p. 610).

au-dessus des deux cornes ; un cinquième sur le ventre du cou, sur l'éminence de l'occiput. Puis on fait trois cautères à séton, un sur la rate,
un sur l'avant-bras, un troisième dans la région du foie ; enfin on en
fait quatre entre les muscles du bras près du coude, quatre dans les
quatre fontanelles situées sous les deux genoux, et un à séton sous
l'occiput au bord des cheveux. Si cela ne suffit pas au malade, le
chirurgien recourra à Albucasis qui enseigne à en faire dans ce cas
environ soixante-dix, en disant que plus le lépreux supportera de cautères, mieux cela vaudra pour lui ; d'ailleurs les cautères ne le font pas
souffrir comme ceux qui sont bien portants, son corps étant en quelque
sorte engourdi.

Les *ruptoirs* sont faits ordinairement dans ce cas pour évacuer et
détourner de la face ; on les pose le plus souvent à l'occiput et sous le
menton ; si on applique d'abord des ventouses sans scarifications et
ensuite les ruptoirs, ils opèrent beaucoup mieux.

4° Les *topiques* sont nombreux et variés, étuve, bain, friction, onguents,
emplâtres, épithèmes, ablutions, etc. ; il en a déjà été question plus haut.
Les autres sont ici de peu d'effet, si ce n'est qu'ils combattent les accidents externes et les symptômes graves des lépreux dont on a compté
jusqu'ici onze, à savoir : difformité de la face, pustules, croûtes, fissures,
obstruction des narines, chute des sourcils, etc., nœuds, raréfaction de la
peau après le bain et l'étuve, ulcération des gencives, morphée, dartre,
et impétigo.

Contre la *difformité de la figure*, après avoir fait ce qu'il fallait,
j'ai employé plusieurs fois l'eau suivante, qui ne se voit pas sur la face
ni ne la tache pas, comme font les autres topiques : Rp. *eau de Roses
1 ℔, eau de feuilles de Chèvrefeuille 1/2 ℔, Soufre vif 1 once,
os de Seiche 1/2 once, Camphre 2 dr., on pulvérise très fin, on
mélange dans une ampoule, on expose au soleil pendant les jours de
la canicule, et on agite tous les jours ; on en humecte la face deux
fois par jour.* On m'a dit que cette eau consume les nœuds et enlève
la rougeur. — On lavera aussi la face avec du vin ou de l'eau de décoction de Serpent. — Ou bien on enduira la face et tout le corps, après le
bain ou l'étuve, de sang de Lièvre chaud ; — ou on oindra la face d'huiles
d'œufs et d'Amandes mélangées par parts égales. — On peut encore
l'oindre de la graisse qui suinte tandis qu'on rôtit des Poules nourries
de Froment cuit avec des Serpents. Cela en effet, quand on mange
aussi les poules, fait tomber la vieille peau et la renouvelle. — Ou bien
on brûle les têtes et les queues des Serpents, et mélangeant les cendres
avec de la Chaux lavée et du Beurre, on en oint toute la figure ; c'est là
en effet avec l'usage de la chair de Serpents, le vrai traitement et le salut
des lépreux.

Le traitement des *pustules* consiste à fumiger continuellement pendant trois jours, avec une décoction de Mauves, de Violettes, de Guimauve, etc., puis on oint avec de la râpure de lard ; ensuite on pique chaque pustule à trois endroits avec une lancette, on recueille le sang qui s'en écoule auquel on incorpore une poudre très fine de Litharge ou de Plomb brûlé et de Mastic ; on fait ainsi un emplâtre qu'on étend sur toutes les pustules. — On saupoudre aussi avec du Sel gemme des limaces rouges coupées par le milieu ; on mélange la liqueur qui s'en écoule avec de la *Graisse de terre*, espèce de vésicules vertes et grasses qu'on trouve dans les lieux ombreux et humides ; on en oint les pustules, car cela mondifie et dessèche. — On applique de même de la Terre cimolée (*G. de Ch.*, p. 641) cuite, pulvérisée et mêlée à du Vinaigre. — On fait aussi des onctions avec la liqueur grasse qui coule du Fumier humide, frais et gras ; — on enduit encore avec de la Chaux vive et du Vinaigre.

Les *croûtes* se guérissent par des onctions de Dialthea seul, ou — de Beurre frais, de Violettes et de Dialthea mélangés en égales quantités ; si cela n'est pas suffisant, on aura recours au traitement du flegme salé. — Les *crevasses* (fissurae) se traitent par l'Onguent blanc de Razès, fait avec de la Litharge épaissie, ou par un Onguent de Mastic et d'Amidon mêlés avec de l'axonge de Poule, ou bien on les soigne par le traitement commun des rhagades. — On remédie au *rétrécissement des narines* des lépreux en introduisant une tente proportionnée de racine de Gentiane ou de « Paulino » ointe avec de l'Onguent citrin avivé de Litharge ou de Plomb brûlé : — ou une tente d'étoupes ou d'étoffe ointe d'Onguent citrin et saupoudrée de poudre de Litharge, d'Aristoloche et de Tartre en quantités égales ; — ou bien on introduit une tente d' « Aurea Alexandrina » ou d'Oxycroceum. Tous les jours on lave et on humecte les narines avec du Vin tiède ; s'il y a de l'ardeur, on la réprime en humectant avec de l'eau de Roses, de Mauves ou de Son, etc. — On remédie à la *dépilation des sourcils* de la façon suivante : on scarifie le lieu, on frictionne, on applique une sangsue, on l'enlève quand elle est pleine, on la brûle immédiatement, et on la conserve ainsi brûlée ; puis on oint la place avec l'huile suivante : Rp. *On fait bouillir des Cheveux de Vénus, et du Lapdanum, par parts égales, dans de l'huile de Laurier* ; on oint le lieu, ensuite on saupoudre avec la poudre suivante : Rp. *Taupe écorchée et vidée, coquilles de Noisettes, noix de Châtaignes, Abeilles, Mouches, Guêpes, fiente de Souris, par parts égales ; on brûle le tout et on ajoute autant de Sangsues brûlées que d'une de ces substances ; on pulvérise le tout*, et on saupoudre le lieu ; — ou bien on compose un onguent avec de l'huile, cette poudre et un peu de Cire. — On frictionne aussi le lieu avec du suc d'Abrotonum et d'Oignon, et on le frotte avec de la Pierre ponce comme on fait sur le parchemin. — Ou bien on brûle une

Taupe après en avoir retiré les viscères avec une quantité égale d'Abeilles ; on y ajoute de la farine de Nielle autant que d'un des composants ; on mélange avec de l'huile d'Œufs et on oint le lieu. — Albert dit, au XXIVe livre du *De animalibus*, qu'une peau de Hérisson brûlée avec ses piquants sert à rendre des poils aux cicatrices.

Les *nœuds ou tubérosités* de la face chez les lépreux se traitent de la façon suivante : on fait une incision cruciale sur la peau de chaque nœud, superficiellement, et on applique un onguent composé de Cantharides et de Réalgar incorporés avec du Dialthea ; il corrode légèrement et putréfie tout le nœud sans léser la bonne chair, à ce qu'un praticien m'a assuré ; — ou, si le malade redoute le fer, on brûlera la peau avec un ruptoir si les nœuds proviennent d'une cause très froide, et on consumera le reste avec de la poudre de Litharge et de Tartre, ou avec les autres corrosifs, puis on cicatrisera avec l'Onguent citrin avivé de Litharge ; — ou on fumigera avec une décoction de plantes émollientes, puis on oindra avec du lard ; on saisira les nœuds avec un crochet (uncus) et on les excisera ; on épaissira le sang qui coule avec de la Litharge et on en appliquera sur le lieu ; on traitera ainsi jusqu'au troisième jour, puis on cicatrisera avec de l'eau de Son et quelqu'un des remèdes susdits. — Ou bien encore on incisera en croix, on frottera fortement tandis que le sang coule et on saupoudrera de poudre de Litharge, de Céruse, d'Orpiment et d'Alun par parties égales, puis on cicatrisera ; — ou bien, on passera sous chaque nœud deux aiguilles quadrangulaires qui le comprennent tout entier avec sa racine, on liera le nœud au-dessous des aiguilles avec un fil fort qu'on serrera de jour en jour jusqu'à ce que toute l'excroissance tombe. Ainsi en effet on resserre la cicatrice qui deviendra petite.

Le *relâchement* (rarificatio) *de la peau de la face* qui se produit à la suite des étuves et des bains, se guérit par des onctions de Savon français, ou en épithémant avec des Galles et du Vinaigre, ou avec du suc d'Absinthe seul, épais, ou avec ces trois substances à la fois. — On remédie à l'*ulcération* (corrosio) *des gencives* de la façon suivante : en nettoyant la bouche avec une décoction de Menthe sauvage, de semences d'Aneth et de fleurs de Camomille, ou avec des sucs, des décoctions ou des eaux d'herbes froides, telles que le Plantain, l'Endive, la Laitue, le Nénuphar, le Groin de porc, la Morelle, la Joubarbe, ou une décoction de Pieds de Colombe, de Plantain et de Myrtes ; le suc de Benoîte ou Sanamunda, seul, est excellent et éprouvé. — Le traitement de la *morphée*, de l'*impetigo* et de la *dartre* a été exposé aux chapitres précédents.

Outre les onze accidents et symptômes graves énumérés ci-dessus, auxquels on ne remédie que par la chirurgie, il survient aux lépreux un autre accident pernicieux, une *difficulté de respirer*, à laquelle on remédie par la médecine de la façon suivante : le lépreux prendra de l'exercice en se

promenant, en courant, en sautant, en déclamant, en chantant fortement
à jeun tous les matins, puis, autant qu'il croira pouvoir en digérer, il
prendra du lait de brebis, et jusqu'à ce qu'il l'ait complètement digéré,
s'abstiendra d'autres aliments et d'autres boissons.

Outre les intentions exposées au commencement de ce chapitre, il se
présente parfois des cas imprévus dans le sujet qui nous occupe : il arrive
parfois qu'*un homme parfaitement sain coïte avec une femme qui
vient d'avoir des rapports avec un lépreux*, alors que le sperme du
lépreux se trouve encore dans la matrice, ou avec une femme lépreuse.
Il faut dans ce cas remarquer deux choses : A. les signes qui indiquent
que tel a été le coït et qui révèlent une affection déjà commencée ou
confirmée; B. le traitement.

A. — A propos des signes, il y a deux cas à considérer, suivant que
les infectants sont de complexion chaude ou froide, parce que suivant
la diversité des complexions, il y a diversité de causes et de signes, et il
faut modifier le traitement. Si le traitement varie selon la complexion
des infectants, il varie aussi suivant la complexion des infectés; ainsi
si l'infecté est de complexion chaude, il sent plus vite le mal; celui-ci
apparaît plus tôt chez lui et on peut y remédier plus rapidement, mais
aussi l'infection se confirme plus rapidement, parce que l'infecté à complexion chaude a les voies larges, le corps ténu, les humeurs chaudes
et les esprits subtils, etc. Le contraire est vrai de l'infecté de complexion froide, et si l'infectant et l'infecté sont chauds, tous ces effets
se produiront encore plus rapidement; s'ils sont froids tous les deux,
plus lentement; enfin s'ils sont de complexions contraires, ils tiennent le
milieu dans toutes ces choses, parce que si celui qui est chaud hâte le
développement du mal, celui qui est froid lui résiste, etc.

Si on peut connaître les symptômes de l'infectant, le traitement sera
d'autant plus sûr, plus facile; mais si cela ne peut être, on les déduira
de l'infecté. En effet si l'infectant était de complexion chaude, l'infecté sentira aussitôt après le coït une chaleur étrange, faible, dans
les parties profondes, qui se diffusera aussitôt à l'extérieur; il sentira alors
sur toute la peau des piqûres et des brûlures, parfois avec un sentiment de froid et un frisson, parfois sans ces effets; la couleur du visage
passera plusieurs fois du blanc au rouge et du rouge au blanc; il lui semblera que des substances vénéneuses s'insinuent sous la peau et que des
fourmis se promènent sur sa figure; il aura des insomnies et parfois sa
figure s'échauffera (inflammatur) subitement. — Les signes qui montrent
que l'infectant était de complexion froide, c'est-à-dire mélancolique ou
flegmatique, sont que le premier jour après le coït apparaît sur le visage
de l'infecté une couleur livide ou plombée; la face se tuméfie; tous les
membres sont lourds, au point que c'est à peine si on peut et si on désire

les déplacer; on ressent un froid sous-cutané avec engourdissement (obfuscatio) de la face et ensuite de tout le corps. Les signes auxquels on reconnaît la complexion des infectés sont indiqués au chapitre DE LA DARTRE, et se tirent en partie de leur existence même et de leur aspect.

B. *Traitement.* — 1° Traitément facile d'après un praticien fameux : si celui qui a coïté avec une femme après un lépreux, ou avec une lépreuse, ou avec une femme sale, remarque immédiatement le fait, en se lavant aussitôt la verge avec du Vinaigre il ne sera pas infecté. S'il ressent une brûlure à la verge, il coïtera avant d'uriner, ou aussitôt après, non pas avec une femme infectée, mais avec une autre, et c'est elle qui sera infectée.

2° Le traitement régulier ordinaire, celui auquel il faut recourir si le précédent ne suffit pas est tel : si l'infectant et l'infecté sont de complexion chaude, c'est-à-dire tous les deux sanguins ou bilieux, ou l'un sanguin et l'autre bilieux, le régime, les médecines et tout le reste inclineront manifestement vers la frigidité, ainsi on tirera peu à peu dans plusieurs régions, de diverses veines, tout le sang qu'on devrait extraire d'une seule, et cela tous les deux jours, pendant trois mois. La première saignée faite, on digérera la matière avec 2 parties d'Oxysacarum et un tiers de sirop de Fumeterre, et on purgera avec 2 parties d'Oxysacarum et un tiers d'Hierarufin. Le troisième jour on prendra une étuve et un bain d'herbes froides, qui conviennent aussi dans l'alopécie; au sortir du bain on prendra deux parties de Garance et de Safran et une partie de Thériaque avec du sirop de Fumeterre. On ne continuera pas au delà du troisième jour et on renouvellera les saignées, les ventouses, les sangsues, les scaraxations, les ruptoirs, les capitipurges, les mastications et toutes les autres choses susdites, comme il paraîtra utile aux opérateurs, en suivant la doctrine de ces évacuations exposée ci-dessus. Deux fois par semaine on détrempera de l'Onguent citrin avec de l'eau de Roses dans le creux de la main, on s'en enduira la figure et on la recouvrira de feuilles de Plantain; le lendemain on se lavera avec de l'eau de Son ou une eau semblable.

Si l'infectant et l'infecté sont de complexion froide, le régime, les médecines et tout le reste inclineront vers une chaleur tempérée ; en effet, quoique l'infection produite par un infectant froid sur un infecté froid, montre certains symptômes de l'infection, elle fait souffrir plus tard quand la complexion est chaude, aussi le malade recherche-t-il plus tard un conseil et est-il alors guéri plus tard, car la vapeur qui imprègne est épaisse et grossière et les voies sont étroites, etc. Dans ce cas on digérera la matière avec 2 parties d'Oxymel et 1 partie de sirop de Fumeterre, si elle est mélancolique, ou avec 2 parties de Hierapicra et 1 de

Hierarufin, si elle est flegmatique. Le troisième jour on prendra une étuve et un bain d'herbes chaudes, telles que Sureau, Hièble, Scabieuse, Fumeterre, Parelle, Aunée, etc.; au sortir du bain on prendra de la Thériaque avec du suc de Fumeterre tiède; les jours suivants on fera des saignées, soit une tous les cinq jours, et chaque fois on tirera environ 2 onces de sang; on renouvellera le bain et l'étuve et « opiata »; on mettra sur le lieu, en temps voulu, des ruptoirs, ventouses et autres évacuations susdites; puis on lavera la face avec du Vin tiède dans lequel on aura dissous 1 ou 2 dr. de Rhubarbe, ou bien on oindra avec l'Onguent citrin avivé de poudre de Brésillet, qu'on laissera pendant toute la nuit, et le matin suivant on lavera avec l'eau de Son.

III. Explications sur ce qui précède. Quatre points à noter.

I. La cause immédiate de toute espèce de lèpre est la seule humeur mélancolique vénéneuse, horrible et infecte, que la Nature ne peut assimiler à la bonne chair; c'est ce qui provoque la lèpre. Les autres humeurs ne sont jamais la cause immédiate de la lèpre; il faut qu'elles se transforment auparavant en humeur mélancolique corrompue; en effet aucune d'elles n'est si contraire à la Nature et aux principes de la vie, qui sont le chaud et l'humide. Cette mélancolie est corrompue *non par une putréfaction qui produit du pus comme dans les apostèmes, ni par une putréfaction des liquides fluides qui causent la fièvre, mais par une putréfaction qui est une adustion et une incinération.*

II. Tous les auteurs sont d'accord pour enseigner que les lépreux doivent être humectés autant qu'une bonne méthode le permet, et tous enseignent également à faire des cautères dans la lèpre et à les multiplier autant que le patient peut les supporter. Or les cautères dessèchent; il semble donc qu'on se contredise. Il faut dire que tous enseignent à humecter d'une bonne humectation, douce et modérée, réprimant les mauvaises qualités de l'humeur salée, nitreuse, infectée et empoisonnée; or les cautères évacuent et consument cette humeur empoisonnée et mauvaise [1], et par conséquent humectent de la bonne humectation susdite; donc, etc.

III. Le bain d'eau douce seul est de peu d'utilité dans la lèpre, parce qu'il ne lave et ne mondifie que la peau, tandis que l'infection réside dans la chair; mais si on le fait précéder d'une étuve faite avec des herbes convenables et qu'on mette aussi de ces herbes dans le bain, il peut devenir très utile, parce qu'il mondifie alors profondément.

IV. Puisqu'on met généralement de la Céruse dans les onguents, pour embellir le visage des lépreux et des autres personnes, il faut noter qu'elle

---

1. « Reprimente malas qualitates humoris salsi nitrosi infecti venenosi... »

est très nuisible aux dents et cause des rides sur la face; aussi les femmes qui s'en servent pour faire des onctions sur le visage ont-elles, quand elles sont vieilles, la figure couverte de rides très laides.

CHAPITRE DIX-HUITIÈME

De la manière de faire engraisser les personnes maigres et de faire maigrir les personnes grasses [1].

BORNONS-nous à considérer les trois parties de ce chapitre : 1° la description; 2° les traitements; 3° les explications.

I. La DESCRIPTION de ces maladies est facile; en effet, elles se révèlent à la vue et au toucher; aussi n'est-il pas nécessaire de donner leurs définitions, symptômes et variétés; il suffit de les faire connaître par leurs causes.

Il y a quatre causes de l'*amaigrissement d'un membre* : 1° une forte constriction du membre, empêchant le passage de la nourriture; 2° une douleur prolongée dans quelque articulation; ainsi une douleur à l'épaule rendra le bras plus grêle; 3° une hypertrophie prolongée du membre opposé, qui absorbe la nourriture du membre grêle; 4° une plaie pénétrant dans quelque articulation, et mal soignée; d'une plaie à l'épaule ou au coude par exemple, il résulte quelquefois un amaigrissement extrême de tout le bras.

L'*hypertrophie* (ingrossatio) *d'un membre* reconnaît deux causes : 1° la cause la plus prochaine et immédiate est la largeur, la laxité ou la faiblesse des veines, qui facilitent l'arrivée de la matière dans le membre, et plus il en afflue, plus le membre en reçoit, plus il s'affaiblit et augmente, si bien que la faculté d'assimilation devient insuffisante et qu'il se forme une tuméfaction; 2° la cause matérielle la plus prochaine et la plus immédiate, sans toutefois être aussi prochaine que la cause dispositive, est l'humeur qui forme matériellement ladite tuméfaction. S'il y a d'autres causes, elles sont éloignées et non prochaines et immédiates, et peuvent se ramener à l'une de celles qu'on vient d'indiquer.

II. Le TRAITEMENT de la *maigreur d'un membre* se fait par les huit

---

1. « De impinguando macra et tenuando pinguia. »

moyens suivants : 1° Un bon régime fortifiant, semblable à celui des étiques, ou des lépreux qui souffrent d'humeurs brûlées. — 2° L'éloignement de la cause. Galien dit en effet, comme ci-dessus : une maladie
ne guérit pas tant que sa cause subsiste ; donc, si la constriction du
membre existe encore, on la relâchera ou on la supprimera ; on apaisera
la douleur comme il a été dit ; on serrera modérément le membre opposé
hypertrophié, pour qu'il n'absorbe pas plus longtemps la nourriture du
membre grêle. Si une plaie pénétrante d'une articulation a été mal
soignée, l'amaigrissement ne se corrigera jamais. — 3° Des fomentations
avec de l'eau de décoctions de Mauves, de Guimauves, de Violettes, etc.,
faites jusqu'à ce que le membre commence à rougir modérément et à
enfler. — 4° Des frictions courtes et énergiques avec un linge rude, prolongées jusqu'à ce que le membre soit sec. — 5° La flagellation avec des
verges de Saule vertes et minces pendant le temps de réciter un « Miserere mei Deus ». — 6° Une onction avec un onguent composé de 8 parties
de Poix noire et de 1 partie d'Huile ou environ, que l'on fera chaque
matin et qui demeurera jusqu'au soir recouverte d'un bandage ; on voit
en effet dans le *Totum Continens* qu'une friction faite avec de l'huile, le
matin après le sommeil, soit de jour ou de nuit, engraisse. — 7° Un
emplâtre composé de Poix navale, Poix grecque et Résine blanche, dissoutes par parties égales, étendues sur du cuir, dont on entoure le membre,
— ou un emplâtre de Poix seule dissoute et imbibée dans de la toile, dont
on entourera le membre du soir au matin ; on l'arrachera alors subitement
et avec violence ; ensuite le membre sera traité par les moyens précédents,
fomentations, etc., puis oint de nouveau, et on continuera ainsi. — Le
8° moyen est un exercice énergique du membre, jusqu'à ce qu'il attire
la nourriture des autres membres ; s'il s'agit du bras ou de la main
le patient fera tous ses ouvrages avec ce membre ; il y suspendra de
lourds poids, il tirera des cordes, il mettra des cloches en branle, il
soulèvera un fardeau pesant ; il comprimera l'autre bras avec une bande,
le tiendra continuellement sur sa poitrine et ne lui fera faire aucun
travail.

Si on suit toutes ces prescriptions, l'une après l'autre, selon l'ordre,
aussi longtemps qu'il sera nécessaire, tout membre grêle se reformera
ou du moins se rétablira un peu, à moins que la cause ne soit une
plaie pénétrante d'une articulation.

On guérit l'*hypertrophie contre nature d'un membre* par deux moyens :
Le 1ᵉʳ est un bon régime contraire à la cause de la maladie ; ainsi, si la
cause paraît être la matière flegmatique, on aura recours au régime de ceux
qui ont des affections flegmatiques, lequel est exposé au chapitre SUR LA
DARTRE ; si la matière paraît être du sang épais mélancolique, on usera
du régime de ceux qui souffrent d'humeurs brûlées, régime indiqué dans

le même chapitre. — Le 2ᵉ moyen est l'éloignement des causes, ainsi qu'il ressort de l'autorité de Galien citée ci-dessus.

Les causes prochaines et immédiates de cette maladie sont au nombre de deux, matérielle et dispositive. — La cause matérielle est de deux sortes, antécédente et concomitante. — On empêche la cause antécédente d'amener la maladie, par des évacuations laxatives suivant les prescriptions de la médecine : on évacue le flegme par un flegmagogue, la mélancolie par un mélancolagogue, comme il a été dit au chapitre sur l'impétigo. — La cause matérielle concomitante qui provient de la cause antécédente, et la cause dispositive qui dépend du membre et existe dans le membre, sont corrigées et supprimées de la même manière, c'est-à-dire avec les mêmes topiques et par une même manière d'opérer, sauf que les topiques de la cause matérielle concomitante diffèrent, suivant que cette cause est dure ou molle; la manière d'opérer reste la même dans les deux cas. — La cause matérielle concomitante molle de l'épaississement contre nature d'un membre est le flegme liquide, qu'on reconnaît à ce que le membre hypertrophié est mou, à ce que la couleur de sa peau est restée naturelle, et aux autres symptômes d'une surabondance de flegme, symptômes déjà indiqués ou qui le seront. On traite par les topiques de l'apostème flegmatique, qui seront exposés au chapitre sur le traitement de ce mal, et qui, en peu de mots, consistent à imbiber un linge plié en double, des étoupes ou une éponge, de Lessive de cendres de Vigne ou de Chêne, ou d'eau avec du sel de Nitre, et à les maintenir sur le membre au moyen d'un bandage fait selon l'art, à humecter et à refaire le bandage deux fois par jour; — ou bien par un bandage régulier[1] on maintiendra autour du membre des feuilles d'Iris bien écrasées.

La cause matérielle concomitante dure de l'épaississement d'un membre est du sang épais mélancolique, qui se reconnaît à la dureté du membre malade, et aux autres symptômes généraux d'une surabondance de mélancolie et d'humeurs épaisses; on la traite en ramollissant avec les émollients qui seront donnés dans l'*Antidotaire*, et en résolvant avec les médecines résolutives.

Une fois qu'on a exécuté toutes ces prescriptions, la cause dispositive se traite par des topiques astringents constrictifs appliqués sur le membre, et maintenus par un bandage régulier. Ces topiques, en effet, après évacuation de la matière antécédente et consomption de la matière concomitante, resserrent les canaux et les veines trop lâches, réconfortent la vertu naturelle du membre souffrant et empêchent qu'il reçoive à l'avenir de la matière nuisible.

---

1. « Ligentur artificialiter »; — seront liés artificiellement, c.-à.-d. selon l'art, selon les règles. *Artificialis* peut se traduire par *régulier*. (V. note p. 512.)

III. Explications sur ce qui précède. Cinq points à noter.

I. Quoique la cause dispositive, largeur des veines et des canaux, porosité du membre, et la cause matérielle qui existe dans les membres épaissis, soient les causes prochaines immédiates et concomitantes de leur hypertrophie, c'est cependant de façon différente ; en effet, la cause dispositive est dans le membre même, y a son origine, ne provient pas d'ailleurs et y précède la cause matérielle, tandis que la cause matérielle concomitante, bien qu'étant dans le membre, ne procède pas de lui, mais d'ailleurs.

II. Avicenne dit au II⁰ l. du *Canon,* chap. DE LA POIX, que cette substance attire la nourriture vers les membres et les engraisse, spécialement quand on en fait des applications répétées et qu'on l'arrache chaque fois subitement et avec violence. Elangi [1] dans son livre qui s'appelle le *Totum Continens,* recommande une onction d'huile après le sommeil, aussi l'onguent composé d'Huile et de Poix doit-il être réputé excellent.

III. J'ai expérimenté qu'il était préférable d'imbiber la Poix dans de la toile plutôt que de l'étendre sur du cuir, pour quatre raisons : 1⁰ la Poix mise sur le cuir se fend une fois refroidie, quand on plie le cuir ; 2⁰ elle s'en sépare trop facilement ; 3⁰ elle est absorbée trop vite par le cuir ; 4⁰ la toile peut être appliquée successivement des deux côtés, donc, etc.

IV. L'amaigrissement d'un membre consécutif à une plaie pénétrante d'une articulation *qui a été mal soignée, comme lorsqu'il s'est produit du pus,* me paraît incurable ; en effet, les plaies des articulations sont d'un traitement plus difficile et plus long que les autres, et par suite une plus grande quantité de veines et d'organes semblables sont détruits à leurs extrémités. Ces plaies ne guérissent pas par voie de première intention et de vraie consolidation ; au contraire, à la place des pertes de substance il se forme un tissu tenace, ferme, aussi bien dans les veines que dans les nerfs, tissu à travers lequel ni la nourriture ni les esprits moteurs [2] ne peuvent passer librement ; aussi le membre ne se nourrit plus et ne se meut plus.

V. Quoiqu'on l'ait déjà dit expressément, il faut noter qu'il n'est pas nécessaire d'exécuter tous les jours, deux fois et à chaque pansement, toutes les opérations du traitement qui ont été énumérées, fomentations, frictions, etc. On peut supprimer, tantôt une des opérations, comme la fomentation, tantôt une autre comme la flagellation, et de même pour les autres, parce que la coutume ne doit pas devenir une cause de souffrance [3],

1. « Elangi » ou Elhangi est un des noms sous lesquels on désignait le *Continent* de Razès (*G. de Ch.,* p. XXXVI). H. de M. fait ici une confusion en prenant ce mot pour le nom de l'auteur. Il commet plusieurs fois cette erreur.
2. « Nec spiritus motivi. »
3. « Quoniam a consueto non fit passio. »

et si le membre est faible et douloureux, il n'est pas juste d'ajouter l'affliction à l'affligé : la loi dit au contraire que celui qui est chargé d'un côté doit être soulagé de l'autre.

CHAPITRE DIX-NEUVIÈME

Du traitement du flegme salé, des rhagades, de la transpiration et de la plainte de nuit [1].

DEUX parties principales dans ce chapitre : 1° définition et traitement de chacune de ces maladies; 2° explications.

Dans la première partie trois points, comme il y a trois maladies.

I. LE FLEGME SALÉ, deux questions : 1° la doctrine; 2° le traitement.

Définition : Flegme salé est un nom équivoque appliqué à une espèce d'humeur dont il est question au chapitre DE LA GÉNÉRATION DES HUMEURS, et à certaine maladie prurigineuse, croûteuse (p. 84), que forme cette humeur et qui se montre le plus souvent sur les jambes et sur les cuisses, parfois sur d'autres membres et quelquefois sur tout le corps, accompagnée d'escarres et d'un prurit très vif et douloureux. Ces croûtes recouvrent parfois tout le membre, d'autres fois une partie seulement; à la chute des croûtes succèdent quelquefois des excoriations ou des ulcères non profonds.

Le *traitement,* fait d'après le régime et les purgations de celui qui souffre d'humeurs brûlées, est facile; je l'ai expérimenté souvent : Rp. *Cire verte, Poix, Résine, 1/2 ℔ de chaque, Huile de graines de Chanvre 1 ℔; on incorpore; on y ajoute 3 dr. de Vif-Argent mortifié;* on oint la place une fois par jour jusqu'à guérison. Tantôt ce remède dessèche dès le début, tantôt il attire pendant les trois premiers jours et forme des pustules, puis pendant trois autres jours il dessèche et guérit parfaitement. — Ou bien on oindra avec l'onguent de Dialthea seul; il a été éprouvé; — ou bien encore on composera un onguent de *Beurre frais 1 ℔, Soufre vif pulvérisé 1 once;* et si les croûtes sont largement séparées, non continues, et laissent après leur chute de larges et honteuses traces sur la peau du membre, comme fait le Mal-mort, on oindra avec l'onguent suivant qu'un praticien m'a donné comme éprouvé : Rp. *Baies de Laurier, Vert-de-gris, Encre, Soufre vif, Couperose, broyés,*

---

1. « De cura flegmatis salsi et ragadiarum et desudationum aut plantae noctis. »

*1 once de chaque substance, Axonge vieille 1/2 ℔, Vif-Argent 2 dr.;
on incorpore.*

II. Les CREVASSES (fissurae) : 1° définition; 2° traitement.

Définition. Les fissures et les rhagades sont la même chose en soi; on
appelle généralement *rhagades* les fissures qui se forment au bord de
l'anus et de la vulve, et *crevasses* celles qui se forment ailleurs, aux
pieds et aux mains par exemple.

Le *traitement* consiste, si les crevasses se multiplient ou durent
depuis longtemps, dans le régime et la purgation des patients qui
souffrent d'humeurs brûlées et dans les topiques qui suivent, lesquels
suffisent seuls à toute la cure, sans la purgation ni le régime susdit, si
les crevasses ne sont pas nombreuses ou anciennes. D'abord on se baignera dans une décoction des herbes émollientes indiquées dans le chapitre précédent, en mettant sur la crevasse un peu d'huile de Violettes
ou du Beurre; on desséchera ensuite le lieu de la crevasse et on l'oindra
de l'onguent suivant : Rp. *Huile de Roses, graisse de Canard, Œsype
humide, mucilage de Coings, Amidon, Tragacanthe, on mélange en
quantités égales*. Si cela ne suffit pas, le chirurgien aura recours au
traitement des crevasses des lèvres; il y trouvera en effet des remèdes
plus énergiques et le complément de tout ce traitement.

III. DE LA TRANSPIRATION : deux points : 1° définition; 2° traitement.

Définition : La *transpiration* et la *plainte de nuit*, etc. [1], sont la même
chose ou à peu près, et résultent d'une sueur vaporeuse qui s'élève de
la bile ou du sang après l'achèvement de la digestion. S'il survient ensuite
un froid nocturne qui, obstruant les pores de la peau, empêche la sortie
de la sueur, il se forme alors de nombreuses petites pustules, ou parfois
la peau devient seulement rugueuse sans pustules. Ces pustules et cette
aspérité de la peau sont appelées par les auteurs *plainte de nuit*, parce
qu'elles se forment seulement de nuit, à cause de l'obstruction des pores
due à l'excès du froid, jamais de jour, l'air n'étant pas aussi froid et par
conséquent ne fermant pas les pores. Ces maladies provoquent un prurit
qui est d'abord agréable, mais devient ensuite douloureux. La transpiration et la plainte de nuit sont identiques ou presque, suivant quelques
auteurs.

---

1. « Desudationes, planta noctis. » — D'après Joubert, « planta » est pour « planc-
tus », lamentation, *plainte de nuit*. C'est un mal qui fait plaindre la nuit plus que le jour.
Selon Avicenne il est formé de petits boutons ou pustules s'accompagnant de grandes
démangeaisons. C'est comme une grattelle, il y a seulement aspérité de la peau,
sans élévation notable. Ce ne peut être, dit Joubert, l'*epinyctis* des Grecs, nom que
l'on donnait à des pustules noirâtres, rouges ou blanchâtres, ordinairement de la
grosseur d'un pois ou d'une fève, qui s'élevaient la nuit sur la peau et se dissi-
paient avec le jour. On ignore encore quelle est cette espèce d'exanthème; elle ressemble un peu aux *sudamina*.

Le traitement consiste tout entier dans une saignée; parfois on le complète par l'évacuation et le régime prescrits aux patients qui souffrent d'humeurs brûlées, et on fait séjourner les malades dans des lieux froids ou refroidis. — Les topiques sont : un onguent composé d'huile de Roses et d'eau mêlées ensemble; — le Cérat de Galien, composé d'huile de Roses et de Cire blanche, etc. ; — l'huile de Myrtes, le Beurre frais avec du Tragacanthe et de la Gomme arabique forment un topique excellent; — et aussi une friction de suc d'Oseille et de Morelle, etc. ; — ou bien, Rp. *Orge mondée 1 partie, Vinaigre 10 parties; on fait cuire jusqu'à ce que l'Orge se dissolve et que le tout soit comme une « polenta »*, on filtre et on enduit le lieu. C'est là le meilleur onguent contre toutes les maladies chaudes et brûlées.

IV. EXPLICATIONS SUR CE QUI PRÉCÈDE. Trois points à noter :

I. Il faut noter que ni le Vif-Argent ni aucune substance dans laquelle il s'en trouve, ne doit être approché des membres principaux, nobles, etc. Il a déjà été question des avantages et des dangers qu'offre cette substance, au Notable II° du chapitre SUR LA GALE ET LE PRURIT.

II. Au sujet de la noirceur qui persiste sur les jambes à la suite du flegme salé, du mal-mort, etc., il faut noter que jamais on ne peut la rendre blanche dans la suite, car elle provient de mélancolie pure, surtout de celle qui est de la pure lie et un résidu du dépôt des autres humeurs, dans lequel s'amasse toute leur noirceur; aussi, lorsqu'elle s'infiltre dans quelque membre, il n'est pas possible d'en séparer ni la substance ni la couleur de cette mélancolie.

III. Que la transpiration et la plainte de nuit soient ou non la même chose, il me semble que la sueur est la cause qui met en mouvement et soulève l'humeur aiguë qui produit la maladie dite plainte de nuit. Quiconque l'entend autrement, me paraît être en dehors de la vérité. D'ailleurs c'est par le moyen qui réprime et consume la sueur qu'on guérit la plainte de nuit, ainsi qu'il ressort des auteurs de médecine [1].

---

1. Éd. 1892 : « Et alio modo restringitur sudor ». Ms. 1487 : « Et alio et alio modo restringitur d̅c̅s sudor ».

CHAPITRE VINGTIÈME

Des poux, lentes et cirons ou scarabées, morpions,
puces et punaises.

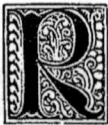

ÉSUMONS les deux parties de ce chapitre : 1° les maladies nommées
ci-dessus; 2° les explications.

I. La première partie comprend autant de paragraphes
que de maladies :

1° Les POUX (pediculi) sont connus de tous; les raisons pour lesquelles
il faut les traiter sont au nombre de quatre : 1° ils font souffrir; 2° ceux
qui en ont beaucoup peuvent à peine se retenir de les chercher sous leurs
vêtements contre toute décence, et sont par là détournés de leurs autres
travaux; en outre, quand les poux sont nombreux, ils sortent parfois des
vêtements, ce qui est sale et fort désagréable pour ceux qui les voient;
3° ils sucent et mordent parfois si fort qu'ils font couler le sang; 4° ce qui
est pire, ils enlèvent l'appétit, gâtent le teint, consument et exténuent le
corps entier, épuisent complètement la force qui gouverne le corps.

Le *traitement* se fait par trois moyens : un bon régime, des évacuations, des topiques. — Le *régime* consiste en substances qui conviennent
et en substances qui sont nuisibles. — Celles qui conviennent, sont les
aliments et les boissons digestibles ou non putréfiables, ou qui empêchent
la putréfaction et tendent à dessécher. — Les substances nuisibles sont
les aliments humides putréfiables, comme les poissons, les fruits, les
laitages et surtout les Figues, les Raisins secs, les Châtaignes, les
Blettes, les Épinards, ainsi que le long usage de vêtements non lavés, la
malpropreté de la peau, etc. — *Evacuations*. On évacue le flegme putride
comme plus haut; on fera ensuite une saignée suivant avis du médecin
traitant.

Les *topiques* seront des bains d'eau salée, puis d'eau douce, qu'on
renouvellera; des ablutions de la tête, un changement fréquent de vêtements; — de la mie de pain de froment chaude appliquée sur la
poitrine et le dos tue les poux; — quelques-uns disent que la Térébenthine étendue sur un linge, saupoudrée de poudre de Staphisaigre et
appliquée sur la poitrine et le dos, les tue. — Pour moi, j'ai expérimenté le remède suivant, et je n'ai pas été trompé dans mon attente :
du Vif-Argent, autant qu'en peut tenir une coquille de noisette, est agité
avec le blanc d'un œuf jusqu'à ce qu'on ne voie plus l'argent, on l'imbibe
ensuite dans un morceau de toile de lin, on pose, une fois sec, immédiatement sur la chair. Ce remède tue les poux en un jour et les rend

noirs, comme s'ils étaient frits, à moins qu'ils ne se sauvent; aussi arrive-t-il que ceux qui peuvent fuir, se rassemblent dans la queue du capuchon (caputium), ou dans les chaussures (caliga) autour des pieds, en telle quantité que le vulgaire croit qu'ils sont enchantés.

2° Les LENTES (lendes) sont bien connues. *Traitement* : On lave la tête avec du Vinaigre très fort, ou on frictionne les extrémités des cheveux avec du Genêt, de la Menthe, du Gallitrich cuits dans du Vinaigre, ou avec de la farine de Lupins cuite dans du Vinaigre.

3° Les CIRONS ou [1] SCARABÉES (syrones aut carabei) sont de très petits animaux qui font des cavernes et des corrosions entre la peau et la chair, surtout sur les mains des oisifs. — *Traitement* : on lave la place avec du suc de Lierre terrestre, ou on fait macérer de l'Aloès avec du Vinaigre; on chauffe et on fait une fumigation, puis on fomente le lieu.

4° Les PUCES (pulices) sont connues; elles se rassemblent autour d'un morceau de bois de Figuier oint de graisse de bouc, — ou bien on met dans une partie du lit une cuirasse (lorica) luisante, elles s'y rassemblent toutes, et le matin on les jette dehors avec elle. Si un chien a des puces, on l'oindra d'huile; toutes les puces enfleront et crèveront. Outre cela, on recherchera quelques indications sur les puces au chap. 2 de la 2ᵉ Doctrine du Traité II, intitulé DU TRAITEMENT DES MORSURES ET DES PIQURES, dans les explications, au notable VI.

5° Les MORPIONS (platelli sive pesolatae) sont des animaux plats et ronds ayant beaucoup de pieds, qui se meuvent rarement et se fixent si bien au lieu où ils sont qu'on peut à peine les en arracher vivants; ils naissent communément à la poitrine et sous les aisselles. — *Traitement* : On oint le lieu d'Huile et de Cendres, en outre je crois que tout ce qui tue les poux tuerait les morpions.

6° Les COSSUS (cossi) [2] sont des nodules durs, qu'on appelle en français vulgaire « verbles »; ils sont le plus souvent fixés dans la peau et la chair autour du nez; quand on comprime fortement le nez, ils sortent et sont blancs comme des morceaux de pâte; si on ne les fait pas sortir, avec le temps ils infectent la région atteinte. — *Traitement* : on lave le lieu avec de la criblure de Son tiède, puis on frotte avec la poudre suivante : Rp. *Oliban, Galbanum, Serpentaire, os de Sèche, par parties égales;* ensuite on lave le lieu avec du blanc d'œuf et de l'amidon mêlés à de l'eau tiède; — ou bien on incorpore 2 parties de Savon français, 1 partie de

1. Le sarcopte de la gale est connu depuis longtemps. Avenzoar au XIIᵉ siècle a découvert les « pediculi parvunculi », mais sans établir de rapport entre l'animalcule et la « scabies », ou l'éruption de la gale. Les auteurs qui ont suivi, tout en connaissant le ciron, ne l'ont pas considéré comme l'agent de la gale; H. de M. fait de même. (*V. G. de Ch.*, p. 417, 422.)

2. V. la note p. 601.

poivre noir et on enduit le lieu; — ou on humecte fréquemment la place
en frictionnant avec le médicament suivant : Rp. *Soufre vif pulvérisé
très fin à travers une mousseline* [1], *1 once, avec la meilleure eau de
Roses; on expose au soleil pendant les jours de la canicule dans un
vase de verre fermé; on agite tous les jours.*

7° PUNAISES (cimices). Leur description et le moyen de les chasser ont
été donnés dans le chap. 2 de la 2ᵉ Doctrine du Traité II, cité précédemment. En outre des moyens indiqués pour les tuer et les chasser, on produira près d'elles de la fumée de feuilles ou de noix de Cyprès ou de
la fumée de Rue broyée, et on répandra une décoction d'Absinthe ou
de Rue.

II. EXPLICATIONS SUR CE QUI PRÉCÈDE. Deux points :

I. Les poux et autres animaux imparfaits de ce genre naissent ordinairement par voie de putréfaction de la façon suivante : quand il y a
dans le corps une mauvaise humidité que la Nature ne peut gouverner ni
rejeter tout à fait, elle la chasse comme importune loin des organes
nobles; — ou cette humidité est si subtile et si obéissante, et la chaleur
un agent si puissant qu'elle se résout entièrement et se transforme en
sueur, ou le contraire arrive. Si cette humidité n'est pas obéissante ni
la chaleur assez puissante, ou bien cette humidité devient entièrement
putride et cause une dartre ou une maladie semblable, ou bien elle ne
devient pas entièrement putride; dans ce cas elle est apte ou non à
recevoir l'esprit vital. Si oui, ou la chaleur (caliditas) vainc l'humidité et
il s'engendre des poux et autres animaux de fort mouvement; — ou
l'humidité vainc la chaleur, et alors s'engendrent des animaux de mouvement faible, comme les lentes, les morpions, etc. — Si l'humidité n'est
pas apte à recevoir la vie, il se forme des furfures, des lentilles ou des
pannus.

II. La peau se compose de trois lames ou fines pellicules; entre les
deux pellicules extérieures s'engendrent les poux et autres animaux semblables, de telle manière que la chaleur agissant sur leur matière qui est
ainsi enfermée dans la peau, la dessèche un peu avec le temps et la durcit,
de façon qu'il s'y forme une pellicule dure dans laquelle est recueillie la
vapeur humide apte à recevoir la chaleur vitale et l'esprit.

---

1. « Per syndonem »; — sindon, fin tissu de lin, toile fine.

CHAPITRE VINGT ET UNIÈME

Des brûlures par le feu, l'eau et l'huile bouillantes et des vésicules [1].

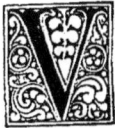

OYONS les deux parties de ce chapitre : 1° les lésions et leurs traitements; 2° les explications. — I. La première comprend : 1° la brûlure; 2° les vésicules.

1° BRULURE. On sait en quoi elle consiste.

Le *traitement* se propose deux buts : 1° empêcher la vésication; 2° guérir une vésication déjà faite.

Pour *empêcher la vésication* on emploie certaines médecines simples et certaines médecines composées. — Les *simples* sont le Vinaigre et toutes les espèces d'Argiles, le lut d'Arménie, le bol d'Arménie, la Terre Sigillée, l'Argile, la Terre de potier, la Terre qu'on trouve le long des fleuves là où ils ont inondé, terre desséchée, grasse, visqueuse, qui paraît être de la Terre de potier et qu'on appelle maigre, en français « glaise », la Morelle, la Joubarbe, le Pourpier, le Nombril de Vénus, le Plantain, la Laitue, la Verge de Berger, l'Oseille, le Groin de porc et une infinité d'autres herbes froides; on emploie toute leur substance, ou seulement leur suc ou leur eau distillée seule. — Les *médecines composées* sont des onguents, des emplâtres, des épithèmes froids qu'on peut composer avec toutes les médecines simples susdites mêlées ensemble, ou avec toutes celles qui sont du même genre ajoutées à celles-là; puis un onguent commun doux et éprouvé, composé d'huile de Roses avec le jaune ou le blanc d'un œuf ou avec l'un et l'autre, et qu'on peut épaissir avec une substance quelconque appropriée, comme de la farine d'Orge ou de la Céruse. Toutes ces médecines s'appliquent froides en acte ou refroidies dans la neige, et doivent être changées très souvent, dès qu'elles commencent à s'échauffer, afin que leur action réfrigérante ne soit pas vaincue par la chaleur (incendium) du lieu, et que par conséquent elles ne manquent pas leur but.

Pour *guérir la vésication* on use également de médecines simples et de médecines composées. — Les *médecines simples* sont l'huile de Roses, de Nénufars, de Myrtes et d'autres substances froides, onctueuses, argileuses et la plupart de celles qui ont été énumérées ci-dessus. — Les *médecines composées* sont l'Onguent blanc de Razès et l'Onguent de Céruse du même, l'Huile de jaune d'œuf et de Roses mélangées, le

1. « De combustione ignis, aquae et olei bullientis et de vesicis. »

suc d'Endive ou de plantes semblables avec de la farine d'Orge et un
jaune d'œuf cru, ou un onguent d'huile de Roses, de Cire et de Chaux
lavée ou macérée pendant un jour dans l'eau. Si nous voulions opérer
plus facilement et plus rapidement, sans nous inquiéter de ces intentions,
cet onguent et quelques-unes des médecines indiquées déjà ou qui le
seront, suffiraient seules pour toute la cure.

2° DES VÉSICULES. On sait ce qu'est une vésicule; ce peut être une
maladie ou un accident; une maladie, lorsqu'aucun autre mal n'a précédé; un accident, lorsqu'elle est produite par une autre maladie, ainsi
quand une brûlure (incendium) a précédé.

Le *traitement* comporte quatre choses : un régime, une évacuation, des
topiques, une opération manuelle. — Le *régime* et l'*évacuation* sont les
mêmes que pour ceux qui souffrent d'humeurs brûlées, d'une abondance
de bile, ou dont le corps a une pléthore de flegme [1]. — Les *topiques* sont,
que la vésicule soit une maladie ou un accident, qu'elle soit pleine ou
vide, intacte ou déchirée : un onguent d'huile de Roses, de Céruse et de
Litharge, ou — Rp. *Cire blanche 1 partie, huile de Roses 4 parties, qu'on
dissout puis épaissit avec de la Céruse; à la fin on ajoute des blancs
d'œufs et on mélange avec soin.* — L'*opération manuelle* consiste dès
qu'on a vu une vésicule, à enlever aussitôt avec des ciseaux (forpices) la
partie supérieure de la peau, de peur que les lèvres de l'incision ne se
rejoignent ensuite. Si la vésicule est considérable et étendue, on la perforera de la même manière en deux, trois ou plusieurs endroits. — Les
recettes de tous les onguents indiqués ci-dessus sont donnés dans l'*Antidotaire* où on les cherchera. Il serait en effet ridicule, futile et préjudiciable, de répéter complètement la recette d'un onguent dont nous avons
besoin dans plusieurs chapitres. En outre tous les topiques appropriés
à la seconde intention de la guérison des brûlures conviennent au traitement des vésicules et réciproquement.

II. EXPLICATIONS SUR CE QUI PRÉCÈDE. Trois choses à noter :

I. Quoiqu'on ait dit le contraire en s'appuyant sur les auteurs, les *Pratiques* et le raisonnement, l'expérience a montré que si on se brûle le
doigt et qu'on le mette dans l'eau froide, la douleur augmente. La raison
peut en être que le refroidissement (frigiditas actualis) maintient à l'intérieur l'ardeur de la brûlure. *Si au contraire on expose le doigt à un feu
modéré la douleur s'apaise peu à peu*, parce que l'échauffement (igneitas)
s'exhale, en sorte qu'il semble qu'il ne faut pas appliquer sur les brûlures des médecines froides en acte, mais un peu tempérées.

II. Les médecines destinées à empêcher la vésication, doivent être
très froides et le plus souvent humides; mais après la vésication, quand on

_____

1. « Et flegmate corpore existente plethorico. »

n'a pu l'empêcher, ou quand la brûlure a été grande, les médecines peuvent être moins froides. En outre elles doivent être abstersives et un peu astringentes sans mordication.

III. La Chaux convient dans le traitement des brûlures quoiqu'elle soit très chaude, mais seulement après qu'elle a été lavée dans beaucoup d'eau douce ou macérée pendant une journée dans beaucoup d'eau, puis dépurée et mélangée avec de l'huile de Roses ou une substance semblable. Il faut la laver à grande eau, jusqu'à ce qu'elle ne conserve plus aucune acuité, mais soit douce.

CHAPITRE VINGT-DEUXIÈME

Des rougeoles, des varioles et des blattes, ce qui est la même chose [1].

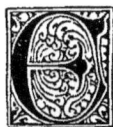

Étudions les deux parties de ce chapitre : 1° les maladies et leur traitement; 2° les explications. — I. La première comprend deux questions : 1° la description; 2° le traitement.

Description. D'aucuns disent que les rougeoles et les varioles sont deux maladies différentes, que la rougeole provient de la domination de l'humeur mélancolique corrompue, tandis que la variole résulterait d'une prédominance des autres humeurs corrompues. Cependant d'autres disent que c'est la même maladie, sauf qu'au début, tant qu'il y a de la rougeur on l'appelle « les rougeoles » et plus tard « les varioles ». Qu'elles soient semblables ou qu'elles diffèrent, la plupart des auteurs et des *Pratiques* n'en font qu'un chapitre, ne donnent qu'un traitement, et conviennent que les rougeoles et les varioles sont des infections, presque des petites pustules. Elles se forment près de la partie extérieure de la peau, par suite de la corruption d'une des humeurs, de telle façon que les rougeoles proviennent de la prédominance de l'humeur mélancolique corrompue, et les varioles surtout de la prédominance d'une des autres humeurs corrompue.

Il y a cinq *causes générales* de ces maladies : la 1re est le *sang menstruel enfermé depuis la génération dans les canaux des membres du*

---

1. « De morbillis et variolis et blatiis quae sunt idem. » — *Rougeole* (morbillus), maladie qui vient du mauvais air et de la corruption des humeurs et spécialement du sang. — *Variole* (variola), est une laide maladie qui vient volontiers de corruptions de lait et des corruptions des humeurs (définit. de 1426. O.; *G. de Ch.*, p. 721, 723). — *Blatta*, est là pour désigner les éruptions rouges, pourprées.

fœtus; 2° la génération du fœtus à l'époque des menstrues; 3° l'usage de choses douces et corrompantes, telles que poissons, laitages, fruits verts et humides, si en même temps on néglige la saignée; 4° un air pestilentiel corrompu; 5° une crise incomplète dans les fièvres sanguines. — En outre, les causes humorales sont dues à la prédominance de l'une des quatre humeurs corrompues.

Le mode de formation de ces maladies est le suivant : avant qu'elles apparaissent on ressent une démangeaison dans les narines, on voit des lumières devant les yeux, on a peur pendant le sommeil, il y a de la rougeur de la face, des piqûres par tout le corps, de la douleur dans le dos, etc. Tous ces symptômes précèdent l'apparition de la maladie pendant trois ou quatre jours; on voit ensuite apparaître comme des piqûres d'aiguilles ou comme des grains de mil ou des têtes de fourmis; elles se multiplient et augmentent en s'agrandissant et donnent des croûtes et du pus, puis se dessèchent et tombent.

Le *traitement* consiste en quatre choses : certaines règles qui dirigent toute l'intervention, des évacuations, la manière d'opérer manuellement et les topiques qu'il faut appliquer. — Les *règles* sont au nombre de cinq : 1° on ne donnera jamais de choses froides par la bouche; cela rendrait la matière plus crue; — 2° on n'appliquera extérieurement rien qui soit froid en acte; — 3° ni aucun répercussif. La raison de ces deux dernières règles c'est qu'il faut empêcher que la matière vénéneuse de la maladie ne soit refoulée dans les organes nobles internes; — 4° on n'oindra jamais avec des huiles ou des onguents froids, ni avec aucune médecine opilative. Les raisons en sont évidentes; — 5° on évitera l'air froid.

Les *évacuations* seront la saignée et la mondification du sang qu'on pratiquera comme il a été dit au chapitre DE LA SAIGNÉE et au chap. DE L'IMPÉTIGO etc., en observant toutefois attentivement les règles données ci-dessus et toutes les autres qu'on observe généralement; remarquons qu'on ne devra jamais faire de saignée une fois que ces maladies auront commencé à apparaître, mais avant, si on a su prévoir leur arrivée par les signes pronostics donnés plus haut. Il faut ajouter que le laxatif ne doit pas être fort, parce que ces maladies ont beaucoup de rapports avec le flux de ventre, aussi doit-on toujours craindre qu'il ne se produise. — Le *régime* inclinera vers les choses qui refroidissent et dessèchent; on usera d'Orge, de Ptisane, de Gruau, de Raisins secs mondés, de Figues, de sucs d'herbes et de fruits acides, comme d'Oseille, de Raisins verts, de Grenades, d'Oranges, et des autres fruits acides. Pour le reste de ce sujet on le cherchera dans les auteurs et les *Pratiques de médecine*. Ce n'est pas là en effet matière chirurgicale, sauf seulement pour ce qui regarde la préparation et l'application des topiques, et parce que le vulgaire a l'habitude de recourir aux chirurgiens, toutes les fois qu'il voit des maladies apparaître au dehors.

L'*opération manuelle* consiste à ne jamais ouvrir les pustules avant qu'elles soient suffisamment mûres; une fois qu'elles le sont, on les ouvre, d'après les auteurs, avec une aiguille ou un stylet (stylus) d'or. Mais le procédé qui consiste à les ouvrir avec la pointe de ciseaux en soulevant et en excisant un peu l'escarre ou la peau, de façon que ces pustules ne se referment pas, me paraît être préférable, sauf le droit et l'honneur de chacun.

Parmi les *topiques*, les uns doivent guérir les maladies, les autres apaiser les accidents graves qui les accompagnent.

Les *topiques propres à ces maladies* sont, ou extractifs, ou dessiccatifs, ils préviennent la formation de laides cicatrices, ou les corrigent une fois qu'elles sont déjà produites. — *Extractifs* : on enveloppe le malade dans une étoffe rouge, — ou bien, Rp. *Plusieurs manipules de Fenouil et d'Ache, autant de l'un que de l'autre, qu'on cuit avec beaucoup de Lentilles dans de l'eau;* quand celle-ci est tiède, on y trempe un linge, on l'exprime et on en enveloppe le malade. — *Dessiccatifs* : après l'ouverture des pustules on saupoudre tout le corps avec la poudre dessiccative suivante : *farine de Fèves, de Lentilles, de Pois chiches, de Lupins, d'Ers, de Litharge, de Céruse, d'Aloès à doses égales;* si on faisait avec cette poudre des coussinets pour le malade, ce serait une bonne chose. — Les moyens d'empêcher la formation de cicatrices difformes sont les suivants : on prendra garde que le malade ne se gratte; on lui défendra la viande de porc pendant sa maladie; s'il en mange, m'a-t-on dit, il aura les plus laides cicatrices, sinon, non. — Les correctifs des cicatrices difformes déjà formées sont la graisse d'Ane fondue avec de l'huile de Roses; — ou bien : Rp. Litharge, Cachimie, Céruse à doses égales, on lave; cendre de Roseaux et de Coquillages brûlés et pulvérisés, on en compose un onguent avec huile de Lis et Cire, quantité suffisante.

Les *topiques qui empêchent ou calment les accidents* pernicieux, conséquence de ces maladies, sont nombreux et variés; les uns protègent les yeux, d'autres les narines et empêchent que la maladie ne les altère. — Les topiques qui protègent les yeux, les paupières et la face contre tout dommage, sont le collyre de Safran et d'eau de Roses souvent appliqué. L'eau de Roses dans laquelle on fait macérer longtemps du Sumach, ou le collyre de Coriandre, de Sumach, d'eau de Roses et de blanc d'Œuf agissent de même. — Le topique qui préserve les narines se compose de Verjus, d'eau de Roses et de Vinaigre. — Topique pour protéger la gorge : on composera un gargarisme avec du suc ou du vin de Mûres, de Ronces et de l'eau d'Orge chaude. — On se sert pour le

poumon d'un électuaire de Diapapaver, de Diatragacante froid et de substances semblables. — Les topiques qui protègent les intestins sont des
trochisques de Sumach, de Coriandre et de Spodium confits avec du suc
d'Oseille et de plantes semblables; ou bien : eau de décoction de Safran
et de Lentilles.

II. Explications sur ce qui précède. Deux points :

I. Le vulgaire a une foi si grande dans les potions chirurgicales, comme
on a vu plus haut, que les malades demandent parfois eux-mêmes au
chirurgien de leur ordonner ces potions; il en est une qui paraît excellente et fort bien composée suivant l'art de la médecine, dont les *chirur-*
giens lettrés font usage : Rp. *Figues sèches, Tragacante macéré, lait*
de semence de Fenouil et Lentilles, à doses égales, un peu de Safran;
on broie, on fait bouillir fortement et on administre la décoction, qui
réconforte la force vitale, soulage l'esprit, adoucit et élargit les voies de
la poitrine, ouvre, délaie et dégage le foie, et surtout réconforte le cœur.
Les femmes simples (mulieres simplices) ont de toute antiquité la coutume de donner à leurs enfants atteints par ces maladies une décoction de Lentilles avec un peu de Safran. D'aucunes donnent de l'eau de
décoction de Figues avec un peu de Safran; d'autres de l'eau chaude avec
du Miel; d'autres du suc de Jacée noire avec de la Ptisane.

II. Il faut noter, pour ne pas commettre d'erreur dans le régime de ces
maladies, que celui-ci doit être épais depuis le début du mal jusqu'au
septième jour, pour que le sang s'épaississe, de façon qu'il n'entre pas
de nouveau en ébullition (ne iterum ebulliat) et ne cause pas de récidive; à cela conviennent les Jujubes, les Melons, le Verjus, le Sumach,
le Berberis, et le suc des fruits verts astringents, des Pommes des bois,
des Coings acides, des Nèfles et de tous les fruits semblables déjà énumérés.

CHAPITRE VINGT-TROISIÈME

Du traitement des verrues, porreaux, etc. [1].

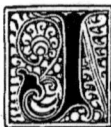

Je divise ce chapitre en deux parties : 1° traitements et maladies; 2° explications. — I. Dans la première, deux questions :
1° définition; 2° traitement.

Définition. —Les *verrues* et les *porreaux* sont des excroissances de chair dure, par rapport au reste de la peau du corps; ils peuvent

1. « De cura verrucarum et porrorum et similium. »

se produire sur tous les membres, mais se montrent le plus souvent sur les mains et les pieds. Ils diffèrent cependant entre eux, parce que les porreaux sont formés de sang plus mélancolique, sont plus durs et sont fendillés à la surface, comme granuleux, à cause de la siccité et de la composition terreuse (terrestreitas) de la mélancolie ; les verrues sont formées de sang flegmatique épais et sont plus molles que les porreaux.

Traitement. — Cinq parties : 1° quelques règles ; 2° le régime ; 3° les évacuations ; 4° les topiques ; 5° la manière d'opérer. — Les *règles* sont au nombre de trois : 1° avant d'appliquer les topiques, on purgera le corps par des laxatifs et la saignée, et on recommencera jusqu'à ce qu'il soit parfaitement purgé ; 2° on prescrira le régime contraire à la cause de la maladie ; 3° on traitera les excroissances plus dures par des médecines plus fortes.

Régime de ceux qui ont des verrues. Ils s'abstiendront d'aliments et de boissons engendrant du flegme épais ; ceux qui ont des porreaux se garderont des aliments et des boissons qui engendrent de la mélancolie. — On trouvera le reste du régime applicable aux deux cas au chapitre sur LA DARTRE. On y cherchera également les purgations de l'une et l'autre humeur.

Les *topiques* seront les uns légers, les autres énergiques, quelquesuns très énergiques. — Les *topiques légers* qu'indiquent les auteurs et les *Pratiques* sont : l'huile de Myrtes, l'huile de Roses, l'Acacia, le Bol, la cendre de Vigne ou d'écorce de Saule, l'une et l'autre avec du Vinaigre ; — le suc de brou de Noix et de fruits verts avec de la poudre de fiente de Chèvre desséchée ; — le Souci des champs qui croît à Paris dans les vignes, broyé avec du Sel ; — l'Aigremoine broyée seule ou avec du Sel ; — la Bryone écrasée avec de la vieille axonge de porc ; — ou bien on frictionnera avec du Pourpier, ou encore on touchera les verrues avec des feuilles de l'arbre « alve », puis on fera pourrir ces feuilles, et en même temps qu'elles pourriront les verrues feront de même ; — on touchera la verrue avec un Pois chiche et on jettera des Pois chiches derrière son dos ; quand ils pourriront la verrue fera de même ; — on raclera l'intérieur de la racine qu'on appelle en français « rays de Larchamp », on appliquera la rapure et par-dessus une mince rouelle de la même racine ; on dit que cela guérit les cors (cornua) des orteils ; — ou bien on écrasera des feuilles de Rue, de Millefeuille et d'herbe à Robert, en quantités égales, on en frictionnera la verrue et on maintiendra sur elle la substance de ces herbes par un bandage ; en trois ou quatre jours tout est consumé ; c'est un moyen sûr, facile et éprouvé ; — ou encore celui-ci qui est très sûr, très facile et éprouvé : on met des Limaces rouges dans un pot de Plomb avec du Sel et on les y laisse pendant quatre ou cinq jours ; il y aura alors dans le pot beaucoup de

liquide et les Limaces vides surnageront; on touchera les verrues et les
porreaux avec ce liquide, trois ou quatre fois par jour et chaque fois trois
ou quatre fois, cela pendant six jours; les excroissances tomberont avec
leur racine et sans causer aucune douleur au patient; ces deux derniers
remèdes suffiront donc pour tout ce qui concerne les verrues.

Les *moyens locaux forts* sont les suivants, selon les auteurs et les
Pratiques : on écorche le lieu malade et on fend le sac ou la verrue avec
l'ongle ou autrement, pour y introduire du suc de Figue ou d'Anabula, de
Cataputia, de la poudre d'Asphodèle, de la Couperose, du Vert-de-gris
ou quelque autre corrosif léger. — Les topiques plus forts sont le ruptoir
indiqué au chapitre DE LA MORPHÉE et tous les corrosifs forts : la Chaux vive,
l'Arsenic sublimé et non sublimé, le Réalgar, le miel d'Anacarde, etc.
— Les moyens locaux les plus forts consistent à exciser radicalement
l'excroissance, ou à la lier avec un fil fort et à l'arracher brusquement
tout entière, à la cautériser avec un fer rougi, ou à la brûler avec du
soufre vif allumé, etc.

La *manière d'opérer* avec les topiques faibles, forts ou très forts n'exigeant pas beaucoup d'art, nous la laissons de côté. — Quant à l'opération
avec les moyens locaux les plus forts, comme avec le ruptoir, etc., elle
consiste en ceci : on applique le ruptoir pendant deux heures, puis on
l'enlève et on fend l'escarre, dans la fente on introduit de l'Arsenic
sublimé ou une substance semblable, en quantité utile, et on laisse aussi
longtemps qu'il paraît bon.

L'opération par incision consiste à exciser radicalement et à appliquer
ensuite quelque corrosif. — L'opération par ligature a été déjà exposée;
après l'extraction on applique un corrosif quelconque. L'opération par
un cautère consiste à placer sur la verrue ou le porreau la plaque que
l'on met sous l'instrument chauffé quand on fait un cautère à nœud;
une fois ainsi placée, par son ouverture, on introduit un fer incandescent au milieu de la verrue ou du porreau. — La manière de procéder
avec le Soufre enflammé consiste à appliquer cette même plaque sur
la verrue ou le porreau, à mettre sur le trou de la plaque du Soufre
vif en poudre, qu'on fait brûler jusqu'à ce que la verrue ou le porreau
soient radicalement détruits.

II. EXPLICATIONS SUR CE QUI PRÉCÈDE. Deux choses à noter.

I. Une grande verrue en engendre parfois beaucoup de petites autour
d'elle, quoiqu'il n'y ait rien en elle qui puisse engendrer[1]. Dans le mode
de génération, la grande verrue attire beaucoup de sang mélancolique
qu'elle ne peut convertir entièrement en sa propre nourriture ni conserver, parce qu'elle est dure; aussi le reste est-il expulsé par la force

---

1. Éd. 1892 et manuscrit 1487 : « non obstante quod nihil ex se in generato ».

de la Nature vers les parties voisines dont la peau est molle, mince et poreuse. Il n'est pas vraisemblable que ces petites verrues soient formées par le sang qui s'écoule des grandes, car nous voyons souvent qu'il s'en forme autour de verrues [1] d'où n'a jamais coulé de sang; donc elles se forment de la manière qu'on vient d'exposer.

II. On peut dire contre le traitement par les dessiccatifs indiqué par les auteurs et les *Pratiques*, que les verrues et les porreaux sont de matière sèche et que tout traitement se fait par le contraire; or les choses sèches ne sont pas les contraires des choses sèches, donc, etc. Il faut observer que les choses sèches sont de deux sortes, soit astringentes constrictives, ce n'est pas d'elles qu'entendent parler les auteurs, ou sèches résolutives, consomptives, et parfois comburantes; ce sont celles-ci qui guérissent et dont parlent les auteurs dans ce cas.

CHAPITRE VINGT-QUATRIÈME

Du traitement de la tumeur simple où qu'elle soit.

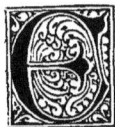

TUDIONS les trois parties de ce chapitre : 1° description; 2° traitement; 3° explications.

I. DESCRIPTION. — La tumeur est une simple enflure de la chair, molle au toucher, sans aptitude à la suppuration, non douloureuse, causée matériellement par une ventosité ou une vapeur mêlée à quelque humeur visqueuse, et effectivement, par la faiblesse de la chaleur naturelle qui ne peut consumer cette matière; la cause adjuvante est dans l'obstruction des pores extérieurs [2] de la partie malade.

Cette définition est assez claire : enflure est le genre; simple et molle sont les différences; on y trouve certaines causes, matérielle, efficiente et prédisposante ou adjuvante, de sorte que ladite définition ne convient qu'à la tumeur dont il est question dans le présent chapitre, et exclut toutes les autres, telles que les tumeurs capables de suppurer et les tumeurs dures sans tendance à la suppuration, verrues et nodosités des arthritiques, tumeurs apostémeuses flegmatiques et mélancoliques, etc.

1. Éd. 1892 : « generentur a sanguine fluente a *magis extrinseco, quia videmus saepius, quod generantur* circa eas »; — manuscrit 1487 : « generentur a sanguine fluente a magnis circa eas ».

2. Éd. 1892 : « coadjuvante *clausionem* pororum »; manuscrit 1487 : « coadjuvante *clausione* pororum ».

Le chirurgien doit examiner ce sujet avec soin, nonobstant que le cas soit aussi bien médical que chirurgical, car il semble plutôt chirurgical au vulgaire, et on recourt le plus souvent aux seuls chirurgiens parce que le mal se montre à l'œil et au doigt. Si on parle quelquefois dans ce chapitre de quelqu'autre tumeur, ce sera pour des raisons de convenance, non par négligence, et pour que le chirurgien qui recherche les traitements des tumeurs qui s'offrent à lui les trouve tous en même temps.

II. Traitement. — Deux points : les évacuations, les topiques. — Les modes d'*évacuations* sont très variés : évacuation par selles, par vomissement, dont il a été parlé pour tous les cas, frictions, bains, abstinence, exercice ou repos, choses où l'art n'a pas grand'chose à voir.

Topiques. — Les uns sont communs à toute tumeur, les autres propres à certaines et non à toutes. — Les *topiques communs* et utiles à toute tumeur, dans tous les membres sauf au foie, à l'estomac et à la rate, sont les suivants : On fait bouillir des Baies de Laurier et du Cumin pulvérisés avec du Miel jusqu'à ce que le mélange devienne épais ; on appliquera, après avoir fait précéder d'une évacuation du corps ; — ou bien de l'Absinthe et des Mauves écrasées et cuites dans l'eau, — ou des étoupes imbibées de suc de Molène chaud, — ou une polenta crue de farine d'Orge et de suc de Berle, — ou une fomentation avec de l'eau de décoction de Sauge, — ou des feuilles de Porreau broyées, grillées avec de l'huile et du beurre, — et une infinité d'autres médicaments de ce genre.

Les *topiques spéciaux* varient selon la variété des membres. — Pour la *tumeur de l'oreille* on mettra, dans l'oreille et en dehors, de l'Huile ou du Vinaigre tièdes, ou bien on cuira dans du Vinaigre des Fèves écrasées et on en recevra la vapeur dans les oreilles, puis on fera une onction autour de l'oreille avec de l'huile de Camomille, etc. — A la *tumeur des maxillaires* convient le Marrube blanc avec du Sel, écrasés fins et tièdes. — A la tumeur du *palais* et de la *langue* convient une saignée des veines saphènes, si les circonstances particulières s'y prêtent ; si on ne la fait pas ou qu'elle ne suffise pas, on donnera des pilules Cochie et on entourera la langue d'un linge imbibé de suc de Laitue ou d'un remède semblable. On se gardera de faire des gargarismes, et on mettra des Capitipurges dans les narines pour détourner de ce côté la matière de la tumeur. — Pour la *tumeur de la luette* on fera une saignée de la veine de la main située entre le pouce et l'index, et ensuite de la veine qui est sous la langue, puis on appliquera une ventouse sur l'occiput. Certains praticiens mettent les deux pieds sur les deux épaules du malade et le tirent violemment par les cheveux de l'occiput. —

A la *tumeur du cou* convient la saignée de la veine de la main indiquée ci-dessus ainsi que de la veine du front, une onction d'huile de Camomille chaude, une application de fils de Chanvre écru ou d'étoupes imbibées de Lessive ou d'eau, ou recouvertes de Cendres aussi chaudes que le malade peut le supporter. — Sur la *tumeur du bras* qui provient d'une saignée, on appliquera de la mie de pain de Froment bouillie avec du Vin, ou 1 partie d'huile de Roses et 1/2 partie de Dialthea. — A la *tumeur des mains et des pieds* qui commence à s'échauffer convient au début l'application d'une éponge trempée dans de l'eau froide et du Vinaigre, ou dans du Vin pontique. Si la tumeur est froide, on appliquera une éponge humectée de Lessive. — Pour *la tumeur et l'augmentation des mamelles* on fera des applications prolongées de Ciguë, de Cumin et d'Encens broyés et macérés dans du Vinaigre, ou de mie de pain de Froment, ou de farine de Fèves avec du suc d'Ache tièdes. — A la *tumeur de l'estomac, du foie et de la rate* convient l'huile de Menthe, d'Absinthe, de Mastic; tout ce qu'on appliquera sur ces trois organes, on l'appliquera chaud. — Sur la *tumeur de l'estomac* on appliquera une éponge imbibée de Vinaigre et d'eau simple tièdes, ou de l'huile de Laurier, de l'huile de Spica celtique, etc. Je parle ici seulement de la tumeur qui se produit dans la paroi du ventre exactement au-dessus de ces trois organes, et non de celle qui peut se produire dans leur substance même, parce que le traitement de cette dernière est presque exclusivement médical. Elle doit être traitée d'abord et principalement par des médecines prises par la bouche, plutôt que par des applications externes, sauf que parfois des onguents, des emplâtres et, en dernier lieu, des cautères sont utiles, lorsque tout le reste n'a eu aucun effet. Comme ces organes sont de complexion ténue et remplissent des fonctions nécessaires à tout le corps, il faut prendre garde de ne rien appliquer à l'extérieur qui puisse nuire à leurs fonctions ou opérations. — A la *tumeur de la paroi du foie* convient un emplâtre d'Absinthe et de Mauves frites dans l'huile de Mastic ou d'une substance semblable; à la *tumeur de la paroi de la rate* convient le même emplâtre de Mauves et d'Absinthe qu'on cuit dans de bon Vin, en y ajoutant un peu d'écorces de Tamaris; à la *tumeur de la paroi de la région des intestins* convient un clystère consomptif de la ventosité, et une grande ventouse sans scarification embrassant tout l'ombilic. J'ai vu un enfant d'environ quatre ans dont toute la région des organes de la nutrition était gonflée au dernier degré, au point qu'il paraissait hydropique, qui fut guéri en cinq jours par une seule onction d'huile de Mastic. — A la *tumeur de la verge* et des parties voisines conviennent une purgation par vomitif, des frictions, l'abstinence, l'exercice, des bains et un emplâtre de fiente de Pigeon, de farine d'Orge et de Vinaigre. Si la chaleur domine, on appliquera le cérat de Galien, qui se fait avec de la Cire blanche et de l'huile de Roses refroidies dans l'eau froide ou dans la neige. Si le froid domine, on appliquera des dissolutifs, des atténuatifs, des consomptifs de la ventosité et des dessiccatifs, tels que Rue, Cumin, Ache, Aneth, Anis, Persil, baies de Laurier, etc. — A la *tumeur des testicules*, chez les cacochymes par exemple, convient l'Argile avec du Vinaigre, etc. — A la *tumeur des cuisses*, *des jambes et des pieds* des phtisiques, cacochymes, hydropiques, stomachiques, hépatiques, qui est symptomatique, conviennent la fomentation avec de la Lessive de cendres de Vigne, tiède et salée, des linges imbibés de cette même Lessive et attachés selon l'art par des bandes trempées aussi dans la Lessive; — ou on cuira des feuilles de Sureau, d'Hièble, de Laurier, de la fiente de Pigeon et de Chèvre, on fomentera et on bandera comme tout à l'heure avec des linges et des bandes imbibées; — ou on emploie de la racine de Raifort avec des excréments de Mouton et un peu de Sel; — ou une friction légère et prolongée faite avec de l'huile de Roses et du Vinaigre, en y ajoutant un peu de Sel et de Nitre pulvérisés; ou seulement de la fiente de Pigeon mêlée à du Vinaigre fort, étendue sur un linge. — Pour la *tumeur des jambes* est spécialement réputée l'application d'un linge imbibé d'eau distillée de Morelle. — A la *tumeur simple du pied* conviennent les feuilles de Sureau ou de Pariétaire, écrasées et frites avec de l'huile ou du beurre. A la tumeur des pieds qui reste à la suite de la *podagre* convient la Rue cuite avec du Vin et de l'huile vieille, dont on fait des onctions. — A la tumeur des pieds résultant de la marche ou du travail convient le Plantain broyé avec du Vinaigre, ou bien on fomente avec de l'eau et des Cendres chauffées et on enveloppe dans des linges et des bandes imbibées de ce liquide.

III. EXPLICATIONS SUR CE QUI PRÉCÈDE. — Cinq points à noter.

I. Toute tumeur est une espèce d'apostème; en effet le nom d'apostème est donné, d'après tous les auteurs, à toute tumeur non naturelle d'un membre, mais tous n'admettent pas qu'une tumeur soit un apostème si elle ne suppure pas. Une tumeur est aussi une sorte de difformité ou une sorte d'enlaidissement; cela est connu de tous; aussi ce chapitre a-t-il été placé non dans la doctrine des apostèmes, mais ici dans celle de l'embellissement (*doctrina decorationis*).

II. Galien (au l. XIV du *Megatechni*, chap. 3) établit une différence entre l'apostème flegmatique et la tumeur simple, et dit que la différence qui existe entre eux se retrouve dans leurs traitements, la voici : les apostèmes flegmatiques sont mous et cèdent à la pression du doigt, jusqu'à ce qu'il y fasse une fossette qui se remplit ensuite, et une fois qu'elle est remplie, l'apostème est comme avant; la tumeur simple au contraire, causée par une ventosité grossière, ne cède pas autant à la pression du doigt, et il ne s'y fait pas de fossette comme dans l'apostème flegmatique.

III. Galien, au livre et au chapitre cités, dit que dans le cas d'une tumeur à la verge, le vomitif vaut mieux que le laxatif, tandis que dans le cas d'une tumeur à la langue c'est le contraire. De ces paroles on déduit ce Notable précieux que l'évacuation diversive éloignée est plus utile que l'évacuation voisine. La vérité de ce précepte a été discutée au Notable II⁰ du préambule à la 7ᵉ partie principale du chap. 1 de la 1ʳᵉ Doctr. du Traité II, dans lequel il est question de la préservation et du traitement de l'apostème chaud et de la dyscrasie.

IV. Dans ce chapitre qui est comme un résumé du traitement de la tumeur, j'ai procédé brièvement, parce qu'il y était question du traitement de tumeurs, sur lesquelles il y aura dans ce livre sept chapitres spéciaux et complets, et du traitement de certaines autres qui regardent non seulement les chirurgiens, mais les médecins ou les uns et les autres.

V. Nous avons souvent besoin pour la résolution des tumeurs d'éponges neuves qu'on ne peut pas se procurer rapidement toujours et partout; il est donc nécessaire de savoir parfois en remettre une vieille à neuf. Cela se fait en la lavant plusieurs fois avec du jaune d'œuf ou du savon [1].

1. Cette première Doctrine du III⁰ Traité, que Mondeville appelle (p. 648) la *Doctrine de l'embellissement*, est composée sans méthode, car aux chapitres qui concernent les maladies de la peau, l'auteur en a ajouté d'autres qui auraient été mieux placés ailleurs; c'est ainsi que Guy de Chauliac a mis en tête de l'Antidotaire les chapitres sur les cautères, la saignée, les sangsues, les ventouses; le chapitre sur la tumeur simple avait sa place dans la Doctrine des apostèmes, nonobstant ce que dit Mondeville, etc.

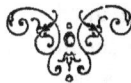

SECONDE DOCTRINE

CHAPITRE PREMIER

De la génération des humeurs.

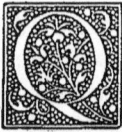

QUATRE questions générales sont à étudier dans ce chapitre : 1° le mode de génération ; 2° le mode de séparation (sequestratio) des humeurs après génération complète ; 3° les caractères spéciaux de chaque humeur ; 4° les explications des points obscurs.

I. GÉNÉRATION DES HUMEURS. — L'aliment est mâché dans la bouche, afin d'être plus apte à être digéré dans l'estomac ; ensuite, ainsi mâché, par la faculté attractive et expulsive de l'œsophage, il est attiré et chassé dans l'estomac ; là il se mélange avec les boissons en une masse que l'estomac embrasse naturellement de façon à appliquer ses flancs ou parois sur elle de tous côtés, à la réchauffer et la digérer par son contact, jusqu'à ce qu'il ait accompli sur elle par sa faculté digestive son action naturelle. Une fois celle-ci achevée, la faculté séparative de l'estomac isole la partie grossière et impure de la partie pure et utile ; la première, grâce à la faculté expulsive de l'estomac, à la faculté attractive des intestins et à sa propre pesanteur est expulsée et attirée vers les intestins. Elle n'est pas toutefois si impure qu'il ne descende avec elle quelque partie mélangée de chyle ; ce *chyle*, tandis que les *fèces* traversent les quatre intestins supérieurs, le duodénum, l'intestin grêle, le jéjunum et le cæcum, est sucé grâce à la faculté attractive des veines mésaraïques, et transporté par leurs cavités à la veine porte et au foie. Ainsi la *première digestion* commence en quelque sorte dans la bouche et s'accomplit dans l'estomac ; pour la petite partie de chyle qui passe avec les fèces dans les intestins, elle s'achève dans le cæcum.

La partie qui, séparée des fèces, est restée dans l'estomac, est dite *chyle* ; une fois la première digestion achevée dans l'estomac, grâce à la faculté expulsive de cet organe et à la faculté attractive du foie et des mésaraïques qui prennent racine au fond de l'estomac, le chyle est retiré de cet organe par les cavités des mésaraïques et transporté dans la veine porte qui le conduit dans la cavité du foie. Là *il est bouilli, cuit et digéré, comme du moût dans un tonneau* ou dans une jarre.

Par l'ébullition le chyle donne quatre humeurs : la 1re est une écume blanche qui surnage et qui, suivant Avicenne (l. I, f. 1, doctr. 4, chap. 1, intitulé POUR SAVOIR CE QU'EST UNE TUMEUR) et Haly (sur le *Techni*, TRAITÉ DES CAUSES, chap. 38 qui commence par « triplex et vero », à la partie « quos nec glutinoses »), est la *bile,* suivant Lanfranc, le *flegme.* — La seconde humeur est une substance subtile qui se forme par l'excédent de la chaleur de la digestion au-dessus de la moyenne; ce paraît être la *bile rouge.* — La 3e humeur de cette masse est celle qui est engendrée par la chaleur tempérée de la digestion; elle est plus pure, de substance moyenne, c'est le *sang.* — La 4e humeur est le résidu ou le dépôt de toute la masse et s'appelle *mélancolie.* — Ces quatre humeurs, différentes au point de vue de l'humidité, ont des qualités différentes, le flegme froid, humide, blanc, correspond à l'eau; la bile, chaude, sèche, brune, correspond au feu; le sang, chaud, humide et rouge, correspond à l'air; la mélancolie, froide, sèche, noire, correspond à la terre.

II. SÉPARATION DES HUMEURS. — Une fois que les humeurs ont subi la *seconde digestion,* Dieu et la Nature, qui ne font rien en vain, pour les raisons indiquées plus haut dans l'Anatomie, les ont séparées de telle sorte qu'à chaque humeur, excepté au flegme, ils ont donné un réservoir (receptaculum) spécial, dans lequel elle puisse être conservée pure, sans mélange. Ainsi la mélancolie pure, qui est la lie déposée par toute la masse humorale, est attirée par une faculté divine du foie à la rate; la bile pure, séparée des autres humeurs, est attirée de la même façon dans la vésicule du fiel; le sang pur ou pour ainsi dire pur est attiré de même dans les veines. Le flegme et l'aquosité urinale sont séparés du sang à sa sortie du foie, mais non pas si complètement que le flegme n'emporte avec lui dans les veines quelque reste de chacune de ces humeurs; il emporte ainsi de l'aquosité urinale, pour être plus fluide et pénétrer plus facilement, et un peu de chacune des quatre humeurs, afin qu'avec le sang elles prennent part à la nutrition de tout membre de complexion quelconque. Ainsi un membre flegmatique est nourri par du sang flegmatique, et il en est de même pour les autres; sans cela en effet les membres non sanguins ne seraient pas nourris, puisque la nutrition se fait par le semblable. De même l'urine n'est pas si complètement séparée du sang qu'il n'en circule avec lui quelque peu pour nourrir les reins.

Le flegme n'a pas de réservoir spécial; la plus grande partie est conservée dans les articulations, dans le cerveau et dans le poumon, pour réhumecter ces organes desséchés par un mouvement continuel, et dans les veines avec le sang, pour servir, quand c'est nécessaire, à la nourriture des membres [1] comme fait le sang.

III. DES CARACTÈRES SPÉCIAUX DE CHAQUE HUMEUR [2]. — Chacune des quatre humeurs peut être *naturelle* on *non naturelle*. — On la dit naturelle tant qu'elle conserve ses qualités naturelles et ne s'en éloigne ni ne s'altère; ces qualités ne sont d'ailleurs pas si étroitement limitées qu'elles ne comportent quelque latitude, de telle façon qu'une humeur peut, tout en restant naturelle, être plus chaude ou plus sèche, plus humide ou plus froide qu'une autre. Cela ressort de l'autorité d'Averrhoës dans le Commentaire sur le *Cantique des Cantiques* d'Avicenne, là où il parle du sang qui cuit dans le cœur et dit : le sang qui est dans le cœur est plus chaud et plus sec que celui qui est dans le foie. Aussi est-il nécessaire que nous déterminions les différences qu'il y a entre ces *humeurs*, parce que toutes ou plusieurs d'entre elles, ensemble ou séparément, constituent parfois, souvent même, la matière dont sont formés les apostèmes dans le corps humain.

La *mélancolie* est donc de deux sortes : naturelle ou non naturelle; la *naturelle* peut varier; ainsi une mélancolie peut être plus ou moins

1. Éd. 1892 : « et ad venas cum sanguine ipso tempore necessitatis »; — manuscrit 1487 : « et ad venas cum sanguine *ut ex* ipso... ».

2.   TABLEAU DES HUMEURS D'APRÈS H. DE MONDEVILLE.

Le chyle, produit de la digestion stomacale, est conduit dans le foie où il subit une seconde digestion qui fait sortir de lui quatre humeurs : le flegme, la bile, le sang et la mélancolie. Chacune de ces humeurs se divise en *naturelle* et *non naturelle*. Les humeurs non naturelles présentent un nombre d'espèces plus ou moins grand, variable selon chaque humeur.

Chyle.	Flegme.	Flegme naturel.	
		Flegme non naturel.	F. aqueux. F. mucilagineux. F. vitreux. F. gypseux. F. salé. F. doux. F. pontique, 2 espèces. F. acide, 2 espèces.
	Bile.	Bile naturelle.	
		Bile non naturelle.	B. citrine. B. vitelline. B. prasine. B. aerugineuse. B. brûlée, 3 espèces.
	Sang.	Naturel. Non naturel, 5 espèces.	
	Mélancolie.	Naturelle. Non naturelle, 5 espèces.	

froide ou sèche qu'une autre, à moins que sa frigidité ou sa siccité ne franchisse ou ne dépasse les limites de sa complexion naturelle ; en effet si elle dépasse ces limites, par suite du mélange de quelqu'autre humeur avec elle, ou de quelqu'autre manière, elle ne sera plus dite naturelle, mais *non naturelle*. Cela se produit de cinq façons, en d'autres termes la mélancolie non naturelle offre cinq espèces : dans la 1re, la mélancolie est formée de sang brûlé, — dans la 2e de bile brûlée, — dans la 3e de flegme brûlé, — la 4e est de la mélancolie naturelle brûlée, qui devient subtile et âcre, — la 5e est de la mélancolie naturelle brûlée, grossière et non âcre. — La mélancolie *naturelle* est, comme on l'a vu, la lie et le résidu de toute la masse humorale dans le foie, comme le Tartre ou la lie est le résidu du vin. La mélancolie *non naturelle* au contraire est la combustion (adustio) ou la cendre de la masse humorale, produite par l'excédent de la chaleur digestive du foie.

De même le *sang* est de deux sortes : naturel et non naturel. Le sang *naturel* est une humeur rouge, claire, très douce, dépourvue de toute mauvaise odeur et saveur. Cette complexion du sang comporte une certaine latitude et des limites, comme il a été dit pour la mélancolie ; s'il la dépasse d'une manière ou de l'autre, il n'est plus dit naturel. — Le sang *non naturel*, c'est-à-dire celui qui a franchi les limites de la latitude du sang naturel, mais sans acquérir la complexion d'une autre humeur, est formé de cinq manières : 1° il est faiblement cuit par rapport à la cuisson nécessaire pour la complexion du sang naturel, aussi est-il moins rouge et moins chaud que l'exige la complexion du sang naturel ; — 2° il est plus cuit qu'il ne fallait ; aussi a-t-il précisément les qualités opposées à celles du sang susdit ; — 3° il est par lui même, substantiellement, trop épais ou trop grossier ; — 4° il est trop liquide ou trop subtil ; — 5° il se mêle au sang naturel quelqu'autre humeur qui transforme celle du sang naturel ou la rapproche de sa complexion.

La *bile* est aussi de deux sortes : naturelle et non naturelle. La bile *naturelle* est une humeur claire en substance, pénétrante, légère, citrine ou à peu près ; c'est la couënne qui surnage sur le sang ; cette complexion de la bile a une latitude et des limites, de telle sorte que la bile naturelle peut être plus ou moins chaude ou sèche qu'une autre bile également naturelle, etc., comme il a été dit pour les autres humeurs. Mais lorsque la complexion d'une bile excède, pour quelque raison, les termes susdits, elle revêt alors la forme de la bile *non naturelle*. — De celle-ci il y a cinq espèces : citrine, vitelline, prasine [1], aerugineuse, brûlée. — La *bile citrine faible* résulte d'une petite portion de bile naturelle. — La *vitelline* a la couleur d'un jaune d'œuf et résulte d'un

1. πράσινος, vert de Porreau.

mélange d'une petite portion de flegme grossier avec une grande quantité de bile naturelle. — La *bile prasine* tire son nom de sa ressemblance avec le suc de Prason vert ou Porreau ; elle est très amère, très acide, mordicante et fortement piquante ; on en vomit parfois dans le premier paroxysme de la fièvre tierce. — La *bile aerugineuse* ou rubigineuse est celle dont la couleur ressemble à la rouille de fer. — La *bile brûlée* a *trois espèces* : 1° elle se brûle d'elle-même et en elle seule, mais non pas assez toutefois pour que la partie subtile se sépare de la partie épaisse ou s'incinère, car il se formerait alors de la mélancolie brûlée ; — 2° il s'y mêle un peu de mélancolie brûlée ; je dis un peu, parce qu'il pourrait s'en mêler une telle quantité, par rapport à la quantité de bile, qu'il faudrait dire plutôt que c'est de la mélancolie produite par voie d'adustion que de la bile non naturelle ; — 3° elle résulte du sang naturel lorsqu'il commence à être brûlé ; en effet, s'il était complètement brûlé, il deviendrait de la mélancolie non naturelle par voie de combustion et ne resterait pas de la bile non naturelle.

Le *flegme* est de deux sortes : naturel et non naturel. Le flegme *naturel* est une humeur froide, humide, de couleur blanche, de saveur entre le doux et l'insipide, surnageant avec l'aquosité urinale sur les autres humeurs, comme dans le sang extrait par la saignée ; ces qualités naturelles ont une certaine latitude, et cette latitude a des limites, etc., comme il a été dit pour les autres humeurs. — Le flegme *non naturel* présente huit espèces, soit quatre qui dérivent d'une diversité de sa substance, et quatre qui dérivent de la diversité de sa saveur. — Les quatre premières espèces de flegme non naturel sont le flegme aqueux, le flegme mucilagineux, le flegme vitreux et le flegme gypseux. Ces quatre espèces peuvent être de même saveur. — Le *flegme aqueux* est une humeur sensiblement liquide, peu cuite, transparente, tenace et visqueuse. — Le *flegme mucilagineux* est une humeur de substance non homogène, globuleuse d'apparence comme du lait coagulé, qui est épaisse dans une de ses parties, liquide dans l'autre. — Le *flegme vitreux* est une humeur flegmatique qui a été d'abord liquide et aqueuse, mais qui avec le temps s'est épaissie par le froid. — Le *flegme gypseux* est une humeur épaisse, dure comme du plâtre, privée de sa chaleur naturelle ; chez la plupart des individus il apparaît sur le visage immédiatement entre la chair et la peau, comme si des grains de sel y étaient enfoncés.

Les quatre autres espèces de flegme non naturel qui dérivent de la diversité de sa saveur sont telles : le premier est salé, le second doux, le troisième pontique, le quatrième acide ; je crois que toutes ces espèces peuvent être de même substance. — Le *flegme salé* tend plus que les autres à dessécher et à échauffer ; il est composé en grande partie de flegme insipide et pour une très petite partie de bile brûlée ; aussi tout le composé est-il brûlé et salé. — Le *flegme doux* est plus proche du flegme naturel et lui est plus semblable. De ces deux espèces il y en a une dans la coction de laquelle la digestion est allée jusqu'à former presque du sang, une autre dans laquelle un peu de sang qui l'a adouci, s'est mêlé à une grande quantité de bile. — Le *flegme pontique* a été auparavant un flegme liquide; il a acquis plus tard la *saveur pontique*, c'est-à-dire celle qu'ont tous les fruits au commencement. Il y en a *deux espèces* : l'une que le froid a congelée, ce qui a causé cette saveur pontique; l'autre à laquelle s'est mêlée une portion de mélancolie qui est pontique [1] et a rendu tout le composé pontique. — Le *flegme acide* a été auparavant liquide, ensuite il s'est épaissi et est devenu acide. Il y en a *deux espèces* : l'une que sa propre chaleur a fait bouillir et putréfier, et que le froid agissant après l'ébullition a rendu acide; l'autre dans laquelle une petite partie de mélancolie âcre s'est mêlée à une grande quantité de flegme, le rendant acide. Il en est de même du lait aigre, qui se produit de deux façons : 1° par le cours du temps, de lui-même, sans qu'on y mélange rien; 2° quand on y ajoute un coagulum [2] qui le fait bouillir jusqu'à ce qu'il se refroidisse et devienne acide.

IV. Explications sur ce qui précède. — Huit choses à noter :

I. Avicenne et Haly traitent parfaitement cette question, ainsi qu'Averrhoès dans son Commentaire sur le *Cantique des Cantiques* d'Avicenne près du commencement, où Avicenne explique les choses naturelles et agite plusieurs questions douteuses à ce sujet. La question est traitée également par presque tous les auteurs illustres de médecine; aussi pouvons-nous passer plus rapidement, car ce que nous aurons négligé de dire se trouve dans les auteurs, ou bien n'entraîne aucune différence ou difficulté dans l'œuvre de chirurgie.

II. La connaissance et la description de cette formation des humeurs et des autres choses qui ont été dites, est nécessaire au chirurgien opérateur, parce que tous les apostèmes et les autres maladies par plénitude résultent des quatre humeurs, soit simples ou composées, naturelles ou non naturelles, ou de l'eau ou d'une ventosité, simples, ou composées entre elles seulement ou avec les humeurs. Or le chirurgien ne peut guérir une maladie dont il ignore la cause, comme on peut le déduire des paroles d'Avicenne (l. III, f. 1, chap. du régime des fiévreux en général) : Sache, dit-il, qu'il ne t'est pas possible de guérir une fièvre si tu ne la connais pas auparavant, or on ne peut la connaître que par sa cause et à moins de connaître sa cause; ce qui est évident, car c'est à cela même que toute chose doit d'être et d'être connue. Comme toute chose

1. Éd. 1892 : « quae *composita* est »; manuscrit 1487 : « quae *pontica* est ».
2. « Additur coagulum faciens ipsum ebullire, donec frigescat et fit acetosum. »

doit l'existence à sa cause, car la cause étant donnée, l'effet est donné, et la cause étant supprimée, l'effet est supprimé, et réciproquement, — la maladie doit donc à sa cause d'être connue. Il faut donc que qui veut guérir une maladie, la connaisse d'abord, et qui veut la connaître, doit connaître sa cause, et qui veut la guérir, doit supprimer d'abord sa cause ; aussi Galien dit-il (l. VII du *De ingenio*, chap. 9) : il est hors de doute qu'aucune maladie ne guérit tant que sa cause subsiste.

III. Quelques-uns reprochent à Galien et à Avicenne d'admettre quatre humeurs, disant que le sang seul est une humeur, que les autres sont des résidus et des superfluités séparés de lui par la digestion [1], comme l'écume et le Tartre qui se séparent du vin et ne sont pas le vin, leur vertu restant cependant avec le vin ; de même la vertu des humeurs reste avec le sang. La raison qui les détermine, c'est que le corps est nourri par le sang seul ; par conséquent le sang seul est une humeur. Il faut dire que le corps n'est pas nourri par le sang seul, c'est-à-dire par le sang entièrement dépouillé des autres humeurs ; car alors les membres très mélancoliques et d'autres semblables ne seraient pas nourris, puisque la nutrition ne se fait que par le semblable ; mais le corps est nourri par le sang seul, c'est-à-dire par un composé où prédomine le sang, en plus grande quantité par rapport aux autres humeurs. Ou bien il faut dire qu'il est nourri par le sang seul, parce que tout ce qui est nourri, est nourri sous l'espèce du sang, c'est-à-dire sous l'espèce de la douceur ; aussi les autres matières nourrissent [2] adoucies par le sang, et par conséquent ce sont des humeurs.

IV. La raison qui m'engage à prétendre contre Avicenne et Haly que l'écume est le flegme, c'est que quand le sang extrait par une saignée, se coagule, on ne voit que quatre substances ou parties notables : le dépôt représente la mélancolie ; la couënne rouge et ferme qui surnage et forme la surface des parties solides est la bile ; ce qui est entre ces trois parties est le sang. Il résulte donc d'une division suffisante, étant donné qu'il n'y a pas plus de parties que d'humeurs, soit quatre, que l'écume qui surnage est le flegme. D'autre part, la raison qui a déterminé Avicenne et Haly, c'est que la bile étant plus légère que le flegme, doit par conséquent occuper une place plus élevée, car le semblable est dépendant de la région semblable.

V. On se demande comment du chyle, qui est uniforme, à ce qu'il semble, divisé par l'action de la chaleur uniforme du foie, il peut se

---

1. « Et superfluitates sequestratae ab ipso per digestionem. »
2. Éd. 1892 : « quare aliquando dulcorato sanguine nutriunt » ; manuscrit 1487 : « quare alii dulcorati sanguine nutriunt ».

former tant de substances si différentes. Il faut répondre que cela vient de la variété des parties du chyle, ou de la diversité de position de ces parties dans les divers points de l'estomac et du foie, ou de l'une et de l'autre cause.

VI. Il faut noter, comme le dit Avicenne (l. I, f. 1, tr. 5, chap. 1, intitulé, POUR SAVOIR CE QU'EST UN MEMBRE ET SES DIVISIONS), qu'une humeur est une partie fluide du corps, formée par le premier mélange des aliments, comme les aliments sont formés du premier mélange des éléments, et les membres du premier mélange des humeurs.

VII. Le flegme seul, non en tant que flegme, mais en tant que sang, peut nourrir lorsque cela devient nécessaire; la bile et la mélancolie ne le peuvent, parce que les humeurs autres que le flegme sont plus cuites que le sang; c'est pourquoi elles ne peuvent être ramenées à la nature du sang, parce qu'une chose trop cuite ne peut redevenir modérément cuite; tandis qu'une chose moins cuite comme le flegme peut devenir suffisamment cuite par une cuisson ultérieure.

VIII. Outre ce qui a été dit de la cause de la séparation des humeurs, on peut en donner une autre cause : c'est que si toute la masse des humeurs arrivait ensemble et indivise pour nourrir les membres, ceux-ci la repousseraient, au moins pour ce qui regarde les parties mélancolique, bilieuse et flegmatique de cette masse humorale, et les expulseraient vers les parties sous-cutanées en ne retenant que le sang; ainsi nous serions tous flegmatiques, de couleur safran ou noire, ou encore cacochymes.

CHAPITRE DEUXIÈME

Du traitement général des apostèmes, sans parler des apostèmes spéciaux ni de la matière dont ils sont formés, si ce n'est à titre d'exemples.

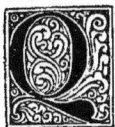

QUESTIONS générales composant ce chapitre : elles sont au nombre de trois : 1° description; 2° traitement; 3° explications.

I. DESCRIPTION. — Elle comprend quatre parties : la définition, les variétés, les causes, les symptômes.

Définition : Un apostème est une enflure ou un engrossissement quelconque produit sur un membre en dehors de sa forme naturelle, bien que les chirurgiens de la campagne, tous les illettrés du monde et tout le vulgaire croient qu'il ne s'agit pas d'apostème quand il ne se forme pas de pus, ou quand il ne semble pas qu'il doive s'en former, et lorsque l'enflure n'est pas grosse ; ceci est contraire à ce que dit Avicenne (au l. Ier, f. 2, chap. DES MALADIES COMPOSÉES), que les petites éminences sont de petits apostèmes, comme les grandes sont de grands apostèmes.

Variétés : Parmi les apostèmes les uns sont formés par une humeur, d'autres par de l'eau, d'autres par du vent. Parmi ceux qui sont formés par une humeur, les uns proviennent du sang, d'autres de la bile, d'autres du flegme, d'autres de la mélancolie. En outre parmi les apostèmes humoraux les uns résultent de l'abondance des humeurs, les autres des mauvaises qualités des humeurs naturelles. En outre parmi les apostèmes formés par les humeurs tant naturelles que non naturelles, autres sont ceux qui résultent d'une seule humeur non mélangée aux autres, de sang pur par exemple, autres ceux qui proviennent de plusieurs humeurs mêlées ensemble, par exemple de sang mêlé avec de la bile et du flegme, etc. Les uns encore proviennent d'une cause interne, comme de la surabondance ou de la mauvaise qualité des humeurs; les autres d'une cause externe, par exemple d'une chute, d'un coup; d'autres enfin proviennent de ces deux causes à la fois. Puis les uns se produisent par mode de congestion, d'autres par voie de dérivation, d'autres enfin des deux manières à la fois. Les uns apparaissent beaucoup au dehors, d'autres n'apparaissent pas, d'autres enfin n'apparaissent qu'en partie. Les uns sont douloureux, les autres pas. Parmi ceux qui sont douloureux, les uns le sont extrêmement, etc. Les uns sont dans des organes principaux, d'autres près d'eux, d'autres loin de ces organes; d'autres sont dans des membres charnus, etc.; les uns dans un corps de bonne complexion, d'autres non; les uns chez un homme robuste, d'autres chez un patient délicat.

Causes : Il faut noter pour que nous n'avancions pas à travers des choses inconnues, du moment que tout apostème se forme par mode de congestion ou de dérivation ou parfois des deux manières, — que l'apostème qui, dans un membre quelconque, se forme d'un superflu de sa nourriture (que pour une raison ou pour une autre il ne peut convertir en sa propre substance), est dit se former par *voie de congestion*, c'est-à-dire d'accumulation (congregatio), non d'ailleurs. Les causes de la congestion sont ou la superfluité ou la mauvaise qualité de la nourriture propre, ou l'une et l'autre et la faiblesse de la faculté digestive ou expulsive du membre. — L'apostème qui se forme dans un membre, non de la façon qu'on vient d'exposer, mais par une matière qui est envoyée d'autres membres et à laquelle le membre apostémé ne peut résister pour une cause ou pour plusieurs, est dit formé *par mode de dérivation*, c'est-à-dire de délégation. — Les *causes adjuvantes* sont : la faiblesse du membre qui reçoit la matière, la force de celui qui la chasse, la position inférieure du premier, plus élevée du second, la quantité ou la mauvaise qualité de la matière envoyée, la largeur des veines qui se rendent au membre qui reçoit, l'étroitesse de celles qui s'en éloignent, la spongiosité de ce même membre pareille à celle des glandes. Quant aux autres causes adjuvantes de la formation des apostèmes qu'il serait oiseux d'énumérer ici, on peut les tirer du chap. 1er de la 2me Doctrine du Traité II, où il a été fait mention des causes des ulcères. Il est en effet fort utile pour la connaissance des causes des apostèmes, de connaître leur mode de génération, ainsi qu'on le fera voir dans les explications.

Symptômes. — Avicenne (l. I, f. 2, doctr. 2, somme 1, chap. 1, première proposition), à propos des signes des apostèmes en général, dit que les sens, soit la vue et le toucher, font connaître et révèlent ce qui est apparent, c'est-à-dire les apostèmes, et il ajoute peu après qu'il est difficile d'exposer les signes des apostèmes en général ; et que si c'était facile, il faudrait pour cela un discours long et ennuyeux ; qu'aussi est-il préférable de réserver cet exposé des symptômes pour le moment où l'on traitera des apostèmes particuliers (c'est-à-dire au l. IV, f. 3, 4 et 5). On peut en donner la raison : puisque l'apostème n'existe pas en général dans la nature des choses, mais seulement s'il se présente sous ses formes particulières, telles que le phlegmon, l'érysipèle, etc., de même ses symptômes ne sont que ceux des apostèmes particuliers qui se montrent dans chacun des cas suivants. De ce qui vient d'être dit, de la définition, des variétés et des causes, on peut déjà déduire quelques-uns des signes par lesquels, lorsque nous voyons un apostème, nous pouvons le reconnaître par l'examen de la vue et du toucher, choses qui ne trompent pas.

Il importe que le chirurgien qui veut traiter des apostèmes soit attentif à la définition susdite et à ses différentes parties, aux divisions et à leurs variétés et conditions particulières, aux causes indiquées et à une infinité d'autres, ainsi qu'aux symptômes et à quelques autres choses. En effet, selon que, dans ces variétés, telle ou telle condition, ou bien deux ou plusieurs conditions se rencontrent ou ne se rencontrent pas dans l'apostème à traiter, il est nécessaire d'opérer différemment ; c'est là une considération générale qui s'applique à toute la doctrine des apostèmes et des maladies semblables.

II. Traitement général. — Trois sortes de traitement : 1° préservatif ; 2° curatif ; 3° palliatif.

Traitement préservatif. Il en a été question en général et il a été dit dans combien de cas et dans quels cas il convient, dans l'Introduction à la 2e Doctrine du Traité II. Le traitement préservatif est de trois sortes, suivant trois périodes diverses de l'apostème : le premier est le traitement d'un apostème qui n'a pas commencé, mais qui se produirait si on ne l'arrêtait pas auparavant ; le second consiste à empêcher d'augmenter un apostème déjà commencé; le troisième consiste à empêcher qu'un apostème déjà développé ne suppure. — Le premier se fait par quatre choses : par un régime convenable dans les six choses non naturelles; par l'abstinence, comme un médecin suffisant[1] sait l'ordonner au contraire de la cause de la maladie; par des évacuations médicinales ou chirurgicales exécutées à la place et au moment voulus (la doctrine et l'ordre de succession de ces évacuations ont été exposés dans la première Doctrine du second Traité, à la 5e partie principale du chapitre 1er, DES ÉVACUATIONS ET DES POTIONS CHEZ LES BLESSÉS, ainsi que dans les explications jointes à cette partie); — enfin par le traitement préventif des accidents des contusions et autres dommages extérieurs; cette préservation ne demande aucune évacuation par diversion; on ne saurait en effet de quel lieu on devrait détourner. Il n'y a aucun doute que si on gouverne le corps comme il faut, il ne s'y formera jamais d'apostème.

2° Le second traitement préservatif se fait par trois moyens : un bon régime, les évacuations dont il a été question à la Doctr. 1re, etc. (comme ci-dessus); si ce qui est dit sur ce sujet n'est pas complet, le reste sera ajouté par les médecins. De plus, peut-être dans les traitements particuliers obtiendra-t-on quelque résultat avec certains topiques, qui sont de trois sortes, défensifs autour de l'endroit malade, répercussifs sur l'apostème même (cela dans les régions et dans les cas seulement où la répercussion est possible, cas qui seront indiqués dans ce même chapitre), résolutifs sur l'apostème; on les applique quelquefois purs, quand le cas l'exige, d'autres fois mêlés avec des répercussifs.

3° On empêche la suppuration de l'apostème déjà développé ou parvenu à la période d'état, comme dans les apostèmes accomplis, par trois moyens : un bon régime, les évacuations dont il a été question, et des topiques résolutifs et autres, ainsi qu'on le fera voir plus tard dans chaque cas particulier. Il sera question des topiques de toute espèce dans l'*Antidotaire*.

Les règles de ce traitement préservatif sont fixées par Galien (au l. IX du *Megatechni*, chap. 4, qui commence par les mots « nunc autem convertendum, etc. »), et par Haly (sur le *Techni*, TRAITÉ DES CAUSES, chap. 34 qui commence par « suffcit in hoc exemplo, etc., et au chap. 38 qui commence par « triplex vero, etc. »). Ce dernier entend par cause préservative le traitement préservatif; le chirurgien opérateur peut s'y reporter.

Traitement curatif. Il comporte *18 règles générales. 1re Règle.* Tout

---

1. Ce terme de médecin ou chirurgien *suffisant*, fréquemment employé par Mondeville, se retrouve dans les certificats d'aptitude délivrés par les Jurys que nommaient les Communes pour examiner ceux qui voulaient exercer la médecine ou la chirurgie sur leur territoire.

apostème de cause interne résulte d'une surabondance ou d'une corruption d'humeurs, ou d'un vent, ou d'eau, ou de deux ou plusieurs de ces causes : l'apostème de cause externe a quelquefois aussi des causes internes, quelquefois il se développe sans elles.

2e Règle. Tout apostème se termine par répercussion, induration ou suppuration; il se produit alors un abcès, à propos duquel Avicenne dit (au l. IV, f. 3, chap. DES ABCÈS CHAUDS) que l'apostème ne doit pas être appelé abcès avant qu'il s'y forme du pus.

3e Règle. Si en opérant régulièrement on peut guérir un apostème sans qu'il s'y forme de pus, qu'on opère ainsi, parce que partout où il y a suppuration notable, elle est nécessairement accompagnée de fièvre et de danger.

4e Règle. Le chirurgien doit observer avec soin les conditions de l'apostème qu'il se propose de guérir sans qu'il suppure, c'est-à-dire voir s'il résulte d'une cause interne ou externe. S'il provient d'une cause interne avec plénitude et s'il est considérable, le traitement débutera par une évacuation; s'il provient seulement de la corruption d'humeurs ou s'il . est petit, une rectification suffit. — C'est pourquoi Avicenne dit (au l. I, f. 4, chap. 1) : toutes les altérations de la complexion ne se traitent pas par leur contraire, c'est-à-dire par une évacuation, il suffit parfois d'un bon régime pour corriger la réplétion et le mauvais état de la complexion, et il ne faut pas, là où convient une évacuation, appliquer des topiques avant de l'avoir faite, parce que le répercussif ne répercuterait pas. En effet il ne répercutera ni la matière antécédente qui afflue continuellement, parce qu'il ne l'atteindra pas, ni la matière conjointe, car Galien dit (*Techni*, TRAITÉ DES CAUSES, chap. 34, qui commence par « sufficit autem in uno », dans la partie « si ergo fuerit totum corpus, etc. ») : Si nous voulons forcer la matière qui afflue, le corps qui est plein ne la recevra pas; on observe au contraire à la suite d'application de répercussifs que, quoique la douleur s'apaise pour un temps, ils indurent la matière de l'apostème, de sorte que le patient souffre plus qu'avant. On se tromperait de même en appliquant un résolutif, parce que tout résolutif, excepté la Camomille, attire plus qu'il ne résout, suivant Galien au chapitre et à la partie cités. Il dit de même (au IIe l. du *Megatechni*, chap. 3 : Si autem e contrario, etc. ») : Tout dissolutif est chaud, or tout topique chaud est attractif, excepté celui qui est tempéré. On se tromperait encore en appliquant un maturatif; par sa chaleur il attirerait parfois une matière subtile prête à affluer, augmenterait la douleur et exaspérerait l'apostème.

Au sujet des purgations, quelques-unes ont été données au chapitre Ier de la 1re Doctrine du IIe Traité, et les autres, pour ce qui suffit à des chirurgiens lettrés, seront indiquées dans la IIIe Doctrine de ce IIIe Traité.

5e Règle. Un apostème de dimensions notables sur un corps plein se traite par quatre moyens : 1° par une purgation générale ; 2° par une purgation faisant diversion ; 3° par une répercussion sur le lieu malade et une défense tout autour ; 4° par résolution, si la répercussion ne suffit pas. C'est ce que dit Galien au chapitre et dans la partie cités ; il parle là à la fois comme médecin et chirurgien. Il ajoute en outre que, si ces moyens sont insuffisants, il faut recourir à la maturation ; mais ceci sort des intentions principales, ainsi qu'il résulte de la 2e règle. Une fois que l'apostème sera mûr, on l'ouvrira, etc.

6e Règle. Sur un corps pléthorique on ne fera pas d'évacuation doulou-reuse, comme une scarification sur la partie malade, sauf pour extraire le pus, ce qui ne doit pas être différé, parce que la douleur de l'évacua-tion (spontanée) attirerait encore plus de matière vers cette partie, sui-vant Galien, au chapitre et à la partie cités. Il s'en suit que quand sur un corps pléthorique un apostème commence à l'anus, il ne faut pas provo-quer d'évacuation par des selles, mais par des vomissements ; si l'apostème se produit au-dessus du nombril, on provoquera l'évacuation par des selles (Galien, l. III du *De ingenio*, chap. 4). Il s'ensuit encore qu'il ne faut jamais appliquer de topiques trop chauds, parce qu'ils attirent davantage d'autre part. Cependant Averrhoès (au VIIe l. de son *Colliget*) rectifie cette règle en disant : Quand la période de croissance de l'apostème est achevée, on peut faire une évacuation par la partie souffrante.

7e Règle. Le chirurgien doit commencer le traitement d'un apostème au début — chez un sujet pléthorique, après purgation générale et diversive selon les règles de la médecine, et chez un sujet non pléthorique ni purgé, — par des répercussifs simples, *à l'exception de dix-neuf cas* dans lesquels, soit avant purgation soit après, que l'apostème soit chez un sujet pléthorique ou non, une médecine répercussive ne convient pas. — 1er cas. Quand la matière est grossière ou compacte si le chirurgien voulait la répercuter, ce qu'il devrait faire, il ne le pourrait pas, parce que la matière n'en est pas susceptible ; bien plus en essayant de la répercuter, il l'épaissirait davantage ; — 2e si la matière est froide, parce qu'elle n'obéirait pas ; — 3e si l'apostème s'est formé par congestion, parce qu'il est préférable d'évacuer la matière par le membre dans lequel elle s'est amassée plutôt que par un autre, car partout la Nature trouve, etc. ; — 4e quand la matière est très abondante ; elle ne pourrait alors être réper-cutée ; — 5e si la malade est enceinte, parce qu'il y aurait à craindre que la matière répercutée [1] ne cause quelque dommage au fœtus ; — 6e si l'apos-tème se produit sur un organe noble ; il est alors préférable de l'attirer dans un organe non noble ; — 7e lorsque l'apostème est situé profondément

---

1. L'éd. 1892 porte « repercussiva », au lieu de « repercussa », manuscrit 1487.

comme dans la hanche; — 8ᵉ lorsque le malade est en crise¹ après l'apostème, parce que cela pourrait le tuer; — 9ᵉ lorsque le patient est en convalescence, parce que la matière de l'apostème est le résidu de la maladie précédente, que la Nature fortifiée et opérant régulièrement expulse ainsi; — 10ᵉ si l'apostème est dans les émonctoires; car, ainsi qu'il ressort de tous les auteurs et de ceux qui pratiquent régulièrement, il ne faut pas alors répercuter, mais attirer et avec des ventouses, si on ne peut faire autrement, comme on le verra par la suite; — 11ᵉ si l'apostème est chez un enfant; comme la force vitale est faible, il ne faut pas faire de répercussion; — 12ᵉ si l'apostème est chez un vieillard, pour la même raison; — 13ᵉ s'il est près d'un organe noble, parce que si on répercutait, ce serait un danger pour l'organe noble, car, etc.; — 14ᵉ lorsque la matière est dure, parce qu'elle ne pourrait être répercutée, mais deviendrait plus dure; — 15ᵉ lorsque la matière est furieuse, parce que son irruption vers les organes principaux serait dangereuse; — 16ᵉ lorsque la matière est venimeuse, pour la même raison; — 17ᵉ si l'apostème est sur une articulation, parce que la matière répercutée pénétrerait dans la cavité de l'articulation corrompant les nerfs et les ligaments (compagines); — 18ᵉ si l'apostème est près de l'anus, parce que si on répercutait, il se formerait le plus souvent une fistule; — 19ᵉ si l'apostème résulte d'une cause externe, parce qu'il est préférable d'extraire la matière corrompue par la peau de la partie lésée dont elle est déjà proche, que de l'obliger à pénétrer dans l'intérieur.

Ces dix-neuf cas sont indiqués dans les vers suivants :

Grossièreté, froid, congestion, abondance, grossesse,
Noblesse du membre, crise, après la convalescence,
Sentine, enfant, vieillard, près d'un membre noble, dure,
Furieuse et virulente matière, aux articulations et à l'anus,
Cause externe.
Dans tous ces cas jamais tu ne répercuteras
Ni ne purgeras avant ni après; mais
Dans les autres cas, après avoir purgé le corps s'il est plein,
Et sans le purger, s'il n'est pas plein, tu dois répercuter ².

8ᵉ Règle. Un apostème provoqué par une cause extérieure dans un

1. Éd. 1892 : « si patiens creticet post apostema »; manuscrit 1487 : « ... crecitet... ».
2. Nous ne donnons guère ci-dessus que le mot à mot des vers :

« Grossities, frigus, congestio, copia prægnans,
Nobilitas membri, crisis, post hancque resurgens
Et sentina puer, senex et prope nobile dura
Et furiosa virus in juncturis et in ano,
Causa forensis. In his casibus nunquam retropellas
Nec antequam tu purges nec postea sed tu
Casibus in reliquis purgato corpore pleno
Aut non purgato non pleno pellere debes. »

corps sain, n'exige ni évacuation, ni défensif autour de l'endroit malade ;
il suffit de répercuter et de réconforter le membre avec des topiques.
Cependant Avicenne dit (au chapitre DE LA MÉDICATION DES APOSTÈMES), que
dans ce cas on devra appliquer au début des résolutifs et des émollients ;
si le corps est pléthorique, il faudra faire auparavant une évacuation, et
autres choses qui ont été dites au dernier chapitre de la Ire Doctrine du
IIe Traité : DE LA CONTUSION.

9e Règle. Sur les apostèmes chauds on appliquera après la purgation
des topiques exclusivement froids, sur les apostèmes froids des topiques
chauds, parce qu'on guérit les contraires par les contraires. C'est ce que
dit Galien, sur l'*Aphorisme* de la 2e partie « et ex plenitudine, etc. » ; en
sorte que les répercussifs des apostèmes chauds seront exclusivement
astringents, froids et secs, comme la Terre cimolée, et semblables, et les
répercussifs des apostèmes froids, si on peut les appeler répercussifs,
seront composés de ces derniers et de quelques résolutifs délayants
chauds, ou bien ce seront des substances simples ayant une vertu astringente et résolutive à la fois, comme l'Absinthe et le Squinant (Avicenne,
SUR LA MÉDICATION DES APOSTÈMES).

10e Règle. Aucun membre apostémé ne fera d'exercice violent, ni on
ne le laissera pendre de tout son poids ; ainsi s'il s'agit du pied, le malade
ne se promènera pas, ni ne se tiendra debout ; s'il s'agit de la main, on ne
la laissera pas pendre, mais on la suspendra au cou (Galien, l. V du *De
ingenio*, chap. 4).

11e Règle. Un membre atteint d'apostème dans sa profondeur, ou présentant une substance ferme ou une peau épaisse ou l'une et l'autre, a
besoin de médecines plus énergiques que celui qui présente les conditions
contraires, le pied que le sein par exemple.

12e Règle. On ne fera jamais d'évacuation au-dessous d'un apostème,
de telle façon que l'apostème se trouve entre le tronc et le lieu où l'on
fait l'évacuation ; si l'apostème siège à la jambe, on ne fera jamais d'évacuation au pied, du moins à une certaine période du mal. En effet,
que les humeurs de l'apostème soient évacuées ou non par cette évacuation, elle en attirera beaucoup d'autres de tout le corps ou du membre
malade ou de l'un et de l'autre, et quelques-unes se rendront dans l'apostème en suivant le courant de l'évacuation ; une fois que celle-ci aura
cessé, elles resteront dans l'apostème et l'augmenteront, et en y restant,
s'y corrompront avec le temps.

13e Règle. Si l'apostème est à sa période de début ou de croissance
et dans un membre éloigné du tronc, comme la main ou le pied, on fera
faire un exercice énergique au membre opposé, ou bien on y posera une
ligature (aut ligetur) ; ainsi on lui fera porter une pierre (Avicenne, l. IIIe,
f. 4, chap. 25, DE LA MÉDICATION DES APOSTÈMES). Par ce moyen en effet on

déplacera l'apostème, ou on l'annihilera, ou au moins on le diminuera, car on détournera ainsi de l'apostème commençant l'humeur affluente.

14ᵉ Règle. Si l'apostème commence dans un émonctoire, on attirera fortement la matière vers lui-même, en se servant de ventouses, si on ne peut y arriver par d'autres moyens.

15ᵉ Règle. Si l'apostème dont il a fallu attendre la maturité complète, est parfaitement mûr, ce qui est indiqué pas une diminution de la fièvre, de la rougeur, des pulsations et de la douleur, par un meilleur sommeil, etc., on l'ouvrira avec un incisoir, s'il ne s'ouvre pas de lui-même, en observant les règles et les précautions indiquées déjà ou qui le seront, et en tenant compte des conditions de l'apostème, c'est-à-dire de sa quantité et de la nature de la matière, des conditions du lieu apostémé, s'il est par exemple à l'anus ou à la tête, etc., et des conditions du malade, si c'est un campagnard ou un citadin délicat, un vieillard ou un enfant, un homme robuste ou débile, etc., puis des conditions de l'influence céleste, à savoir si la Lune est libre ou empêchée, si elle va à combustion ou non, et si elle est brûlée. Il ne faut pas qu'elle soit à la fin de la Balance ou au commencement du Scorpion, par douze degrés, ni qu'elle se trouve dans un signe représentant le membre à inciser [1]. Tout cela un astronome sait le voir, et on peut le tirer de l'*Almanach des planètes* et d'un petit traité d'Astronomie intitulé : *Circa instans* [2]. — L'ouverture doit se faire avec l'incisoir pour deux raisons : 1° le pus corrode trop (Galien, IIIᵉ l. du *Megatechni*, au milieu du chap. 3, qui commence par « si autem e contrario »); 2° si on attend que l'ouverture se fasse d'elle-même, il se forme un ulcère rond qui est plus difficile à guérir, tandis que si on ouvre avec l'incisoir il se forme un ulcère oblong.

16ᵉ Règle. L'apostème une fois ouvert, il ne faut pas le traiter par des émollients humectants, mais bien au contraire par les dessiccatifs qui conviennent aux ulcères, parce qu'il faut dès lors redouter davantage un ulcère que l'apostème, car l'accident serait pire que la cause (Avicenne, DE LA MÉDICATION DES APOSTÈMES).

17ᵉ Règle. On n'ouvrira aucun apostème ou abcès avant qu'il soit suffisamment mûr, excepté dans six cas. Les signes de la maturité diffèrent suivant la variété de la matière [3], ainsi qu'on le verra dans les cas particuliers. Raisons de la règle : la partie même qu'on extrairait ainsi, aurait

1. Voir sur l'astrologie, les signes du Zodiaque, etc., les notes que j'ai insérées dans mon édition de Guy de Ch., p. 559, 566, LXVI.
2. M. Pagel dit qu'il ne faut pas confondre cet ouvrage avec celui de Matthæus Platearius. Il pense que Mondeville a fait erreur et propose le titre de « Circa signa universalia ». En ce qui concerne le *Circa instans* ou Traité des Simples de Platearius, on consultera avec profit les *Recherches sur les anciens herbaria* publiées par le Dʳ Saint-Lager.
3. Éd. 1892 : « diversitatem medicinae »; manuscrit 1487 : « diversitatem materiae ».

· fait mûrir le reste ; autre raison : lorsqu'on ouvre un apostème qui n'est pas mûr, cela cause une plus grande douleur, laquelle affaiblit la force vitale et augmente l'écoulement (reugma).

Dans six cas il faut ouvrir avant maturité : 1° lorsque la matière est prête à corrompre le membre ou qu'elle est brûlée ; il vaut mieux alors ouvrir l'apostème avant maturité que laisser le membre se corrompre. — 2° Lorsque l'apostème est près d'un organe noble, de crainte que la matière longtemps retenue dans l'apostème, ne s'y porte. — 3° Si l'apostème est dans un émonctoire, pour la même raison. — 4° S'il est dans une articulation, parce que le pus pénétrerait profondément et attaquerait les ligaments de l'articulation. — 5° *S'il est près de l'anus*, parce que près des canaux des immondices il se forme facilement une fistule. — 6° Si l'apostème, où qu'il soit, est formé de flegme adhérent (viscosum), épais, parce qu'un apostème de cette sorte reste parfois plein de cette matière fluide et visqueuse pendant une année, avant de mûrir parfaitement.

18e Règle. Dès que l'apostème sera mûr, on l'ouvrira immédiatemen pour faire sortir le pus, en observant les règles prescrites, excepté dans trois cas. — Raison de la règle : Galien dit (dans le *Techni,* TRAITÉ DES CAUSES, chap. 33, dans la partie « ita vero in capitulo, etc. ») : Quoi qu'il y ait dans le corps contre nature, on l'extraira, etc., et cela est prouvé encore plus évidemment dans les explications préliminaires du chapitre Ier de la Ire Doctrine du Traité II, intitulé : DU TRAITEMENT GÉNÉRAL DES PLAIES. — Le premier des cas exceptés, c'est quand l'apostème est formé d'humeurs brûlées, comme l'anthrax, etc. Le pus est dans ce cas aussi visqueux et aussi tenace qu'un nerf ou du cuir, et pour cette cause, malgré l'incision de l'apostème, il ne sort pas. — Le second cas, c'est quand la force vitale du malade est complètement épuisée, parce que si on fait alors une incision et que le patient meure, sa mort sera imputée au chirurgien. — Troisième cas : Quand le chirurgien doit toucher de l'argent et qu'il ne l'a pas encore reçu, suivant le proverbe (dum dolet accipe) « accepte pendant qu'on souffre », parce qu'une fois l'apostème ouvert et le pus évacué, la douleur et la fièvre tombent, et quand elles sont tombées, on s'acquitte sans écus envers le chirurgien naïf.

Outre ces règles générales, le chirurgien opérateur devra recourir, comme complément de la présente doctrine, à certaines règles données au Traité II, Doctrine IIe, chapitre 1er, DU TRAITEMENT DES ULCÈRES, et il en tirera celles qui sont nécessaires à cet art.

De cette définition, avec ses explications, de ces variétés, causes, symptômes et règles générales, avec quelques autres qui concernent le même sujet, les chirurgiens instruits peuvent déduire presque complètement le traitement commun et régulier, lequel consiste en quatre choses : 1° évacuations générales ou purgations ; 2° évacuations particulières ou diversives; 3° diète et régime convenables; 4° topiques et manière d'opérer manuellement et régulièrement.

Pour élucider ce quatrième point, concernant les *moyens locaux*, il faut noter cinq choses :

I. Tout apostème dont le patient guérit a *quatre périodes* : à savoir le début, la croissance, l'état et la terminaison (declinatio). — On dit qu'un apostème est *au début* quand sa matière commence seulement à distendre et à faire grossir le membre, et quand on ressent pour la première fois un embarras sensible dans les fonctions naturelles du membre apostémé; la Nature n'agit pas encore sur la matière de l'apostème. — La *croissance* dure aussi longtemps, qu'après cette période de début, l'apostème augmente manifestement, jusqu'au moment où il n'augmente plus mais s'arrête, et aussi longtemps que la force vitale est affaiblie et l'apostème en augmentation; la Nature toutefois agit sur la matière de l'apostème, mais reste sans effet sur elle. — La *période d'état*, c'est quand l'apostème s'arrête, ne croît ni ne décroît, et que la force naturelle l'emporte en quelque manière sur la matière de la maladie. — La *terminaison* s'étend depuis le moment où l'apostème a commencé à diminuer et ses accidents à s'apaiser, jusqu'à ce qu'il soit complètement guéri ou se transforme en un autre mal, comme une fistule ou un ulcère.

II. Chacune de ces quatre périodes comporte quelque latitude; ainsi la période de début a un début, un milieu et une fin; si bien que parfois un apostème reste pendant longtemps peu apparent. On peut dire la même chose de la croissance; parfois les apostèmes flegmatiques, les goitres, les loupes, nœuds, etc., augmentent continuellement pendant plusieurs années, parfois durant la vie entière; ainsi la croissance a plusieurs parties; et on peut en dire autant de l'état et du déclin. Si au début des apostèmes chauds on applique, d'accord avec les auteurs, des topiques froids, secs, astringents, qu'ils ne guérissent pas et que malgré eux l'apostème atteigne la période de croissance, on y ajoutera, tout en laissant prédominer les répercussifs, quelques résolutifs. Il s'en suit donc que plus la période de début d'un apostème approche de celle de la croissance, moins les topiques doivent être froids, secs et astringents; et que plus la croissance est proche du début, moins il faut mêler de résolutifs aux répercussifs; plus elle s'éloigne du début, plus il faut mêler aux répercussifs des résolutifs nombreux et énergiques, jusqu'à ce qu'ils prédominent. Ceci s'applique aussi à la période d'état selon qu'elle est plus près ou plus loin de la période de croissance, et à celle du déclin, par rapport à la période d'état; il faut mélanger leurs médicaments dans des proportions analogues, et, suivant que le cas l'exige, ajouter à quelques-uns ou retrancher à d'autres.

III. Cette distinction des périodes de l'apostème et la latitude de chacune d'elles doivent être prises en considération, si le chirurgien veut traiter régulièrement et exactement. Cependant certains apostèmes guérissent parfois quoique le chirurgien n'ait pas eu égard à ces distinctions; mais ils ne guérissent pas le mieux possible ni exactement, et la guérison doit alors être imputée non au chirurgien, mais au hasard.

IV. Ces règles du traitement des apostèmes doivent s'appliquer aux seuls apostèmes qui ne suppurent pas, la suppuration ne faisant pas partie des quatre intentions principales du traitement de l'apostème, ainsi qu'on l'a vu dans les 3e et 5e règles.

Si par hasard ce traitement ne suffit pas pour guérir un apostème, mais que pour quelque cause ou par suite d'une erreur, il doive suppurer, on le fera mûrir selon que le cas l'exigera, et comme on l'exposera plus bas dans les traitements particuliers. Une fois l'apostème mûr, on l'ouvrira, en observant les règles et les précautions qui ont été données au chapitre DU TRAITEMENT DES ULCÈRES. Une fois l'apostème ouvert, on le mondifiera; la mondification faite, on dessèchera et on reformera de la chair; la chair reformée, on cicatrisera et on fera tout ce qui a été prescrit dans le chap. 1er de la 1re Doctr. du Traité II, intitulé : *Du traitement général des plaies*, dans la 7e partie principale qui renferme le TRAITE-MENT DE L'APOSTÈME CHAUD ET DE LA MAUVAISE DYSCRASIE qui surviennent dans les plaies, et on agira selon ce qui est exposé dans les traitements particuliers de chaque espèce d'apostème.

Les médicaments ou les topiques applicables aux cas qui nous occupent dans le présent chapitre, et à ceux dont il sera question dans les chapitres des traitements des diverses espèces d'apostèmes, seront indiqués dans l'*Antidotaire*; on y recourra donc; et on se rappellera cela pendant toute cette *Somme*.

V. Outre le traitement artificiel susdit, il y a un autre traitement commun, fondé en partie sur le raisonnement, en partie sur l'expérience, et qui guérit merveilleusement tous les apostèmes dont on présume la suppuration, traitement que les anciens ont peut-être ignoré ou qu'à cause de sa valeur et de sa simplicité ils n'ont pas voulu révéler publiquement. Il consiste, si nous pensons qu'un apostème doit suppurer, à appliquer aussitôt jour et nuit ou à peu près un emplâtre de feuilles de Mauves avec leurs queues, sans tiges dures, cuites sous la cendre, broyées avec soin et enveloppées d'étoupes imbibées d'eau; ensuite on appliquera de trois à quinze sangsues, grandes ou petites, suivant les dimensions de l'apostème, l'âge et la force du malade, l'une après l'autre, successivement, sur un seul point, là où la Nature paraît rassembler davantage le pus; puis on fomentera le lieu avec de l'eau chaude; on séchera avec soin; ensuite on appliquera sur l'apostème et les parties voisines, au loin, des feuilles de Porreaux écrasées et frites dans de l'huile d'Olives chaude;

on appliquera par-dessus beaucoup d'étoupes de Chanvre sèches pour conserver la chaleur. On continuera ces pansements pendant trois jours, en renouvelant une fois ; le quatrième jour on appliquera de nouveau l'emplâtre de feuilles de Mauves comme ci-dessus et le lendemain des sangsues, puis, après les sangsues, comme avant, l'emplâtre de feuilles de Porreaux. En continuant ainsi tour à tour ces applications jusqu'au dixième jour, on dissoudra complètement l'apostème ou on le mûrira ; dans ce cas il sera fort petit et s'ouvrira le plus souvent sans fer et sans médicament, de lui-même. — Si l'apostème paraît mûr et ne s'ouvre pas de lui-même, on fera une ouverture avec l'incisoir en observant ce qu'il faut observer. L'ouverture faite, on introduira une tente de lard, une seule fois, pour empêcher l'adhésion des lèvres de l'incision ; elle les rendra glissantes et facilitera l'écoulement du pus. On appliquera par-dessus une embrocation composée de farine de Froment, d'eau et d'un peu d'huile, cuite jusqu'à la consistance de la pâte dont on fait le pain ; cette embrocation sera renouvelée tous les jours, sans qu'on introduise de tente, jusqu'à ce que le malade soit libéré.

Traitement palliatif. Quel il est en général, de quelle manière il convient de l'appliquer et dans combien de cas, combien d'auteurs de médecine le mentionnent dans leurs livres, tout cela a été dit dans l'Introduction à la 2ᵉ doctrine du Traité II ; ici on peut dire également que le traitement palliatif de l'apostème convient dans trois cas : 1° quand l'apostème est tout à fait incurable, comme un cancer caché, comme l'apostème qui, parfaitement sec [1], occupe tout le sein ou l'œil, etc. ; 2° quand le malade ne supporte pas le traitement d'aucun apostème ; 3° quand du traitement d'un apostème, d'hémorroïdes anciennes, par exemple, il résulterait nécessairement une maladie ou des maladies pires, comme la lèpre, l'hydropisie ou la folie. — Le reste de ce traitement sera exposé plus tard avec les traitements particuliers, dans les chapitres spéciaux dans lesquels il trouve place.

III. Explications sur ce qui précède et sur ce qui s'y rapporte. — Onze points sont à noter :

I. Il faut noter, comme on le voit par l'intention d'Avicenne (l. IV, f. 3, doctr. 1, chap. 1, des abcès chauds) qu'apostème, « dubelech », tumeur, éminence, élévation, grossissement, enflure contre nature [2], sont sept termes qui désignent la même chose et sont synonymes ; c'est le genre de tout apostème dont il y a beaucoup d'espèces, comme on verra par la suite, tels l'abcès, le bouton, la pustule, etc..

---

1. Éd. 1892 : « ut perfectus ficus » ; — manuscrit 1487 : « ut perfectus siccus ».
2. « Quod apostema, « dubelech », tumor, eminentia, elevatio, ingrossatio, inflatio praeter naturam. »

II. L'abcès (exitura) diffère de l'apostème et des autres dénominations en ce que chacune d'elles peut s'appliquer à toute tumeur contre nature, qu'elle émette du pus, qu'elle doive ou non en émettre, tandis que le mot abcès s'applique seulement à l'apostème chaud ou échauffé accidentellement, une fois que le pus s'y est formé et non avant; aussi Avicenne ajoute-t-il dans le chapitre cité : lorsqu'on reconnaît une très forte pulsation, ou une dureté prolongée et de la chaleur, l'apostème est en voie de devenir un abcès; avant l'apparition de ces symptômes, il n'en était pas ainsi, c'était alors un apostème [1].

III. La pustule et le bouton (bothor) diffèrent en ce que, suivant Avicenne au chap. cité, le bouton est une petite éminence ou un petit apostème dont toute la matière est hors de la chair, entre elle et la peau. Sa matière n'est pas venimeuse; il se nomme en français « bubete » [2]; la pustule est formée de matière venimeuse qui se corrode elle-même.

IV. Avicenne dit (au l. I, f. 2, doctr. 1, chap. 5, DE MORBIS COMPOSITIS) : Il ne faut pas croire que par apostème chaud on entende seulement celui qui est formé par du sang ou de la bile; mais celui qui est formé par une matière quelconque, qu'elle soit chaude par son essence ou qu'elle le devienne par la suppuration ; d'ailleurs les symptômes de l'apostème varient suivant la variété de la matière qui le forme, c'est-à-dire suivant qu'elle est flegmatique, mélancolique, etc.

V. Il faut noter que cause primitive, extrinsèque, extérieure, antécédente, — cause intrinsèque et intérieure, congestion et congrégation, sont même chose, — dérivation et délégation idem [3].

VI. Quatre Notables s'occupent de la valeur de la signification des termes; c'est que Galien dit (au V⁰ l., *Des médicaments simples*, doctr. 2, chap. 1) : Une erreur dans les noms qui désignent les choses cause aux malades un grand dommage, et il ajoute (à la 4ᵉ doctrine, chap. 2) : les médecins confondent et corrompent les noms, et non seulement les noms, mais la science des noms et des choses.

VII. Suivant Avicenne au chap. cité, l'apostème est un mal composé, c'est-à-dire que dans l'apostème il y a plusieurs genres ou tous les genres de maux, soit : une mauvaise complexion, parce qu'il ne se produit pas d'apostème sans mauvaise complexion; une altération dans la forme, parce qu'il n'y a pas d'apostème sans modification dans l'aspect ou sans tumeur ; une solution de continuité, parce que quand la matière de

---

1. Éd. 1892 : « et non erat apostema »; manuscrit 1487 : « et tunc erat apostema »:

2. « Bubete. » — Bubatte, petite ampoule (Du Cange).

3. « Notandum, quod causa primitiva extrinseca exterior antecedens, intrinseca interior congestio congregatio idem, derivatio, delegatio idem. »

l'apostème s'infiltre entre les parties du membre apostémé, elle rompt la continuité de ses parties.

VIII. L'apostème est un mal consemblable, official et commun : consemblable, parce qu'il se produit sur les membres consemblables, tels que les os, les nerfs et la chair; official, parce qu'il se forme sur les membres consemblables officiaux, tels que la main, le pied, etc.; commun, parce qu'il se forme sur tous les membres excepté le cœur, qui à cause de sa noblesse ne peut s'apostémer.

IX. Suivant Avicenne au chap. cité, on observe dans les os une chose qui ressemble à l'apostème, la preuve en est que tout ce qui reçoit de la nourriture, reçoit du superflu de nourriture, les os sont dans ce cas; or le superflu de nourriture est la matière des apostèmes, donc, etc.

X. Galien (dans le *Techni*, TRAITÉ DES CAUSES, chap. 34, « sufficit autem manifeste, etc. ») expose le mode de génération des apostèmes de la façon suivante : des humeurs affluent dans quelque membre, — ou bien, faut-il ajouter, elles y restent provenant de sa propre nourriture, — le membre se distend, ses veines jusqu'aux plus petites se remplissent de telle sorte qu'on voit apparaître des matières qui n'apparaissaient pas auparavant, comme on l'observe sur la conjonctive dans la tuméfaction des yeux; puis ces matières sortent des veines, pénètrent *dans les cavités des membres* et la Nature cesse de les gouverner, etc. — Le mode de génération du pus est exposé par Galien au Ve l. du *De interioribus*, chap. 12, et dans le Commentaire de l'*Aphorisme* de la seconde partie, « circa generationes saniei ». Ce qu'est le pus, le virus, la putridité, la sorditie, les squames, les croûtes, les conditions de chacune de ces choses, de quoi elles se forment matériellement et effectivement et de quelle manière, tout cela a été dit au chap. DU TRAITEMENT DES ULCÈRES, dans les explications, au Notable IV.

XI. Le terme de maladie générale (communis) se prend dans trois acceptions : dans la première, pour dire que la maladie occupe tous les membres à la fois et en une fois, ainsi la fièvre; dans la seconde, pour dire que le mal contient en lui-même toute la maladie, comme la maladie consemblable, officiale et commune; de ce genre sont l'apostème, la gale, le prurit, la dartre, etc.; dans la 3e acception, la maladie est dite générale parce qu'elle peut se produire dans tous les membres, ainsi la plaie, l'ulcère.

CHAPITRE TROISIÈME

Des traitements particuliers des diverses espèces d'apostèmes
qui sont formés par une seule humeur, naturelle, simple,
sans mélange. Il y en a quatre espèces.

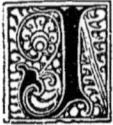

'ÉTUDIE les deux parties de ce chapitre : 1° les apostèmes ; 2° les explications. — I. La première partie se subdivise en quatre, parce qu'il y a quatre espèces d'apostèmes [1].

I. APOSTÈME SANGUIN. — Deux questions : 1° détermination ; 2° traitement.

Détermination. — Trois choses : 1° le mode de génération ; 2° les causes ; 3° les symptômes.

Mode de formation : on a vu au chapitre DE LA GÉNÉRATION DES HUMEURS, que toute humeur se divise en naturelle et non naturelle, et par quel moyen ; on a vu quelles sont les espèces de chaque humeur non naturelle, et que chaque humeur naturelle a une certaine latitude, de telle sorte que tout en restant naturelle, elle peut être plus chaude ou plus froide qu'une autre de même espèce, qui sera également naturelle, etc., toutes considérations qui sont contenues dans ledit chapitre. Puis on a vu dans le chapitre DES APOSTÈMES EN GÉNÉRAL ce que c'est qu'un apostème, ses variétés, ses causes, ses symptômes, le mode de formation commun à tous les apostèmes, d'où on peut déduire le mode de formation spécial à chaque apostème, par exemple à celui dont il est ici question et à tous les suivants. Le chirurgien qui veut guérir des apostèmes doit savoir par cœur toutes les choses contenues dans ces deux derniers chapitres, puisqu'on peut en tirer et extraire presque entièrement la manière artificielle de guérir chaque apostème particulier, si bien que nous pourrons passer plus rapidement sur les traitements particuliers.

Les *causes* de l'apostème sanguin sont, les unes internes, les autres externes ; on en cherchera le complément dans le chapitre DES ULCÈRES et dans celui DES APOSTÈMES EN GÉNÉRAL.

Les *symptômes* de cet apostème sont, une légère rougeur qui est la vraie couleur du sang naturel ; une douleur qui résulte de la division et de la séparation des parties du membre, causée par l'infiltration de la matière

---

1. *Apostèmes formés par une seule humeur naturelle, 4 :*

Le sang forme.....................	le phlegmon.
La bile..........................	l'érysipèle.
Le flegme	l'œdème.
La mélancolie....................	le squirrhe.

de l'apostème entre elles ; une pulsation qui provient de l'inondation de la matière de l'apostème dans la profondeur du membre, et de la lutte de la chaleur naturelle contre la chaleur non naturelle ; une chaleur externe et quelquefois une fièvre éphémère causée par l'ébullition du sang, surtout vers la maturation de l'apostème ; une distension et une dureté dans le membre, qui résiste au toucher et le craint.

Le *traitement* de cet apostème et de presque tous les apostèmes semblables, depuis le moment où on perçoit son début et où il commence à apparaître, toutes choses égales pour ce qui est des apostèmes et de leurs conditions, prend trois formes différentes, suivant l'état du malade : on traite en effet différemment un malade replet et qui supporte l'évacuation, un malade replet qui ne la supporte pas, et un malade non replet. En effet, un malade replet qui la supporte a besoin d'une évacuation, et celle-ci faite, il exige des topiques répercussifs ; — un malade replet qui ne supporte pas l'évacuation ou auquel elle ne convient pas (car on ne fait pas d'évacuation chez un enfant, un vieillard ou un sujet débile), n'a pas besoin non plus de répercussifs, parce qu'ils ne répercuteraient pas, car Galien a dit dans le *Techni*, TRAITÉ DES CAUSES, comme on l'a rappelé ailleurs, que le corps étant plein, ne recevrait pas ; — un malade non replet n'a pas besoin d'évacuation, mais bien de répercussifs ; il en a besoin sommairement.

Le traitement de cet apostème se fait par trois moyens : 1º un bon régime ; 2º des évacuations ; 3º des topiques.

Le *régime* commun à tous ces malades sera celui de ceux qui souffrent d'humeurs chaudes ; il est exposé au chapitre DE LA DARTRE. — L'*évacuation*, toutes choses égales dans les apostèmes et leurs conditions chez les malades auxquels elle convient, est de deux sortes suivant la complexion des malades. En effet ou ils sont peu replets et ont un petit apostème, ou ils le sont fortement et ont un grand apostème, car une faible réplétion et un petit apostème, une forte réplétion et un grand apostème vont le plus souvent ensemble. — Aux premiers convient et suffit une seule évacuation de sang sans mondification du sang. L'évacuation se fera d'abord par une saignée diversive, si la force vitale et les autres circonstances s'y prêtent ; si l'apostème ne s'apaise pas, on en fera une dans la région voisine ; si la force vitale ne s'y prête pas, on posera une ventouse avec scarifications, d'abord diversive, puis voisine. — Aux seconds malades conviennent toutes les évacuations susdites, comme on vient de dire ; si elles ne suffisent pas à guérir l'apostème, on les fera suivre d'une mondification du sang, comme il a été dit au chap. DE LA DARTRE, et, si cela convient, on appliquera une ventouse avec scarification sur l'apostème même. — La manière de faire ces évacuations a été exposée en partie à la cinquième partie principale du chap. 1ᵉʳ de la 2ᵉ Doctr. du Traité II, intitulé : DES POTIONS ET DES ÉVACUATIONS CHEZ LES BLESSÉS, et au IIIᵉ Traité, Doctr. 1, chap. 3, intitulé : DE LA SAIGNÉE ET DE SES EFFETS.

Les *topiques*, que, les évacuations faites, le patient qui supporte les évacuations, réclame comme second moyen de traitement, et que réclame le patient non replet comme premier moyen, car il n'a pas besoin d'évacuation, sont des répercussifs, puis des résolutifs. Les topiques dont ont besoin tous ces malades indifféremment, après emploi des précédents, si ceux-ci ne suffisent pas pour atteindre le but qu'on se propose, sont de plusieurs espèces, maturatifs, apéritifs, mondificatifs, régénératifs, cicatrisatifs, qu'il faut tous employer successivement et seulement si l'un d'eux n'achève pas toute la cure. Les répercussifs, une fois l'évacuation et la mondification faites, là où elles conviennent, et non faites là où elles ne conviennent pas, doivent être appliqués au début des apostèmes chauds, comme il ressort de l'autorité de Galien qui dit (au XIIᵉ l. du *Megatechni*, chap. 1) : Notre intention dans le traitement de l'apostème chaud est de chasser la matière affluente du lieu de l'apostème vers un autre, et de dissoudre ce qui est coagulé, etc., mais on procède différemment selon les cas. — Dans l'*apostème bilieux* il convient d'appliquer au début des répercussifs purs et forts, froids en acte et en puissance, à moins que la région souffrante ne soit nerveuse ; dans la période de croissance on appliquera des répercussifs plus énergiques que les résolutifs qu'on y mêle ; dans la période d'état et de déclin, des résolutifs purs, si l'apostème commence à diminuer vers la fin de la croissance ; sinon, s'il continue à augmenter et commence à être douloureux, on le traitera par des maturatifs, une fois mûr par des apéritifs, une fois ouvert par des mondificatifs, une fois mondifié par des reconstituants de chair, une fois rempli par des cicatrisatifs. — Dans l'*apostème sanguin*, il convient d'employer au début des répercussifs faibles, non purs, non froids en acte ; dans la période d'augment, des résolutifs plus énergiques que les répercussifs qu'on y mêle ; dans la période d'état, des résolutifs et des émollients en quantités égales, si l'apostème commence à diminuer ; et dans la période de déclin, des résolutifs purs. Si on redoute une induration de l'apostème, on fomentera avec de l'eau chaude salée et on traitera par des émollients purs. Si à la fin de la période de croissance il ne diminue pas, mais augmente et devient douloureux, etc., on le mûrira et on fera tout ce qui a été dit pour l'apostème bilieux.

La *manière d'opérer* dans ces apostèmes et dans presque tous les autres, consiste à ouvrir les apostèmes mûrs de la façon qui paraîtra la plus avantageuse au chirurgien, soit avec des apéritifs ou avec un incisoir, comme il a été dit à la 16ᵉ règle du chapitre général, et au chapitre DES INCISIONS, dans les seize précautions et dans tout le reste de ces chapitres, en faisant l'ouverture dans un point déclive de l'apostème et là où la peau est le plus mince. L'ouverture aura ordinairement la longueur d'une feuille d'Olivier ou de Myrte ou d'une petite feuille de Saule ; on la fera plus grande dans les grands apostèmes, plus petite dans les petits, à moins que le patient ne soit faible ou délicat, ou qu'il n'y ait une si grande quantité de pus qu'elle ne puisse être extraite facilement toute à la fois. L'apostème ouvert, comme que ce soit, on le traitera par le traitement de l'ulcère virulent, ou on remplira l'ulcère de charpie pendant trois jours, ou bien on étendra sur un linge une bouillie crue de jaune d'œuf avec de la farine de Froment, ensuite on appliquera sur l'ulcère par intervalles quelque fort mondificatif ou quelque faible corrosif. On régénérera la chair et on cicatrisera, en ayant toujours devant les yeux et dans l'esprit la septième règle générale donnée dans le chapitre DES APOSTÈMES EN GÉNÉRAL, sur la manière de se servir des topiques répercussifs dans le traitement des apostèmes, règle dans laquelle on dit qu'on ne doit pas les appliquer dans dix-neuf cas. C'est qu'en effet aucun chapitre spécial sur les traitements des apostèmes particuliers n'est complet en soi ; il faut toujours recourir aux enseignements et aux règles générales données dans ledit chapitre général sur les apostèmes, et il faut, en outre, se reporter à l'*Antidotaire*, dans lequel il sera, avec l'aide de Dieu, traité fort soigneusement dans des chapitres particuliers, des répercussifs simples et composés pour tous les cas de chirurgie, de leurs qualités, degrés et effets, de leur manière d'agir, de la manière d'opérer avec eux et de les appliquer selon que le cas l'exige, quand et combien de temps il faut les appliquer, et de même pour tous les autres topiques chirurgicaux.

II. APOSTÈME BILIEUX. — Il est appelé *érysipèle*, parce qu'il adhère aux poils, ou bien cela vient de « haeresis » [1] qui veut dire division, parce qu'il divise les poils en rongeant leur racine, car la matière de cet apostème est toujours intercutanée et proche de la peau. — Deux questions : 1° description ; 2° traitement.

Description. Je serai bref. Cet apostème est formé de bile naturelle superflue ou surabondante, comme il a été dit à propos du mode général de formation des apostèmes dans le chapitre général. — Les *symptômes* par lesquels cet apostème se distingue de tous les autres et par lesquels on le reconnaît en soi, sont sa médiocre dureté, qui est entre la dureté du sang et la mollesse du flegme, sa forme en pomme de pin ou aiguë, élevée au-dessus du plan des parties voisines, grâce à ce que la bile est une humeur subtile qui obéit à l'expulsion jusqu'à ce qu'elle parvienne à la surface du corps, près de la peau. L'apostème est de cou-

---

1. « Quod vocatur herisipila quasi haerens pilos aut ab « haeresis » quod est divisio. » — H. de M. commet une hérésie étymologique. Erysipèle vient de ἐρεύθειν, rougir, et πέλας, peau.

leur rouge mêlée de couleur safran, parce que cette couleur est plus semblable à la bile. Par suite de la calidité et de la siccité de la bile il y a une grande inflammation (incendium) dans le membre apostémé et dans tout le corps, et de la fièvre, si l'apostème est de grandes dimensions ; une douleur rarement pulsative, parce que la matière ne pénètre pas dans la profondeur ; toutefois elle est pongitive, irritant la main de qui touche l'apostème, à cause de l'acuité de la matière.

Le *traitement*, après évacuation et un bon régime contraire à la cause du mal, comme on l'a dit au chapitre DE LA DARTRE, consiste en ce que cet apostème demande à son début des répercussifs plus froids que le phlegmon ; comme il a été dit. Il suppure rarement de lui-même, mais peut être mûri rapidement à l'aide d'un maturatif ; il se résout facilement et, une fois mûr, s'ouvre rapidement de lui-même, sans l'aide d'un moyen étranger ; une fois ouvert, on le traite comme il a été enseigné dans les chapitres susdits, sauf que pendant tout le temps du traitement il exige des topiques plus froids que l'apostème sanguin. On tirera le reste du traitement de cet apostème du chapitre général et du chapitre sur l'apostème sanguin.

III. APOSTÈME FLEGMATIQUE. — Il est formé de flegme naturel et appelé *œdème*. — Deux questions : 1° la description ; 2° le traitement.

Description. Il est formé par du flegme naturel superflu ou surabondant ; le mode de formation est celui de l'apostème bilieux. — Les *signes* par lesquels il se distingue des autres apostèmes et par lesquels on le reconnaît, sont sa couleur blanche, qui est la couleur du flegme ; sa mollesse qui résulte de la fluidité et de la liquidité du flegme ; si on le comprime avec le doigt, il se forme un creux qui disparaît et se remplit dès qu'on enlève le doigt ; sa frigidité au toucher, parce que sa matière est froide ; la douleur nulle ou minime, parce qu'il n'y a pas de combat de chaleur, sauf quand il commence à mûrir ; la douleur commence alors et persiste jusqu'à ce que le pus soit sorti. En effet tout apostémé, quoique froid et indolent, devient chaud et douloureux quand il commence à mûrir ; c'est alors seulement d'ailleurs qu'il est appelé par les auteurs, abcès (exitura), ce qui veut dire apostème purulent, dans lequel s'est formé du pus ou de la suppuration [1].

Traitement. Après l'évacuation due, un bon régime contraire à la cause de la maladie et une grande abstinence, comme il a été dit au chapitre DE LA DARTRE, on traite par des topiques qui sont les répercussifs donnés plus haut pour les apostèmes chauds, non pas seuls, mais mêlés à dose égale ou à peu près avec des résolutifs. Ensuite viennent des maturatifs, des mondificatifs, des régénératifs, des cicatrisatifs qu'il faut

---

1. « Ex quocunque sanies aut putrefactio in eo generetur. »

employer dans ce cas comme on l'enseignait pour les répercussifs purs froids, au commencement du chapitre des apostèmes chauds. On appliquera donc ces répercussifs et résolutifs ensemble, ou d'autres médicaments qui auront ces deux vertus, comme l'Absinthe, l'Aurone, le Schœnanth, le Stœchas, les deux Centaurées, la Gentiane, etc.; on en emploiera plusieurs ou deux à la fois, ou moins encore; on écrasera, et on fera cuire dans de l'eau avec laquelle on fomentera longtemps l'apostème. Ensuite on appliquera la substance de ces plantes bien pilées, ou bien on fera chauffer de la Lessive de cendres de Vigne ou de Chêne, dans laquelle on trempera une éponge neuve assez grande pour recouvrir tous les côtés de l'apostème, on l'appliquera et on la serrera avec une bande selon les règles, autant que le patient pourra le supporter. On ne défera pas ce bandage aussi longtemps qu'il restera solide; mais tous les jours sans découvrir l'apostème, on humectera tout le bandage et les topiques, longtemps et soigneusement avec ladite Lessive, de sorte que tous les topiques soient humectés jusqu'à la peau de l'apostème. Si on agit ainsi, qu'on s'y prenne de bonne heure et qu'on persévère, tout apostème purement flegmatique se dissipera complètement; — ou bien encore on appliquera un emplâtre excellent et éprouvé, composé de Sel, de Millet et de Suie. Mais s'il se mêle au flegme un peu de sang, ou même si, sans qu'il y ait aucun mélange, on applique des topiques maturatifs ou que l'apostème soit très ancien — car dans ces trois cas le flegme peut se corrompre et se transformer en pus et causer de la douleur par une chaleur extérieure acquise, — on ouvrira alors l'apostème avec un incisoir ou avec des apéritifs, avec un ruptoir, ou avec le feu, sans attendre qu'il s'ouvre spontanément sans aide. Il durerait en effet parfois si longtemps qu'avant dix ans il ne s'ouvrirait pas; bien plus la chair se corromprait mais non la peau, parce qu'elle est plus dure que la chair et que la matière de l'apostème est grossière, visqueuse, froide et obtuse. Nous donnerons dans l'*Antidotaire* un grand nombre des médicaments que nous avons dit convenir dans ce cas.

IV. Apostème mélancolique. — Il est formé de mélancolie naturelle et appellé « scleros, sclerosis [1] ou scirrhos (sephiros) », *squirrhe*. — Deux questions : 1° la description; 2° le traitement.

Description. Cet apostème résulte d'une surabondance de mélancolie naturelle; son mode de formation est le même que celui de l'apostème flegmatique. Les *symptômes* sont : une grande dureté, à cause de la siccité et de la grossièreté de sa matière; il n'est pas douloureux, à cause de l'absence de chaleur et de compression de la matière, ce qui le rend

---

1. De σκληρὸς, dur. L'adjectif σκίρρος a la même signification, de là vient *squirrhe*, tumeur dure. *Sephiros* est une faute de copistes.

pour ainsi dire insensible ; sa couleur tend un peu à la lividité ; en sorte
que, quoique la mélancolie soit en grande quantité, cependant à cause
de sa pesanteur, cette quantité n'apparaît pas tout entière à la surface
du corps ou à la peau. Cet apostème diffère de l'apostème flegmatique en
ce que celui-ci est blanc, mou et résulte souvent d'une cause externe ;
tandis que lui-même est livide, dur et provient rarement d'une cause
externe. Il diffère de même de l'apostème cancéreux en ce qu'il est formé
de mélancolie naturelle, celui-là de mélancolie putréfiée, et qu'il a acquis
sa chaleur et sa douleur de la façon qui a été indiquée dans le chapitre
sur le traitement de l'apostème formé de flegme naturel.

Traitement. Après évacuation convenable, abstinence et régime
indiqué, contraire à la cause de la maladie, on traite par des topiques
qui seront tour à tour ou mêlés ensemble, émollients, délayants, résolutifs, de façon cependant que si on les applique séparément, les émollients
précèdent, les délayants et les résolutifs suivent. En effet, si les émollients ne précédaient pas, les autres extrairaient la partie subtile de la
matière, épaissiraient le reste et l'apostème deviendrait cancéreux. De
même, si on appliquait un médicament trop chaud, il exciterait la
matière de l'apostème, et attirerait encore d'autre part en quantité une
nouvelle matière excitable (inflammabilis). De même, si on appliquait
des maturatifs, la matière de l'apostème se corromprait et l'apostème
suppurerait. Puisque dans chacun de ces trois cas, un apostème purement mélancolique devient cancéreux, le chirurgien sera donc sur ses
gardes, et pour réduire un apostème formé de simple mélancolie
naturelle, il usera d'émollients, qui sont la Mauve, la Violette, la Mercuriale, la Branche ursine, la Figue, les Raisins secs, la semence de
Fenugrec et de Lin, la Cire, l'Huile commune, leur lie et celles de toutes
les huiles émollientes, toutes les moelles, toutes les graisses (les plus
fraîches et les moins salées sont les meilleures), certaines gommes,
comme l'Ammoniac, le Bdellium, le Sérapinum, etc. — Les médecines
délayantes (subtiliativae) sont celles qui rendent l'humeur plus subtile,
telles l'Hysope, le Thym, la Sariette, la Camomille, l'Absinthe, l'Abrotonum, le Schœnanth, le Calament, etc. — Les médecines résolutives sont la
Camomille, le Melilot, la Pariétaire, la Mauve sauvage, le Chou et sa
graine, l'Aneth, l'Anis, l'Ortie, la Buglosse, la Bourrache, l'Aunée, le
Sureau, l'Hièble, le Son, toutes les semences diurétiques, l'Œsype
humide, le Beurre, la Térébenthine, plusieurs espèces de Gommes et
toutes les herbes chaudes jusqu'au second degré. — Beaucoup de ces
substances ont deux ou trois des vertus susdites.

Avec ces médecines simples le chirurgien peut, à son gré et selon les
cas, préparer des médecines composées ; cet apostème n'a pas besoin
de maturatifs, de mondificatifs, ni d'autres médicaments que ceux qui

viennent d'être indiqués. Il n'exige pas en effet de maturatifs, et si par hasard, par suite de quelque erreur il mûrissait, il faut dès lors lui donner le nom de *cancer* et lui appliquer le traitement propre à cet apostème, tel qu'il sera exposé dans le chapitre DU CANCER APOSTÉMEUX et tel qu'il l'a déjà été en partie dans la Doctr. 2 du second Traité, au chapitre intitulé DU TRAITEMENT DU CANCER ULCÉRÉ. On cherchera dans l'*Antidotaire* les autres médecines qui conviennent à ce cas.

II. EXPLICATIONS SUR CE QUI PRÉCÈDE. — Six points sont à noter.

I. Quelques-uns s'étonnent que de bon sang pur naturel il puisse se former un apostème. A quoi il faut répondre que du sang qui est bon en principe, peut, par son propre tassement (concultatio) et par l'engorgement des canaux du corps, acquérir de mauvaises qualités, se corrompre et se convertir en pus, mais non pas cependant tant qu'il est bon; cela ressort de l'autorité d'Avicenne (l. III, f. 4, chap. 1) qui dit de l'apostème sanguin : il est formé de sang soit louable, soit mauvais ; le sang louable est ou grossier ou subtil, etc.

II. Le sang naturel qui est rouge, clair, dépourvu de toute mauvaise odeur et saveur, et ne pèche que par la quantité, forme le *phlegmon*; lorsqu'il pèche par sa seule qualité et subtilité il forme le *faux érysipèle*, c'est-à-dire non vrai; — pèchant en épaisseur seulement, il forme les *furoncles*, qu'on appelle en français vulgaire « clous » ; — trop épais et trop chaud il forme le *petit charbon* (carbunculus) que les chirurgiens illettrés appellent en France « echarbongle ».

III. Lorsqu'on dit dans le traitement de l'apostème sanguin : toutes choses égales du côté des apostèmes, etc., cela veut dire que les apostèmes étant semblables dans toutes leurs conditions jusqu'aux plus petites, ils doivent être traités par les mêmes remèdes et les mêmes moyens pour ce qui est d'eux, et que les apostèmes qui diffèrent en quelques points, doivent être traités par des remèdes différents. Il en est exactement de même pour ce qui est des malades, selon la différence de leurs conditions; en effet il faut plus de moyens pour le traitement d'un apostème chez un homme replet que chez un homme non replet. Il en est de même aussi pour ce qui est des chirurgiens qui opèrent; car l'un s'efforcera de résoudre un apostème et peut-être y réussira-t-il, un autre s'efforcera de faire mûrir ce même apostème ou un apostème tout semblable, et de le mondifier une fois qu'il sera mûr. Une différence, si petite soit-elle, dans l'une de ces trois choses, dans plusieurs ou dans toutes, amène une différence dans les procédés de traitement des apostèmes.

IV. L'évacuation diversive et éloignée convient mieux au commencement de l'apostème que l'évacuation voisine; cela a été discuté plus haut dans une des questions.

V. Il est connu de tous ceux qui sont intelligents que celui qui est replet, est d'humeur sanguine et réclame une saignée ou une mondification du sang ou l'un et l'autre, tandis que celui qui n'est pas replet n'a besoin ni de l'une ni de l'autre.

VI. Lorsqu'on recommande dans le traitement des apostèmes froids de faire une ouverture plus grande que dans les apostèmes chauds, il faut entendre que cela s'applique, et à un apostème petit, parce qu'alors on ne craint pas une trop forte évacuation, — et aux apostèmes dont on craint que le pus soit corrosif, parce qu'il ne faut pas le laisser s'accumuler, — et quand la force vitale est énergique, parce qu'elle supportera bien l'évacuation; mais si l'apostème est grand, que le pus ne soit pas corrosif et que la force vitale soit faible, on fera une petite ouverture; parce qu'un grand péril menacerait.

<hr>

CHAPITRE QUATRIÈME

Du traitement des apostèmes formés de plusieurs humeurs naturelles mêlées ensemble, soit de ceux qui se présentent le plus souvent et communément, dont on compte jusqu'ici neuf espèces : 1° le phlegmon érysipélateux, 2° l'érysipèle phlegmoneux, 3° l'apostème sans kyste, intermédiaire entre le phlegmon et l'œdème, et qui peut être appelé phlegmon œdémateux ou œdème phlegmoneux, 4° les nœuds et glandes molles, 5° les glandes et scrofules squameuses, fistuleuses, noueuses, 6° l'apostème incapable de suppurer, formé dans les articulations par de la bile et du flegme, 7° les nœuds et glandes dures, 8° les scrofules très dures, 9° l'anthrax et le carboncle, dont le traitement est réservé pour le chapitre suivant.

Deux parties dans ce chapitre : 1° le mode de formation, les symptômes et le traitement de chacun de ces apostèmes séparément, 2° les explications.

I. *Première partie.* Tout le monde convient qu'on rencontre très rarement des humeurs simples et par conséquent aussi des apostèmes simples. Pourquoi donc de si longues dissertations sur ceux-ci? On peut dire que ce n'était pas seulement à cause des apostèmes simples, mais surtout à cause des apostèmes composés, afin qu'à l'aide des symptômes des apostèmes simples réunis ensemble, on reconnût les apostèmes composés et qu'on composât leur traitement de ceux des apostèmes simples.

Les différentes espèces d'apostèmes composés sont formées de la

manière suivante par toutes les humeurs naturelles ou par plusieurs
d'entre elles [1] : de sang prédominant et de bile, l'un et l'autre naturels,
se forme un apostème composé appelé *phlegmon érysipélateux*, suivant la doctrine d'Avicenne (l. I, f. 2, doct. 1, chap. 2, DES MALADIES
COMPOSÉES), qui dit : le mal composé par des humeurs prend un nom
composé commençant par le nom de l'humeur dominante. En effet, nous
disons tantôt *phlegmon érysipélateux*, tantôt *érysipèle phlegmoneux*.
Ses symptômes sont ceux de l'apostème sanguin décrits plus haut, un peu
atténués par les symptômes de l'apostème bilieux qui ont été aussi indiqués. De même son traitement, comme on vient de le dire pour les
symptômes, se compose exactement des traitements de ces deux apostèmes. — De bile prédominante et de sang, l'un et l'autre naturels,
mêlés ensemble, se forme l'*érysipèle phlegmoneux*, apostème composé.
Ses symptômes et son traitement sont un composé des symptômes et des
traitements des apostèmes composants, si ce n'est que les symptômes de
l'apostème bilieux dominent. — De sang avec du flegme subtil, naturels,
mêlés ensemble se forme un *apostème intermédiaire* entre le phlegmon
et l'œdème, mou, sans kyste et de maturation facile. Ses symptômes et
son traitement sont un composé des symptômes et des traitements des
composants. — De sang et de flegme grossier, naturels, mêlés ensemble
se forment les *nœuds* et *glandes molles*. — De sang, de flegme et de
mélancolie, naturels, mêlés ensemble, se forment les *scrofules* et les
glandes, susceptibles de maturation de par le sang et le flegme, *non
susceptibles de mûrir de par la mélancolie*; elles donnent lieu quelquefois à des fistules, parfois elles deviennent squameuses ou croûteuses ; sous ces croûtes se cache du pus ou du virus. — De bile mêlée
de flegme qui la rend fluide (cursibilis) se forme rarement un apostème
incapable de suppurer [2], et souvent des douleurs d'articulations. Le traitement de cet apostème se compose de ceux des apostèmes bilieux et
flegmatique; si les articulations sont douloureuses, on recourra au

1.   *Apostèmes formés de plusieurs humeurs naturelles, 9 :*

Le sang et la bile forment......... { 1. Le phlegmon érysipélateux.
                                    { 2. L'érysipèle phlegmoneux.
Le sang et le flegme subtil........ 3. Un apostème intermédiaire entre le phlegmon et l'œdème.
Le sang et le flegme épais......... 4. Des nœuds, des glandes molles.
Le sang, le flegme et la mélancolie. 5. Des scrofules, des glandes.
La bile et le flegme............... 6. Un apostème insuppurable, les douleurs des articulations.
Le flegme épais et la mélancolie... { 7. Des nœuds, des glandes molles.
                                    { 8. Des scrofules dures.
Les 4 humeurs...................... 9. L'anthrax.

2. Éd. 1892, ms. 1487 : « insaniabile »; Berl. cod. : « insanabile ».

chap. 43° et dernier de la 3° Doctr. de ce Traité, DES DOULEURS DES ARTI-
CULATIONS. — De flegme épais prédominant et de mélancolie, naturels,
mêlés ensemble, se forment des *nœuds* et des *glandes plus dures* que
les précédentes. — De mélancolie prédominante et de flegme, naturels,
se forment des *scrofules plus dures.* — Des quatre humeurs naturelles
ou nòn naturelles mélangées se forme l'*anthrax.*

Au commencement de ce chapitre on a dit qu'il fallait y considérer
deux choses : 1° le mode de formation, les symptômes et le traitement de
chacun de ces apostèmes séparément, 2° les explications.

Donc il faut considérer ces deux choses à propos des NŒUDS, des GLANDES
et des SCROFULES. — Dans la première, deux points à exposer : 1° la description, 2° le traitement.

Description. Pour la clarté du sujet il faut savoir que certains apostèmes sont contenus dans un kyste ou sac, ressemblant à un estomac de
poule, d'autres pas. Tout apostème qui a un kyste est de matière froide et
épaisse; tels sont les nœuds, tortues, goitre, glandes, scrofules. — Parmi
ceux qui sont contenus dans un kyste, les uns peuvent mûrir, les autres
non. — Parmi ceux qui peuvent mûrir, les uns mûrissent rapidement,
comme les tortues, les nœuds mous, d'autres tardivement, comme les
nœuds très durs. — Ceux qui ne mûrissent pas, sont les nœuds formés
de flegme gypseux et de mélancolie. Les apostèmes qui sont dans des
kystes, toutes choses égales, mûrissent généralement plus tard que les
autres, et ceux qui sont chez des enfants, toutes choses égales, mûrissent
plus vite, surtout chez les petites filles.

Les nœuds et les glandes sont presque la même chose, car ils sont,
comme on a vu, de même matière, et de forme semblable; mais ils diffèrent en ce que les nœuds sont dans des membres fermes, comme le
poignet, le front, etc., tandis que les glandes et les scrofules sont toujours dans des membres mous, comme le cou, les aînes, les aisselles, etc.
Le nœud est toujours seul, ainsi que la glande; les scrofules au contraire sont multiples. Les scrofules ne sont qu'une glande multipliée.
Le mot de scrofule vient de « scrofa », truie, animal qui ne fait jamais
un seul petit.

Le *traitement* général commun à ces trois apostèmes serait le même
pour chacun, s'il ne fallait pas ajouter quelque chose de spécial pour le
traitement des scrofules. — Ce traitement commun se compose de trois
moyens : A. d'évacuations, B. d'un bon régime, C. de topiques et de
l'opération manuelle.

A. *Evacuations.* On fera une saignée, si les circonstances particulières
s'y prêtent; on évacuera la matière comme il a été dit pour le flegme, au
chapitre DE LA DARTRE, ou bien on composera une poudre de Turbith,

Gingembre et Sucre par parties égales et on en donnera 2 drachmes. — En outre le vomissement ne convient pas parce qu'il évacue la matière antécédente, non l'actuelle. — Les scarifications, les sangsues et les moyens semblables ne conviennent pas non plus, parce qu'ils attirent par la douleur qu'ils causent et n'évacuent rien, la matière étant épaisse et enfermée dans un kyste.

B. Le *régime* à suivre dans la diète indique les choses nuisibles et les choses avantageuses; — les choses favorables sont les aliments de digestion facile, tels que chapons, poulets, poules, oiseaux des champs et des bois, toutes les perdrix, les alouettes, merles, faisans, œufs à la coque, lapins châtrés, cabris, veaux, chevreaux etc. Plus la préparation de ces aliments sera sèche, mieux cela vaudra ; conviennent aussi des boulettes (offae) de pâte desséchée dans des potages, des salaisons et autres condiments faits de bonnes et fortes épices. Il faut sur tous les potages et les autres aliments répandre un peu de ces épices en poudre. La boisson sera faite de bon vin, clair et pur, en petite quantité, de claret ou hydromel avec de bonnes épices.

Ce qui est nuisible, c'est trop manger et trop boire, prendre des mets humides et aqueux, comme des jus de viandes, des purées (pureta et poreta), etc., des aliments de digestion difficile, comme les viandes de vache, de grosse venaison, de cerf, de sanglier par exemple. Sont nuisibles tous les oiseaux aquatiques, etc., tous les fruits verts et humides, tels que Poires, Pommes, tous les fruits astringents tels que Nèfles, Sorbes, Coctanes, et autres semblables, le fromage, le Chou, le Lait, les Laitues et toutes les herbes que l'on mange communément crues, toutes les plantes âcres tels qu'Ails, Oignons, etc., tous les légumineux, tels que Fèves, Pois, etc., excepté les Pois chiches, tous les aliments désagréables [1] comme les graisses, l'eau froide. En outre dormir l'estomac plein et après avoir pris de la nourriture, manger sans grand appétit est encore nuisible, et aussi la chair de porc, à moins qu'elle ne soit un peu salée, tous les poissons, surtout ceux qui ne sont pas écailleux, excepté les écrevisses de rivière; les poissons à chair molle et gras sont plus mauvais, ainsi que le vin rouge trouble, grossier, épais ou nouveau.

En somme supporter la faim et encore plus la soif est la base et la partie principale du traitement de ces malades; ils doivent toujours dormir la tête élevée, prendre garde de ne pas souffrir du cou, et n'avoir jamais le cou serré, comme quand on le serre avec une capuce ou un bonnet (cum caputio aut cum mitra).

C. *Topiques et manière d'opérer.* Quatre divisions : 1° traitement spécial aux nœuds; 2° traitement spécial aux glandes et aux scrofules ne

---

1. Éd. 1892 : « cibi comestibiles » ; — manuscrit 1487 : « cibi abhominabiles ».

s'appliquant pas aux nœuds; 3° traitement commun aux nœuds, glandes
et scrofules; 4° traitement particulier des scrofules.

1° *Traitement des nœuds*. Les nœuds sont de deux formes : les uns
ont un pédicule grêle, long et mou, comme la queue d'une figue, et pen-
dent loin du corps; pour les traiter il suffit d'une ligature avec un fil,
ou d'une simple incision suivie d'un corrosif modéré. Mais si les nœuds
ont un pédicule large, ni l'un, ni l'autre de ces traitements ne suffit, il
faut alors recourir à l'un des *trois procédés* faciles suivants :

Premier procédé : on prendra une plaque de plomb plus grande que le
nœud ou égale, puis on préparera deux plumasseaux d'étoupe plus grands
que le nœud ou égaux; on les imbibera de blanc d'œuf épaissi de Sel et
d'Alun zuccarin; on en posera un immédiatement sur le nœud et la plaque
de plomb par-dessus, puis on appliquera le second plumasseau d'étoupe;
on les maintiendra avec une bande large de deux doigts seulement, en
serrant autant que le patient peut le supporter; on coudra le bandage et
on le laissera pendant huit jours; on ne l'enlèvera que pour une raison
légitime, et si après l'avoir enlevé la raison de cette ablation cesse, on le
refera comme avant et on continuera ainsi jusqu'à ce que le patient soit
guéri ou que le moyen ait échoué.

Second procédé : il convient dans les nœuds mous ou récents : on
placera le membre malade sur un appui ferme, le nœud à la partie supérieure et on le frappera fortement avec une boule, le fond d'une écuelle
ou un pilon [1]. Par cette percussion forte le nœud disparaît; j'ai vu
des malades être délivrés de cette façon sans autre opération et sans
récidive.

Le *troisième procédé* consiste à frapper d'abord le nœud comme on
vient de dire, puis à le panser immédiatement après avec des plumasseaux
d'étoupes et une plaque de plomb. Si toutes ces choses sont exécutées
avec soin, on ne doit jamais manquer son but.

Pour guérir les glandes et les scrofules aucun de ces moyens de traiter
les nœuds ne suffirait, car elles n'ont pas de pédicule grêle et par conséquent ne peuvent être liées avec un fil; elles ne sont pas sur un membre
résistant qui permette de les faire disparaître par percussion, et elles ne
sont pas dans des membres fermes, ce qui empêche de les comprimer
par un bandage.

2° Le *traitement spécial aux glandes et aux scrofules* et non applicable aux nœuds, consiste dans l'emploi de résolutifs artificiels, tels que
le Diachylon de Razès additionné de poudre de racine d'Iris, il est éprouvé,
de même que le Diachylon commun et celui de Jean Mesuë; la fiente
de chèvre sèche avec de l'Oxymel; ou humide, cuite avec du miel et du

---

1. Éd. 1892 : « Cum pila aut fundo papsidis aut pistello ». Ms. 1487 : « pasidis ».

vinaigre ; ou de la Chaux vive avec de l'axonge de porc fraîche ou vieille ; ou de la bouse de Vache cuite avec du vinaigre ; ou de la cendre de Choux avec de la Poix liquide ; ou de la cendre de racine de Choux de la même façon ou avec de la vieille graisse, ceci est plus efficace que le reste ; ou bien une partie de cendre de Figuier et 1/2 partie de racine de Guimauve, dissoute avec du vinaigre, et plusieurs autres topiques semblables qui suivront dans l'*Antidotaire*.

3° *Traitement commun aux nœuds, glandes et scrofules.* Trois points sont établis : 1° les répercussifs ne conviennent pas dans le traitement de ces apostèmes, parce qu'ils sont tous formés par voie de dérivation et que leur matière est épaisse, froide et compacte ; aussi n'obéit-elle pas à ces médicaments ; 2° si on doit en faire résorber quelques-uns avec des émollients et des résolutifs, il faut appliquer d'abord les émollients, à moins qu'ils ne soient mélangés ; 3° si tous ou quelques-uns de ces modes de traitement ont été exécutés dans les cas désignés ci-dessus et sans succès, ou si aucun traitement n'a été mis en œuvre, le patient n'ayant peut-être pas eu de chirurgien, ou n'en ayant pas voulu ou n'ayant pu s'en occuper, le traitement consistera alors dans l'extraction totale au moyen d'une incision.

Pour son exécution, pour une plus grande sécurité et pour éviter tout accident, parce qu'une fois le patient mort tout secours serait inutile, il faut recourir d'abord à la doctrine de l'arrêt de l'écoulement du sang qui a été complètement exposée dans la seconde partie principale du chap. 1er de la 1re Doctrine du IIe Traité ; on se reportera également au chap. 1er de la 1re Doct. de ce IIIe Traité, intitulé : *De la manière générale de faire artificiellement des incisions dans les divers cas chirurgicaux*, vers le milieu dudit chapitre, où est exposée la manière spéciale et complète de faire des incisions dans les diverses excroissances à enlever, ainsi que les dix-sept précautions qu'il faut observer, auxquelles on ajoutera encore celles-ci : 1° on n'enlèvera pas les glandes naturelles qui sont dans les émonctoires [1] ; 2° on ne peut guère faire au cou d'incision notable sans danger manifeste ; 3° si les scrofules sont nombreuses et dispersées, on ne devra jamais les enlever avec l'incisoir ; 4° non plus qu'une seule scrofule si elle est grosse ; 5° ni si elle paraît adhérer fortement à quelque grande veine ou artère ou à un nerf.

Une fois ces apostèmes extraits suivant cette doctrine, on suturera la plaie et on la pansera avec l'Onguent blanc royal qui sera décrit dans l'*Antidotaire*, ou avec des étoupes imbibées de vin chaud et exprimées, comme il a été dit au chap. Ier de la Doctrine Ire du Traité II. — Si un de

---

1. Éd. 1892 : « in emunctoriis » ; — ms. 1847 : « in emonptóriis ». Cette dernière leçon est sans doute une erreur de copistes.

ces apostèmes ou excroissances paraît commencer à mûrir, ou si le malade désire qu'il mûrisse, on aidera à la maturation de la façon suivante : on fera cuire trois Oignons et trois œufs sous la cendre ; une fois qu'ils seront durs et dépouillés de leur coquille et du blanc, on les écrasera ensemble et on y ajoutera de l'axonge de porc, environ la moitié du tout, puis on appliquera sur l'apostème. Ou bien on emploiera quelque maturatif, de ceux qui seront indiqués, en notant que, si les scrofules sont noueuses, c'est-à-dire en partie mûres, en partie non mûres, on différera l'ouverture jusqu'à ce que, si possible, elles soient uniformément mûres. Une fois l'apostème mûr, on l'ouvrira ; ouvert, on le mondifiera en y introduisant pendant trois jours de la charpie imbibée de Vin ou d'huile de Roses épaissie avec de l'Alun zuccarin, jusqu'à ce que toute la cavité soit remplie. Dès lors, s'il reste quelque chose de noueux, on mondifiera avec des médicaments plus énergiques, tels que l'Onguent des Apôtres, la poudre d'Asphodèle et les autres remèdes qui seront indiqués, et si quelque partie du kyste n'a pas été extraite, on y introduira du beurre, ou de l'huile et du beurre tièdes ensemble. En continuant ces applications, on détruira ce qui restait, par la suppuration, avec le temps ; une fois la plaie mondifiée, on régénérera et consolidera.

4° *Traitement particulier des scrofules*, qui peut convenir aussi aux glandes. En outre des traitements communs indiqués tout à l'heure, il se compose de deux choses : a. de remèdes pris par la bouche, et b. de topiques avec la manière d'opérer manuellement.

Pour plus de clarté il faut savoir que scrofule, mal royal, chirade, ver[1] sont la même chose : *scrofule* vient de scrofa (truie) ; *mal royal* de ce que les rois ont coutume de les guérir ; seul le roi sérénissime de France en guérit encore tous les jours un grand nombre ; *chirade* vient de choiros, qui veut dire porc en grec ; on l'appelle *ver* en Écosse, parce que, disent-ils, quand le patient, enduit de miel, se tient au soleil, des vers sortent la tête de son corps, attirés par la douceur du miel et la chaleur, et mangent le miel ; on ne peut les extraire sans les rompre et dès lors les scrofules sont inguérissables.

a. Les remèdes propres aux scrofules, à prendre par la bouche, sont des potions, des électuaires ou des poudres. — *Potions* : on boira du suc de Piloselle ou de la poudre d'Aristoloche ronde, 1 dr. tous les matins ; ou bien on composera une potion d'Aigremoine, de Potentille, de feuilles d'Olivier, de Filipendule, de grande Garance, de Tanaisie, de Chou rouge avec du vin et du miel ; ou bien on exposera à l'air pendant une nuit une racine de Scrofulaire broyée avec du vin, le matin

---

1. « quod scrophula, morbus regius, chirada, vermis idem sunt. » — Scrofule, de scrofa, truie, Χοῖρος, pourceau.

on filtrera et on donnera. On purgera par l'urine toute la matière des scrofules; ou bien on écrasera l'herbe Quadrangula, on en donnera le suc et on en appliquera la substance sur les scrofules. On donne en France le nom de Scrofulaire au Pigamon, à la Ciguë et la Rue des champs, ce que je ne crois pas exact; on donne aussi ce nom à l'Alkekenge qui est une espèce de Morelle; la Scrofulaire est encore appelée Millemorbia et Quadrangula, mais ces plantes ne sont pas identiques. En effet la Quadrangula porte de nombreux rameaux et de larges feuilles marquées de points blancs; je n'ai pas vu cela sur la Millemorbia. La Scrofulaire a une seule tige de la hauteur d'une coudée, des feuilles semblables à celles de la grande Ortie, des racines noueuses comme la scrofule, c'est pour cela ou parce qu'elle guérit ces apostèmes qu'on l'appelle Scrofulaire.

L'*électuaire* se composera de cendres d'Éponges et d'os de Seiche cuites avec du miel; le patient en prendra le matin et le soir la valeur d'une noix ; il y a plusieurs autres électuaires semblables. — Les *poudres* sont celles qui servent à composer les électuaires; la poudre suivante est une des plus éprouvées ; par son emploi et avec l'aide du régime indiqué plus haut, j'ai guéri plusieurs personnes; je n'ai pas eu un insuccès : Rp. *Racine de Filipendule, de Potentille, d'Aigremoine en quantités égales,* si les scrofules sont ouvertes ou ulcérées; si non, on ajoutera de la *racine de grande Garance, la moitié d'une des substances susdites.* Le patient prendra de cette poudre matin et soir ce qu'on peut en saisir par trois doigts, avec un peu de vin, bon et léger.

b. Les *topiques* propres aux scrofules sont de deux sortes : les uns ne sont pas appliqués sur les scrofules mêmes, les autres sont appliqués sur elles. — Les topiques qui ne sont pas appliqués directement doivent être employés après les purgations et les potions. Les voici : on injectera dans l'oreille, du côté malade, de l'huile d'Amandes amères tiède, trois gouttes tous les jours, ou de l'huile de Pétrole (petroleon) ou Bénite, ce qui est la même chose; une seule goutte, si le patient est un enfant; si c'est un adulte, deux ou trois par semaine; ou bien encore l'huile suivante, excellente dans ce cas : Rp. *Thapsia, racine de Raifort, Pouliot, 1 m. de chacun*; après les avoir concassés, on les mettra dans de l'huile de Pétrole pendant trois jours, puis on les cuira dans la même huile et quand elle sera consumée, on en ajoutera de nouveau jusqu'à ce que les racines se ramollissent; on les exprimera alors fortement; on conservera le liquide et lors du besoin on le fera tomber goutte à goutte dans l'oreille du patient. On continuera ce traitement et les scrofules guériront, si elles sont au cou; si elles sont à l'aine ou aux aisselles, on les réduira par une onction. L'eau-de-vie instillée dans l'oreille convient aussi.

Les topiques qu'il faut appliquer sur les scrofules mêmes sont artificiels ou empiriques; les artificiels sont tous ceux qui ont été donnés ci-dessus. — Topiques empiriques : une racine de Plantain suspendue au cou dissoudra les scrofules; en outre, on fera cuire au four un Serpent dans une marmite lutée; on mélangera la chair ainsi cuite avec du vinaigre et du miel et on en enduira les scrofules; si cela réchauffe beaucoup le lieu, on y ajoutera une grande quantité de Coriandre. — Contre les scrofules ulcérées, avec l'usage de la potion dont la recette est : Racine de Filipendule, etc., il suffit pour tout topique de répandre pardessus une ou deux fois par jour de la poudre de la potion; mais si le patient n'use pas de cette potion, cela ne suffira pas; on recourra plutôt aux mondificatifs accoutumés qui sont l'Onguent ou l'emplâtre des Apôtres, dit aussi onguent de Vénus, à la poudre d'Asphodèle ou à l'Onguent égyptiaque de Jean Mesuë, et autres topiques semblables que l'on décrira; ou bien on saupoudrera de poudre d'excréments humains trois ou quatre fois par jour; ou, d'après ce qu'un certain m'a dit, on fendra le muscle qui relie la lèvre supérieure avec le milieu des gencives, et les scrofules se dessécheront aussitôt.

II. Explications sur ce qui précède. Onze points à noter.

I. Il ne se forme pas de glandes ou d'apostèmes semblables dans les nerfs et les autres organes fermes, parce qu'ils se forment par mode de dérivation; or les membres fermes ne sont pas aptes à recevoir; par contre, ils se forment souvent dans les émonctoires, qui sont spongieux, lâches et aptes à recevoir.

II. Quoique la matière des glandes se multiplie chez les vieillards comme chez les jeunes gens, toutefois il s'en forme très rarement chez les vieillards, parce que leur chair est plus ferme que celle des enfants; il s'en forme très souvent chez les enfants, parce qu'ils vivent plus gloutonnement que les vieillards [1].

III. Les glandes, etc., sont susceptibles de se résoudre pendant deux mois si elles sont traitées avec art, mais pas au delà de ce terme; toutefois le kyste ne se résout pas, mais se dessèche et s'indure. Le mal ne récidive pas si le patient suit un bon régime; s'il en suit un mauvais, il récidive le plus souvent.

IV. *Les glandes des émonctoires* [2] *ne doivent pas être extirpées com-*

---

1. « Quia pueri magis gulose vivunt quam senes. »
2. Les émonctoires des anciens semblent être les ganglions lymphatiques. — Il est curieux de voir un chirurgien, observateur et précurseur, du XIVe siècle, dire que leur ablation totale a des inconvénients parce qu'alors les superfluités ne peuvent plus être éliminées et s'accumulent. — Ces idées originales sont à rapprocher des conséquences, récemment démontrées, de l'ablation totale du corps thyroïde. Ce dernier, il est vrai, n'est pas un émonctoire, il a charge au con-

plètement parce qu'elles sont naturelles et sont désignées par la nature pour recevoir les superfluités des organes principaux.

V. Tous nos prédécesseurs, qui par une incision enlevaient ces apostèmes en entier avec leur kyste, faisaient des incisions en croix, excepté quelques-uns qui, plus habiles, faisaient, mais sur la tête seulement, des incisions en forme de bouclier renversé. Ni les uns ni les autres n'enlevaient l'excédent de la chair extérieure; aussi les cicatrices étaient-elles toujours difformes. Nous autres modernes, nous faisons les incisions comme il a été dit au chapitre DES INCISIONS; il se forme alors des cicatrices modérément apparentes.

VI. Pour les apostèmes de cette nature, le traitement par contusion seule est le meilleur, lorsqu'il convient; vient ensuite le traitement par contusion et bandage compressif à la fois; puis celui qui se fait par incision et ablation de tout l'apostème et du kyste, puis celui qui se fait en mûrissant, ouvrant, mondifiant, etc. Ce dernier est très pénible pour le malade et pour le chirurgien, parce que le plus souvent il faut, une fois le pus enlevé, corroder tout le reste, car, si peu qu'il en subsiste, l'apostème ne guérira jamais; il faut donc élargir l'ouverture, à moins qu'elle ne suffise pour introduire des topiques corrosifs. Mais le pire de tous les traitements est celui qui détruit la peau, la chair extérieure et l'apostème sans le kyste.

VII. Il est préférable d'abandonner un nœud de la tête qui adhère fortement aux commissures du crâne ou au crâne même, plutôt que de le traiter; la raison en est évidente.

VIII. D'aucuns traitent les nœuds qui ont un pédicule grêle et long en le coupant, puis en appliquant des corrosifs; d'autres, après avoir coupé, cautérisent. Mais il semble plus rationnel de cautériser seulement sans faire d'incision préalable, parce qu'on cautérise aussi facilement la racine du nœud, quand il adhère encore, que si on l'a enlevé auparavant; or il est inutile de faire par le plus ce qui peut être fait tout aussi bien par le moins.

IX. Toutes les fois qu'on aura relâché un bandage avant le moment voulu, on ne l'enlèvera pas complètement néanmoins, mais on le resserrera le mieux possible en le cousant avec une aiguille et du fil fort; en effet les membres relâchés ou brisés se réparent très bien sous un bon bandage immobile longtemps maintenu.

X. Si le scrofuleux a le front court, les tempes étroites et les mâchoires relativement développées, le bandage compressif devient diffi-

traire de contribuer à la formation du sang naturel, — néanmoins, il y a une certaine relation entre ces idées. — Ceci prouve une fois de plus, qu'il y a avantage à connaître nos prédécesseurs, et que cette connaissance nous économiserait bien du temps et des recherches.

cile ou impossible, parce qu'une telle compression fait descendre les humeurs du sommet de la tête vers le cou par la voie du rheuma [1].

XI. Quoi qu'on ait dit, et bien que tous les auteurs affirment que le vomissement convient dans le traitement des scrofules qui sont autour du cou, cela ne paraît guère rationnel, parce que d'après la règle générale l'évacuation diversive est propre aux apostèmes avant la maturité. C'est ce que dit Galien, à la lettre et expressément, dans le *Techni*, TRAITÉ DES CAUSES, chap. 34, « sufficit autem manifeste », dans le canon « si autem fuerit totum corpus plerum », et il le dit encore plus clairement dans le Commentaire à ce passage. Galien le proclame encore (au XIIIe l. du *De ingenio*, chap. 4), donnant de cette règle une quantité d'exemples : ainsi, quand il y a un apostème à l'anus, on ne fera jamais d'évacuation par les selles.

CHAPITRE CINQUIÈME

Du traitement du carboncle et de l'anthrax qui sont formés de toutes les humeurs, naturelles, ou non naturelles, mêlées ensemble.

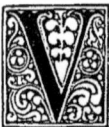

Voyons les trois parties de ce chapitre : 1° la description ; 2° le traitement ; 3° les explications.

I. DESCRIPTION. Trois questions : 1° la définition ; 2° le mode de génération ; 3° les symptômes.

Définition. Le carboncle (carbunculus) ou anthrax est un apostème formé de toutes les humeurs naturelles mêlées ensemble, ou des humeurs non naturelles transformées en matière venimeuse qui corrompt le membre sur lequel elle se trouve, ainsi que sa complexion naturelle.

Mode de formation. Cet apostème est formé quelquefois d'humeurs ayant conservé leur qualité naturelle, et n'amenant pas des symptômes extrêmes, c'est-à-dire les pires, par le combat contraire des qualités qui résident dans les humeurs ; il porte alors proprement le nom de *carboncle.* D'autres fois il est formé de ces mêmes humeurs éloignées de leur état naturel et corrompues ; quand par exemple le sang et la bile sont très actifs — la mélancolie, corrompue et maligne, — le flegme, brûlé et salé, il se produit alors des symptômes plus graves et l'apostème s'appelle proprement *anthrax vrai.* Ainsi l'anthrax et le carbon-

---

1. « A conica capitis versus collum per viam reugmatismi. » — V. p. 43.

cle sont presque la même chose, sauf qu'ils diffèrent en deux points : dans les conditions de la matière et dans les symptômes qu'elle provoque.

Cet apostème est plus fréquent dans certaines contrées, ainsi en Catalogne, en Apulie, en Asie (Mineure), dans un air pestilentiel et corrompu ; il survient souvent chez ceux qui usent du bain, du coït et d'exercices violents, l'estomac plein. L'anthrax provient toujours d'un carboncle qui l'a précédé, au début c'est toujours un carboncle, et le carboncle résulte parfois d'humeurs qui présentent une plus grande malignité naturelle ; l'anthrax est formé des mêmes humeurs, présentant une malignité telle qu'elles ne sont plus naturelles. Cet apostème se forme assez souvent le long de l'épine, sur les seins et au cou.

Les *symptômes du carboncle* sont : au début : sa couleur est rouge, brune ou citrine, sa forme pointue, sa croissance rapide avec de la fièvre et de la douleur ; lorsqu'il mûrit, tout en restant carboncle, son pus est blanc, relativement à celui qui se forme sur les membres semblables, il ressemble à une superfluité visqueuse, à un débris de nerfs ; les *laïques* l'appellent « racine du mal ». Le carboncle présente une grande dureté, de la chaleur et de la brûlure, une *fièvre incluse* indéterminée [1].

Les *symptômes de l'anthrax* consécutif au carboncle sont les mêmes, mais plus intenses, avec quelques autres ; les veines sont de couleurs variées comme dans l'Iris ; à son sommet, on voit parfois plusieurs vésicules, comme celles d'une brûlure faite par le feu ; parfois une seule pustule de couleur cendrée qui est enfoncée (submergitur), et semble être retenue au fond de l'apostème de façon à ne pouvoir s'élever ; le pourtour de son ouverture est parfois noir ; il provoque du dérangement d'esprit, de l'inquiétude, des vomissements, des palpitations et une syncope que les *laïques* appellent « lourd sommeil », et qui est un signe de l'approche de la mort ; en outre il y a d'autres symptômes voisins de la mort. S'il est sur les mamelles, surtout sur la gauche, sous les aisselles et sur la gorge, s'il est noir et présente une vésicule rétractée en dedans ; surtout s'il est suivi de vomissements, de syncopes, de palpitations, il est nécessairement mortel. Signe de guérison : quand les symptômes sont ceux du carboncle énumérés plus haut, tant qu'ils n'ont pas augmenté. — Signes de guérison ou de mort : on fait sécher dans le four la vésicule du fiel d'un porc ; on en découpe un morceau dont on recouvre la pustule ; s'il adhère, c'est bon signe ; on le laissera jusqu'à ce qu'il tombe de lui-même et attire la pustule. — Autre moyen : si on applique du Galbanum dissous et que la douleur diminue, l'anthrax est curable ; si elle ne diminue pas, le patient mourra ; — ou encore : on applique pendant une nuit un

1. « *Calor et incendium, febris conclusa indeterminata.* »

jaune d'œuf avec autant de Sel; si l'apostème est augmenté au matin, il
guérira; sinon, non; — ou encore : si l'anthrax s'accompagne d'une forte
douleur, il est curable; si la douleur est faible ou nulle, il est incurable
suivant le mot d'Hippocrate (à la 2ᵉ partie de l'*Aphorisme* : « quicunque
causam doloris habentes, etc. »); Galien a dit également (au IXᵉ l. du
Megatechni, chap. 3, au commencement), si la douleur est plus forte, il
guérit plus rapidement; si elle est plus faible, il guérit plus tardivement.

II. TRAITEMENT. Comme je crois, après avoir étudié attentivement les
auteurs, c'est-à-dire Galien (au IXᵉ l. du *Megatechni*, chap. 4, et au IVᵉ l.
du *De ingenio sanitatis*, chap. 7), et Avicenne (l. III, f. 3, traité 2),
ainsi que les praticiens fameux, tels que Théodoric, Lanfranc, Bruno et
plusieurs autres célébrités, le traitement se compose de trois choses :
1° évacuation de la matière de la maladie; 2° réconfortants pris par la
bouche; 3° topiques et manière de les appliquer.

1° *Evacuations*. On fait d'abord une évacuation de sang par la saignée, les ventouses, etc.; en second lieu, une évacuation par les selles [1],
clystères, etc. — La saignée, si on remarque le mal avant que le patient ait
une syncope ou un vomissement, et avant que le sommet de l'anthrax
devienne noir ou livide, sera faite du côté opposé, jusqu'à la syncope,
ou bien on emploiera les ventouses; le lendemain, si les conditions particulières le permettent, on fera la saignée du côté de l'anthrax, car, si
on la faisait à la partie opposée, le venin serait attiré dans les parties
internes du corps; des clystères lénitifs seront employés au commencement du carboncle et de l'anthrax. — Les médecines laxatives et
les clystères conviennent pendant toute la maladie, mais non tous les
jours. Laxatifs : décoctions [2] de fruits tels que Prunes; de fleurs odoriférantes telles que Violettes, Bourrache; de mondificatifs du sang tels que
Buglosse; de cordiaux tels que Roses, Oseille; on adoucira la décoction
avec du sucre. Les clystères seront faits avec des émollients, tels que
Mauves, etc.

2° Les *médicaments pris par la bouche* comportent deux choses :
A. les médecines qui combattent le venin; B. la diète. — A. Parmi les
médecines qui combattent le venin se trouve la grande Thériaque, dans
l'emploi de laquelle il faut considérer quatre points : *a*. ce qu'il faut faire
avant de la donner; *b*. la dose; *c*. la manière de la donner; *d*. ce qu'il
faut faire après l'avoir donnée. — *a*. Sur le premier point, quatre choses :
1° on éprouvera la Thériaque avant de la donner. Par exemple, si quelqu'un a pris une forte médecine laxative, de l'Ellébore par exemple, et

1. Éd. 1892 : « cum evacuatione successiva, ut clysteribus »; — manuscrit 1487 :
« cum evacuatione secessiva et clysteribus ».
2. Éd. 1892 : « muccia »; manuscrit 1487 : « nuctia ».

qu'au moment où la médecine commence à opérer, on donne la Thériaque, celle-ci est parfaite si l'effet de la médecine est arrêté aussitôt. On peut encore éprouver la Thériaque de beaucoup d'autres manières, comme on le voit dans les auteurs et les *Pratiques de médecine*; 2° si la maladie laisse des trêves, on fera des évacuations par les selles; 3° si le malade n'a pas le temps d'évacuer, il fera du moins abstinence pendant douze heures, s'il a le temps; 4° si on ordonne la Thériaque pour un poison pris par la bouche, on la fera précéder d'un vomissement; mais si on la donne pour des lésions externes, on ne donnera pas de vomitif, de peur de faire pénétrer le poison de l'extérieur à l'intérieur.

b. Dose de la Thériaque. Suivant Averrhoès dans son petit livre *de la Thériaque*, la dose doit dépasser un peu le poids de 2 deniers avec du vin légèrement mélangé d'eau; selon Rabbi Moyse elle sera du quart de 1 1/2 drachme à 1/2 drachme; selon maître Bernard de Gordon de 1/2 drachme à 2 dr. Comme dans les régions chaudes il faut donner de plus petites doses que dans les régions froides, et que les doses indiquées sont différentes, il paraît donc que ces auteurs, ou bien n'étaient pas de la même région, ou bien n'étaient pas du même avis; en sorte que dans la prescription de la dose il faut considérer avec précaution la région, le temps, l'âge, la complexion, etc., et surtout la force vitale.

c. Manière de donner la Thériaque. La Thériaque doit toujours être donnée avec un liquide qui convienne au cas, par exemple avec un peu de bon vin tiède, à moins que le patient n'ait la fièvre, car pendant celle-ci on suspendra complètement la Thériaque, sauf dans trois cas : 1° si la fièvre est pestilentielle; 2° quand le malade a pris quelque poison; 3° dans les piqûres et morsures venimeuses; cas dans lesquels, passant par-dessus toutes les considérations particulières, on peut donner la Thériaque avec une décoction de Tormentille, de Scabieuse ou de Jacée noire, ou avec de l'Oseille ou du suc, substances avec lesquelles on peut également la donner à ceux qui n'ont pas de fièvre, quand le cas s'y prête. La Thériaque ne convient pas aux sujets tempérés; les sujets mous auxquels il faut la donner, sont indiqués au chap. 2 de la 2e Doctr. du Traité II, intitulé : DU TRAITEMENT DES MORSURES ET DES PIQURES VENIMEUSES, au notable V des Explications.

d. Après avoir pris de la Thériaque, le patient fera abstinence pendant douze heures, se gardant de la trop grande chaleur et du froid.

On doit donner la Thériaque dès que l'on perçoit l'anthrax, puis encore une ou deux fois. Comme certains malades redoutent de la prendre et que les chirurgiens et les médecins eux-mêmes craignent de l'ordonner à cause des propos du peuple, car dans les régions du Nord et de l'Occident elle n'est pas très connue du peuple (mais lui est suspecte, parce qu'on n'a pas coutume de s'administrer réciproquement une substance mortelle, et que les serpents et autres animaux venimeux y sont rares), nous pourrons, pour ces raisons, donner au lieu de Thériaque, et cela suffit dans ce cas et dans beaucoup d'autres, de la poudre de racine d'herbe de Tanaisie autant qu'on peut en prendre avec trois doigts, ou 1/2 once de poudre de racine de Tormentille, que nous avons souvent éprouvée comme Thériaque.

Celui qui a un anthrax peut et doit user continuellement d'électuaires confortatifs, tels que le Diamargariton, le Sucre, les Roses avec de la poudre d'Emeraude et autres substances semblables.

B. *La diète.* Les aliments comprendront de la mie de pain trempée plusieurs fois dans l'eau, de la Ptisane, de l'Orge cuite, des Grenades, de la Laitue, du Pourpier, de la Courge confite au Vinaigre. Si le malade est faible, il mangera du Chevreau, des Poulets bouillis avec ces herbes, du Vinaigre et du Verjus; il boira du vin de Grenade ou du Verjus avec le double d'eau fraîche, ou du Vinaigre avec quatre fois autant d'eau fraîche.

3° Les *topiques* sont de trois sortes : selon qu'on les applique, *a.* sur l'apostème, *b.* autour de l'apostème, *c.* loin de l'apostème.

a. Ceux qu'on applique *sur l'apostème* sont eux-mêmes de deux sortes : rationnels et empiriques. — Les topiques rationnels sont de quatre espèces : les uns s'appliquent pendant la période de début et d'augment, d'autres pendant la période d'état, d'autres à la fin de cette dernière et pendant celle de déclin, d'autres enfin en tous temps. — Les topiques rationnels qui conviennent à la période de début et d'augment sont froids et secs, un peu résolutifs, froids sans être répercussifs, car sur une matière venimeuse les résolutifs mixtes ne conviennent pas, de peur qu'ils ne brûlent; tels sont la Lentille cuite, l'Arnoglosse, etc. De là les vers : « La Lentille, l'Arnoglosse avec des Galles et le Pain de pourceau dessèchent les apostèmes dits Prunes et peuvent résoudre le virus [1]. » — Une bonne Thériaque appliquée sur l'anthrax le sèche et est desséchée.

Les topiques rationnels qui conviennent dans la période d'état sont les maturatifs : Rp. *Figues sèches, 2 onces, graines de Moutarde, 1/2 once, on mélange avec du Miel rosat, de la Farine de Fenugrec et de graine de Lin;* — ou bien on compose un maturatif avec un maturatif quelconque et du Levain à doses égales. Si la maturation tarde plus qu'il ne faut, on fomentera avec de l'eau salée chaude et on délaiera l'humeur; puis on scarifiera et on appliquera légèrement une ventouse; on renouvellera, ou on fera tomber goutte à goutte sur le sommet de l'anthrax de la cire d'une chandelle allumée, ou on cautérisera.

Les topiques rationnels applicables à la fin de la période d'état et

1.   « Lens, arnoglossa, cum gallis, panis porcinus,
            Exsiccant prunas possuntque resolvere virus. »

dans celle de déclin, une fois que l'apostème s'est crevé et a émis de l'aquosité sanguine, sont les bouillies, des chirurgiens faites de Miel, de suc d'Ache, de farine de Froment et de Siligo cuits ensemble — Topiques rationnels qui conviennent en tous temps à l'anthrax : on cuit longtemps dans du vinaigre des Grenades acides, on les écrase et, après les avoir étendues sur un morceau de toile, on les applique sur l'anthrax ; — ou bien on applique un jaune d'œuf cru avec du Sel, ou une racine de Lis cuite dans l'eau et broyée.

Les topiques empiriques conviennent tous dans ce cas, pendant tout le temps de la maladie, et à toutes les pustules venimeuses qui sont formées d'humeurs non naturelles corrompues, une fois qu'elles sont devenues noires ; car dès lors l'art médical ou l'opération manuelle sont de peu d'effet. Ces topiques sont au nombre de cinq : la Scabieuse broyée avec de l'axonge ou seule ; suivant les uns, elle doit être broyée entre deux pierres de fleuve, — la petite Consoude qu'on appelle en France Herbe de verre, en Toscane, erba Vetrinola, appliquée broyée, — la Tormentille et toutes les espèces de Consoude, — et l'Herbe à punaise administrée d'une façon quelconque.

b. Les topiques qu'on applique autour de l'anthrax conviennent également à toutes les périodes de la maladie, et se composent de médecines froides, astringentes, odoriférantes. Le meilleur défensif est fait de Bol d'Arménie, d'Huile rosat et de Vinaigre ; il a été décrit ailleurs.

c. Les topiques appliqués loin de l'apostème sont de trois sortes : cordiaux, odoriférants, modificateurs de l'air de la maison. — Les cordiaux sont : Rp. *Sandal rouge, 2 onces, Roses rouges, 3 onces, farine d'Orge 1/2 ℔, Camphre 2 dr.; on pulvérise; on en fait avec soin une sorte de pâte avec de l'eau de Roses et on asperge de Vinaigre;* après avoir étendu sur un linge, on applique sur la poitrine, si l'anthrax est dans le dos, et dans le dos, si l'anthrax est sur la poitrine. — On trouve dispersés dans les auteurs et les *Pratiques* plusieurs emplâtres de ce genre. — Les odoriférants sont tous froids, comme les Roses, les Violettes, les fleurs de Saule, de Prunier, de Chêne, le Camphre, etc. — Les moyens de modifier l'air de la maison consistent à répandre de l'eau froide, des herbes fraîches, des feuilles de Saule, de Prunier, de Chêne et de Vigne, de Roses, de Violettes, de Nénufars, etc.

On traitera cet apostème comme il a été dit, successivement avec chacune des espèces de médicaments susdits ; on régénérera, on cicatrisera, à moins que le malade ne meure au cours du traitement. On traitera exactement de la même manière toutes les pustules venimeuses qui sont formées d'humeurs non naturelles corrompues et venimeuses, comme le *Feu persique,* la *fourmi,* la *prune,* la *miliaire,* l'*herpès,* dont on donnera les symptômes spéciaux dans un chapitre particulier. Il faut cependant observer à ce sujet la règle générale suivante, que si pendant le jour et la nuit on enlève et renouvelle cinq fois ou plus les topiques de l'anthrax et des apostèmes semblables, ils seront plus utiles et agiront davantage, parce qu'ils seront moins infectés par le venin, et que celui-ci sera d'autant moins renfermé qu'il sera éventé plus souvent. Autre règle : pendant tout le cours de la maladie on ne changera pas de topiques diversifs ou cordiaux, mais on les renouvellera souvent et on n'en cessera pas l'emploi avant que tous les accidents de l'apostème soient apaisés. En outre on donnera des électuaires confortatifs à chacun des jours indiqués et plusieurs fois par jour; la boisson mondificative du sang se prendra avec un jour d'intervalle et non continuellement.

III. Explications sur ce qui précède. Onze points à noter :

I. Quoiqu'Avicenne et beaucoup d'autres auteurs exposent fort longuement et parfaitement le traitement des apostèmes autres que l'anthrax, qui sont formés d'humeurs non naturelles, corrompues, brûlées, venimeuses, faisant sur chaque espèce un assez long chapitre, exposant leurs diverses causes, leurs symptômes et traitements, — il me semble qu'aussi bien les causes que les symptômes et les traitements sont à peu près les mêmes pour chacun de ces apostèmes et qu'il n'est pas nécessaire de discuter ces choses si complètement. Je ne crois pas en effet qu'il existe un chirurgien capable d'expliquer suffisamment, à moi ou à tout autre homme intelligent, les différences qu'il y a entre le *feu persique* et la *fourmi* par exemple. Il en est de même des autres espèces d'apostèmes, et cependant il n'est pas de chirurgien si misérable qui ne décore d'un de ces noms l'apostème qu'il soigne. Il importe en effet de parler et de donner aux maladies des noms terribles, pour obtenir de l'argent des étrangers (barbari). La diversité des noms n'entraîne pas de diversité dans les choses nommées ni dans l'opération manuelle; mais chacun de ces apostèmes peut être mauvais, pire ou très mauvais, et le chirurgien expérimenté peut s'en rendre compte avec le doigt et l'œil, par les complications, et par les indications du malade. Ainsi renseigné il doit savoir appliquer à ces apostèmes le traitement convenable. Mais comme ils sont voisins, on peut les considérer comme identiques, et comme, ainsi que le dit Galien déjà cité, l'admirable Nature aidée par des choses voisines supplée à ce qui a été diminué, etc., il me semble que tous les apostèmes de ce genre, autres que le carboncle et l'anthrax, toutes choses égales, grandeur, malignité, etc., doivent être en tout traités par le traitement du carboncle et de l'anthrax.

II. Tous ces apostèmes formés d'humeurs brûlées, etc., renferment à la fois du pus subtil et rosé comme une lavure de chair, fluide, pénétrant, et du pus épais, visqueux, tenace comme des morceaux de peau et de nerf, adhérant à l'intérieur de l'apostème comme les racines des plantes qui y naissent adhèrent à la terre. Si l'apostème est petit, comme la fourmi, il ne forme qu'un tout et s'appelle racine ou pied de l'apostème ; si l'apostème est grand, il se divise en plusieurs racines séparées. Je crois que la partie fluide est venue récemment dans l'apostème qui n'a pu encore la brûler par sa chaleur, ou du moins qu'elle provient d'une partie plus claire de la matière, la partie épaisse y étant depuis assez longtemps pour avoir été brulée[1]. La preuve en est que si on enlève le soir tout le pus épais, on en trouve le lendemain autant qu'avant, et cela peut continuer pendant huit jours. On peut conclure de là qu'un tel apostème ne doit jamais être ouvert avec l'incisoir, si ce n'est pour l'extraction du sang. En effet la partie subtile du pus peut assez facilement se créer une issue, tandis que la partie épaisse reste et ne sortira pas avant que sa digestion soit complète, à quelque moment que l'on ouvre l'apostème ; elle reste fixée aux côtés de l'apostème, y adhérant comme adhèrent à la terre les racines des plantes qui y prennent naissance.

III. L'anthrax n'est jamais formé d'humeurs naturelles, bien que certains auteurs écrivent le contraire ; cela ressort d'abord de Galien qui dit (au l. IX du *De ingenio*, chap. 7) : l'anthrax et les apostèmes semblables sont formés d'une matière épaisse, très chaude, très mauvaise ; il est certain que les humeurs naturelles ne sont pas de ce genre, donc, etc. En outre tout le monde ordonne dans le traitement de l'anthrax la Thériaque qui est propre aux maladies venimeuses ; donc l'anthrax est de matière venimeuse ; les humeurs naturelles ne sont pas venimeuses, donc l'anthrax n'est pas d'humeur naturelle. Lanfranc dit la même chose dans son *Compendium* : le traitement de l'anthrax et des autres maux venimeux... donc, etc. Puis Avicenne (l. III, f. 3, traité 1) place le traitement de l'anthrax parmi ceux des apostèmes de matière chaude et corrompue ; il est évident que les humeurs naturelles n'ont pas ces qualités ; donc, etc. Enfin, si personne n'avait prescrit la Thériaque et si personne n'avait dit que l'anthrax est de matière venimeuse, il serait encore évident que des humeurs naturelles ne causeraient jamais des symptômes aussi malins ; donc, etc. Et vous, jugez !

IV. Suivant Galien (au l. IX du *Megatechni*, chap. 4), ces apostèmes se montrent parfois sans pustules, ainsi au début ; parfois ils ont une pustule ou des pustules apparentes, ainsi pendant la croissance ou quand le malade se gratte. Le chirurgien remarquera cela et ne se laissera pas tromper par l'absence ou la présence de la pustule.

V. Suivant Avicenne (l. I, f. 4, chap. 29, DE LA CAUTÉRISATION) et Razès (première partie d'*Albucasis*, chap. 2), la chair du corps ne doit pas être touchée avec un fer froid, mais avec un fer chauffé. Le feu en effet

1. Éd. 1892 : « Quod aduri *non* potuit » ; « non » est de trop, manuscrit 1487.

rectifie la complexion du membre, suffit à tout et ne nuit pas aux membres voisins.

VI. Dans certains pays on entraîne les malades atteints d'anthrax et qui ont le sommeil lourd, sans trêve, jour et nuit, à travers les rues et les places des villes, en dansant au son des trompettes et des tambours, comme si on les conduisait à une noce, de sorte qu'on en voit quelques-uns absolument insensibles, mourir en dansant sans s'en apercevoir [1].

VII. Lorsqu'on n'a pas les herbes ou les épices indiquées ci-dessus, ou qu'on n'a pas confiance en elles, le meilleur maturatif dans ce cas se prépare avec du Sel, du Levain et de l'Huile mêlés ensemble.

VIII. Avec de la racine d'Iris râpée et coupée en rouelles, cuite dans un vase de capacité double, de l'Huile environ 1 ℔ et 1 quart de Cire, on fait un onguent d'Iris qui extrait admirablement la matière venimeuse de ces pustules.

IX. Le « *Totum Continens* » dit que le carboncle est accompagné le plus souvent de fièvre désordonnée et de frissons la nuit; cette fièvre s'appelle *fièvre incluse* (febris conclusa); sa matière est dans la chair et dans les parties sous-cutanées et non dans les veines; elle saisit le malade quand il entre au lit, à cause du froid des draps, et dure jusqu'à ce qu'il soit réchauffé; une fois le pus formé dans l'apostème, la fièvre et la douleur tombent.

X. Quelques-uns se demandent s'il faut ordonner la Thériaque dans ce cas et dans les cas semblables. Il semble que non, parce que la Thériaque est chaude; or l'anthrax est chaud; donc, etc. Tout le monde dit le contraire; donc, etc. Il faut dire qu'on doit l'ordonner parce qu'elle a la propriété de réconforter toute complexion humaine et de prévaloir contre toute sorte de venin, qu'il soit chaud ou froid, du moment qu'il est contraire à la complexion humaine; par cette même propriété elle resserre le ventre relâché et relâche le ventre resserré. Raisonnablement il faut donc admettre que si la Thériaque ne convient pas ici ni ailleurs, ce n'est pas parce qu'elle est chaude ou froide, mais à cause de ce qu'on vient de dire. Averrhoès s'exprime de même dans son Traité *De la Thériaque*, ainsi qu'Avicenne dans son livre *Sur les forces du cœur et les médecines cordiales*; ils disent : beaucoup de médecins craignent de donner 1 dr. de Thériaque, qui donneraient 1/2 once de Diacumin ou d'autres substances semblables, ignorant que, etc.

XI. Pour connaître le traitement complet de l'anthrax et des pustules de cette sorte, il faut recourir au livre d'Averrhoès *Sur la Thériaque* et au Traité d'Avicenne *Sur les forces du cœur et les médecines cordiales*, ainsi qu'aux chap. 2 et 4 de la 2ᵉ Doctrine du IIᵉ Traité de cette *Chirurgie*,

---

1. « Sine pulsu mortui sunt choreando. »

sur le TRAITEMENT DES LÉSIONS EXTERNES VENIMEUSES et le TRAITEMENT DU CANCER ULCÉRÉ, et aux autres *Pratiques de chirurgie*, dans quelques-unes desquelles on rapporte des cas merveilleux de guérison de ces pustules.

CHAPITRE SIXIÈME

Du traitement des apostèmes simples formés d'une seule humeur
non naturelle simple, sans mélange, apostèmes
dont il y a huit espèces.

IL suffit de ce qui suit pour les connaître [1] : Parmi les apostèmes formés d'humeurs non naturelles, les uns résultent toujours soit d'une seule humeur simple non mélangée, soit de plusieurs humeurs mélangées ensemble; les autres résultent quelquefois d'une seule humeur, ou de plusieurs. — Parmi ceux qui sont toujours formés d'une seule humeur, les uns proviennent d'une humeur non maligne, les autres d'une humeur maligne, venimeuse, brûlée. — Parmi ceux qui sont formés d'une seule humeur non maligne, les uns proviennent toujours du sang, d'autres du flegme. — Parmi ceux qui sont formés de sang, autre est celui qui est formé par du sang plus subtil et plus chaud que le sang naturel; celui-là est appelé *érysipèle bâtard* ou *érysipèle non vrai*; autre est celui qui est formé par du sang non naturel, péchant seulement par trop d'épaisseur, les autres qualités étant ce qu'elles doivent être; il est dit *furoncle,* en français « *clou* »; le plus souvent il s'en forme plusieurs à la fois. — Parmi ceux qui résultent du flegme non naturel corrompu, les uns sont formés d'un liquide subtil et mou; ils sont au nombre de deux : le *goitre* et la *tortue*. Le traitement du goitre est réservé pour le chap. 19 de la 3ᵉ Doctr. de ce Traité qui concerne le traitement des maladies propres à la tête. D'autres sont formés seulement de flegme vitreux, dur ou gypseux, et sont dits *nœuds durs,* le traitement en a été donné ci-dessus.

1.   *Apostèmes formés d'une seule humeur non naturelle, 8 :*

D'une humeur non maligne.	de sang	le sang subtil et chaud forme.	l'érysipèle bâtard
		le sang épais	le furoncle
	de flegme	le flegme subtil et mou.. ..	le goitre / la tortue
		le flegme gypseux	les nœuds durs
D'une humeur maligne.	de bile brûlée	la bile ténue et liquide......	le feu persique
		la bile épaisse..............	la fourmi
	de mélancolie brûlée formant..............		la prune

(Apostèmes non malins. / Apostèmes malins.)

Parmi ceux qui proviennent d'une seule humeur corrompue, venimeuse, maligne et brûlée, les uns sont formés de bile brûlée, d'autres de mélancolie. — Parmi ceux qui proviennent de bile brûlée, l'un est formé de bile ténue et liquide, on l'appelle *feu persique*; l'autre de bile épaisse, il est dit *fourmi*. — La *prune* est formée de mélancolie brûlée. — Ainsi nous avons huit espèces d'apostèmes simples formés par une seule humeur simple, sans mélange, non naturelle, soit cinq espèces formées d'humeur non maligne, etc. : l'*érysipèle bâtard*, le *furoncle*, le *goitre*, la *tortue*, le *nœud* (les trois derniers décrits ailleurs), et trois d'humeur maligne, etc. : le *feu persique*, la *fourmi*, la *prune*.

Le traitement de ces huit espèces d'apostème forme l'objet de ce chapitre. Il comprend deux parties : 1° les traitements ; 2° les explications.

I. La première partie se divise en deux : A. apostèmes non malins ; B. apostèmes malins. — A. Dans les APOSTÈMES NON MALINS il y a cinq subdivisions, comme il y a cinq apostèmes ; on les considérera par ordre.

ÉRYSIPÈLE FAUX, c'est-à-dire non vrai, en français « bâtard ». On peut en traiter rapidement et en résumé. Il est formé de sang plus subtil et plus chaud qu'il ne faut, comme on l'a dit, et ressemblant de très près à la bile naturelle. Les symptômes de cet apostème sont : sa matière circule près de la surface de la peau, parce qu'elle obéit à la force expulsive ; sa couleur est rouge feu ; si on pose le doigt dessus en comprimant, la peau devient blanche, parce que la matière s'enfuit ; dès qu'on retire le doigt, la rougeur revient ; le lieu est chaud et le patient a un sentiment de chaleur dans tout le corps ; son traitement est semblable au traitement de l'érysipèle phlegmoneux exposé ci-dessus.

Parmi les FURONCLES qui, comme on l'a dit, sont formés de sang très épais, les uns sont plus malins que les autres et sont appelés par le vulgaire « furoncles de porc », parce qu'ils sont de la nature des pustules venimeuses, quoique moins malins ; il s'en forme le plus souvent plusieurs à la fois. Leur traitement est un composé de ceux du phlegmon et de l'anthrax ; mais le traitement employé ordinairement par le peuple chez nous consiste à pratiquer immédiatement une saignée, à faire abstinence et à appliquer un emplâtre de Diachylon ou « extractum » ; l'une ou l'autre de ces applications, continuée, nettoyée et replacée tous les jours, constitue toute la cure du commencement à la fin.

B. Des trois APOSTÈMES MALINS, etc., par ordre : le FEU PERSIQUE est un apostème simple avec plusieurs pustules, autour desquelles apparaît une rougeur citrine ; elles sont remplies d'une eau rousse comme une lavure de chair ; il semble que la peau ait été brûlée par le feu. Avicenne (l. IV, f. 3, tr. 1, *Des apostèmes chauds et corrompus*) dit que feu persique, *charbon* ou *braise* (carbo) et *prune* s'appliquent à toute pustule corrompue avec vésicules, et il ajoute vers la fin du chapitre :

c'est à toi de te servir de l'un ou de l'autre de ces noms, feu persique, charbon ou prune ou inversement, car entre eux il n'y a pas grande différence.

La FOURMI (formica) est un apostème formé de bile corrompue, épaisse, avec une seule pustule; elle est brûlante et forme une croûte, est accompagnée de grande chaleur; elle est ambulante et corrosive, aussi Avicenne dit-il au chap. cité : en somme tout apostème qui se promène dans la peau et qui n'a pas de largeur est une fourmi, et il ajoute aussitôt : Et si tu ne commences pas son traitement par une évacuation, comme il importe de faire, mais si tu traites l'ulcère par un médicament qui guérisse, il revient à une autre place avec dommage.

La PRUNE (pruna) est un apostème pernicieux formé de mélancolie brûlée, présentant une pustule livide et noire ou des accidents graves, surtout quand il se produit près d'organes nobles, sur la poitrine par exemple.

Le *traitement* du feu persique, de la fourmi et de la prune est celui du carboncle et de l'anthrax, tel qu'il a été décrit ci-dessus. Lorsqu'après l'ouverture, ils s'ulcèrent, on les traite par des dessiccatifs. C'est la doctrine d'Avicenne qui dit au chap. DE LA MÉDICATION DES APOSTÈMES : la médication de l'ulcération est la dessiccation, etc., comme on l'a exposé au chap. 1ᵉʳ de la 2ᵉ Doctrine du IIᵉ Traité, intitulé DU TRAITEMENT DES ULCÈRES. Avicenne, au passage cité, parlant du traitement de la fourmi, dit en l'attribuant à Galien, que le traitement principal de la prune et de la fourmi consiste à les brûler avec une *Ambule* enflammée, instrument creux comme un roseau, qui entoure tout l'apostème et aspire toute la matière venimeuse.

II. EXPLICATIONS SUR CE QUI PRÉCÈDE. — J'ai compulsé les auteurs et les *Pratiques de médecine* et *de chirurgie*, je les ai tous parcourus, du moins ceux que j'ai pu trouver; en cherchant je n'en ai trouvé que deux qui fussent d'accord dans la détermination de ces apostèmes ou de ces pustules et dans leur description, leurs symptômes, causes et traitements. — Ce que l'un appelle fourmi, les autres l'appellent prune, feu persique ou *braise* (carbo), si bien qu'il n'est personne qui puisse, d'après les dires de tous ces auteurs, ordonner un traitement convenable de ces pustules, sans qu'on puisse, d'après d'autres dires des mêmes auteurs ou *Pratiques*, arguer contre lui et le reprendre honteusement. Par conséquent, pour ne pas nous tromper dans le traitement, puisque toutes ces pustules sont formées de la même matière ou presque de la même matière que l'anthrax, soit d'une matière corrompue, brûlée, maligne, venimeuse, il est plus sûr de recourir au traitement de l'anthrax et du carboncle. — Tout ce qui a été dit du traitement du feu persique, de la fourmi et de la prune, s'appliquera au traitement de la *miliaire* et de l'*herpès*, et on jugera de même des autres.

CHAPITRE SEPTIÈME

Du traitement des apostèmes qui sont formés de plusieurs humeurs non naturelles mêlées ensemble, desquels il y a quatre espèces.

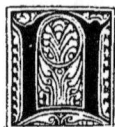

Nous avons deux parties dans ce chapitre : 1° lesdits apostèmes; 2° les explications.
I. Dans les apostèmes, deux questions : A. la détermination; B. le traitement. — La *détermination* se subdivise en deux : 1° le mode de génération; 2° les symptômes.

Mode de génération et causes de ces apostèmes. — Les uns sont formés d'humeurs non malignes, les autres d'humeurs malignes corrompues, brûlées, venimeuses. — De ceux qui sont formés d'humeurs non malignes [1], etc., de flegme vitreux ou gypseux dur et de mélancolie, il y a deux espèces, à savoir les *glandes* et les *scrofules plus dures*, noueuses et squameuses dont le traitement a été donné plus haut [2]. — De ceux qui sont formés de plusieurs humeurs non naturelles malignes, etc., mêlées ensemble, il y a aussi deux espèces : l'une est formée de flegme brûlé par une chaleur faible, c'est la *miliaire*; l'autre est formée de bile grossière et de mélancolie subtile brûlées, c'est l'*herpès*, qu'on appelle communément *loup* (lupus) ou *cancer* ou *érysipèle rongeant*; en France, *mal de Notre-Dame*; en Italie et en Bourgogne, *mal de saint Antoine*; en Normandie, *mal de saint Laurent*, et dans d'autres régions de divers autres noms encore.

Les *symptômes*, d'abord de la *miliaire*, qu'on appelle vulgairement en Normandie *Feu sauvage* [3]. Elle présente de petites pustules blanches et nombreuses, comme des grains de mil, très petites; c'est à cause de cela qu'elle est dite *miliaire*; elle est accompagnée de chaleur, mais pas autant que la fourmi et les autres apostèmes mentionnés; lorsqu'on ouvre ses pustules, elles donnent un pus blanc, venimeux. Son *traitement* est celui d'un léger carboncle; ou bien, après évacuation et diète, on enduit avec le Populéon, l'Onguent blanc de Razès ou d'autres semblables.

1. Éd. 1892 : « fiunt ex maliciosis »; ms. 1487 : « fiunt ex *non* maliciosis ».

2.   *Apostèmes formés de plusieurs humeurs non naturelles, 4 :*

Les humeurs non malignes forment...... { les glandes / les scrofules dures
Les humeurs malignes.................. { la miliaire / l'herpès.

V. les notes insérées dans *Guy de Ch.*, 1890, p. 106, 109, etc.

3. Éd. 1892 : « in Normannia *ficus* silvestris »; ms. 1487 : « in normania *focus* silvestris ».

Les symptômes de l'*herpès esthiomène*, c'est-à-dire qui se ronge lui-même, sont les suivants lorsque le membre est déjà gangrené, car avant ce moment on ne peut reconnaître ce mal : la destruction ou la mort[1] du membre sur lequel il est, sa corrosion avec combustion et noirceur, accompagnée d'une puanteur horrible, pareille à celle des cadavres. Avant que la peau se gangrène, on ne le reconnaît pas ; si l'on touche le lieu malade avec le doigt et qu'on comprime fortement, la chair fuit comme ferait de la farine ou quelque corps semblable dans un sac, et le doigt arrive facilement jusqu'à l'os.

L'herpès se forme de cinq manières : 1° de bile épaisse et de mélancolie subtile qui sont les pires corrosifs, en ce qu'ils détruisent et corrodent le membre dans lequel ils sont ; — 2° il se forme quand les pustules malignes mentionnées ci-dessus, la fourmi, etc., sont traitées par des topiques humides, en effet le traitement de tous les ulcères est la dessiccation ; — 3° il se forme aux extrémités et sur les bras quand ils sont exposés humides à un très grand froid ; — 4° le plus souvent il se forme dans les affections des os telles que fractures, quand on les serre plus qu'il ne faut, surtout si en même temps il y a un grand broiement et écrasement des os et de la chair, et si en outre, le membre est chargé de lourds topiques qui empêchent les vapeurs corrompues de s'exhaler au dehors ; — 5° il provient de lésions venimeuses, si on les néglige et qu'on ne les traite pas en temps voulu. Il y a peut-être encore beaucoup d'autres causes d'herpès, mais ce sont là les plus fréquentes.

Le *traitement* de l'herpès consiste à purger les humeurs brûlées, comme plus haut, fortement si la force vitale est énergique ; à appliquer un médicament défensif autour du mal ; à cautériser au moyen d'un fer incandescent, entre la partie gangrenée du membre et la partie non gangrenée, en recommençant plusieurs fois l'opération jusqu'à ce que toute la partie gangrenée soit séparée de la partie non gangrenée ; ou bien, dès qu'on reconnaîtra l'apostème, on appliquera de l'Arsenic sublimé dont Théodoric dit (à la 4ᵉ partie de sa *Grande chirurgie*, chap. IX), qu'il en a appliqué entre la partie gangrenée et la partie non gangrenée chez des sujets pléthoriques, purgés et non purgés indifféremment, et qu'il les a ainsi tous guéris. Il ajoute que l'Arsenic qui occasionne des douleurs dans tous les autres maux, non seulement n'en cause pas dans l'herpès, mais apaise aussitôt la douleur de ce mal, le mortifie et l'empêche de s'étendre. Cependant Razès (dans la 1ʳᵉ partie d'*Albucasis*, chap. I) dit qu'il n'y a pas de médicament corrosif qui doive être comparé en valeur au cautère igné. L'herpès une fois mortifié, on le

1. « Dissipatio aut disruptio, corrosio cum combustione et nigredine. » — L'*herpès* représente surtout les diverses espèces de *gangrène*.

traitera par des topiques régénératifs et consolidatifs ou autrement : Rp. *Bon Miel, Sel, à doses égales; on les brûle sur une pelle de fer jusqu'à ce qu'ils puissent être réduits en poudre;* on répand sur un plumasseau d'étoupes trempées dans du Vinaigre et exprimées, et on applique sur l'herpès après l'avoir lavé avec du Vinaigre tiède et l'avoir essuyé.

II. On trouvera les EXPLICATIONS dans la 2e Doctrine du IIe Traité, au chapitre Du CANCER ULCÉRÉ, en prenant comme règle générale que tout ce qui est utile au traitement du cancer convient à celui de l'herpès et réciproquement.

CHAPITRE HUITIÈME

Du traitement du cancer apostémeux formé d'une seule humeur non naturelle simple ou de plusieurs humeurs mêlées ensemble.

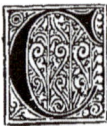

C E chapitre comprend trois parties : 1° la description; 2° le traitement; 3° les explications.

I. La DESCRIPTION se subdivise en trois : 1° la définition; 2° le mode de génération et les causes; 3° les symptômes.

Définition. — Le cancer est un apostème non ulcéré formé de mélancolie corrompue et brûlée, de matière bilieuse ou d'une humeur réduite par combustion à l'état de la mélancolie, et amassée dans quelque membre. Il est appelé par les chirurgiens illettrés « pourficus », c'est-à-dire *figue parfaite*; ils disent en outre qu'il y en a deux sortes, ce qui est vrai, car l'un est intact, non ouvert, appelé « pourficus simplex »; l'autre n'est pas intact tout en étant un apostème, on l'appelle « pourficus bulliens ». Bien qu'il soit ouvert, ce n'est pas un cancer ulcéré, parce qu'il est apostémé, tandis que le cancer ulcéré est creux.

Mode de génération du cancer apostémeux. — Il se forme de deux façons : la première, quand il se produit de lui-même et ne dérive pas d'un autre apostème qui aurait précédé; il est dit alors *cancer simple,* parce qu'il est formé de matière simple. Galien (au IXe l. du *De ingenio,* chap. 6) dit qu'il en est de ce cancer à sa naissance comme des plantes quand elles commencent à pousser et à apparaître dans les jardins; même les jardiniers habiles ne savent pas les distinguer entre elles; Avicenne dit de même (l. IV, f. 3, tr. 2) : dans les premiers temps ses caractères sont cachés, etc. Ainsi on ne reconnaît pas le cancer dès le début, sauf les chirurgiens savants et experts. Il se forme le plus souvent dans les régions glanduleuses, parce que la matière mélancolique qui est épaisse, pénètre plus facilement dans les endroits spongieux que dans les parties fermes.

En second lieu le cancer apostémeux provient de quelqu'apostème qui auparavant n'était pas un cancer. Ce cancer est composé et se forme de deux manières : primo, d'un apostème dur formé de mélancolie naturelle, et cela par le cours du temps, supposé qu'on n'y ait fait aucune application externe, de quelqu'autre matière brûlante par exemple. — Secondement il provient de certains apostèmes chauds qui attirent d'ailleurs quelque matière corrompue. — Ce cancer apostémeux est donc formé, comme il a été dit, de mélancolie non naturelle [1] corrompue, brûlée, et cela de deux façons : ou bien il est formé de mélancolie brûlée non putréfiée ; celui-là fait relativement peu souffrir aussi longtemps qu'il reste tel, mais s'il s'ulcère de lui-même, ou accidentellement, il ne fait pas beaucoup souffrir, parce que sa matière n'est pas putréfiée ; — ou bien il est formé de matière brûlée, putréfiée ensuite et ce cancer fait souffrir davantage, même s'il n'est pas ulcéré. Parfois il s'ulcère de lui-même par la suite, plus tôt ou plus tard, plus ou moins, suivant la diversité de la matière, de la région ou de la partie souffrante. — Les autres points de ce sujet ont été exposés plus complètement au VIe Notable des Explications du chap. 4 de la 2e Doctrine du Traité II, intitulé : Du TRAITEMENT DU CANCER ULCÉRÉ. De même il a été dit, au Notable VIII du même chapitre, que la mélancolie non naturelle est de deux sortes : putréfiée ou non putréfiée ; la mélancolie putréfiée est de trois sortes : dans les grandes veines [2], près des organes principaux, elle provoque la *fièvre quarte continue* ; dans les veines moyennes et plus éloignées, selon qu'elle est en grande ou en petite quantité, dans un seul lieu ou dans plusieurs, elle cause la *fièvre quarte intermittente, simple* ou *double* [3] ; dans les veines capillaires, elle cause l'*apostème cancéreux*. — On recherchera le complément de cette question au notable VIII des explications au chapitre cité, chapitre qu'il faut relire tout entier, car on y trouve beaucoup de choses nécessaires à notre sujet actuel.

Les *symptômes* qui caractérisent le cancer apostémeux, par lesquels il diffère de l'apostème dur formé de mélancolie naturelle, et avec lequel il a plus de rapport qu'avec aucun autre, parce qu'ils sont tous deux formés de mélancolie, sont les suivants : l'apostème cancéreux ne se reconnaît que quand il est développé, comme le disent tous les auteurs ; il est formé de mélancolie brûlée, il cause des douleurs, il a des pulsations, il augmente

1. Manuscrit 1487 : « ex melancholia *non* naturalis » ; — « non » manque dans l'éd. 1892.
2. Éd. 1892 : « *nigra inter* magnas venas » ; ms. 1487 : « *intra* magnas venas ».
3. « Facit quartanam interpolatam simplicem aut duplicem sive duas. »

rapidement, il est entouré de veines noires et est sensible; — l'apostème mélancolique, au contraire, se reconnaît assez facilement au début; il est formé de vraie mélancolie, qui est la lie des autres humeurs, non de mélancolie brûlée; il n'est pas sensible, ne cause pas de douleurs, n'a pas de pulsations, n'augmente pas rapidement et ne présente pas de veines noires à sa circonférence.

II. Le TRAITEMENT est triple, comme on l'a dit au chapitre Du TRAITEMENT DU CANCER ULCÉRÉ : préservatif, curatif, palliatif.

Le *traitement préservatif* de ce cancer apostémeux composé, qui doit empêcher qu'il ne résulte d'un apostème précédent, est le même que les traitements préservatif, curatif, palliatif ordinaires des apostèmes, parce que, si on ne commet pas d'erreur dans ceux-ci, jamais ces apostèmes ne se transformeront en apostème cancéreux composé. — Le traitement préservatif de l'apostème cancéreux simple, de celui qui commence de lui-même et ne résulte pas d'un autre apostème antérieur, se compose d'un bon régime tendant au froid et à l'humide, ainsi qu'il a été dit au chapitre De la DARTRE, à propos du régime de celui qui souffre d'humeurs brûlées.

Le *traitement curatif* — tout ce qu'il faut observer dans ce cas étant bien considéré — se compose de trois moyens : 1° d'un régime; 2° d'évacuations; — l'un et l'autre ont été exposés dans les chapitres DU TRAITEMENT DU CANCER ULCÉRÉ et DU TRAITEMENT DE LA DARTRE —; 3° de topiques et de la manière d'opérer manuellement. — L'*opération* se fait de deux façons : ou bien par une incision, etc., ou bien par des corrosifs. — Si c'est par une incision, il y a alors dix procédés : le 1er consiste à retrancher radicalement tout le cancer suivant ce qui a été dit au chapitre DES INCISIONS. — Le 2e consiste à exprimer le sang par des incisions spéciales faites à la circonférence du mal, jusqu'à ce que tout le sang noir et infecté soit sorti; — 3° procédé par rapport aux précédents, mais qui peut être dit le 1er par rapport à ceux qui suivent (car, si on commence le traitement par le cautère ou par un ruptoir, lorsque le patient ne supporte ni le fer ni le feu, il ne reste que huit procédés) : — 1° en cautérisant avec un fer chaud toute l'incision susdite, ou tout le cancer jusqu'à ses racines si on n'a fait encore aucune incision, et cela d'après la manière indiquée ci-dessus au chapitre général SUR LE TRAITEMENT PAR LES CAUTÈRES, — ou bien en appliquant le ruptoir qui a été indiqué au chapitre DE LA DARTRE, dans les remèdes les plus énergiques. — Le 4e ou 2e moyen consiste à poser de tous côtés le défensif indiqué au chapitre DES ULCÈRES. — Le 5e ou 3e moyen consiste à placer sur l'escarre laissée par le cautère ou par le ruptoir des topiques froids qui répriment l'inflammation. On les donnera dans l'*Antidotaire*. — Le 6e ou 4e moyen consiste, une fois l'inflammation apaisée, à provoquer la chute de l'escarre par des suppuratifs, tels que Axonge, Suif, Huile ou Beurre, employés isolément ou mélangés, ou par des émollients, tels que Mauves, Violettes, Branche ursine, ou avec des farines de graine de Fenugrec ou de Lin. — Le 7ᵉ ou 5ᵉ moyen est de mondifier, — le 8ᵉ ou 6ᵉ de dessécher, — le 9ᵉ ou 7ᵉ de régénérer, — le 10ᵉ ou 8ᵉ de consolider. De tous ces remèdes et de la manière de s'en servir, il a été question au chapitre 10 de la 1ʳᵉ Doctrine du Traité II; une partie trouveront place dans l'*Antidotaire*.

Outre ces procédés, on peut traiter le cancer apostémeux d'une manière différente, mais qui revient au même. Cet autre traitement se compose de trois parties : 1° un bon régime; 2° des évacuations, comme ci-dessus; 3° des moyens locaux et la manière d'opérer. — Ceci est accompli par cinq moyens : 1° détruire totalement le cancer par des résolutifs appropriés, qu'on peut tirer du chapitre cité plus haut DU TRAITEMENT DU CANCER ULCÉRÉ, et qui seront indiqués dans l'*Antidotaire*; — 2° si on ne peut en obtenir la résolution, empêcher l'augmentation par un bon régime et des médicaments propres au cas; — 3° si on n'a pu empêcher l'augmentation, on empêchera l'ulcération par le même moyen; — 4° si on ne peut empêcher l'ulcération, on traitera comme le cancer ulcéré; — 5° si on ne peut guérir le cancer, on le palliera par les médecines suffisantes et appropriées aux diverses intentions qui sont indiquées dans le chapitre DU TRAITEMENT DU CANCER ULCÉRÉ, médecines qu'on pourra trouver dans l'*Antidotaire*.

Le *Traitement palliatif* de cet apostème est identique au traitement palliatif du cancer ulcéré, lequel a été complètement et suffisamment exposé dans le chapitre cité.

III. EXPLICATIONS SUR CE QUI PRÉCÈDE. Deux choses sont à noter :

I. Pour compléter ce chapitre, il faut recourir à celui DU TRAITEMENT DU CANCER déjà cité, et surtout au Notable I des Explications, dans lequel on indique quels sont les auteurs qui font mention du traitement du cancer, dans quel chapitre et dans quel livre, parce que de même que cancer ulcéré et cancer apostémeux sont voisins de fait et de nom, de même leurs traitements sont voisins l'un de l'autre.

II. La mélancolie naturelle est double : l'une est la vraie et le résidu (residentia) de toute la masse humorale; l'autre est une adustion ou cendre de sang, de bile ou de flegme; toutes deux rentrent dans la désignation de mélancolie naturelle. Mais si elles sont toutes deux brûlées, celle qui provenait d'une adustion des humeurs sera deux fois brûlée et pire que la première, qui était formée de la lie de la masse humorale, laquelle est seulement brûlée une fois. Ces deux humeurs ainsi brûlées ne sont plus désormais sous le terme ou les limites de la mélancolie naturelle, et les médecins sont en désaccord entre eux sur cette différence. Nous autres chirurgiens qui sommes plus pratiques, nous n'entrons pas dans des recherches si profondes; nous nous contentons de moins de livres. Il nous suffit en effet de considérer quel est le cancer le plus mauvais, parce que nous savons que, toutes choses égales, celui-ci est formé d'une matière plus mauvaise, par exemple de mélancolie deux fois brûlée, et qu'à un pareil mal·il faut obvier avec soin, plus rapidement et plus prudemment.

CHAPITRE NEUVIÈME

De l'apostème aqueux pur.

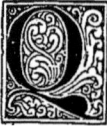

QUELQUEFOIS un apostème est formé de simple eau·pure, sans mélange. — Deux points sur ce sujet : 1° la description ; 2° le traitement.

I. DESCRIPTION. Le *mode de formation* de cet apostème est le suivant : il arrive quelquefois que l'eau, à cause de son abondance, ou de la faiblesse de la force expulsive, ou de l'obstruction des voies naturelles, ne passe pas tout entière dans les voies urinaires ; abandonnée dans les autres parties, elle se rassemble dans quelque lieu faible et y cause parfois un apostème.

Les *symptômes* sont les suivants : si l'apostème est près de la peau, il est luisant et la peau qui le recouvre est tendue ; s'il est grand, et si on applique çà et là deux doigts des deux mains et qu'on presse successivement tantôt de l'un, tantôt de l'autre, on sentira une inondation d'eau sous le doigt.

II. TRAITEMENT. A propos de.ce traitement et de celui de l'apostème venteux on donne quatre règles générales : 1re *règle*. Les topiques de ces apostèmes doivent être maintenus par un bandage plus serré que les topiques des autres apostèmes. — 2e *règle*. Ces topiques doivent être serrés plus fortement sur le centre des apostèmes que sur les parties voisines. — 3e *règle*. Dans ce cas une boule d'étoupes ferme et serrée est nécessaire pour faire une compression plus convenable. — 4e *règle*. Les topiques doivent être assez grands pour recouvrir une portion des parties saines qui entourent l'apostème.

Ceci dit, le traitement de·cet apostème sera le même que celui de l'apostème flegmatique, si ce n'est qu'ici on purgera une humeur pure comme il a été dit au chapitre DE L'IMPETIGO, puis on traitera par des topiques très secs, parce que cette matière est très humide, et de plus on pansera comme nous avons enseigné de le faire pour un membre hypertrophié contre nature.

III. EXPLICATION au sujet du traitement de l'apostème aqueux, etc. : on pense qu'Avicenne· (au l. IV, f. 3, tr. 2) a exposé le traitement de cet apostème avec celui de l'apostème flegmatique, parce que nulle part ailleurs, non plus que là du reste, il n'a mentionné cet apostème sous un nom spécial.

CHAPITRE DIXIÈME

De l'apostème venteux pur.

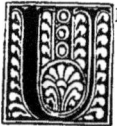

N apostème venteux est formé de pure ventosité, simple et sans mélange. — Deux points à examiner : 1° la description ; 2° le traitement.

I. Description. La ventosité se forme dans le corps humain comme dans le macrocosme, comme la fumée sort abondamment du bois vert par l'action d'un feu peu intense. En effet, si le feu était très petit, il ne pourrait en tirer de la fumée, et s'il était assez fort, il consumerait toute la fumée et brûlerait tout le bois. Cette ventosité, après avoir donc été engendrée dans le corps humain par une faible chaleur, s'assemble et s'enferme dans quelque partie, où elle produit un apostème venteux, le plus souvent autour de la bouche de l'estomac, dans les aines et dans d'autres régions membraneuses.

Symptômes. Sa couleur est semblable à la couleur naturelle de tout le corps ; touché, il résiste aux doigts ; percuté, il résonne ; il ne cause pas d'autre douleur que la douleur de distension ; il ressemble fort en couleur à l'apostème flegmatique aqueux et mélancolique, parce qu'il n'amène pas de changement dans la couleur de la peau ; il diffère de l'apostème flegmatique comme le dur du mou ; il diffère de l'apostème mélancolique en ce que ce dernier résiste au doigt en manifestant un peu de douleur, tandis que l'apostème venteux touché par le doigt n'accuse absolument aucune douleur ; ils diffèrent encore au toucher comme l'attouchement d'une pierre diffère de celui d'une poche en cuir pleine de vent.

II. Le traitement consiste en un bon régime et des topiques. — Comme régime on usera intérieurement et extérieurement de choses qui consument la ventosité. Intérieurement : d'Ail, de Cumin, d'Anis, d'Aneth, de Grenade, de Fenouil, etc., d'un électuaire de baies de Laurier, de Diacumin, de Dianis, de Diahysope, de Diacalament, d'Anis confit, de Gingembre confit, etc. On se gardera des légumineux et autres aliments qui gonflent ; on prendra garde au froid et on s'abstiendra de manger et de boire ce qui est froid en acte. — Le régime extérieur consistera en topiques qui seront nécessairement de telle sorte que leur action arrive sous la peau et résolve ce qu'il y a en elle et sous elle. Quelquefois des ventouses sans scarifications seront utiles, ainsi qu'un emplâtre de Chaux, Levain et Vin; il sera tempéré, et on ne l'appliquera pas avant que sa vertu calorique (igneitas) soit consumée; ou bien un emplâtre de Cire et d'huile de Myrte saupoudré de poudre d'Hysope; on les appliquera chauds en acte et on conservera en eux aussi longtemps que possible leur chaleur actuelle. On cherchera les autres topiques dans les chapitres DE L'HYDROPISIE VENTEUSE ET DE LA HERNIE VENTEUSE.

REMARQUE. Pour alléger la peine du chirurgien qui opère, et la douleur et le danger du patient, il est nécessaire et possible, comme quelques-uns disent, que le chirurgien sache *transporter un apostème commençant* vers une région où il sera moins nuisible, ce qui paraît s'appliquer surtout à six cas : 1° Quand l'apostème est sur un organe principal, sur la verge par exemple. — 2° Quand il est près d'un organe principal, comme à la racine de l'oreille. — 3° Quand il est sur un membre noble, sur la face par exemple. — 4° Quand il se déclare sur un organe noble, prédisposé, délicat, comme l'œil. — 5° Quand il se produit sur un membre débilité, sur un membre depuis longtemps malade, par exemple. — 6° Quand il se montre en un endroit très dangereux, comme sur une articulation.

Six choses paraissent aider à ce transfert : 1° quand le membre où on doit transporter l'apostème est au-dessous du membre apostémé, comme la jambe par rapport au genou; — 2° le voisinage, comme pour le pubis et l'aine; — 3° les relations, comme pour la verge avec les seins; — 4° la faiblesse du membre qui reçoit par rapport à celui qui envoie; — 5° l'étroitesse des voies du membre apostémé et la largeur de celles du membre qui reçoit; — 6° des topiques, qui sont : Rp. *Ail mondé, 3 parties, racine de Lis, feuilles de Sauge de chaque 1 partie; on broie et on fixe où l'on veut;* si le patient boit le suc, c'est encore mieux; — ou bien : on broiera de la Tanaisie et on l'appliquera à l'endroit voulu, puis on humectera avec son suc le lieu intermédiaire; — ou bien : on broiera du Lierre terrestre et de la Jusquiame en quantités égales et on appliquera à l'endroit choisi, dans une coquille de Noix; on renouvellera trois ou quatre fois par jour. Tous ces moyens sont assez raisonnables, pas dangereux, pas coûteux, et peuvent être utiles au malade, si le chirurgien est honnête; ils lui seront inutiles, si c'est un trompeur et s'ils ne servent qu'à tirer de l'argent. Il peut en effet dire à un riche qui se plaint quoiqu'il souffre peu : Seigneur, vous ne souffrez pas sans cause; vous avez un apostème, etc. Déjà il est à l'intérieur, je le vois; mais comme la place

est très dangereuse et mortelle, je conseille de le faire transporter, etc.
Il provoquera alors un apostème, tandis qu'il n'y en eût eu ni ici ni là.
Mais le chirurgien aura de l'argent, de la renommée et de la gloire,
sera exalté au-dessus des philosophes et des prophètes.

CHAPITRE ONZIÈME

Du traitement des apostèmes extérieurs de la boîte cranienne,
qu'on appelle communément et absolument apostèmes,
et non tortues ou nœuds.

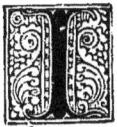

IL faut savoir en un mot que pour traiter ces apostèmes, le traitement commun des apostèmes suffit, si l'on y ajoute quatre
choses : 1° on n'appliquera jamais de répercussifs ; — 2° on
n'attendra pas une maturité complète. La raison de ces deux
choses est que ces apostèmes sont près d'un organe noble. — 3° On les
ouvrira par une incision triangulaire, c'est-à-dire suivant deux lignes qui
se rejoindront au sommet et s'éloigneront à la base, comme les deux côtés
d'un bouclier renversé, ou comme un 7 en algorisme, ainsi $\wedge$. Mais,
dira-t-on, l'incision doit être faite selon la longueur, etc. ; or ce n'est pas
le cas dans l'incision triangulaire ; donc, etc. Je dis que l'incision triangulaire bien faite, sur la tête seulement, est linéaire, parce que l'une et
l'autre incision peut être faite suivant une ligne droite et dans le sens des
poils et des cheveux. La raison pour laquelle il faut dans ce cas faire une
incision triangulaire, c'est que la peau de la tête est si épaisse que l'apostème ne pourrait être facilement mondifié, si on faisait une ouverture
linéaire. — 4° L'ouverture faite, on mondifiera l'apostème en y introduisant
des plumasseaux de charpie imbibés d'Huile rosat avec de l'Alun zuccarin
pulvérisé, jusqu'à ce que tout le pus liquide soit desséché ; puis on mondifiera le pus épais, visqueux et adhérent avec l'Onguent des Apôtres ou
un Onguent semblable, à la manière des vieux ulcères. — Je n'ai pas
suivi l'ordre accoutumé dans ce chapitre pour plus de brièveté.

CHAPITRE DOUZIÈME

*Du traitement de l'apostème qui se forme à la racine de l'oreille,
c'est-à-dire à l'intérieur de son orifice ou immédiatement autour.*

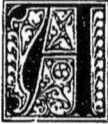

noter dans ce chapitre trois parties : 1° la description; 2° le
traitement; 3° les explications.

I. Description. Cet apostème est formé le plus souvent de
matière chaude, quelquefois de matière froide. On distingue
ces deux cas par les symptômes communs des apostèmes, symptômes qui
ont été indiqués au chapitre général, sauf que dès que l'apostème chaud
augmente, il cause des douleurs très aiguës et de la fièvre, quelquefois
même du délire et la mort, surtout quand il est dans le trou de l'oreille
et sur le nerf. L'apostème froid au contraire ne provoque pas de fièvre
jusqu'à ce qu'il s'y forme du pus.

II. Le traitement se compose de trois choses : évacuations, régime,
topiques et manière de les appliquer; toutes choses qui varient suivant
que l'apostème est chaud ou froid.

Pour l'*évacuation* de l'apostème chaud, on usera, au début, du clystère,
de la saignée de la saphène ou de la veine qui est entre le pouce et l'index,
puis de la saignée de la céphalique, au bras du même côté que l'apostème; toutes les saignées se feront du même côté si les circonstances
particulières s'y prêtent; sinon, on fera du moins des scarifications entre
les épaules ou au cou; si l'apostème paraît être bilieux, on purgera la
bile comme il a été dit ci-dessus. — L'évacuation dans l'apostème froid
se fera par un clystère approprié et par les médecines évacuatives du
flegme qui ont été données plus haut.

Le *régime* de ceux qui souffrent de l'un ou de l'autre apostème sera
cherché au chapitre du traitement de la dartre.

Les *topiques* sont de deux sortes : ceux de l'apostème chaud, ceux de
l'apostème froid. — A celui qui a un apostème chaud, on injectera dans
l'oreille de l'Huile rosat, de l'huile de Nénufar, de Saule, du Vinaigre, du
suc de Laitue, de Morelle ou de l'eau de ces plantes, etc. On oindra extérieurement les oreilles de graisse de Canard, d'Oie et de Poule, d'Huile
rosat chaude, etc. On peut, de ces substances mélangées, composer des
onguents et des emplâtres, etc., qui conviendront à ce cas; si, malgré
cela, une très forte douleur persiste, il est nécessaire d'appliquer des
narcotiques répressifs, tels que de l'Opium avec du Castoréum, du Safran
et du lait de femme tiède. Si l'Opium et les substances semblables amenaient des complications, on instillerait aussitôt dans l'oreille du Cas-

toréum bouilli dans de l'huile. Si après ces instillations l'apostème ne se dissipe pas, on le fera mûrir à l'aide de maturatifs plus secs que ne sont les maturatifs ordinaires susdits; une fois mûr, on l'ouvrira; une fois ouvert, on le traitera comme les autres.

Les topiques de l'apostème froid consistent à injecter dans le trou de l'oreille de l'Huile bénite, de l'huile de Laurier, de Castoréum, de Costus, de Rue, de Genièvre, de l'Eau-de-vie, etc. On oindra extérieurement l'apostème et les parties voisines avec les mêmes huiles, avec les onguents Dialthea, Aragon et Martiatum, avec de la graisse de Renard, etc. S'il ne guérit pas ainsi, on essayera de le mûrir avec quelque maturatif des apostèmes froids, ou quelqu'autre maturatif mêlé à doses égales à du Levain; l'apostème une fois mûr, on l'ouvrira; une fois ouvert, on le traitera comme les autres apostèmes froids avec des médecines inclinant vers la chaleur.

III. EXPLICATIONS. Trois choses sont à noter :

I. Le traitement des apostèmes des oreilles diffère de celui des apostèmes des autres parties sur deux points : d'abord, parce qu'il est nécessaire de recourir quelquefois pour eux aux répercussifs, bien que le contraire ait été dit au chapitre DU TRAITEMENT GÉNÉRAL DES APOSTÈMES, dans une des règles générales; secondement, parce que les maturatifs purement émollients et suppuratifs, génératifs de pus, ne doivent pas être appliqués dans ces apostèmes.

II. Dans la maturation des apostèmes de l'oreille, au point de vue du traitement du mal, les maturatifs et autres topiques humides, etc., peuvent convenir, mais au point de vue de la conservation de la complexion de l'oreille qui est sèche et doit être conservée par des topiques de même nature, il faut mêler des substances sèches aux substances humides.

III. Les apostèmes de l'oreille et les douleurs qu'ils causent, tuent fréquemment les jeunes gens, moins souvent les enfants, très rarement les vieillards.

CHAPITRE TREIZIÈME

Du traitement des apostèmes de l'émonctoire du cerveau,
qui se trouve sous l'oreille à une distance de quatre travers
de doigt, entre les mâchoires et la gorge, dans le vide qui est
au-dessus de la veine organique ascendante.

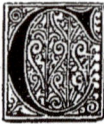

E sujet et le traitement de tous les apostèmes des émonctoires quels qu'ils soient, comportent trois parties : 1° la description ; 2° le traitement ; 3° des explications.

I. DESCRIPTION. Deux questions : 1° les causes ; 2° les symptômes.

Les *causes* générales de ces apostèmes sont au nombre de trois : 1° la faiblesse de la force vitale d'un malade qui est encore en période critique ; 2° l'épaisseur de la matière ; 3° son abondance. Ces deux dernières causes peuvent se rencontrer, lorsque la force vitale est énergique et le patient en bonne santé. — Le mode de formation de ces apostèmes est généralement l'un des cinq suivants : 1° par voie de crise ; — 2° par voie de dérivation, dont il a été question au chap. général ; — 3° quand il s'élève quelque matière que le cerveau refoule dans les émonctoires ; — 4° suivant Galien (au XIII° l. du *Megatechni*, à la fin du 1er chap.), et suivant Avicenne (l. II, f. 3, tr. 2), ces apostèmes se déclarent chez ceux qui ont des plaies, des ulcères, des apostèmes, la gale ou une contusion aux extrémités, à la tête et aux jambes ; — 5° ils proviennent d'une cause externe telle qu'une contusion sur l'émonctoire même, et cela de deux façons : ou bien il y a réplétion du corps ou non ; s'il y a réplétion, elle peut être de deux sortes : faible et formée d'humeurs non malignes, ou forte et formée de beaucoup d'humeurs malignes.

II. Le TRAITEMENT de tous les apostèmes est double : général et spécial. — Le traitement général de tous les apostèmes, de quelque cause qu'ils proviennent, est un bon régime, l'abstinence et les mêmes topiques, aussi longtemps que dure la période de début ; il ne faut les répercuter que s'ils proviennent d'une cause externe et que le corps est sain. — Le traitement propre et particulier de l'apostème de cause externe, quand le corps est sain, se fait en employant à la fois des répercussifs et des résolutifs faibles, peu ou pas attractifs, tels que l'Huile rosat, l'huile de Camomille, de Jaunes d'œufs et la Laine avec son suint, sans purgation. — De même, le traitement propre à l'apostème de cause externe accompagné d'un peu de réplétion du corps formée d'humeurs non malignes, est la saignée de l'hépatique du bras du même côté, ou de la veine qui est entre le petit doigt et l'annulaire [1], et le lendemain une saignée de la saphène interne, et aussi les topiques susdits, quelquefois un peu attractifs. — Le traitement particulier de tous les apostèmes de cette région dus à une cause interne, et de l'apostème de cause externe avec grande réplétion du corps due à plusieurs humeurs malignes, est le même : si la matière est chaude, ce qui arrive souvent, on commencera par une saignée générale et diversive; par une purgation diversive du flegme, si la matière est froide.

Les *topiques* du début sont ceux qui ont été indiqués, qui répercutent en partie et en partie résolvent, mitigent et réconfortent. Si, après avoir continué ces purgations et ces topiques pendant un temps suffisant, l'apostème ne se dissipe pas, mais se maintient ou augmente, on appliquera des attractifs, en commençant par les plus faibles, pour que la matière ne s'indure pas et que la vapeur (fumus) ne revienne pas aux organes nobles. Si les attractifs faibles n'attirent pas assez, on en appliquera de plus forts, en augmentant graduellement comme le prescrit Avicenne. Ensuite on mûrira l'apostème et on n'attendra pas la maturation complète, à moins que la matière ne soit noueuse, auquel cas il faut l'attendre, à moins qu'on ne doute de la force vitale, parce qu'alors il ne faut pas attendre qu'il s'ouvre [2]. L'ouverture faite, si la matière est noueuse, on la traitera par des mondificatifs capables de mûrir la partie noueuse non mûre. Si la matière est uniforme, non noueuse, on mondifiera avec les mondificatifs ordinaires; on régénérera et on consolidera. Les médicaments applicables à tous ces cas pourront être trouvés au chap. DU TRAITEMENT DE L'APOSTÈME EN GÉNÉRAL et dans l'*Antidotaire*.

III. EXPLICATIONS. — Il y a quatre choses à noter :

I. L'ouverture des apostèmes de cette région et de tous ceux qui sont dans des lieux nerveux prédisposés à un violent écoulement de sang, doit être faite en poussant la lancette droit vers le fond et en la retirant sans l'incliner sur les côtés, afin d'éviter l'incision des nerfs, des artères ou des veines.

II. Dans toutes les maladies douloureuses des oreilles et des parties voisines il faut instiller de l'huile d'Amandes. Il faut aussi appliquer extérieurement de la Laine avec son suint, avec quelque substance appropriée au cas; cette laine est meilleure prise entre les épaules et les mâchoires de l'animal, parce qu'elle a recueilli la rosée des herbes et

---

1. Éd. 1892 : « auricularem ». — Ms 1487 : « anularem ».
2. Manuscrit 1487 : « deinde maturetur nec expectetur perfecta maturatio *nisi materia sit nodosa quia tunc debet expectari perfecta maturatio* nisi timeatur de virtute quia tunc non debet apertio expectari ». — Les mots en italique manquent dans l'éd. 1892.

des plantes, dont elle a emprunté les qualités ; la partie postérieure ne les recueille pas ainsi ; donc, etc.

III. L'apostème de cette région dû à une cause externe ne doit pas être répercuté pour quatre raisons : 1° parce qu'il provient d'une cause externe ; 2° il détourne d'un organe noble ; 3° il est près d'un organe noble ; 4° il est dans un émonctoire. — De même l'apostème de cause interne ne doit pas l'être non plus pour quatre raisons : 1° c'est un apostème critique ; 2° il est dérivé ; 3° il est près d'un organe noble ; 4° il est dans un émonctoire. — Les autres apostèmes qui se forment dans cette région pour une cause quelconque, ne doivent pas être répercutés pour les deux raisons indiquées en dernier lieu.

IV. Élangy prescrit dans le *Totum Continens* de ne jamais provoquer la maturation avant que la résolution ait échoué. Pour obtenir la résolution le meilleur remède est l'huile de Camomille, parce qu'elle est pénétrante, apéritive, mitigative et expulsive de la matière nuisible.

CHAPITRE QUATORZIÈME

Du traitement des apostèmes ordinaires du cou et de la gorge,
en dehors de l'esquinancie et des apostèmes enkystés,
tels que glandes, etc.

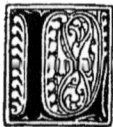

ᴇs causes de ces apostèmes ordinaires, leurs symptômes, leur mode de formation et leur traitement seront tirés de ce qui a été dit dans le chap. général. Il faut toutefois ajouter neuf choses pour compléter ce traitement : 1° Les apostèmes de cette région sont le plus souvent chauds ; si par hasard il s'y agrège quelque matière froide, il se forme une scrofule ou une glande ou quelqu'apostème enkysté, dont on réserve le traitement pour un chapitre spécial. — 2° Dès qu'on aura reconnu ces apostèmes, si les conditions particulières le permettent, on fera une saignée de la veine qui est entre le pouce et l'index de la main du même côté ; si les circonstances particulières s'y opposent, on appliquera des ventouses avec scarifications entre les épaules. — 3° Au début on appliquera de la laine avec son suint, avec de l'Huile rosat ou de l'huile de Camomille. — 4° La diète sera celle des fiévreux, jusqu'à ce que l'apostème s'ouvre. — 5° Une fois l'apostème ouvert et le pus extrait en totalité ou en partie, on remplira l'ulcère d'Huile rosat et d'Alun zuccarin. — 6° Si après l'ouverture de l'apostème le sang coule, on ajoutera des blancs d'Œufs à ces substances. — 7° Après l'ouverture de l'apostème le malade peut manger des viandes digestibles, des œufs à la coque, boire du vin avec un tiers d'eau. — 8° Si le mondificatif qui a été indiqué ci-dessus ne paraît pas suffire, on appliquera de' l'Onguent vert. — 9° On évitera les nerfs, les veines, les artères, surtout les deux grandes qui passent à côté de la trachée-artère à droite et à gauche; leur incision serait immédiatement suivie de mort.

CHAPITRE QUINZIÈME

Du traitement des apostèmes qui se forment sous l'aisselle [1].

APPELONS que la détermination de ces apostèmes par leurs causes, symptômes et modes de formation, et que leur traitement, tant général que spécial, sont identiques à la détermination et au traitement des apostèmes des émonctoires du cerveau qui ont été exposés ci-dessus, en ajoutant six choses pour compléter la cure, aussi bien de ceux-ci que de tous les apostèmes des autres émonctoires et pour une plus grande clarté de ce sujet : 1° Les apostèmes des aisselles et des aines s'appellent *bubons* parce qu'ils présentent deux points d'analogie avec l'oiseau de ce nom (hibou) : d'abord ils se cachent dans des endroits retirés comme le hibou (bubo), ensuite ils ont une grosse tête comme lui.

2° Dans les *Pratiques* célèbres on trouve que les apostèmes de l'aisselle s'accompagnent toujours de chaleur brûlante. Galien dit (au VIIe l. du *Megatechni*) : à qui souffre d'un apostème chaud il faut porter remède avec le flébotome si la force vitale est énergique; si le malade est faible, on ordonnera une friction prolongée et on fera mouvoir le membre opposé. On peut confirmer cela par le dire d'Avicenne (l. I, f. 4, chap. 52, DE LA MÉDICATION DES APOSTÈMES) : la matière d'un grand nombre d'apostèmes doit être diminuée avec la lancette. Il n'établit même pas de différence entre l'apostème chaud et l'apostème froid, aussi son précepte semble-t-il moins évident, c'est pourquoi, etc. Et Galien dit (au l. XIII du *Megatechni*, chap. 6) : au début des apostèmes des glandes et de la chair molle, on prescrira de suite l'abstinence de nourriture. Il suit donc de ces autorités qu'on doit prescrire l'abstinence et la saignée aux personnes atteintes d'apostèmes dans les émonctoires.

---

1. « Sub titillico », de titillare, chatouiller. — Il s'agit de l'aisselle et non des mamelons du sein, comme je l'ai dit, G. de Ch., p. 722. — Au moyen âge on traduisait « titillicum » par chatouilloir (V. G. de Ch., p. 364).

3° Avicenne (l. IV, f. 3, tr. 2, DU TRAITEMENT DES APOSTÈMES DES LIEUX GLANDULEUX, etc.) : ce qu'il faut redouter avec les répercussifs c'est le retour de la matière aux viscères, et avec les émollients, l'attraction de plus de matière; accidents contre lesquels nous assurent la dérivation ou la diversion de la matière; quand celles-ci ont précédé, on peut employer les répercussifs et les émollients.

4° On dit ordinairement dans les *Pratiques*, et c'est l'avis des auteurs, qu'après avoir fait les purgations convenables, on commencera le traitement local avec des résolutifs faibles qui attirent peu ou pas, etc. Avicenne (l. I, f. 4, chap. 25) dit le contraire : on attirera la matière avec des ventouses. Il répète la même chose dans le l. IV, f. 3, tr. 2, SUR LES APOSTÈMES GLANDULEUX. — Il faut dire que les *Pratiques* et les auteurs recommandent d'employer les résolutifs au début, jusqu'à ce qu'on voie s'ils suffisent, tandis qu'Avicenne prescrit d'user énergiquement des attractifs quand les résolutifs n'ont pas suffi, et quand l'apostème ne peut ni guérir ni augmenter, pour empêcher que sa matière ne retourne aux organes principaux.

5° On peut se demander si les bubons peuvent être accompagnés de *fièvre éphémère*. Il semble que non, parce que Galien a dit (au Xe l. du *Megatechni*, chap. 4) : la fièvre qui provient d'un apostème est nécessairement putride. Hippocrate dit le contraire (à l'*Aphorisme* de la 4e partie) : dans les bubons toute fièvre est mauvaise, excepté la fièvre éphémère, parce que les autres sont très longues et les fièvres éphémères courtes. — Il faut dire que les bubons résultent parfois d'une si grande réplétion que celle-ci est suffisante pour produire non seulement un apostème, mais encore une *fièvre putride* ou *étique*. Si c'est une fièvre putride, une forte évacuation et l'ouverture de l'apostème sont nécessaires pour que celui-ci se vide; et cette fièvre est mauvaise, parce qu'elle sera longue; si c'est une fièvre étique, elle est également mauvaise, parce que la fièvre a besoin de réfection et l'apostème d'inanition, aussi, etc. — Parfois cet apostème est le résultat d'une réplétion faible ou nulle, ou de quelque ventosité qui suffisent à sa formation et au développement d'une fièvre éphémère, mais non d'une fièvre putride ou étique. Or cette fièvre éphémère consume la ventosité par sa chaleur, et par conséquent favorise le traitement de l'apostème; c'est pourquoi dans ces bubons la fièvre éphémère n'est relativement pas un mal. Quant à l'opinion de Galien, il voulait dire que la fièvre qui accompagne un grand apostème et une forte réplétion est nécessairement putride.

6° L'opinion définitive des *Pratiques* et des praticiens, c'est que les bubons dont une partie est mûre sans que l'autre le soit [1], ne doivent

---

1. Éd 1892 : « altera pars est materia et altera pars non est materia ». — Un lapsus a fait mettre *materia* au lieu de *matura*.

jamais être ouverts avant que toute la matière soit uniformément mûre,
à moins qu'une nécessité impérieuse n'y oblige, parce que si on extrait
une partie de la matière, la partie dure restante qui n'est pas mûre ne
mûrira qu'avec peine, et peut-être s'indurera de façon à former un
apostème mélancolique ou une fistule de mondification difficile. D'autre
part, si on retient enfermée de la matière déjà corrompue, des vapeurs
corrompues reflueront vers les organes principaux, prolongeant la fièvre,
la douleur et la mauvaise disposition de tout le corps du malade. Le chirurgien doit donc, tout en attendant et en provoquant une maturation
uniforme des parties, apaiser autant qu'il pourra la fièvre et la douleur;
pour cela le meilleur moyen est l'emplâtre de Son et de Mauves décrit au
chap. 1er de la 2e doctr. du traité II, dans la partie où il est question DU
TRAITEMENT DE L'APOSTÈME CHAUD ET DE LA DYSCRASIE QUI SE PRODUISENT
DANS LES PLAIES. J'oserais appliquer cet emplâtre sur tout apostème à
mûrir et tout autour de lui, sauf seulement au niveau de l'endroit le plus
favorable à l'ouverture, sur lequel on mettra un maturatif incisif comme
celui qui est composé de Dialthea et de Levain.

CHAPITRE SEIZIÈME

Du traitement des apostèmes des bras et des parties situées
au-dessous.

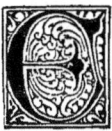

XAMINONS les deux parties de ce chapitre : 1° les apostèmes;
2° les explications.
I. La première partie se subdivise en trois : 1° considérations communes à tous les apostèmes de ces régions; 2° considérations spéciales; 3° considérations plus spéciales.
Les *considérations communes* résultent de ce que les causes, les symptômes, le mode de formation et le traitement général de tous les apostèmes des bras se tirent de ce qui a été dit au chapitre général.
Considérations spéciales : aux apostèmes tant chauds que froids
conviennent les traitements des apostèmes chauds et froids indiqués au
chapitre général.
Les *considérations plus spéciales* qui sont requises pour le traitement
de ces apostèmes dépendent uniquement de la complexion, composition
et position des parties des bras et non de ces apostèmes ni des apostèmes
analogues, parce que pour tous les apostèmes autant et aussi longtemps
qu'apostèmes, le traitement qui a été donné suffirait, et je crois que si le

chirurgien s'en souvenait exactement et l'appliquait de point en point partout où il faut, je crois, dis-je, que même du fait du lieu il n'y aurait besoin de rien ajouter ou du moins peu de chose.

Donc dans le traitement de l'apostème chaud, les considérations plus spéciales qu'il faut ajouter ou peut-être répéter, sont au nombre de cinq : 1° On fera une saignée diversive à l'hépatique du bras opposé ou aux saphènes du pied du même côté, en observant les règles et les précautions indiquées au chap. DE LA SAIGNÉE, ce qui est prouvé par l'autorité de Galien qui dit au chap. cité ci-dessus : il faut soulager par la saignée celui qui souffre d'un apostème chaud; — 2° Les apostèmes, c'est-à-dire ceux qui sont chauds, peuvent être répercutés pour ce qui est du lieu, si les conditions voulues sont remplies, et en observant les règles à observer; — 3° Si après la saignée on ne peut répercuter, on essayera de résoudre et ainsi de suite; — 4° Si l'apostème est sur une articulation, on l'ouvrira avant la maturité, suivant l'exception à la règle générale susdite, et on ne fera pas une grande ouverture dans les muscles, parce que les muscles incisés se raccourcissent au moment de la cicatrisation, et ainsi le membre perd complètement ou en partie la liberté de son mouvement naturel; c'est pourquoi il faut *mondifier le pus avec un médicament liquide et un injectoir* [1], ou avec les instruments que le bon sens indiquera, pour qu'il ne reste pas enfermé dans les interstices des muscles; — 5° Si l'apostème est au coude, on ne fera jamais l'ouverture sur son sommet parce que le bras resterait fléchi pour toujours; le mieux est donc de la faire sur les côtés du sommet.

Une considération spéciale à ajouter encore au traitement de ces apostèmes, c'est de purger la matière plusieurs fois, comme il a été dit au chap. DE LA DARTRE; on appliquera ensuite le traitement général susdit.

II. EXPLICATIONS. Ceux qui ont un apostème au coude ou des plaies à la partie extérieure du bras suivant la largeur des muscles, doivent dès le commencement tenir le bras étendu et appliqué contre la partie interne de l'aisselle, jusqu'à ce qu'il soit entièrement cicatrisé. Le malade restera assis ou couché et attachera son bras contre lui, pour qu'il ne pende pas, parce que si le patient se tient debout le bras pendra, puisqu'il ne doit pas être fléchi vers le cou. Or cette position pendante du bras et son poids amèneront l'apostémation du membre, et si on ne maintient pas le bras comme il a été dit, il se fléchira, fera des mouvements et ne se cicatrisera pas; ou s'il se cicatrise, ce sera tardivement et mal, car le mouvement empêche la cicatrisation, et la cicatrisation retardée empêche le mouvement.

1. H. de M. ne dit pas de quel injectoir ou clystère il se servait, il est probable qu'il employait la bourse à clystères (Pl. II, fig. 35); il y a encore la seringue d'Albucasis (Pl. II, fig. 33, 34). V. *la Pharmacie et la mat. méd. au XIV⁰ s.*, par Nicaise, in *Rev. scientif.*, Paris, 1892.

CHAPITRE DIX-SEPTIÈME

Du traitement des apostèmes de la paroi externe antérieure de la poitrine et du traitement de la fistule qui succède à ces apostèmes.

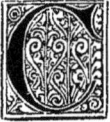

CE chapitre comporte trois parties : 1° les apostèmes; 2° la fistule; 3° des explications. — I. Les APOSTÈMES en renferment deux : 1° la description; 2° le traitement.

Description. Les causes, symptômes, modes de formation de l'apostème dont toute la matière vient de la paroi même et non de la cavité interne, se déduisent de ce qui a été dit au chapitre général. Mais il y a un apostème de cette région dont la matière provient de l'intérieur, la Nature la chassant comme nuisible vers l'extérieur, à travers les espaces qui existent entre les os. Si la matière est froide, ce qui arrive le plus souvent, l'apostème étant peu douloureux le malade ne le soigne pas, et alors la matière se corrompt avec le temps, car étant épaisse et obtuse elle ne peut traverser la peau extérieure qui est dure. Elle rentre ensuite à l'intérieur en suivant la voie par laquelle elle était sortie, et comme plus tard la peau extérieure s'ouvre d'elle-même ou autrement, il se forme une fistule qui pénètre à l'intérieur dans les cavités profondes de la poitrine.

Le *traitement* de l'apostème dont la matière ne vient pas de la cavité interne, se déduit complètement du traitement général et de celui des apostèmes des émonctoires et des parties qui sont près des organes nobles, internes et principaux tels que le foie, l'émonctoire du cerveau, etc.

Le traitement de l'apostème dont la matière provient de l'intérieur, se fait par trois moyens : 1° des évacuations; 2° un bon régime; 3° des topiques et une manière d'opérer.

Les *évacuations* se composeront d'une saignée, si l'apostème paraît chaud; s'il paraît froid, on digérera la matière et on l'évacuera avec les médecines indiquées pour cet effet dans le chap. DE LA DARTRE. Quelquefois ces deux évacuations conviennent en même temps, lorsque la matière est en partie chaude, en partie froide. A quels apostèmes la saignée suffit seule, auxquels conviennent les laxatifs seuls, et auxquels l'un et l'autre, et dans ce cas, quelle est celle des deux évacuations qui doit précéder et celle qui doit suivre, c'est ce que le chirurgien opérateur peut déduire du chap. 1er de la 1er Doct. du Traité II, de la 6e partie principale dudit chapitre, dans laquelle on parle DES ÉVACUATIONS ET DES POTIONS CHEZ LES BLESSÉS, et du chapitre DE LA SAIGNÉE, dans la 1re Doctr. de ce Traité.

Le *régime* de ceux qui sont atteints de ces apostèmes est et doit être
pour les deux sectes de chirurgiens celui des blessés, inclinant toutefois
vers le froid si la matière est chaude, et vers le chaud si elle est froide,
sans dépasser les limites dudit régime. Ainsi les chirurgiens anciens,
comme on a vu au 1ᵉʳ des quinze Notables communs qui se rapportent au
traitement général des plaies, gouvernaient tous les blessés comme s'ils
souffraient d'une fièvre continue. Nous autres modernes, nous gouver-
nons les apostèmes par le régime des blessés qui a été exposé au chap. 1ᵉʳ
de la 1ʳᵉ Doct. du IIᵉ Traité, à moins qu'ils ne souffrent d'une fièvre
putride, en agissant dans un sens contraire à la cause de la maladie, autant
que les limites dudit régime peuvent le permettre.

Les *topiques* doivent être maturatifs, fortement attractifs, comme le
Levain et les substances semblables; on suspendra complètement dans
ce cas les répercussifs et les résolutifs, et on ouvrira l'apostème dès qu'il
commencera à mûrir ou dès qu'on l'aura reconnu; on le mondifiera avec
de forts mondificatifs, placés en dehors et non en dedans, tels l'eau de
Myrrhe, si l'apostème est chaud, ou le vin de Myrrhe, s'il est froid, ou
quelques autres substances indiquées ci-dessus.

II. FISTULE CONSÉCUTIVE A CES APOSTÈMES. Sa définition est assez connue;
son traitement est une question scientifique très ardue, parce que les
savants contredisent sur ce point les savants, mais il est fort lucratif,
car *cette fistule se produit souvent* et si elle persiste sans être guérie,
elle rend le malade phtisique et étique. Ce traitement est varié et comprend plusieurs procédés.

Premier procédé : c'était celui de tous nos prédécesseurs jusqu'à Théodoric; il consiste en quatre choses : évacuations, régime, potions et
mixtures, moyens locaux.

Les évacuations et le régime ont été déjà indiqués; les potions et
mixtures sont les mondificatifs de la poitrine, décoctions de Figues, de
Raisins secs, de Liquiritie ou Réglisse, d'Hysope, etc. Les électuaires
sont composés de Diairis, de Diahysope, de Diapenidion, de Diatraga-
canthe, de Diaprasion, de Pénidie, etc.

Les *moyens locaux* et la manière d'opérer consistent à élargir l'orifice de
la fistule avec des tentes de moelle de Sureau, de racine de Gentiane,
d'Eponge, etc., jusqu'à ce qu'on puisse *introduire la canule du clystère*
avec laquelle on injectera dans les cavités et les interstices de la poitrine
des ablutions mondificatives faites d'eau ou de vin avec du Miel, de la
Myrrhe, de la Sauge et de l'Hysope. Après l'injection on roulera le patient
dans tous les sens et on continuera les lavages jusqu'à ce que le liquide
sortant ne contienne plus de pus; on régénérera alors la fistule et on cicatrisera. J'ai vu appliquer ce traitement à beaucoup de malades et n'en ai
vu guérir aucun. Au contraire ils devenaient étiques et secs comme du

bois, émettant par la fistule deux quarts parisiens de pus par jour, si bien qu'on n'avait aucun espoir de les sauver, tandis qu'en peu de temps et facilement nous les avons guéris, engraissé et remis dans leur santé première.

On peut pour le présent attribuer à trois causes les insuccès du traitement des anciens : 1º par l'ouverture, maintenue béante par l'emploi continu des tentes, la chaleur vitale sort sans cesse et le froid du milieu ambiant pénètre, deux choses qui sont particulièrement destructives des principes de la vie ; — 2º dans ce procédé le malade est épuisé par des souffrances multipliées intolérables ; or les douleurs abattent les forces vitales, comme on a dit ailleurs ; — 3º les ablutions injectées dans les cavités et les interstices de la poitrine, autour du cœur et du poumon, ne peuvent en être extraites, et en y demeurant elles empêchent les mouvements du poumon, compriment et oppriment le cœur, infectent, détruisent et corrompent les esprits vitaux.

Le *second procédé* de traitement de la fistule pénétrante de la poitrine, suivant nous autres modernes, de la secte de frère et maître Théodoric, de qui nous nous disons les fils et héritiers, a été exposé au chap. 8 de la 1ʳᵉ Doctr. du Traité II, intitulé : DU TRAITEMENT DE TOUTES LES PLAIES QUI PÉNÈTRENT DANS LA CAVITÉ DE LA POITRINE, etc., dans la partie où il est question du traitement des plaies anciennes. On y a parlé des topiques, de la manière de les préparer et de les appliquer, de la manière de coucher le patient, de ses potions, ainsi que de la diète, qui doit être très dessiccative. A quoi convient très bien l'usage de la mixture suivante qui dessèche absolument toute humidité superflue et non naturelle existant dans la poitrine et ailleurs, et empêche toute suppuration de se former dans le corps. Je l'ai constaté chez un malheureux qui dépérissait par le fait des fistules de la poitrine les plus graves, les plus laides et les plus désespérées, donnant tous les jours une grande quantité de pus, fistules que plusieurs médecins célèbres avaient traitées et regardaient comme incurables. Comme j'avais vu des malades curables ne pas être guéri je m'approchai de l'étique et moyennant un profit [1], il me révéla alors qu'il avait une mixture tirée d'Averrhoès dans son *Colliget,* à l'endroit où il parle des médecines simples disant : le « Carsof », c'est-à-dire le Chardon des foulons, mondifie toute pourriture et puanteur dans tout le corps et s'oppose généralement par toutes ses propriétés à toute suppuration. On le prend ainsi : on lave une racine jusqu'à ce qu'elle soit propre, on la broie et on en donne matin et soir avec du Miel la valeur d'une noix

---

1. Éd. 1892 : « Cum ergo vidissem patientes *curatos* et non curari, *appropinquari magistrum ministrans sibi lucrum* » ; — manuscrit 1487 : « cum ergo vidissem patientes *curates* et non curari *appropinquavi magrum* ». — « Curates » pour « curabiles » ; « magrum » pour « macrum ».

ordinaire. Ce traitement est facile, peu coûteux et peut se trouver partout. On peut dans le même cas donner d'autres potions, comme de bon Vin et de bonnes Épices, de l'Eau-de-vie rectifiée pour le cas et affaiblie; à moins que la fistule ne soit calleuse à l'intérieur, notre procédé ne manque jamais son effet.

Le *troisième procédé* convient quand la fistule est calleuse intérieurement, les deux précédents ne suffisant pas alors à son traitement. Il consiste à cautériser les parois de la fistule, à provoquer la chute de l'escarre, à régénérer et consolider; certains disent qu'il faut corroder les parois de la fistule; mais il me paraît très dangereux d'appliquer un corrosif, de crainte que son action n'arrive jusqu'au poumon.

Il faut noter ici, au sujet du traitement palliatif de cette fistule, que quelquefois par pusillanimité le malade ne veut pas ou ne peut pas supporter le traitement, soit parce qu'il n'a pas de chirurgien en qui il ait assez de confiance, soit qu'il n'en trouve pas un qui veuille ou puisse se charger de ce traitement; il faut remarquer, dis-je, qu'il ne peut se former aucune suppuration dans une fistule dont les parois sont partout calleuses, et que le pus des fistules pénétrantes ne se produit jamais dans la cavité mais sur les parois de la fistule non calleuse, aussi longtemps qu'elle est dans cet état. Par conséquent, il ne sort pas de pus d'une fistule calleuse, à moins qu'il ne s'en soit accumulé dans la cavité de la poitrine, avant qu'elle soit devenue calleuse. Ainsi le malade n'aura besoin que d'avoir un sparadrap bien fixé sur l'orifice, pour empêcher que la chaleur vitale et les esprits ne s'exhalent et que le froid du milieu ambiant ne pénètre.

Le *quatrième procédé* de traitement de la fistule pénétrante de la poitrine convient quand il y a dans la poitrine une grande quantité de pus, qui ne peut être mondifié ni expulsé par l'orifice de la fistule, qui est trop élevé ou trop étroit, et lorsque les trois premiers procédés, ou l'un d'eux ont échoué, ce qu'à Dieu ne plaise. Autrefois tous les anciens usaient indifféremment de ce procédé pour toute fistule, soit qu'ils ne connussent pas de procédé meilleur, soit qu'ils en retirassent un plus grand salaire; en effet les méthodes de traitement énergiques méritent auprès du vulgaire des salaires plus considérables.

Comme le pus se dirige vers les parties inférieures, ce procédé consiste à faire une ouverture dans le lieu le plus déclive de la cavité de la poitrine et du côté où l'on croit que se trouve le pus, à la partie postérieure et inférieure, près des longes, *entre la quatrième et la cinquième côtes* supérieures des cinq fausses côtes inférieures, en comptant de bas en haut. Là en effet, entre ces deux côtes, le diaphragme adhère à la paroi de la poitrine, en descendant de la partie antérieure vers l'épine, ainsi qu'il a été dit dans l'Anatomie. Il forme là le fond de la poitrine, où comme l'eau dans le fond d'un lac, le pus ou l'humidité superflue de la poitrine s'assemble ainsi que dans un réservoir. Lorsqu'on fait une ouverture en ce lieu, le pus est aussitôt évacué, et on dessèche ensuite la fistule avec facilité.

III. Explications. Six points à noter :

I. L'apostème de la poitrine devient généralement fistuleux pour deux raisons : 1° par ignorance ou inertie du chirurgien qui ne remarque pas ni ne reconnaît quand il se forme du pus dans cette espèce d'apostème, parce que le malade n'accuse pas de douleurs, et qu'il n'y a pas de rougeur sur la peau de l'apostème; 2° par la négligence du malade à son propre égard, parce qu'il ne ressent pas de douleur sauf une certaine pesanteur, et qu'il ne voit pas de changement dans la couleur naturelle de la peau de l'apostème.

II. Dans les rubriques de certains chapitres, ainsi qu'en plusieurs autres endroits, il est fait mention d'apostèmes communs. On appelle aujourd'hui *apostèmes communs* ceux qui se produisent indifféremment sur tous les membres, tels que phlegmon, érysipèle, apostème aqueux, etc., qu'on nomme absolument apostème de nom commun; les autres apostèmes en effet se forment généralemeent sur certains membres mais non sur tous, ainsi les scrofules et les glandes sur les émonctoires; il y en a qui se forment toujours sur certains membres et jamais sur d'autres, ainsi la tortue à la tête, l'arsanach ou orgelet à la paupière, etc.; à ceux-là on n'applique pas absolument comme aux précédents le nom commun d'apostème, quoiqu'ils soient des apostèmes et des espèces d'apostèmes; on leur donne les noms propres des espèces.

. III. A propos du procédé employé par les anciens dans le traitement de la fistule pénétrante, il faut noter que la tente à introduire dans les fistules ou autres ulcères pénétrants, doit avoir une queue, afin de ne pas disparaître dans la cavité et de pouvoir être retirée quand cela est nécessaire.

IV. Si la tente est fragile, si elle est par exemple de moelle de Sureau, il faut la traverser d'un bout à l'autre avec un fil fort [1] au moyen duquel on la retiendra et retirera, etc.

V. Si dans certains ulcères pénétrants on continue l'emploi de la tente, les malades mourront cacochymes, hydropiques ou étiques, si les ulcères siègent à la poitrine.

VI. Si dans certains ulcères pénétrants on introduit une médecine corrosive, elle nuira, comme dit Avicenne (l. IV, f. 4, chap. 3), parce que les organes nobles intérieurs ne supportent pas sans dommage l'action d'une médecine violente.

1. Manuscrit 1487 : « infigi *forte* filum », et non « infigi *foveae* filum », éd. 1892.

CHAPITRE DIX-HUITIÈME

Du traitement des apostèmes communs des mamelles.

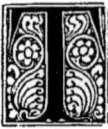

ROIS parties dans ce chapitre : 1° la description; 2° le traitement; 3° les explications.

I. DESCRIPTION. S'il se produit un apostème aux *mamelles des hommes*, on le reconnaît aux causes et aux signes qui ont été donnés dans le chap. général et au mode de formation des apostèmes de la paroi antérieure de la poitrine, lequel a été exposé dans le chapitre précédent. — Sur les *mamelles des femmes* ces apostèmes se produisent plus souvent pour cinq raisons : 1° elles sont plus humides; — 2° elles sont plus grosses et par conséquent reçoivent davantage; — 3° elles sont plus spongieuses, ce qui fait qu'il s'y imbibe plus de superfluités; — 4° elles reçoivent du sang menstruel qui y forme le lait; — 5° étant plus élevées, elles sont exposées à plus de dommages extérieurs.

Le mode de formation, les causes et les symptômes des apostèmes communs de cette région peuvent être tirés des chapitres précédents; mais les symptômes qui servent à distinguer les apostèmes froids et chauds entre eux, et ces apostèmes d'avec les autres maladies des seins qui y ressemblent, comme la congélation, la coagulation ou la caséification du lait, sont les suivants : l'apostème chaud se distingue de l'apostème froid par les symptômes communs susdits, c'est-à-dire qu'il présente de la rougeur, de la chaleur, une douleur aiguë et de la fièvre, tandis que les apostèmes froids ne présentent ni chaleur, ni rougeur, ni douleur aiguë, mais une douleur gravative, et restent longtemps sans causer de fièvre. L'apostème chaud ne ressemble à aucune autre maladie des seins; donc, etc.

L'apostème froid et la *coagulation du lait* ont beaucoup d'analogie dans l'aspect et sont fort différents à l'égard du traitement; aussi est-il nécessaire que le chirurgien qui opère les distingue avec soin l'un de l'autre, sans cela il tombera souvent dans l'erreur. On compte jusqu'à présent cinq signes qui les distinguent : 1° le lait coagulé est uniformément dispersé dans toutes les parties de la mamelle, il n'en est pas de même pour l'apostème froid; dès que ce dernier vient à augmenter il forme une éminence manifeste sur un seul point; — 2° le lait coagulé présente un aspect un peu luisant, que n'a pas l'apostème froid; — 3° le lait coagulé noircit quand il se putréfie, l'apostème froid devient blanc; 4° le lait ne se coagule que chez les femmes enceintes ou après l'accouchement, parce que chez les autres femmes, il ne s'amasse pas; l'apostème froid se forme indifféremment et également chez toutes les femmes; — 5° il y a une plus grande chaleur dans l'apostème froid que dans la coagulation du lait.

II. Le TRAITEMENT de ces apostèmes est de deux sortes : celui de l'apostème chaud et celui de l'apostème froid. — Le traitement de l'*apostème chaud* se fait par des évacuations, un bon régime, des topiques et une opération. — Les évacuations sont la saignée de la céphalique de la main opposée; si les circonstances particulières s'y opposent, on posera des ventouses sur les épaules, les fesses ou le dos. Si la cause de l'apostème est une rétention des menstrues, on provoquera celles-ci et on fera une saignée de la saphène. — Le régime sera celui des fiévreux, jusqu'à ce que le pus soit sorti, à moins que la force vitale ne soit faible; on peut alors donner de la viande de poulet avec du Verjus et des choses semblables, du Vin avec du vin de Grenades, etc. — Les topiques seront ensuite : Huile rosat 3 parties, Vinaigre 1 partie; on fera tiédir et on oindra l'apostème; cela fait disparaître l'altération de la complexion du membre, répercute la matière qui a afflué et repousse celle qui doit affluer. Si cela ne suffit pas, on ajoutera sur cette onction un linge imbibé de suc tiède de Morelle. Car la Morelle, comme dit Avicenne (au chap. cité DES MÉDI-CAMENTS DES APOSTÈMES), mûrit et a la propriété de résoudre les apostèmes chauds, cachés, etc. Si ces remèdes ne dissipent pas l'apostème, et qu'il reste stationnaire, on essayera de le mûrir, et si on y réussit, on l'ouvrira rapidement de peur que les vapeurs ne reviennent au cœur, en observant les *cinq règles* suivantes outre les règles et les précautions données au chapitre général : *1re règle*. Le pus de cet apostème ne doit pas être expulsé violemment, ni tout à la fois et en une fois, mais peu à peu. — *2e règle*. Il faut ouvrir cet apostème à sa partie la plus déclive; raison : parce que la mamelle étant spongieuse, nous pouvons attirer tout le pus vers la partie de l'apostème que nous voulons. On ne peut agir ainsi dans les membres fermes; aussi n'y fait-on pas toujours l'ouverture à la place la plus déclive, mais quelquefois là où la peau est le plus mince. Ceci a été dit dans certaine règle sur l'ouverture des apostèmes au chapitre général précédent. — *3e règle*. On ne mettra jamais une longue tente dans ces apostèmes. — *4e règle*. L'apostème ouvert, il faut le laver en y injectant plusieurs fois quantité d'eau de Miel. — *5e règle*. On mondifiera ensuite avec du vin de Myrrhe qui mondifie, régénère, cicatrise. Si on ne peut ni répercuter, ni résoudre, ni mûrir, ni faire diminuer ou augmenter cet apostème, et qu'il reste toujours dans le même état, il faut craindre la folie ou quelque chose de semblable, suivant les paroles d'Hippocrate à l'*Aphorisme* de la 5e partie : « mulieribus quibus sanguis convertitur ad mamillas, etc. ». Dans ce cas, après avoir rasé la tête on l'oindra de l'onguent dit d'Huile rosat et de Vinaigre, ou d'un onguent de ce genre, et on prescrira le régime des fiévreux.

Le *traitement de l'apostème froid* de cette région se fait avec trois choses : les évacuations et le régime de ceux qui souffrent d'humeurs froides, lesquels ont été indiqués dans le chapitre DE LA DARTRE, puis avec des topiques plus chauds que pour l'apostème chaud, par exemple l'huile de Camomille, d'Aneth, de Lis, etc., avec du Vinaigre. S'il ne se résout pas ainsi, on le mûrira et on procédera dès lors comme il a été dit plusieurs fois déjà à propos des apostèmes froids ; s'il ne peut ni se résoudre ni mûrir avec ces remèdes, mais s'indure ou se noircit, on suspendra les topiques trop chauds, de peur qu'ils n'attirent trop ou que la partie subtile de la matière étant résorbée le résidu ne s'épaississe et que l'apostème ne devienne noueux et cancéreux, sujet traité précédemment.

III. EXPLICATIONS. — Deux points :

I. Le *sang menstruel* se divise en cinq parties : la 1re, la plus pure, aide les deux spermes dans la formation et la croissance des membres spermatiques ; la 2e est la matière de la chair simple ; la 3e, la matière de la graisse ; la 4e va aux mamelles, pour y former le lait ; la 5e, qui est une pure superfluité, est réservée jusqu'à une époque postérieure, pour humecter la matrice à l'époque de l'accouchement.

II. Caséification, congestion, coagulation, conglobation du lait[1], tout cela est la même chose et est produit, tantôt par un agent chaud qui dessèche, le lait est alors couleur de safran et toute la mamelle est chaude ; tantôt par un agent froid qui condense, le lait est alors aqueux, blanc et toute la mamelle est froide ; cette dernière coagulation s'appelle *congélation*. — On traitera avec soin dans la 3e Doctrine de ce Traité, de ces maladies et de toutes les affections des seins autres que les apostèmes communs.

CHAPITRE DIX-NEUVIÈME

Du traitement des apostèmes qui se forment dans la paroi extérieure du ventre, sur l'estomac, la rate et le foie.

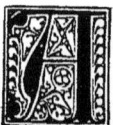

étudier ici deux parties : 1° desdits apostèmes ; 2° les explications.

I. La première partie en renferme deux : A, la description qui comprend l'exposé des causes, symptômes, modes de géné-

---

1. « Caseatio, congestio, coagulatio, conglobatio lactis. »

ration, comme il a été dit au chap. général et dans quelques-uns des
autres chapitres; B, le traitement qui se fait par trois moyens : 1° les
évacuations; 2° un bon régime; 3° des topiques.

Les évacuations sont les saignées ou les ventouses, suivant les conditions particulières, comme il a été dit; les purgations seront légères,
ainsi avec des Prunes, des Violettes, de la Casse-fistule, du Petit Lait, etc.,
seulement pour laver et mondifier, sans attirer vers les organes internes
principaux. — Le régime consistera en aliments et en boissons légères et
digestibles, comme il a été dit pour les autres apostèmes semblables.

Les *topiques* seront ceux qu'indique Galien (au XIII° l. du *Megatechni*,
aux chap. 6 et 7, et au l. XIII° du *De ingenio*, chap. 6, DU TRAITEMENT
DES APOSTÈMES DU FOIE, DE L'ESTOMAC ET DE LA RATE); ces apostèmes étant
voisins les uns des autres, sont considérés comme identiques. Comme
ceux qui se forment dans ces régions sont voisins, car la paroi et les
organes sont proches, contigus et reliés ensemble, il ne faut rien appliquer sur les apostèmes de la paroi qui ne puisse et ne doive être
appliqué sans danger sur les apostèmes des organes eux-mêmes. Or
on peut déduire manifestement de l'opinion de Galien, exposée dans les
livres et chapitres cités, que quand un apostème commence dans l'un de
ces organes, il faut y appliquer des topiques composés de résolutifs et
d'émollients par parties égales, et d'astringents, de réconfortants et d'aromatiques autant que des premiers. La raison pour laquelle il faut plus
d'astringents, c'est qu'on les prescrit ici dans deux intentions : d'abord
pour résister aux humeurs prêtes à affluer et repousser celles qui ont
déjà afflué; secondement, pour fortifier ces organes qui sont de composition ténue et dont les fonctions sont nécessaires à tout le corps. Mais
une fois que la matière de l'apostème sera rassemblée, il faudra appliquer
tous ces divers médicaments en quantités égales et diminuer ainsi la
quantité des astringents, parce qu'ils ne pourraient plus répercuter la
matière déjà rassemblée. Ils suffiront à la seule intention qu'ils auront
encore à remplir, soit de fortifier ces organes, pour qu'ils ne soient pas
altérés par l'effet des résolutifs et des émollients et que leurs fonctions ne
cessent pas. De même l'addition de résolutifs aux astringents est nécessaire, de crainte que les astringents purs ne durcissent la matière de
l'apostème au point de transformer celui-ci en un apostème cancéreux.

Les topiques les meilleurs et les plus propres à l'effet susdit sont l'huile
de Mastic, de Spica, de Menthe, d'Absinthe, de Girofle et l'huile de Lis
composée, les emplâtres préparés avec les médicaments dont on tire les
huiles susdites et ceux de Coings, de Souchet, d'Iris, de Roses, etc. Mais
si ces apostèmes ne sont pas dissipés par ces topiques, on renforcera les
résolutifs, et s'ils ne se dissolvent pas après un long emploi, on les fera
mûrir sans cesser les astringents. Si par hasard la partie subtile de la

matière se dissolvait et que le reste devînt dur, on y porterait remède
suivant ce qui a été dit au chapitre DE L'APOSTÈME MÉLANCOLIQUE NATUREL,
afin qu'il ne se formât pas de cancer apostémeux ou d'hydropisie; si cela
arrivait, on recourrait à leurs chapitres. Une fois ces apostèmes mûrs,
on les ouvrira, on les mondifiera, on les régénérera et on les cicatrisera,
comme il a été dit des autres apostèmes semblables.

II. EXPLICATIONS. — Deux choses à noter :

I. Les apostèmes de ces organes ne doivent jamais être traités sans
astringents, ainsi qu'il ressort de l'autorité de Galien aux livres et aux
chapitres cités; cet auteur dit encore ailleurs : les astringents ont le
même effet sur l'estomac que les Galles dans la préparation des cuirs,
aussi voyons-nous les scribes dessécher, fortifier et resserrer avec du
vernis le parchemin lâche et humide.

II. De ces divers organes, le foie est le plus susceptible, parce qu'il
est formé de substance lâche et comme de sang coagulé ; c'est pourquoi
si on applique sur lui des émollients purs, il s'en suit une dysenterie
hépatique, le malade aura une sueur froide et il évacuera des morceaux
de foie. — Ensuite vient l'estomac; si on le traite sans astringents, il perd
aussitôt l'appétit. — Il en est de la rate comme du foie, si ce n'est qu'elle
est un peu plus ferme que le foie.

CHAPITRE VINGTIÈME

Du traitement de l'apostème de l'aine, qui est l'émonctoire du foie.

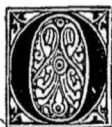

OUTRE la doctrine donnée au chap. général et aux chapitres du
traitement de l'apostème de l'émonctoire du cerveau et de
celui de l'apostème de l'aisselle, il faut observer ici cinq
choses :

I. *Bubon* est le nom commun des apostèmes de l'aine et de l'aisselle ;
le bubon porte en français vulgaire le nom de « verble », qu'il s'accompagne de réplétion du corps ou non; mais quand ce bubon est accompagné de réplétion du corps ou se forme par voie de crise, il s'appelle
« stricto » et porte le nom vulgaire spécial de « clapoire »[1]; il est de
traitement plus difficile que celui qui est provoqué par des ulcères des
jambes ou de la verge, par une contusion ou un coït exagéré. La cause
en est évidente.

1. Du Cange : Clapoire, mauvais lieu.

II. Dans les apostèmes de l'aisselle et de l'aine, il faut faire une incision circulaire comme il a été dit au chap. DES INCISIONS, et il faut la faire profonde pour mieux expurger, parce qu'il y a là une grande cavité profonde, beaucoup d'interstices cachés et de réceptacles entre les glandes naturelles ; en outre il y a un grand afflux d'humeurs aux aisselles et encore plus aux aines, parce qu'elles sont situées plus bas dans le corps et près du canal et du passage des immondices.

III. Dans les apostèmes des aines le vomissement est plus efficace que dans les apostèmes des aisselles, parce qu'il fait diversion de plus loin et que la diversion éloignée est plus efficace que celle qui est faite dans le voisinage ; elle porte plus justement le nom de diversion.

IV. Le chirurgien prendra bien garde lorsqu'il croit ouvrir les apostèmes des aines, de ne pas inciser un relâchement du didyme ou une hernie et de ne pas blesser l'intestin, comme quelques-uns l'ont fait.

V. Tous ceux qui ont des apostèmes par suite d'une trop grande quantité d'humeurs dans ces régions ou ailleurs, la vie et la force vitale étant sauves, feront abstinence autant qu'ils pourront, suivant l'*Aphorisme* de la 2e partie : plus tu nourris les corps impurs, plus tu leur nuis.

CHAPITRE VINGT ET UNIÈME

Du traitement des apostèmes communs des testicules, de la verge et de leurs parties.

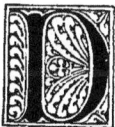

ANS ce chapitre deux parties à considérer : 1° ces maladies ; 2° les explications.

I. La première partie se subdivise en deux : 1° description ; 2° traitement.

La *Description* : les causes, les symptômes, le mode de formation et le traitement général ont été exposés au chap. général et dans certains chapitres généraux ci-dessus. — Le *traitement* particulier consiste en trois choses : 1° évacuation ; 2° régime ; 3° topiques, etc. — Le traitement se divise encore en deux : A. traitement commun aux apostèmes chauds des testicules et de la verge ; B. traitements spéciaux.

A. Le *traitement commun* des apostèmes chauds de l'un et de l'autre organe se fait par des évacuations, par un régime et par des topiques. — Mais il faut auparavant mentionner sept conditions qui expliquent pourquoi les traitements des affections de ces organes sont de guérison difficile : 1° les malades ont honte de les révéler, alors elles deviennent chroniques et s'aggravent; — 2° ces lieux sont poilus; — 3° ils sont situés dans une région inférieure du corps, aussi les humeurs s'y précipitent-elles; — 4° ils sont très sensibles et fort douloureux; aussi la douleur attire-t-elle et entretient-elle le flux des humeurs, et celui-ci entretient la douleur; — 5° ils sont les canaux des superfluités qui descendent du corps; — 6° ils sont près des canaux d'expulsion; — 7° ce sont des régions cachées dont les fumées malignes ne peuvent s'exhaler.

Les *évacuations* sont la saignée de l'hépatique du même côté, quand l'apostème siège dans un testicule; s'il siège dans les deux, on saignera des deux côtés; s'il occupe la verge, on saignera à droite, si les circonstances particulières s'accordent; sinon, on prescrira un vomissement, un clystère, des ventouses avec scarifications sur les reins ou sur les fesses, et un suppositoire composé de *Miel, 1 once, Sel, Nitre et Coloquinte, 1 dr. de chaque;* le lendemain de la saignée, on en fera une seconde à la saphène du même côté. — *Régime* : On interdira le vin, les viandes et toutes les choses douces, ainsi que tous les aliments qui engendrent des humeurs chaudes.

Les *topiques* communs aux apostèmes de ces deux organes seront, après les évacuations, les répercussifs suivants : on broie des écorces de Grenades et des Roses sèches, on cuit très longtemps, on confit avec de l'Huile rosat et un peu de Vinaigre; ou bien on mélange du suc de Vermiculaire et de l'Huile rosat en quantités égales et un peu de Vinaigre; on en imbibe des linges dont on entoure les testicules et la verge. Si après ces applications ou d'autres semblables, l'apostème s'arrête et que la chaleur diminue, on ajoutera aux premiers remèdes, de la farine d'Orge et de Fèves, on les confira avec de l'Huile rosat, des jaunes d'Œufs et du suc de Morelle ou de plantes semblables; si l'apostème commence à diminuer manifestement, on le résoudra avec de la farine de Fèves, de la Camomille, du Mélilot, du Fenugrec, etc., incorporés à du Suif de mouton châtré et à du Miel; si l'apostème ne peut se répercuter ni se résoudre, mais paraît tendre vers la suppuration, on le mûrira, on l'ouvrira et on le traitera comme il a été dit des autres apostèmes.

B. Le *traitement spécial des apostèmes chauds des testicules*, supposées toutes les mesures générales indiquées plus haut, consiste dans les topiques suivants : on cuit des Fèves écrasées avec du Vinaigre, on les broie et on applique; ou bien on y ajoute de l'Huile rosat; ou on fait un emplâtre de Terre Cimolée et de farine d'Orge avec du Vinaigre.

Traitement spécial de l'apostème chaud de la verge : supposé ce qu'il faut supposer, il consiste dans des topiques et dans la manière d'opérer. *Topiques* : on monde des Ails cuits dans l'eau, on les broie et on applique avec de l'Huile rosat. Des feuilles de Jusquiame cuites dans l'eau, dépurées, broyées avec de l'Axonge fraîche de porc, mitigent admirablement. C'est ce que font aussi les feuilles de Jusquiame cuites avec des cendres et enveloppées dans des feuilles de Chou, broyées et appliquées ; — ou bien de la mie de pain chaud trempée dans du lait ; on y incorporera des jaunes d'Œufs en cuisant avec de l'Huile rosat, un peu d'Opium et de Safran ; cela calme aussitôt la chaleur et l'ardeur.

Manière d'opérer : après avoir appliqué l'un ou l'autre de ces topiques, on introduira une tente ou autant de tentes qu'on pourra, faites d'éponge ou d'une substance semblable, dans l'orifice préputial (in foramine anteriori pellis) ; on les changera et les continuera sans interruption jusqu'à la guérison de l'apostème, pour empêcher que l'orifice ne se rétrécisse ou ne se ferme, afin que les superfluités puissent sortir. En effet, s'il se ferme, celles-ci resteront, se putréfieront et se corrompront ; la peau de la verge se perforera, noircira et tombera, et à moins qu'elle ne soit excisée par une opération, elle restera toujours pendante. En outre le malade ne pourra coïter tant que cet état durera ; si on enlève la peau sans précaution, il se produira un écoulement impétueux de sang, et la tête de la verge se corrodera en totalité ou en partie ; elle se corrodera peut-être sur le côté et il s'y formera un trou par lequel dès lors le malade émettra le sperme (spermatizabit) et l'urine, qui ne sortiront plus par le trou antérieur naturel.

C. Le *traitement de l'apostème froid des testicules* (dans la verge il ne se forme jamais d'apostème froid, il s'y déclarerait plutôt un apostème aqueux ou du priapisme) consiste à purger aussitôt les humeurs froides, comme il a été dit au chap. DE LA DARTRE, puis à faire des onctions avec de l'huile de Spica et d'Absinthe, de Rue, de Menthe et autres plantes semblables, et à appliquer un emplâtre de Camomille et d'Absinthe, d'Aurone, etc., de Son, Soufre, Sureau, Hièble, etc., de toutes ou de plusieurs de ces substances ensemble ou séparément, incorporées avec quelque graisse qui convienne au cas, comme avec de l'Huile ou du Beurre. S'il ne se dissout pas ainsi, ou bien il s'indurera, ou bien il tendra à mûrir. — S'il s'indure, on le traitera par l'emplâtre suivant qui convient très bien et est éprouvé : on fera de l'Oxymel avec 2 parties de Vinaigre et 1 partie de Miel ; dans une livre de ce liquide on fera macérer pendant une nuit 1 once d'Ammoniac, le matin on filtrera et on broiera du Son de Froment, dont on mélangera autant de criblure qu'on pourra avec l'Oxymel susdit ; on appliquera chaud et on continuera ces applications, parce que, ou bien l'apostème se résoudra, ou bien il tendra à mûrir ; on le mûrira alors et on le traitera comme il a été dit pour les apostèmes ordinaires.

II. EXPLICATIONS. Sept choses sont à noter :

I. L'apostème de la verge et des testicules est le plus souvent suivi de fièvre : celui de la verge dont la sensibilité est grande, à cause de la douleur excessive ; celui des testicules, parce qu'ils sont en relation avec le cœur et que lorsqu'ils sont sains ils transforment tout le corps, donc quand ils sont malades il en est de même.

II. Si dans les maladies de ces organes l'évacuation par les selles convient, il faut la provoquer par le siège, par exemple au moyen d'un clystère ou d'un suppositoire et non par des laxatifs pris par la bouche, parce que ceux-ci entraîneraient les matières des fèces de haut en bas et augmenteraient le mal.

III. Les apostèmes froids de ces régions se montrent surtout chez les sujets cacochymes et chez ceux qui sont disposés à l'hydropisie; aussi sont-ils de guérison difficile, parce qu'il se forme sans cesse chez ces malades des humeurs aqueuses et malignes qui ajoutent continuellement à la matière de l'apostème.

IV. Les apostèmes des testicules suppurent rarement, parce qu'ils se répercutent facilement; on les résout également avec facilité, parce que la matière est subtile et l'organe lâche; aussi si l'apostème mûrissait, le testicule serait perdu.

V. Ici un bandage spécial et artificiel est nécessaire, mais on ne peut le décrire par des mots; il faut par son moyen soutenir autant que possible le testicule.

VI. Suivant Avicenne (l. III, f. 20, tr. 2, chap. 1, DES APOSTÈMES DES TESTICULES), le scrotum s'apostème quelquefois sans le testicule; on le reconnaît facilement. Quelquefois aussi le testicule s'apostème sans le scrotum, on ne le reconnaît pas aussi facilement, ou bien les deux parties s'apostèment ensemble; *quelquefois l'apostème du testicule se termine par de la toux, et la matière est entraînée vers la poitrine,* etc. Un praticien m'a dit qu'un malade avait d'habitude une douleur de la hanche se terminant toujours par une tumeur du testicule; à l'arrivée de la douleur de la hanche, on lui donna un clystère fort (clysterium acutum) et il fut guéri de sa douleur sans qu'il s'ensuivît de tumeur du testicule.

VII. Une question est soulevée : on a dit ici que sur les apostèmes de la verge on applique des répercussifs; or le contraire était prescrit par la 7e règle générale du chap. SUR LE TRAITEMENT DES APOSTÈMES EN GÉNÉRAL, c'est-à-dire que dans un émonctoire et près des organes principaux il ne faut pas appliquer de répercussifs. Il faut répondre qu'on peut, quand cela est nécessaire, appliquer sur la verge des répercussifs nonobstant la règle susdite, quoique la verge soit l'émonctoire des testicules et près d'eux.

Pour rendre cela évident, il faut noter que certains émonctoires sont plus sensibles que les organes dont ils sont les émonctoires et dont ils sont proches, comme ici c'est le cas, en sorte que la matière nuira moins étant répercutée vers les testicules qu'en restant dans la verge. En outre, il y a certains émonctoires d'organes principaux qui sont indispen-

sables à l'existence même; sur ceux-là on ne doit pas appliquer de répercussifs; d'autres sont les émonctoires d'organes qui sont là pour le
bien-être seulement [1], comme ici; sur ceux-ci on peut appliquer des
répercussifs et non sur les autres; car il est en effet plus nécessaire de
vivre que de bien vivre. Ceci considéré, la règle n'est pas concluante
parce qu'il faut l'entendre seulement des émonctoires des organes principaux qui sont liés à la vie même, et de ceux qui sont moins sensibles que les organes principaux dont ils sont les émonctoires; c'est
pourquoi, etc.

CHAPITRE VINGT-DEUXIÈME

*Du traitement des apostèmes du périnée, de l'anus et des parties
voisines.*

REMARQUONS à ce sujet qu'on reconnaît ces apostèmes de la
même façon que les précédents; ils résultent d'un grand
afflux d'humeurs dans ces parties, car si le flux est peu
abondant, il se forme une *figue*, ou une *mûre*, des *hémorroïdes*, des *condylomes* ou des *attrites* [2] et beaucoup d'autres maladies
dont nous parlerons plus bas.

Le traitement de ces apostèmes est le même que celui des précédents :
d'abord des évacuations et un régime approprié contraire à la cause de
la maladie, comme il a été dit pour les apostèmes ordinaires.

Il y a quelques considérations à ajouter :

I. Les maladies de l'anus sont de guérison difficile pour six causes :

---

1. « Quae sunt propter esse... alia... quae sunt propter bene esse. »
2. « Ficus », la *figue* ou le *fic*, dans le français du xive siècle, est, d'après Joubert,
une excroissance molle et spongieuse, de couleur cendrée ou pâle, granuleuse, avec
un pédicule grêle comme la figue (d'où lui vient son nom), le plus souvent pendante
entre les fesses. Quelquefois elle donne une excrétion blanchâtre. On en rencontre
rarement de dures, celles-là sont formées par l'humeur mélancolique, les autres
sont dues à la pituite épaisse.
« Attritum » ou « atricum », l'*atrice* est une excroissance en forme de mûre, très
douloureuse, formée par de la bile grossière. Elle est rouge, violacée, granuleuse
comme une mûre. Arnaud l'appelle *attrite*, et la définit une chair superflue qui
pend autour du fondement.
« Condylomata »; le condylome est formé de mélancolie grossière, c'est une
excroissance de chair calleuse qui se montre le plus souvent au siège ou à l'entrée
du vagin. Son nom vient de ce qu'il fait une saillie analogue à l'éminence articulaire
qu'on nomme, en grec, *condyle*. (Joubert, *V. G. de Ch.*, p. 346.)

1° il est inférieur ; 2° c'est le canal des fèces et il est près d'autres canaux ;
3° il est nerveux et très sensible ; 4° il est froid et par conséquent reçoit
plus de superfluités ; 5° il est plus caché à l'air ; 6° le mal est révélé plus
tardivement par pudeur ; on peut ajouter une 7° cause : comme on révèle
rarement les maladies, on les opère peu, aussi quelques praticiens seulement savent-ils les opérer.

II. Les maladies internes de l'anus sont de traitement plus difficile
que les externes pour quatre causes : 1° on ne peut les voir ; 2° les fèces
salissent le mal en sortant ; 3° elles repoussent les médecines ; 4° l'anus
a le fond en haut et l'orifice en bas, aussi les médecines glissent-elles
sans être expulsées.

III. Au traitement des maladies du périnée et de l'anus conviennent
quelques-unes des règles données au traité II (doctr. 1, chap. DES
CHOSES REQUISES POUR LE TRAITEMENT DES PLAIES DES NERFS EN PLUS DU TRAITE-
MENT DES PLAIES EN GÉNÉRAL), et quelques règles énoncées dans le chap.
précédent, d'où il résulte que dans les maladies de ces parties on n'appliquera rien de froid en acte, mais qu'on devra chauffer artificiellement
ce qu'on appliquera.

IV. On n'appliquera rien qui cause une douleur violente, comme une
tente longue ou un corrosif ;

V. Ni aucun suppuratif quel qu'il soit.

VI. Aussi longtemps que ces maladies seront accompagnées d'une
douleur notable, on n'y fera aucune opération violente.

VII. Toutes les fois qu'avec ces maladies il y aura une forte douleur,
on commencera le traitement par des calmants ; si la douleur est tolérable, on commencera le traitement par une purgation.

CHAPITRE VINGT-TROISIÈME

*Du traitement des apostèmes des hanches, des cuisses et des parties
situées au-dessous.*

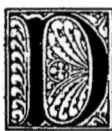

DEUX parties dans ce chapitre : 1° du traitement des apostèmes
de ces régions qui suppurent rarement ; 2° du traitement de
ceux qui suppurent souvent.

I. Les apostèmes ou tumeurs des articulations suppurent
rarement, leur traitement sera exposé dans la 3° Doctrine de ce Traité, au
dernier chapitre.

II. Les apostèmes qui dans ces régions deviennent le plus souvent

purulents, sont ceux qui se forment loin des articulations ; plus les régions
ou les parties dans lesquelles ils siègent sont charnues, plus souvent ils
suppurent, et plus tardivement et difficilement on reconnaît le pus ; moins
ces parties sont charnues, plus la suppuration se forme tardivement, et
plus rapidement on la reconnaît.

Le traitement des apostèmes de ces régions est semblable à celui des
apostèmes des bras et des apostèmes analogues, avec deux additions :
1° ici des scarifications sur les fesses sont de la plus grande efficacité ;
2° on ne fera jamais d'ouverture sur les côtés antérieurs du genou sous
la rotule ; ce sont en effet des endroits mortels et suspects. En réalité
j'ai vu plusieurs malades mourir à la suite d'ouvertures faites en ce lieu.

Fin de la 2e Doctrine du IIIe Traité.

*Il faut remarquer que je ne donne pas ici la table des chapitres de la
IIIe Doctrine du IIIe Traité ; je l'ai mise en tête de ce Traité, craignant de mourir avant de l'avoir achevé et voulant cependant que
mon intention générale fût conservée à la postérité, afin qu'on pût
compléter ladite Doctrine et l'ouvrage entier[1].*

1. Cette note de M. n'a pas de sens si on la rapporte à la 2e Doctrine comme le
font les mss et l'éd. 1892, car nulle part, il ne place la table à la fin de la Doctrine,
mais toujours au commencement ; au contraire cette note s'explique très bien en
la rapportant à la 3e Doctrine, dont la table est déjà en tête du IIIe Traité. Cependant les mss portent 2e Doctrine ; je crois à une erreur des copistes, dans le ms. 7139
le chiffre peut être pris à la fois pour un 2 ou un 3.

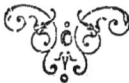

TROISIÈME DOCTRINE

Ici commence la troisième Doctrine du troisième Traité.
Du traitement de certaines maladies spéciales
à certains membres, comme la cécité aux yeux,
la teigne à la tête, la coagulation du lait
aux mamelles et l'esquinancie à la gorge.

INTRODUCTION PARTICULIÈRE

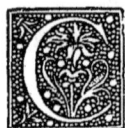

OMME le dit Galien (au Ier l. du *De juvamentis membrorum*, chap. 1er, proposition Ire) les corps des animaux sont les instruments des âmes qui sont en eux ; par eux et par leurs divers membres est exécuté ce dont l'âme a besoin. L'âme est donc l'agent principal ; le corps et les membres sont ses organes ou ses instruments organiques ; c'est comme la main et la hache quand il s'agit d'abattre un arbre : de même que la main sans la hache ou la hache sans la main ne pourraient couper l'arbre, de même ni l'âme sans les membres ni les membres sans l'âme ne peuvent exécuter aucune action extérieure. Le corps et l'âme sont si étroitement unis l'un à l'autre, que tant que l'un est malade, quel qu'il soit, l'autre ne peut agir extérieurement. Il est donc évident que quiconque est atteint d'une maladie soit d'un membre ou du corps, soit de l'esprit, comme le fou furieux, ne peut reconnaître la vérité dans aucune faculté, ni accomplir aucune action extérieure légitime, travail, étude ou enseignement. Aussi Galien disait-il (au Ier l. du *De ingenio*, chap. 5) : que celui qui veut guérir l'âme, guérisse d'abord le corps, et Constantin dans son petit livre SUR LES INCANTATIONS, SORTILÈGES, MALÉFICES, MÉDECINES SUSPENDUES AU COU, ETC., prouve la réciproque, à savoir que qui veut guérir le corps doit d'abord guérir l'âme. Sa démonstration est donnée au chap. 4e et dernier de la 2e Doctr. du Traité II, intitulé DU TRAITEMENT DU CANCER ULCÉRÉ, dans les explications, au notable 16 et dernier.

Donc puisque le corps et les membres malades ne peuvent être opérés ni même être examinés comme il faut, il est nécessaire d'établir la doctrine du traitement des maladies de chaque membre, si l'on veut éviter ces deux inconvénients.

La composition de cette Doctrine obligeant souvent l'auteur à se fatiguer beaucoup et de diverses manières, que Dieu lui soit en aide, car ainsi que l'a dit Jean Mesuë dans sa *Pratique* (à la 3e partie de la 1re section SUR LES MALADIES DES ORGANES DE LA NUTRITION, au chap. SUR L'INDIGESTION), sans Dieu personne ne saurait écrire suffisamment l'histoire des médicaments qui font l'objet de cette Doctrine, et sans son concours le chirurgien qui s'occupe du traitement du corps de l'homme, manque son but. Et ce n'est pas étonnant! C'est Dieu en effet qui a créé la Nature qui gouverne tous les corps et qui, plus puissant qu'elle, la régit à son tour. Si son influence sur la Nature vient à manquer, l'action de celle-ci disparaît aussitôt et elle-même toute entier. Que donc le chirurgien, dans ses opérations, ait Dieu devant les yeux et Dieu l'éclairera au moment du besoin, il pourra opérer sans inquiétude en quelque lieu que ce soit ; mais qu'il ne se glorifie pas ni ne s'exalte lui-même. A qui croit en effet tout savoir, tout a coutume de manquer, en sorte qu'il arrive que ceux-là échouent honteusement, aussi bien dans le traitement de maladies facilement guérissables que dans celui de maladies difficiles et pour ainsi dire impossibles à guérir, lesquelles sont guéries ensuite par des médecins de peu de valeur ou des femmes tout à fait ignorantes ; c'est pourquoi les médecins orgueilleux seront confondus pour l'éternité. Que le chirurgien ne s'enorgueillisse donc pas ; mais que, craignant Dieu, puisque la crainte du Seigneur est le commencement de la sagesse et que rien ne manque à ceux qui craignent le Seigneur, il se confie à la largesse de sa miséricorde et à la plénitude de sa puissance. *Grâce à elles, quoique languissant, je vis pour ainsi dire miraculeusement et par grâce spéciale, et j'ai déjà vécu pendant trois années* [1] *contre le jugement unanime des médecins,* demandant au Créateur et le suppliant que, de même qu'il a prolongé la vie du roi Ezéchias, de même il prolonge la mienne, s'il lui plaît, pour le bien commun, jusqu'à ce que je puisse achever cet ouvrage, et que pour le compléter ma doctrine se condense comme la pluie, et que mes paroles se répandent comme la rosée.

1. C'est dans l'Introduction du IIIe Traité que H. de M. exprime pour la première fois des craintes sur sa santé ; la première Doctrine de ce Traité a été écrite après 1316, après la mort de Louis le Hutin (p. 572) ; en ce moment, en rédigeant l'Introduction de la troisième Doctrine, H. de M. est très malade, depuis trois ans surtout, dit-il : ceci nous mettrait vers 1319 ou 1320 ; sa maladie fait des progrès, car il n'achève pas la 3e Doct. du IIIe Traité et passe de suite à l'*Antidotaire,* pour répondre aux demandes de ses élèves (V. p. 405, 406, 486, 494, 572).

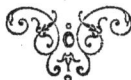

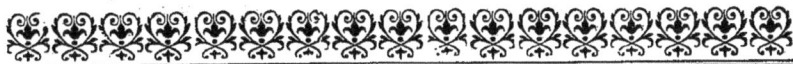

CINQUIÈME TRAITÉ

Ici commence l'Antidotaire de la Chirurgie de Maître
Henri de Mondeville, contenant une seule Doctrine
en dix chapitres.

CHAPITRE PREMIER

Considérations générales servant d'introduction au présent Traité.

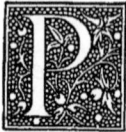

OUR la parfaite intelligence des questions exposées dans ce cinquième Traité, intitulé : *Antidotaire*, nous présentons ici 19 propositions préliminaires.

I. *Antidotum,* c'est-à-dire « donné contre », est un mot composé de la préposition grecque « anti », qui signifie contre, et de « datum », comme si on disait *contradatum* [1]. Comme le dit maître Simon de Gênes dans ses *Synonymes,* antidote, remède, soulagement et secours expriment la même idée. Du mot Antidote on a fait celui d'Antidotaire pour désigner une compilation d'antidotes, c'est-à-dire de médicaments composés remplissant, non une seule, mais plusieurs et diverses indications, et qui doivent être décrits, afin qu'on les trouve promptement, dans une suite de chapitres particuliers, qu'on doit réserver pour l'*Antidotaire.* Si dans celui-ci on mentionne les médicaments simples, c'est afin de renseigner sur les médicaments composés, qu'ils servent à former.

II. Un *Antidotaire* est nécessaire pour le traitement des maladies, ainsi qu'il ressort de l'autorité de Galien dans le livre VII du *De ingenio,* chap. 3, où il dit : Le rétablissement du trouble de la complexion et la guérison des maladies sont obtenus, si on remplit en même temps les deux conditions suivantes : connaître les remèdes qu'il convient d'employer, et savoir de quelle manière ils doivent être administrés. Ces deux notions sont fournies par les livres qui traitent des médicaments simples et composés; ceux qui concernent les médicaments composés sont dits Antidotaires; donc, etc.

III. Trois raisons justifient la composition des Antidotaires : 1° la brièveté et l'utilité; il est en effet plus utile et plus court de donner successivement en un chapitre particulier et distinct la description de chaque médicament, que de décrire celui-ci en cent, mille lieux différents, ou plus encore; — 2° comme le nombre des antidotes qui peuvent remplir une même indication est considérable, il serait trop long de les mettre tous dans le même chapitre, il en résulterait une confusion intolérable,

---

1. M. se trompe dans son explication étymologique. *Antidoton* est un mot grec dont la seconde partie « doton » est un adjectif verbal dérivé du verbe *didómi,* donner. Il ne fallait donc pas faire intervenir dans ce cas le participe latin *datum.*

injustifiable et tout à fait inutile; en outre, la moindre *Pratique* serait plus volumineuse que tout le *Canon* d'Avicenne; — 3° puisqu'une maladie quelconque, dont le malade guérit, parcourt quatre périodes, pour chacune desquelles il est nécessaire d'employer de nombreux antidotes, et encore pour d'autres motifs, il est indispensable que nous ayons un Antidotaire afin d'éviter la confusion et la prolixité, si inutiles, incommodes et dispendieuses.

IV. Un Antidotaire est plus nécessaire en Chirurgie qu'en Médecine; en effet, avant Galien qui fut le premier et le plus éminent des médecins après Hippocrate, aucun de ceux-ci ne composa un Antidotaire dont nous ayons connaissance. Au surplus, Galien lui-même ne composa pas d'Antidotaire médicinal, mais seulement un Antidotaire chirurgical, appelé *Catageni*[1], ce qui prouve qu'il considérait ce dernier comme plus nécessaire.

V. Il y a trois raisons pour donner le titre d'Antidotaire à une compilation de médicaments composés plutôt qu'à une compilation de remèdes simples : la première est que le tout étant plus élevé que chacune de ses parties, comme les topiques composés sont un tout par rapport aux simples, il convient plutôt d'accorder le titre d'Antidotaire à l'histoire des composés. — La seconde raison est que les topiques composés agissent d'après deux propriétés, d'abord celle des simples, puis celle du mélange (fermentatio); ils sont donc plus élevés en dignité que les simples qui n'agissent que d'après une propriété, et puisque le titre doit appartenir au plus digne, etc..... — Enfin la troisième raison est tirée du langage des auteurs; en effet Galien, Avicenne et les autres auteurs ont appelé Antidotaires les livres qui traitent des médicaments composés et non ceux qui concernent les simples. C'est pourquoi, etc....

VI. Dans la Préface de son *Antidotaire*, Galien donne relativement à la composition des topiques cinq raisons, auxquelles on en peut ajouter deux, en tout sept : 1° une maladie quelconque ne peut être guérie par un seul remède simple, car lorsque nous avons besoin d'échauffer tout le corps ou les membres refroidis avec des topiques ayant la quantité et le degré nécessaires, si par exemple, nous ne trouvons pas un remède simple du 3° degré, nous en composons un qui est chaud au troisième par le mélange de médicaments chauds au 4° et au 1er degré; — 2° nous avons quelquefois besoin d'employer un remède sous une forme autre que celle qui est la sienne propre, comme, par exemple, de composer des onguents fusibles avec des corps solides; — 3° nous sommes parfois

---

1. L'auteur veut parler du Traité connu sous le titre « περὶ συνθέσεως φαρμάκων τῶν κατὰ γένη » (De compositione medicamentorum per genera). Édition de Kühn, XIIIe volume.

obligés de modifier les propriétés des médicaments simples, ainsi nous diminuons l'onctuosité de l'huile par l'addition de cire; — 4° aux maladies composées correspond un traitement complexe qui ne peut être exécuté qu'avec des remèdes composés; — 5° il arrive quelquefois que nous avons besoin d'un médicament composé particulier, qui puisse résister à des maladies très graves, c'est pourquoi il est nécessaire de composer des médicaments chirurgicaux pour les cas fortuits et d'en tenir en réserve pour les divers besoins; — 6° il est quelquefois utile de renforcer ou d'affaiblir certains remèdes simples dont nous voulons nous servir; c'est ainsi que nous augmentons l'énergie des corrosifs faibles avec l'Arsenic sublimé, et que nous atténuons l'Arsenic en le mélangeant avec un médicament froid; — 7° quelquefois, dans le traitement des fistules et des ulcères profonds, nous avons besoin et nous voulons nous servir de quelque remède simple; s'il est trop dur ou trop gros par exemple, on ne peut l'introduire sous sa forme propre, il convient alors de le soumettre à une décoction ou quelque chose de semblable, et de le mélanger avec quelque liquide.

VII. Les raisons qui nous ont conduit à composer notre Antidotaire sont au nombre de sept : 1° tous les jours surviennent de nouveaux cas chirurgicaux qui exigent l'application de nouveaux topiques, parce que toute situation nouvelle nécessite de nouvelles résolutions; — 2° lors même qu'aucun nouveau cas ne se présenterait, on a cependant pour les cas ordinaires et anciennement connus, inventé de nouveaux traitements qui exigent de nouveaux antidotes topiques; — 3° en supposant que de nouveaux cas ne se produisent pas et qu'aucun traitement local n'ait été nouvellement institué, il est possible que les recherches modernes aient fait découvrir dans les anciens remèdes composés beaucoup de nouvelles propriétés qu'on ne saurait passer sous silence. C'est ainsi que, *contrairement à l'opinion de tous les auteurs de médecine*, on a constaté expérimentalement à notre époque, que *toutes les blessures curables sont promptement, facilement et sûrement guéries au moyen d'un seul médicament*, et que l'onction avec le Dialthea suffit à détruire le flegme salé et d'autres semblables; — 4° tous les antidotes composés utiles au chirurgien n'ont pas été mentionnés dans chaque Antidotaire. Bien plus, quelques-uns se trouvent dispersés en plusieurs ouvrages, et aucun de ceux-ci ne les contient tous. C'est pourquoi, il semble qu'il est fort utile de composer un nouvel Antidotaire où soient réunis les antidotes locaux épars çà et là, et ceux qu'il y a avantage à grouper ensemble; — 5° puisque beaucoup de topiques composés, autrefois fameux et qui tenaient une grande place dans les anciens Antidotaires, ont été abandonnés par les chirurgiens modernes, il y a avantage à les omettre dans les Antidotaires récents et à ne pas les décrire avec nos médicaments;

qu'on n'en soit pas surpris, il y a déjà longtemps qu'Horace a dit :

Multa renascentur quæ jam cecidere, cadentque
Et subito casu, quæ valere, ruunt [1].

6° *Ce serait une absurdité et presque une hérésie de croire que Dieu, glorieux et sublime, ait accordé à Galien un sublime génie à condition qu'aucun mortel après lui ne découvrît rien de nouveau. Quoi! Dieu aurait ainsi abandonné une partie de sa puissance! Dieu n'a-t-il pas donné en propre à chacun de nous, comme à Galien, un génie naturel? Misérable serait notre esprit, si nous ne devions connaître que ce qui a été découvert avant nous.* Les modernes sont relativement aux anciens comme un nain placé sur les épaules d'un géant : il voit tout ce qu'aperçoit le géant, et plus loin encore. Aussi pouvons-nous savoir des choses inconnues du temps de Galien et il est de notre devoir de les relater dans nos écrits. — 7° Là où est le moins doit aussi être le plus ; nous voyons dans les arts mécaniques, dans l'architecture par exemple, que si celui qui au temps de Galien excellait à construire des temples et des palais revenait à la vie, il ne serait pas même digne de servir un architecte suffisant de notre temps. Bien plus, nous voyons qu'on démolit, pour les rebâtir de meilleure manière, les anciens temples et palais. De même, et à plus forte raison, les anciennes notions des sciences libérales (in scientiis liberalibus) peuvent-elles être améliorées; il est nécessaire alors d'ajouter à quelques-unes et de décrire les nouvelles.

VIII. Les raisons qui me poussent plus fortement à composer dès maintenant ce cinquième Traité ou Antidotaire, sont au nombre de trois; elles se sont produites depuis que je suis arrivé à la troisième Doctrine du Traité concernant les traitements de certaines maladies chirurgicales particulières à certaines parties du corps et non à d'autres, comme la teigne à la tête, la surdité aux oreilles, la cataracte aux yeux, tout le quatrième Traité concernant les maladies des os et les fractures étant laissé de côté. — Donc la première raison est que ce cinquième et dernier Traité semble plus utile que chacun des autres; la seconde est que mes élèves, à maintes reprises, m'ont vivement sollicité de me hâter de composer cet Antidotaire, alors qu'à Paris je lisais les autres Traités de ma *Chirurgie*; enfin la troisième qui me fait considérer cet Antidotaire comme plus nécessaire et plus utile, c'est que d'une part, l'art est au premier rang dans la raison qui me pousse le plus, d'autre part je ne suis pas destiné à vivre longtemps, à moins que, par une grâce spéciale, Dieu ne prolonge mon existence. *Je suis asthmatique, toussailleux, phtisique*

---

1. Les derniers mots ne se trouvent pas dans l'art poétique d'Horace et sont une paraphrase de *cadentque*.

et en consomption et, par conséquent, il est préférable pour moi-même et aussi plus utile de me hâter dans mon travail [1].

IX. Il est bon de rappeler que précédemment (chap. 1er, Doctr. II, Traité II, intitulé DU TRAITEMENT GÉNÉRAL DES ULCÈRES, dans la partie où il est question du traitement des ulcères virulents), il a été montré que quelquefois le chirurgien doit passer d'un remède faible à un remède fort, et réciproquement. Dans le même chapitre ont été aussi expliqués les motifs de ce changement et la manière d'y procéder. Il a été dit aussi que parfois le chirurgien doit passer d'un topique à un autre de propriété similaire, pour l'une des deux raisons suivantes : d'abord, la Nature accoutumée à un même topique devient paresseuse et finit par le mépriser tellement qu'elle n'est plus influencée par lui, car l'accoutumance ne détermine pas de trouble que le chirurgien puisse percevoir lorsqu'un topique a été employé pendant plusieurs jours; mais il remarque qu'en continuant à user du même il n'y a plus d'amélioration. — La seconde raison est que rarement, on pourrait dire jamais, on ne trouve de remède qui soit également utile à tous ceux qui sont atteints de la même maladie. Bien plus, ce qui réussit à plusieurs n'atteint pas le but chez l'un, de sorte qu'il est nécessaire d'avoir plusieurs remèdes pour le même cas, afin que si l'un d'eux reste inefficace, l'application immédiate d'un autre réussisse. En effet, quelquefois dans le même cas, tel médicament est avantageux à Pierre, mais non à Paul; il soulage Pierre à un moment, mais non à l'autre. — Cette diversité d'action peut dépendre présentement de quatre causes : 1° chaque individu, indépendamment de la complexion commune à l'espèce, laquelle est chaude ou froide, etc., possède une complexion propre qu'il est impossible de retrouver chez un autre individu; — 2° pareillement, chaque remède comme chaque individu, outre la complexion commune, a une complexion particulière et si, toutes choses égales d'ailleurs, les complexions de chaque substance sont bien proportionnées, le remède guérit; sinon, non. J'ajoute que le même remède produit des effets différents suivant qu'il est de préparation récente

---

1. Éd. 1892 : « Tum quia longaevus non sum, nisi Deus de gratia speciali prolongaverit mihi vitam, quia asthmaticus sum, tussiculosus, phthisicus et consumptus et ideo *magis utile* est circa ipsum tanquam magis *utilem* occupari ». Manuscrit 1487 : « Tum quia longevus non sum nisi deus de gratia speciali prolongavit mihi vitam quia asmaticus sum, tussiculosus, ptisicus et consumptus ideo *melius* est circa ipsum tanquam magis *utile* occupari ». Ces deux phrases aident à faire voir la différence qu'il y a entre le texte du XIVe siècle, et celui de l'éd. 1892, dans laquelle la forme ancienne est remplacée le plus souvent par l'orthographe latine actuelle. — H. de M. confirme ici ce qu'il a dit dans l'Introduction de la 3e Doctrine du IIIe Traité, au sujet de sa santé. Celle-ci est si mauvaise, qu'il ne rédige ni la 3e Doctrine, ni le IVe Traité, il passe à l'*Antidataire*, dont il n'écrira pas le dernier chapitre.

ou ancienne [1], selon qu'il a fermenté ou non ; — 3° la variété des constellations, qui changent à chaque moment, peut être cause de la diversité d'action des remèdes ; — 4° la quatrième cause peut être la spécificité (tota species) qui est une certaine propriété inhérente à chaque remède individuellement, en outre de la complexion commune qui est chaude ou froide. Par exemple, chaque fragment individuel d'un aimant possède quatre propriétés, par le moyen desquelles il agit de quatre manières : il se compose de matière dont l'application sur le corps humain l'accable par sa pesanteur et le blesse par sa dureté ; — il a la forme et la complexion commune à tous les corps, qui est la froideur et la siccité, de telle sorte qu'appliqué sur le corps humain il le refroidit et le dessèche ; — il a une troisième propriété qui est spécifique et appartient exclusivement à l'aimant. Cette propriété appartient [2] perpétuellement à tout aimant et à rien autre, comme le rire à l'homme ; elle appartient à l'aimant entier composé de matière et de forme communes ; elle est distincte de la matière et de la forme, car ce qui a la forme commune n'a pas nécessairement la spécificité et non réciproquement. En effet la qualité première de l'aimant n'est pas la complexion, mais sa spécificité, qui est dite par quelques-uns spécificité parfaite (perfecta species), grâce à laquelle l'aimant appliqué sur le corps attire le fer enfoncé. — Outre ces trois propriétés, chaque aimant en possède une dernière spéciale, par laquelle il attire le même morceau de fer plus ou moins vite, ce que ne fait [3] pas un autre aimant d'égale quantité, étant donné que le morceau de fer n'oppose pas quelque résistance venant d'une de ses parties ; c'est pourquoi le même morceau de fer n'est pas attiré également par deux aimants.

X. Je ne donnerai pas dans le présent Antidotaire, parce que cela ne serait pas raisonnable, les recettes relatives aux topiques communs et usuels qui ont été mentionnés dans l'*Antidotaire de Nicolas*, tels que les emplâtres de Diachylon et de Cire, l'Apostolicon, l'Oxycroceum, l'onguent brun Populeum et autres semblables. Cet Antidotaire soit en français, soit en latin, étant assez répandu et d'ailleurs peu coûteux, il y aurait confusion et presque redite à décrire ici les topiques susdits.

XI. Il ne faut jamais appliquer extérieurement un remède topique chez un sujet pléthorique, avant de l'avoir purgé autant qu'il est nécessaire. Cette règle a été établie par Galien (dans le *Techni*, Traité DE CAUSIS, chap. 24 : « sufficiunt autem manifeste », dans le canon : « si ergo fuerit totum corpus) » ; elle a d'ailleurs été suffisamment développée dans le

---

1. Éd. 1892 : « Inducit secundum quod antiqua »; manuscrit 1487 : « Inducit secundum quod recens aut secundum quod antiqua ».
2. Éd. 1892 : « convenit omni *et* soli »; — manuscrit 1487 « ... omni soli ». Il faut lire : convenit omni (magneti) et solo (magneti).
3. Éd. 1892 : « quam faciat »; manuscrit 1487 : « quin faciat ».

chapitre général sur le TRAITEMENT DES APOSTÈMES, à la quatrième règle
générale. Galien ayant omis de faire connaître les exceptions, certains
médecins, comme des disciples peu perspicaces, acceptent la règle telle
qu'elle est présentée. Ils s'efforcent de l'imposer aux chirurgiens et
détournent ceux-ci de l'emploi des moyens utiles, jusqu'à ce qu'ils aient
purgé et aient agi selon les règles, aussi aucun malade ne sort de leurs
mains sans avoir été considéré comme pléthorique et purgé en conséquence. D'autre part, les chirurgiens se plaignent vivement de la rigueur
de cette règle de Galien, alléguant qu'elle est peu fondée, ou même
nullement fondée, du moins en 14 cas. Puisque la règle souffre tant
d'exceptions, ils veulent appliquer indifféremment leurs topiques dans
tous les cas, au grand désespoir des médecins et quelquefois des malades
et, nonobstant le susdit précepte, ils prétendent qu'ils n'ont pas occasion de voir des malades pléthoriques ou ayant besoin des conseils des
médecins.

Les 14 cas qui forment exception à la règle sont les suivants : 1° la
pléthore n'est pas un empêchement à l'emploi des remèdes défensifs, et
d'ailleurs plus elle est marquée, plus il y a urgence à employer les topiques
défensifs ; — 2° quand la douleur est intolérable et sans répit, le malade
peut mourir avant qu'il ait été purgé ; si on n'applique pas un calmant,
— 3° lorsque la matière nocive est dure, les émollients sont utiles avant
la purgation, parce qu'ils rendent la matière plus apte à la purgation ; —
4° dans les apostèmes qui surviennent par congestion, avant d'administrer
une purgation, il est utile d'appliquer des remèdes qui réconfortent la
complexion et la faculté de digestion et d'assimilation de la partie
malade ; — 5° lorsque la matière est profondément située, comme dans
la hanche [1], il convient, avant la purgation, d'appliquer des remèdes
extractifs comme le Levain ; — 6° on ne doit pas purger pendant la grossesse ; — 7° il ne faut pas purger pendant une crise ; — 8° surtout chez
les enfants ; — 9° et chez les vieillards. Dans les quatre cas précédents,
lors même que le sujet pléthorique n'a pas été purgé, on peut appliquer
les topiques avant la purgation, car il n'est pas permis de laisser mourir
le malade sans avoir employé les topiques ; — 10° il ne faut pas purger
dans les apostèmes de la convalescence ; — 11° ou dans les apostèmes
des émonctoires [2] ; en effet dans les deux cas précédents, que le corps
soit purgé ou non, on peut appliquer des extractifs ; — 12° il ne faut pas
purger dans les apostèmes situés près des organes nobles ; — 13° ou qui
sont de matière furieuse ; — 14° ou de matière venimeuse. Dans les trois

---

1. « Ut in scia » ; il s'agit peut-être de la *coxalgie*, que l'on désignait parfois sous
le nom de *sciatique*.
2. M. veut parler des abcès des ganglions lymphatiques de certaines régions.

cas précédents, même chez un sujet pléthorique non purgé, on peut et on doit appliquer des topiques qui s'opposent au détournement (raptum) de la matière vers les organes internes.

Bien comprise, cette règle est rationnelle et conforme à l'art. Du reste, aucune proposition médicinale n'est nécessairement vraie d'une manière absolue, mais il suffit qu'elle soit vraie dans un grand nombre de cas et qu'elle semble rationnelle, comme on l'a vu ailleurs. Ces règles sont utiles aux malades et aux médecins, et elles l'ont été autrefois aux chirurgiens consciencieux et rationnels. Mais il n'en est plus de même aujourd'hui, à cause de la méchanceté, de la perfidie et de la perversité des modernes. *Étant forcés de nous mettre en garde contre la malice des hommes et de conformer notre conduite à celle de nos contemporains*, comme il est préférable pour nous de tromper les trompeurs que d'être victimes de leurs fraudes, nous sommes quelquefois entraînés à dénaturer et à vicier notre art et, aujourd'hui surtout, à prendre toutes sortes de précautions, comme Jupiter lorsqu'il changea en Bourdon un histrion qui avait bourdonné devant son image. A cause de ces inquiétudes pénibles et de ces craintes, dès que nous sommes mandés auprès d'un malade, nous appliquons aussitôt un topique, en négligeant les contingents et les conditions particulières. De là résulte que les topiques employés maintenant doivent être tels, que s'ils ne secourent pas, au moins ils ne nuisent pas. Déjà précédemment, au commencement du second Traité, dans les préliminaires généraux de la chirurgie, j'ai parlé des ruses, des subtilités et des propos malicieux que les chirurgiens dirigent contre les autres chirurgiens, contre les médecins, les malades et le public.

XII. Après avoir mis en ordre et classé les médicaments simples qui servent à composer des topiques destinés chacun à un cas spécial, on peut répartir ceux-ci en *neuf espèces de topiques chirurgicaux*, qui sont : les *huiles*, les *onguents*, *emplâtres*, *épithèmes*, *encathismes* ou *bains locaux*, *cataplasmes*, *bouillies*, *embrocations* et *sinapismes*.

Les avantages de la variété des topiques qui sont absolument formés des mêmes remèdes, qui ont presque les mêmes propriétés, mais présentent des formes différentes de composition, sont au nombre de deux, l'un réel, l'autre apparent ; le réel en présente lui-même trois : 1° le même médicament ne convient pas à tous les individus ou n'agit pas également ; — 2° s'il convient à tous et agit également, cependant il n'agit pas en tout temps ; — 3° la diversité de composition correspond à une différence d'action. — L'avantage non réel, mais apparent, est de pouvoir plus aisément donner satisfaction aux malades dont l'un veut un onguent, l'autre un emplâtre, et le troisième ne se contenterait pas de tous les topiques de ce livre. Il en est en effet qui ne veulent plus d'un même médicament, si excellent qu'il soit, lorsqu'il est appliqué depuis longtemps ; ils se plaignent continuellement, de telle sorte que les chirurgiens ont coutume d'employer un même onguent diversement coloré, tantôt verdi au moyen du suc de Rue ou de Plantain, tantôt jauni par le Safran, noirci par l'addition d'encre ou rougi par le moyen d'un Bol composé de plusieurs substances.

L'*Onguent* est un topique peu épais, onctueux, tellement trituré et mélangé qu'il ne doit présenter aucune aspérité. Les raisons qui nous engagent à composer des topiques onctueux sont au nombre de cinq : 1° ils pénètrent plus facilement que les poudres et autres matières similaires; — 2° ils sont mieux supportés par les membres; — 3° ils sont plus doux; — 4° la friction au moyen d'un onguent, précédant l'application d'un emplâtre, ouvre les pores et permet à celui-ci de pénétrer dans la profondeur; — 5° la réputation des onguents est telle depuis longtemps auprès des paysans et des chirurgiens, qu'ils ne croient pas pouvoir guérir sans eux; bien plus ils ne traitent rien sans employer des onguents, et aussitôt les malades disent qu'ils éprouvent de l'amélioration. Aussi, voit-on beaucoup de chirurgiens appliquer dans tous les cas un seul onguent, sauf qu'ils le varient, ainsi qu'il a été expliqué plus haut. Quelquefois ils en ont deux, l'un pour ceux qui paient bien, l'autre pour ceux qui paient mal ou qui ne paient pas. Le premier est le moins bon, parce que la rémunération donnée par ceux qui paient bien étant proportionnelle à la durée du traitement et à la quantité des soins donnés, il en résulte qu'elle est d'autant plus élevée que le traitement a duré plus longtemps. Le second onguent est meilleur, car plus nous soignons pendant longtemps ceux qui paient mal, plus nous perdons notre peine. Quelques chirurgiens ont trois onguents, le premier est chaud, le second froid, le troisième est un mélange des deux autres. Il en est qui en ont quatre, ajoutant aux trois précédents un quatrième onguent fait avec tous les restes de ceux-ci; et ce dernier est meilleur et plus tempéré. Il en est de même pour le pain des fourniers et des meuniers, qui est réputé meilleur que les autres parce qu'il est fait avec divers grains et pâtes.

L'*emplâtre* est un topique solide, fusible par la chaleur, non onctueux, que l'on conserve sous la forme de magdaléons [1]. Les topiques sous forme d'emplâtres présentent trois avantages : 1° leur action se fait sentir plus longtemps que celle des autres topiques, comme on peut l'induire de ce que dit Avicenne (l. IV, f. 4, tr. 3, PROPOS GÉNÉRAL SUR LES ULCÈRES) : il importe que nous ayons quelquefois des médicaments visqueux, adhérents et opilatifs qui retiennent les humeurs dans le même lieu; ainsi font les emplâtres; — 2° ils sont plus propres et moins désagréables que certains autres topiques; — 3° une fois appliqués on n'est pas obligé

---

1. On appelle ainsi un médicament qui a été roulé en cylindre pendant qu'il avait une consistance molle.

de les changer aussi souvent que les autres topiques, et en outre ils peuvent quelquefois rester en place un an et même plus en conservant leur vertu.

L'*épithème* est un topique composé du mélange de poudres très fines et de liquides dont on imbibe des linges ou des étoupes, qu'on applique ensuite sur la partie malade. Un topique de cette forme est avantageux lorsqu'on a besoin d'un médicament qui pénètre rapidement; en effet, l'épithème pénètre plus vite que l'emplâtre qui est épais, et que l'onguent que la cire et l'huile rendent opilatif.

L'*encathisme* (encatisma) est un bain local dont l'eau est tranquille et ne tombe pas de haut, comme est par exemple le bain qui va seulement jusqu'au nombril. Un topique de cette forme offre deux avantages : 1° quelquefois nous avons besoin de résoudre, etc., où il n'est pas décent de faire des embrocations, comme à l'anus et à la vulve; 2° il est quelquefois nécessaire de baigner une partie et non le corps entier, comme chez ceux qui souffrent de maladies des reins, afin d'éviter que les humeurs soient mises en mouvement dans tout le corps et n'augmentent les souffrances de la partie malade.

Les *bouillies* (pultes) sont des topiques composés de farine délayée dans l'eau, ou de sucs mêlés à l'huile ou au miel, le tout cuit ensemble. Les avantages de cette composition sont au nombre de deux : 1° les bouillies sont plus maniables et plus faciles à étendre que les autres médicaments; 2° elles adhèrent quelquefois assez pour qu'on n'ait pas besoin de les fixer au moyen d'un bandage, comme les mondificatifs qui ne renferment pas de graisse.

Le *cataplasme* est semblable aux bouillies, si ce n'est qu'il contient des herbes triturées, en plus des bouillies, comme on fait communément dans les topiques maturatifs. Cette forme de topique offre trois avantages : 1° les médicaments dont il se compose ont là leur vertu propre; 2° il est plus facile à faire et ne demande pas beaucoup d'art; 3° il est moins coûteux.

L'*embrocation* est un bain local tombant de haut sur la partie malade; elle est faite avec de l'eau chaude simple ou composée. Ce topique présente deux avantages : 1° comme il tombe de haut, il ouvre et dissout davantage; 2° les personnes délicates l'aiment beaucoup.

Le *sinapisme* consiste dans l'aspersion d'une poudre sur une partie du corps préalablement enduite d'un onguent. La sinapisation semble faite pour tromper un peu les malades, puisque seule parmi les modes de médication elle se compose de deux opérations successives, onction puis aspersion immédiate de poudre. Et à cause de cela, elle plaît davantage aux malades, parce qu'il leur semble que le chirurgien veut achever toute la cure en un jour.

XIII. Comme dans les chapitres relatifs aux médicaments régénérateurs, incarnatifs, cicatrisants et peut-être en d'autres endroits de cet
Antidotaire, il est fait mention de quelques médicaments brûlés et lavés,
il est convenable de parler ici du *mode de combustion* (adustio) et de
lavage, d'après les renseignements contenus dans le livre peu commun
de Sérapion, qui est intitulé *Servitor*, et où sont décrits tous les procédés
de préparation des remèdes. Laissant de côté les autres modes de préparation des médicaments, je m'occupe présentement du *mode de combustion*, d'abord de ses avantages, puis de ses procédés.

Les avantages de la combustion qui intéressent les chirurgiens, abs-
traction faite de ceux qui intéressent les médecins, sont au nombre de
quatre : 1° de deux vertus inhérentes à un même médicament, il peut
être utile de diminuer l'une et d'augmenter l'autre, c'est pour cela qu'on
brûle l'Alun, l'Encre et la Couperose qui dessèchent et corrodent, afin
d'augmenter leur action desséchante (siccitas) et de diminuer leur action
corrosive; — 2° par la combustion on purge des impuretés, c'est pour ce
motif qu'on brûle la Litharge et d'autres médicaments afin de les purifier;
— 3° la combustion augmente l'énergie (acuitas) de certains remèdes,
comme il arrive lorsqu'on brûle les coquilles d'Huîtres [1] ou celles des
œufs pour les convertir en Chaux; — 4° les médicaments brûlés se pilent
plus facilement, c'est dans ce but qu'on brûle le Plomb, l'Argent, les
scories du Fer et des autres métaux et les matières de même sorte.

Les *procédés de combustion* des médicaments qui intéressent les chirurgiens sont *au nombre de six* : le premier s'applique aux os, écorces,
coquilles d'œufs et de mollusques, Tartre et autres matières similaires :
on brise d'abord ces substances en fragments; ceux-ci sont ensuite mis
dans un pot bien nettoyé qu'on laisse dans un four pendant une nuit.
L'opération est terminée lorsque les substances sont devenues blanches
comme de la neige, sinon on continue jusqu'à ce que le résultat cherché
soit obtenu.

Le second mode de combustion s'applique au bol d'Arménie, aux
pierres minérales et aux autres substances de même sorte. Il se fait ainsi :
on les divise en morceaux de la grosseur d'une fève, puis on les chauffe
sur une tuile ou sur une plaque de fer.

Le troisième mode de combustion s'applique à l'Encre, à l'Alun, au
Chalcanthum ou fleur d'Airain, à la Couperose et aux autres matières
similaires. On les casse en fragments qu'on met sur une tuile ou sur
une coquille placée sur un feu de charbons. Ces fragments sont en outre
chauffés par des charbons placés au-dessus d'eux et dont on active la

---

1. Dans l'éd. 1892 et dans le manuscrit 1487 on lit : *testae obstratorum*, au lieu
de *testae ostracorum*, coquilles d'huîtres ou de mollusques en général.

combustion par insufflation, jusqu'à ce qu'il y ait ébullition, et que la matière cesse d'écumer, que les bulles s'arrêtent, ou jusqu'à ce qu'elles tendent à prendre une couleur verte.

Le quatrième procédé de combustion est employé pour les scories, la merde et les battitures de Fer et d'autres métaux. Après avoir pilé ces matières, on les mélange avec du Vin, du Vinaigre ou un autre liquide approprié au cas. Le mélange est introduit dans un vase en verre qu'on laisse dans un four pendant une ou plusieurs nuits, jusqu'à ce que la matière soit réduite à l'état de cendre n'ayant aucune aspérité.

Le cinquième procédé de combustion se pratique sur la Tuthie. On chauffe celle-ci jusqu'à rubéfaction sur des charbons maintenus en incandescence par insufflation. Ensuite on l'humecte avec un liquide tel que le Vin ou le Vinaigre. Lorsqu'elle est éteinte on la fait rougir de nouveau et on l'humecte comme précédemment. On répète jusqu'à ce que le produit ait les qualités requises.

Le sixième procédé de combustion est celui qu'on applique à l'Airain pour obtenir ce qu'on appelle *Airain brûlé* : Rp. Limaille d'Airain rouge 7 parties, de Soufre vif 1 partie, liez le tout dans un linge que vous enduirez complètement de Lut de sapience [1] et faites sécher; puis chauffez pendant deux jours sur un feu produit par la combustion d'excréments animaux; la substance est alors parfaitement brûlée. La plupart des préparations ci-dessus sont généralement conservées dans les pharmacies.

Relativement au *lavage des médicaments*, deux questions méritent d'être examinées : 1° les avantages; 2° les procédés. — *L'utilité du lavage* des médicaments se déduit de quatre motifs : 1° on veut atténuer la force d'un remède; c'est dans ce but qu'on lave la Chaux, l'Airain vert et autres matières de cette sorte; — 2° on veut débarrasser le médicament des impuretés qu'il contient; à cet effet on lave l'Huile; — 3° on désire que le médicament soit plus facile à piler; c'est pourquoi on lave la Tuthie, après toutefois qu'elle a été préalablement brûlée; — 4° pour enlever au médicament sa malignité; c'est pour cela qu'on lave la Térébenthine rousse, laquelle est irritante avant d'être lavée, et ne l'est jamais après cette opération.

Les *procédés de lavage* des médicaments, que les chirurgiens ont besoin de connaître, sont *au nombre de quatre* : le premier est celui qu'on emploie pour *laver l'Airain* : celui-ci après avoir été pilé est mis quatre fois par jour dans l'eau douce jusqu'à ce qu'il surnage et que l'eau ne

---

1. Éd. 1892 : « luto sapinae ». — Manuscrit 1487 : « luto sapīe »; cette abréviation peut donner *sapientie*, ce qui est conforme au sens. La formule de ce *lut* est indiquée plus loin, n° XV. C'est en effet par ce nom de *lutum sapientiae* qu'on désignait le lut composé de farine, blancs d'œufs, chaux, argile, dont se servaient les savants alchimistes, d'où les noms de *lutum sapientum, lutum sapientiae, lut de sapience*.

soit plus altérée, mais reste claire et douce. C'est de la même manière
qu'on lave les scories et les battitures d'Airain.

Le second procédé s'applique au *lavage de l'Huile* : on prend un vase
dont l'orifice soit assez étroit pour qu'on puisse le fermer au moyen du
pouce, et ayant au fond un très petit trou des dimensions d'un poinçon
(stilus) et fermé. On remplit le vase, à moitié ou aux deux tiers, d'un
mélange en quantités égales d'eau chaude et d'huile, on agite fortement
en bouchant l'orifice supérieur au moyen du pouce, puis on laisse reposer
le mélange pendant une heure; ensuite on ouvre le petit trou inférieur
et, lorsque toute l'eau s'est écoulée, on le referme et on introduit de
nouveau dans le vase l'Huile mélangée d'eau ; on répète l'opération
autant de fois qu'il est nécessaire, jusqu'à ce que l'Huile soit très bien
lavée.

Le troisième procédé de lavage s'applique aux diverses *Chaux* et
matières similaires; il est exactement semblable à celui qu'on emploie
pour l'Airain, si ce n'est qu'on ne pile pas la matière.

Le quatrième procédé de lavage s'applique à la *Térébenthine rousse*
et se pratique de la manière suivante : on introduit dans un vase un
mélange de Térébenthine et d'eau douce qu'on agite fortement et longtemps avec les mains, comme on bat l'albumine des œufs. L'eau étant
rejetée, puis remplacée, on recommence la même manipulation jusqu'à
ce que l'eau sorte tout à fait douce et que la Térébenthine soit devenue
blanche. C'est de cette manière que celle-ci perd sa mauvaise qualité et
son âcreté (malitia et acuitas).

Ce qu'on vient de dire sur les préparations des médicaments qui servent aux chirurgiens ordinaires (mediocres) est suffisant. J'en excepte
les préparations des remèdes des maladies des yeux et de quelques
autres, préparations délicates et laborieuses, inconnues des chirurgiens
ordinaires, telles que la sublimation de l'Arsenic et beaucoup d'autres
semblables, dont d'ailleurs les chirurgiens se servent peu et qui sont laissées aux alchimistes.

XIV. Dans son Commentaire sur le *Cantique des cantiques* d'Avicenne, Averrhoës, à propos de la troisième proposition, dans laquelle cet
auteur divise la médecine en Médecine théorique et en Médecine pratique dit, à la fin de ce Commentaire, que la première n'a pour but que
la science et non la pratique et qu'on l'apprend en dissertant, etc., tandis
que le but de la seconde est la pratique, et qu'elle s'apprend en pratiquant
soi-même. C'est pourquoi, après les études théoriques, le médecin doit
se livrer avec assiduité aux exercices pratiques; et Averrhoës ajoute que
les leçons et les dissertations n'apprennent qu'une petite partie de la
Chirurgie et de l'Anatomie. En effet, il y a peu de choses dans ces deux
sciences qu'on puisse représenter par des discours. C'est également l'opi-

nion de Haly qui dit, dans la neuvième leçon de la seconde partie de son Traité complet de l'art médical intitulé *Regalis dispositio* : il importe que le chirurgien désireux d'opérer suivant les règles de l'art fréquente longtemps les endroits où les chirurgiens habiles pratiquent les opérations, suive celles-ci avec grande attention et les grave dans sa mémoire, puis s'exerce à opérer sous l'œil des maîtres et enfin seul. Celui qui suivra ces préceptes pourra devenir un chirurgien suffisant et habile.

Il ressort des enseignements fournis par les auteurs susdits que la Chirurgie emprunte peu à la théorie et beaucoup à la pratique, et qu'on l'apprend en opérant. Par conséquent, il n'est pas nécessaire que le chirurgien, pour remplir ces conditions, ait une connaissance approfondie des propriétés ni même des degrés de tous les médicaments simples et composés. Notre opinion à cet égard est corroborée par celle d'Elangy lequel, dans le *Totum Continens* où il traite de la préparation des médicaments, s'exprime ainsi : le médecin n'est pas nécessairement obligé de connaître tous les remèdes bons ou mauvais, etc. Assurément, il est plus noble et plus louable de les connaître que de les ignorer; mais si quelque inexpérimenté dit que cette connaissance fait partie de la Médecine et veut rattacher à celle-ci tous les arts qu'elle met à contribution, comme l'art du fabricant d'instruments de chirurgie, etc., Razès ajoute : il ne serait pas juste d'appeler médecin celui qui connaîtrait les médicaments, mais bien celui qui connaîtrait leurs effets réels, à savoir tels qu'ils résultent des règles de la médecine, et non ceux qui proviennent d'un raisonnement à priori.

XV. La préparation de tous ces topiques pour chaque cas particulier est ou difficile, ou facile, ou médiocrement facile. La préparation de certaines *Huiles* est difficile, délicate, pénible, quelquefois dangereuse, comme celles de l'Huile bénite, de l'huile de Térébenthine, d'excréments humains et autres de même sorte. Cette préparation et d'autres semblables seront laissées aux *Alchimistes*, qui généralement sont expérimentés en cet art. D'ailleurs il est préférable d'acheter ces huiles chez les apothicaires et les artisans qui les préparent, plutôt que de les faire nous-mêmes.

Il existe d'autres modes de préparation de ces huiles, médiocrement faciles et qui nous sont très nécessaires, comme ceux qui concernent la confection de l'huile de Roses et autres semblables, d'un usage fréquent. Nous décrirons les plus utiles, les plus faciles et aussi les meilleurs, en laissant de côté, comme complètement inutiles pour le moment, d'autres modes de préparation.

Les procédés médiocrement faciles de préparation des susdites huiles sont nombreux et divers, mais sont assujettis à quelques règles générales : 1° dans les huiles composées, pour 1 partie ou 1 1/2 partie ou environ du médicament, la quantité d'huile commune est de 2 parties;

mais cette règle n'est pas applicable aux huiles simples, celles d'Olives, de Noix, d'Œufs ou de Froment; — 2° si on veut augmenter la force de l'huile composée, il suffit d'augmenter la proportion ordinaire du médicament ci-dessus indiquée ou de diminuer celle de l'huile; si on veut atténuer la force du remède on fera le contraire; — 3° si les médicaments qui entrent dans l'huile composée sont faibles, soit parce qu'ils sont trop anciens, soit naturellement, comme la Violette par rapport à la Rue, le Cinnamome relativement à l'Euphorbe, etc., on mettra davantage en quantité ou en poids des faibles que des forts; — 4° dans les huiles très complexes où entrent plusieurs médicaments faibles et beaucoup de forts, comme l'huile composée de Mastic, de Mandragore et de Lis, on ne peut pas et on ne doit pas appliquer avec autant de précision la règle de proportions ci-dessus donnée; — 5° on emploie pour la préparation de toutes les huiles composées l'huile commune qui est l'huile d'olives.

Les *modes de préparation des huiles composées* sont les suivants : 1° on écrase les fruits, les graines, les parties tendres des racines et autres substances qu'on veut employer; on les fait cuire avec de l'huile après les avoir mélangées suivant les proportions indiquées précédemment, on laisse la décoction se refroidir un peu et lorsqu'elle est tiède, on filtre et on conserve; — 2° les substances ayant été écrasées comme ci-dessus, on les laisse macérer (putrefieri) dans l'huile pendant dix jours ou environ, puis sans les faire cuire, on les exprime dans un sac au moyen d'une presse (torcular); — 3° quelquefois on les fait cuire, et sans faire tiédir ni macérer, on filtre et on conserve; — 4° l'huile préparée avec certaines fleurs telles que les Roses, les Violettes et autres semblables, se fait en exposant le mélange au soleil en été pendant quarante jours, puis on filtre et la colature est appelée huile; — 5° pour préparer l'huile de Roses et autres semblables, on mélange 4 ℔ d'Huile et 1 ℔ de Roses dans un vase en verre qu'on expose au soleil, en juillet, pendant environ huit jours, on remue chaque jour, le huitième on filtre le mélange et on l'exprime [1] fortement; on ajoute une autre livre de Roses, et on traite exactement comme il vient d'être dit. De nouveau on ajoute 3 ℔ de Roses et on laisse macérer pendant quarante jours, après lesquels on filtre et on conserve; — 6° le soleil n'étant pas assez chaud en hiver, on utilise la chaleur accumulée dans les entrailles de la terre en suspendant, après l'avoir bouché, le vase qui contient le mélange, pendant deux mois dans un puits, puis on filtre et l'huile est faite; — 7° on peut aussi enfouir pendant trois mois dans la terre le vase en verre ou en terre émaillée, qui contient les médicaments et l'huile, après l'avoir bouché et

1. Éd. 1892 : « comprimantur »; manuscrit 1487 : « exprimantur ».

luté; — 8° l'huile peut être faite par distillation (sublimatio); on distille dans un alambic l'eau des fleurs, des racines, des graines et des substances sèches concassées [1] qui ont macéré dans l'huile, ensuite on fait l'huile; — 9° certaines huiles sont préparées suivant le procédé dit *per descensum* (descensio), telles sont les huiles de Froment, de Cinnamome et d'autres espèces et graines. Après avoir fait macérer celles-ci dans l'huile, on introduit le mélange dans un vase en terre émaillée dont le fond est percé de trois ou quatre petits trous. On bouche l'orifice du vase et on le scelle au moyen du Lut de sapience; ensuite on place le fond perforé sur l'orifice d'un autre pot émaillé de grandeur proportionnelle enfoui dans la terre, et qui est lui-même luté, comme il a été dit. Ensuite, autour du pot supérieur, on fait un grand feu avec de la fiente sèche de vache, ou à défaut de fiente, avec du charbon ou du bois; — 10° un procédé spécialement employé pour la préparation de l'huile de Froment et de jaunes d'Œufs se pratique ainsi : le Froment ou les jaunes d'œufs durs sont placés entre deux lames de fer chauffées, la liqueur qui en sort par compression [2] est appelée huile; — 11° procédé exclusivement employé pour la préparation de l'huile de jaunes d'Œufs : ceuxci, après avoir été durcis et complètement séparés de l'albumine, sont torréfiés sur une patène (patella) émaillée jusqu'à ce qu'ils deviennent noirs, en ayant soin de remuer en tout sens et légèrement pour qu'ils ne se brisent pas. Lorsqu'ils sont devenus noirs, on retire la patène du feu et on l'incline afin que l'huile coule; — 12° certaines huiles, telles que celles de Tartre et autres semblables se font de la manière suivante : on pétrit du Tartre pulvérisé avec du Vinaigre, puis on l'enveloppe de feuilles humides et on fait cuire sous la cendre, ensuite on place dans un vase de terre émaillée tenu dans une position inclinée, en plein air. Il distille un liquide onctueux de couleur roussâtre qu'on appelle *huile de Tartre*; — 13° cette même huile peut être préparée d'une autre manière : on calcine le Tartre, après quoi on le met dans un sac de toile de lin qu'on suspend dans un lieu humide, tel qu'un cellier, au-dessus d'un vase dans lequel le liquide dit huile de Tartre tombe goutte à goutte; — 14° on emploie aussi le procédé suivant : le Tartre calciné est introduit dans une vessie qu'on plonge dans l'eau jusqu'à dissolution complète. Il se produit alors une sorte de graisse qu'on appelle huile de Tartre.

Le *mastic de Sapience* au moyen duquel on lute les vases dans lesquels on prépare les huiles et toutes les sublimations, comme celle de l'Arsenic et du Vif-Argent, est ainsi composé : Rp. Argile ou terre de potier ou autre finement pulvérisée et lavée, ajoutez cendres de Vigne, Bol, fiente d'Oie ou

---

1. Éd. 1892 : « et cum succis conquassatis »; manuscrit 1487 et 7139 : « et cum siccis concassatis ».
2. Éd. 1892 : « oppressionem »; manuscrit 1487 : « compressionem ».

de Cheval, mêlez et ajoutez des cheveux d'homme. Par le mélange de la susdite terre seule avec la fiente de Cheval, de Bœuf ou d'Oie, j'ai obtenu un lut qui suffit aux usages indiqués.

La *Cire* blanche qui entre dans la composition des onguents, des emplâtres et des divers cérats (ceroneum et ceratum), est blanchie de la manière suivante : on prend la Cire la plus blanche qu'on peut trouver et on la fait fondre dans un vase à large ouverture ; à côté on place un autre vase rempli d'eau froide ; on plonge dans la cire fondue une grosse ampoule (ampulla) ou un urinoir à moitié rempli d'eau froide, et on le maintient jusqu'à ce qu'une partie de la Cire adhère au fond, puis on l'enlève brusquement et on le plonge dans l'eau froide en le secouant jusqu'à ce que la Cire se détache et tombe. On continue la même manipulation, et lorsqu'on aura ainsi enlevé suffisamment de cire par lamelles, on placera celles-ci sur une table au soleil et on les arrosera d'eau froide ; aussitôt qu'elles seront sèches, on les arrosera de nouveau, et ainsi la Cire devient très blanche en un jour ou à peu près.

On peut employer un autre procédé pour blanchir la Cire : on place les lamelles au soleil, sur l'herbe d'un jardin et on les retourne souvent, jusqu'à ce qu'elles deviennent blanches. On peut ainsi blanchir la Cire en trois jours quand le soleil est très chaud, comme en juillet. Ou bien on peut laisser la Cire sur l'herbe sans la remuer, exposée jour et nuit au soleil et à la rosée ; c'est ainsi qu'on la blanchit généralement pendant les mois de mai et de septembre.

Pour préparer les *mucilages* communément incorporés aux emplâtres, on écrase les racines, les graines et autres matières employées à cet usage ; on met celles-ci dans un vase avec de l'eau en quantité suffisante pour qu'elles surnagent un peu, on fait bouillir un moment, puis on laisse macérer pendant trois jours et trois nuits. Après ce temps on fait bouillir de nouveau, jusqu'à réduction de l'eau à moitié, on passe ; les matières épaisses sont jetées et le liquide visqueux qui a traversé le filtre est ce qu'on appelle *mucilage*.

La *préparation des emplâtres* tels que Diachylon, Ceroneum, Apostolicon, Ysia et autres de même sorte, est très difficile, aussi est-il peu d'apothicaires qui les fassent toujours bien. La préparation qu'on peut le mieux indiquer par écrit est surtout celle des emplâtres dans lesquels il entre de la Litharge, comme le Diachylon. On mêle les deux tiers de l'huile avec les mucilages, on chauffe sur un feu moyen, en agitant, jusque près de l'ébullition, on retire du feu et on ajoute le reste de l'huile bien mélangée préalablement avec toute la Litharge ; on fait bouillir le tout sur un feu modéré en remuant continuellement au moyen d'un pilon en bois. On reconnaît que la décoction est suffisante aux signes suivants : quand une partie jetée dans l'eau froide s'épaissit et nage en quelque sorte entre deux eaux, qu'elle ne gagne pas le fond immédiatement, qu'elle adhère moins aux mains qu'auparavant, et suivant quelques praticiens lorsque les bulles se dégagent d'elles-mêmes. Alors on retire la masse du feu, et on l'agite continuellement et vivement pendant une demi-heure environ au moyen du pilon, après quoi on la met sur une plaque de marbre enduite d'huile et on la roule en magdaléons. Cependant pour acquérir l'habileté nécessaire il ne suffit pas d'avoir vu faire et d'avoir fait soi-même l'emplâtre une fois seulement, mais il faut avoir assisté à plusieurs opérations et avoir manipulé soi-même à maintes reprises, parfois sans succès.

Lorsque l'emplâtre doit contenir des sucs, on le prépare comme il a été dit au chapitre 2, Doctr. I, Traité II, concernant le traitement des plaies de la tête avec fractures du crâne, etc.

La préparation des épithèmes, cataplasmes, embrocations, bouillies, encathismes et sinapismes est si facile qu'il est inutile de prendre la peine de la décrire. Toutefois, lorsqu'on compose une bouillie avec du miel, il faut d'abord mélanger celui-ci avec la farine, puis ajouter les sucs, et ne jamais intervertir cet ordre. Lorsque la bouillie doit contenir un corps gras, il faut d'abord délayer la farine dans une petite quantité d'eau, puis ajouter le reste de l'eau et enfin le corps gras en quantité suffisante, selon le cas.

Le procédé de *préparation des onguents* est médiocrement difficile et n'exige pas une grande habileté : Rp. Huile 4 onc., Cire et poudre de chaque 1 onc., telles sont les doses en été, mais pendant l'hiver, on enlève la moitié de la quantité de cire. Après avoir mêlé ces substances ou d'autres avec l'Huile, on fait fondre, et dès que la fusion est obtenue on éloigne du feu pendant un moment, jusqu'à ce que la chaleur de l'ébullition soit un peu tombée, afin que les poudres ne brûlent pas, puis on chauffe de nouveau et modérément; on mélange en agitant avec une spatule ou dans un mortier, si on juge que cela soit préférable.

Dans le cas où l'onguent doit contenir des corps gras dissous, on diminue la dose d'Huile, ou on ajoute de la Cire et de la poudre jusqu'à ce qu'il y ait de chaque substance les proportions indiquées plus haut. — Si l'onguent doit contenir des corps gras non dissous, ou des gommes solubles dissoutes (ou qui peuvent être délayées sans toutefois se dissoudre), l'Ammoniacum, le Sérapinum, et autres gommes qui, après avoir été filtrées, ne rendent pas l'onguent plus fluide, ni plus épais, comme cela arrive avec d'autres, — alors la quantité de Cire doit être diminuée ou augmentée. — Si l'onguent doit contenir des gommes pulvérisables comme l'Encens, la Myrrhe et le Mastic, elles sont considérées comme des poudres, et alors la quantité qu'on doit mélanger à l'Huile et à la Cire, laquelle peut varier selon les cas et les besoins de la chirurgie, doit correspondre exactement aux proportions indiquées plus haut pour chaque substance. — Lorsque les onguents doivent contenir des sucs et des eaux on les ajoute à la Cire et à l'Huile préalablement fondues, puis on met le tout dans un mortier chauffé et on remue au moyen d'un pilon également chauffé; de cette manière le mélange est aussi parfait que possible.

XVI. Quand le chirurgien veut appliquer une huile répercussive, réfrigérante, ou fortifiante des membres, telle que les huiles de Roses, de Myrte, de Nénufar et autres pareilles, il choisit de l'huile provenant d'Olives non mûres. S'il veut composer une huile résolutive, et en même temps maturative, suppurative et émolliente, il choisit de l'huile provenant d'Olives mûres. Enfin s'il veut composer une huile à la fois résolutive et fortifiante, il choisit une huile provenant d'olives à moitié mûres.

XVII. Le chirurgien désireux d'exercer son art avec sagacité et habileté, doit *se reporter aux 26 Notables préliminaires de toute la Chirurgie, aux 52 Contingents relatifs au traitement des maladies chirurgicales et aux 15 Notables préliminaires spécialement consacrés au traitement des plaies. Il y trouvera un grand nombre de généralités utiles et qui d'ailleurs n'ont jamais été formulées dans les autres Pratiques de Chirurgie.* Il y trouvera aussi des renseignements sur les procédés cauteleux, subtils et malicieux que les chirurgiens emploient pour se mettre en garde contre la fourberie des autres chirurgiens et des médecins, et contre les malades, ainsi que sur les moyens d'arracher à ceux-ci une rémunération suffisante et honorable. Enfin, il y verra l'exposé des Déclarations et des Considérations préliminaires générales qui doivent guider les Chirurgiens dans les Canons et les principes généraux de la Chirurgie et dans la manière d'opérer manuellement. Certes, il serait souverainement injuste que le chirurgien qui possède tout l'art de la chirurgie et de l'opération manuelle, qui chaque jour, du matin au soir, chemine sans cesse à travers les rues et les places, allant visiter les malades, qui chaque nuit veille et étudie ce que le lendemain il devra faire aux malades qu'il a vu le jour précédent, qui ordonne, dispose, emploie tout son temps et use son corps au service des autres, — il serait injuste que cet homme, en récompense des admirables bienfaits dont seul il a été prodigue envers ses semblables en leur rendant la santé, ne reçoive pas la rémunération légitimement due à son labeur! La loi ne dit-elle pas que nul n'est tenu de servir dans l'armée à ses propres dépens? On connaît la maxime des paysans : Tout ouvrier mérite salaire et récompense; et celle de Caton : Lorsqu'on travaille sans salaire, la misère humaine augmente.

XVIII. Dans cet *Antidotaire* se trouvent réunis presque tous les topiques nécessaires aux divers besoins de la chirurgie. De cette manière nous avons évité la confusion qui serait résultée de la mention maintes fois répétée du même médicament en 'un grand nombre de chapitres. Précédemment nous avons renvoyé à ces topiques, le chirurgien opérateur, mais sans indiquer avec précision le chapitre auquel il devra se reporter comme répondant le mieux à son cas et à son but; de cela nous ne l'avons pas averti, comme nous le faisons maintenant. Par exemple, si nous renvoyons le chirurgien au chapitre des répercussifs, ou à un autre semblable, il ne sait pas s'il doit choisir un onguent ou un emplâtre, et s'il est renvoyé aux onguents, il ignore encore quel est celui qu'il doit choisir, à moins que celui-ci ne soit nominativement désigné : onguent de Roses, onguent Populeum, Onguent brun. Mais puisque tous les topiques n'ont pas de nom spécial, j'ai décidé de remplacer celui-ci par un numéro, lequel tiendra lieu de nom propre, par exemple, en plaçant ensemble, à part, sous le même numéro toutes les huiles répercussives; j'ai fait de même pour les onguents et pour toutes les autres espèces de topiques dans les divers chapitres de cet *Antidotaire*; et dans chaque chapitre chaque espèce de topiques, les huiles ou les onguents, etc., portent les n°s 1, 2, 3 ou 4. Par ce moyen, le chirurgien aura un guide certain.

XIX. Le chirurgien opérateur est prévenu que les médicaments régénérateurs, incarnatifs, cicatrisants, de même que les remèdes des maladies des yeux ne doivent pas être broyés au moyen d'un pilon, ou faits dans un mortier ayant servi à la trituration de remèdes âcres, comme le Poivre, l'Ail, ou des remèdes corrosifs comme l'Arsenic, le Réalgar et autres semblables, parce que lors même qu'on les a lavés avec soin, ces instruments restent imprégnés de l'âcreté des susdites substances, de sorte que les médicaments qu'on prépare ensuite, non seulement perdent leur vertu, mais deviennent corrosifs. C'est pourquoi il est nécessaire que le chirurgien ait un mortier et un pilon servant exclusivement à la préparation des substances âcres et corrosives, et un autre mortier avec son pilon pour triturer les autres matières. S'il n'en possède pas, qu'il fasse la préparation chez un apothicaire. En outre, il ne doit pas placer les médicaments destinés aux yeux dans une même armoire, au milieu des substances corrosives ou près d'elles.

CHAPITRE DEUXIÈME

Des médicaments répercussifs et du mode de leur emploi.

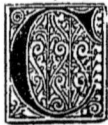

E chapitre est divisé en trois parties : 1° Préliminaires spéciaux servant d'introduction; 2° des médicaments; 3° des explications.

I. PRÉLIMINAIRES. Dans le livre II, Traité I, chap. 4, intitulé : DU MODE D'ACTION DES MÉDICAMENTS, Avicenne dit que les médicaments répercussifs ont une action contraire à celle des attractifs, etc. Par leur frigidité, ils refroidissent et épaississent la partie sur laquelle on les applique, diminuent sa chaleur attractive, resserrent ses pores, solidifient et épaississent les humeurs qui viennent à cette partie, de sorte qu'elle ne les reçoit pas. Ils agissent comme le Solatrum et autres semblables. Dans les *Agrégations*, 4e dissert., DE DIVISIONIBUS VIRTUTUM DUARUM MEDICINARUM, Serapion exprime la même opinion : la vertu des répercussifs doit être froide, leur substance épaisse et styptique, afin qu'ils exercent une forte répulsion. D'après le même auteur, *les médicaments répercussifs sont de plusieurs espèces* : les uns froids, humides, mais non astringents, d'autres froids et astringents, d'autres confortatifs, ou épaississants ou contractifs, ou expressifs, ou opilatifs. Dans les chapitres cités, Avicenne et Sérapion indiquent les qualités de chacun d'eux. Dans la quatrième dissertation ci-dessus mentionnée, Sérapion dit que les *médicaments répercussifs, froids et humides*, mais non styptiques, sont des épaississants et agissent d'une manière opposée aux raréfiants; ils resserrent les vaisseaux et les petits canaux, non cependant de tous côtés comme les styptiques. Il ajoute que les *styptiques* resserrent les orifices des veines; ils sont terreux, épais, ont une vertu froide, une saveur styptique, mais non mordicante et, à cause de leur consistance épaisse, ils adhèrent en dehors sans pouvoir traverser les pores étroits ni pénétrer dans la profondeur. Leur frigidité resserre, condense et fortifie le corps. Sérapion appelle « impulsive » la propriété qu'ils ont de chasser jusque dans l'intérieur du corps les humeurs qu'ils rencontrent. Les médicaments *confortatifs* ont la propriété de fortifier et de tempérer la complexion du membre et son essence, de telle manière qu'il ne reçoive pas les superfluités ou les humeurs nocives. Chez les uns, comme la Terre sigillée et la Thériaque, cette vertu dérive d'une qualité propre; chez les autres, comme l'huile de Roses, elle est le résultat du tempérament de leur complexion.

Les médicaments *épaississants* augmentent la consistance des humeurs en les solidifiant ou en les épaississant. — Les médicaments *contractifs* resserrent et condensent le membre. — Les médicaments *expressifs* en comprimant les membres, en expulsent les humeurs, comme le pressoir chasse le vin du raisin. — Les médicaments *opilatifs* obstruent les canaux et les méats des membres par l'effet de leur siccité et de leur viscosité obstruante.

Les médicaments répercussifs ont une action inverse de celle des attractifs, mais comme, dans ce livre, je n'ai pas expliqué en quoi consiste la *propriété attractive*, il importe qu'on sache que celle-ci, par la calidité et la subtilité (des médicaments), attire les humeurs de la profondeur jusqu'à l'endroit où ils sont appliqués. Cette propriété est utile dans la douleur sciatique, quand le corps a été purgé; elle extrait les épines, les flèches et autres corps étrangers. Telle est, par exemple, l'action du Castoréum et du Levain.

De ce qui précède, il résulte manifestement que tous les remèdes véritablement répercussifs sont froids; il en ressort quel est leur mode d'action et sur quelles matières ils agissent, puisque c'est seulement sur les matières chaudes, car jamais une matière froide ne se répercute proprement ni véritablement, tandis qu'elle peut être consumée et dissipée par l'application de remèdes un peu chauds, de même qu'une matière chaude est dissipée par le fait de sa répercussion. C'est pourquoi, à cause d'une certaine similitude et par une manière métaleptique (transumptive) de parler assez commune, on dit que les médicaments chauds sont répercussifs quoiqu'ils ne soient point tels proprement ni en réalité. Donc les médicaments froids seuls sont dits proprement, strictement et réellement répercussifs, par rapport aux matières chaudes. Ils conviennent seuls aux matières chaudes qui circulent et à tout flux d'humeur allant d'un membre à l'autre; les médicaments chauds conviennent aux matières froides qui circulent.

Les médicaments répercussifs froids sont de *deux sortes* : les uns possèdent vraiment, strictement et proprement, la vertu répercussive; les autres la possèdent mais moins proprement, non réellement, dans un sens plus large.

Les *premiers* repoussent de l'extérieur vers l'intérieur la matière qui a déjà afflué, et conviennent là où on a plus à craindre de l'abondance et de la quantité de la matière que de l'intensité et de l'acuité de la chaleur[1], comme il arrive dans le cas d'une matière sanguine. Cette chaleur est facilement reconnue par le chirurgien expérimenté, soit par le toucher, soit par la vue, soit par les indications que donne le malade. — Les médicaments de cette sorte sont, les uns secs, les autres humides, mais

---

1. « quam de incendio et acuitate caloris ».

cependant tous styptiques. — Les *seconds* sont tous humides et jamais ne repoussent de l'extérieur à l'intérieur la matière qui a déjà afflué; mais seulement celle qui afflue encore vers le membre; ils refroidissent et épaississent la susdite matière[1] et l'empêchent de pénétrer davantage; ils conviennent seulement lorsqu'on a plus à craindre de l'intensité et de l'acuité de la chaleur que de la quantité de la matière, comme dans le cas d'une matière purement bilieuse.

II. Médicaments répercussifs. De ces deux espèces de médicaments dits répercussifs ou quasi répercussifs, les uns sont *simples*, les autres *composés*.

Les *répercussifs simples proprement dits, strictement et vraiment*[2] sont les suivants : Morelle, Orpin grand et petit, Pourpier, Verge de berger, Plantain pucier, Jusquiame, Lierre, Oseille, Scarole, Nénufar, Plantain grand et petit, cultivé et sauvage, feuilles et capitules avec fruits non encore mûrs de divers arbres et arbustes tels que Chêne, Néflier, Poirier, Coignassier[3], Sorbier, Cornouiller, Prunellier, Vigne, Églantier, Saule, Peuplier, Tremble, — puis Joncs, Roseaux et semblables, Orge, Froment, Avoine, Ivraie, Sumac, Épine-Vinette, Airelle, Raisins verts, Galles diverses, Psidium ou écorce de Grenade, Balaustes ou fleurs de Grenadier, Roses, Anthères, — Bol d'Arménie, Sandalum, Cachymie, Litharge, Merde de fer, Corail, Antimoine, terre Cimolée, Céruse, terre Sigillée, toutes les espèces de lut, argile, Acacia, Ache, tous les sucs de plantes, les eaux, huiles, farines, poudres qui proviennent des susdites substances où toute leur substance, employées séparément ou en mélange.

Les médicaments qui sont dits *répercussifs dans le sens large*, non réellement et non proprement comme les précédents, mais qui cependant méritent cette qualification si on les compare avec les médicaments chauds[4], sont les suivants : Arroche, Mercuriale, Mauve, Violette, eau froide, Vinaigre, Rave, Courge, Concombre, Melon, graines de Mauve, quatre semences froides, Mandragore, Verveine, Hépatique, Renouée, Pavot, Nombril et Cheveux de Vénus, Joubarbes, Hypociste, Mousse, eau de Fèves, Gratiole, ainsi que tous les sucs, eaux, huiles, la substance même de ces choses et autres produits qu'on peut obtenir de ces matières.

Les médicaments répercussifs chauds simples, appelés dans le langage ordinaire *répercussifs*, ne le sont pas proprement ni vraiment mais par transposition de sens; ce sont : Spicanard, Absinthe, feuilles de Chou,

---

1. Éd. 1892 : « fluentem ad membrum, *et ipsum membrum* infrigidant... ». — Manuscrit 1487 : « fluentem ad membrum infrigidant... ».

2. Éd. 1892 : « vere *stipticae* sunt... »; ms. 1487 : « vere *simplices* sunt... ».

3. *Coctanum* pour *Cotoneum Malum*, nom quelquefois donné au Coignassier par corruption de *Cydonium malum.*

4. Éd. 1892 : « non vere *non stipticae* non proprie respectu *tamen* praedictarum proprie tamen *non* respectu calidarum »; les mots en italique manquent dans le ms. 1487.

noix de Cyprès, les deux Marrubes, Fumeterre, Germandrée de montagne, les deux Stœchas, Myrrhe, Encens, Mastic, Lupin, Alun, Sel, Soufre, huile de Roses, Schœnanthe, Abrotonum, Centaurée, les deux Aristoloches, tous les Simples amers, qui ne dépassent pas le second degré de chaleur, et enfin les huiles, eaux, sucs, poudres, farines, substance même et toutes les formes sous lesquelles les susdites matières, séparées ou réunies, peuvent être employées.

En ce qui concerne la *manière de préparer des médicaments composés* au moyen des Simples qui viennent d'être énumérés, et la *manière de les appliquer*, on peut établir, pour chacune des trois catégories susdites, trois règles générales : 1° le chirurgien doit prendre une quantité suffisante de suc d'une ou de plusieurs des herbes ou feuilles ci-dessus désignées et choisies suivant le but qu'il se propose, de manière à obtenir, avec huile de Roses ou autres semblables 3 part., Vinaigre 1 part., terre Sigillée ou Argile 1/2 part., un produit ayant la consistance du miel.

2° Dans le cas où les matières sont composées, par exemple de sang et de bile ou de toutes les humeurs tant chaudes que froides, en quantités égales ou inégales, le chirurgien doit appliquer des topiques composés suivant les mêmes rapports que les matières morbides, c'est-à-dire qu'il augmentera la quantité des répercussifs froids et humides ci-dessus mentionnés, si la matière bilieuse prédomine, et il agira, suivant le même principe, envers chacune des autres matières, soit sanguine, flegmatique ou autre, suivant l'humeur qui prédominera dans le cas.

Enfin si les matières morbides mélangées sont en quantité égale, il composera le topique au moyen de répercussifs propres à chaque espèce de matière, mélangés aussi en quantité égale.

3° Avant d'appliquer un topique, le chirurgien doit examiner si la matière sur laquelle il se propose d'agir est chaude ou froide et, dans le cas où elle est chaude, si elle est sanguine ou bilieuse. Si elle est sanguine, il appliquera d'une manière continue des répercussifs simples ou composés de styptiques seuls. Si elle est bilieuse, il appliquera des simples ou des composés humides, mais non styptiques. Si la matière est froide, il appliquera des simples ou des composés confortatifs chauds. Dans chacun des cas ci-dessus énumérés il appliquera sans interruption l'un des remèdes indiqués, sans mêler ceux qui appartiennent à un cas avec ceux qui appartiennent à l'autre, et même il ne changera jamais le remède habituel jusqu'à ce que l'effet désiré soit obtenu, à moins qu'on n'ait trop tardé, auquel cas il est permis et il est prescrit d'en employer un autre ou successivement plusieurs autres ayant même vertu et même force, en se conformant aux règles ci-dessus énoncées.

Les *médicaments répercussifs composés* des simples précédemment énumérés ou d'autres semblables sont des ONGUENTS ou des quasi-onguents au nombre de 12 :

1° *Onguent défensif commun*, déjà mentionné précédemment en plusieurs passages : Rp. *Bol arménien Onc. 1, huile de Roses Dr. 3, Vinaigre Dr. 1/2.* Si on redoute la corruption des humeurs et son extension comme dans l'érysipèle et l'herpès, on ajoutera au mélange *Terre Sigillée dr. 1/2.* Cet onguent appliqué autour des plaies empêche la formation des apostèmes chauds; appliqué autour de l'herpès, de l'érysipèle et autres maladies de même sorte, il empêche l'extension de la corruption des humeurs venant d'ailleurs, et il s'oppose à l'arrivée des humeurs chaudes sur les parties où il est appliqué. — 2° Pour le même usage : Rp. *Suc de Morelle, de Joubarbe ana Dr. 1/2, Bol Onc. 1, huile de Roses Onc. 1, Vinaigre Onc. 1/2, mêlez.* — 3° Pour le même usage : Rp. *Santal blanc, Spodium, Acacia ana. Dr. 2, Camphre Dr. 1, Opium Dr. 1/2, ajoutez le suc d'une herbe appropriée et mêlez le tout avec des Violettes et un peu de Vinaigre.* — 4° Rp. *Santal rouge Onc. 1, Camphre Dr. 2, Morelle, Joubarbe de chaque une demi-poignée, pilez le tout et mêlez avec huile de Roses Onc. 2, eau de Roses Dr. 1.* Cette composition empêche le flux des matières chaudes et combat l'action des matières venimeuses sur le cœur.

Tous les topiques susdits et autres semblables doivent être mis autour de la partie malade et non sur elle, après avoir toutefois pratiqué la phlébotomie ou une autre évacuation dérivative, suffisante pour l'objet qu'on se propose. Par exception, on place directement le dernier emplâtre ou un semblable sur le cœur, lorsqu'on veut préserver cet organe de l'action des matières venimeuses.

5° *Son chauffé avec du Vinaigre fort.* — 6° L'onguent fait avec la Cire blanche et l'huile de Roses, c'est-à-dire le *cérat de Galien*, échauffe les parties refroidies à la surface, et refroidit les parties échauffées à la surface. Il est souvent avantageux et ne nuit jamais. Si on le fait fondre à plusieurs reprises et qu'on le projette chaque fois dans de l'eau froide ou sur la neige, il acquiert la propriété de répercuter la matière bilieuse pure. Galien parle de ce cérat au IXᵉ liv. du *De ingenio*, chap. 5, où il s'occupe du traitement du priapisme.

Pour atteindre le même but, d'autres remèdes sont utiles, mais ils conviennent surtout dans les douleurs des articulations, ce sont :

7° Rp. *Amidon et Camphre de chaque parties égales, pilez et mélangez avec de l'eau de Roses, on applique.* — 8° Rp. *Mie de pain très blanc Onc. 1, Opium Onc. 1/2, mêlez avec du lait de vache.* — 9° Rp. *Huile de Roses Onc. 1, Cire, Onc. 1/2, faites fondre, lavez avec eau de Roses, puis ajoutez Safran Dr. 1, Opium Dr. 1/2.* — 10° Application de *laine succide, arrosée de Vinaigre simple, tiède.* — 11° Ou de

Vinaigre additionné d'une décoction de Roses rouges. — 12° Rp. *Farine de Froment mélangée avec suc de Morelle et un peu de Vinaigre.*

III. EXPLICATIONS. Sont au nombre de 5.

I. Il ne faut point être surpris que j'aie indiqué tant de remèdes pour atteindre le même but, car, ainsi qu'on l'a déjà vu, le même remède n'agit pas également sur tous les individus, ni de la même manière sur la même personne, à divers moments. Puis tous les remèdes ne se trouvent pas partout, ni en tout temps. Enfin, tous les remèdes, si on les trouve partout et en tout temps, ne sont pas à la portée des pauvres s'ils sont chers.

II. Si le chirurgien, à cause de l'abondance de la matière morbide, a fait une application prolongée des répercussifs, jusqu'à ce que la région commence à noircir, il ne doit pas continuer davantage l'application exclusive des susdits topiques froids; il faut qu'il les mélange avec des résolutifs, ou qu'il compose un topique avec sucs de Morelle, de Coriandre, de Chou, mélangés avec de la farine d'Orge et de Fèves, ou avec d'autres semblables.

III. Si l'apostème n'est ni répercuté ni consumé, s'il ne commence pas à devenir livide et reste stationnaire, sans accroissement, ni diminution, si l'ardeur et la chaleur locales (ardor loci et incendium) ont diminué, le chirurgien joindra des résolutifs aux répercussifs, en diminuant ceux-ci peu à peu jusqu'à leur abandon complet, et en continuant l'application des résolutifs seuls. Quoique les répercussifs ne soient plus placés sur l'apostème même [1], on les continuera cependant autour de lui, et surtout sur la partie par laquelle les humeurs viennent du corps vers le lieu malade.

IV. Suivant un grand nombre de chirurgiens, on pourrait presque dire suivant l'opinion générale, on ne devrait jamais provoquer la répercussion et la résolution d'un apostème; *il serait préférable que le pus se forme* et soit évacué, afin que la Nature soit purgée ainsi des mauvaises humeurs. Cependant si le chirurgien s'efforce de favoriser l'accroissement et la suppuration de l'apostème, il en est qui prétendent que c'est de sa part une malice. D'autre part, s'il a amené rationnellement la répercussion de la matière et empêché le développement de l'apostème et que quelque temps après survienne au patient une autre maladie, certaines personnes, parfois même celles dont il a été parlé ci-dessus, soutiennent que cela est dû à la tromperie du chirurgien, qui a répercuté l'apostème, dans son propre intérêt. Que doit-il donc faire, puisque quel que soit le parti qu'il prenne, il ne peut échapper au blâme, attendu qu'il lui est impossible de trouver une ligne de conduite intermédiaire, et que, bon gré mal gré, il faut qu'il

---

1: Éd. 1892 : « Et quamvis *resolutiva* super ipsum apostema de cetero *continuantur*, non ponantur ». Manuscrit 1487 : « Et quamvis *repercussiva* super ipsum apostema de cetero non ponantur ».

agisse? J'estime que le chirurgien devra laisser le choix au malade et s'il en fait un, l'exécuter aussitôt. Mais si le malade refuse de choisir et prie le chirurgien de le faire, qu'il choisisse et, s'il peut le faire selon les règles, *qu'il empêche la production du pus*, ainsi qu'il a été expliqué plus haut dans le second Notable préliminaire au Chapitre 3, Doctr. I, Traité II, intitulé : « DU TRAITEMENT DES PLAIES DE LA TÊTE AVEC FRACTURES DU CRANE », dans le paragraphe où est posée la question suivante : quel est dans le traitement des plaies et lésions semblables, le meilleur et le plus utile, de celui dans lequel autant qu'il est possible, on empêche la formation du pus, ou de celui dans lequel on la favorise?

V. Comme dans certains répercussifs on fait entrer quelquefois l'Opium et d'autres narcotiques ou stupéfiants, il faut noter que tous ces médicaments refroidissent par leur astringence [1], lorsqu'on les administre à l'intérieur ou à l'extérieur. Dans le cas où ils sont administrés en petite quantité à l'intérieur, atténués suffisamment [2] par quelques autres médicaments, ils calment et narcotisent en supprimant la sensibilité. Si, au contraire, on administre à forte dose des répercusifs non atténués, ils tuent le malade. Les mêmes effets se produisent sur le membre sur lequel ils sont appliqués extérieurement [3] : en petite quantité, ils engourdissent sa sensibilité, mais à forte dose ils détruisent la complexion du membre lui-même pour toujours; de sorte que s'ils calment la douleur, c'est, comme on dit, parce que chez un homme mort la douleur est radicalement supprimée.

Ces médicaments sont les suivants : Opium, Mandragore, Belladone, toutes les espèces de Jusquiame, excepté la blanche, toutes les espèces de Pavot, excepté le blanc. Ces médicaments sont plus efficaces, employés à l'état sec, surtout l'écorce et la racine de Mandragore, les graines de Jusquiame et de Pavot blanc; celles de Pavot noir le sont moins. Il importe de se méfier des narcotiques forts; on ne doit les employer qu'à petite dose et très atténués, et jamais quand la mort est imminente.

1. Éd. 1892 : « Infrigidant sive stiptice » ; — manuscrits 1487 et 7139 : « Infrigidant sua stiplicitate ».
2. Éd. 1892 : « Repressis ab aliquibus aliis, sufficienter *sedant* et narcotizant » ; — manuscrit 1487 : « Repressis ab aliquibus aliis sufficienter et narcotizant ».
3. Éd. 1892 : « cui ulterius applicantur » ; — manuscrits 1487, 7130, 7139 : « cui exterius applicantur ».

CHAPITRE TROISIÈME

Des médicaments résolutifs et de la manière de s'en servir.

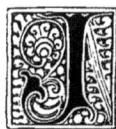

E divise ce chapitre, comme le précédent, en trois parties.
I. PRÉLIMINAIRES. Deux points à examiner : I. Avicenne (dans
le II⁰ *Canon*, Tr. 1, chapitre 4) et Sérapion (dans les *Agrégations*, discours 4⁰, DE DIVISIONE DUARUM VIRTUTUM MEDICINARUM)
sont d'accord pour admettre que les résolutifs divisent l'humeur, la vapo-
risent et la font peu à peu sortir de la profondeur jusqu'à ce que, par la
continuité de leur action, ils l'aient extraite complètement. Il faut qu'ils
soient chauds, délayants, dilatants, non desséchants ; chauds, afin qu'ils
enlèvent du membre l'humeur délayée ; délayants, afin d'atténuer l'humeur
à résoudre, jusqu'à ce qu'elle se transforme en vapeur ; dilatants, pour
que les pores de la peau s'ouvrent et se dilatent suffisamment pour laisser
sortir la matière à résoudre ; non desséchants, afin que par une action
résolutive desséchante ils ne consument [1] pas l'humidité qui ramollit
toute la matière à résoudre. On pourra voir dans les chapitres d'Avicenne et de Sérapion, précédemment mentionnés, en quoi consiste un
médicament chaud, délayant, dilatant, desséchant.

II. Si nous voulons opérer régulièrement dans le traitement des apostèmes, nous devons, et cela est possible, employer les médicaments résolutifs dans deux cas : 1° quand nous n'osons pas produire la répercussion,
à cause d'un des 19 empêchements exposés dans une des règles du
chapitre général ; 2° quand nous avons essayé de produire la répercussion
sans y réussir, parce que le corps étant déjà plein, ne pouvait plus rien recevoir, ou parce que la matière était rebelle. Au contraire, si l'apostème est
dû à une cause intérieure existant encore, nous ne devons pas employer
les résolutifs avant d'avoir prescrit une purgation appropriée, ainsi que
nous l'avons déjà dit et démontré dans le TRAITEMENT GÉNÉRAL DES APOS-
TÈMES, 4⁰ règle générale.

Ces résolutifs ressemblent aux maturatifs en deux points et en diffèrent
en un, du moins pour le présent : ils y ressemblent, d'abord parce que
tous deux sont anodins ou adoucissants, secondement parce que quelquefois l'un agit comme l'autre. Par exemple, un résolutif peut provoquer quelquefois la maturation d'une matière dont la quantité est si
grande que les pores de la peau ne suffisent pas à la laisser sortir ; d'autre
part, un maturatif peut résoudre une matière de nature subtile dont la

---

1. Éd. 1892 : « *ut* consumant », ms. 1487 : « *ne* consumant ».

quantité est faible. C'est pourquoi il arrive souvent qu'un même médicament produit tantôt la résolution, tantôt la maturation, comme fait le Diachylon commun. — Les résolutifs diffèrent des maturatifs en ce que les premiers possèdent à la fois la calidité et une action délayante et dilatante, tandis que les seconds ont, outre la calidité, une viscosité opilative.

De ce qui précède découlent deux conséquences : 1º de ce que l'un produit quelquefois les mêmes effets que l'autre et réciproquement, les résolutifs peuvent résoudre la partie subtile de certaines matières et épaissir leur résidu; 2º les résolutifs peuvent résoudre la partie subtile des apostèmes et faire mûrir la partie épaisse.

II. Les MÉDICAMENTS RÉSOLUTIFS sont les uns *simples*, les autres *composés*. — Les *simples* sont : Camomille, qui seule a mérité d'être appelée noble, parce que seule elle n'attire jamais plus qu'elle ne résout, Mélilot, Pariétaire, Mauve sauvage ou blanche, Fumeterre, Liseron, Aneth odorant, Chou, Ortie, Aunée, Bourrache, Buglosse, Sureau, Hièble, Valériane, graine de Chou, d'Aneth, d'Ortie, de Mauve, de Persil, d'Ache, de Fenouil, son d'Orge, de Fèves, de Pois chiches, d'Ers, mie de pain épais, graisses d'Oie, de Canard, de Poule, de Porc, toutes les Moelles, Mastic, Encens, Myrrhe, gomme Ammoniaque, Sérapinum, Galbanum, Opopanax, et toutes les gommes subtiles, Ladanum, Œsype humide, Térébenthine, Cire, lie de la Cire, Beurre et autres corps semblables.

Les *médicaments composés* au moyen des substances simples [1] mentionnées ci-dessus ou de semblables sont, comme pour d'autres groupes, les *huiles, onguents, emplâtres, cataplasmes, bouillies, fomentations.*

A. Les HUILES RÉSOLUTIVES sont pour le présent au nombre de six :
1º *Huile d'Aneth* concassé, avec huile d'Olives mûres, suivant les proportions ordinaires.

2º *Huile de Camomille* préparée avec les fleurs et huile d'Olives mûres.

3º *Huile de Costus* qu'on prépare de la manière suivante : Rp. *Costus Onc. 1, Poivre, Pyrèthre, Euphorbe, de chaque un tiers d'Once, Castoréum Onc. 1/2, pilez, passez au tamis et mélangez à 1/2 ℔ d'huile de Lis ou de Spicanard.* Cette huile résout l'humeur froide et fortifie les nerfs refroidis.

4º *Huile de grande Camomille* : Rp. *fleurs de Camomille récemment séchées, Fenugrec, graines de Lin, de chaque Onces 2, mettez le tout avec 20 onces d'huile d'Olives mûres dans un vase en verre exposé soit au soleil, soit sur le feu, ou placé dans un puits, ou dans un*

---

1. Éd. 1892 : « ex praedictis similibus »; ms. 1487 : « ex predictis simplicibus ».

pot enfoui dans la terre. Cette huile résout, échauffe, et calme la douleur produite par une humeur froide.

5° *Huile de Lis composée* : Rp. *Huile Onces 2, fleurs de Lis n° 30 en ayant soin de jeter la partie inférieure jaune* [1], *bois de Cassie, de Costus, Mastic, Carpobalsamum, Safran, de chaque 1 Once, Clous de Girofle, Cannelle, de chaque 1/2 Once, écrasez, puis placez le tout dans un vase de verre à l'ombre, excepté les Lis qui seront mis dans un sac et enlevés au bout d'un mois, de crainte qu'ils ne pourrissent et ne corrompent l'huile*. Ce remède résout, échauffe, calme la douleur froide, surtout celle des reins et de la matrice et ne produit pas d'inflammation.

6° *Huile de mastic*, préparée de la manière suivante : Rp. *Huile d'Olives peu mûres ℔ 3, Mastic Dr. 6, faites bouillir dans un vase de grandeur double jusqu'à ce que le Mastic soit dissous*. Cette huile résout énergiquement et agit très efficacement dans le cas d'apostèmes voisins de l'estomac, du foie ou de la rate, accompagnés de douleurs et de troubles produits surtout par la matière froide.

B. Les ONGUENTS RÉSOLUTIFS peuvent être préparés avec l'une quelconque des huiles susdites et avec des poudres des résolutifs ci-dessus, en y ajoutant de la Cire suivant les proportions indiquées. Nous en citerons cinq : 1° Rp. *Huile de Camomille Onc. 3, Cire Onc. 1/2, farine de Fenugrec, graines de Lin, de chaque Once 1/2, faites bouillir et passez*. Cet onguent résout et fait mûrir sans attirer l'humeur.

2° Rp. *Huile de Lis Onc. 3, Cire Onc. 1/2, graines de Guimauve et de Mauve, de chaque Once 1/2, préparez*. Comme le précédent, cet onguent résout et mûrit les matières chaudes.

3° Rp. *Bdellium, Sérapinum, de chaque Once 1/2, Térébenthine Onces 2, dissolvez dans le Vinaigre ce qui peut s'y dissoudre et mêlez avec de la Térébenthine ; à la dissolution ajoutez : huile de Lis Onces 2 ; puis passez*. Cet onguent résout les apostèmes froids.

4° Rp. *Huile de Camomille ou d'Aneth Dr. 6, Cire Dr. 2, graisse de Canard et de Poule, de chaque Dr. 2, graines d'Aneth et fleurs de Camomille de chaque Dr. 2 ; opérez comme précédemment*.

5° L'*Œsype humide*, à proprement parler, n'est pas un onguent, ni un emplâtre, mais il tient le milieu entre les deux. Rp. *Laine grasse prise entre les cuisses et les mamelles de brebis, répandez dessus de l'eau de pluie en quantité suffisante pour la recouvrir complètement, et laissez-la ainsi pendant un jour et une nuit, puis faites bouillir légèrement à petit feu, laissez refroidir, passez, faites bouillir de nouveau à feu doux dans un plat étamé, en agitant avec une spatule de bois*

---

1. C'est-à-dire les étamines.

jusqu'à consistance épaisse. Elle résout et amollit comme un onguent, et on peut s'en servir comme de l'huile pour préparer des onguents résolutifs, des emplâtres et d'autres médicaments résolutifs de n'importe quelle espèce.

C. Les EMPLATRES RÉSOLUTIFS sont au nombre de trois : 1° *Diachylon de Razès* ainsi composé : Rp. *Huile d'Olives mûres Onc. 5, Litharge finement pulvérisée Onc. 1, mucilage de Fenugrec et de graines de Lin, de chaque Onces 2, mucilage de Guimauve Once 1, préparez comme il a été dit plus haut.* Si on veut se servir de cet emplâtre pour résoudre les scrofules, ajoutez-y *poudre de racine d'Iris sèche Once 1*; toutefois il ne résout pas les kystes des scrofules èt autres semblables, mais appliqué sur des carboncles (carbunculus), sans racine d'Iris, il les fait mûrir.

2° Pour préparer le *Diachylon de Mesuë,* Rp. *Litharge pulvérisée et tamisée Onc. 12, huile de Camomille, d'Aneth et d'Iris, de chaque Onc. 8, mucilage d'Althæa, de Fenugrec et de graines de Lin, Figues grasses sèches, Raisins sans les pépins, suc d'Iris, de Scille, OEsype humide, colle de peau, de chaque Onc. 12, Térébenthine Onc. 3, Résine blanche, Cire citrine de chaque Onc. 2; faites cuire jusqu'à consistance intermédiaire entre celles d'emplâtre et d'onguent.* Ce topique résout parfaitement les matières froides et ramollit les matières dures.

3° Le *Diachylon commun,* décrit dans l'Antidotaire de Nicolas, se fait avec : Rp. *Huile vieille Onc. 4, écume d'Argent Onc. 36, racines de Mauve sauvage et de Guimauve, Fenugrec, graines de Lin, de chaque Onc. 12, faites-en un mucilage dont vous prendrez ℔ 1, pour incorporer à l'emplâtre,* dont le procédé de préparation a déjà été décrit dans les préambules de cet Antidotaire. Il est utile pour résoudre les furoncles et les apostèmes chauds peu volumineux, si la matière est susceptible de résolution, sinon, il les mûrit, digère et enlève les humeurs, purifie, régénère, cicatrise et suffit au traitement du commencement à la fin. Il peut guérir les apostèmes chauds volumineux, lorsque, après avoir été ouverts, ils ne se mondifient pas convenablement et que la dyscrasie de l'apostème persiste en eux. Cet emplâtre est aussi utile dans le traitement des apostèmes froids, mais il faut l'enlever deux fois par jour, le dessécher en le nettoyant, puis le frotter avec le pouce afin de renouveler la surface, après quoi on le remet en place. On l'emploie aussi avec avantage dans le traitement des douleurs et des tumeurs chroniques des articulations, ainsi que dans celui des douleurs intestinales. Mêlé à l'huile de Lentisque, il convient encore dans les incisions et les contractions des nerfs par réplétion, et enfin dans les plaies cacochymes.

D. Les CATAPLASMES RÉSOLUTIFS sont au nombre de quatre : 1° Rp. *Fleurs de Camomille, graines d'Aneth, de chaque Onces 2, farine de Fenugrec, graines de Lin et d'Orge, de chaque Onces 3, huile d'Aneth et de Camomille de chaque Once 1, faites bouillir le tout dans suffisante quantité d'eau, écrasez, puis appliquez,* après avoir fait la répercussion et les évacuations nécessaires. Ce cataplasme résout les apostèmes et humeurs chauds et, par surcroît, il prépare la maturation des apostèmes durs.

2° Rp. *Mauve sauvage, feuilles de Chou, fleurs de Camomille, de chaque part. 1 ou poignée, faites cuire dans l'eau, pilez dans la décoction, à laquelle vous ajouterez ensuite graines d'Aneth et de Chou de chaque part. 1, Soufre pulvérisé part. 2.*

3° Rp. *Graines de Fenouil, d'Anis et d'Aneth, de chaque Onces 2, farine de Lupin Once 1, de Fenugrec et de graines de Lin, de chaque Onces 3, huile de Lis Once 1, faites cuire dans l'eau, triturez dans la décoction à laquelle vous ajouterez ensuite de l'huile et un peu de Vinaigre.*

4° Notre *cataplasme* ou *emplâtre de Mauves* a déjà été décrit dans le chapitre 1, Doctrine I, Traité II, à la septième partie principale dudit chapitre, relative à la préservation et au traitement de l'apostème chaud ; dans le cinquième Notable préliminaire de cette partie, nous avons énuméré ses nombreux avantages bien constatés.

E. Les BOUILLIES étaient employées par les anciens chirurgiens à titre de résolutifs dans les plaies chaudes, mais elles me semblent plutôt adoucissantes et propres à favoriser la suppuration. C'est précisément pourquoi ces anciens chirurgiens les préféraient à tout. Pour les préparer, Rp. *Dans quatre parties d'eau on délaye une quantité suffisante de farine de Froment, puis on ajoute Huile part. 1, on fait cuire jusqu'à consistance de pâte molle et on applique tiède.*

F. Les FOMENTATIONS RÉSOLUTIVES se font avec la décoction des médicaments simples ci-dessus mentionnés, et doivent toujours précéder immédiatement l'application des topiques composés précédemment décrits.

III. EXPLICATIONS, au nombre de quatre :

I. Quand, en vue de préparer un remède résolutif, on fera une décoction d'un médicament simple, on réservera une partie de cette décoction pour faire des fomentations chaudes sur la partie malade, jusqu'à ce que celle-ci rougisse et se tuméfie ; puis on appliquera aussitôt les topiques résolutifs.

II. Lorsque (après l'application d'un remède résolutif) la partie subtile de la matière s'est dissipée et que le reste s'est induré, il faut alors mêler les émollients et les résolutifs et les appliquer successivement et tour à tour, jusqu'à ce qu'on obtienne l'effet désiré. C'est toujours par les émollients qu'il faut finir.

III. Si on n'obtient pas une résolution complète et que la matière, à cause de son épaisseur, de sa viscosité ou de son abondance semble commencer à mûrir, il faut favoriser la maturation avec les topiques indiqués ci-dessus, parce que le chirurgien doit toujours imiter le travail régulier de la Nature.

IV. Les topiques résolutifs, maturatifs, mondificatifs ne doivent pas être très durs, afin qu'ils ne blessent pas la partie malade et que la violence de la douleur n'attire pas les humeurs d'un autre lieu.

CHAPITRE QUATRIÈME

Des médicaments maturatifs et des modes de leur emploi.

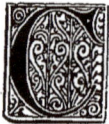

Сомме les précédents, ce chapitre est divisé en trois parties. — I. PRÉLIMINAIRES. Avicenne (au livre II, traité 1, chapitre 4 déjà cité plus haut) dit : les médicaments maturatifs ont la propriété d'amener la digestion des humeurs en les échauffant uniformément, et en les retenant dans le membre jusqu'à ce qu'elles soient digérées, de sorte que leur partie humide ne se sépare pas de la sèche, ni le subtil de l'épais. Cette définition est tirée du livre Vᵉ du Traité de Galien : *De Simplicis medicinæ*, proposition 2°, ch. 1, où il est dit : les médicaments apéritifs des apostèmes, c'est-à-dire maturatifs ont la propriété de faire pénétrer dans le membre une chaleur tout à fait semblable à sa chaleur propre, sans consumer son humidité, ni altérer sa substance, etc. Dans le chapitre des *Agrégations* ci-dessus mentionné, Sérapion dit la même chose, et ajoute que sur une partie du corps naturellement plus chaude, il faut appliquer un médicament plus chaud. La chaleur de celui-ci sera d'autant plus forte que celle du corps ou du membre sera plus élevée, par rapport à un corps ou un membre normal. C'est ainsi qu'on arrivera à appliquer dans chaque cas particulier le médicament convenable. — Du reste, puisque la complexion de l'homme est naturellement chaude et humide, les remèdes doivent être chauds et humides; d'où il suit que pour obtenir un effet maturatif, rien ne serait plus efficace que l'application de la main ou d'un autre membre, s'il était possible de le maintenir d'une manière continue.

II. DES MATURATIFS. Quand le chirurgien n'a pas essayé de produire la répercussion ou la résolution, ou s'il a essayé vainement, d'abord de résoudre, puis de répercuter, si l'apostème commence à mûrir et à rougir sans toutefois diminuer, si la douleur augmente en même temps que la fièvre se montre, si enfin se manifestent les symptômes qui précèdent la maturation, — alors il devra appliquer les médicaments maturatifs, dont les uns sont *simples*, les autres *composés*.

Les *simples* sont les suivants : Mauve cultivée, Guimauve, Branche Ursine ou racine de Bryone, de Patience, de Panais, graines de Lin et de Fenugrec, Figues sèches, farine de Froment, Raisins secs, jaunes d'Œufs, Oignon, Ail, farine d'Orge, Levain, de la graisse de Porc et de Poule jeune, Beurre, Huile, toutes les Moelles, Ache, racine de Lis, Miel, Térébenthine, et tous les autres résolutifs mélangés avec des médicaments maturatifs visqueux, afin d'obtenir une consistance visqueuse. Il est à noter que certains médicaments exclusivement froids produisent accidentellement la maturation en repoussant à l'intérieur sur la matière à mûrir la chaleur de la surface, parce que la chaleur est plus forte concentrée que si elle est dispersée.

Des *maturatifs composés* les uns conviennent mieux aux *matières chaudes*, d'autres aux *froides*; parmi les premiers, il en est qui conviennent aux matières *subtiles*, d'autres aux matières *épaisses* et violentes comme aux anthrax et semblables.

A. Les médicaments qui conviennent aux *matières subtiles et chaudes* sont au nombre de six : 1° Rp. *Racine de Guimauve préparée* ℔ *1/2, axonge de Porc ou Beurre Onces 3*.

2° Rp. *Racine susdite* ℔ *1/2, farines de graines de Lin et de Fenugrec, Miel rosat, Térébenthine, de chaque Once 1*.

3° Rp. *Trois Oignons et deux Œufs, faites cuire dans la braise, débarrassez les oignons et les œufs de leurs parties extérieures, pilez et mêlez à une quantité moitié moindre de Beurre ou d'axonge de Porc*.

4° Les *bouillies des chirurgiens* se font ainsi : Rp. *Mêlez cinq parties d'eau et une partie d'huile avec quantité suffisante de farine de Froment; faites cuire sur un feu doux jusqu'à consistance pâteuse*. Ces bouillies font mûrir les apostèmes chauds consécutifs aux plaies, et les autres apostèmes chauds dus à une matière subtile, comme la matière bilieuse, parce que dans le cas de matière épaisse il faut employer un médicament incisif plus fort. Elles calment aussi les douleurs des reins et du pubis produites par la pierre; elles ont une action très sédative, parce qu'elles égalisent la complexion de quelque membre souffrant que ce soit, de même que le tiède convient à la fois au chaud et au froid.

5° Rp. *Miel et Beurre mêlés en parties égales, épaissis avec des farines maturatives, comme celles de graines de Fenugrec, de Lin et autres semblables*.

6° Rp. *Feuilles de Mauve, racine de Guimauve, Pariétaire, Branche Ursine, Liseron des haies, Jusquiame, de chaque Onces 2, faites cuire dans une petite quantité d'eau, exprimez, triturez, puis mêlez à*

*2 Onces de leur décoction, 1 Once d'axonge de porc et quantité suf-
fisante de farine d'Orge.*

B. S'il s'agit de faire mûrir des *matières chaudes*, *épaisses* ou violentes, on emploiera avantageusement les cinq maturatifs suivants :
1° Rp. *Figues sèches grasses 6, Raisins secs Once 1, deux têtes entières d'Ail mondées, grains de Poivre 12, Sel Dr. 2, triturez, ajoutez
Huile vieille Onces 2, Vinaigre Onces 2, Levain très actif en quantité
égale à la moitié du tout.*

2° Pour le même usage, à moins que la matière soit trop dure : Rp. *Miel
et huile de Violettes épaissis avec farine d'Orge.*

3° Rp. *Levain âcre, Lait de femme, Miel, jaunes d'Œufs cuits durs
incorporés en parties égales.*

4° *La précédente bouillie, renforcée en y ajoutant une quantité de
Gomme Ammoniaque égale à la moitié de la somme des autres
remèdes.*

5° *La même, renforcée par l'addition de quantité égale de fiente de
Pigeon et de Poule, équivalent au quart de la totalité des autres médicaments, avec du Borax un peu moins.* Cette bouillie ainsi renforcée
provoque plus rapidement la maturation des apostèmes et leur ouverture.

C. Pour mûrir les *matières froides* on emploiera utilement les six maturatifs suivants : 1° Rp. *Ails et Oignons cuits sous la braise, puis mondés de chaque ℔ 1/2, jaunes d'Œufs cuits 5, racine de Guimauve
préparée Onces 6, axonge de Porc Onces 4, mêlez.*

2° Rp. *Ail cuit et mondé, Térébenthine, de chaque ℔ 1/2, huile de
Spicanard Onces 2, farine de Fenugrec quantité suffisante pour épaissir.*

3° Rp. *Miel, Poix et Résine, de chaque ℔ 1/2, épaississez avec Oliban
et Fenugrec pulvérisés, de chaque Once 1/2, avec quantité suffisante
de farine de Froment ordinaire ou de fleur de farine.*

4° Pour préparer l'*onguent Basilicon majeur* : Rp. *Cire, Résine,
Poix, suif de Bœuf, parties égales, huile quantité suffisante.* Il en est
qui, à la place de la graisse de bœuf, se servent de *Beurre*; d'autres ajoutent en hiver un peu de *Bdellium.* Cet onguent ramollit les plaies indurées et guérit les ulcères malins.

5° *Onguent Basilicon mineur* : Rp. *Cire, Résine, Poix, de chaque
parties égales, Huile quantité suffisante.*

6° Rp. *Têtes d'Ail décortiquées et feuilles d'Absinthe, faites cuire
dans une petite quantité d'eau, nettoyez, triturez et mêlez avec axonge
de Porc.* Cette préparation est incisive et maturative.

III. Explications; au nombre de sept :

I. Présentement nous appelons emplâtres tous les maturatifs composés, qu'ils soient des onguents, des cataplasmes ou des bouillies, etc.,
afin de les numérer plus facilement.

II. Si le chirurgien craint que son topique ne se dessèche plus vite qu'il ne devrait, ainsi qu'il arrive lorsqu'il ne lui est pas possible de donner des soins continus au malade, il devra étendre ce topique sur des feuilles, puis l'appliquer. De cette manière, il se desséchera moins vite que s'il avait été étendu sur un linge, parce que les feuilles, à cause de leur épaisseur et de leur consistance, empêchent l'exhalation des vapeurs de l'emplâtre et du membre ; au contraire elles les retiennent et les repoussent sur le topique maturatif, lequel reste ainsi continuellement humide.

III. Quand on a fait cuire les médicaments simples qui entrent dans la composition des composés, il faut faire, avec la décoction, des fomentations sur la partie malade, jusqu'à ce qu'elle commence à rougir ; on applique ensuite le maturatif.

IV. Tous les topiques maturatifs doivent être appliqués aussi chauds que le malade peut le supporter.

V. La *racine d'Althæa*, ou de *Guimauve préparée*, qui a été indiquée dans quelques-unes des précédentes formules, se fait de la manière suivante : on la lave, afin d'enlever la dureté intérieure on la coupe en petits morceaux, on la fait cuire, on clarifie, on triture avec soin, puis on en fait des magdaléons qu'on conserve pour l'usage.

VI. Jamais il ne faut mettre de Fenugrec dans les maturatifs composés qu'on applique sur une matière violente, parce que l'expérience a montré que cette matière s'échauffe fortement et s'enflamme.

VII. Lorsqu'il s'agit de provoquer la maturation d'un apostème formé de matière chaude et épaisse, ou d'une matière chaude quelconque mélangée d'une matière froide [1], on mêlera toujours 2 parties du maturatif avec 1 partie de Levain commun, parce que le Levain est médiocrement chaud ; de plus il est humide au delà du second degré, lorsqu'il est moins nitreux ou salé, et il est humide au-dessous du second degré, lorsqu'il est plus salé. Suivant Sérapion et d'autres auteurs, il possède une vertu chaude et une vertu froide ; la frigidité vient de son âcreté, la chaleur vient du sel et de la farine, c'est pourquoi il délaye et résout, en attirant l'humidité de la profondeur, sans aucun préjudice.

---

1. Éd. 1892 : « Ex materia calida atque grossa *et* ex quacunque materia calida cui aliqua *medicina* frigida ut admixta » ; — manuscrit 1487 : « Ex materia calida atque grossa *aut* ex quacumque materia calida cui aliqua *materia* frigida ».

CHAPITRE CINQUIÈME

Des médicaments mondificatifs et du mode de leur emploi.

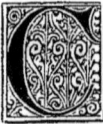

COMME les précédents, ce chapitre est divisé en trois parties. — I. PRÉLIMINAIRES; ils présentent quatre points : I. Avicenne (livre II, f. 1, tr. 1, chap. 4) et Sérapion (*Agrégations*, chapitre précité) s'accordent à déclarer que les médicaments mondificatifs forment un genre qui comprend 20 espèces, que tous deux ont énumérées et décrites séparément, dans les chapitres ci-dessus mentionnés; ils sont : abstersifs, lavatifs, attractifs et ainsi de suite. Suivant l'opinion de ces auteurs exprimée dans les chapitres susdits, opinion qui est d'ailleurs conforme à la réalité, tout médicament qui extrait du corps ou d'un membre, tantôt de l'intérieur, tantôt de l'extérieur, quelquefois de l'un et de l'autre, une matière superflue ou contre nature, appartient au genre des remèdes mondificatifs. — Ceux qui mondifient par attraction de l'intérieur seulement sont les clystères, électuaires et sirops. Ceux qui mondifient en attirant de l'extérieur seulement varient suivant leur nature, leur vertu et leur mode d'action. Ceux qui opèrent à la fois par attraction de l'intérieur et de l'extérieur sont le Miel et tous ses composés, l'eau d'Orge, etc.

Laissant de côté tous les autres, nous ne voulons nous occuper actuellement que de *ceux qui mondifient par extraction externe*, de la durée de leur action et de leur nombre. Nous en comptons *4 espèces* : la première comprend les médicaments *mondificatifs faibles* qui détergent peu et incomplètement, comme le Miel et ses composés, les sucs d'Ache, d'Absinthe, la farine de Froment; — la seconde se compose des *mondificatifs forts* qui détergent énergiquement, comme font les susdits mondificatifs faibles, lorsque leur puissance est accrue par l'addition de remèdes amers, tels que Sarcocolle, Myrrhe, Aloès, Lupin. Nous ne parlerons dans le présent chapitre que des forts et des faibles. — La troisième espèce comprend des *mondificatifs plus forts* qui mondifient en corrodant, comme font Asphodèle, Airain vert, Encre, Orpiment, toutes les espèces de Sel, d'Alumine et de Couperose, le Nitre, toutes les espèces de cendre, plusieurs herbes corrosives, telles que Tithymale, etc. — Enfin la quatrième espèce se compose des *mondificatifs les plus forts*, comme Arsenic sublimé, Chaux vive, Réalgar, Savon, racine d'Arum ou Gouet, Clématite, Aconit, Renoncule scélérate, Euphorbe, Epurge, Cantharides, les deux Hellébores, la Lauréole, et autres, dont quelques-uns rongent la peau et sont appelés ruptoires. Nous parlerons des plus forts et des très forts dans le chapitre qui suit celui-ci.

II. Celui qui voudra connaître toute la doctrine des mondificatifs, etc., doctrine qu'il serait fastidieux et propre à confusion de répéter ici, puisque ces médicaments ont été décrits ailleurs, devra se reporter au chapitre 10, Doctr. I, Traité II, DE CERTAINS REMÈDES UTILES POUR LE TRAITEMENT DES PLAIES, etc. Il trouvera là en effet, au septième Notable préliminaire et dans le Traité, l'explication du mode d'action de ces remèdes, autant du moins qu'il est nécessaire pour le traitement des plaies, et en outre le mode d'action des médicaments corrosifs, que nous appelons mondificatifs forts. Il trouvera aussi l'indication des analogies et des différences qui existent entre ceux-ci et les autres remèdes employés pour la guérison des plaies; il verra quand, comment, et combien de temps il faut les administrer. Dans cette partie du livre ont été mentionnés quelques mondificatifs applicables à des cas spéciaux, et sur lesquels, du reste, je ne veux rien répéter ici. De même, dans le 8ᵉ Notable préliminaire sont donnés les noms des auteurs, les *Pratiques* et l'indication des livres et des chapitres où ces médicaments ont été décrits.

III. Ni les auteurs, ni les praticiens, ni les *Pratiques* ne désignent les divers mondificatifs chirurgicaux sous le nom commun de mondificatifs, parce que ces médicaments n'existent que comme espèces, lesquelles sont détersives (abstersiva), lavatives, extractives des impuretés, etc. De même, l'animal n'est rien en général en dehors de l'homme, de l'âne et du bœuf; et l'homme, l'âne, etc. (considérés comme genres) ne sont rien en dehors des individus. C'est pourquoi Porphyre [1] a dit : « Heureuses les espèces, heureux les genres, parce que ce sont des monstres n'ayant pas d'existence réelle en dehors de notre esprit (qui les conçoit). »

Lorsqu'ils veulent mondifier, les chirurgiens emploient rarement les

---

1. Éd. 1892 : « nihil sunt nisi in suis suppositis, unde *porus* : gaudeant... »; — manuscrit 1487 : « nihil sunt nisi in suis suppositis, unde *porfirius* gaudeant ». — M. Pagel dit que vraisemblablement il faut lire « philosophus » au lieu de « porfirius ». — Mais au IIIᵉ siècle de l'ère chrétienne vivait un philosophe syrien qui, sous le surnom de Porphyre, a acquis une grande célébrité. C'est précisément lui qui, dans son introduction aux Catégories d'Aristote, a développé la doctrine de ce dernier concernant le genre et l'espèce. Albert le Grand, saint Thomas d'Aquin, et tous les philosophes du moyen âge qui ont écrit des commentaires sur la philosophie d'Aristote, l'ont cité chaque fois qu'ils ont disserté sur la question qui fait l'objet du chapitre V des Catégories.

Toutefois, il importe de noter que Porphyre, non seulement ne s'est pas servi dans la susdite Introduction, ou Isagoge, du langage imagé que lui prête H. de M., dont la mémoire est souvent peu fidèle, mais encore qu'il n'a pas pleinement adopté l'opinion d'Aristote touchant la non-objectivité des idées générales. Porphyre reste hésitant entre la doctrine d'Aristote et celle de Platon; il semble même incliner de préférence vers cette dernière et considérer le particulier comme une conséquence du général.

médications simples, mais surtout les remèdes composées. De plus, comme il serait très long et extrêmement fastidieux de faire l'énumération de ces derniers, nous nous bornerons présentement à mentionner les mondificatifs composés communément employés, en y ajoutant toutefois que le chirurgien qui a besoin des mondificatifs doit considérer avec soin le lieu à mondifier et l'impureté (sordities) qui en sort. Lorsque celle-ci est épaisse on fera prédominer dans le mondificatif les mondificatifs délayants. Quand au contraire les impuretés sont subtiles, on fera prédominer les médicaments épaississants. Dans le cas où le membre malade est accidentellement trop humide, les desséchants doivent dominer. L'impureté est-elle visqueuse, incisive, on accordera la prédominance aux simples; si elle est indigeste, aux maturatifs; si adhérente, aux lavatifs, aux lubrifiants, aux détersifs, et ainsi des autres, de telle sorte qu'à chaque qualité de la matière, on oppose un médicament de qualité opposée, et que les contraires soient traités par les contraires.

Dans les passages et chapitres mentionnés, Avicenne et Sérapion ont énuméré les médicaments mondificatifs simples des espèces susdites et indiqué leur emploi pour chaque cas, ainsi que l'avait fait Galien dans le Vᵉ l. *Des médicaments simples*, n'ayant qu'un seul chapitre, proposition 3ᵉ.

IV. Dans toute solution de continuité avec perte de substance et altération des parties notables, se produisent deux superfluités qui retardent et empêchent la guérison; l'une ferme, sorte de chair superflue que détruisent les médicaments corrosifs, l'autre fluide comprenant deux espèces, l'une épaisse que font disparaître les mondificatifs abstersifs, l'autre subtile que dessèchent les mondificatifs dessiccatifs. Ces deux superfluités fluides se produisent aussi chez les hommes bien portants, mais chez eux la subtile s'exhale par la sueur, tandis que l'épaisse sort à l'extérieur sous forme de gale (scabies) et de tumeurs.

II. DES MONDIFICATIFS. Les topiques *mondificatifs composés* qui appartiennent au présent chapitre sont de plusieurs espèces, les *ablutions* et les *bouillies* (pultes).

A. Il y a deux sortes d'ABLUTIONS, les faibles et les fortes. — Les premières ne sont pas abstersives, comme celles qu'on fait avec l'eau et avec le vin, le petit-lait, l'eau d'Orge et autres semblables, ou avec des décoctions ou sucs qu'on peut rendre forts et abstersifs, en y ajoutant du Miel ou quelques forts abstersifs, comme des Fèves, du Lupin, de la Myrrhe et autres semblables, ou encore si on dissout avec eux d'autres abstersifs, comme l'Alun, l'Aloès, la Sarcocolle, etc., ou la Lessive, l'urine.

Les *ablutions* se rapportant au présent chapitre sont au nombre de quatre : 1° ablution d'eau tiède avec Alun zuccarin; celle-ci guérit les apostèmes des émonctoires ulcérés et chauds; — 2° pour les apostèmes qui ne sont pas chauds, on remplacera l'eau par le vin ; — 3° ablution avec une décoction de racine de Souchet ; celle-ci guérit les ulcères moins humides ; — 4° ablution avec Vinaigre dans lequel on a mis de la cendre d'écorce de racine de Saule ; elle guérit les ulcères secs et durs.

B. Les BOUILLIES ou quasi-bouillies mondificatives sont au nombre de dix :

1° Rp. *Miel rosat coulé Onces 3, farines de Froment, d'Orge, de Siligo ou d'Avoine, Once 1, eau pure, faites cuire lentement en agitant continuellement.* Cette bouillie agit favorablement dans les plaies récentes de la chair avec suppuration.

2° Rp. *Miel rosat coulé ℔ 1/2, farines de Fenugrec et d'Orge, de chaque Onces 2.* Cette bouillie est utile dans les mêmes cas que la précédente, si ce n'est lorsque la plaie est enflammée.

3° *A la première bouillie, après la décoction, on ajoute un peu de Térébenthine lavée*; elle est utile dans les plaies des nerfs avec suppuration.

4° Rp. *Résine, Térébenthine, Miel, de chaque ℔ 1/2, Myrrhe, Sarcocolle, Fenugrec, graine de Lin, de chaque Once 1; faites fondre ce qui est fusible, puis ajoutez les poudres.* Cette bouillie mondifie les nerfs et fait mûrir leurs apostèmes mondifiés.

5° Les bouillies des chirurgiens dont la formule, la préparation et l'utilité ont été indiquées dans le quatrième chapitre SUR LES MATURATIFS, qui précède immédiatement, sont également sédatives et adoucissantes dans le cas d'apostèmes récemment ouverts.

6° Rp. *Jaunes d'œufs crus épaissis avec quantité suffisante de farine de Froment,* appliqués sans coction préalable, sont utiles dans le même cas que le précédent.

7° Rp. *Bon miel ℔ 1/2. Mêlez avec farine d'Orge et de fleur de Froment Onces 3, ajoutez suc d'Ache Once 1, faites épaissir sur un petit feu, retirez du feu et agitez longtemps.* Cette bouillie mondifie les apostèmes ouverts avant la maturité complète, de quelque manière qu'ils aient été ouverts, ainsi que l'anthrax, le carboncle et autres pustules venimeuses, qui le plus souvent sont ouvertes avant la maturité ; elle mûrit le résidu parce qu'il est chaud et visqueux près du degré naturel [1].

8° Si on craint que l'apostème ulcéré ne devienne une fistule ou un cancer, on remplacera le suc d'Ache par celui d'*Absinthe*.

9° Si on craint que la matière s'échauffe et devienne venimeuse, on remplacera les susdits sucs par celui de *Plantain*, parce que l'Absinthe mondifie plus que l'Ache, étant plus amère, et que le Plantain refroidit et corrige la matière venimeuse.

---

1. « Et maturàt residum, quia calidum et viscosum prope temperamentum. »

10° Rp. *Miel* ℔ *1/2, fleur de farine de Froment Onces 4, farines de Fenugrec, d'Ers, de Lupin, Myrrhe, de chaque Dr. 1, suc d'Absinthe* ℔ *1/2, pilez ce qui peut être pulvérisé, mêlez, faites cuire lentement jusqu'à épaississement, ajoutez Térébenthine lavée Onces 4 et mélangez intimement.* Cette bouillie mondifie les ulcères putrides donnant une suppuration épaisse et visqueuse.

C. Les MONDIFICATIFS INTERMÉDIAIRES entre les bouillies et les ablutions sont au nombre de cinq :

1° Rp. *Miel rosat 2 parties, mêlé avec Huile rosat 1 partie,* mondifie les membranes du cerveau devenues noires.

2° Rp. *Sucs d'Absinthe et de Chélidoine, de chaque 2 parties, mêlez avec Vin et Miel, de chaque 1 partie, épaississez avec Myrrhe et Aloès;* deux ou quatre gouttes appliquées sur les ulcères les empêchent de se transformer en fistules.

3° Pour le même usage, Rp. *Mélange de Miel et d'Alun de plume, dans la même proportion que pour le précédent;* on applique de même sur les ulcères.

4° *Mondificatif commun :* Rp. *Miel épaissi avec poudre de Sarco-colle, Aloès et Myrrhe.*

5° R. *Miel épaissi avec un peu de farine de Froment, sans cuisson.*

III. EXPLICATIONS. Au nombre de trois :

I. En ce qui concerne le mode d'application des susdits mondificatifs, il est à noter que les ablutions seront faites sur les ulcères ou, s'il est nécessaire, seront poussées au moyen d'un injectoir (cum injectorio). Les bouillies étendues sur un linge ou sur une feuille seront appliquées sur les ulcères après les fomentations prescrites, etc. De plus les médicaments mondificatifs peuvent, suivant les cas, être employés tantôt à l'extérieur, tantôt à l'intérieur, quelquefois en même temps à l'extérieur et à l'intérieur.

II. *Préparation du Miel rosat :* Rp. *Miel* ℔ *6, Roses* ℔ *1,* faites bouillir dans un vase ayant une contenance double jusqu'à ce que le miel s'épaississe, puis ajoutez d'autre miel pour rendre la préparation fluide.

Moyen de laver la Térébenthine : battez celle-ci avec de l'eau froide, comme on fait pour le blanc d'œuf, laissez reposer, puis jetez l'eau et versez-en une nouvelle quantité sur la Térébenthine, agitez comme précédemment, jetez l'eau et faites une troisième opération semblable. La Térébenthine ainsi lavée devient blanche et se trouve débarrassée de ses qualités irritantes.

III. Le *lavage de l'Huile* se fait de la même manière que celui de la Térébenthine et pour les mêmes raisons. L'huile peut aussi être lavée de la manière suivante : on prend un vase, tel qu'une cucurbite, dont le fond est percé d'un trou ayant le calibre de la pointe d'un stylet, on obture le trou, puis on remplit à moitié le vase d'eau et d'huile qu'on agite ensemble, on laisse reposer jusqu'à ce que l'huile surnage, on débouche le trou du fond et on laisse écouler l'eau. On bouche de nouveau le fond du vase, on ajoute une nouvelle quantité d'eau, on agite et on évacue; on recommence la même opération autant de fois qu'on le juge nécessaire.

On se sert très souvent, pour mondifier, du Miel rosat, de la Térébenthine et de l'Huile lavés.

CHAPITRE SIXIÈME

Des médicaments régénératifs, incarnatifs et cicatrisants, du mode de leur emploi, de leurs analogies et différences, des cas de leur application et de la durée de celle-ci.

A division de ce chapitre comprend trois parties : 1° les généralités préliminaires; 2° les médicaments; 3° les explications. I. Les GÉNÉRALITÉS PRÉLIMINAIRES, deux points : A. généralités communes aux trois espèces de médicaments; B. généralités s'appliquant à chaque espèce.

A. Les *généralités communes aux trois espèces* sont au nombre de quatre : 1° Galien (IIIᵉ l. du *Megatechni*, IIIᵉ l. du *De ingenio* et Vᵉ l. des *Médicaments simples*), Avicenne (l. IV, f. 4, doctr. 2) et Sérapion (dans les *Agrégations*, aux chapitres cités dans celui qui précède) ont longuement expliqué la nature des complexions de ces médicaments et leur mode d'action. De ce qu'ils ont dit, il ressort manifestement que ces remèdes sont tous desséchants, mais ils diffèrent cependant en ce qu'ils le sont plus ou moins. C'est ainsi que ceux qui régénèrent la chair, dits *régénératifs*, sont secs [1] au premier degré, et leur faible siccité est suffisante pour convertir le sang en chair, laquelle n'est en effet que du sang coagulé un peu épaissi. Une siccité plus grande dissiperait totalement l'humidité adhésive du sang.

Les médicaments *incarnatifs*, appelés aussi *conglutinatifs* et *agrégatifs*, sont dessiccatifs au second degré, et la siccité du régénératif de la

---

1. « *Sec au premier degré* », cela veut dire « *desséchant au premier degré* »; la *siccité* d'un médicament, c'est l'*action desséchante* de ce médicament. Il en est de même pour le chaud, le froid, l'humide, pour la calidité, la frigidité, l'humidité. Mais par brièveté et pour simplifier le langage, nous continuerons à dire souvent chaud au second degré, sec au troisième degré, etc.

chair ne serait point suffisante pour eux, pour trois raisons : 1° une siccité
faible ne pourrait en aucune manière pénétrer dans la profondeur d'une
plaie déjà réunie et sèche; 2° la substance d'un médicament de cette sorte
n'atteindrait pas le fond de la plaie; 3° il ne pourrait dessécher le sang
venant à la plaie, s'il n'avait pas une force suffisante pour incarner les
lèvres de celle-ci.

. Les médicaments *cicatrisants*, dits aussi *sigillatifs, consolidatifs* ou
génératifs de peau et de chair calleuse, sont plus secs que les précédents et approchent du troisième degré. Ils transforment en écorce (cortex)
l'humidité superficielle de la plaie, ce que ne pourrait faire la siccité des
précédents. Il faut qu'ils soient styptiques sans abstersion, et que leur
action ne soit pas trop énergique.

2° Quoique, pour la préparation des onguents régénératifs, incarnatifs
et cicatrisants, la quantité proportionnelle des substances telles que poudres, huile, cire, ait été indiquée ici et ailleurs, il est bon de savoir que
cette proportion doit varier quelquefois, comme par exemple, dans le cas
où la plaie ou l'ulcère sont trop humides, ou quand ils siègent sur un
membre et un corps trop secs, il faut alors augmenter la quantité de
poudre et diminuer celles d'huile et de cire. Si, au contraire, la plaie ou
l'ulcère sont trop secs, et le membre et le corps du malade trop humides,
alors il faut diminuer la quantité de poudre et augmenter celles d'huile
et de cire.

3° La raison pour laquelle nous décrivons simultanément dans le même
chapitre ces trois espèces de médicaments, résulte de ce que quelquefois
un seul fait l'opération d'un autre ou de plusieurs. C'est ainsi que, d'em-
blée par sa propre vertu ou secondairement par accident, un mondificatif
produit, outre la mondification, la régénération de la chair; de même
que parfois un consolidatif, outre l'effet consolidatif, mondifie accidentellement et par conséquent régénère la chair. Quelquefois deux médicaments réunis ensemble produisent un effet unique; ainsi, par exemple,
un conglutinatif et un médicament légèrement corrosif peuvent produire
après leur mélange un effet consolidatif. Pour faire un mélange de cette
sorte en proportions convenables, il faut une maîtrise (science magistrale) qui s'appuie sur trois choses, sur la nature des médicaments qui
entrent dans la composition, sur l'expérience et sur la connaissance de
la complexion du membre et du corps du malade.

4° C'est ici le lieu d'examiner la question de savoir si la peau qui a
subi une perte de substance est remplacée par une *nouvelle peau naturelle*. Il semble qu'il en soit ainsi, d'après l'autorité d'Avicenne, lequel au
livre II, chap. 4, DE OPERATIONIBUS SINGULARUM MEDICINARUM, où il traite des
médicaments consolidatifs ou sigillatifs, dit qu'il se forme à la surface
des plaies une écorce qui les préserve de tout dommage, jusqu'à régéné-

ration de la peau naturelle. Au livre V *des Médicaments simples*, d. 4, chap. 2, Galien dit : la peau n'est que de la chair indurée, et puisque la chair peut toujours s'indurer, donc la peau peut être régénérée. Sérapion tient le même langage, à propos des médicaments cicatrisants, dans les *Agrégations*, discours 4ᵉ, DE DIVISIONE DUARUM VIRTUTUM MEDICINARUM. Tous les autres auteurs, en plusieurs passages de leurs livres, disent au contraire que la peau détruite ne se régénère pas, et qu'à sa place se produit une chair dure et calleuse sur laquelle il ne naît pas de poils, ainsi qu'on le voit manifestement dans les cicatrices des régions pileuses, même quand il n'y a pas eu de perte de peau. Cette question a déjà été traitée ailleurs, au Notable 8 des généralités préliminaires du traitement des plaies, et il a été expliqué que l'expression *peau naturelle* s'entend de deux façons : soit de la peau que chaque individu possède depuis sa naissance, soit de celle qui est régénérée par la Nature, sans l'intervention de laquelle rien ne se fait. D'après ce qui précède on peut dire que tous les auteurs donnent à l'expression peau naturelle, la seconde acception, c'est-à-dire celle de la peau régénérée par la Nature, acquise, et formée de chair indurée.

B. Les *considérations préliminaires spéciales* à chacune des trois espèces de médicaments sont donc de trois sortes. — I. Celles des *régénérateurs de la chair* : 1° Il faut d'abord se reporter au 4ᵉ Notable préliminaire du chap. 10, doctr. 1, traité II, où nous avons indiqué la nature, le degré et le mode d'action de ces médicaments qui, avant tout, doivent être mondificatifs. Dans ce même chapitre nous avons dit pourquoi leur vertu ne doit être desséchante en aucune manière et pourquoi ils doivent être peu mondificatifs. On se reportera en outre au 9ᵉ Notable des préliminaires où nous avons démontré que ni les régénératifs, ni aucun des médicaments appliqués à l'extérieur ne reste en place et ne se transforme en la substance des organes; ils ne font que favoriser l'assimilation du sang qui y arrive en refroidissant ce qui est trop chaud, etc. Enfin, nous avons ajouté que l'application des remèdes de cette sorte doit être précédée d'une mondification convenable. — 2° Vers le milieu du chapitre 10 ci-dessus mentionné, nous avons examiné quatre questions relatives à ces régénératifs : *a.* quels ils sont; *b.* comment ils agissent; *c.* pendant combien de temps et *d* comment on doit les appliquer.

II. Les considérations préliminaires concernant les médicaments *incarnatifs* sont au nombre de deux : 1° il faut se reporter au 2ᵉ Notable des préliminaires du chap. 10, ci-dessus cité, où nous avons expliqué que, dans le traitement des plaies récentes non suppurantes et sans perte de substance, on n'a besoin que des médicaments incarnatifs, lesquels doivent être secs au second degré; nous avons dit comment ils agissent et nous en avons énuméré quelques-uns, tel le Vin qui, suivant les modernes, est un excellent incarnatif déjà éprouvé, puis certaines poudres employées par les anciens, poudres plus sèches que le Vin et avec raison, parce que dans les plaies pansées suivant la méthode des anciens il se forme diverses superfluités, tandis que dans celles qui sont pansées suivant la méthode des modernes, aucune superfluité humide n'est formée. — 2° Ce que disent des incarnatifs les auteurs et les *Pratiques de médecine*, nous suffit, comme aux anciens chirurgiens, pour traiter les plaies sans perte de substance, mais seulement celles-là; ces incarnatifs doivent être secs au second degré, peu styptiques et nullement abstersifs.

III. Les préliminaires concernant les *cicatrisatifs* ou *consolidatifs* sont au nombre de trois : 1° on se reportera d'abord au 3° Notable préliminaire du chap. 10, déjà cité, de notre *Chirurgie* où nous avons montré que les médicaments régénérateurs et cicatrisants suffisent lorsqu'il s'agit de traiter les plaies récentes avec perte de substance, mais lorsque celles-ci sont déjà en suppuration il faut appliquer les mondificatifs avant d'employer les régénératifs. A cet égard, on se reportera au 5° Notable du susdit chapitre où nous avons indiqué le mode d'emploi des consolidatifs, lesquels doivent être secs au troisième degré, afin qu'à la place de la peau enlevée, il se forme une chair dure et calleuse. — 2° On se référera aussi à la 8° partie principale du chap. 1 : DU TRAITEMENT GÉNÉRAL DES PLAIES, doctr. 1, traité II, où nous avons montré de quelle manière se cicatrisent toutes les espèces de plaies, celles dont les lèvres sont suffisamment réunies et maintenues; celles où elles ne sont ni réunies, ni maintenues mais qui cependant pourraient l'être; celles qu'on ne peut ni réunir ni maintenir, etc.; enfin celles dans lesquelles s'est formé, soit à l'intérieur, soit à la surface, une chair superflue qui apparaît à l'extérieur et fait saillie. Nous avons dit par quels moyens on obtient une belle cicatrisation et comment on peut corriger celle qui s'est faite d'une manière vicieuse. Dans une note interlinéaire nous avons indiqué le moment auquel il convient d'appliquer ces médicaments et la raison du choix de ce moment, car ils doivent être appliqués à un moment précis, ni trop tôt, ni trop tard. — 3° Dans le livre V du Traité *Des médicaments simples*, d. 4, chap. 2, Galien dit que les remèdes consolidants doivent être styptiques et desséchants au même degré, sans mondification ni abstersion. Les médicaments styptiques et desséchants qui véritablement consolident sont : les Balaustes ou fleurs de Grenadier, le Psidium ou écorce de Grenade et autres semblables qui favorisent la formation de la chair en même temps qu'ils consolident. D'où il suit, qu'après avoir suffisamment mondifié les plaies et les ulcères, leur cavité n'étant pas encore complètement remplie de chair, il faut employer sans retard les consolidatifs, afin que la cicatrice ne forme pas une saillie trop élevée au-dessus de la peau des parties adjacentes.

II. Des médicaments régénératifs, etc. — Deux questions : 1° les médicaments des modernes; 2° ceux des anciens. — 1° Pour les *médicaments des modernes*, on se reportera à la troisième partie principale du chap. 1, doct. 1, traité II, ci-dessus mentionnée, aux Notables préliminaires où nous avons montré et prouvé que le *Vin* est le meilleur remède local de toutes les plaies simples, et répond à toutes les intentions de leur traitement. Nous avons aussi examiné et résolu la question de savoir si le vin doit être appliqué entre les lèvres des plaies, et nous avons démontré qu'il ne faut pas l'employer ainsi dans les plaies récentes et saignantes, mais qu'on peut l'appliquer entre les lèvres des plaies douloureuses qui suppurent. Dans le même chapitre nous avons discuté une autre question : le vin doit-il être appliqué chaud ou froid? Nous avons dit et prouvé qu'il faut l'employer chaud et de quelle manière il faut l'appliquer, en en donnant les raisons. Le fondement, la preuve, qui établissent que le vin seul appliqué sur des étoupes est un excellent topique de toutes les plaies simples, sont tirés de trois passages de Galien : le premier est dans le III⁰ l. du *De ingenio*, chap. 4, où il est dit que le vin est un excellent médicament pour les plaies simples, en l'appliquant à l'extérieur; le second dans le IV⁰ l. du *Megatechni*, chap 1 : s'il convient de laver la plaie, il faut la laver avec le vin, il entend les plaies simples; le troisième dans le IV⁰ l. du *De ingenio*, chap. 7 et dernier : les blessés devront se méfier du vin, il entend pris par la bouche, si la plaie est compliquée d'apostème, sinon, non. De cela, il résulte manifestement, et l'expérience nous le confirme, que le vin appliqué à l'extérieur et pris en boisson est un excellent remède pour toutes les plaies exemptes de complications. En ce qui concerne l'application externe, nous en avons démontré les avantages par le raisonnement au 1ᵉʳ Notable préliminaire, de la 3ᵉ partie principale du chap. 1, doct. 1, traité II, cité précédemment. A l'égard de son usage interne, nous avons fourni deux raisons au 1ᵉʳ Notable préliminaire de la 6ᵉ partie du susdit chapitre, où il s'agit de la diète des blessés. En outre tous les auteurs et praticiens, toutes les *Pratiques* sont d'accord pour reconnaître avec Galien (l. V, *Des médicaments simples*) que les médicaments régénérateurs de la chair doivent être secs au premier degré, les incarnatifs au second, les cicatrisants au troisième. Or, comme l'a dit Isaac (dans les diètes particulières), le vin a trois degrés de siccité : le vin nouveau est chaud au premier degré; celui de deux à quatre ans, au deuxième degré; celui de quatre à sept ans, au troisième degré; et il ajoute que le vin le plus chaud est aussi le plus sec, et le moins chaud, le moins sec. Par conséquent le vin nouveau régénère, le moyen est incarnatif, le vieux cicatrise, si chacun d'eux est appliqué au cas pour lequel il convient.

2° Les *médicaments employés par les chirurgiens anciens* sont au

nombre de trois et correspondent aux trois espèces ci-dessus énumérées : A. Les RÉGÉNÉRATIFS, lesquels se subdivisent en deux, les simples
et les composés. — Les *simples* sont de deux sortes : faibles ou forts. —
Les *faibles* sont Oliban, Mastic, Myrrhe, Aloès, Colophane, farines d'Orge,
de Fèves, de Fenugrec et autres semblables; ils conviennent aux corps et
aux membres naturellement humides, comme chez les femmes et surtout
chez les enfants, parce que leurs plaies sont peu humides. Car sur un corps et
un membre secs et sur une plaie très humide, ces médicaments produiraient
très peu de chair à cause de la faiblesse de leur action desséchante.

Les médicaments *plus forts* parmi ceux de cette espèce et aussi plus desséchants sont : Aristoloche, Cadmie, Tragacanthe ou gomme Adragante,
Vitriol, toutes les cendres d'Iris, farines de Lupin et d'Ers et autres semblables, qu'on applique sur les corps et les organes naturellement secs,
et sur les plaies accidentellement humides. Au chapitre 10, doctr. 1,
traité II, intitulé DE CERTAINS REMÈDES, etc., j'ai parlé de ces médicaments
faibles et forts, sur quels corps et membres, sur quelles plaies, quelle que
soit leur complexion, ils doivent être appliqués; j'ai parlé de chacun d'eux,
dont l'emploi dépend de la complexion naturelle du corps ou du membre
du malade et de celle des médicaments, ainsi que des conditions accidentelles des plaies à soigner.

De plus, les médicaments régénératifs recommandés et expérimentés
dans le traitement des ulcères profonds, sont les suivants : Centaurée,
Sarcocolle, Plomb brûlé, Antimoine brûlé, limaille de Fer brûlée, Polium,
Colle de Poisson et autres semblables.

Les *médicaments composés* qui se font avec les susdits simples et autres
pareils sont généralement des *poudres* et des *onguents*, toutefois on ne se
servira pas de ces derniers, à cause de leur onctuosité glissante, aussi
longtemps que les poudres suffiront au but qu'on se propose.

Les POUDRES sont au nombre de six : 1° Rp. *Encens Once 1, Vernis,
farine de Fenugrec, de chaque Dr. 2;* ce mélange mis à l'intérieur de la
plaie régénère la chair, à moins qu'il n'existe un des 17 empêchements
qui s'opposent à la guérison des plaies.

2° Rp. *Encens concassé, Mastic, Fenugrec, de chaque parties
égales;* ce mélange régénère la chair et corrige la fétidité des ulcères.

3° Rp. *Encens 1 once, Mastic, farine de Fenugrec, de chaque
2 Onces.*

4° Rp. *Camphre 1 Once, Céruse 3 Onces, Litharge 4 Onces, Sang-
Dragon 1 Dr. 1/2*, convient dans les temps chauds aux corps, membres
et plaies chauds.

5° Rp. *Colophane Once 1/2, Sarcocolle, Encens, Iris, Aristoloche-
longue, de chaque Dr. 4;* ce mélange convient dans les temps froids, aux
corps, membres, et plaies froids et humides.

6° *Poudre capitale* déjà mentionnée au chapitre 5, doctr. 1, traité II, intitulé DU MODE D'OPÉRATION MANUELLE DANS LES FRACTURES DU CRANE, etc.

Les ONGUENTS sont au nombre de cinq : 1° *Litharge nourrie*, suivant la formule donnée par Galien dans le *Catageni*, où se trouve aussi indiquée la formule d'un second onguent ainsi composé : Rp. *Litharge pulvérisée et tamisée part. 1, Huile et Vinaigre de chaque, parties 2 1/2, chauffez pendant toute une journée sur un feu doux, en agitant continuellement jusqu'à consistance d'onguent.* Il est encore meilleur si, en été, on l'expose au soleil pendant 15 jours, en l'agitant chaque jour dans un mortier où l'on a ajouté un peu de vin; on le laisse sécher, puis on recommence la même opération le lendemain. Cet onguent s'oppose à l'afflux des humeurs, dessèche fortement et convient très bien dans le traitement des ulcères rebelles, dans les ulcères récents sanguinolents et dans les fistules sans callosité; il n'est pas mordicant.

2° L'*onguent brun*, dont la recette est indiquée dans l'*Antidotaire de Nicolas*, enlève le pus, mondifie, dessèche et procure la guérison.

3° Rp. *Litharge nourrie* déjà mentionnée plus haut *Onces 2, Encens, Sarcocolle, Galbanum, Colophane, de chaque Dr. 1, mêlez.*

4° Rp. *Huile ℔ 1/2, Cire, Encens menu, Fenugrec, de chaque Once 1/2, Résine ℔ 1, passez à travers un linge.*

5° *Onguent citrin* ainsi appelé par quelques-uns : Rp. *Résine Onces 3, Cire Once 1/2, Huile Onc. 8, Encens, farine de Fenugrec, de chaque Once 1/2, passez;* mis autour des plaies, et non à l'intérieur, il régénère énergiquement la chair.

B. Les INCARNATIFS sont les uns simples, les autres composés. — 1° Les *simples* sont : feuilles de Dattier, de Plantain, de Chou, de Grenadier, de Cyprès avec les rameaux, de Potentille, Miel, feuilles d'Oseille, de Glaïeul des moissons, de Pommier, de Poirier, de Porreaux, de Lis et de Bryone, poudre de moulin [1], Orge brûlé, fleurs de Sorbier, Prêle, Lait aigri et autres médicaments semblables.

Les *composés* préparés avec les susdits simples sont des *poudres* et des *onguents*. — Les POUDRES sont au nombre de quatre : Rp. *Encens concassé part. 1, Sang-Dragon part. 2, Chaux part. 3.*

2° Rp. *Sarcocolle part. 2, Aloès, Sang-Dragon, Balaustes, de chaque part. 1, Oliban part. 1/2;* cette poudre arrête le sang et incarne.

3° Rp. *Encens concassé, Sang-Dragon, Aloès, Sarcocolle, de chaque parties égales;* cette poudre est un peu régénératrice, en même temps qu'elle incarne.

---

1. Voyez plus loin dans le chapitre des SYNONYMES DES ÉMOLLIENTS la note relative à l'explication erronée que donne H. de M. (au n° 221) de l'expression *mola molendini*, meule de moulin.

4° Rp. *Sang-Dragon, Aloès, Sarcocolle, Mastic, Couperose, de chaque parties égales.*

Les ONGUENTS sont au nombre de deux : 1° Onguent de Maître Anselme de Gênes, lequel vendit sa recette à l'illustrissime prince notre seigneur, Philippe le Bel et le Pieux, de célèbre mémoire, qui fut roi de France [1]. Rp. *Cire blanche Once 1, huile de Roses d'Eglantier Onc. 4.* Cet onguent est un excellent incarnatif, régénérateur et sigillatif; il réprime l'excès de la chaleur.

2° Le même avec addition de *poudre du fruit de Bedegar ou Eglantier*, est préparé de la manière suivante : on coupe en deux le fruit susdit, on jette les graines et la laine intérieure, on dessèche et on pulvérise la substance extérieure et on l'incorpore à l'onguent pour l'épaissir autant qu'on le désire et qu'il devienne gris. Plus il est épais, plus il est incarnatif et sigillatif.

C. Les médicaments CICATRISATIFS sont les uns simples, les autres composés. — Les *simples* sont les suivants : écorce de Pin, d'Encens, Balaustes de Grenadier et écorce de Grenade, os de Seiche, poudre de Tan, écorce d'Epine-Vinette, noix de Cyprès, Curcuma, Cadmie, Argent et Or, les quatre espèces d'Alun, feuilles de Figuier, excréments secs de Chien qui a mangé des os, Airain brûlé et lavé, écailles d'Airain lavé, Centaurée, Tanaisie sauvage, suc et substance de feuilles de Frêne, Os, Armoise, Aurone, grande Garance sauvage, Lombrics de terre, les deux Aristoloches, les onze espèces de Vitriol, toutes brûlées et enfin tous les médicaments dont la chaleur et la frigidité ne dépassent pas le second degré et qui sont fortement desséchants et un peu styptiques.

Les remèdes *composés* au moyen des simples susdits sont des *poudres*, *onguents* et *emplâtres.* — Les POUDRES sont au nombre de sept : 1° Rp. *Aloès, Balaustes, Cadmie, Argent, Airain brûlé puis pilé et lavé, de chaque parties égales.*

2° Poudre plus forte : Rp. *Aloès, Curcuma, Lombrics de terre brûlés, Balaustes, Myrrhe, Galles de chaque parties égales, réduisez en poudre.*

3° Rp. *Racine sèche de Buglosse Onc. 4, gomme Adragante, Mastic, Sang-Dragon, de chaque Dr. 2;* cette poudre consolide les ulcères anciens et autres lésions anciennes et n'est pas mordicante.

4° Rp. *Ecorce de Grenade, fleurs de Grenadier, poudre de bois de Chêne pourri, de chaque parties égales;* cette poudre consolide les ulcères et les plaies très humides.

5° Rp. *Sang-Dragon, Mastic, Gomme arabique, Gomme Adragante, de chaque parties égales;* celle-ci est consolidante et incarnative.

---

1. Ce passage montre, comme nous l'avons déjà fait remarquer, que H. de M. écrit cette partie de sa Chirurgie après la mort de Philippe IV, survenue en 1314.

6° Rp. *Céruse brûlée, Litharge, écorce de Pin, scories de Plomb, Myrrhe, Galles, de chaque parties égales.*

7° Rp. *Aloès, Oliban, Sang-Dragon, de chaque Onc. 2, Aristoloche brûlée, Litharge, Céruse, écorce de Pin, Centaurée, de chaque Dr. 1, Galles, Balaustes de chaque Dr. 3*; c'est une excellente poudre.

Les ONGUENTS sont au nombre de sept : 1° l'*onguent Diaphoenicon*[1] ou *onguent de Palme*, dont Galien a indiqué la composition et l'utilité dans le *Catageni* où il est mentionné en première ligne : Rp. *Litharge, Huile très vieille, de chaque ℔ 3, Axonge de veau ou de porc ℔ 3, Couperose, Airain vert, de chaque Once 1 ;* on tamise finement la Litharge et on y ajoute la Couperose, on enlève les membranes de l'axonge, on pile, puis on fait fondre dans un vase de capacité double; on triture le tout dans un mortier et on fait cuire sur un feu doux, en agitant fortement et continuellement avec de grosses branches de Dattier récemment coupées, et dont on a enlevé l'écorce extérieure superficielle. La partie de ces rameaux qui a été ainsi desséchée est séparée, puis on coupe les ramuscules en petits fragments qu'on met dans l'onguent. Lorsque ceux-ci sont desséchés on les enlève et on les remplace par d'autres branches fraîches, et on continue à enlever les rameanx desséchés et à les remplacer, jusqu'à ce que la décoction soit achevée. Lorsque celle-ci n'a pas été poussée loin, on a un onguent; lorsqu'elle a été plus prolongée, on a un emplâtre. Si on n'a pas de branches vertes de Dattier on peut, à la place de celles-ci, employer des racines de Roseaux ou des branches de Laurier. L'onguent de Palme est avantageux, suivant Galien et Jean Mesuë, dans le traitement des ulcères rebelles, sanguinolents, dans le flegme salé, l'herpès, les ulcères malins, les fistules, dans les apostèmes pestilentiels et les apostèmes de plusieurs matières, tels que l'anthrax, les plaies apostémées des nerfs, les brûlures et beaucoup d'autres.

2° *Onguent blanc de Razés :* Rp. *Huile de roses Onc. 4, Cire employée dans un pays chaud et par un temps chaud Once 1, dans un pays froid et par un temps froid Once 1/2, Céruse Once 1, Camphre Dr. 1, deux blancs d'œufs.* Avant de faire l'onguent, pilez dans un mortier 4 Amandes

---

1. Ce mot a été estropié par les copistes lesquels ont écrit : dyasnutum, dyasnuton, dyasimton. M. Pagel croit qu'il s'agit du Diasmyrnon ou emplâtre de Myrrhe, et il ajoute qu'il n'a pu trouver dans le Traité *De compositione medicamentorum per genera* aucune indication touchant cet emplâtre.
Cependant Galien, au chapitre 4 du livre I du susdit Traité, a décrit longuement un ἔμπλαστρον φοινικίνον composé comme il est dit dans le texte de H. de Mondeville. — Au surplus, l'étymologie du nom donné par Galien à cet emplâtre (*phœnicium*, devenu *diaphoenicon* ou *Diapalma* dans le langage des officines) est bien claire puisque le Palmier dattier était appelé *Phoenix* en grec, *Palma* en latin. Actuellement le Diapalme est fait avec Huile, Cire, Litharge et Sulfate de zinc, sans emploi des rameaux de Palmier (St.-L.).

mondées, jetez celles-ci et nettoyez légèrement le mortier ; alors après la trituration [1] des amandes vous pourrez piler le Camphre, ce qui ne serait pas possible autrement. Il en est qui mettent de côté le Camphre pilé, ne voulant pas l'incorporer en totalité dès le début à l'onguent, parce que sa vertu s'exhale avec le temps, mais quand l'onguent est fait, ils y ajoutent peu à peu le Camphre selon la quantité nécessaire. — D'autres laissent le Camphre, ajoutent la Céruse, pilent et versent sur la Cire fondue avec l'huile, en agitant, et à la fin ils mettent l'albumine ; le mélange est d'autant plus parfait qu'il a été agité plus longtemps. — Quelques-uns, afin de rendre le remède plus consolidatif, ajoutent Litharge Dr. 3. — J'ai coutume d'en ajouter autant qu'il est possible jusqu'à consistance de pâte, et j'ai guéri par ce remède tous les cas de mal-mort, étant donné un bon régime et les bandages voulus ; cette manière de faire est la meilleure maîtrise [2]. Par ce même remède j'ai guéri également un apostème cancéreux. L'onguent simple sans addition de Litharge fait cicatriser toutes les plaies, les ulcères chauds pendant les temps de chaleur, toutes les brûlures à divers degrés [3], et les excoriations quelle qu'en soit la cause.

3° L'*onguent de Lin*, décrit par Avicenne et Jean Mesuë, se fait avec une vieille pièce de *Lin* d'un tissu fin qu'on nettoie d'abord et qu'on coupe ensuite en petits morceaux, ou que l'on réduit en charpie, ou que l'on racle ; on en prend *partie 1/2, Opopanax part. 2, Vin, Miel, huile de Roses ou de Myrte, de chaque part. 5, Litharge, Aloès, Sarcocolle, Myrrhe de chaque part. 1/3, on ajoute ensuite goutte à goutte et successivement vin, miel et huile.* Cet onguent régénère et guérit les ulcères malins, les plaies rebelles, les fistules non calleuses. L'addition de *Vitriol part. 1/4* augmente sa vertu cicatrisante.

4° L'*onguent doré de Jean Mesuë* se fait ainsi : Rp. *Cire citrine Onces 6, huile de Myrte ℔ 2 1/2, Térébenthine Onces 2, Résine, Colophane, de chaque Once 1 1/2, Oliban, Mastic, Safran, de chaque Once 1 ;* il guérit les plaies et les consolide.

5° Un topique, qui n'est à proprement parler ni un onguent ni un emplâtre, se fait de la manière suivante : *faites bouillir de la Résine dans du Vinaigre très fort, puis jetez le tout dans l'eau froide, recueillez la Résine avec les mains enduites d'huile de Roses ou de*

1. Éd. 1892 : « post abstersionem ipsarum » ; mss 1487, 7139 : « post contricionem... » M. Pagel ne dit pas dans quel ms. se trouve « abstersionem », qui n'existe pas dans les mss complets.
2. « In qua facienda est summum magisterium. » La maîtrise est une qualité de maître, une œuvre de maître.
3. « Adustiones et combustiones. » L'*adustion* et la *combustion* représentent des degrés différents de brûlures. Ces mots sont employés également pour exprimer les phénomènes qui se passent dans les humeurs, d'après la théorie des anciens.

Myrte; en temps chaud et dans les pays chauds ajoutez moitié de Cire blanche; ce topique étendu sur un linge consolide les plaies sur lesquelles on l'applique.

6° Rp. *Cire* ℔ *1, Poix, Résine, de chaque quart 1, Airain vert Once 1/2, Térébenthine* ℔ *1/2;* c'est un excellent consolidatif.

7° Rp. *Huile de Roses Onces 3, Résine Onces 2, Cire, noix de Cyprès, Curcuma, de chaque Once 1, écorce d'Encens, Mastic, Colophane, de chaque Once 1/2;* c'est un excellent consolidatif.

En outre, certain praticien célèbre dit que si dans une solution de continuité quelconque, la chair s'élève au-dessus de la peau environnante, on peut la réprimer et la détruire de manière à obtenir une cicatrice régulière, par l'application de *fiente de Chèvre cuite avec le Miel.* Quant au moyen de cicatriser les plaies et les ulcères avec perte de substance, mais sans chair superflue et saillante, nous l'avons indiqué dans la dernière partie principale du chap. 1, doct. 1, traité II, etc.; nous avons donné aussi la formule de l'onguent vert corrosif.

III. EXPLICATIONS. — Les unes sont générales, les autres particulières, en tout cinq.

I. Il a été dit dans ce chapitre que les médicaments régénératifs doivent être secs au premier degré, les incarnatifs au second, les cicatrisants au troisième, mais on peut demander si un même médicament peut à la fois régénérer, incarner et cicatriser. Il semble qu'il ne saurait en être ainsi, parce qu'alors il devrait être sec dans chacun des trois degrés, ce qui est impossible; donc, etc. Cependant tous les auteurs admettent la possibilité de la coexistence des trois vertus, et il est de fait qu'on la constate; donc, etc. Il faut donc déclarer qu'un même médicament peut remplir les trois indications. En faveur de cette opinion il faut savoir que Galien dit au livre III, chap. 3 du *Megatechni* : La Nature aidée par les choses qui lui sont voisines est admirable, elle ajoute à qui a moins, elle retranche du superflu, à moins qu'il n'y ait un écart trop considérable, etc.; mais il ne semble pas qu'il puisse exister un trop grand écart entre le premier et le second degré, non plus qu'entre le second et le troisième. C'est pourquoi il paraît que la Nature peut corriger et compenser cet écart et que, par conséquent, il est possible que le même médicament remplisse les trois indications; — ajoutons qu'il est possible cependant qu'il ne produise pas également bien tous ces effets chez le même sujet; — ajoutons encore qu'il ne peut produire tous ces effets, sans l'aide de la Nature, chez la même personne ni chez plusieurs sujets de même complexion, mais bien chez divers individus de tempérament différent. Ainsi, un médicament incarnatif qui est sec au second degré, fait croître la chair dans un corps ferme et sec; de même que l'Encens qui est sec au premier degré produit pareil effet sur un corps mou et humide; de telle sorte qu'un médicament dont la siccité est suffisante pour régénérer la chair chez un sujet humide ne peut le faire chez un sujet sec, et ainsi des autres. Aussi, Galien dit-il (dans le *Megatechni*, IIIe liv., chap. 3) : il est nécessaire que la chair dont nous voulons provoquer la génération soit semblable à la chair de tout le corps; les parties humides doivent être traitées par les médicaments humides, les sèches par les secs, parce que la nutrition ne peut se faire que par l'assimilation de ce qui est semblable à la partie. Il est d'ailleurs bien entendu que lorsque nous parlons de corps secs ou humides, il s'agit de la sécheresse et de l'humidité naturelles, et d'un corps ramené à sa complexion normale, parce que tant qu'il n'est pas ramené à cet état on ne peut appliquer les régénératifs, sinon on n'obtiendrait qu'une chair de mauvaise qualité, ainsi qu'il a été dit ailleurs.

II. L'*Encens* passe pour être un peu desséchant et régénérateur de la chair, il est de trois sortes : 1° la poudre grossière qu'on obtient en tamisant l'*Encens* tel qu'on le retire des sacs et sans trituration; cet *Encens, dit menu*, est peu desséchant et régénérateur de chair; — 2° celle qu'on appelle *Encens mâle* ou *Oliban*, est plus sèche, visqueuse et conglutinative, elle est incarnative; — 3° cette sorte est l'*écorce d'Encens*, qui est la plus sèche et la plus astringente; elle cicatrise. On peut donc dire de l'Encens en général, mais non de chaque espèce, qu'il régénère la chair, conglutine et cicatrise.

III. A l'égard des *consolidatifs* ou *cicatrisatifs*, il est à noter que quelquefois on associe un grand nombre de consolidatifs ou autres semblables avec un petit nombre de corrosifs faibles, et alors on obtient un composé qui fait une escarre et sous lequel la chair s'indure en une sorte de peau; mais pour faire convenablement ce mélange, il est nécessaire d'avoir de l'expérience et de connaître la complexion des composants, puis celle du corps du malade et du membre.

IV. Au l. V *Des médicaments simples*, d. 4, chap. 2, Galien dit : la propriété des consolidatifs ne consiste pas à diminuer la chair, mais à la dessécher et à l'indurer; c'est ce que fait l'Airain brûlé, surtout celui qui a été lavé, et aussi la croûte qui l'entoure. Ce sont les meilleurs consolidatifs parce qu'ils sont styptiques et secs au même degré. Il ajoute qu'il y a opposition entre les consolidatifs qui sont corrosifs et les véritables consolidatifs tels que l'alun, les Galles, etc., qui ne consolident que lorsqu'on les emploie en grande quantité, tandis que les corrosifs ne consolident que lorsqu'on les emploie à petite dose; bien plus, si on ne les brûle pas, ils ulcèrent et rongent la partie sur laquelle on les applique.

V. Parmi les consolidatifs, il en est qui sont tels par eux-mêmes, comme, par exemple, les susdits médicaments secs non corrosifs; il en est d'autres qui sont consolidatifs par accident; tels sont les corrosifs styptiques, la fleur d'Airain entre autres, qui répriment un peu les chairs de mauvaise qualité.

CHAPITRE SEPTIÈME

Des médicaments corrosifs et caustiques, c'est-à-dire qui détruisent la peau, et manière de les employer [1].

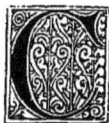

Omme les précédents, ce chapitre est divisé en trois parties. — I. Préliminaires; sont au nombre de trois : I. Suivant les auteurs modernes, le groupe des corrosifs s'entend de deux manières : dans un sens large, ou dans une acception restreinte. Au sens large, un médicament corrosif est celui qui détruit et fait disparaître du corps ou d'un membre un tout continu de consistance solide. On en compte *cinq espèces : ceux qui cautérisent, qui brûlent, qui escarifient,* — ces trois variétés ne forment qu'une espèce, — les *suppuratifs*, puis ceux qu'on appelle en général *corrosifs, ulcératifs, excoriatifs.*

Ceux qui cautérisent, brûlent, escarrifient sont : Savon, Chaux et autres semblables. — Les suppuratifs sont : gomme de Rue, Arsenic et autres semblables. — Ceux qui portent le nom commun de corrosifs sont tous les corrosifs faibles, tant les simples que les composés. — Les excoriatifs sont : Costus, Aristoloche et plusieurs médicaments qui conviennent contre la morphée [2]. — Les ulcératifs sont les sucs laiteux corrosifs, ceux de l'Euphorbe Esula, des Tithymales et autres semblables, la Lauréole, la Rue et autres semblables.

Les corrosifs, au sens restreint du mot, sont ceux qui consument sans faire d'escarre, comme agissent les onguents corrosifs légers; tandis que ceux qui escarrifient sont appelés ordinairement caustiques ou adurents. Il arrive cependant que les onguents corrosifs légers produisent quelquefois une escarre, d'autres fois non, selon que la proportion des corrosifs est plus ou moins grande, les autres substances restant les mêmes. D'où il résulte que plus la quantité du corrosif appliqué est grande, plus

1. De *medicinis corrosivis et ruptoriis vel rumpentibus cutem et modo corrodendi et rumpendi.* — L'expression « ruptoria », *ruptoirs,* désigne les *caustiques,* qui, par l'escarre qu'ils produisent, détruisent la peau et rompent sa continuité.
2. Dioscoride et après lui un grand nombre d'auteurs attribuent en effet au *Costus arabicus* la propriété de faire disparaître les taches de la peau.

rapide est la formation de l'escarre et plus aussi celle-ci est épaisse. De même, plus la consistance d'un bol, d'une pâte, d'une pierre ou d'une poudre, par exemple, est ferme, plus énergique et plus prolongée est son action locale. De même aussi, plus est sec le corps ou le membre sur lequel un topique est appliqué, plus promptes sont sa dessiccation et sa condensation. Enfin, plus les corrosifs sont forts, comme les cautérisants, moins grande est la quantité nécessaire pour produire une escarre. Cependant celle-ci ne se produit pas si la quantité du caustique est trop minime tandis que des caustiques faibles, mais secs et solides, employés à la même dose font une escarre.

Il est très nécessaire au chirurgien opérateur de connaître les raisons de la production de l'escarre, parce qu'elle amène des modifications et des difficultés dans l'œuvre du chirurgien, de deux façons : 1° parce que les médicaments qui escarrifient sont quelquefois utiles pour diminuer l'écoulement du sang, tandis que d'autres, non seulement ne le diminuent pas, mais l'excitent plutôt en ouvrant et en dilatant les orifices des veines; 2° parce que pendant le temps que l'escarre demeure en la place où elle a été produite, le chirurgien ne fait et ne peut pas faire autre chose que de panser en vue de la chute de l'escarre; de sorte que s'il lui était possible de corroder suffisamment sans escarrifier, il ne perdrait pas un si long temps et même il pourrait poursuivre sans interruption l'indication principale.

II. Il est nécessaire au chirurgien de savoir que certains corrosifs produisent la douleur aussitôt après leur application, tandis que d'autres ne la font sentir qu'après plusieurs heures. Cette connaissance est utile pour deux motifs : 1° certains malades supportent plus facilement la douleur à un moment qu'à un autre, par exemple, après le repas plutôt qu'avant; pour d'autres malades, c'est l'inverse; il en est qui préfèrent la présence d'autres personnes; d'autres, au contraire, veulent être seuls quand ils souffrent. C'est pourquoi, le chirurgien, ne pouvant pas toujours rester continuellement près du malade, doit s'informer au préalable de ses préférences, afin d'appliquer le corrosif de façon qu'il agisse au moment qui lui convient le mieux. 2° Si le chirurgien a appliqué un corrosif à effet rapide sur un malade sensible, celui-ci veillera probablement à ce que le chirurgien l'enlève; tandis que si le corrosif n'agit qu'après le départ du chirurgien, le patient n'osera pas enlever le topique en son absence et, de plus, le chirurgien ne pourra consoler son malade dans sa souffrance.

III. On doit s'inquiéter des propriétés particulières de chacun des cinq médicaments corrosifs en question, selon leur rang et pris isolément, et des mêmes médicaments tels qu'on peut les trouver dans Galien (au l. V *Des simples médicaments*) et dans Avicenne (au II° l. du *Canon*, tr. 1, chap. 4, DE DIVISIONIBUS DUARUM VIRTUTUM MEDICINARUM). Ainsi, les *excoriatifs* étant abstersifs à l'excès détruisent les parties extérieures de la peau altérée; ils sont du reste comme presque tous les médicaments qui conviennent à la morphée, au nævus [1], aux taches lentigineuses et autres semblables, dont il a été parlé dans les précédents chapitres. La plupart de ces médicaments sont des corrosifs faibles, mais des abstersifs forts.

Les *ulcératifs* sont plus forts que les précédents, mais plus faibles que les corrosifs. Ils consument les parties humides de la peau, en extrayant la matière mauvaise jusqu'à ce qu'il y ait ulcération. Les médicaments de cette sorte sont tous les sucs laiteux corrosifs, la Rue, la Scille, le Savon, les feuilles et les graines d'Ortie et autres semblables.

Les médicaments qui ont reçu le nom commun de *corrosifs* réduisent la chair sur laquelle on les applique, — ils sont des réductifs de la chair par leur action résolutive énergique et par ulcération; — ils sont plus forts que les excoriatifs, mais plus faibles que les suppuratifs. A cause de cette faiblesse, ils agissent seulement à la superficie de la chair sans pénétrer profondément, et ils cicatrisent quelquefois les ulcères dans lesquels se produit une mauvaise chair superflue. Les médicaments de cette catégorie sont Airain vert, Encre, toutes les espèces de Couperose et autres semblables.

Les *suppuratifs* ou *putréfiants* (putrefactiva), suivant Galien (livre V *Des simples médicaments*, d. 4, chap. 4), et les autres auteurs, sont de *deux espèces*, l'une chaude et humide qui véritablement putréfie, l'autre qui est dite putréfiante par analogie, parce que toutes deux détruisent sans douleur les chairs molles sur lesquelles on les applique, ce qui n'est pas le but de la première espèce, mais de la seconde. — Celle-ci est chaude, sèche, *adurente faible*, bien différente de l'adurente forte qui escarrifie en brûlant, car elle ne donne pas la sensation de brûlure, mais seulement celle que produit la piqûre d'une aiguille. C'est improprement qu'elle est dite putréfiante. Les médicaments faiblement adurents de ce groupe sont Orpiment, les deux gommes de Rue, la Lessive de cendres des plantes à suc laiteux, tels que Figuier, Esula et Anabula, lie de Vinaigre brûlée, vers de Pin, Gomme Ammoniaque, Borax et autres substances semblables. Ces médicaments sont plus forts que les susdits corrosifs communs, mais plus faibles que les *adurents escarrotiques*. Ces derniers résolvent la partie subtile des humeurs et des membres en laissant

---

1. Au lieu de *Pannus* qui est dans le texte latin, nous employons le mot *Nævus* dont le sens n'a pas varié dans le langage chirurgical et a toujours désigné les taches de la peau produites par une accumulation de matière pigmentaire souvent accompagnée d'un tissu vasculaire, tandis que le mot *pannus* désigne exclusivement dans la nomenclature moderne la production d'un réseau vasculaire à la surface extérieure de la cornée, sans adjonction de matière pigmentaire.

comme leur cendre (cinereitas); ils rongent la chair, brûlent la peau, la dessèchent, l'endurcissent, et l'escarrifient. Leur chaleur pour la plupart approche du quatrième degré. Leur substance est épaisse; leur action est tardive, mais se fait longtemps sentir, car les troubles et les piqûres qu'ils produisent se font sentir plutôt peu à peu que dès l'application. Ces corrosifs, les plus énergiques de tous, sont notamment Anacarde, Encre, Airain, Pyrèthre, Ecume de mer, Staphisaigre, Savon, Chaux, Tragacanthe, Colcothar.

II. DES CORROSIFS. Il y a *quatre degrés* dans les médicaments corrosifs, faibles, forts, plus forts et très forts, ce qui, comme on le sait, avait été mentionné par les auteurs précédemment cités; ils se trouvent aussi dans les *Pratiques* des modernes, auxquels nous accordons une plus grande confiance, parce que nous nous les procurons plus facilement et qu'ils sont mieux ordonnés et préparés pour l'étude [1]. — Les *corrosifs faibles* sont: Hermodactyle, Aristoloche, Bryone, Gentiane, toutes les espèces de Vitriol, Chalcanthum ou Fleur d'Airain et Encre brûlés, et autres substances semblables. — Les *corrosifs forts* sont: toutes les espèces de Vitriol, Chalcanthum et Encre non brûlés, Thapsia, Pied de Milan et de Corbeau, diverses Renoncules, l'écorce de Bryone et autres semblables. — Les *corrosifs plus forts* sont: écaille et battiture d'Airain, Airain vert et Airain brûlé, les deux espèces d'Arsenic, le Soufre vif et autres substances semblables. — Les *corrosifs très forts* sont: Chaux vive faite soit avec les pierres calcaires, soit avec les coquilles d'huîtres ou d'œufs, le Réalgar.

Les *corrosifs composés*, préparés avec les susdits médicaments simples et quelques autres, sont des *poudres, sucs, onguents, caustiques* (ruptoria) et quelques autres qui en diffèrent. — Les POUDRES sont au nombre de huit: 1° La *première*, avec laquelle on en peut faire plusieurs, se compose de poudre d'Encre ou de Vitriol, ou d'Airain vert, Sel alcalin (Soude), Sel Gemme, Nitre, Orpiment, les deux Aluns, les diverses espèces de Tartre, Soufre vif, Chaux vive et beaucoup d'autres médicaments semblables simples, ou composés de tous ou de plusieurs de ceux dont les chirurgiens se servent communément.

2° La *poudre d'Asphodèle* est ainsi composée: Rp. *Suc de racines d'Asphodèle Onc. 6, Chaux vive Onc. 2, Orpiment Once 1, mêlez et exposez à un soleil ardent jusqu'à dessiccation*, puis vous en ferez des *trochisques* que vous laisserez sécher à l'ombre et que vous conserverez dans un flacon de verre. Lorsqu'on voudra s'en servir, on les pilera et on les étendra sur un morceau de soie humecté de salive qu'on appliquera

---

1. « Quia magis nobis sunt in promptu et magis electae et quasi masticatae. »

sur la partie malade. Ce remède corrode fortement, sans produire une lésion étendue.

3° Pour le même usage, Rp. *Airain vert, Aristoloche ronde, de chaque parties égales, pulvérisez* et appliquez de la même manière que le précédent.

4° Rp. *Excréments d'homme mêlés avec Miel, brûlez, pilez,* et appliquez de même que les précédents; ce remède corrode très bien avec peu de lésions.

5° Rp. *Arsenic rouge pilé, Alun de plume, Galles sèches récentes, Chaux vive, de chaque parties égales, pilez, mêlez avec Vinaigre,* et faites, comme précédemment, des *trochisques.*

6° Rp. *Nitre blanc brûlé, Soufre vif, Airain vert, Galles, Encre, Vitriol vert, de chaque Once 1/2, Orpiment Onc. 3, pulvérisez, délayez dans Vinaigre fort et suc de Tithymale* jusqu'à consistance de miel, faites-en des *trochisques* dont on se servira comme il a été dit précédemment.

7° La *poudre des Mousses (Lichens)* qui croissent autour des troncs d'arbres est légère et suffisamment corrosive.

8° Rp. *Encre, Soufre vif, Orpiment, Sel gemme, de chaque parties égales, délayez dans le Vinaigre, mettez dans un pot couvert et laissez dans un four chaud jusqu'à incinération.* Conservez pour l'usage, mais quand vous voudrez l'appliquer, lavez préalablement la partie malade avec du vinaigre tiède et le même jour appliquez deux fois le remède; il corrode fortement et détruit toutes les parties cancéreuses.

Les sucs corrosifs sont plusieurs : 1° suc de Pain de Coucou ; 2° de Gallitric ou Sclarée, de petite Centaurée, de Gentiane, de Bryone, de Pomme de terre ou Cyclamen, de Géranium musqué et de Radis. La substance ou le parenchyme de ces herbes triturées mis sur une fistule, non seulement n'est pas nuisible, mais encore il peut guérir, si la fistule est récente et non calleuse. Si au contraire celle-ci est calleuse, on emploiera des sucs d'herbes corrosives et ces herbes elles-mêmes, — c'est-à-dire les six espèces de Tithymales qui contiennent un suc laiteux et dont trois seulement croissent dans notre pays, à savoir le Marsilium, la Cataputia ou Epurge, l'Anabula, — et les autres herbes corrosives, telles que les Renoncules, l'Asphodèle, etc.

Les onguents sont au nombre de huit : 1° *Onguent vert de Théodoric* composé de *4 parties de Dialthaea et d'une partie d'Airain vert.* Il peut fortifier ou débiliter ainsi qu'il a été expliqué précédemment.

2° Un onguent plus pénétrant et plus fort que l'onguent vert se fait avec *2 parties de Miel et 1 partie d'Airain vert.*

3° L'*onguent égyptiac* se fait de la manière suivante : Rp. *Fleurs d'Airain part. 3, Vinaigre part. 4, Miel part. 8, mêlez, faites bouillir jusqu'à épaississement;* il corrode fortement sans produire d'escarre et pénètre parfaitement et profondément.

4° *Onguent des peaux* (ad pelles) : Rp. *Graines de chanvre et de Froment Siligo, de chaque Once 1,* torréfiez dans un plat (testa) jusqu'à ce que les graines noircissent et puissent être pulvérisées, ajoutez *Airain vert Once 1/2,* délayez dans suffisante quantité de *Miel;* il corrode très bien en produisant une escarre. On peut au moyen de plusieurs applications successives, en enlevant l'escarre chaque fois, guérir les ulcères cancéreux et même les cancers récents, le mal-mort et autres de même sorte. L'expérience m'a appris que dans ces maladies et leurs semblables, aucun remède ne lui est supérieur. Il a été apporté à Paris par un chirurgien allemand, dont les vêtements ne se composaient que de peaux, et sans linge. Les deux Onguents qui viennent d'être décrits surprennent les malades, parce qu'ils n'ont pas la couleur verte habituelle.

5° Rp. *Airain vert Once 1, Sel Gemme Once 1/2, Axonge de Porc vieille et fondue Once 1, mêlez.*

6° Cet onguent ne diffère du précédent que par la dose de *Sel gemme* qui est égale à celle des autres substances; il est plus fortement corrosif.

7° L'*onguent vert des douze Apôtres* est ainsi nommé parce qu'il se compose de 12 médicaments; quelques auteurs l'appellent *onguent Apostolicum* ou *onguent de Vénus* ou *emplâtre* : Rp. *Cire blanche, Résine, Gomme ammoniaque, de chaque Dr. 14, Bdellium, Aristoloche longue, Oliban gras, de chaque Dr. 6, Galbanum, Myrrhe, de chaque Dr. 4, Litharge Dr. 8, Opopanax, fleurs d'Airain, de chaque Dr. 3, Huile en hiver ℔ 3, en été ℔ 2, mêlez au mieux, faites macérer dans le Vinaigre,* faites fondre sur un petit feu et achevez comme dans la préparation des onguents ci-dessus décrits; il mondifie les ulcères, les fistules, les polypes et autres maux semblables.

8° L'*onguent vert des chirurgiens* se fait de la manière suivante : Rp. *Chélidoine, racine d'Alleluia, feuilles de Livèche sauvage et de Scabieuse, de chaque une manipule, pilez et mêlez avec graisse de brebis et huile, de chaque ℔ 1,* faites bouillir sur feu doux, jusqu'à ce que les herbes aillent au fond, passez, puis ajoutez *Cire, Térébenthine, de chaque Onces 2, Poix grecque Once 1, Mastic, Oliban, de chaque Once 1/2, mêlez et ajoutez à la fin Airain vert Once 1;* cet onguent mondifie les vieux ulcères, corrode légèrement la chair de mauvaise nature et provoque la formation d'une bonne chair.

Les CAUSTIQUES OU RUPTOIRS (ruptoria) sont au nombre de cinq : 1° Celui qu'on prépare avec *Cantharides part. 1, Levain part. 2, et un peu de Vinaigre.*

2° Rp. *Chaux vive 8 parties et Suie une partie, mêlez avec Savon français et un peu de salive,* de manière à former une pâte; ce caustique est d'un usage commun, d'une application facile et a été éprouvé. Déjà nous avions parlé de ces deux caustiques au chapitre 8, doctr. 1, Traité III, intitulé DE LA DARTRE ET DE L'IMPETIGO.

3° *Caustique* dit *ulcératif* : Rp. *Poix liquide que vous ferez bouillir avec miel d'Anacarde*, appelé ailleurs suc d'Anacarde, jusqu'à consistance épaisse, conservez pour l'usage.

4° Rp. *Chaux vive en poudre Onc. 2, mêlez avec Savon Onc. 4;* afin que le mélange se fasse mieux, ajoutez *un peu de Vinaigre, de salive ou d'urine.*

5° Coupez en deux une *gousse d'Ail* décortiquée et appliquez sur la peau la surface incisée ; elle cautérise et fait vésication, elle est très utile contre les douleurs fixes de n'importe quelle région, comme celle du clou poignant (clavus pungens).

Les corrosifs composés dont nous allons parler ne sont proprement ni des poudres, ni aucun des remèdes ci-dessus énumérés, ils sont au nombre de six : 1° *Miel d'Anacarde* qu'on prépare de la manière suivante, lorsqu'on ne le trouve pas tout préparé chez un apothicaire : Rp. *Anacardes Onc. 2 bien pilées, miel Onc. 3, mêlez à pareille quantité de Vinaigre, faites bouillir sur un feu doux, jusqu'à ce que le Vinaigre ait été vaporisé, passez.* Ce remède est l'équivalent du miel d'Anacarde lequel ne peut être fait qu'avec des Anacardes récemment cueillies.

2° *Capitel* est, selon quelques auteurs, l'eau des savonniers ou la lessive avec laquelle on fait le savon. J'ignore complètement ce qu'est cette eau, parce que les savonniers en gardent jalousement le secret[1]. Mais le *Capitel des chirurgiens* se fait en *mêlant 2 parties de chaux vive avec 4 parties de cendres de tiges de Fèves ;* on pulvérise et on fait une pâte dure en ajoutant l'*eau de Levain*, puis on tasse le mélange dans un pot dont le fond est percé d'un trou. On a soin de creuser au centre de la pâte une cavité dans laquelle on verse de l'eau chaude qui, traversant la pâte et le pot, distillera le Capitel. Ce Capitel aura d'autant plus de force qu'on l'aura fait distiller un plus grand nombre de fois[2].

---

1. Il est curieux de constater que le secret impénétrable des savonniers, qu'aurait voulu connaître Mondeville, n'est autre chose que l'application industrielle du procédé de fabrication du Capitel décrit par lui, c'est-à-dire la production de potasse caustique au moyen de la décomposition du carbonate de potasse des cendres végétales par la chaux.

Il est à noter que le savon mou à base de potasse était beaucoup plus employé autrefois que le savon dur à base de soude, parce que le carbonate de soude était retiré des cendres de plantes marines, dont la récolte ne peut se faire abondamment que près de certains rivages. Le Natron naturel était d'ailleurs d'un prix trop élevé pour servir à la préparation de la soude caustique; il fallait aller le quérir dans les Indes, en Arabie, ou dans les déserts de la Lybie.

2. Le verbe *distiller* s'applique ici à l'écoulement goutte à goutte d'un liquide, et non à la vaporisation d'un liquide dont on condense les vapeurs.

3° Il y a un autre *capitel*, qui se prépare comme le précédent, si ce n'est qu'au lieu de cendres de tiges de Fèves on emploie la même quantité de *cendres clavelées*, et on chauffe le capitel jusqu'à ce qu'il commence à se solidifier, ou même jusqu'à complète dessiccation ; on le met ensuite dans un vase en verre enfoui dans le fumier jusqu'à ce qu'il tombe en deliquium. Cette eau brûle toutes les superfluités et excroissances du corps humain.

4° Un autre *capitel* se fait comme les précédents, mais en employant de la *Chaux récemment extraite du four* et éteinte au moyen de l'aspersion d'eau froide, suivant la coutume, puis recouverte aussitôt de cendres clavelées en poudre. On laisse fermenter et refroidir, après quoi on fait une pâte qu'on lessive, comme il a été expliqué plus haut.

5° Puis vient l'*Arsenic sublimé*, dont le procédé de sublimation et celui des corps semblables ne peut pas être décrit d'une façon précise, et ne peut être bien compris que par ceux qui ont vu faire plusieurs fois la sublimation et l'ont pratiquée eux-mêmes seuls, à plusieurs reprises. Cette opération est, en effet, une très grande maîtrise[1]. Les Capitels et l'Arsenic sublimé corrodent très fortement toutes chairs et détruisent toutes excroissances ou les corrodent, si on les a préalablement légèrement scarifiées ou incisées.

6° On emploie certaines *eaux froides*, telles que l'eau de Roses, mélangées dans un petit vase (in alutello) avec un des médicaments corrosifs simples ci-dessus énumérés. Elles ont des propriétés corrosives faibles ou fortes, selon qu'elles sont faites avec des corrosifs faibles ou forts.

III. Explications ; elles sont au nombre de 17.

I. Pour opérer convenablement, le chirurgien doit savoir qu'il y a *deux espèces de chair superflue* : tantôt elle est de bonne nature, mais en trop grand excès, tantôt de mauvaise nature avec développement excessif ou non. Celle-ci ne se produit que lorsque les médicaments qui régénèrent la chair ont été appliqués avant complète mondification du lieu malade. La chair de bonne qualité est plus ferme que celle de mauvaise nature, aussi pour l'extirper faut-il employer des corrosifs plus forts.

II. Certains remèdes qui corrodent quand on les applique à l'extérieur, ne produisent pas un tel effet s'ils sont pris à l'intérieur : tel est le mode d'action de la Moutarde, de l'Ail et de l'Oignon.

III. Le chirurgien ne devra jamais employer les corrosifs sans nécessité urgente, car, lorsqu'ils ne sont pas utiles, ils sont nuisibles. La raison : de même que le médecin qui guérit à l'aide du régime seul est

---

1. Dans l'ancienne pharmacologie on appelait Magistères, *Magisteria*, les médicaments dont la préparation était confiée aux chimistes les plus expérimentés ou dont la formule était tenue secrète par l'inventeur et par quelques rares adeptes. Ceci est une application spéciale de la maîtrise ; V. note p. 792.

considéré par les auteurs comme plus habile, de même le chirurgien qui
sait guérir sans recourir aux corrosifs, et parmi ceux qui guérissent
avec les corrosifs, celui qui guérit au moyen des corrosifs faibles, est plus
digne d'approbation.

IV. Ici et ailleurs on a prétendu que certains médicaments simples
ou composés possèdent ces deux propriétés, de corroder fortement et de
ne produire qu'une faible douleur. Je n'ai jamais entendu pareille asser-
tion et je ne crois pas qu'elle soit fondée; au contraire, plus un médicament corrode fortement, plus grande est la douleur, car il corrompt
davantage les humeurs et les esprits, la composition et la complexion du
membre; et d'une forte corruption résulte nécessairement une vive douleur, à moins que le membre n'ait été préalablement engourdi par quelque
narcotique. Je sais cependant d'une manière certaine, et c'est aussi l'avis
des auteurs, que de deux médicaments de même espèce ayant le même
pouvoir corrosif, l'un peut produire une plus forte douleur que l'autre.
C'est ainsi que l'Arsenic non sublimé fait plus souffrir que l'Arsenic
sublimé, parce qu'il est plus grossier, plus terreux et impur; il agit à cause
de cela plus difficilement et plus tard, et par conséquent il attire davantage
les humeurs et fait souffrir davantage. Au contraire, l'Arsenic sublimé est
plus subtil, plus pur, mieux corrigé et rectifié; aussi agit-il plus subtilement et plus vite, il attire moins les humeurs et conséquemment il altère
moins et fait moins souffrir. C'est par la même raison que le Réalgar
cause plus de douleur que l'Arsenic.

V. Le *Réalgar* est une espèce de terre vénéneuse et maligne qui nous
vient de l'Inde; comparé à l'Arsenic, il est beaucoup plus corrosif que lui.
Ses propriétés vénéneuses et malignes peuvent être atténuées au point
qu'il est possible de l'appliquer sur des corps et des membres délicats et
nobles. On le traite de la manière suivante : on chauffe une lame de Fer
jusqu'à ce qu'elle rougisse, puis on étend dessus de la poudre de Réalgar;
on l'éteint ensuite dans du Vinaigre ou dans des sucs d'herbes froides en
l'y laissant pendant dix-huit heures. On passe à travers une toile; la
poudre qui est restée sur celle-ci est séchée au soleil. On l'humecte ainsi
quatre ou cinq fois (avec le vinaigre ou les sucs). Le Réalgar ainsi mitigé
peut être appliqué partout en petite quantité, excepté, comme l'a dit un
célèbre auteur, sur la verge, les lèvres et autres parties peu charnues
comme les doigts et les orteils, parce que d'habitude il résout complètement ce sur quoi on l'applique.

VI. Partout où on a appliqué des médicaments corrosifs ou cicatrisants, on les fera suivre immédiatement de remèdes qui refroidissent
la partie et calment la brûlure (ardor). Lorsque la chaleur (fervor) et la
douleur auront été apaisées, on appliquera des médicaments qui font
tomber l'escarre et qui sont presque des maturatifs.

VII. L'escarre produite par des médicaments corrosifs ou autres semblables ne doit pas être violemment enlevée, afin qu'il ne se produise pas d'écoulement de sang par les orifices béants des veines, surtout dans les régions où il y a de grandes artères ou veines.

VIII. Il ne faut jamais laver les ulcères immédiatement après qu'on a ôté les corrosifs ou enlevé l'escarre, parce que l'ablution provoquerait un écoulement de sang, les orifices des veines étant alors béants.

IX. Jamais on n'appliquera pendant la nuit des corrosifs énergiques surtout sur les personnes faibles, délicates, non plus que sur les parties sensibles, parce que la douleur est mieux tolérée le jour que la nuit; et parce que le sommeil de la nuit est plus naturel que celui du jour.

X. Les corrosifs forts peuvent être mitigés de trois manières : 1° en les employant par petites doses; 2° sous forme de poudre; 3° après les avoir brûlés ou lavés, ainsi qu'il a été dit plus haut, ou si l'on fait entrer dans leur composition quelque matière froide.

XI. La dénomination d'onguent ne doit être donnée proprement qu'aux médicaments dans lesquels entre une substance onctueuse; cependant on a coutume d'appliquer aussi cette dénomination à tous les topiques composés ayant une consistance moyenne, à l'exception des bouillies ou des mélanges semblables de miel et de sucs avec les farines.

XII. Comme certains corrosifs produisent une escarre, d'autres non, comme la présence de l'escarre est un empêchement aux opérations du chirurgien, ainsi qu'on a vu précédemment, il est donc utile de savoir que trois circonstances surtout favorisent la production de l'escarre : 1° quand le corrosif a été appliqué sous forme de boule, de poudre ou de pâte; 2° quand il est appliqué sur un corps et un membre ferme, un ulcère ou autre lésion semblable, mais sèche; 3° quand le corrosif n'est pas employé à l'état de substance fluide ou même onctueuse.

XIII. Tous les topiques onctueux de couleur verte et surtout l'Airain vert ont dans le peuple une mauvaise réputation, parce que leur application est habituellement douloureuse, il en est de même de tous les médicaments appliqués sous forme de poudre, parce qu'on présume qu'ils corrodent; en outre, l'airain vert colore les os en vert : aussi le chirurgien évitera-t-il de l'appliquer près des os.

XIV. En ce qui concerne l'application et le mode d'action des corrosifs, trois choses principales sont à considérer : 1° les particularités des corrosifs; 2° celles des parties à corroder; 3° les conditions particulières présentées par les malades. — Relativement à la première considération, les corrosifs se divisent en quatre espèces, les faibles, forts, plus forts et très forts déjà énumérés, à propos des corrosifs simples. Il en est de même pour les corrosifs composés; toutefois cette distinction n'est pas absolue, et le chirurgien praticien expérimenté saura bien, d'après les simples dont sont formés les composés, et d'après ce qui a été dit sur plusieurs des composés, discerner, en approchant de la vérité, quels sont parmi les composés les faibles et les forts. Du reste, il doit toujours employer une quantité minime de ceux dont il n'est pas certain, jusqu'à ce qu'il les ait expérimentés. — A l'égard de la seconde considération, la partie du corps qu'il s'agit de corroder peut être, quant à son volume, petite, grande, plus grande, très grande ; en outre, elle peut être molle, comme la mauvaise chaire molle, tenace (viscosa), dure comme la bonne chair superflue récente, plus dure comme la même chair ancienne, très dure comme les nerfs, les verrues. — Touchant la troisième considération, on notera que chez certains malades, le corps ou les membres qui doivent être corrodés sont très humides ou à tissu lâche comme les parties charnues des petites filles, ou assez humides comme chez les filles pubères et les enfants qui tettent[1], ou sèches comme chez les jeunes hommes adultes et les vieilles femmes, ou plus sèches comme chez les hommes parvenus à la vieillesse. De plus, les malades sont faibles, forts, plus forts, très forts ; il en est qui sont délicats et valétudinaires, pusillanimes, etc., d'autres sont dans des conditions différentes, et plus ou moins. En outre, ainsi qu'il a été dit au chapitre DE LA PHLÉBOTOMIE, on doit s'abstenir d'employer les corrosifs forts pendant le temps des plus fortes chaleurs et lorsque la Lune est empêchée par une cause quelconque. Le chirurgien, désireux d'exercer consciencieusement son art, tiendra le plus grand compte de toutes ces circonstances et, en même temps, il s'attachera à saisir, selon son génie naturel, tous les faits particuliers se rapportant au but cherché, parce que les corrosifs sont les plus dangereux de tous les topiques, lorsqu'ils sont appliqués intempestivement. C'est pourquoi il faut bien expliquer (masticare) aux jeunes gens tous les préceptes tels que ceux-ci : lorsque, durant le temps chaud, etc., une chair superflue molle se développe dans un ulcère d'une partie du corps à tissu lâche, etc., chez une jeune fille faible et délicate, il faut appliquer en petite quantité un corrosif faible, soit sous forme onctueuse, soit en poudre telle que la poudre d'Hermodactyle ou des étoupes coupées en petits morceaux et autres semblables. Au contraire, lorsque

---

1. « Multum humida et laxa ut membra carnosa filiarum juvencularum, alii humida nimis, ut filii *lactantes* et puellae majores, alii sicca, ut juvenes adulti et mulieres antiquas, alii sicciora, ut senes viri. » Les copistes ont écrit *lactantes* (qui allaitent), au lieu de *lactentes* (qui tettent). Cependant il est hors de doute que H. de M. a voulu parler des nourrissons (*filii lactentes*) et non des nourrices (*feminae lactantes*). Il est à noter que, comme l'a dit Quintilien, *filii* s'entendait des enfants des deux sexes. Dans le même texte, il y a vraisemblablement une interversion, car les enfants à la mamelle n'ont pas dû être mis par notre auteur dans la même catégorie que les filles adultes (*puellae majores*), mais plutôt à côté des petites filles à chair humide et flasque (*filiae juvenculae humidae et laxae*).

pendant les saisons tempérées, une chair dure se produit sur une partie
du corps à tissu assez ferme chez un jeune homme, une jeune femme ou
une jeune fille pubère, tous de complexion moyenne, assez forts et passablement endurants, etc., on appliquera à dose moyenne les corrosifs
forts, tels que l'Alun glacial, la Couperose brûlée, l'Onguent vert corrosif
décrit en premier lieu et, comme il a été dit au sujet des remèdes précédents, on proportionnera chaque remède à chaque cas, attribuant les
remèdes plus forts aux plus forts, les très forts aux très forts, si toutes
les conditions particulières le permettent. Mais si elles ne permettent
pas, comme s'il s'agit d'un enfant à la mamelle portant une verrue ou
quelque autre tumeur semblable, il faudra composer le corrosif suivant
ces considérations particulières. C'est ainsi que, suivant les cas, le chirurgien devra faire aux formules générales toutes les additions, suppres-
sions et modifications qui lui paraîtront avantageuses.

XV. Il y a entre les corrosifs et les caustiques deux différences : 1° les
médicaments qui sont communément appelés corrosifs, rongent la chair,
mais non la peau saine et intacte; mis à l'intérieur d'un ulcère jusque
sous la peau, ils rongent les bords de la peau en même temps que les
lèvres de la chair voisine. Les caustiques (ruptoria) appliqués sur la peau
intacte la mortifient et la noircissent en même temps que la chair sous-
jacente; par la suite ils corrompent, font suppurer et laissent un ulcère;
2° les corrosifs, qu'ils soient récemment ou anciennement préparés, agissent assez uniformément, mais les caustiques n'agissent complètement
que lorsqu'ils sont appliqués immédiatement ou environ huit heures
après leur préparation.

XVI. Les caustiques doivent rester appliqués pendant 12 heures sur
un adulte robuste, et durant 6 heures seulement sur un enfant faible et
de complexion lâche, parce que chez ces derniers ils agissent et donnent toute leur action aussitôt après leur application, tandis que chez les
adultes ils mettent un plus long temps pour produire leur effet.

XVII. Partout où on applique les Cantharides en quantité notable,
même sur la tête, l'urine arrive à la vessie en telle abondance, qu'amassée,
comprimée là même [1], elle ne peut sortir, et il se produit une ardeur
d'urine, un ténesme avec douleur, qui se calme promptement en faisant
prendre au malade un bain jusqu'à l'ombilic dans la décoction de Mauves,
Violettes, Pariétaire, Cresson d'eau et autres herbes semblables.

_____

1. « Quod ibidem concultata exire non potest sed facit urinae ardorem cum
dolore. »

CHAPITRE HUITIÈME

Des médicaments qui ramollissent les duretés dont le traitement appartient au chirurgien et du mode de leur emploi.

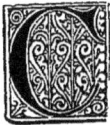

OMME les précédents, ce chapitre est divisé en trois parties. I. Considérations préliminaires, au nombre de quatre : I. Dans le livre V, d. 2, chap. 1, et en plusieurs autres chapitres du traité *Des médicaments simples*, Galien expose longuement plusieurs *modes d'induration* et de ramollissement des parties du corps, et dit que, de même qu'il y a divers modes d'induration, il y a divers modes de ramollissement, de sorte qu'à chaque mode d'induration correspond un mode analogue de ramollissement, en vertu du principe philosophique qui dit : tous les modes d'une chose quelconque se retrouvent aussi dans le contraire de celle-ci.

L'induration des membres peut se produire de quatre manières : 1° la première induration tient au séjour dans les tissus d'une matière dure, après résorption complète de la partie subtile ; à celle-ci conviennent les émollients faibles longtemps continués ; — 2° la seconde se présente dans les articulations luxées depuis longtemps et non réduites ; à celle-ci conviennent des émollients forts ; — 3° la troisième se présente dans les membres atteints de fracture ancienne mal consolidée, comme lorsqu'un des fragments osseux chevauche sur l'autre ; pour redresser le membre il faut employer les ramollissants, afin de ramollir et détruire le cal, à quoi conviennent les émollients les plus énergiques ; — 4° la quatrième forme d'induration se présente dans les organes qui sont les instruments du mouvement des articulations, comme[1] les nerfs et les organes nerveux ; cette induration a quatre degrés auxquels correspondent des émollients de quatre degrés. Elle est consécutive à l'incision totale ou partielle de ces organes nerveux, elle se montre après les fractures, les luxations, les torsions et les pliements des os, après les contusions et les douleurs des articulations. — L'induration du premier degré est légère, comme l'induration récente qu'on observe chez les enfants, les filles et les femmes à chairs molles ; on la combat par des émollients du premier degré, car d'après Galien (l. VII du *Catageni*), les émollients sont de quatre degrés. — La seconde induration ou du second degré est dite forte, parce qu'elle est un peu plus ancienne que la précédente. On l'observe chez les jeunes

---

1. Éd. 1892 : « instrumenta motus junctarum *et* nervi » ; manuscrit 1487 : « *ut* nervi ».

gens flegmatiques, les femmes sèches, et on la combat par les émollients forts du second degré. — La troisième induration, du troisième degré, est plus forte; lorsqu'elle se produit dans les parties du corps ci-dessus indiquées, elle gêne beaucoup les mouvements; on lui oppose les émolliénts plus forts, ou du troisième degré. — L'induration très forte, ou du quatrième degré, se produit dans les corps durs et secs, comme est la main des agriculteurs si elle est privée de tout mouvement; on la traite par les émollients très forts, ou du quatrième degré.

II. Avicenne dit (au livre II, Tr. 1, chap. 4, DE OPERATIONIBUS SINGULARUM MEDICINARUM), que, par leur chaleur et leur humidité, les *remèdes émollients* élargissent les canaux trop étroits des parties fermes du corps et facilitent ainsi l'expulsion des superfluités qu'ils renferment. Sérapion dit au chapitre ci-dessus mentionné des *Agrégations*, que le remède émollient produit en même temps deux effets : il résout ce qui peut être résolu et ramollit ce qui forme nœud ; c'est pourquoi il guérit les apostèmes durs, flegmatiques, condensés (ingrossata), qui se produisent le plus souvent dans les nerfs et les tendons. Du reste, comme ces apostèmes sont quelquefois plus ou moins durs, il en résulte qu'on doit les traiter par des médicaments variés. On guérit de la même façon les duretés qui se montrent sur les articulations et les lieux nerveux, après les fractures, et les autres lésions semblables dont on a déjà parlé. D'après l'autorité d'Avicenne, précédemment invoquée, nous savons que les remèdes émollients sont chauds et humides, mais comme il est prouvé que les humides ne conviennent pas aux nerfs, il en résulte que les émollients ne leur conviennent pas non plus. Sérapion ajoute au chapitre précité des *Agrégations*, que ces médicaments, si chauds qu'ils soient, doivent être modérément secs, et leur chaleur plus forte que leur siccité. C'est précisément pour cette raison qu'ils sont dits chauds et humides et qu'on les dénomme ainsi, parce qu'ils sont voisins des médicaments qui ne dessèchent, ni n'humectent. Ainsi, de ce qui vient d'être dit et d'après l'autorité de Sérapion, il résulte que tous les médicaments émollients doivent être chauds et secs, mais avec prédominance de la chaleur sur la sécheresse.

III. Les médicaments qui amollissent les nerfs et les parties nerveuses dont le mouvement est gêné par induration à la suite du traitement des plaies, piqûres, contusions des lieux nerveux, après les fractures, luxations, torsions et pliements des os, après le traitement des douleurs des articulations, *doivent remplir neuf conditions* : 1° être chauds; 2° secs; 3° ni trop chauds ni trop secs; 4° chauds et secs non simplement, mais à un degré déterminé; 5° être formés d'une matière subtile et doués de vertu subtile; 6° être apéritifs; 7° fortement attractifs; 8° émollients; 9° peu styptiques.

Nous allons examiner ces conditions l'une après l'autre : 1° il faut que les émollients soient *chauds* : cela ressort de la distinction établie, d'après laquelle ils doivent être ou tempérés, ou froids, ou chauds. Ils ne doivent pas être modérément chauds, parce que les nerfs sont disposés par leur complexion naturelle à la froideur naturelle modérée, et en outre, lorsqu'ils sont malades, ils sont disposés accidentellement à la froideur accidentelle, parce qu'ils sont lésés et imbibés d'humeurs froides et humides, et que les contraires sont guéris par les contraires; mais la chaleur modérée n'est le contraire ni du chaud ni du froid, elle est intermédiaire entre eux, c'est pourquoi, etc. Pareillement, dans le cas dont il s'agit, les émollients ne doivent pas être froids, parce que tout médicament froid, qu'il soit sec ou humide, est nuisible aux nerfs, ainsi qu'il ressort d'un *Aphorisme* d'Hippocrate, 5° section : « Le froid est préjudiciable, etc., aux nerfs, aux os, etc. ». Ceci tient à deux causes : en premier lieu, le froid obture les nerfs, et par suite produit en eux des spasmes par réplétion; secondement, les nerfs sont naturellement froids, comme nous avons vu, mais, si à un défaut s'en ajoute un autre semblable, le défaut est exalté, comme l'a dit Galien d'après le divin Hippocrate (Dyodius) dans son *Commentaire sur l'Aphorisme*, 2° section : « in morbis minus periclitantur aegrotantes, etc. »; par conséquent, les émollients ne devant être ni froids ni tempérés, il en résulte donc qu'ils doivent être chauds.

2° Ces émollients doivent être *secs*, cela est évident; en effet, comme ils doivent être chauds, s'ils étaient humides ils se putréfieraient de suite, parce que la chaleur est le père de la putréfaction et l'humidité en est la mère ; de plus les nerfs sont putréfiables, du moins la partie humide menstruelle qu'ils contiennent et qui a été coagulée ou congelée par le froid, comme l'a dit Galien (au livre VI, chap. 1, du *Megatechni*). Si les nerfs ne se putréfient pas ils seront dissous par la chaleur, parce que tout ce qui est congelé ou condensé par le froid est dissous par la chaleur, comme le dit Galien (dans le *Megatechni*, à l'endroit ci-dessus) ; donc, etc.

3° Que les émollients ne doivent être *ni trop chauds ni trop secs*, cela est établi; qu'ils ne doivent pas être trop chauds, c'est évident, parce qu'alors ils crispent les nerfs et la peau, comme le feu recroqueville les courroies en cuir; et ils deviennent ainsi moins aptes à produire les mouvements; en outre la peau est brûlée et il se produit de la douleur et une fluxion (rheuma) [1], c'est pourquoi, etc. — Les émollients ne doivent

---

1. Au lieu de *reugma*, il faut lire dans le texte latin *rheuma*. C'est de ce substantif grec que dérivent les mots français *rhume* et *rhumatisme* qui impliquent l'idée d'une fluxion humorale, soit sur les muqueuses, soit sur les séreuses.

pas être extrêmement secs; ceci est établi, parce qu'ils causeraient dans les nerfs un spasme par inanition et les rendraient tout à fait impropres au mouvement, c'est pourquoi, etc.

4° Les émollients doivent *avoir des degrés déterminés* de chaleur et de siccité, ainsi qu'il ressort des enseignements de Galien (au livre V, d. 2, chap. 6, *Des médicaments simples*) et de Sérapion, dans la première partie du discours 4 des *Agrégations*, où il parle des médicaments émollients et dit que les médicaments employés contre les apostèmes froids, qui surviennent dans les parties nerveuses et tendineuses (corda), et altèrent leurs mouvements, doivent être chauds au second degré et au troisième, secs au troisième, et appropriés à la complexion particulière du malade et de la partie du corps qu'il s'agit de traiter. Ainsi, ils seront secs et chauds au troisième degré, s'ils doivent être appliqués sur un jeune homme bilieux et sur une jeune fille flegmatique, dont les nerfs sont arrivés au même degré de froideur et d'humidité, au troisième degré par exemple, et s'ils doivent l'un et l'autre être ramenés à leur complexion naturelle par des topiques chauds résolutifs. Les topiques résolutifs des nerfs chez les jeunes gens bilieux seront plus chauds et secs que les autres, parce que, chez eux, il existe un plus grand écart entre la complexion naturelle des nerfs, et celle que ceux-ci acquièrent lorsqu'ils sont arrivés accidentellement au troisième degré de froideur et d'humidité, qu'entre la complexion naturelle des nerfs d'une jeune fille et la complexion acquise [1] par ceux-ci sous l'influence du même degré de froid et d'humidité; il y a chez elle beaucoup moins de distance entre la complexion naturelle et l'acquise. — Car quand l'écart est plus grand, si l'on veut rétablir la complexion naturelle, c'est le réductif le plus fort qui convient, comme le dit formellement Galien (dans le *Techni*, TRAITÉ DES CAUSES, chap. 27 : « ad manifestos vero aegros », dans le passage « si non immoderatum ») : tout ce qui est excessif doit être ramené à l'état modéré au moyen du médicament opposé le plus énergique. Haly dit la même chose dans son *Commentaire* : « Toute partie qui est arrivée au troisième degré de froid sera ramenée au degré normal par un médicament chaud porté au même degré de chaleur, etc. »

5° Les émollients de ce groupe doivent *avoir une substance et une vertu subtiles*; la raison en a été donnée par Haly (dans son *Techni*, TRAITÉ DES CAUSES, chap. 38, dans le passage « nervi et tenontes, etc. » : les nerfs sont naturellement situés dans les profondeurs du corps au voisinage des os, afin qu'ils soient protégés par les parties superposées contre les violences extérieures. En outre, comme les médicaments de

---

1. Éd. 1892 : « eorum delapsorum »; — manuscrit 1487 : « eorundem lapsorum », — « eorundem naturalem lapsorum »; — le manuscrit 1487 n'a pas *naturalem*.

substance et de vertu grossières (obtusae) ne peuvent pas pénétrer à l'intérieur, il en résulte que les émollients dont il s'agit doivent avoir une substance et une vertu subtiles, afin qu'ils débarrassent les nerfs des humeurs nocives et qu'ils les dessèchent.

6° Il a été dit plus haut que les émollients doivent être *apéritifs*, c'est-à-dire propres à dilater les pores des membres et des nerfs. Cette qualité est nécessaire pour deux motifs : 1° afin que leur action arrive plus facilement dans la profondeur; 2° afin que les humeurs qui imbibent les nerfs soient plus facilement extraites.

7° Il faut que les émollients soient fortement *extractifs* ou *attractifs*, pour deux motifs : 1° parce que, ainsi qu'il a été dit plus haut, les nerfs sont situés profondément, et pour cette cause il faut plus de temps pour extraire les humeurs nocives qui les imbibent; 2° parce que les nerfs sont des organes fermes et tenaces (viscosus), c'est pourquoi, etc.

8° Il faut que les émollients *ramollissent* les parties, parce que à membre semblable, maladie semblable, ainsi que le dit Haly (dans le *Techni*, TRAITÉ DES SIGNES, chap. 7, qui commence par ces mots : « Principium nobis a cerebro facientibus », dans le passage « humidae vero craseos cerebri, etc. ») : les nerfs sont froids et secs et, par conséquent, les humeurs morbides qui les infiltrent sont aussi froides et sèches. Avicenne exprime la même pensée (au livre III, f. 2, chap. 1) : les nerfs sont particulièrement offensés par ce qui est froid; telle est aussi la nature de leurs humeurs ; c'est pourquoi, en raison de la froideur et de la sécheresse des nerfs et à cause de leur consistance ferme, les émollients sont nécessaires afin d'extraire plus facilement les humeurs et de dessécher les nerfs. Car ainsi que le dit Galien (à la dernière page du *De accidenti et morbo*) : les nerfs sont d'autant plus aptes au mouvement qu'ils sont plus secs, pourvu que la sécheresse n'excède pas le degré naturel.

9° Enfin les émollients doivent être un *peu styptiques*, cela est nécessaire pour qu'ils conservent leur vertu. En effet, comme dit Sérapion (dans ses *Agrégations*, au chapitre DE MEDICINIS STYPTICIS) : les styptiques dessèchent et reconfortent; mais leur stypticité doit être faible afin de ne pas empêcher l'action des autres médicaments, elle ne doit pas dépasser le degré nécessaire pour fortifier le membre.

A propos de ce qui a été dit plus haut touchant les émollients, nous relevons deux erreurs commises par quelques anciens praticiens, la première est que quelques-uns se servaient exclusivement, pour ramollir les indurations des nerfs, de remèdes qui dessèchent et consument énergiquement, au point d'amener quelquefois dans les nerfs le spasme par inanition. — Seconde erreur : d'autres se servaient exclusivement d'émollients, dans les cas indiqués, et les continuaient si longtemps que les fibres

des nerfs étaient ramollies au point que leur complexion naturelle était
détruite. Jamais au contraire, ni dans ce cas, ni dans un autre, on ne doit
appliquer exclusivement des émollients; et de plus il faut leur associer
des remèdes confortatifs des membres ou du moins appliquer tour à tour
les uns et les autres, et les changer une fois par jour ou plus souvent.

IV. D'après l'opinion commune et l'avis des auteurs et des *Pratiques*,
toute gêne du mouvement (induratio motus) des nerfs et des parties nerveuses qui servent au mouvement des membres, ne se produit que d'après
l'une ou l'autre des deux manières suivantes : premièrement par imbibi-
tion de ces organes par des humeurs extérieures ; secondement par
consomption de leur humidité naturelle. Pour que ceci apparaisse avec
une entière évidence, il est nécessaire de savoir qu'à l'origine, les nerfs
ont été formés des deux spermes, du moins leur portion la plus liquide, à
laquelle a été ajoutée une partie terreuse destinée à les fortifier, à les
accroître et à leur donner de la ténacité. De plus[1], comme les nerfs ont
été consolidés par le froid, et que suivant Galien (*Megatechni*, livre VI,
chap. 1), tout ce qui a été solidifié par le froid est dissous par la chaleur,
il en résulte que, lorsque la suppuration se produit dans les plaies des
nerfs, dans les fistules, et dans les articulations, la partie humide de ces
organes est dissoute par la chaleur de la sanie et du pus, l'autre partie
se dessèche, et alors se manifeste le spasme par inanition ou dessiccation
qui est considéré comme complètement incurable.

II. DES MÉDICAMENTS RAMOLLISSANTS ; il faut savoir que les *émollients*
dont il s'agit sont de deux sortes, *simples* et *composés*. — Les *simples*
comprennent *quatre espèces*, légers, forts, plus forts et très forts. — Les
remèdes légers ou faibles sont émollients au premier degré et servent
à ramollir les indurations légères du premier degré, ce sont : Beurre,
Cire blanche récente, Huile commune et sa lie, graisses de Porc, de
Poule, de Chapon, de Coq, de Canard et autres graisses récentes, Camomille, Mélilot, Mauve, Guimauve, Mercuriale, Violettes, Branche Ursine
ou Berce, Pariétaire et autres herbes semblables.

Les émollients du second degré qui combattent les indurations du
même degré avec gêne des mouvements sont : graines de Fenugrec et
de Lin, pétales de Lis et les huiles préparées avec l'un des susdits médicaments, les lies de ces huiles, ainsi que l'huile simple de Lis.

Les émollients du troisième degré qui conviennent dans le cas d'induration du même degré et qu'on appelle plus forts sont : Œsype humide,
Litharge et toutes les graisses ci-dessus énumérées, anciennes et non
salées, tous les mucilages de plantes émollientes, tels que ceux de

---

1. Éd. 1892 : « et *sunt* congelati a frigido »; le manuscrit 1487, le manuscrit de
Berlin, etc., disent : « et *sicut* congelati a frigido ».

Fenugrec, de Lin, de racine de Guimauve et autres semblables.

Les émollients très forts, ou du quatrième degré, conviennent lorsqu'il s'agit de ramollir les indurations très fortes du même degré, ce sont : Styrax liquide, Opopanax, Galbanum, Sérapinum, Bdellium, Gomme Ammoniaque et autres semblables, toutes les moelles, surtout celles de Cerf et de Veau, la première cire des alvéoles d'Abeilles, la vapeur du Vinaigre dans lequel on a éteint une pierre Meulière ou de la Merde de fer rougie au feu.

Les *médicaments composés* sont faits au moyen des simples susdits et de substances semblables; ils sont faibles quand les composants le sont eux-mêmes, et forts dans le cas opposé et ainsi des autres. Ils peuvent être composés, comme le dit Galien (*Catageni*, 3ᵉ partie), c'est-à-dire que chaque chirurgien doit toujours avoir pour chaque cas, un onguent faible et un onguent très fort, avec lesquels il en composera d'autres, selon l'exigence et la variété des cas particuliers, car tous les malades ne sont pas de même complexion, et diffèrent sous le rapport de l'âge, du sexe, de la profession, etc. Il mettra plus de l'un, moins de l'autre ou l'inverse, ou bien une quantité égale de chacun, parce que, comme l'a dit Galien (à la 7ᵉ partie du livre cité), il existe un grand écart entre le médicament le plus faible et le plus fort du même genre, de sorte que dans le traitement des maladies, selon la variété de leurs degrés, il faut, en augmentant ou diminuant, composer des médicaments faibles, moyens ou forts. Au surplus, ainsi que le dit Galien dans la seconde partie du susdit ouvrage, il est impossible que le même remède convienne à tous les malades.

1° Le premier émollient composé faible, du premier degré, décrit par Galien dans la 7ᵉ partie du livre cité, se fait en mélangeant un peu de Cire avec de l'Huile, ce que les médecins appellent *Huile de cire*, ou d'après la formule modifiée par un autre, en mélangeant *4 parties d'Huile vieille avec une partie de Cire*. Ce remède ramollit la matière dure retenue dans les membres, favorise son expulsion et sa résolution, ouvre et dilate les pores du membre.

2° Le second émollient, du second degré, est aussi de Galien; on le prépare avec Beurre, Poix grecque, Cire non vieille, dans les proportions suivantes si l'on veut : Beurre part. 4, les autres substances, de chaque partie 1; il semble plus fort que le premier.

Les autres composés, qui seront ci-après décrits, peuvent convenir dans le traitement de chacune des trois espèces d'induration mentionnées en dernier lieu, c'est-à-dire celle qui persiste après la consolidation des fractures et semblables, et après les luxations et semblables, qui sont restées longtemps sans être réduites, et aussi dans l'induration qui reste après les fractures et les luxations mal réduites et qu'on veut rectifier.

3° Le premier de ces composés, qui est le troisième par rapport aux précédents, se fait de la manière suivante : Rp. *Racine de Bryone et de Guimauve, de chaque Once 1, mondez et coupez en petits morceaux que vous mettrez dans une fiole en verre avec 4 onces d'huile de Lis simple, faites bouillir jusqu'à ce que le suc des racines ait été consumé.* Cet onguent sera étendu sur la partie malade, qu'on recouvrira de laine grasse.

4° Rp. *Axonge de Porc non salée Onc. 3, graisses de Canard, d'Oie et de Poule, de chaque once 1, faites fondre, passez, puis ajoutez une once de Cire.* Cet onguent, dit *Onguent des graisses*, convient aux parties du corps desséchées, émaciées, non tuméfiées, dans lesquelles il n'y a pas d'humeurs infiltrées, mais qui sont disposées au spasme par inanition.

5° Au précédent onguent : ajoutez *Térébenthine Once 1, Huile Onces 4, farines de Fenugrec et de graines de Lin, de chaque Once 1, Bdellium, Opopanax, Mastic, Encens, de chaque Once 1/2, laissez macérer les gommes dans le vin; faites dissoudre avec les graisses, l'axonge, la cire et l'huile, passez, puis ajoutez les poudres pilées et les incorporez.* Cet onguent ramollit beaucoup et fortifie à cause de la Térébenthine qu'on peut appeler la *Thériaque des nerfs,* et aussi à cause de l'Encens et du Mastic qui sont styptiques; il ramollit les indurations les plus rebelles.

6° Rp. *Graisse de Porc vieille et non salée, Onces 4, lie d'huile de Lis et de graines de Lin, Bdellium en sortes variées, de chaque Once 1, Styrax, Calament, Galbanum, Opopanax, Gomme Ammoniaque, de chaque Once 1, trempez les gommes dans le vin et lorsqu'elles seront ramollies, pilez-les dans un mortier, ajoutez-les ensuite aux graisses fondues et mêlez;* ce topique est un excellent émollient.

7° C'est le sixième onguent décrit dans la 7° partie du *Catageni,* il est réputé être émollient au second degré; on le prépare avec *Litharge, Huile, axonge de Porc récente*; Galien ajoute qu'il sera plus fort, si l'axonge est vieille et non salée, et qu'il sera très fort si toutes les substances sont vieilles et non salées; il semble donc supposer que les médicaments de cette sorte ramollissent davantage lorsqu'ils sont plus anciens, et en outre que le Sel diminue leurs vertus émollientes.

III. Explications; au nombre de huit :

I. Avant d'appliquer les onguents émollients et autres, il faudra faire des fomentations sur la partie à ramollir jusqu'à ce qu'elle rougisse, mais pas plus loin. On emploiera à cet effet des décoctions de fleurs de Camomille et de Mélilot, de graines de Fenugrec et de Lin, de racine de Guimauve, de Mauve et autres herbes semblables. En fomentant, on frictionnera légèrement et s'il s'agit des articulations, on leur fera exécuter autant que possible, des mouvements réitérés, légers, puis étendus.

II. Si l'induration est très forte, on fera rougir au feu un fragment de pierre meulière ou de scorie ferrugineuse et on l'éteindra dans du Vinaigre fort, puis la partie indurée étant recouverte, on l'exposera aux vapeurs du Vinaigre, avant d'appliquer les autres topiques. Pour le même usage, on peut aussi employer la Marcassite rougie au feu puis éteinte dans du Vinaigre et dont on reçoit les vapeurs; il est aussi très avantageux de mêler la Marcassite pulvérisée avec les résolutifs. J'ai lu la description de ce remède dans un des livres de Galien [1], je ne me rappelle plus dans lequel. Galien disait que ce remède ramollit d'une façon magique toutes les indurations.

III. Il faut savoir qu'il est difficile de fixer exactement les degrés de la complexion des topiques à appliquer dans chaque cas, parce qu'il est nécessaire d'avoir égard à la complexion particulière du malade et du membre affecté, complexion qui varie chez chaque individu. Mais s'il n'existe pas de remède approprié à tous les cas, on en fait un, composé avec des médicaments simples, suivant le besoin et selon leurs degrés connus, conformément aux prescriptions de la science médicale.

IV. Tous les topiques simples et composés qu'on emploie dans les indurations du second et du quatrième degré (modes d'induration des cas susdits), ont été décrits dans les chapitres 2 et 11, doctr. 1, Traité II, et dans les explications préliminaires des mêmes chapitres. Mais il n'a pas été fait mention des degrés de leur complexion ou force, parce que ces degrés, bien que tout à fait nécessaires, sont surtout ceux qui ont été fixés par les Anciens; et parce que, pour ce qui concerne les trois derniers modes d'induration, le chirurgien peut se contenter d'un seul médicament ou de divers autres ayant la même vertu. En outre, à l'égard du premier mode d'induration, les chirurgiens anciens et modernes sont d'accord relativement à l'indication unique et aux topiques.

V. Dans l'induration consécutive à une incision des nerfs ou à la réduction des luxations, on s'abstiendra d'employer jamais les émollients jusqu'à ce que le lieu soit bien induré, consolidé et desséché par l'air, parce que, si on les appliquait auparavant, la consolidation des articulations et l'union des plaies seraient détruites, ce qui se fait plus facilement que d'enlever la matière nocive des nerfs indurés ou des cicatrices vicieuses.

VI. Razès (au livre VII à *Almansor*, chap. 2) a indiqué les causes de ces sortes d'induration, ainsi que Galien (au livre V *Des médicaments simples*) et Avicenne (au livre IV, f. 5, tr. 2, chapitre *De medicinis lenitivis duritierum nervorum remanentium in membris post eorum res-*

---

1. H. de M. a donc eu des traductions de Galien, contrairement à ce que suppose M. Pagel, voy. p. 182.

taurationem, et au livre IV, f. 4, tr. 4, chapitre *De duritie nervorum*);
on recourra à ces passages.

VII. Incidemment je rapporte qu'un praticien fameux m'a dit que les
nerfs, contractés par inanition, guérissaient au moyen de *bains prolongés
pendant 15 jours* dans la décoction de racine de Fougère. Théodoric,
évêque de Cervia, dit aussi dans son petit livre *Des secrets* qu'on guérit
les nerfs contractés si, en les frottant, on les humecte avec de l'eau de
sang humain sept fois distillée, et que le Nitre mêlé avec cette eau
ramollit les nerfs. L'eau ainsi préparée est une maîtrise [1].

VIII. A propos de ce qui a été dit précédemment, on peut se demander
si tous les topiques appliqués sur les nerfs qui sont restés dans leur état
naturel ou qui en ont dévié, doivent être chauds en acte et en puissance.
Il semble qu'il en doive être ainsi, d'après tous les auteurs et les *Pratiques*, et la 5ᵉ partie de l'*Aphorisme* d'Hippocrate : « le froid est l'ennemi
des nerfs, des os et d'autres, etc. ». De là, on conclut que la chaleur leur
est avantageuse et favorable. Au commencement de la troisième partie
du *Catageni*, Galien raconte qu'il a vu traiter les plaies des nerfs au
moyen de médicaments chauds et humides et que les nerfs suppuraient ;
il pensa alors à les panser avec des remèdes contraires, c'est-à-dire froids
et secs. Il constata aussitôt que le froid est nuisible aux nerfs. Finale-
ment il reconnut et conclut que le meilleur remède des nerfs doit être
sec et modérément chaud. Une conclusion opposée ressort de ce que
disent Galien (dans le *Techni*, traité DES CAUSES, chap. 25, dans le passage :
« calidiora calidioribus indigent adjutoriis ») et Haly (dans son *Commentaire*), à savoir, que la complexion naturelle d'un corps ou d'un
membre, à l'état normal ou déviée de cet état [2], est conservée par les
semblables dans sa forme, son degré et sa manière d'être, d'où il suit que
sur les nerfs sains il faut appliquer des topiques froids. Dans le *Megatechni*, livre VI, chap. 1, Galien dit que tout ce qui est congelé ou coagulé, par le froid, est dissous et liquéfié par le chaud, comme il arrive
à la glace et à la graisse. Mais, comme le remarque Galien dans le même
livre, les nerfs sont constitués par une matière froide, et congelés par le
froid ; par conséquent le chaud ne leur convient pas. En outre, Avicenne
dit (livre IV, f. 4, t. 4, dans le *Canon*, DE LA SOLUTION DE CONTINUITÉ DES
NERFS) que la Tuthie est un médicament convenable aux nerfs ; elle est,
selon lui, froide au premier degré, sèche au second, ainsi qu'on le voit
au livre II du même ouvrage. Dans les *Agrégations*, Sérapion assure

---

1. Éd. 1892 : « Thedericus episcopus Cerviensis, in libello secretorum suorum....
in hac aqua facienda est magisterium ».
2. « Quod complexio naturalis cujuscunque corporis aut membri sive temperata
sive lapsa conservatur per similia in forma, gradu et puncto. »

qu'elle est styptique, par conséquent les topiques appliqués sur les nerfs ne doivent pas être chauds. La question est difficile, quoique la conclusion ne soit pas douteuse, et nous laissons aux médecins le soin de la trouver. De plus d'après ce qui a été dit, on est conduit à douter que la complexion naturelle, soit normale, soit déviée, se trouve bien de l'emploi des substances semblables à sa complexion (crasis), et que celles-ci la conservent et ne lui nuisent pas. Or puisque les remèdes froids sont nuisibles aux nerfs dans quelque état qu'ils soient, il en résulte de deux choses l'une, ou bien que les nerfs ne sont pas froids, ou que la complexion naturelle n'accepte pas ce qui lui est semblable.

Enfin, une autre question paraît douteuse : en effet, puisque la complexion naturelle déviée peut être rétablie dans son état naturel par des remèdes ayant dans la forme et le degré des propriétés contraires, ainsi que cela a été démontré d'après l'autorité de Galien (dans le *Techni*, TRAC-TATUS DE CAUSIS, etc.), puisque, d'autre part, les topiques froids en acte et en puissance sont nuisibles aux nerfs devenus accidentellement chauds par une cause quelconque, comme il arrive quelquefois lorsque toute la main ou le pied sont échauffés par un apostème chaud, une plaie ou une brûlure, il en résulte que la complexion naturelle déviée n'est pas corrigée par l'emploi modéré de remèdes contraires et que, conséquemment, les contraires ne sont pas corrigés par les contraires.

CHAPITRE NEUVIÈME

Des Synonymes ou explication des noms obscurs des médicaments simples mentionnés dans cet Antidotaire.

LA division de ce chapitre comprend deux parties : 1° les raisons de ce chapitre; 2° l'explication des noms. — I. Ce chapitre est utile pour cinq raisons : 1° tous les écoliers n'ont pas les synonymes; — 2° s'ils les ont, ils n'ont pas les noms légitimes, non plus que ceux en usage chez les modernes; — 3° s'ils ont les noms légitimes, ceux-ci manquent de clarté; — 4° à cause de cette obscurité, tous ne les comprennent pas ; — 5° afin qu'on ne m'accuse pas d'erreur, à cause de l'obscurité et de la corruption de la doctrine que je présente, comme fait Galien (l. V, *Des médicaments simples*, d. 3, ch. 7) envers Thessalus [1] en disant : Thessalus et ses adeptes ont corrompu et

1. Le texte de M. porte « Thesilus ». — Il s'agit de Thessalus, souvent cité par Galien et qui enseigna à Rome la *médecine* dite *méthodique*.

mélangé les noms et le sens des noms, en écrivant dans leurs livres ce qui leur venait à l'esprit, sans faire de recherches et sans réfléchir. Comme j'ai désigné dans cet Antidotaire plusieurs médicaments simples par des noms que ne connaissent pas les jeunes praticiens, auxquels il est utile de tout mâcher afin qu'ils l'absorbent plus facilement, et afin que, par suite de leur ignorance, ils ne commettent pas dans leurs opérations des fautes dangereuses ou des erreurs, — pour éviter ces dangers, j'ai trouvé utile d'expliquer ces noms par d'autres noms de même signification, qui, s'ils ne sont pas plus connus, se trouvent cependant dans quelques auteurs, car le livre explique le livre ou l'interprète, si les synonymes ne sont pas décrits.

II. EXPLICATION DES NOMS. Quant à la seconde partie, à savoir l'ordre d'exposition des synonymes, ceux-ci ne seront pas disposés suivant l'ordre alphabétique, mais suivant l'ordre dans lequel les noms sont énoncés dans ce Traité, dans les chapitres qui leur sont destinés. Donc nous commencerons par les synonymes des noms qui sont énoncés dans le chapitre DES RÉPERCUSSIFS. Toutefois si un médicament possède deux vertus, comme, par exemple, le Solatrum qui répercute et mûrit, la Camomille qui résout et mûrit, la Litharge qui répercute et ramollit, et ainsi de beaucoup d'autres, si, après l'avoir décrit complètement, il se présente encore à moi dans quelque chapitre, je n'en dirai plus rien. Ne soyez pas mécontent, si je me trompe en cherchant à indiquer les degrés véritables des médicaments, car les auteurs sont souvent en désaccord sur ce sujet, comme il est évident en ce qui concerne l'Argent vif et quelques autres. Sérapion lui-même dans ses *Agrégations*, et j'en suis étonné, donne à tout médicament simple le même degré de calidité, de siccité et de toutes les autres qualités tant actives que passives; cependant il est certain que quelques-uns d'entre eux sont chauds au premier degré, secs au second ou vice versa, et ainsi de toutes leurs autres qualités.

Synonymes des répercussifs [1].

1. *Solanum* (Solatrum), Strychnos (Strignum), Morella, **Inab al-thà, alab (Camel)**, Uva vulpis, Uva canis, Uva lupina, Cuculus herba, Herba salutaris, ainsi nommée parce qu'elle dissipe aussitôt le brûle-

[1]. Ainsi que je l'ai dit dans mon Introduction, l'ouvrage de H. de Mondeville présente de l'intérêt, non seulement au point de vue des questions médicales et chirurgicales, mais aussi au point de vue de la Matière médicale qui jouait autrefois un rôle prédominant. Quelques médecins étaient très versés dans cette science, entre autres H. de M. — Il est donc utile de connaître les substances qu'employait cet auteur et les vertus qu'il leur attribuait; ces enseignements des anciens ne sont pas à dédaigner, même aujourd'hui. — Mais pour rendre les recherches fructueuses, il est indispensable de savoir ce que sont les substances employées au xive siècle, par rapport à nos connaissances actuelles; pour cela il est nécessaire d'établir la correspondance des noms anciens avec les noms nouveaux : plusieurs noms sont depuis longtemps tombés en désuétude et inconnus des médecins. Le sens de plusieurs autres a varié suivant les temps et les pays. Enfin un grand nombre ont été estropiés par les copistes au point d'être souvent méconnaissables. Ce travail ne peut être accompli que par un homme connaissant et la Matière médicale ancienne et celle d'aujourd'hui. Le Dr Saint-Lager, de Lyon, bien connu des savants par ses travaux spéciaux, que j'ai rappelés dans l'Introduction, a bien voulu me prêter son concours et faire pour mon édition de Mondeville ce travail de concordance, qui est ici son œuvre personnelle.

Déjà, dans mon édition de Guy de Chauliac (p. 640), le Dr Saint-Lager, avait revu ce que j'avais fait sur le même sujet.

Ces deux travaux, sur les rapports qui existent entre la Matière médicale ancienne et celle d'aujourd'hui, se complètent donc, et ajoutent au livre que je publie un intérêt d'autant plus grand qu'il n'existe pas d'ouvrage où se trouvent réunis en un répertoire clair et succinct tous les renseignements dont on a besoin pour comprendre les termes de la pharmacopée ancienne. Les connaisseurs n'hésiteront pas à reconnaître que ce document n'est pas seulement un travail de compilation, mais aussi une œuvre originale, fruit de recherches longues et difficiles.

Le cinquième Traité ne renferme pas toutes les substances employées par H. de M., et citées dans le livre; celles qui ne s'y trouvent pas, seront l'objet d'un Glossaire complémentaire dû également au Dr Saint-Lager. Nous avons adopté le numérotage introduit par M. Pagel dans l'édition latine.

Comme plusieurs noms de médicaments cités dans ce chapitre ont été altérés, et de manières diverses par les copistes, nous avons pensé qu'il était préférable de présenter d'abord chacun des noms sous la forme correcte, puis d'ajouter (entre parenthèses) la cacographie reproduite par l'édition latine, tant celle des noms latins que des noms arabes; ainsi les mots entre parenthèses sont de la cacographie, entre crochets ce sont des additions. Pour la rectification des noms arabes .nous avons eu recours à la liste dressée par M. Steinschneider.

SYNONYMES DES RÉPERCUSSIFS

1. *Solatrum.* Les espèces énumérées sont : 1° *Solanum nigrum* L., Morelle noire, autrefois cultivée pour l'usage médicinal; 2° *Solanum dulcamara* L., Douce-Amère; 3° *Solanum miniatum* Willd., variété à fleurs rouges du *Solanum nigrum*; 4° Atropa belladona L., Belladona baccifera Lam., Belladone; 5° *Datura stramonium* et *D. metel* L.

ment (incendia) à l'estomac; tous ces noms sont synonymes. Il est froid et sec au 2°, ou froid au 1°, sec au 2°. — Il y a 5 espèces de Solanum : A. le S. cultivé commun; il est peu styptique et comestible, d'après Dioscoride; — B. Solanum ligneum (lineum), en français Mort de chien; il croît dans les haies, et il a, comme le Bedegar ou Églantier, un fruit oblong, rouge, laineux à l'intérieur; — C. le Solanum rouge; il est petit et a des fleurs et des graines rouges; — D. le Solanum noir, dit mortel; il est grand, a des fleurs rouges, des graines noires; on l'appelle en français « Marmouse »; — E. le Solanum maniacum que je ne connais pas. Les auteurs donnent plusieurs et divers noms à chacune de ces cinq espèces, indépendamment des dénominations vulgaires qui varient dans chaque province et dans chaque idiome. Ceux qui précèdent sont employés communément dans notre pays et par les herboristes.

2. *Crassula* comprend deux espèces : la grande et la petite; la grande est appelée Faba inversa; la petite, Mamilla muris, Vermicularis, Tegularia, Portulaca, Andrachne (Andrago), Herba fatua, Olus fatuum, en arabe **Bakla-al-Hamaka (Bachal)**; elle est froide au 3° degré, humide au 2° degré.

3. *Virga pastoris*, selon Dioscoride, Centinodium, Proserpinaca Polygonum masculum (Polygonia), Lingua passerina, Sanguinaria; [en arabe **As'a al-Rai**], elle est froide, humide au 3° degré, suivant Sérapion.

4. *Psyllium* (Psillium) dérivé du mot grec psylla (psila) qui signifie puce, parce que sa graine ressemble à une puce; elle est froide, humide au 2°.

5. *Hyoscyamus* (Jusquiamus), Cassilago, Symphoniaca, Dens caballinus, Caniculata; cette herbe et sa graine sont de deux sortes, la blanche et la noire; elle est froide, sèche vers le 3° degré.

6. *Hedera*, en grec Cussus ou, suivant Dioscoride, Cissos (cyseos). On

2. *Crassula,* mot qui signifie plante à feuilles épaisses. Sous le nom de *Crassula major,* on comprenait les *Sedum* du groupe *telephium,* c'est-à-dire S. *purpurascens* Koch, S. *fabarium* Koch, S. *maximum* Suter. — *Crassula minor* comprenait *Sedum album* L., S. *acre* L., S. *reflexum* L., Orpin.

3. *Virga pastoris.* Ce nom était donné par les anciens herboristes à plusieurs espèces de *Dipsacus* et notamment aux D. *pilosus, silvestris* et *fullonum* L. C'est par erreur que notre chirurgien l'applique à la Renouée des oiseaux, *Polygonum aviculare* L., ainsi qu'il ressort des synonymes qu'il cite. En outre il se trompe en attribuant à Dioscoride qui écrivait en grec, le nom latin *Virga pastoris.* Dioscoride appelle *Dipsacos* la plante dont il s'agit.

4. *Psyllium, Plantago psyllium, cynops* et *arenaria* L.

5. *Jusquiamus* = *Hyoscyamus niger* et H. *albus* L., Jusquiame.

6. *Hedera,* en vieux français Edre et Ierre, d'où par soudure de l'article Lierre (L'ierre). Les espèces mentionnées sont : 1° *Hedera helix* L., Lierre arborescent; 2° *Clematis vitalba* L., Clématite; 3° *Glechoma hederacea* L., Lierre terrestre.

croit que c'est l'espèce volubile dite Volubilis major, parce que Avicenne
et Sérapion ne parlent que de cette espèce de Lierre, et en termes fort
obscurs. Si cette espèce est volubile, c'est le Volubilis major et il n'y a
pas d'autre espèce volubile qui fasse tomber les poils et tue les poux (pediculi), du moins parmi les espèces de Lierre, qui sont au nombre de trois :
1° le Lierre arborescent qui est bien connu et passe pour être froid et sec ;
— 2° la Corde des pauvres, ainsi nommée parce qu'en beaucoup de pays
les pauvres en font des cordes. Elle croît abondamment dans les haies et
porte de petites feuilles aiguës et une fleur laineuse que le vent emporte.
Chez nous on l'appelle Flammula, parce qu'elle brûle comme une flamme
lorsqu'elle est appliquée sur la peau ; elle est chaude et sèche vers le 3° ;
— 3° le Lierre terrestre, dit aussi Herbe terrestre, qui étale ses nombreux
rameaux sur la terre ; il semble être froid et humide.

7. *Acetosa* (Acedula) est une espèce de Lapathum (Lapatium) dit *acetosum* ; quelques-uns l'appellent Ribes, en arabe **Ribas** : c'est un médicament cordial, froid et sec au 3° degré.

8. *Scariola* et *Endivia* sont des espèces de Laitue ; le Groin-de-Porc
est une espèce d'Endive ; toutes sont froides et humides.

9. *Nenufar*, en arabe **Nilufar**, Ungula caballina aquatica, Chou aquatique, Dardana, Farfara, Pavot d'eau ; il est froid et humide au 2° degré.

10. *Plantago* comprend deux espèces, l'une cultivée, l'autre sauvage,
la première se subdivise en deux : le grand Plantain et le petit Plantain ;
le grand Plantain est aussi appelé Langue de Bélier, le petit est nommé
Lanceolata, Quinquenervia, Arnoglossa, c'est-à-dire langue d'Agneau,
[en arabe **Lisan al-'Hamal**] ; le Plantain sauvage a des feuilles plus
larges que le cultivé, velues, toujours fixées sur la terre, il ne meurt pas
en hiver. Toutes les espèces de Plantain sont froides et sèches au
3° degré.

11. *Quercus*, en arabe **Dusberos**, comprend deux espèces, le grand et
le petit Chêne ; mais dans le langage ordinaire, ce mot ne s'applique qu'au
grand. Le petit est aussi appelé Rouvre, en latin Robur. Le fruit des
deux Chênes est dit **Schah bullut** (**Billot**), c'est-à-dire Gland. Quelquefois
le petit porte des galles. Le fruit ainsi que la galle sont styptiques, froids
et secs au 2° degré.

---

7. *Acedula* = *Rumex* acetosus L., Oseille. A l'exemple de quelques auteurs H. de
M. donne à tort comme synonyme le nom arabe *Ribas* qui appartient au Groseillier.
Voyez n° 17, 4°.
8. *Scariola* et *Endivia* = variétés horticoles de la Chicorée, *Cichorium intybus* L.
9. *Nenufar* = *Nymphæa alba* L., et *Nuphar luteum* Smith.
10. *Plantago*. Plantain comprend : 1° *Plantago major* L., 2° *P. lanceolata* L.
11. *Quercus*. Chêne Rouvre, notre auteur appelle *major* les *Quercus sessiliflora*
Smith et *Q. pedunculata* Ehr., puis *minor* le *Q. pubescens* Willd.

12. *Mespila*, en arabe **Gubeira** (**Gubera**); est styptique, froid au 1ᵉʳ degré, sec au 2ᵉ degré.

13. *Pyra*, en arabe **Kummathra** (**Camentre**); est froid au 1ᵉʳ degré, sec au 2ᵉ degré.

14. *Cotoneum Malum* (Cottanus), Cydonium malum, en arabe **Safardjal** (**Safaret**); est styptique, froid et sec au 2ᵉ degré.

15. *Sorba*, fruits du Sorbier, ressemblent à la Poire pyramidale et ont à l'intérieur trois noyaux pierreux qui lui ont fait donner le nom de tricoccum (triceon). La Sorbe est nommée en arabe **Za'arur** (**Zacor**), c'est-à-dire qui excite l'appétit. Elle est froide et sèche.

16. *Cornus*, Cornea, fruit du Cornouiller. Froid et sec.

17. *Rubus* est de deux sortes, l'une qui porte des mûres, l'autre qui porte un fruit différent. La première Ronce est un arbrisseau buissonnant appelé en grec batos (baccus); on en distingue trois espèces : la grande, la moyenne et la petite. La grande est fort commune dans les haies et connue de tout le monde; la moyenne, cultivée dans les jardins, est appelée en français « Framboisière »; la petite croît dans les moissons et les champs incultes. — La Ronce qui a des fruits différents de la mûre comprend aussi trois espèces : la petite, la grande et la moyenne. La petite est épineuse, elle croît dans les haies; on l'appelle Rhamnus (Ramus), en français « Grossillier ». La grande est nommée chez nous Bedegar; c'est un arbrisseau qui croît dans les haies, il est petit, plus grand cependant que le Rosier auquel il ressemble beaucoup; il a de petites feuilles crispées, des Roses petites, rouges, odorantes; on l'appelle en français « Esglentier ». Il y a une troisième Ronce qui ressemble beaucoup à la précédente si ce n'est qu'elle a des feuilles planes et larges, des Roses blanches et peu odorantes; on l'appelle Ronce de chien, en français « Boutonnier ».

12. *Mespila*, Nèfles, fruits du *Mespilus germanica* L.

13. *Pyra*, Poires, fruits du *Pirus communis* L.

14. *Cotoneum* ou *Cydonium Malum*, Coing, fruit du *Cydonia vulgaris* Pers.

15. *Sorba*, Sorbes ou Cormes, fruits du *Sorbus domestica* L. C'est par exagération que notre chirurgien dit que la Sorbe contient trois noyaux pierreux; il faut lire trois graines cartilagineuses.

16. *Cornus*, Corna, Cornouilles, fruits du *Cornus mas* L.

17. *Rubus*, comprend : 1° *Rubus nemorosus, dumetorum, tomentosus* et autres Ronces des haies; 2° *Rubus idæus* L., Framboisier; 3° *Rubus cæsius* L., Ronce à fruit bleuâtre; 4° *Ribes grossularium* L., Groseillier à gros fruits; 5° et 6° *Rosa canina* L., et autres Rosiers sauvages.

Il est à noter que notre auteur appelle Bedegar l'Eglantier sauvage, tandis que la plupart des anciens herboristes réservaient cette dénomination aux excroissances qui viennent sur les tiges et les rameaux des Rosiers sauvages, à la suite de la piqûre faite par un hyménoptère du genre Cynips. — Pour les médecins arabes et salernitains le Bedegar était un Chardon à tiges et feuilles de couleur blanche.

18. *Salix*, en arabe **Sif 'saf** (**Safsaf**) et **Khilaf** (**Chulef**); le Saule est froid et sec.

19. *Populus*, en grec Aigeiros (Agyros); il est froid et sec.

20. *Hordeum*, en arabe **Schâir** (**Scephair**); il est froid et sec.

21. *Siligo*, en arabe **Sult** (**Sulech**), est une espèce d'Orge froide et sèche.

22. *Avena* est, suivant Avicenne, le **Dausar** (**Deuser**) des Arabes, et d'après Sérapion, Avena et Ægilops. Je crois cependant qu'il y a deux espèces d'Avoine : la cultivée ou commune, qui est appelée **Dausar** (**Deuser**), et la sauvage qu'on nomme Ægilops, en français Haveron; celle-ci est efficace contre l'apostème de l'angle des yeux, dit Ægilops, c'est-à-dire fistule non ouverte.

23. *Lolium* (Solium), Zizania, en arabe **Schajlam** (**Sceilem**).

24. *Berberis*, fruit de l'arbrisseau qu'on appelle en arabe **Zarschak** (**Zacharach**) ou **Amirberis** (**Amiberberis**), en français Vignette. Il est froid et sec au 3e degré.

25. *Sumach* [arabe **Sumak**] est froid au 2e degré, sec au 3e degré.

26. *Myrtilli*, en grec Myrsine, est froid et sec.

27. *Uva acerba* ou raisins verts dont on fait l'Agresta, boisson froide au 3e degré, sèche au 2e degré.

28. *Gallae*, fruits du petit Chêne; sont froids, secs et styptiques.

---

18. *Salix*, sous ce nom on désignait plusieurs espèces de Saules, notamment les *Salix alba* et S. *fragilis* L.

19. *Populus*, plusieurs espèces de Peuplier, particulièrement *Populus alba, nigra* et *tremula* L.

20. *Hordeum*, Orge, *Hordeum vulgare* L., et ses diverses races.

21. *Siligo*, notre chirurgien dit que c'est une espèce d'Orge; d'autres croient que c'est une race de Froment qu'on appelait Blé blanc, parce que la farine qu'on en tire est plus blanche que les autres. Cette interprétation paraît assez plausible parce qu'elle est tirée d'un passage du traité *de Re rustica* où Columelle décrit le *Triticum trimestre* ou *Siligo* (II, 6). Par extension, on a quelquefois appelé Siligo toutes les farines très blanches, quelle que soit leur provenance.

22. *Avena*, Avoine cultivée, *Avena sativa*. — Avoine sauvage ou *Ægilops* comprend les *Ægilops ovata* et *triuncialis* L. Ægilops signifie Œil de Chèvre, et non, comme le prétend H. de M., fistule non ouverte.

23. *Lolium*, Ivraie, *Lolium temulentum* L., L. *perenne* L., et sa variété aristée, L. *italicum* Braun.

24. *Berberis*, Épine-Vinette, *Berberis vulgaris* L.

25. *Sumach*, Sumac des corroyeurs, *Rhus coriaria* L.

26. *Myrtilli*, Myrte, *Myrtus communis* L. Dans la nomenclature moderne Myrtillus est appliqué à l'Airelle, *Vaccinium myrtillus* L.

27. *Uva acerba*, raisins verts du *Vitis vinifera* L., dont on faisait une boisson acide dite Verjus, Agresta.

28. *Gallae*, Galles ou excroissances produites sur les rameaux des Chênes par la piqûre d'un hyménoptère du genre Cynips. Il est à noter que notre chirurgien, à l'exemple de Dioscoride, de Pline et d'un grand nombre d'auteurs, emploie abusivement l'expression « fruit du Chêne », qui doit être seulement appliquée au gland.

29. *Psidiae*, écorces de Grenade.

30. *Balaustiae*, fleurs du Grenadier.

31. *Anthera* (Antera), organe (semen) jaune qui se trouve au milieu des Roses.

32. *Bolus armeniaca* (Bolus armenica); il en est qui prétendent que c'est la même chose que Magra; mais ce dernier nom appartient à la matière terreuse appelée Sinapi (Synapidis), avec laquelle les charpentiers marquent les bois.

33. *Cachymia* (Cathimia), [en arabe **Kalimijja**] (Climia), Cadmia, pierre calaminaire qui se trouve associée aux minerais de cuivre; on appelle aussi de ce nom la fumée (fumus) qui se dégage des métaux fondus.

34. *Lithargyrum*, Merdensem [**Murtak**], Plomb brûlé; c'est l'écume ou lie (spuma aut faex) qui se forme à la surface des métaux fondus, cependant on doit l'entendre de l'écume d'argent, de *lithos*, pierre, et *argyros*, argent. La Litharge d'or peut être appelée Climie et incline plus ou moins vers la froideur et la sécheresse suivant la nature du métal dont elle est l'écume.

35. *Merda ferri* ou scorie de fer, dite aussi Ferrugo; c'est le mâchefer boursouflé que les forgerons rejettent du fourneau.

36. *Corallus*, en arabe **Basads** (**Basad**) et **Mardjan** (**Mergen**), est tantôt blanc, tantôt rouge; c'est une plante qui croît dans la mer. Lorsqu'on l'en extrait, elle se dessèche et durcit; elle est modérément froide et sèche; au 2° degré, suivant quelques auteurs.

37. *Antimonium*, en grec Stibi (Stilbus), pierre minérale employée dans le traitement des maladies des yeux; elle est chaude et sèche au 4° degré.

---

29. *Psidiae*, écorce du fruit du Grenadier, *Punica granatum* L., malheureuse inversion de *Granatum puniceum*.

30. *Balaustiae*, fleurs du Grenadier.

31. *Anthera* (Antera), étamines et pistil des Roses. Il est utile de remarquer que les anciens botanistes appelaient les étamines *flocci*, les anthères *apices* et l'ensemble du pistil *stamina*. On sait que dans le langage moderne le mot *anthères* désigne les *apices* contenant le pollen.

32. *Bolus armeniaca*, argile rouge ferrugineuse.

33. *Cathimia*, oxyde de zinc qui se dépose sur les parois des fourneaux où on fond les minerais métalliques contenant du zinc.

34. *Lithargyrum*, Litharge, protoxyde de plomb qui se forme à la surface du plomb fondu.

35. *Merda ferri*, scories composées de silicates de fer, de chaux et autres bases.

36. *Corallus*, Corail; notre chirurgien dit que c'est une plante marine. Il est juste d'ajouter que depuis l'antiquité jusque vers l'année 1740, tous les naturalistes ont rangé le Corail parmi les végétaux. Ce fut le Marseillais Peyssonnel qui démontra sa nature animale.

37. *Antimonium*, Stibium, Antimoine cru, Sulfure d'Antimoine naturel. Il est utile de rappeler que l'Antimoine métallique n'était pas connu avant le XVe siècle et

38. *Cimolea* est une matière minérale terreuse qui ne se trouve pas dans notre pays. Nous appelons de ce nom le résidu tombé de la meule des ouvriers qui aiguisent les instruments en fer; cette terre est froide et sèche.

39. *Cerusa,* en grec Psimythion (Psimicum), en arabe **Asfidadj (Aladheg)**; la Céruse est froide et sèche au 2ᵉ degré.

40. *Argilla*, terre forte, en grec Argillos; froide et sèche au 2ᵉ degré.

41. *Acacia*, en arabe **Akakija (Achacia)**; c'est le suc desséché des Prunelles non encore mûres; il est styptique, froid au 1ᵉʳ degré, sec au 2ᵉ degré.

42. *Opium*, est le suc du Pavot noir des pays d'outre-mer; il est froid au 4ᵉ degré, sec au 2ᵉ degré.

43. *Atriplex*, en arabe **Kataf (Cataf)**, Chrysolachanon (Crisolocanna), est une sorte de légume jaune d'or, froid et humide.

44. *Mercurialis*, en grec Linozostis (Linocotis); herbe froide et humide.

45. *Malva*, Malache en grec (Malochia), [**Muluchijja** en arabe], tubere. La Mauve est froide et humide au 2ᵉ degré. On distingue deux variétés : la Mauve cultivée et la Mauve sauvage; la première comprend quatre espèces : 1° la Mauve des jardins qui est bien connue; — 2° la Bismalva [Guimauve], Ebiscus et Ibiscus (Eviscus), Althaea; elle est modérément chaude et est dite Bismalva, parce qu'elle est à peu près deux fois plus grande que la Mauve; — 3° la Termalva, presque trois fois plus grande que la Mauve, porte des Roses rouges qu'on appelle chez nous Roses d'Espagne; — 4° la Quadrimalva; à tige unique, grosse, élevée, portant de nombreux rameaux comme le petit Cerisier.

46. *Rapa*, dont on mange la racine, est une espèce de Navet. La Rave

---

a été découvert par Basile Valentin. Au moyen âge on savait préparer l'Antimoniate de potasse dit Antimoine diaphorétique, en chauffant dans un creuset un mélange de Sulfure d'Antimoine et de Nitre ou Nitrate de potasse.

38. *Cimolea*, boue formée sous la meule des aiguiseurs et qui se compose de parcelles détachées de celle-ci et des instruments en fer.

39. *Cerusa*, Céruse, Carbonate de plomb.

40. *Argilla*, Argile, terre composée de silicate alumineux plus ou moins associé à divers silicates alcalins.

41. *Acacia*, suc de Prunelles, fruit du *Prunella spinosa* L. — L'Acacia des médecins grecs était le suc d'un arbre égyptien, le *Mimosa nilotica* L. Plus tard, on employa aussi au même usage le suc de plusieurs Papilionacées épineuses, telles que *Genista scorpius* L., *Calycotome spinosa* Link.

42. *Opium*, suc du *Papaver somniferum*.

43. *Atriplex*, Arroche, *Atriplex hortensis* L.

44. *Mercuralis*, Mercuriale, *Mercurialis annua* L.

45. *Malva*, Mauve; les espèces énumérées par notre auteur sont : 1° Mauve cultivée dans les jardins, *Altheaa rosea* souvent remplacée par les deux espèces de Mauve sauvage, *M. silvestris* L., et *M. rotundifolia* L.; 2° Guimauve, *Altheaa officinalis* L.; 3° *Altheaa cannabina* L.; 4° *Lavatera olbia, arborea* L., et *maritima* Gouan.

46. *Rapa*, Rave, *Brassica rapa* L. Notre chirurgien était fortement distrait lorsqu'il

dont les feuilles [lisez les graines] servent à faire de l'huile et qui a des racines grêles, non comestibles, est une sorte de Chou blanc.

47. *Acetum*, **Khall** (**Cal**) en arabe, est froid au 1er degré, sec au 2e degré.

48. *Viola*, en arabe **Banafsadj** (**Beneffig**), est froide et humide au 1er degré. Il y a quatre espèces de Violettes : la commune de nos pays qui a une fleur de couleur safranée; — la seconde qui croît le plus souvent sur les murs et qu'on nomme *Keyri*, a une fleur pourpre, à odeur de Girofle : c'est pourquoi on l'appelle Giroflée, Caryophyllata; — la troisième a une fleur azurée, elle est d'un fréquent usage en médecine; — la quatrième a une fleur blanche. Ces deux dernières croissent dans les bois et sont cultivées dans les jardins.

49. *Mandragora*, en arabe **Iabru'h** (**Iabroch**), est narcotique, froide et sèche au 3e degré.

50. *Verbena*, Hiera Botane, Diosc. (Hierobrotanum), mot dérivé de l'adjectif Hieros qui signifie sacré, Verminacula en Italie (Verminiata); c'est une herbe froide et sèche.

51. *Hepatica*, croît sur les pierres dans les rivières et les lieux humides, on l'appelle en français « Compierre ».

52. *Corrigiola*, Geniculata, en français « Cesune »; elle traîne sur la terre dans les moissons; on l'arrache avec des râteaux de fer et on la fait sécher comme le foin.

53. *Papaver*; il en existe quatre espèces, le blanc, le noir, le rouge et le Cornu. — Le Pavot blanc est froid et sec au 2e degré; on le cultive dans les jardins, et avec sa graine on fait une huile comestible. — Les autres sont plus employés en médecine que pour les usages alimentaires : le noir est froid et sec au 3e degré et même jusqu'au 4e degré; — le rouge a les

a dit qu'on fait de l'huile avec les feuilles de la Rave; il voulait certainement parler des graines dont on fait l'huile de Navette et l'huile de Colza.

47. *Acetum*, Vinaigre.

48. *Viola*, Violette; les espèces énumérées sont : 1° le Violier à fleurs jaunes, Giroflée, *Cheiranthus cheiri* L.; 2° le Violier quarantain, *Matthiola annua* R. Br.; 3° la Violette odorante, *Viola odorata* L. et la Pensée, *Viola tricolor* L.; 4° la Violette des dames, *Hesperis matronalis* L.

49. *Mandragora*, Mandragore, *Mandragora officinarum* Bert.

50. *Verbena*, Verveine, *Verbena officinalis* L.

51. *Hepatica*, Hépatique, *Marchantia polymorpha* et *conica* L.

52. *Corrigiola*, nom donné en Italie et à la Renouée des oiseaux ou Traînasse, *Polygonum aviculare* L.

53. *Papaver*, Pavot, dont quatre espèces sont énumérées : 1° Pavot blanc, *Papaver somniferum* L.; 2° la variété de l'espèce précédente dite *Pap. nigrum*; 3° le Coquelicot, *Pap. rhoeas* L.; 4° le Pavot cornu, *Glaucium luteum* Scop. Le suc de cette dernière plante était appelé Mémithe; on donnait aussi ce nom au suc de la Chélidoine, *Chelidonium majus* L.

mêmes propriétés; — le Pavot cornu est aussi appelé Pavot marin. Je crois que c'est la Memithe [en arabe **Mamitha**]; la Chélidoine sauvage est aussi appelée Mémithe.

54. *Semperviva*, appelée par quelques-uns Sanguinaire et chez nous Barbe de Jupiter, Sempervivum, Crassula major ou grande Joubarbe, Aizoon (Aizon), Succirum.

55. *Gramen*, en arabe **Nadjem** (**Nelgenteil et Negil**), est une herbe (du groupe des céréales) qui ressemble à l'Herbe des bergers; elle a des tiges noueuses rampantes sur la terre, des feuilles dures et aiguës comme celles du Roseau, mais plus petites, des racines noueuses; les bestiaux la broutent.

56. *Hypocystis* (Hypoquistidos), en arabe **Hibukastidas** (**Heifistidos**), est le suc d'un Champignon; il est sec et froid au 2ᵉ degré.

57. *Umbilicus Veneris*, Cotyledon, Cymbalaria, sec et froid au 2ᵉ degré.

58. *Capillus Veneris*, en arabe **Scha'ar al-Gul** (**Algol**), Cheveux de Porc, Coriandre des puits, **Barsijauschan** (**Belchegnasten**), sec et froid au 2°.

59. *Muscus aquae*, Lentille d'eau surnageante, en arabe **Ta'hleba** (**Tahaleb**); elle est froide et humide au 3° degré. La Mousse d'eau est dite aussi Pulmonaire parce qu'elle est poreuse, légère, spongieuse comme le poumon.

60. *Fabaria aquae*, Hydroselinon (Hyposelina), est ainsi nommée parce qu'on l'a considérée comme une Fève aquatique; elle croît sur le bord des rivières.

61. *Gratia Dei* croît aussi sur le bord des eaux; elle a une coudée de hauteur, une tige ronde, tendre, creuse, cassante, non carrée, des feuilles pareilles à celles du Saule, mais plus molles, plus larges et moins aiguës, des fleurs petites, azurées; elle est très froide et humide.

---

54. *Sempervivum*, Joubarbe, c'est-à-dire Barbe de Jupiter, *Sempervivum tectorum* L.

55. *Gramen*, nom générique donné à la plupart des plantes connues actuellement sous le nom de Graminées. Toutefois dans le langage pharmaceutique, il était appliqué plus particulièrement aux deux Chiendents : *Agropyrum repens* P. de B. et *Cynodon dactylon* Pers.

56. *Hypocystis* (Hypoquistidos); notre chirurgien se trompe quand il dit que c'est le suc d'un Champignon. Par ce nom on désignait la plante parasite qui croît sur les racines des Cistes, *Cytinus hypocistis* L.

57. *Umbilicus Veneris*, Nombril de Vénus, *Umbilicus pendulinus* DC.

58. *Capillus Veneris*, Cheveux de Vénus, Capillaire, *Adiantum Capillus Veneris* L.

59. *Muscus aquae*, Lentille d'eau, *Lemna minor* L.

60. *Fabaria aquae*, Hydroselinon, nom donné à plusieurs Ombellifères aquatiques, telles que *Sium latifolium* et *angustifolium* L., *Œnanthe phellandrium* Lam., *fistulosa* L., etc.

61. *Gratia Dei*, Gratiole, *Gratiola officinalis* L. Ce nom a été aussi appliqué à plusieurs espèces de *Geranium*.

62. *Spica* comprend deux espèces, la Celtique et la Spicanard ou Neridea; quelques-uns appliquent ce dernier nom aux deux espèces.

63. *Absinthium* comprend quatre espèces. Lorsqu'on dit Absinthe sans autre désignation on veut parler de celle qui est cultivée communément dans les jardins. — La seconde espèce est l'Absinthe sauvage, gauloise, teutonique, santonique et marine. — La troisième espèce est l'Absinthe douce ou Aneth; — la quatrième est l'Absinthe pontique, ainsi nommée parce qu'elle est originaire du Pont, ou à cause de la saveur pontique [1].

64. *Caulis*, en grec Caulos, qui signifie bois qui porte la pique (hasta). Employé sans épithète, il désigne le Chou sauvage, très belle plante qui croît quelquefois sur les falaises maritimes. Macer dit que Caulis et Brassica sont deux synonymes. Le Chou est chaud au 1er degré, sec au 2e degré.

65. *Fumus terrae*, Fumulus [Fumaria], en arabe **Schahtarradj** (Secetherigi), Gingidium (Sigidium), en français Vulve blanche, Bec de moineau; elle est froide au 1er degré, sèche au 2°.

66. *Marrubium*, en grec Prasion (Prassion), en arabe **Farasijun** (**Parison**), Linoscrofon; il est chaud au 3° degré, sec au 2° degré.

67. *Polium*, en arabe **Dja'ada** (**Iahade**); on distingue deux espèces : le Polium de montagne et le petit, tous deux chauds au 2° degré, secs au 3° degré.

68. *Stoechas* (Sticados), en arabe **Astuhadus** (**Astochados**) : il en existe deux espèces, l'arabique et le citrin, tous deux chauds au 1er degré, secs au 2° degré.

69. *Myrrha*, en grec Smyrna (Spimyrrha), en arabe **Murr** (**Mor**); la Myrrhe est chaude et sèche au 2° degré.

62. *Spica nardi*, les anciens herboristes appelaient Nard certaines plantes à racines odorantes, notamment les *Valeriana officinalis, montana, saxatilis* et *celtica* L., puis le Nard indien, qu'on croyait être *Andropogon nardus* L., et qu'on a reconnu ensuite être une Valérianacée, le *Nardostachys Jatamansi* DC.

63. *Absinthium*, les espèces énumérées par notre auteur sont : Absinthe cultivée dans les jardins, *Artemisia absinthium* et *A. pontica* L.; l'Armoise santonique, *A. santonica* L.; l'Armoise marine, *A. maritima* L. et *A. gallica* Willd.; l'Aneth, *Anethum graveolens* L.

64. *Caulis*, Chou, *Brassica oleracea* L., et ses nombreuses races.

65. *Fumus terrae*, Fumeterre, en grec Capnos, *Fumaria officinalis* L.; *Gingidium* désignait une ombellifère du genre *Daucus*.

66. *Marrubium*, Marrube, *Marrubium vulgare* L.

67. *Polium*, Germandrée, *Teucrium polium* et *montanum* L.

68. *Stoechas*, génitif Stoechados; celui que les anciens herboristes appelaient S. arabique est *Lavandula stoechas* L.; celui qu'ils appelaient citrin est *Helichrysum stoechas* L.

69. *Myrrha*, Myrrhe, gomme résine tirée du *Balsamodendron myrrha* Nees.

1. « Ponticum a Ponto insula aut a sapore pontico. » Le Pont était une contrée de l'Asie Mineure; la saveur pontique semble être une saveur astringente.

70. *Thus*, en arabe **Kundar** (**Konder**); on distingue trois espèces d'Encens, comme il a été déjà dit.

71. *Mastix*, en arabe **Ma'staka** (**Mastica**), Gluten romanum, Meschelze; il est chaud et sec au 2° degré.

72. *Lupinus*, Faba aegyptiaca, en grec Thermos (Tarinus), il est chaud au 1ᵉʳ degré, sec au 2° degré.

73. *Alumen*, en arabe **Schabb** (**Alafur** et **Seb**); les alchimistes distinguent plusieurs espèces d'Alun, mais les médecins ne se servent que de trois seulement, l'Alun de glace ou de roche, l'Alun de plume et l'Alun zuccarin. Le premier est humide et est dit Liparin; le second est dit de plume, Jamen, fissile, amiante (amentum), amer; le troisième est dit Alun zuccarin par comparaison avec le Sucre; il est dit aussi doux, folié, rond; il est chaud et sec au 3° degré.

74. *Sal*, en arabe **Mil'h** (**Malhi**); les alchimistes en distinguent un grand nombre d'espèces dont quelques-unes seulement sont employées par les médecins, et assez rarement, à l'exception du Sel commun qui est le condiment alimentaire; celui-ci est chaud et sec au 2ᵉ degré et d'autant plus chaud qu'il est plus amer; on en fait usage pour les clystères, les ablutions et les emplâtres.

75. *Sulfur*, en arabe **Kibrit** (**Cebrith**); le meilleur est celui qui n'a pas été chauffé, qui est d'une couleur claire, brillante sans mélange de pierres; celui qui a été fondu au feu est plus faible.

76. *Oleum Rosarum* est intermédiaire, suivant Sérapion dans les *Agrégations*, entre l'Huile et les Roses, mais il tient plus de l'Huile qui entre en substance dans sa composition, tandis que les Roses y entrent virtuellement et en petite quantité relativement. Les Roses sont froides et sèches au 2°, l'Huile est tempérée, c'est pourquoi l'Huile rosat doit être froide et sèche approchant du 1°.

70. *Thus*, Encens, résine tirée du *Boswellia Carterii* Birdw.
71. *Mastix*, Mastic, résine qui coule des incisions faites au Lentisque, *Pistacia lentiscus* L.
72. *Lupinus*, Lupin, *Lupinus albus* L. Notre chirurgien se trompe lorsqu'il dit qu'on l'appelait *Faba aegyptia*. Cette dernière dénomination s'appliquait à la Nymphéacée à fleur rose qu'on appelle actuellement *Nelumbium speciosum* Willd. et qui a été longuement décrite par Théophraste (IV, 8) et par Dioscoride (II, 128) sous le nom de *Cyamos aegyptios*. C'est le Lis rose dont a parlé Hérodote (II, 92) et que Pline a confondu avec la Colocase, *Arum colocasia* L. (XVIII, 30.)
73. *Alumen*, Alun, Sulfate d'alumine et de potasse. Le Sulfate d'alumine naturel était dit Alun de plume, quelquefois amiante à cause de sa forme filamenteuse.
74. *Sal*, Sel, nom générique donné à des composés minéraux dont le type est le Sel commun de cuisine, Chlorure de sodium.
75. *Sulfur*, Soufre, livré dans le commerce soit en canons cylindriques, soit pulvérulent; dans ce dernier état, il est dit Soufre sublimé ou fleurs de Soufre.
76. *Oleum Rosarum*, Huile de Roses.

77. *Schoenanthum* (Squinantum), paille des Chameaux, paille de meule, en arabe **Adskhar** (**Adcher**). Deux variétés : l'une fructifère, l'autre stérile ; il est chaud et sec au 3ᵉ degré, styptique.

78. *Abrotonon* (Abrotanum), en arabe **Kei'sum** (**Caisum**) ; l'un est cultivé, l'autre champêtre. Lorsqu'on le mentionne sans addition d'épithète, on veut parler de celui qui est cultivé, appelé aussi Camphorata. L'Abrotonon champêtre est appelé en arabe **Schi'harmani** (**Sichen amemunic**). Il est chaud au 2ᵉ degré, sec au 1ᵉʳ degré, mais suivant Avicenne, il est chaud au 1ᵉʳ degré, sec au 2ᵉ degré.

79. *Centaurea*, ainsi nommée du Centaure médecin, est de deux sortes, la grande et la petite ; la grande appelée par quelques-uns Narce (Narcha) croît dans les lieux humides et près des rivières. Comme elle vit au milieu de plusieurs herbes qui lui ressemblent, telles que Herbe de Cerf et autres, les herboristes qui ne savent pas distinguer ces diverses plantes prennent par erreur les unes pour les autres. Elle a une taille s'élevant jusqu'à deux coudées, une tige grêle, rougeâtre, des feuilles et des fleurs semblables par leur aspect à celles de la petite Centaurée, des fleurs rougeâtres agglomérées au sommet en forme de couronne, mais les pédoncules floraux sont plus longs que ceux de la petite Centaurée et, par conséquent, forment une couronne plus ample. La petite, qui est bien connue, est dite Fiel de terre, elle croît dans les champs et lieux secs et s'élève à la hauteur d'un pied.

80. *Aristolochia*, en grec Feralos ou Apiston, en arabe **Zarawand** (**Zarapz**) ; on distingue quatre espèces : 1° la ronde, appelée Malum terrae (Malum storacis), ou Aristoloche femelle ; c'est à elle que s'applique le nom d'Aristoloche, sans autre désignation ; — 2° la longue, appelée Dactylitis (Dactyla), sarracénique ou Aristoloche mâle ; — 3° l'Aristoloche Clematitis ou tritica ; — 4° Pollion ou Polyrrhizon ; ces deux dernières sont peu connues. Toutes les Aristoloches sont chaudes et sèches au 2ᵉ degré, mais, suivant Avicenne, chaudes au 2ᵉ degré, sèches au 3ᵉ degré.

77. *Schœnanthum* (Squinantum), Juncus odoratus des anciens herboristes, *Andropogon schoenanthus* L.

78. *Abrotonon* (Abrotanum). Notre auteur énumère le cultivé, Aurone ou Citronelle, *Artemisia abrotonum* L., et le champêtre, *Artemisia campestris* L.

79. *Centaurea*, Centaurée ; la grande, Rhapontic des officines, est *Centaurea centaurium* L., souvent remplacé par le *Rhaponticum scariosum* Lam. ; la petite est *Erythraea centaurium* Pers.

80. *Aristolochia* en grec et en latin ; les prétendus synonymes « Feralos et Apiston » n'existent pas dans la langue grecque. Apiston est probablement une altération de *Ephestion*, qui se trouve parmi les synonymes cités par Apuleius. Les espèces énumérées par notre auteur sont Aristoloche ronde, *Aristolochia rotunda* ; Ar. longue, *A. longa* ; A. clématite, *A. clematitis* L. Il est digne de remarque que ces trois dénominations sont précisément celles qu'avait déjà employées Dioscoride. La quatrième espèce, dite Polyrrhizon, est *Aristolochia pistolochia* L. Ce dernier mot a été emprunté à Pline.

81. *Terra sigillata*, en arabe **Tin maktum** (**Ten machtum**), Lemnia; elle est sèche et froide au 4ᵉ degré.

82. *Sandali*, en arabe **Sandal**, sont de trois espèces : blancs, rouges, citrins ; tous froids et secs au 4ᵉ degré.

83. *Camphora*, en arabe **Kâfûr** (**Hastor**), est la gomme d'un arbre qui, après avoir été sublimée, est apportée chez nous; le Camphre est froid et sec au 3ᵉ degré.

84. *Spodium*, en arabe **Tabâschîr** (**Aheusir**); nous ne le connaissons pas, nous savons seulement qu'on le fait en brûlant les racines de Canna; froid au 2ᵉ, sec au 3ᵉ.

85. *Cera*, en grec Propolis, en arabe **Scham'a** (**Schamha**); elle tient le milieu entre les quatre qualités.

86. *Amidum*, Amylum, ainsi nommé du mot grec amylos, sans meule, qui n'est pas moulu; il est fait avec la farine de Froment; il est froid et sec au 1ᵉʳ degré.

87. *Crocus*, fleur de Carthamus (Carcamus), en arabe **Za'afaran** (**Zarafaran**), le Safran est chaud au 1ᵉʳ degré, sec au 2ᵉ degré.

88. *Lana succida*, en arabe **Suf** (**Sauf**); je crois que son action est moyenne ou voisine de ce degré.

Synonymes des médicaments résolutifs.

89. **C**hamomilla (Camomilla) Anthemis (Antimus), Leucanthemon (Leukantimus), Camomillum, Camentilon, en arabe **Babundj** (**Bebong**). Suivant Dioscoride et Pline, elle comprend trois espèces, mais

---

81. *Terra sigillata*, argile ocreuse sur laquelle on imprimait un sceau, *sigillum*.

82. *Sandali*, Santal, le blanc est l'aubier du *Santalum album* L.; le citrin est le bois intérieur du même arbre; le rouge est le *Pterocarpus santalinus* L.

83. *Camphora*, Camphre, matière cristallisée obtenue par la distillation des rameaux du *Laurus camphora* L.

84. *Spodium*, Spode; était obtenu, dit notre auteur, en calcinant les racines de *Canna*, mais plus souvent, ajoutons-nous, en calcinant l'Ivoire. On appelait encore Spodium l'oxyde de zinc obtenu par sublimation en calcinant la Tuthie.

85. *Cera*, Cire, s'obtient en faisant fondre dans l'eau le résidu qui reste après l'expression de la partie liquide du miel.

86. *Amidum*, Amidon, retiré de la farine des céréales après séparation d'avec le gluten.

87. *Crocus*, Safran, stigmates de la fleur du *Crocus sativus* L.

88. *Lana succida*, Laine contenant la matière grasse appelée suint.

SYNONYMES DES MÉDICAMENTS RÉSOLUTIFS

89. *Chamomilla*, altération de *Chamaemelon* (Camomilla), Camomille, comprenant la romaine, *Anthemis nobilis* L., la vulgaire *Matricaria chamomilla* L., la Cam. pyrèthre, *Anthemis pyrethrum* L.

comme ces auteurs ne les décrivent pas isolément, je suis porté à croire que sous le nom de Chamæmelon (Camomilla) ils réunissent les deux espèces de Cotula qui n'ont pas l'odeur fétide. La Camomille est chaude et sèche au 1er degré.

90. *Melilotus* (Mellilotum), est une sorte de Trèfle des champs. Le nom vient de mel, miel, et Lotos, parce qu'il a la couleur du miel. On l'appelle aussi Corona regia et Sertula, de Serta, guirlande de fleurs, melliton, en arabe **Iklil-al-Malik (Almalik)**, ce qui signifie couronne royale. On distingue deux Mélilots : le blanc et le citrin; ils sont chauds et secs au 1er degré.

91. *Parietaria* (Paritaria), Absinthe, est nommée Herbe du vent, Herbe de l'ombre, Herbe de verre parce qu'elle nettoie très bien le verre qu'on frotte avec elle, en grec Perdicias (Perdiciados), Perdicalis (Perdiculus), en arabe **Haschischat-al-Zadjadj (Haschischalzadjadj)**, c'est-à-dire Herbe de verre. La dénomination Parietaria vient de ce que cette herbe vit sur les murailles.

92. *Anethum* (Anetum), Absinthe douce, chaude et sèche au 2e degré.

93. *Urtica*, Califex ignita [Acalephe], en arabe **Hundjur (Huniura)**; on compte cinq espèces d'Orties : 1° celle qui a des graines contenues dans des capsules globuleuses lisses et blanches, ressemblant aux graines de Lin, mais plus petites; — 2° celle qui a des graines moins grosses, non enfermées dans une capsule, pendantes, éparses sur les rameaux; on l'appelle grande Ortie; — 3e espèce, plus petite que les deux précédentes, ayant de petites feuilles dentées qui piquent fortement; on l'appelle Ortie grecque ou agreste; — 4° l'Ortie morte qui ne pique pas, porte des fleurs blanches, à saveur douce, que les enfants sucent; on l'appelle Archangélique; — 5° l'Ortie noire (maura), Ficaire, Millemorbia (Milimorbia), Scrofularia parce qu'elle guérit les scrofules, appelée Quadrangula (Castrangula), et aussi à tort par quelques-uns Rue sauvage et Peganon (Piganum). La tige et les feuilles ressemblent assez à celles de l'Ortie, elle a plusieurs grosses racines noueuses, comme les scrofules.

94. *Inula* (Enula ou Elna), Helenium (Elenium); l'Aunée est chaude et sèche au 2e degré.

---

90. *Melilotus, Lotus doux comme le miel* (Mellilotum), comprend Melilot blanc, *Melilotus leucantha* Koch, Melilot jaune, *M. arvensis* Wallr., *M. altissima* Thuill., *M. parviflora* Desf., *M. neapolitana* Ten.

91. *Parietaria* (Paritaria), Pariétaire, comprend la Pariétaire à tige dressée, *P. erecta* M. Koch, la P. à tige couchée, *P. diffusa* M. Koch.

92. *Anethum* (Anetum), Aneth, *Anethum graveolens* L.

93. *Urtica*, Ortie; notre auteur énumère : 1° l'Ortie à pilules, *Urtica pilulifera* L.; 2° grande Ortie, *U. major* Brunf. ou *U. dioeca* L.; 3° petite Ortie, *U. minor* Brunf. ou *U. urens* L ; 4° Ortie blanche de la famille des Labiacées, *Lamium album* L.; 5° Ortie noire de la famille des Scrofulariacées, *Scrofularia nodosa* L.

94. *Inula* (Enula), Aunée, *Inula helenium* L.

95. *Lingua bovis*, Buglossa, en arabe **Lisân-al-Thaur (Lisan)**; est chaude et humide au 1ᵉʳ degré.

96. *Ebulus*, Ysatis, Chamæactis (Chamæacte) est un petit ou infime, Actê ou Sureau; il est chaud et sec au 3ᵉ degré.

97. *Valeriana*, Phu (Fu), Fistra, Amentilla, Potentilla, est de deux espèces, l'une cultivée, l'autre sauvage. La Valériane cultivée a de grosses racines noueuses, étalées sur la terre, odorantes, que les auteurs appellent Nard indigène et le peuple de notre pays Zedoar indigène. — La Valériane sauvage croît le plus souvent dans les bois et quelquefois près des rivières; elle a plusieurs grosses racines grêles exhalant une odeur fétide; c'est celle que dans notre pays on appelle particulièrement Valériane; elle est chaude au 1ᵉʳ degré, sèche au 2ᵉ degré.

98. *Apium*, en arabe **Karafs (Karfin)**, en grec Selinon (Silmon). Il est chaud au 1ᵉʳ degré, sec au 2ᵉ degré. Il en existe deux, l'un cultivé, l'autre sauvage. — Le premier se subdivise en deux espèces, d'abord celle bien connue à cause de son fréquent usage, puis celle qu'on appelle Persil, Petroselinon, c'est-à-dire Persil des rochers, et qu'on emploie comme condiment culinaire. — L'Apium sauvage comprend sept espèces : 1° le Cresson aquatique ou Hydroselinum, de hydor, hydros, l'eau, nommé aussi Seneçon, Poivre d'eau, Cyminum (Ciminum) ou Cumin. Avicenne en a parlé dans le IIᵉ *Canon*, au chapitre DE APIO, DE CYMINO ET DE PIPERE AQUAE; — 2° l'Apium des grenouilles ou Ranium ou Batrachion (Natrachêon). Les herboristes de Montpellier disent que c'est une espèce de Pied de Corbeau à feuilles non tachées. Le Pied de Corbeau dont les feuilles ont des taches noires est appelé Patalupi (Patte de Loup); — 3° la Berula, dite Pupille de l'œil et Poivre d'eau ; — 4° le Persil macédonien, bien connu ; — 5° le Trèfle ; — 6° l'Apium risus, Batrachion (Botrucium), Herbe scélérate. Chez nous, les gens du peuple l'appellent Herbe du cancer, parce qu'ils prétendent qu'elle guérit le cancer. C'est une petite plante verte qui

95. *Lingua bovis*, Buglosse, *Anchusa officinalis* L.
96. *Ebulus*, Hièble, *Sambucus ebulus* L.
97. *Valeriana*, Valériane; la cultivée est *Valeriana phu* L., la sauvage est *V. officinalis* L. Les anciens médecins grecs les appelaient *Nardos* et distinguaient *Nardos celtice* (Valeriana celtica L., saxatilis L., et saliunca All.) et *Nardos oreinê* (Valeriana montana L.), puis le *Nardos indicê* (Nardostachys Jatamansi DC.).
98. *Apium*, Ache; notre auteur énumère deux espèces cultivées : le Céleri, *Apium graveolens* L., et le Persil, *Petroselinum sativum* Hoffm. Les espèces sauvages sont : 1° Cresson officinal, *Nasturtium officinale* R. Br.; 2° la Renoncule dite Herbe scélérate, Persil sardonique, *Ranunculus sceleratus* L. L'indication de celle-ci se trouve, par interversion dans le texte latin, au n° 6; 3° une sorte de Berle, dite Beccabunga, *Veronica beccabunga* L.; 4° le Persil macédonien, *Bubon macedonicum* L.; 5° le Trèfle d'eau, *Menyanthes trifoliata* L.; 6° la Sylvie, ou Anémone des bois à fleur blanche, *Anemone nemerosa* L.; 7° l'Herbe aux hémorroïdes, *Ficaria ranunculoides* Mœnch.

croît en abondance dans les bois ; elle ressemble à la Sanicle et a des fleurs blanches ; — 7° Apium haemorrhoidarum est une petite herbe qui croît dans les jardins et semble sortir du nœud qui est au milieu de sa racine, comme le fuseau sort à travers le peson qui est à son extrémité. On assure qu'il calme la douleur des hémorroïdes.

99. *Foeniculum* (Foeniculus), en grec Marathron (Maratrum). Le Fenouil cultivé est chaud et sec au 2e degré ; le sauvage au 3e degré.

100. *Furfur*, Cantabrum, pellicule du blé moulu. Le Son est modérément chaud et sec.

101. *Farina*, en arabe **Dakik** (**Sanich**), se fait, comme l'Amidon, avec l'Orge et a le même emploi que celui-ci en Chirurgie. La farine est un peu moins froide que l'Orge, de même que le Sanich que je crois être l'Orge écrasé, appelé chez nous Pileiche par les gens du peuple. Il en est qui disent que le Sanich est la décoction d'Orge mondé, puis passé et épaissi jusqu'à consistance de la Polenta, de sorte que, suivant eux, la farine d'Orge et le Sanich d'Orge sont deux choses différentes ; d'autres croient avec Avicenne (au livre IV, f. 4, tr. 2, au chapitre DE ATTRITIONE ET CONTUSIONE) que la farine d'Orge, l'Œsype humide et le Sanich purifient et détergent le sang mort, etc. L'amidon est froid, humide et visqueux.

102. *Orobus*, Vicia, en arabe **Karsana** (**Kessene**), en grec Orobos, est le légume dont on nourrit les chevaux. Il est chaud au 1er degré, sec au 2e degré. On distingue deux sortes d'Ers, le cultivé qui est bien connu et le sauvage, appelé Ervum (Herbus), et qui croît à travers les blés et autres cultures, souvent en si grande quantité qu'il les étouffe ; il vient aussi dans les lieux incultes où les chevaux ont mangé l'Ers.

103. *Faba*, en arabe **Bakila** (**Kaskille**). La Fève verte est fortement froide et humide ; mais la Fève sèche est un peu froide et sèche.

104. *Pinguedo*, en arabe **Samn** (**Semen**), est différent de Adeps, en arabe **Scha 'hm** (**Axaham**). Pinguedo est la graisse des animaux humides, comme les Porcs, Adeps est la graisse des animaux secs, comme les Bœufs. Pinguedo fondu est le Sagimen, Adeps fondu est le Sepum. Ces deux graisses lorsqu'elles sont récemment préparées sont chaudes plus ou moins selon leurs variétés ; en vieillissant elles deviennent de plus en plus chaudes, subtiles et résolutives.

99. *Foeniculum*, Fenouil, *Foeniculum vulgare* Gaertner.
100. *Furfur*, son de la farine des céréales.
101. *Farina*, farine des céréales.
102. *Orobus*, Ers cultivé, *Ervum ervilia* L. — Les plantes sauvages dont parle vaguement notre chirurgien sont les diverses espèces de *Vicia* et d'*Ervum* qui croissent dans les champs cultivés et incultes.
103. *Faba*, Fève, *Vicia faba* L.
104. *Pinguedo*, graisse ou suif des Porcs, des Bœufs et des Moutons.

105. *Medulla*, en arabe **Mukhkh al-Itsam** (**Moch alhadam**). Toutes les moelles sont chaudes et humides, plus ou moins comme pour l'Adeps et le Pinguedo; elles ramollissent la dureté des nerfs et des parties nerveuses, parce qu'elles ramollissent et enlèvent l'humidité dont ces organes sont imprégnés.

106. *Ammoniacum*, en arabe **Wuschschak** (**Vaxak**), est la gomme ou larme d'un arbre; elle est chaude jusqu'au 3ᵉ degré, sèche au 1ᵉʳ degré.

107. *Serapinum*, en arabe **Sarabina** et **Sakbinadj** (**Serabezugo**); est chaud et sec au 3ᵉ degré.

108. *Opopanax*, en arabe **Djarvschir** (**Jausir**), est le suc d'une herbe dite Panax; il est chaud et sec au 3ᵉ degré.

109. *Asa*, en grec Laser (Lasar), comprend deux espèces, l'une fétide et douce qui n'existe pas dans notre pays. Toutes sont appelées gommes et sont chaudes à divers degrés, suivant la complexion des plantes qui les ont produites.

110. *Terebinthina*, Gluten, **Butin** (**Albotin**); c'est la meilleure des gommes après le Mastic, elle est la Thériaque (Tyriaque) des nerfs.

111. *Faex Cerae*, en arabe **Mum noir**, en grec Propolis (Propollis), est plus chaude que la Cire et attire plus énergiquement; elle est chaude et humide au 1ᵉʳ degré.

112. *Butyrum*, en arabe **Zubd** (**Zebd**), est chaud et humide, mais cependant avec prédominance de l'humidité.

113. *Costus* est une racine; il y en a deux sortes l'une : amère, l'autre douce; ni l'une ni l'autre n'existent dans notre pays; sont chaudes au 3ᵉ degré, sèches au 2ᵒ degré.

114. *Piper*, en grec et en latin; comprend plusieurs espèces telles que

---

105. *Medulla*, moelle des os des animaux.
106. *Ammoniacum*, Gomme ammoniaque produite par le *Dorema ammoniacum* Don, de la famille des Ombellifères.
107. *Serapinum*, Gomme séraphique ou Sagapenum, gomme résine produite par une Ombellifère appelée *Ferula persica* Willd.
108. *Opopanax*, gomme-résine provenant de l'*Opopanax chironium* Koch, des Ombellifères.
109. *Asa*, gomme-résine provenant de l'Ombellifère nommée *Ferula asa foetida* L.
110. *Terebinthina*, Térébenthine; sous ce nom les anciens pharmacologues désignaient la résine provenant du *Pistacia terebinthus* L., et qui est connue dans le commerce sous le nom de Térébenthine de Chio. Plus tard, la dénomination *Térébenthine* a été aussi appliquée au Baume de la Mecque, obtenu par incision de l'écorce des *Balsamodendron opobalsamum* et *gileadense* Kunth. (Voy. plus loin, 121), puis aux résines obtenues par incision de l'écorce du Sapin argenté, *Abies pectinata* DC. (Térébenthine des Vosges ou d'Alsace), du Mélèze, *Larix europaea* DC. (Térébenthine de Venise), du Pin maritime, *Pinus maritima* Lam. (Térébenthine de Bordeaux).
111. *Faex cerae*, matière résineuse dont les abeilles enduisent leurs ruches.
112. *Butyrum*, beurre, matière grasse du lait.
113. *Costus*, racines de diverses plantes, *Costus arabicus* L., *Aucklandia costus* Falcon.
114. *Piper*, Poivre; notre auteur énumère : Poivre d'eau indigène, Cul-rage, *Poly-*

Poivre d'eau ou Cresson aquatique ; Poivre éthiopien ou Acorus (Achorus) ; Poivre grimpant ou serpyllum, dont le grain ou épice est appelé **Fulful** (**Fulfol**) par les Arabes. On en connaît trois espèces, le long, le blanc et le noir. Le Poivre long est celui qu'on cueille lorsque la grappe vient de se former et montre déjà de petits grains noirs rapprochés comme ceux des raisins avant l'épanouissement de la grappe ; le Poivre blanc est celui qu'on cueille avant la maturité [lorsque les pédoncules sont nettement séparés les uns des autres]. Le Poivre noir est celui qu'on récolte après la complète maturité. Le Poivre est chaud et sec vers le 4ᵉ degré.

115. *Pyrethrum*, Pyrethron de Dioscoride, Piperetron de Pline, en arabe **Akirkar 'ha** (**Marchicha chahara**). Le nom vient du mot grec pyr qui signifie feu, parce qu'il a une vertu brûlante. ·

116. *Euphorbium*, en grec Euphorbion (Euforbion), en arabe **Furbium** (**Eufarbium**). Ce mot vient de *eu*, bien, et *formido*, crainte, parce qu'il est prudent de redouter la violence de ce remède. Il est chaud et sec au 4ᵉ degré.

117. *Castoreum*, en arabe **Khu 'sja** (**Anchia**), est plus subtil qu'aucun autre médicament. Il est chaud entre le 3ᵉ et le 4ᵉ degré et sec au 2ᵉ degré.

118. *Lilium*, en grec Crinon et Narcissos, en arabe **Nirdjis** (**Narges**) et **Asmandjuni** (**Ansea**), est chaud et sec au 2ᵉ degré. Deux variétés : l'une est cultivée, l'autre sauvage. La première comprend deux espèces, le blanc cultivé et le bleu non cultivé. Le Lis blanc a une fleur dont les pétales inférieurement soudés se divisent en haut, et qui présente au

---

gonum hydropiper L. ; Poivre éthiopien, *Solanum aethiopicum* L. ; Poivre long, *Piper longum* Rumph. ; Poivres blanc et noir, *Piper nigrum* L. En enlevant la membrane extérieure du Poivre noir, on obtient le Poivre blanc.

115. *Pyrethrum*, Pyrèthre, celui des médecins grecs et arabes est *Anthemis pyrethrum* L., l'espèce indigène est le *Pyrethrum parthenium* Smith.

116. *Euphorbium*, Euphorbe ; notre chirurgien donne à ce mot une étymologie absolument fantaisiste : le préfixe grec *eu* et le substantif latin *formido*, crainte. *Euphorbion* est un mot grec qui signifie « bien nourri », mais ce qu'il importe le plus de savoir en cette affaire, c'est que tel était le nom d'un célèbre médecin auquel Juba, roi de Mauritanie, dédia une plante (*Euphorbia officinarum* L. des botanistes modernes) dont il avait découvert la vertu (Pline, V, 1, XXV, 38). Enfin il est utile de noter que le genre *Euphorbion* ne comprenait que la susdite plante. Les autres espèces que Linné y a réunies formaient un genre distinct appelé *Tithymalus*.

117. *Castoreum*, matière sécrétée dans deux glandes situées à la partie postérieure de l'abdomen du Castor, mammifère rongeur qui vivait autrefois sur les rivages des fleuves de la France, et de plusieurs autres pays européens.

118. *Lilium*, Lis ; les espèces énumérées par l'auteur sont : Lis blanc, *Lilium candidum* L. ; Lis bleu, ou plutôt Iris, *I. germanica* et *I. florentina* L. — Les espèces sauvages sont Narcisse blanc, *Narcissus poeticus* L. ; Narcisse jaune, *N. pseudo-narcissus* L. ; le Casoras des Arabes, Xyris des Grecs, *Iris foetidissima* L. ; le Xiphion des Grecs, Glaïeul, *Gladiolus segetum* L.

milieu un fruit de couleur safranée. Le lis bleu est appelé Iris, en arabe **Asmandjuni (Arseneniuni)**, Arc de la déesse, parce que sa fleur présente une diversité de couleur qui rappelle l'Arc de la Déesse Iris. Les gens du peuple l'appellent faussement Flammula. L'Iris est chaud jusqu'au 3° degré, sec au 2° degré.

Le Lis sauvage est plus chaud et plus sec que le Lis cultivé; on en distingue quatre espèces : 1° le **Susan (Kumac)** des Arabes, dont les fleurs, au lieu d'avoir des pétales divisés, les ont réunis en forme de cloche, le plus souvent de couleur safranée, quelquefois blanche. Les feuilles et les racines sont semblables à celles de l'Iris, si ce n'est qu'elles sont beaucoup plus petites et que la racine est de la longueur et de la grosseur d'un doigt. Elle croît dans les bois et lieux ombreux. — La seconde espèce sauvage est appelée en arabe **Casoras**, la troisième **Sa'afrani (Safarani)**, la quatrième Xiphion; celle-ci a plusieurs rangs de feuilles, les pétales des fleurs divisés; la racine présente deux nodosités séparées l'une de l'autre comme deux petits Oignons qui seraient superposés et fixés sur la partie moyenne de la racine.

119. *Faenumgraecum* (Foenugraecum), en arabe **Hulba (Halbal)**, en grec Telis (Cili) et Buceros, de Bus, bœuf, et Ceras (Ceron), corne, ou encore Aegoceros, de aïx, aigos (Aeglon), chèvre et ceras (çeron), c'est-à-dire Corne de Bœuf et Corne de Chèvre, parce que les capsules qui contiennent les graines de cette plante ressemblent aux cornes des susdits animaux. Le Fenugrec est chaud et sec au 2° degré.

120. *Semen Lini* est employé par les chirurgiens à la place du Fenugrec et *vice versa*; il est chaud au 1er degré et tient le milieu entre le sec et l'humide.

121. *Balsamus*, en arabe **Balasan**, en grec Opobalsamon (Opobalsamos), de opos, suc qui coule en larmes de l'arbre; c'est une gomme et non une huile.

122. *Carpobalsamum* est le bois (fruit) de l'arbre dit Balsamum; ce mot vient du mot grec carpos, qui signifie bois (fruit).

123. *Cassia*, en arabe **Salikha (Salicha)**; il en existe plusieurs espèces, dont deux seulement servent à l'usage médical; il est chaud et sec.

119. *Foenum graecum*, Fenugrec, *Trigonella foenum graecum* L.
120. *Semen Lini*, graines du Lin, *Linum usitatissimum* L.
121. *Balsamus*, Baume de la Mecque ou de Judée produit par les *Balsamodendron opobalsamum* Kunth. et *gileadense* DC.
122. *Carpobalsamum*, fruit du susdit arbre; notre chirurgien, qui ne connait pas bien les étymologies grecques, croit qu'il s'agit du bois (*Xylobalsamum* Dioscoride, I, 18) du Balsamodendron.
123. *Cassia*, Cannelle de Chine, *Laurus cassia* Nees.; c'est celle dont les vertus ont été signalées par Dioscoride au livre I, chap. 12. Notre chirurgien dit que, parmi les nombreuses espèces de Cassia, deux seulement sont employées en médecine.

124. Caryophyllus (Gariofilus), en arabe **Karanful** (**Karunfel**), en grec Caryophyllon, de caryon (karyon), qui signifie noix des arbres, et phyllon, feuille, quoique ce ne soient pas des feuilles; il est chaud et sec au 2ᵉ degré.

125. Cinnamomum, en arabe **Dar'Sini**, comprend plusieurs espèces peu différentes entre elles; il est chaud et sec au 3ᵉ degré.

126 a. Bdellium est une gomme que quelques-uns appellent Proceron et Malochia, en arabe **Mukl al-Iahud** (**Molcal Ieuz**).

126 b. Ficus arboris, l'un cultivé, l'autre sauvage. Le fruit du Figuier cultivé est comestible. Lorsqu'il est vert, il est un peu chaud et humide, mais quand il est sec, il est chaud et sec au 2ᵉ degré. — Le Figuier sauvage ne diffère pas du précédent, et croît dans les lieux incultes comme dans les montagnes. — Une autre espèce porte le nom de Figuier de Pharaon ou **Djummaz** (**Iumaz**) et **Mais** ou encore Figuier fol et Sycomorus (Sicomorus), on l'appelle fol (fatuus), parce que son fruit n'est pas comestible et se trouve enfermé dans une petite capsule vésiculeuse. Comme le petit Figuier, il est sec et dur. En français on l'appelle Sicamor. Son nom vient de la ressemblance de son fruit avec la Figue (en grec Sycon), et de la ressemblance de ses feuilles avec celles du Mûrier, en grec Moron. — Une quatrième espèce est appelée Caprificus; son suc entre dans la composition du Lycium (Licium).

127. Uva passa ou Passula, en arabe **Zabid** (**Zibib**). Chez nous les gens du peuple appellent Passula les raisins apportés des pays d'outre-mer, et Uva passa les mêmes raisins dont on a ôté les graines, en arabe **Kisch-misch** (**Kesmes**).

128. Scilla (Squilla); en grec Spolia (Scilla), parce que son bulbe est

---

Nous venons de mentionner la première, mais quelle est la seconde? Serait-ce la *Casia*, aimée des Abeilles, dont a parlé Virgile dans les Géorgiques (IV, 30, 304) et qu'on croit être la Lavande, *Lavandula spica* L.? Il est plus probable que c'est la *Cassia fistula* L., introduite dans la thérapeutique par les médecins arabes comme médicament purgatif, mais qui n'a pas été employée comme topique.

124. *Caryophyllus* (Caryophyllum), Girofle, fleur non encore ouverte du *Caryophyllus aromaticus* L., famille des Myrtacées.

125. *Cinnamomum*, Cannelle de Ceylan, *Laurus cinnamomum* L., aurait dû être mentionnée immédiatement après la cannelle de Chine, avant les clous de Girofle.

126 a. *Bdellium*, gomme-résine produite par le *Balsamodendron africanum* Arn.

126 b. *Ficus arboris*, Figue, fruit du Figuier, *Ficus carica* L., déjà désigné sous ce nom par Pline (XIII, 10). Le Figuier sauvage, autrefois appelé *Caprificus*, provient des graines de Figuier cultivé que sèment les oiseaux.

Le Figuier de Pharaon, *Ficus sycomorus* L., arbre voisin du précédent, ne doit pas être confondu avec l'Erable abusivement dit Sycomore, *Acer pseudo-platanus* L.

127. *Uva passa*, raisins secs apportés des contrées chaudes du bassin méditerranéen.

128. *Scilla* (Squilla), Scille, *Scilla maritima* L. H. de M. confond le mot grec *scilla* avec le substantif latin *spolium*, dépouille.

recouvert d'un grand nombre de membranes (dont on le dépouille); on l'appelle aussi Oignon de Rat; la Scille est chaude et sèche au 2ᵉ degré.

129. *Colla* vient du mot grec Collesis, qui signifie collage et s'applique à toutes les substances glutineuses. Les médecins et les chirurgiens ne se servent que des colles faites avec les peaux, lesquelles sont chaudes et sèches au premier degré, ou de la colle de poisson qui est moins chaude, mais pareillement sèche.

130. *Pix*, en grec, et en arabe, **Pissa** (**Zaft**). Il existe trois espèces de Poix : 1° la navale, dont on enduit les vaisseaux; 2° la Colophane, Poix grecque (Colophonia), Résine cuite, Poix bricia, du verbe grec bremo, résonner ; 3° la résine dite en arabe **Ratindj** (**Rating**) et qui varie suivant l'arbre d'où elle est tirée et le pays d'où elle a été apportée. Toutes les Poix sont chaudes et sèches au 3ᵉ degré.

Synonymes des maturatifs.

LES synonymes des médicaments simples maturatifs, non encore mentionnés, sont les suivants.

131. *Branca ursina*, herbe pareille à la Bette, maturative, chaude et humide au 1ᵉʳ degré.

132. *Bryonia*, Vitis alba, en grec Ampelos leuce, en arabe **Faschira** (**Fesire**), a reçu encore plusieurs autres noms étrangers mentionnés par Pline; la Bryone est chaude et sèche au 3ᵉ degré; elle croît dans les haies et le plus souvent au voisinage des bois. On l'a comparée à la Vigne à cause de ses feuilles et de ses tiges sarmenteuses; sa racine est grosse et longue comme la cuisse et la jambe d'un homme, blanche à l'intérieur, molle comme un Navet.

129. *Colla*, colle; celle qui est faite avec les peaux ou les os est appelée gélatine; celle de poisson est dite Ichtyocolle.

130. *Pix*, poix; l'auteur mentionne : 1° la poix dont on enduit les vaisseaux, c'est-à-dire la poix noire résultant de la combustion des fragments de Pin et des pailles qui ont servi à la filtration de la Térébenthine; 2° la Colophonia, Colophane, résidu de la distillation de la Térébenthine; 3° la résine, c'est-à-dire les diverses Térébenthines brutes (Voy. 110), ainsi que les poix préparées en brassant avec de l'eau, soit un mélange de Térébenthine desséchée sur l'arbre (Galipot) avec de la Térébenthine de Bordeaux (Poix blanche), soit en brassant avec de l'eau la Colophane (Résine jaune).

SYNONYMES DES MATURATIFS

131. *Branca ursina*, Branche ursine; en France et dans le centre et le nord de l'Europe, c'était la Berce, *Heracleum sphondylium*; en Italie et dans le sud de l'Europe, c'était l'Acanthe de Virgile, *Acanthus mollis* L.

132. *Bryonia*, Bryone ou Couleuvrée, *Bryonia dioeca* L.

133. *Lapathum* (Lapatium); en arabe **Humadh** (**Humad**), comprend
cinq espèces : 1° le cultivé, que Sérapion appelle royal; il est comestible car on en fait de l'huile.. Ce légume est commun en France où on
l'appelle Chou d'outre-mer; il a des feuilles pareilles à celles de l'Oseille
ronde, mais plus grandes, plus molles et noires ; — 2° Oseille acide,
Lapathum acetosum, Acedula acetosa, Oxylapathon en grec (faussement dit Ribes), en français Surele, sert à augmenter l'acidité de
l'Agresta, médicament cordial; — 3° Lapathum acutum, Paratella [Para-
della en italien], [en anglais Dock], en français Docque [et Parelle],
croît indifféremment dans les lieux humides et secs; — 4° Lapathum
rotundum [Lap. magnum ou aquatile] qui croît dans l'eau ou sur le
bord des eaux, a des feuilles plus longues et plus aiguës que le précédent; — 5° Lappago major, Lapathum inversum, Lappa inversa (major),
Bardana (Lardana), Personata (Personacia), Chapeau teigneux, en grec
Philanthropos, de *philos*, qui aime, et *anthropos*, homme, parce qu'il
aime l'homme, que son fruit retient en s'accrochant à ses vêtements ;
il croît dans les lieux secs, a de grandes feuilles, un fruit arrondi,
comme une petite noix, s'accrochant aux objets sur lesquels on le jette.
Toutes les espèces de Lapathum sont froides et sèches environ le 3°.

134. *Baucia*, Pastinaca, en arabe **Alfaneria et Djazar** (**Zezar**), en
grec Staphylinon; l'un est cultivé, l'autre sauvage; il est chaud jusqu'à
la fin du 2° degré et humide au 1er degré.

135. *Farina frumenti*, Farine de froment; est tempérée, visqueuse, en
arabe **Dekich.**

136. *Ova*, œufs, en arabe **Beidh** (**Baidh**); la vertu des œufs tient le
milieu entre le chaud et le sec, mais elle est un peu humide et, selon
Sérapion, un peu froide.

137. *Cepa*, Oignon, en arabe **Ba'sal** (**Basal**), est de plusieurs sortes :
Oignon de chien, Narcisse, Oignon de rat, Scille et Oignon (**Ba'sal al-zir**)
(**Alzir**), semblable à la Scille; l'Oignon comestible comprend trois
espèces : l'Oignon rouge commun, le gros Oignon blanc à saveur douce,

133. *Lapathum* (Lapathium); notre auteur énumère cinq espèces : 1° la Patience
cultivée, *Rumex patientia* L.; 2° l'Oseille, *Rumex acetosa* L.; 3° la Parelle sauvage,
Rumex acutus L.; 4° la Patience aquatique, *Rumex hydrolapathum* Huds.; 5° la Bar-
dane, *Lappa major* Gaertn. et *minor* DC. dont les fruits, comme ceux du Gratteron,
Galium aparine, s'attachent aux vêtements, d'où le surnom grec *Philanthropos*.
134. *Baucia*, Panais, *Pastinaca sativa*. Notre chirurgien se trompe en donnant
comme synonyme le mot grec *Staphylinon*, lequel était appliqué à la Carotte, *Daucus
carota* L. — Le Panais était appelé par les Grecs *Elaphoboscon*.
135. *Farina frumenti*, farine du Froment, *Triticum vulgare* L., et ses nombreuses
races.
136. *Ova*, œufs des oiseaux et surtout des Gallinacés.
137. *Cepa*, Oignon, *Allium cepa* L., et ses diverses races.

en français Ciboule (Cyboulle), le petit Oignon dit Ascalonia (Escalonia) du nom de la ville de Judée appelée Ascalo.

138. *Allium*, en arabe **Thaum**, en grec Scorodon, chez nous est rapproché de l'Ail sauvage qui croît dans les lieux incultes ; ses feuilles ressemblent à celles du petit Oignon, mais plus grêles, cylindriques, fistuleuses, fragiles, Les diverses espèces d'Oignon et d'Ail sont chaudes et sèches au 4e degré.

139. *Fermentum*, en arabe **Khamir** (**Chamir**). Suivant Sérapion (*Aggregationes*), le Levain est un peu chaud et humide quand il est plus nitreux, et sec lorsqu'il est moins nitreux ou salé. Il possède des vertus opposées entre elles, en effet il est froid à cause de son acidité et il est chaud à cause du sel et de sa partie féculente ; il délaye, extrait et résout, sans aucun danger, les matières profondément situées : il est incisif parce qu'il est acide, extractif parce qu'il est chaud, maturatif à cause de sa viscosité.

140. *Mel*, en arabe **Asal** (**Han**), en grec Meli (Mely). Dans le Miel rosat, les Roses atténuent la chaleur et la sécheresse du Miel simple, lequel, suivant Avicenne, est chaud et sec au 2e degré, et d'après Sérapion, chaud et sec au 3e degré ; il est moins chaud et moins sec, d'environ un degré, que le Miel simple, il purifie comme celui-ci et en outre il fortifie : on l'emploie avantageusement à l'intérieur et à l'extérieur contre les dyscrasies chaudes.

141. *Aqua*, en grec Hydor, mot avec lequel on a fait le mot Hydropisis, c'est un élément simple, froid et humide, dont la substance est fluide (fluxibilis), peu épaisse et peu pesante et qui, dans une matière quelconque, est la cause de la froideur et de l'humidité.

142. *Lac*, en arabe **Laban** (**Leben**). La partie aqueuse du lait qu'on appelle Sérum est chaude, la partie butyreuse est un peu tempérée avec légère tendance à la chaleur. Le lait aigri est froid et sec.

143. *Oleum violaceum*, dans lequel les Violettes naturellement froides et humides au 1er degré atténuent la complexion de l'Huile. Dans toutes les autres Huiles composées, la complexion et la vertu de l'Huile simple sont modifiés selon la complexion des médicaments qu'on y mélange.

144. *Stercus*, en arabe **Zibl** (**Zebel**). La fiente des pigeons est plus chaude et plus brûlante que celle des autres animaux, mais pourtant tous les excréments sont chauds.

138. *Allium*, Ail, *Allium sativum* L.
139. *Fermentum*, Levain de la pâte aigrie ou de la bière.
140. *Mel*, miel des abeilles.
141. *Aqua*, eau.
142. *Lac*, lait des animaux.
143. *Oleum violaceum*, huile de Violettes.
144. *Stercus*, excréments des animaux.

145. *Borax*, lien de l'Or, en arabe **Tinchor**, employé par les ouvriers qui travaillent l'Or pour souder ce métal; c'est une espèce de sel, chaud et sec, délayant.

146. *Sepum bovis* et des autres animaux secs pourvus de cornes, comme les Chèvres et autres; le suif est plus chaud et plus sec que la graisse des animaux humides, dépourvus de cornes, comme le Porc; le suif des mâles est plus chaud et plus sec que celui des femelles; il en est de même du suif des animaux châtrés par rapport à celui des animaux non châtrés; celui des adultes est aussi plus chaud et plus sec que le suif des jeunes qui tettent.

Synonymes des mondificatifs.

L ES synonymes des médicaments simples mondificatifs qui n'ont pas encore été mentionnés dans les chapitres précédents sont les suivants.

147. *Sarcocolla*, le nom de cette gomme vient de *sarcos*, chair, et *colla*, colle; en effet elle agglutine la chair; on l'appelle en arabe **Anzarut**, en hébreu Angelot, en grec Argemone (Argimon); elle est chaude au 2ᵉ degré, sèche au 1ᵉʳ.

148. *Vinum*, le Vin nouveau est chaud et sec au 1ᵉʳ degré; le moyen qui est fait depuis environ deux ou trois ans est chaud et sec au 2ᵉ degré; celui qui est vieux de six ans environ est chaud et sec au 3ᵉ degré. Du reste, il n'est personne qui ne sache par expérience que le Vin est nuisible aux nerfs, émousse les sens et aggrave les maladies de n'importe quelle partie. Cependant pris en santé, en petite quantité et additionné d'eau, il ne nuit pas. Je n'ai pas trouvé d'autre nom dans les langues grecque et arabe.

149. *Myrrha* est une gomme dite en arabe **Set**, en grec Smyrna (Spimirrha); elle est chaude et sèche au 2ᵉ degré.

150. *Aloe* est la larme d'une plante appelée en arabe **Saber** ou **Sabar**; il en existe trois espèces : le socotrin (cicotrin) qui est le meilleur, l'hépatique et le caballin; il est chaud au 2ᵉ degré, sec au 1ᵉʳ degré.

145. *Borax*, Borate de soude.
146. *Sepum bovis*, suif de Bœuf.

SYNONYMES DES MONDIFICATIFS

147. *Sarcocolla*, Sarcocolle, résine des *Penaea sarcocolla* et *mucronata* L.
148. *Vinum*, Vin, suc fermenté du raisin, fruit du *Vitis vinifera* L., et de ses nombreuses races.
149. *Myrrha*, Myrrhe, gomme-résine du *Balsamodendron myrrha* L.
150. *Aloe*, Aloès, suc épaissi des feuilles de *Aloe socotrina*.

151. *Serum*, liquide qui reste après la séparation du caséum, dans le lait, en arabe **Mâ al-Djuban** (**Mathon-nagna**); appliqué à l'intérieur et à l'extérieur, il mondifie.

152. *Aqua Hordei*, Ptisane, est moins sèche que l'Orge, elle mondifie soit à l'intérieur, soit à l'extérieur, et produit beaucoup d'autres bons effets qu'a énumérés Hippocrate dans la 1ʳᵉ partie *Du Régime dans les maladies aiguës*, aux chapitres 3 et suivants.

153. *Lexivium*, lessive des cendres obtenue en extrayant de celles-ci la partie subtile, fumeuse et laissant la partie terreuse; les lessives diffèrent suivant la nature des cendres qu'on a lavées; toutes sont abstersives excepté celle du bois de Figuier et des autres plantes contenant des sucs laiteux. La cendre étant chaude et sèche au 3ᵉ degré, la lessive est à peu près chaude et sèche au même degré.

154. *Urina*, en arabe **Baul**; ce mot vient du grec ouron (urich), qui démontre, ou du verbe latin uro, uris, je brûle, tu brûles. Toute urine est chaude, sèche, fortement abstersive.

155. *Cyperus*, Cypeiros en grec (Cyperon), Juncus, Triangularis, en arabe **Sua'd** (**Sahade**), d'après Dioscoride Schoenos (Squinum); il croît dans les prés, les ruisseaux et sur le bord des eaux; sa tige, haute d'une coudée et demie, porte au sommet un fruit noir; ses feuilles sont dentelées sur les bords comme celles du Porreau et coupent les mains de ceux qui les cueillent; sa racine longue, arrondie, noire émet de nombreux rejets d'une odeur suave et d'une saveur amère. Le Souchet est styptique, siccatif, sans âcreté, chaud et sec au 2ᵉ degré.

156. *Chelidonium* (Celidonia), en arabe **Hurd** (**Hauroth**) et **Kurkum** (**Curcuma**), en grec Chelidonion (Oromon et Kilidon), c'est-à-dire hirondelle; l'un est cultivé, l'autre sauvage, le premier comprend deux espèces : le grand qui est commun et bien connu, a des fleurs safranées et un suc jaune; le petit, dit en grec Cantion, en arabe **Mâmirân**; la Chélidoine sauvage est dite Memithe ou Memitha, c'est le Pavot cornu.

---

151. *Serum*, Sérum, liquide qui reste après la coagulation du caséum du lait.
152. *Aqua Hordei*, ptisana, décoction d'Orge, *Hordeum vulgare* L.
153. *Lexivium*, lessive des cendres de bois, d'où on retirait le Carbonate de potasse.
154. *Urina*, Urine excrétée par les reins. Il est superflu de démontrer la fausseté de l'étymologie donnée par H. de Mondeville.
155. *Cyperus*, Souchet, racine des *Cyperus longus* et *rotundus* L. C'est à tort que notre chirurgien identifie le *Cyperus* avec le *Schoenos* de Dioscoride. Celui-ci est une Graminée, *Andropogon schoenanthus* L.
156. *Chelidonion* (Celidonia), Chélidoine, *Chelidonium majus* L. La petite Chélidoine de notre auteur est *Ficaria ranunculoides* Mœnch; la Mémithe est le *Glaucium flavum* Crantz.

Synonymes des régénératifs.

157. *Chalcanthum* (Dragantum), Vitriolum, en arabe **Zadj** (**Zegi**), Colcotar (arabe **Kulkutar**), Chalcidis (Calcadis), Vitriol romain, Couperose suivant quelques-uns, mais non suivant d'autres; toutefois la Couperose en est très voisine et a une vertu similaire.

158. *Vitriolum* ou Couperose qu'on a brûlée afin de diminuer sa vertu mordicante et corrosive, sans lui enlever sa sécheresse. Si on applique le Vitriol non brûlé sur les ulcérations (corrosio) de la verge, il se produit un érysipèle ulcérant, ainsi que l'affirment les praticiens expérimentés. Les diverses espèces de Vitriol ont reçu beaucoup de noms inusités parmi nous, et qu'on trouve mentionnés dans les ouvrages anciens.

159. *Vernix*, Sandaros et Sandaraca dans les livres traduits du grec, mais, dans les ouvrages traduits de l'arabe, Sandaraca est une terre minérale, l'Orpiment rouge. Il y a deux espèces de Vernis, le blanc et le rouge. Le premier est une gomme chaude et sèche au 2ᵉ degré avec laquelle les écrivains saupoudrent le parchemin humide et lâche, parce que par sa chaleur et sa stypticité il dessèche et resserre les tissus. Le vernis rouge est ordinairement considéré comme étant le **Kahruba** (**Karabe**), qu'on appelle en français Ambre.

160. *Sanguis draconis*, en arabe **Dam al-Alkhwein** (**Alachiten** et **Alakhuein**); c'est le suc d'une herbe dont la vertu tient le milieu entre le chaud et le sec au 2ᵉ degré.

Synonymes des incarnatifs.

161. *Palma*, en arabe **Nakhl** (**Nacla**), arbre qui porte les dattes; il est styptique.

SYNONYMES DES RÉGÉNÉRATIFS

157. *Dragantum*, Colcothar, peroxyde de fer rouge obtenu par la calcination de la Couperose verte ou Sulfate ferreux.

158. *Vitriolum*, nom donné aux Sulfates de fer (Couperose verte), de Cuivre (Couperose bleue), de Zinc (Couperose blanche).

159. *Vernix*, Vernis, Sandaraque ou résine de Genévrier, *Juniperus communis*. Actuellement on la tire du *Thuia articulata*. Quelques anciens pharmacologues ont abusivement appelé Sandaraque l'Orpiment. — Le Vernis rouge des anciens était l'Ambre ou Succin.

160. *Sanguis draconis*, Sang-dragon, résine tirée du fruit d'un Palmier appelé *Calamus draco*. Le Dragonnier des Canaries, *Dracaena draco* L., n'était pas connu des anciens herboristes.

SYNONYMES DES INCARNATIFS

161. *Palma*, Palmier-Dattier, *Phoenix dactylifera* L.

162. *Dactylus*, en arabe **Rutab** (**Rotab**), fruit du susdit arbre avec ses rameaux, feuilles, fleurs, écorce et le fruit lui-même; il est froid et sec au 2ᵉ degré, mais la Datte douce est froide et humide au 1ᵉʳ degré.

163. *Malum granatum*, Pomum granatum, en arabe **Rumman** (**Ruman**), idem.

164. *Cypressus*, Cypericus [Cyparissos en grec], en arabe **Halharem**; sa galle, en arabe **Sâru** (**Saro**), est chaude au 1ᵉʳ degré, sèche au 2ᵉ degré, mais suivant Sérapion elle est chaude et sèche au 1ᵉʳ degré.

165. *Quinquefolium*, en grec Pentatomon (Pentaston), Pentaphyllon, Pentapetes (Pentarasson), Callipetalon (Camelleston), Pseudoselinum; il dessèche énergiquement sans âcreté ni corrosion.

166. *Seges silvestris* ressemble à l'herbe fourragère; elle croît le plus souvent le long des sentiers étroits où elle dresse ses épis grêles qui sont comme des épis vides de Blé; elle est froide et styptique.

167. *Porrum*, en arabe **Kurath**, en grec Prason, d'où le nom de Prason cephaloton, c'est-à-dire Porrum capitatum; il en existe deux espèces, le cultivé et le sauvage; le premier, qui est bien connu, est chaud vers le 3ᵉ degré, sec vers le 2ᵉ degré. Le Porreau sauvage comprend plusieurs espèces que nous ne savons pas distinguer.

168. *Farina volatica*, poudre qui vole autour de la meule du moulin et vient s'attacher aux murailles; elle est froide, styptique et restrictive.

169. *Cauda equina*, herbe bien connue qui croît le long des rivières, en arabe elle est dite **Dsanab al-Kheil** (**Deneb achil**), (cauda) herba caballina, en grec Hippuris, de Hippos, cheval. La Queue de cheval est froide au 1ᵉʳ degré, sèche au 2ᵉ degré.

170. *Calx viva*, en arabe **Nura**, est la partie cendrée des corps pierreux; elle est chaude, sèche, brûlante.

---

162. *Dactylus*, grappe ou régime de Dattes; ce dernier mot est une altération de *Dactylos*, mot grec qui signifie doigt.

163. *Malum granatum*, Grenade, fruit du Grenadier, *Punica granatum* L. (inversion bizarre de *Granum punicum*, Malum punicum de Columelle et de Pline).

164. *Cypressus* ou Cupressus, Cyprès, *Cupressus sempervirens* L. Notre chirurgien semble prendre le fruit de cet arbre pour une Galle.

165. *Quinquefolium*, Potentille, *Potentilla reptans* L., et autres espèces du même genre.

166. *Seges silvestris*; sous ce nom notre auteur comprend plusieurs Graminées sauvages.

167. *Porrum*, Porreau, *Allium porrum* L.

168. *Farina volatica*, farine que le vent emporte sur les murs du moulin.

169. *Cauda equina*, Queue de Cheval, *Equisetum arvense* L. et autres Prêles.

170. *Calx viva*, Chaux vive produite par la calcination du Carbonate calcique.

Synonymes des cicatrisatifs.

171. Cortex Pini est très styptique; le Pin est chaud et humide; son nom vient de pinus qui signifie aigu; en effet ses feuilles sont très pointues.

172. Os Sepiae, ou Sipiae, nom d'un poisson, en arabe **Rubijjan** (**Rubien** ou **Rubijan**). L'os est pris pour l'animal entier, il est froid et sec; l'application continuée de sa poudre consolide les ulcères plans dont la cicatrisation se fait difficilement.

173. Cortex bugiae, est une écorce qui ressemble à celle de la Cannelle, mais plus mince et moins jaune; quelques auteurs disent que c'est l'écorce de l'arbre appelé Berberis, dont il a été parlé précédemment.

174. Nux Cypressi, fruit du Cyprès; est chaud et sec au 1er degré, styptique. Il a déjà été parlé du Cyprès (n° 164).

175. Curcuma (voy. n° 156), est une racine de couleur safranée, dont on se sert pour teindre les étoffes; on croit, d'après Avicenne, que c'est la racine de la petite Chélidoine; elle est chaude et sèche au 3e degré.

176. Fraxinus, arbre des Punaises ou **Dardar** (**Dirdar**) qui, suivant quelques auteurs, sont le même arbre; mais, selon d'autres auteurs, le Chêne et l'Orme sont les arbres des Punaises, parce que dans les anfractuosités de leurs feuilles naissent plusieurs sortes de vers. Le Frêne est froid et sec au 1er degré. La seconde écorce (cortex medius) guérit promptement les plaies récentes sur lesquelles on l'applique.

177. Aes est un métal, nommé en arabe **Nu'has** (**Nohas**), en grec Ios (ion); il est chaud et sec au 3e degré. On en distingue cinq espèces : 1° rouille d'Airain, Airain vert, **Zindjar** (**Ziniar**); — 2° fleur d'Airain, en grec Chalcanthos, mot qui vient de chalcos, airain, et anthos, fleur. Il forme des écailles légères à la surface de l'Airain fondu sous l'action d'une forte

SYNONYMES DES CONSOLIDATIFS

171. Cortex Pini, écorce de Pin, Pinus silvestris, pinea L., maritima Lam., halepensis Miller.

172. Os Sepiae, os intérieur du Mollusque marin appelé Seiche, Sepia officinalis L.

173. Cortex bugiae, écorce de l'Epine-Vinette, Berberis vulgaris L.

174. Nux cypressi, Noix ou fruit du Cyprès, Cupressus sempervirens L. (Voyez n° 164.)

175. Curcuma, Curcuma, racine de Curcuma longa L. La Chélidoine a été appelée Curcuma indigène.

176. Fraxinus, Frêne, Fraxinus excelsior L.

177. Aes, Airain, nom qui s'appliquait au Cuivre et à ses alliages. Notre auteur énumère en outre la fleur d'airain, oxyde de cuivre produit à la surface du métal en fusion, puis l'écaille de cuivre, oxyde de cuivre qui se détache en lamelles lorsqu'on frappe le métal rougi au feu.

soufflerie ; — 3° écaille, battiture, en arabe **Tubal**; on appelle ainsi les écailles lourdes qui se détachent des lames martelées ; — 4° limaille d'Airain qui se produit par l'action de la lime ; — 5° Airain brûlé, en grec Chalcophonon (Chalkumenon), ainsi nommé parce qu'il résonne fortement quand on le frappe. On le brûle dans une marmite en terre neuve mise dans un fourneau où on le laisse jusqu'à suffisante calcination.

178. *Thanacetum*, Athanasia; on en distingue deux espèces, la cultivée et la sauvage; la Tanaisie cultivée bien connue est dite Herbe de Sainte Marie; la Tanaisie sauvage croît le plus souvent dans les moissons et les prés secs où elle se couche sur la terre et n'élève que rarement ses tiges et ses feuilles. La face inférieure de celles-ci a la couleur blanche de l'Absinthe; la fleur a une couleur dorée très pure.

179. *Rubea*, Rubia, comprend trois espèces : 1° grande Garance qui n'est pas cultivée et croît dans les haies, quelquefois en grande quantité ; — 2° la petite Garance ressemble un peu à la Spergule, mais elle en diffère par les aspérités dont elle est hérissée; la Spergule croît aussi dans les haies et les lieux ombragés; elle a l'aspect de la grande Garance, mais elle est beaucoup plus petite et quand on la touche, elle s'accroche fortement aux mains, de sorte qu'on a de la peine à l'en détacher; on l'appelle vulgairement « Grateron » (Gratecon) ; — 3° la troisième espèce est la Garance des teinturiers, en arabe **Fuwwa** (**Faue**), ses racines sont appelées Veines des teinturiers; elle est cultivée et bien connue. Toutes les Garances sont chaudes et sèches vers le 3e degré.

180. *Lumbrici*, Vers de terre, Boyaux de terre, en arabe **Kharâtîn**, en grec Gês Entera (Gisenteria).

181. *Axungia* de Veau est plus grossière que l'axonge de Porc et, pour ce motif, est plus efficace dans le traitement des plaies et des ulcères où les humeurs affluent, parce qu'elle s'oppose davantage à cet afflux humoral et semble être contre celui-ci un bouclier défensif.

---

178. *Thanacetum*, altération de l'adjectif grec *athanatos*, immortel; d'où, par corruption, le nom officinal *Tanacetum*, en français Tanaisie, *Tanacetum vulgare* L.

179. *Rubea*, Garance; notre auteur en distingue trois espèces : 1° celle qui est molle, *Galium mollugo* L. et ses diverses formes; 2° celle qui est munie de pointes accrochantes, le Gratteron, *Galium aparine* L., c'est à tort que notre chirurgien appelle cette plante *Spergula*, ce dernier nom était donné à une Alsinacée, la *Spergula arvensis* L., dont une variété est depuis longtemps cultivée dans le nord de la France, dans les Flandres et le Brabant comme plante fourragère; 3° la Garance des teinturiers, *Rubia tinctorum* L.

180. *Lumbrici*, Vers de terre, Lombrics terrestres.

181. *Axungia*, Axonge, graisse de Porc.

Synonymes des corrosifs.

182. *Sapo* est de deux sortes : le Savon mou, blanc, dit français ; le Savon dur, gris, appelé sarracénique, dont on fait des suppositoires en le coupant avec un couteau. Tous deux brûlent et ulcèrent fortement, échauffent, putréfient et abstergent.

183. *Arsenicum* graecum ; son nom vient de arsenago. C'est le même minéral que l'Orpiment, appelé en arabe **Zirnikh** (**Zarnikh**). On distingue deux espèces, le citrin et le rouge nommé Sandaraca et dont il a été parlé plus haut (n° 159) ; il est chaud au 3° degré, sec au 2° degré.

184. *Esula*, en arabe **Schabram** (**Scebram**), est une herbe semblable à la Cataputia ou Euphorbe Lathyris, mais elle ne croît pas dans notre pays. Elle ne fait pas partie des six espèces d'herbes à · sucs laiteux corrosifs que décrit Dioscoride, comme Cataputia, Anabula et Marsilium, les seules des susdites espèces qui vivent chez nous. Toutes ces plantes à suc laiteux corrosif sont des espèces de Tithymale, mot qui vient de *tithyon* (titthê), mamelle, par lequel on a voulu rappeler l'abondance du suc laiteux de ces plantes. Il existe encore d'autres herbes qui ont un suc laiteux non corrosif, ce sont la Laitue, l'Endive et autres semblables qui ne sont pas rangées dans les Lacticinia. Enfin il en est d'autres qui n'ont pas de lait corrosif, telles sont la Lauréole et le Pied de Corbeau.

185. *Anabula* est une herbe commune, bien connue parmi celles qui ont un suc laiteux corrosif ; on l'appelle en françois Amblete ; elle croît abondamment dans les lieux sablonneux.

186. *Cantaris*, ou Cantarica, en arabe **Dsarârîh** ou **Dsurâ'h** (**Adherira**), est suppurative, adurente et ulcérante, elle est chaude et sèche au 3° degré.

187. *Ruta*, en arabe **Sadsâh** (**Sadeb**), est de deux sortes, l'une cultivée,

---

182. *Sapo*, Savon : le blanc mou est une combinaison des acides gras (oléique, margarique, stéarique) avec la potasse ; le dur gris est une combinaison des mêmes acides avec la soude.

183. *Arsenicum*, Arsenic ; sous ce nom les anciens pharmacologues comprenaient les deux sulfures naturels d'arsenic, le jaune ou l'Orpiment, le rouge ou Réalgar.

184. *Esula*, Esule, *Euphorbia esula* L. (Voyez n°ˢ 208 et 209, *Marsilium* et *Cataputia*, et, plus haut, n° 116, *Euphorbium*.)

185. *Anabula*, nom appliqué à diverses espèces d'Euphorbes et notamment à *E. cyparissias, verrucosa, platyphylla, peplus* L. — L'Anabula exotique était la Scammonée, *Convolvulus Scammonia* L.

186. *Cantharis*, Cantharide, *Meloe vesicatorius* L.

187. *Ruta*, Rue ; les espèces énumérées par notre auteur sont : 1° Rue cultivée, *Ruta graveolens* L. ; 2° Rue sauvage, *Ruta angustifolia* Pers. et *Ruta montana* Clus. ;

l'autre sauvage. La première est commune et bien connue; la Rue sauvage comprend trois espèces : l'une ne diffère de la cultivée que parce qu'elle croît sans culture dans les champs et les montagnes; elle produit sur le visage des ulcérations, est odorante, chaude et sèche; l'autre est appelée par Dioscoride, Harmala et Moly; il en est chez nous qui ajoutent, à tort, une autre espèce et l'appellent Peganum (Piganum); la troisième espèce est. dite Scrofulaire et Quadrangula (Castrangula) et semble être une espèce d'Ortie inerme (v. n° 93). La Rue cultivée verte est chaude et sèche au 2ᵉ degré; lorsqu'elle est sèche ou anciennement cueillie elle est chaude et sèche au 3ᵉ degré. La gomme de Rue sauvage est dite en arabe **Thapsia** (**Tefisie**); elle est chaude jusque vers le 1ᵉʳ degré, sèche au 3ᵉ degré, adurente mais lentement.

188. *Anacardus* semble être un mot grec, en arabe **Balâdsûr**; c'est le fruit d'un arbre que quelques auteurs appellent Pied d'Éléphant; il est chaud et sec au 3ᵉ degré.

189. *Spuma maris*, c'est-à-dire Halcyonion (alcionium); il est semblable à une éponge et comprend, suivant Dioscoride et Pline, cinq espèces que nous ne savons pas distinguer : il est chaud et sec au 3ᵉ degré.

190. *Staphis agria*, en arabe **Habb al-Râs** (**Habelraz**), Raisin de montagne en latin (en grec) et aussi Raisin sauvage, Herbe pédiculaire parce qu'elle tue les poux, Grain de tête, parce que mâchée elle attire de la tête une grande quantité de flegme; elle est chaude et sèche au 3ᵉ degré.

191. *Hermodactylus* en grec, Doigt de Mercure, Colchicon, en arabe **Surandjan** (**Surungen**); on dit qu'il est la Thériaque (Tyriaque) des articulations; il est chaud et sec au 3ᵉ degré.

192. *Gentiana*, dite par quelques auteurs Myrrhica, par d'autres Genista; la Gentiane est chaude au 3ᵉ degré, sèche au 2ᵉ degré.

193. *Thapsia*, Herbe des histrions, ainsi nommée parce que les histrions s'en oignent le visage et les mains quand ils veulent se faire passer pour lépreux.

194. *Pes* est un nom commun à plusieurs herbes.

3° la Rue sauvage de Dioscoride, *Peganum harmala* L.; 4° la Scrofulaire aquatique, *Scrofularia nodosa* et *S. aquatica* L.

188. *Anacardus*, fruit du *Semicarpus anacardium* L. f.

189. *Spuma maris*, nom donné à diverses Algues marines.

190. *Staphis agria*, Staphisaigre, *Delphinium staphisagria* L.

191. *Hermodactylus*, Hermodactyle, nom donné à plusieurs plantes à racines tubéreuses, notamment à l'*Hermodactylus tuberosus* Salisb.

192. *Gentiana*, Gentiane, *Gentiana lutea* L. C'est à tort que notre auteur cite comme synonyme *Genista*, qui est le nom d'un genre de Papilionacées bien connues.

193. *Thapsia*, nom donné à plusieurs Ombellifères, notamment à *Thapsia villosa* L., *T. gummifera* Spr., *T. silphium* Viv., *T. garganica* L.

194. *Pes gallinaceus*, Pied de Poule, *Lepidium campestre* R. Br. et L. *ruderale* L.

Pes pulli, Pied de Poulet. Notre chirurgien est perplexe relativement à la

a) *Pes gallinaceus*, Thlaspi suivant Dioscoride, Capnos ou Fumaria, d'après Pline, parce qu'il guérit l'obscurcissement de la vue (curat caliginem et fumum oculorum).

b) *Pes pulli*, Portulaca, selon quelques auteurs Pied d'Épervier, Herbe de Robert, Aiguille musquée grande.

c) *Pes Columbi*, Spergule, Herbe de Gautier, assimilée à la petite Mauve.

d) *Pes Alaudae*, Jonquarola, Caliasana.

e) *Pes Corvi*, assimilé à la Renoncule, comme il a été dit précédemment, dit aussi Patte de Loup.

f) *Pes Locustae*, Olus jamenum, Chrysolachanon (Crisolocanna), dont il a été déjà parlé précédemment (n° 43).

g) *Pes Leporis*, Sanamunda, etc., comme plus haut.

h) *Pes Vituli*, Arum (Yarus), Barbe d'Aaron, Serpentaire, petit Dragon.

195. *Realgar* est un minéral de la terre, qu'on apporte de l'Inde; il ressemble un peu à l'Orpiment, est fortement corrosif, dangereux et vénéneux; il ne faut l'appliquer sur le corps humain qu'en petite quantité et après l'avoir corrigé de la manière suivante : après l'avoir pulvérisé, on le fait macérer pendant dix heures dans le Vinaigre blanc, on passe à travers une toile double de Lin et on le fait dessécher au soleil, puis on le fait macérer de nouveau deux ou trois fois dans le Vinaigre et on le sèche après chaque macération. Lorsqu'il a été ainsi traité, on peut en appliquer sans crainte un poids égal à celui d'une Lentille sur les malades les plus délicats. Cependant les anciens praticiens, et tous ceux qui de nos jours l'ont employé, disent qu'il corrompt et détruit quand on l'applique sur des parties nobles, non charnues, telles que la tête, la verge, les lèvres, le nez, mais je crois qu'on a voulu parler du Réalgar appliqué en grande quantité et non corrigé.

196. *Sal alkali* est ainsi nommé à cause de l'herbe dite Kali qui croît sur le bord de la mer et dont on fait le verre.

---

synonymie de cette plante, car il indique le Pourpier, *Portulaca oleracea* L., puis l'Herbe de Robert, *Geranium Robertianum* L. Il aurait pu encore ajouter *Salsola kali* L., *Caucalis grandiflora* L.

Pes Columbae, Pied de Pigeon, *Geranium columbinum* L.

Pes alaudae, Pied d'Alouette, *Delphinium Ajacis* L. et D. *consolida* L.

Pes Corvi, Pied de Corbeau, *Ranunculus sceleratus* L. (Voyez n° 98.)

Pes Locustae, Patte de Sauterelle, *Atriplex hortensis* L.

Pes Leporis, Pied de Lièvre, *Trifolium arvense* L. Notre chirurgien se trompe quand il donne comme synonyme *Sanamunda*; ce dernier était appliqué à l'Herbe de Saint-Benoît ou Benoîte, *Geum urbanum* L.

Pes Vituli, Pied de Veau. *Arum maculatum* L. et A. *italicum* Miller.

195. *Realgar*, Sulfure rouge d'arsenic.

196. *Sal alkali*, Carbonate de soude retiré par lixiviation des cendres de plantes marines.

197. *Sal gemma*, ou Sel de Cappadoce.

198. *Sagimen nitri* est considéré par les apothicaires (in apotheca) comme corrosif à l'égal de la Couperose; je crois que c'est l'Ecume de nitre, en arabe **Baurak (Baurach)**, en grec Aphronitron.

199. *Tartarum*, en arabe **Durdj (Tartar)**, se trouve dans la lie sèche de vin qui adhère aux parois intérieures des vases à vin; lorsqu'il a été brûlé il est adurent, abstersif, corrosif de la chair, chaud et sec au 2ᵉ degré.

200. *Asphodelus* (Aphodillus), Cent têtes, Albucium, Porrago, parce qu'on le compare au Porreau, quelquefois Anthericon (Aliterion), en arabe **Khanta (Khunta)**, est corrosif. Il en est qui prétendent que la plante dite Cent têtes n'est pas l'Asphodèle mais l'Eryngium (Yringï). Selon Avicenne, il est chaud et sec. Ceux qui ont dit qu'il est froid et humide étaient bien loin de la vérité.

201. *Nitrum*, en arabe **Zadjâdj** ou **Zidjâdj (Zugeg)**, pierre minérale comprenant deux espèces : le nitre blanc usuel et le rouge, lequel est identique au Baurach, ce qui a fait dire à Sérapion : le nitre est la plus folle des pierres; il est parmi les pierres ce que sont les fous dans l'espèce humaine, parce qu'il est propre à toutes les teintures et qu'il peut prendre toutes les couleurs. Il est chaud au 1ᵉʳ degré, sec au 2ᵉ degré.

202. *Muscus arboris* est la laine qui croît dans les forêts sur les branches des vieux arbres; Avicenne l'appelle Usnée (**Uschna**). Il en est qui assurent que l'Usnée ne croît que sur les arbres styptiques, tels que le Chêne, le Noyer, le Pin. Elle est un peu froide, styptique, et suivant quelques auteurs, chaude au 1ᵉʳ degré, sèche au 2ᵉ degré.

203. *Alleluia*, Pain de Coucou, espèce de Trèfle de saveur acide, qui croît dans les bois et dont on se sert pour augmenter, pendant le printemps, l'acidité de l'Agresta.

204. *Gallitricum*, Centrum (Centum) Galli, Crista Galli, en Lombardie Sclarea, comprend deux espèces : l'une cultivée, comestible et plus grande, l'autre dite sauvage; celle-ci a des feuilles plus petites, des graines noirâtres, de forme intermédiaire entre ronde et oblongue, que

---

197. *Sal gemma*, Sel gemme, Chlorure de sodium.
198. *Sagimen nitri*, sel recueilli à la surface d'une solution chaude et concentrée de nitrate de potasse.
199. *Tartarum*, Tartre rouge qui se dépose sur les parois des tonneaux de vin.
200. *Asphodelus*, Asphodèle, *Asphodelus albus* Willd.
201. *Nitrum*, Nitre, Salpêtre, Nitrate de potasse.
202. *Muscus arboris*, Usnée, Lichen appelé, *Usnea barbata* et *florida* L., qui pend aux branches des Pins et Sapins.
203. *Alleluia*, Oxalide, *Oxalis acetosella* L.
204. *Gallitricum*, Orvale, Toute-Bonne, *Salvia sclarea* L. L'espèce sauvage est la Sauge des prés, *Salvia pratensis* L.

quelques-uns introduisent dans les yeux où elles peuvent rester longtemps sans faire souffrir; elles se meuvent entre l'œil et la paupière. Ces graines, lorsqu'elles sortent de l'œil, sont plus grosses et enveloppées, à l'insu du malade, d'une abondante chassie visqueuse. On dit qu'elles éclaircissent les yeux, c'est pourquoi le vulgaire les appelle Œil de Christ.

205. *Malum terrae*, Chamaecissos (Cassamus), Pain de pourceau, Cyclamen, en arabe **Buchûr Marjam** (**Buchormarien**), Cyclaminos de Dioscoride, Tuber terrae de Pline; cet auteur appelle aussi l'Aristoloche ronde Malum terrae; en français on l'appelle vulgairement Gesnote. Elle croît dans les prés et ressemble un peu au Fenouil; elle a une tige fistuleuse d'une coudée environ, portant au sommet de petites fleurs blanches, et vers la base plusieurs racines comestibles ressemblant aux petits os des doigts.

206. *Acus muscata* comprend deux espèces, la grande et la petite. La première dite Herbe de Robert, Herbe du Chancre, Crispula, Zipula, Pied d'Epervier; sa fleur n'a pas d'odeur; il croît dans les haies et les lieux ombragés humides. Sa tige et ses feuilles sont ordinairement rouges. Le petit Géranium dont la fleur est assez odorante, ressemble au grand, mais il est rarement rouge et croît dans les lieux sablonneux, le long des chemins et sur les murs.

207. *Rapistrum*, Ambrathea, Armoracia, Raptusan, Raphanus agrestis.

208. *Marsilium*, Fève de Loup, ainsi nommé parce que l'écrasement de ses capsules mûres produit un son qui effraie les loups; c'est une herbe fortement corrosive. J'ai vu des corrosions très profondes produites sur le corps d'un paysan par cette herbe broyée et enveloppée dans une toile forte neuf fois pliée; elle ressemble un peu à l'Hellébore noir.

209. *Cataputia*, Cantharides, l'une grande, l'autre petite. Suivant quelques auteurs, la grande est appelée Pentadactylus, en arabe **Khirwa** (**Kerva**); chez nous le nom vulgaire est Palma Christi, en Lombardie Garde du jardin, parce qu'elle éloigne les taupes. — La petite Cataputia est assez commune dans notre pays; elle croît dans les jardins, a une tige d'une coudée portant une grande quantité de feuilles pareilles à celles du Saule, mais plus grandes. C'est une des espèces de Tithymale contenant un suc

---

205. *Malum terrae*, Cyclamen, *Cyclamen europaeum* L.

206. *Acus muscata*, Herbe de Robert, *Geranium Robertianum* L., la petite espèce est l'*Erodium cicutarium* L.

207. *Rapistrum*, Raifort sauvage, *Cochlearia armoracia* L.

208. *Marsilium* est une des espèces de Tithymales à suc laiteux et corrosif, déjà mentionnées au n° 185 et appelées quelquefois Lait de loup (Wolfsmilch), et non Fève de loup, comme le prétend H. de M. On appelait *Faba lupina* la Jusquiame et *Luparia* l'Aconit.

209. *Cataputia* : la grande est le Ricin, *Ricinus communis* L., la petite est l'Epurge, *Euphorbia Lathyris* L.

laiteux corrosif. Quelques auteurs l'appellent petite Lauréole; elle corrode fortement; elle est chaude et sèche. Certains appellent son fruit Coconidium.

210. *Cannabis* (Canabus ou Canabs), en arabe **Schah-dânadj (Scehedenig)**, est chaud et sec au 1ᵉʳ degré ; sa graine échauffe fortement et dessèche.

211. *Ligusticum* (Levisticus), Ligusticus ainsi nommé parce qu'il croît abondamment en Ligurie. Il existe deux espèces, l'une cultivée, l'autre sauvage. La première, bien connue, ressemble un peu au Petroselinon macedonicum ; la sauvage croît dans les prés et ressemble à la cultivée.

212. *Scabiosa*, herbe assez commune qui n'est pas mentionnée dans les *Pratiques* ni par les auteurs. Il en est cependant qui assurent que c'est une espèce de Jacée et de laquelle aussi on parle peu ou pas; toutes deux agissent à peu près également surtout contre les poisons; c'est du moins ce qu'affirment les praticiens modernes et ce que croient généralement les gens du peuple. Dans notre pays il en existe deux espèces, la grande et la petite. La grande Scabieuse est fréquemment employée chez nous : c'est une grande herbe, rude, d'un aspect peu agréable en comparaison de la petite Scabieuse et peu efficace. La petite est une belle plante, agréable à voir, dont certains Français ont récemment recommandé l'usage et qu'ils ont appelée Scabieuse de Montpellier.

213. *Jacea* comprend aussi deux espèces bien connues, la noire et la blanche. La noire est dite Macefelon en français. La blanche a les feuilles plus grandes et porte dans le langage vulgaire le nom de Morsure du Diable parce que la racine principale est comme mordue au voisinage de la tige.

214. *Capitellum*, eau ou premières gouttes de la lessive des savonniers, avec laquelle on fait le Savon; c'est une liqueur extrêmement corrosive. La recette des Capitels et le procédé de leur préparation ont été indiqués dans le chapitre concernant les corrosifs.

215. *Cinis*, en arabe **Ramâd**; toutes les espèces de cendre sont, d'après Sérapion, chaudes et sèche au 4ᵉ degré, surtout la cendre des tiges de Fèves et la cendre Clavelée, qui servent ordinairement à préparer le Capitel.

---

210. *Cannabis* (Canabus), Chanvre, *Cannabis sativa* L.
211. *Levisticus*, Livèche, *Ligusticum levisticum* L.
212. *Scabiosa*, Scabieuse : la grande est *Centaurea scabiosa* L. ; la petite est *Scabiosa columbaria* L.
213. *Jacea* : la blanche est *Scabiosa succisa* L. ; la noire est *Centaurea jacea* L.
214. *Capitellum*, Capitel, Potasse caustique produite par la décomposition du carbonate de potasse par la chaux vive. V. au chap. VII, p. 801, la note concernant le Capitel.
215. *Cinis*, cendre des plantes. La cendre clavelée est le Carbonate de potasse provenant de la calcination du tartre des tonneaux.

Synonymes des émollients.

216. *Faex olei* est le résidu ou la lie de l'huile qui se dépose au fond des vases; elle est passablement tempérée. La lie des olives, dite Amurca, est le résidu aqueux des Olives qui reste dans les vases avant la préparation de l'huile. Suivant Sérapion, elle est chaude et sèche au 2° degré et très résolutive.

217. *OEsypus* (Ysopus) est une sorte d'onguent dit Cérat OEsype, dont le mode de préparation et l'utilité ont été indiqués précédemment dans le chapitre concernant les résolutifs.

218. *Storax* ou Styrax, en arabe **Ma'ja** (**Mehahach**), comprend trois espèces, l'humide, le sec et la Calamite; toutes trois sont éminemment maturatives et chaudes.

219. *Medullae Vituli* et *Cervi* sont reconnues par expérience être meilleures que les autres, plus émollientes et résolutives.

220. *Faex alvearum apum*, en arabe **Mum**; deux variétés : tantôt pur, tantôt impur. Le premier est tempéré; c'est le revêtement intérieur des alvéoles dans lequel les Abeilles déposent leurs œufs avec le miel; il est plus chaud et plus sec que la Cire elle-même. Celui qui n'est pas pur est la crasse des fenêtres extérieures des alvéoles; il est noir ou rouge; ce dernier est meilleur.

221. *Mola molendini* : je n'ai rien pu trouver sur cette matière si ce n'est qu'il s'agit du vinaigre dans lequel on a éteint de la Tuthie rougie au feu. La vapeur de ce vinaigre est très émolliente.

222. *Sicadis* (Sicyos en grec) est la Bryone ou Courge sauvage dont il a été suffisamment parlé (n° 132); elle a reçu plusieurs noms étrangers qui sont inusités chez nous.

SYNONYMES DES ÉMOLLIENTS

216. *Faex olei*, lie qui se dépose au fond des vases contenant de l'huile.

217. *Ysopus*, OEsype, en grec οἴσυπος, suint de la laine des moutons.

218. *Storax*, Styrax, baume fourni par le *Liquidambar orientale* Mill.

219. *Medulla Vituli* et *Cervi*, moelle des os de Veau et de Cerf.

220. *Faex alvearum apum*, matière résineuse dont les abeilles se servent pour enduire et clore leur ruche.

221. *Mola molendini*, Meule du moulin, pierre meulière formée d'un grès poreux. Notre chirurgien se trompe lorsqu'il dit qu'après avoir bien cherché, il pense que ce nom s'applique à la Tuthie rougie au feu qu'on éteint dans le vinaigre.

222. *Sicadis* (Sicyos) : notre auteur se trompe quand il dit que c'est la Bryone; ce nom était donné par les anciens pharmacologues à plusieurs autres Cucurbitacées appartenant aux genres *Cucurbita* et *Cucumis*.

Ce qui précède suffit pour comprendre les Synonymes peu connus ou obscurs des médicaments mentionnés dans cet Antidotaire.

Ici finit la Chirurgie de Maître Henri de Mondeville, composée
de 1306 à 1320, publiée pour la première fois en français,
sous les auspices du Ministère de l'Instruction publique,
par le Dr E. Nicaise ; éditée par Félix Alcan,
libraire éditeur à Paris, et achevée d'im-
primer par P. Brodard, à Coulommiers
(Seine-et-Marne), le xviiie jour
du mois d'avril
MDCCCXCIII.

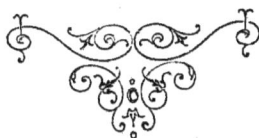

ADDITIONS

AUX SYNONYMES DE L'ANTIDOTAIRE [1]

223. *Agaricus*, Agaric, nom donné à plusieurs champignons qui se développent sur le Mélèze et autres arbres résineux, *Polyporus officinalis* Fries, et sur le Chêne, *Polyporus igniarius* Fries.

224. *Agrimonia*, Aigremoine, *Agrimonia eupatorium* L.

225. *Alipta muscata*, Alipte musquée. *Alipta* est un terme générique donné aux médicaments employés en onctions.

226. *Alkanna*, nom donné par les Arabes au Henné, suc du *Lawsonia inermis* L. Plus tard, ce même nom a été appliqué à l'Orcanette, *Alkanna tinctoria* Tausch.

227. *Alkitran*, nom arabique de la poix qui reste après la distillation de la térébenthine du Cèdre. — Il ne faut pas oublier que *al* est l'article (voyez 308).

228. *Amaracus* ou *Sampsychon* (voyez *Majorana*).

229. *Amygdala dulcis*, fruit de l'Amandier, *Amygdalus communis* L.

230. *Anisum*, Anis, *Pimpinella anisum* L.

231. *Apis*, Abeille, *Apis mellifica* L. Hyménoptère.

232. *Arantium* ou *Citrangulus*, Orange, fruit du *Citrus aurantium* inconnu des naturalistes de l'antiquité, introduit en Europe au IXᵉ siècle, *Malum aurantium* de Matthiole (voyez *Citrus*).

233. *Argentum vivum*, Argent vif, Mercure.

234. *Asparagus*, *Sparagus* des officines, Asperge, *Asparagus officinalis* L.

235. *Artemisia*, Armoise, *Artemisia vulgaris* L.

236. *Balsamita*, *Herba Sanctae Mariae*, Balsamite, *Tanacetum balsamita* L. (Voyez 178.)

237. *Basilicon*, Basilic, *Ocimum basilicum* L.

238. *Betonica*, Bétoine, *Betonica officinalis* L.

239. *Bleta* ou *Beta*, Bette, *Beta vulgaris* L. et ses diverses races.

240. *Borrago*, en grec *Bouglossa*, Bourrache, *Borrago officinalis* L. C'est à tort que plusieurs botanistes écrivent *Borago* d'après la fausse étymologie *cor-ago* donnée par Apuleius. *Borrago* signifie plante hérissée de poils et vient du vieux mot italien *borra*, bourre poilue.

241. *Bresilium*, Brésillet des Indes, *Caesalpina sappan* L. Actuellement le nom de bois de Brésil est donné à un arbre américain, *Caesalpina echinata* Lam.

242. *Calamenthum*, Calament, *Melissa calamintha* L.

---

[1]. H. de Mondeville n'a compris dans les synonymes de son *Antidotaire* que les substances dont il avait parlé dans les divers chapitres de cet Antidotaire. Nous donnons ici la liste alphabétique des substances simples dont il a été question dans les Traités précédents, avec la concordance des noms anciens avec les noms actuels. Ce travail est dû tout entier au Dr Saint-Lager.

243. *Capparis*, Câprier, *Capparis spinosa* L.

244. *Capilli humani*, cheveux d'homme.

245. *Caprifolium*, Chèvrefeuille, *Lonicera caprifolium* et *periclymenum* L.

246. *Cardamomum*, Graine du Paradis, semences de l'*Amomum cardamomum* et de plusieurs autres espèces du même genre.

247. *Cardo*, nom donné en Italie aux diverses espèces de Chardon, *Carduus*.

248. *Cardo fullonum*, Chardon des foulons, *Dipsacus fullonum* L.

249. *Carnis serpentum*, chair des Serpents, Couleuvres et Vipères.

250. *Caryophyllata*, *Sanamunda*, *Herba benedicta*, Benoîte, *Geum urbanum* L.

251. *Cerasus*, Cerisier, *Cerasus vulgaris* Miller, *C. avium* DC. et leurs nombreuses races.

252. *Cerebrum gallinarum*, cervelle de Poule.

253. *Ceterach*, nom arabe de la Dorade, Fougère appelée *Scolopendrion* par les anciens botanistes grecs, *Ceterach officinarum* C. Bauhin.

254. *Cicer*, Pois chiche, *Cicer arietinum* L.

255. *Cicuta*, Ciguë de Socrate, *Conium maculatum* L.

256. *Cinis cancrorum*, cendre d'Écrevisses, Crabes et autres crustacés.

257. *Cinis Conchyliorum*, *Sanguisugarum*, *Serpentum*, *Spongiae*, cendre de Coquillages, de Sangsues, de Serpents, d'Éponge.

258. *Cinis Vitis*, *Salicis*, *Ficus*, *Cannarum*, *Fabae*, cendre de Vigne, de Saule, de Figuier, de Roseaux, de Fèves.

259. *Citrus*, nom appliqué à trois espèces : 1° Cédrat, *Citrus medica* L., Mélon indicon de Théophraste, *Citrion* d'Athénée et de Galien ; 2° Limon, *Citrus limonum* Risso et ses variétés ; 3° *Citrangulus* ou *Arantium*, Orange, *Citrus aurantium* L. (Voyez 232.)

260. *Colocynthidos*, génitif de *Colocynthis*, Coloquinte, *Cucumis colocynthis*.

261. *Consolida*, Consoude ; notre auteur mentionne : 1° grande Consoude, *Symphytum officinale* et *S. tuberosum* L. ; 2° petite Consoude, *Brunella vulgaris* Moench. C'est à tort que notre chirurgien, à l'exemple de plusieurs herboristes de son temps, donne comme synonyme de *Brunella* le surnom *Herba venti*. Celui-ci était appliqué d'abord aux Anémones, puis dans le midi de la France et en Italie au *Phlomis herba venti* L. ; 3° Consoude royale, Dauphinelle, Pied-d'Alouette, *Consolida regalis* L.

262. *Coriandrum*, Coriandre, *Coriandrum sativum* L.

263. *Cornu Cervi* et *Caprioli*, corne de Cerf et de Chevreuil.

264. *Creta*, Craie, pierre calcaire.

265. *Cucumis*, Concombre, *Cucumis sativus* et ses nombreuses races. (Voyez *Melo*.)

266. *Daucus*, Carotte, *Daucus carota* L. (Voyez *Pastinaca*, 134.)

267. *Dipsacus*, Cardère, *Dipsacus silvestris* et *D. fullonum* L. (Voyez 3, *Virga pastoris*.)

268. *Epithymum*, Cuscute, *Cuscuta major* et *minor* DC.

269. *Fel Canis*, *Bovis* et *Tauri*, fiel de Chien, de Bœuf et de Taureau.

270. *Filipendula*, Filipendule, *Spiraea filipendula* L. Plus tard, ce nom fut aussi donné, par analogie, à plusieurs plantes à racines tuberculeuses et notamment à quelques espèces d'*Œnanthe* et de *Pedicularis*.

271. *Fimus equi*, fiente de Cheval ; *Fimus columbinus*, fiente de Pigeon.

272. *Fisticus*, Pistache, fruit du *Pistacia vera* L.

273. *Galanga*, racine de l'*Alpinia galanga* Willd.

274. *Galbanum*, gomme-résine qui découle de la tige de *Ferula galbaniflua* et *rubricaulis* Boissier et Buhse.

275. *Granum paradisi*, Graine de Paradis. (Voyez *Cardamomum*, 246.)

276. *Gummi Cerasi*, *Pruni*, gomme qui coule des fentes de l'écorce du Cerisier, *Cerasus avium* DC., ou du Prunier, *Prunus domestica* L.

277. *Helleborus niger*, Hellébore, *Helleborus niger* et *foetidus* L. ; *Helleborus albus*, Varaire, *Veratrum album* L.

278. *Herba Sancti Johannis*, nom donné à plusieurs plantes : 1° la Millefeuille, *Achillea millefolium* L. ; 2° le Millepertuis, *Hypericum perforatum* L. ; 3° le Lierre terrestre, *Glechoma hederacea* L. ; 4° la Sclarée, *Salvia sclarea* L.

279. *Herba cimicis*, en grec *Coris*, herbe de la Punaise, *Hypericum Coris* L. Le nom genérique *Coris* a été aussi donné à une autre plante, *Coris monspeliensis* L.

280. *Hericium*, Hérisson, *Erinaceus europaeus* L.

281. *Hypericon*, Millepertuis, *Hypericum perforatum* L.

282. *Hyssopus*, Hyssope, *Hyssopus officinalis* L. (Voyez plus haut l'Ysopus ou Œsype, 101 et 217.)

283. *Juniperus*, Genevrier, *Juniperus communis* L.

284. *Kekengi*, *Alkekenge*, *Physalis alkekengi* L. (Voyez, 227 et 308, la remarque relative à la soudure de l'article *al* avec le nom arabe.)

285. *Ladanum*, résine tirée de divers Cistes et notamment du *Cistus creticus* L.

286. *Laurus*, Laurier des poètes, *Laurus nobilis* L.

287. *Lactuca*, Laitue, *Lactuca sativa* L. et ses nombreuses races.

288. *Lens*, *Lenticula*, Lentille, *Ervum lens* L.

289. *Limax* ou *Limacia*, Limace, mollusque gastropode dont les nombreuses espèces sont rangées dans les genres *Limax* et *Arion*.

290. *Limo*, Limon, *Citrus limonum* Risso. (Voyez *Citrus*, 259.)

291. *Linum*, Lin, *Linum usitatissimum* L.

292. *Liquiritia*, Réglisse, souche souterraine de *Glycyrrhiza glabra* et *echinata* L.

293. *Majorana* ou *Amaracus*, Marjolaine, *Origanum majorana* L.

294. *Marcassita*, Marcassite, Pyrite blanche, bi-sulfure de fer prismatique beaucoup plus vitriolisable que le bi-sulfure de fer cubique.

295. *Margarita*, Perle, concrétion calcaire formée à l'intérieur de la coquille de l'*Avicula margaritifera* et aussi de plusieurs espèces des genres *Pinna*, *Venus*, *Ostrea*.

296. *Melissa*; Mélisse, *Melissa officinalis* L.

297. *Melo*, nom générique autrefois employé dans les pays méridionaux de l'Europe pour désigner la Pastèque, *Citrullus vulgaris* Schrad. En France et dans le centre de l'Europe, ce nom s'appliquait au *Cucumis melo* L. (melon) et à ses diverses races (voyez *Cucumis*, 265).

298. *Menthastrum* (*Mentastrum*), Menthe sauvage, *Mentha silvestris* et *rotundifolia* L.

299. *Millefolium*, Millefeuille, *Achillea millefolium* L.

300. *Morsus gallinae*, Morsgeline, Mouron des oiseaux, *Stellaria media* Vill.

301. *Moschus*, Musc fourni par le Chevrotain Musc, *Moschus moschifer* L.

302. *Mumia*, Mumie, matière poisseuse qu'on prenait dans les sépulcres ayant contenu des corps embaumés et qui était formée pour une partie des drogues employées à l'embaumement et pour une autre partie des résidus cadavériques. Cette sorte de Mumie est mentionnée au Notable XIV, contingent XX (p. 141), d'après les indications d'Avicenne et de Sérapion.

Le mot *Mumia* était aussi employé pour désigner le Pissasphalte qui servait à l'embaumement des morts. C'est en ce sens qu'il est pris au Traité III, chap. VII.

303. *Nigella romana*, *Melanthium*, Nielle romaine, *Nigella sativa* L. Elle était dite *romana* pour la distinguer d'une autre *Nigella* dite *damascena*, de Damas.

304. *Nux avellana*, Aveline ou Noisette, fruit du *Corylus avellana* L.

305. *Nux castanearum*, noix extérieure ou involucre de la Châtaigne, fruit du *Castanea vulgaris* Lam.

306. *Nux muscata*, Noix Muscade, fruit du *Myristica officinalis* L.

307. *Oleander*, Laurier-Rose, *Nerium oleander* L.

308. *Olibanum*, en grec *Libanos*, Encens (voyez *Thus*, 70). Ce nom résulte de la soudure faite par un copiste ignorant qui, ayant lu dans les auteurs grecs ὁ λίβανος, ne savait pas que ὁ est l'article grec, tout comme al est l'article arabe. Par suite d'une semblable erreur, l'*ierre* est devenu Lierre, le *Picea* (sapin) est devenu l'*Epicea*.

309. *Oliva*, Olive, fruit de l'*Olea sativa* Matth.

310. *Origanum*, Origan, *Origanum vulgare* L.

311. *Ova formicarum*, œufs de Fourmi.

312. *Penidium*, Sucre d'Orge, obtenu au moyen d'une solution en consistance assez épaisse pour que, versée sur une pierre froide, le sucre se solidifie en une masse confusément cristallisée à laquelle on donne la forme cylindrique.

313. *Persica* (arbor), Pêcher, *Persica vulgaris* Miller.

314. *Persicaria*, Persicaire, Poivre d'eau, vulgairement Cul-Rage, *Polygonum hydropiper* L. Dans le Dictionnaire de la langue française, Littré dit que l'origine du nom vulgaire est inconnue; cependant elle a été clairement indiquée par Matthias de L'Obel dans les *Stirpium Adversaria nova*, p. 134 : Persicaria hydropiper Gallis *Culraige* vocatum, ut cujus folia quea quis podici (honos sit auribus) abstergendi causa affricuerit, inurant *rabiem* clunibus, sive ut loquuntur Legulei, *culo*. Rabelais met la « Persiguiere » au nombre des herbes dont il faut éviter de se servir lorsqu'on se trouve a la campagne, sous peine d'avoir « la cacque sangue de Lombard ». Voyez le chapitre XIII du livre I de Pantagruel où Rabelais vante « les vertus mirifiques de l'Oyson dumeteux » que les Dieux de l'Olympe apprécient (mutato loco) à l'égal de celles du Nectar et de l'Ambroisie.

315. *Pilosella*, Piloselle, *Hieracium pilosella* L.

316. *Pimpinella*, Pimprenelle, *Sanguisorba officinalis* et *Poterium sanguisorba* L.

317. *Pisum*, Pois, *Pisum sativum* L. et ses diverses races.

318. *Polypodion*, Polypode, *Polypodium vulgare* L.

319. *Pulegium*, Pouliot, *Mentha pulegium* L.

320. *Pulicaria*, Pulicaire, Herbe aux Puces, *Inula pulicaria* L. — La *Staphisagria* était aussi appelée *Pulicaria* (voyez 190).

321. *Prunum*, Prune, fruit du *Prunus domestica* L. et de ses nombreuses races.

322. *Prunellum agreste*, Prunelle, Pelosse, fruit du *Prunus spinosa* L.

323. *Ramich*, nom donné par les Arabes à une mixture composée d'Oseille, Noix de Galles, Santal, Grenade, Omphacium, baies de Myrte, bois d'Aloès, Girofle, Muscade.

324. *Raphanus*, *Radix*, Rais, Rais-fort, puis par soudure Raifort, *Raphanus sativus* L. D'après la mention faite au Traité III, chap. XXIII, p. 643, il paraît que les « Rays de Larchamp », près Fontainebleau, étaient fort estimés. Le *Raphanus silvestris*, Raifort sauvage, *Cochlearia armoracia*, a été mentionné 207.

325. *Rha barbarum*, Rhubarbe, racine de plusieurs Polygonacées du genre *Rheum*, notamment de *Rh. palmatum, undulatum, compactum, rhaponticum* L., officinale Baillon.

326. *Rumex*, Patience, *Rumex patientia* L. Voyez *Lapathum*, 133.

327. *Sal ammoniacum*, Sel ammoniac, Chlorure d'ammonium.

328. *Salvia*, Sauge, en grec Elelisphacos, *Salvia officinalis* L.

329. *Sanguis* Capri, Cervi, Leporis, Vespertilionis, Testudinis, Ranarum, Serpentis, Sang de Bouc, Cerf, Lièvre, Chauve-Souris, Tortue, Grenouilles, Serpents. — *Sanguis menstruus*, sang menstruel.

330. *Satureia*, Sariette, *Satureia hortensis* et *montana* L.

331. *Scolopendrium*, Scolopendre; la Fougère ainsi nommée par Théophraste, Dioscoride et Pline, est le *Ceterach officinarum* C. B. — Depuis Brunfels et Tragus, les botanistes ont transporté le nom de *Scolopendrium* à la Langue de Cerf, *Phyllitis* de Dioscoride, actuellement *Scolopendrium officinarum* L.

332. *Scrofularia*, Herbe aux écrouelles, Scrofulaire, *Scrofularia nodosa* et *aquatica* L.

333. *Sinapi album*, Moutarde blanche, *Sinapis alba* L.

334. *Sisymbrium*, Menthe aquatique, *Mentha aquatica* L. — Les botanistes modernes ont appliqué ce nom à un genre de Crucifères.

335. *Smaragdus*, Emeraude, Silicate d'alumine et de glucine.

336. *Solsequium agreste*, *Sponsa solis*, nom donné à plusieurs plantes : 1° à la Soulsie (par contraction Souci), *Calendula arvensis* L.; 2° à l'espèce de Tithymale appelée vulgairement Réveil-Matin, *Euphorbia helioscopia* L.; 3° à l'Héliotrope, vulgairement Herbe aux Verrues ou *Verrucaria*, *Heliotropium europaeum* L.; 4° à la Chicorée sauvage, *Cichorium intybus* L.

337. *Spathula foetida*, Glaïeul puant, *Iris foetidissima* L.

338. *Stercus Vaccae, Caprae, Canis, Muris, Columbi, Anatis*, fiente de Vache, Chèvre, Chien, Rat, Pigeon, Canard. — *Stercus hominis*, excréments d'Homme.

339. *Talpa*, Taupe, *Talpa europaea* L.

340. *Tamariscus, Tamarix*, Tamaris d'Allemagne, *Myricaria germanica* Desv. — Le Tamaris de Languedoc est *Tamarix gallica* L.

341. *Tela araneae*, Toile d'Araignée.

342. *Thapsus barbatus*, Bouillon sauvage ou Molène, *Verbascum thapsus* L.

343. *Thymus*, Thym, *Thymus vulgaris* L. — Le Thymos des anciens botanistes grecs est le *Thymus capitatus* Hoffm. Link.

344. *Theriaca*, électuaire inventé par Mithridate, puis perfectionné par Andromachus, médecin de Néron. Dans son Traité des Antidotes, Galien a longuement disserté sur la composition de ce remède fameux et il a énuméré les 54 substances servant à sa préparation : c'étaient des racines, écorces, feuilles, fleurs et fruits de diverses plantes aromatiques, auxquelles on ajoutait plusieurs gommes, résines, bitumes, Sulfate de Fer, Terre Sigillée, Opium, et enfin la chair de Vipère. H. de Mondeville a écrit *Tyriaca* parce qu'il était persuadé que ce nom vient du mot arabe *Tyros*, Vipère. Nous savons pertinemment, par le témoignage de Galien, que *Theriaca* vient de Θήρ, mot grec qui signifie bête féroce. La Thériaque était par excellence l'antidote contre les effets de la morsure des animaux venimeux.

Au Traité III, Doctr. 1, chap. 13, H. de Mondeville recommande l'usage, « usus medicaminis altivoli », d'un succédané de la Thériaque, inventé par Bernard de Gordon, qui écrivit un Traité de la Thériaque resté manuscrit. Au chapitre 6 de ce Traité le susdit médicament est décrit sous la rubrique « de medicamine antivoto ». Nous inclinons à croire que *altivolum* et *antivolum* sont des altérations faites par les copistes de *antidotum*. En ce qui concerne la composition de cet Antidote qu'on disait très efficace contre les venins, nous renvoyons à l'ouvrage de M. Pagel, *Die angebliche Chirurgie* de J. Mesuë, p. 144.

345. *Tormentilla*, Tormentille, *Potentilla tormentilla* L.

346. *Tribulus terrestris*, τρίβολος χερσαῖος de Dioscoride, *Tribulus terrestris* L. — *Tribulus aquaticus*, Mâcre ou Châtaigne d'eau, fruit du *Trapa natans* L.

347. *Tuthia*, Tuthie, Oxyde de Zinc qui se forme par sublimation à la surface des minerais de zinc fondus.

348. *Unguis Caprae*, Sabot de Chèvre.

349. *Ungula caballina, Farfara*, Pas-d'Ane, Tussilage, *Tussilago farfara* L. (Voyez 9.)

350. *Vespa*, Guêpe, *Vespa vulgaris* L., Hyménoptère.

351. *Virga cervi*, Verge de Cerf.

352. *Viticella*, petite Vigne, surnom donné à plusieurs plantes volubiles, notamment à *Tamus communis* L., *Clematis flammula* L.

353. *Zedoaria*, Zédoaire, *Curcuma zedoaria* Rosc. et ses variétés *longa, rotunda, zerumbet*.

354. *Zingiber*, Gingembre, rhizome de l'*Amomum zingiber* L.

INDEX ALPHABÉTIQUE

DES NOMS DES MÉDICAMENTS SIMPLES MENTIONNÉS DANS LA CHIRURGIE [1]

A

Abrotonum, 78.
Absinthium, 63.
—   dulce, 92.
Acacia, 41.
Acedula, 7.
—   acetosa, 133.
Acetum, 47.
Acorus, 114.
Acus muscata, 206.
—   major, 194 b.
Adeps, 104.
* Adkhar, 77.
Ægilops, 22.
Ægoceros, 119.
Ærugo aeris, 177.
Æs, 177.
— ustum, 177.
Agaricus, 223.
Agrimonia. 224.
Aigeiros, 19.
Aizoon, 54.
* Akakija, 41.
* Akirkar'ha, 115.
Albucium, 200.
Alcyonium (Halcyonion), 189.
Alfaneria, 134.
Alipta, 225.
* Alkanna, 226.
* Alkitran, 227.
Alleluia, 203.
Allium, 138.
Aloe, 150.
Althæa, 45.
Altivolum, Antidotum, 344.
Alumen, 73.
Amantilla, 97.
Amaracus, 228.
Amblete, 185.
Ambre, 159.
Amentilla, 97.
* Amiberberis, 24.
Amidum, 86, 101.

Ammoniacum, 106.
Ampelos leuce, 132.
Amurca, 216.
Amygdala, 229.
Amylum, 86.
Anabula, 184, 185.
Anacardus, 188.
Andrachne, 2.
Anethum, 92.
—   dulce, 63.
Anisum, 230.
Anthemis, 89.
Anthera, 31.
Anthericon, 200.
Antimonium, 37.
* Anzarut, 147.
Aphronitron, 198
Apis, 231.
Apium, 98.
—   hemorrhoidarum, 98.
—   ranarum, 194 e.
Aqua, 141.
— casei, 151.
— cineris, 153.
— Hordei, 152.
— lactis, 151.
— saponariorum, 214.
Arantium, 232.
Arbor cimicum, 176.
—   Granati, 162.
Archangelica, 93.
Arcus Dæmonis, 118.
Argemone, 147.
Argentum vivum, 233.
Argilla, 40.
Aristolochia, 80.
—   rotunda, 205.
Armoracia, 207.
Arnoglossa, 10.
Arsenicum, 183.
Artemisia, 235.
Arum, 194 h.
Asa, 109.
*As'a al-Rai, 3.

Ascalonia, 137.
* Asfidadj, 39.
* Asmandjuni, 118.
Asparagus, 234.
Asphodelus, 200.
* Astukadus, 68.
Athanasia, 178.
Atriplex, 43.
* Aud, 151.
Auripigmentum, 183.
—   rubeum, 159.
Avena, 22.
Axungia, 181.

B

* Babundj, 89.
* Badsaward, 17.
Balaustiæ, 30.
Balsamita, 236.
Balsamus, 121.
* Bakila, 103.
* Bakla al Hamaka, 2.
* Baládsur, 188.
* Balasan, 121.
* Banafsadj, 48.
Barba Aaron, 194 h.
—   Jovis, 54.
Bardana, 133.
* Barsijauschan, 58.
* Basads, 36.
* Basal, 137.
Basilicon, 237.
Batos, 17.
Battitura æris, 177.
Batrachion, 98.
Baucia, 134.
* Baurak, 198.
* Beidh, 136.
Bdellium, 126 a.
Berberis, 24.
Berula, 98.

1. Les noms arabiques sont précédés d'un astérisque, les noms français sont en caractères italiques, les numéros renvoient aux numéros correspondants des synonymes et des additions aux synonymes. L'index contient 856 noms.

DES INSTRUMENTS DE CHIRURGIE

EMPLOYÉS AU MOYEN AGE

———

Henri de Mondeville indique dans sa Chirurgie un assez grand nombre d'instruments, et plusieurs fois il annonce qu'ils sont dans le texte, mais sauf dans les mss de Paris, n° 7131 latin, et d'Erfurt, Q, 197, où il y en a quatre, ces instruments n'ont pas été reproduits par les copistes.

J'ai fait pour mon édition de *Guy de Chauliac*, de nombreuses recherches sur les instruments employés au moyen âge, j'en ai donné une description, et je les ai reproduits en quatre planches. Il est inutile de rééditer ici cette description, malgré son intérêt et sa nouveauté, je me contenterai de donner les planches auxquelles je renvoie dans ma traduction de Mondeville; le lecteur qui voudra plus de détails se reportera à l'édition de *Guy de Chauliac*, 1890.

Planche I.

Fig. 1 et 2. — Aiguille droite à suture et sa canule fenêtrée.
— 3, 4. — Aiguille courbe à suture et sa canule fenêtrée.
— 5. — Aiguille en plomb.
— 6. — Aiguille à cataracte emmanchée.
— 6 *a*. — Aiguille sans manche.
— 7 *a*. — Algalie ou sonde, avec son stylet ou verge.
— 7. — Stylet ou verge de l'algalie.
— 8. — Canule avec le ciseau cautérisant pour couper la luette.
— 8 *a*. — Ciseau cautérisant seul.
— 9. — Canule d'airain ou d'argent pour l'hydropisie.
— 10. — Canule pour aspirer.
— 11. — Canule à fumigation posée sur le vase qui renferme le liquide à évaporer.
— 12. — Canule à fumigation.
— 13. — Sonde exploratrice creuse ou canule évacuatrice, à bout taillé en bec de flûte (Celse).
— 14. — Cautère cultellaire dorsal : ne coupe que d'un côté.
— 15. — Cautère cultellaire ental : coupe des deux côtés.
— 16. — Cautère olivaire.
— 17. — Cautère ponctual avec son arrêt, qu'on y met froid quand le reste est chauffé ; sa platine,
        pour protéger les parties voisines, avec les lacs pour la fixer, et le pois à cautère.
— 17 *bis*. — Cautère dactylaire.
— 18, 18 *a*, 18 *b*. — Cautère ponctual avec canule, pour cautériser dans les régions profondes.
— 19, 20. — Tenaille percée à séton avec l'aiguille.
— 21. — Autre tenaille à séton avec aiguille longue chauffée, pour placer un séton dans la hernie
        aqueuse.
— 22. — Cautère à extrémité triangulaire, que quelques-uns passent à travers les trous de la
        tenaille à séton, puis le font suivre d'une aiguille mousse (fig. 23) entraînant le séton.
— 24. — Cautère circulaire d'Albucasis, à cinq cautères ponctuals, avec la platine à cinq trous et les
        lacs pour la fixer.

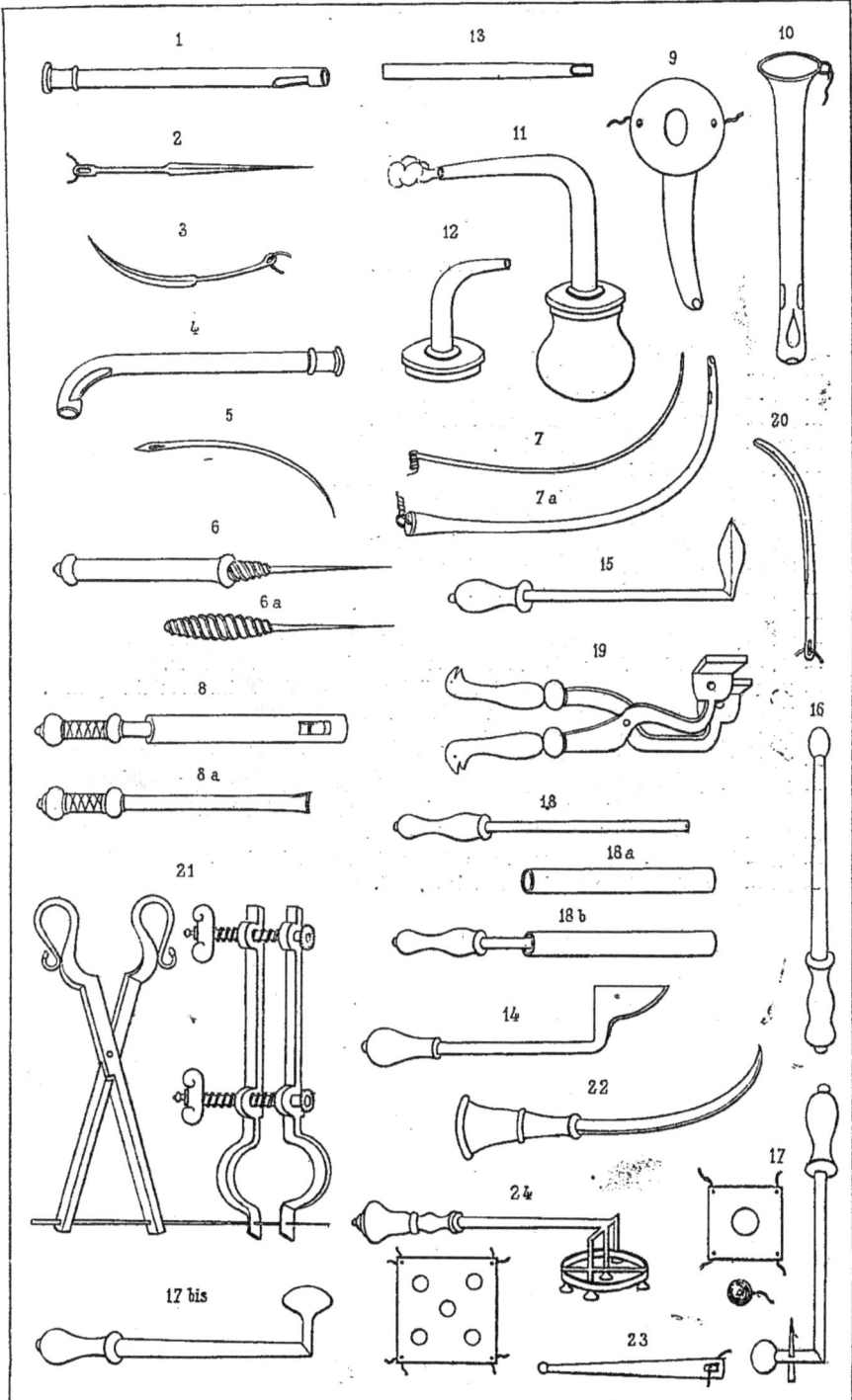

Planche 1.

Planche II.

Fig. 24 *bis*. — Ciseaux des pasteurs.
— 25. — Ciseaux fins d'Albucasis.
— 26. — Ciseaux d'Albucasis pour la circoncision.
— 27. — Ciseaux dilatatoirs (sorte de lithotome double).
— 28. — Ciseau droit d'une seule pièce.
— 29. — Ciseau droit à manche.
— 30. — Ciseau concave, gouge; élévatoir à l'autre extrémité.
— 31, 32. — Ciseaux en forme de scalpels à dos large.
— 33. — Canule à piston d'Albucasis pour injections auriculaires.
— 34. — Seringue d'Albucasis pour injections vésicales.
— 35. — Bourse à clystères avec sa canule.
— 36. — Pyulque.
— 37. — Grande érigne à deux branches d'Albucasis pour la dissection des tumeurs.
— 39. — Érigne triple d'Albucasis pour soulever la paupière dans son prolapsus.
— 40, 41. — Érignes fines, simples ou doubles d'Albucasis pour l'opération du sebel ou pannus.
— 42. — Crochet double pour l'opération de l'ungula ou ptérygion.
— 43, 44. — Crochets pour l'extraction de la pierre.
— 45, 46, 47. — Dilatatoirs mousses pour dilater les plaies et faciliter l'ablation des corps étrangers.
— 48, 49 — La fig. 49 représente un dilatatoir enfoncé dans la douille d'un fer de flèche; la fig. 48.
        un dilatatoir qui écarte la plaie et permet de retirer la flèche.
— 50. — Levier d'Albucasis pour l'extraction des dents.
— 51. — Élévatoir à deux branches d'Albucasis pour l'extraction des dents.
— 52. — Élévatoir double et courbe, instr. de Pompéï.

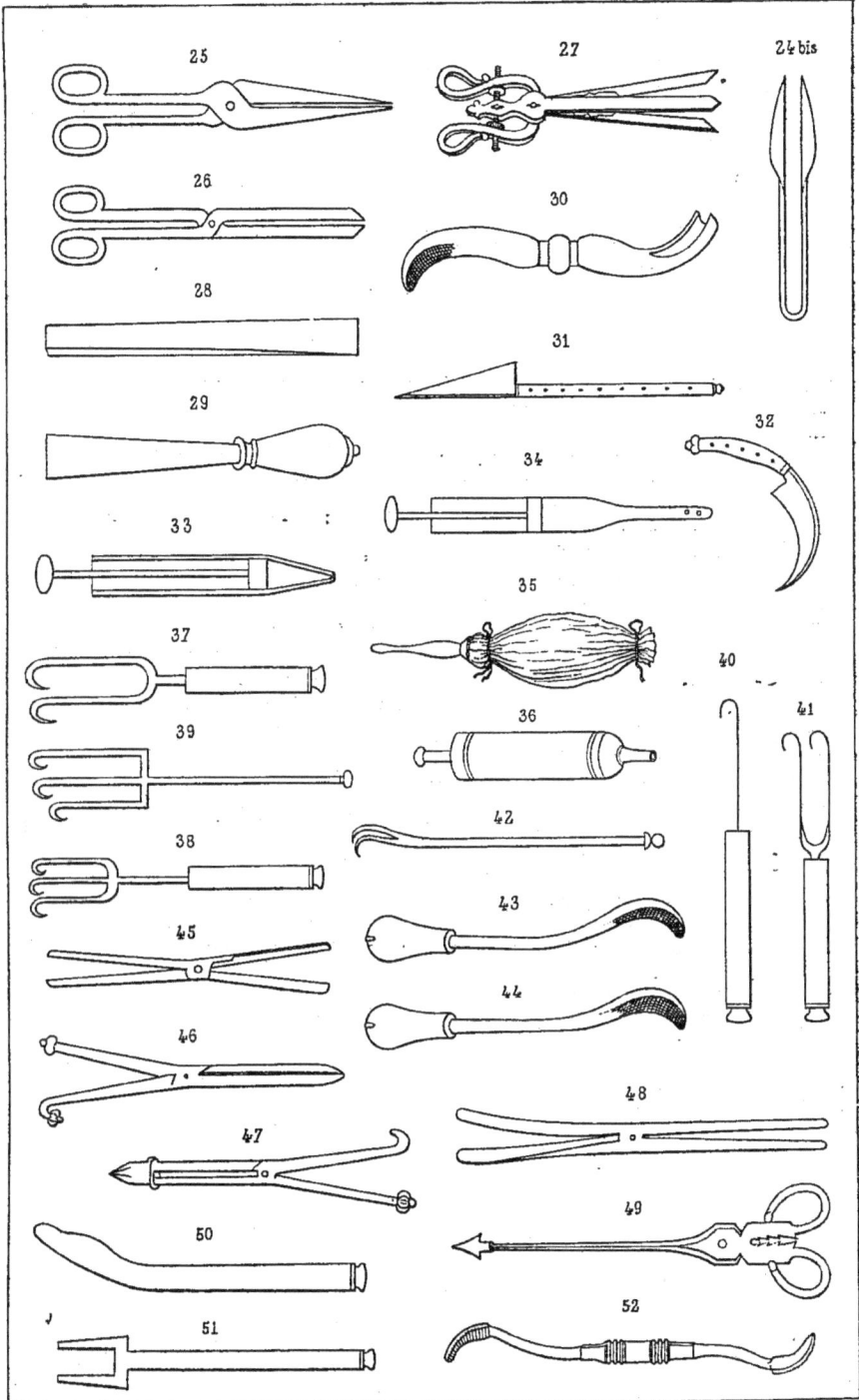

25

27

24 bis

26

30

28

31

29

32

33

34

35

37

40

39

41

36

38

42

45

43

46

44

48

47

49

50

51

52

Planche III.

Fig. 53, 54, 55. — Faucilles, sortes de bistouris concaves, à usages spéciaux.

— 56. — Scalpel double lancéolé du III° siècle.

— 57. — Lancette à abcès (Vulpès).

— 58. — Scalpel à petite lame lancéolée,. avec manche tronqué (instr. de Pompeï).

— 59. — Flamme ou Bèche d'Albucasis pour la saignée. « Vous placerez la pointe de l'instrument sur le vaisseau et vous frapperez dessus. »

— 60. — Bistouri en feuille de myrte d'Albucasis, pour la saignée du bras, faite en pointant.

— 61. — Bistouri olivaire d'Albucasis, pour la saignée du bras, faite en incisant.

— 62. — Bistouri cultellaire ou nechil d'Albucasis pour la saignée du bras, faite en incisant.

— 63. — Scalpellus corvus ou curvus (Vulpès).

— 64. — Bistouri mince d'Albucasis pour fendre les corps étrangers de l'oreille.

— 65. — Couteau tronqué d'amputation, à lame droite en fer et à manche de bronze (Vulpès).

— 66. — Scalpel à lame convexe en fer, et à manche en bronze (Vulpès).

— 67. — Spathe à double tranchant, lame en fer, manche en bronze (Vulpès).

— 68. — Couteau tronqué d'amputation, à lame en fer et à manche de bronze (Vulpès).

— 69. — Rasoir à lame mobile.

— 70. — Petit rasoir, tranchant des deux côtés.

— 71. — Impulsoir creux ou femelle.

— 72. — Impulsoir plein ou mâle.

— 73. — Ciseau lenticulaire.

— 74, 75. — Marteaux.

— 76. — Pincette à bec de grue.

— 77. — Pincette ordinaire.

— 78. — Pince à longues branches plates, avec les extrémités effilées (vulsella vel volsella, Vulpès).

— 79. — Pince large à mors courbes (Vulpès).

— 80. — Pince épilatoire en bronze.

— 81. — Scie d'Albucasis.

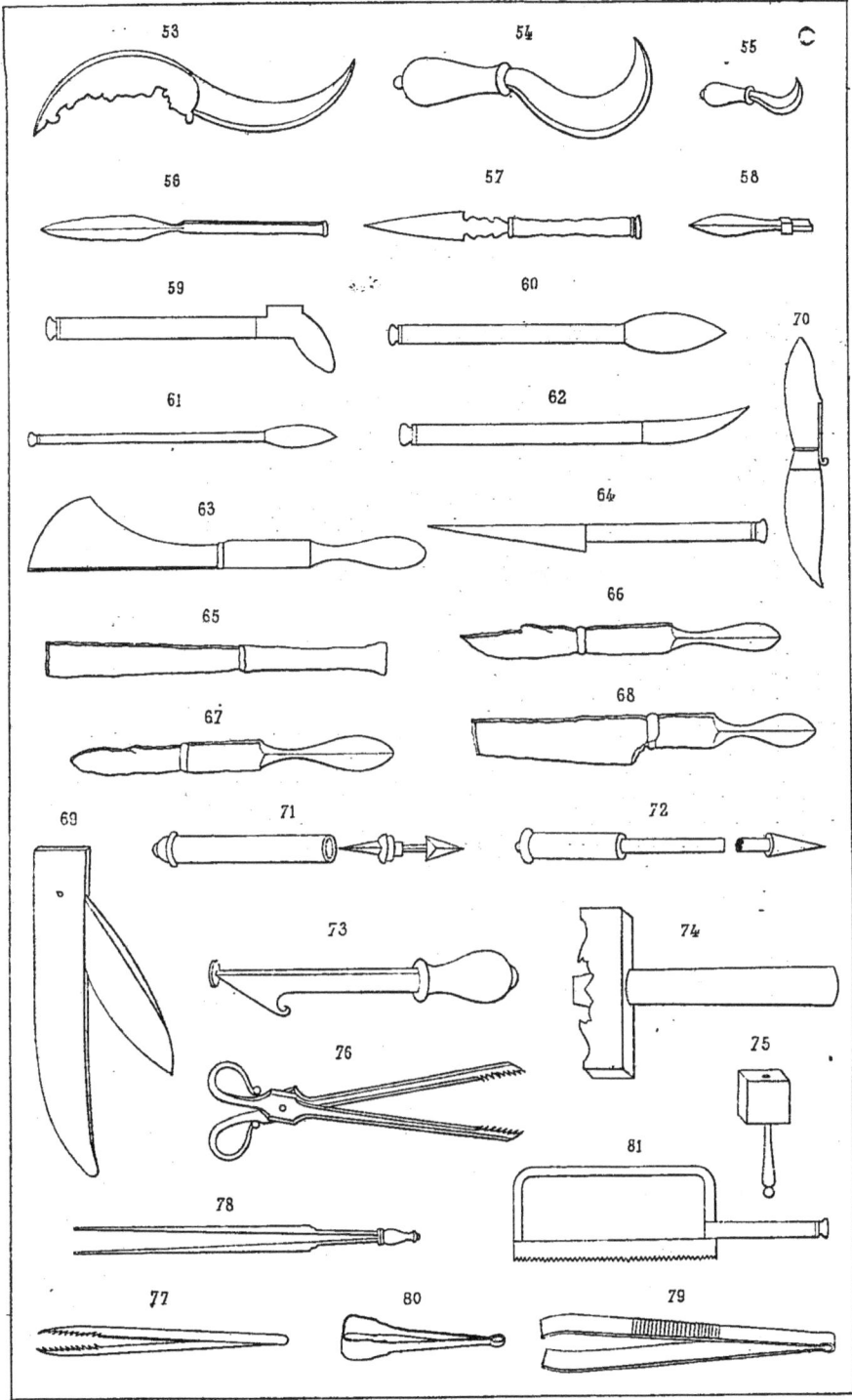

53

54

55

56

57

58

59

60

70

61

62

63

64

65

66

67

68

69

71

72

73

74

76

75

81

78

77

80

79

Planche IV.

Fig. 82. — Speculum matricis à vis (spéculum vaginal).
— 83. — Pincette.
— 84. — Speculum oris, abaisse-langue.
— 85. — Taste, instrument explorateur, sert aussi pour les contre-ouvertures.
— 86. — Tenaille d'Albucasis pour briser la tête du fœtus.
— 87, 88. — Tenailles d'Albucasis pour enlever les corps étrangers des plaies.
— 89. — Tenaille à bec de corbin.
— 90, 91. — Tenailles à bec de grue, coudées et droites.
— 92, 93. — Tenailles à bec de canne, dont les mors sont en gouttière pour enlever les flèches barbelées.
— 94. — Pince d'Albucasis pour enlever les corps étrangers du gosier.
— 95. — Tenaille pour arracher les dents (davier).
— 96. — Tenailles pour arracher les dents, semblable à celle qui sert à relier les tonneaux.
— 97. — Tarière à chaperon de Galien, trépan abaptiste.
— 98. — Trépan des Parisiens, à cheville.
— 99. — Trépan des Bolonais, à lance.
— 100. — Tarière droite, sorte de tire-fond.
— 101. — Tarière renversée, on l'enfonce dans le bois resté dans la douille de la flèche, la canule enveloppante maintient l'élargissement de la plaie.
— 102, 102 a. — Tarière fine, avec la canule, pour briser un calcul dans l'urètre.
— 103. — Ventouse en cornet, dans laquelle on fait le vide par aspiration.
— 104, 105. — Tentes canulées métalliques, sortes de drains.

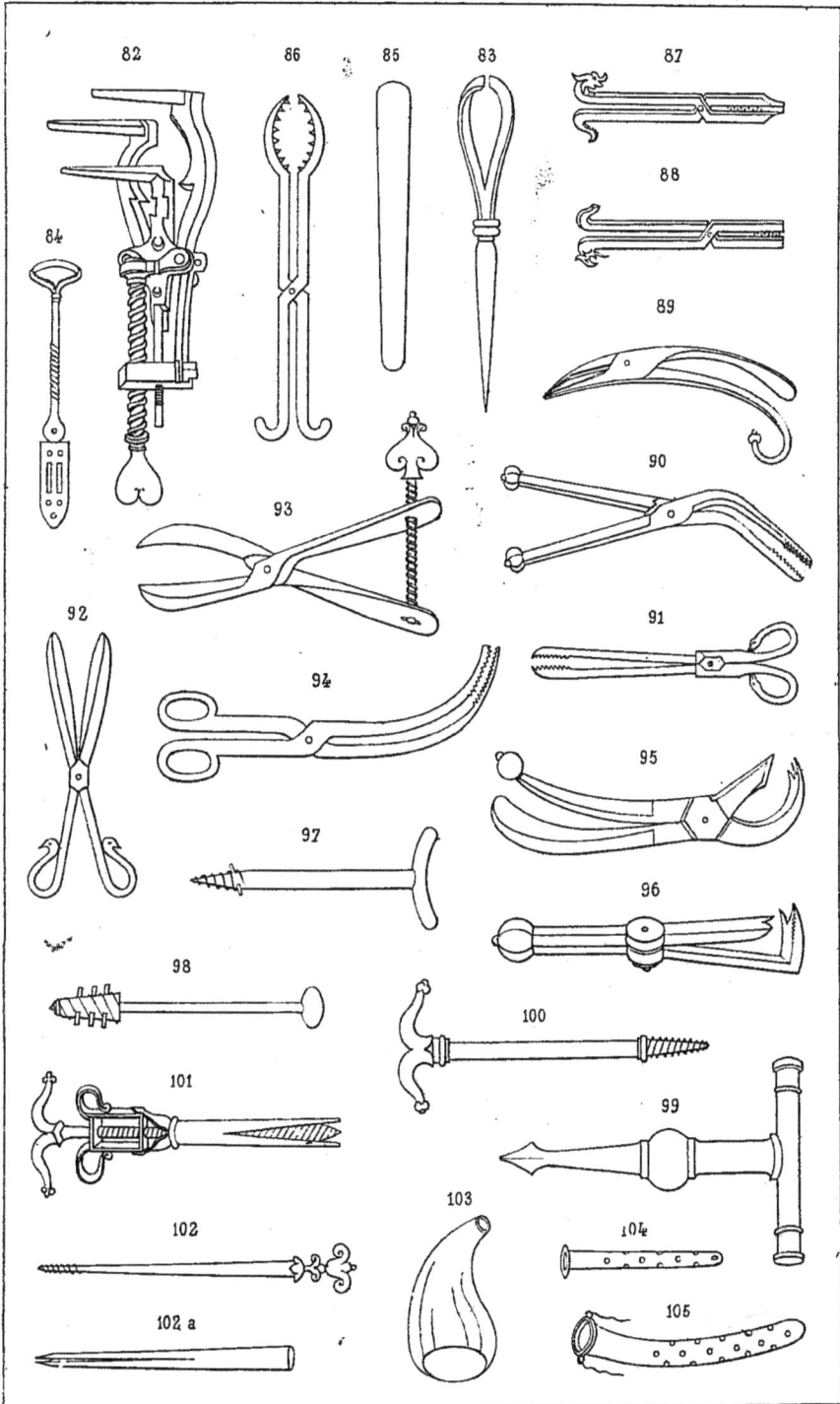

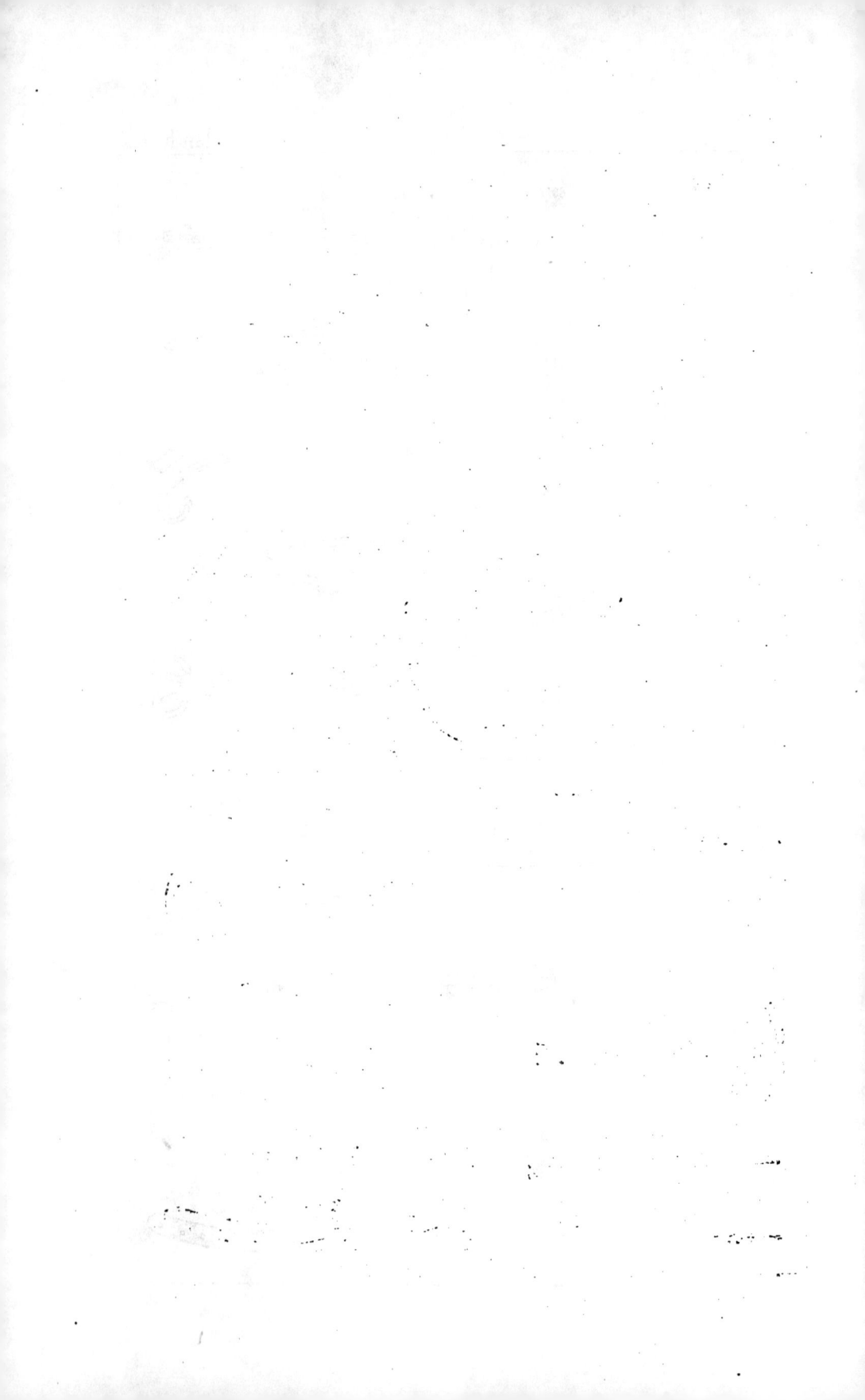

ERRATA ET ADDENDA

Page 62, ligne 24, *au lieu de* du sang et des esprits *lire* de l'esprit du sang [1]
— 71, — 30, — digestion *lire* génération
— 94, — 6, — qui y est *lire* qui est
— 97, — 32, — loueurs *lire* débauchés [2]
— 98, — 21, — Haly *lire* Razès [3]
— 105, — 3, — un muet ne pourrait *lire* un manchot pourrait
— 105, — 38, — de la note 1 *lire* éd. 1892 : « quam posset addiscere homo mutus » ; — ms. 1487 : « quam posset addiscere homo mancus. »
— 106, — 14, — pour l'instruction du chirurgien opérateur *lire* Il est à noter pour l'instruction du chirurgien opérateur que
— 141, — 37, — des monts (menstruum montium) *lire* des morts (menstruum mortuorum) [4]
— 153, — 26, — entre eux avec des maladies *lire* entre eux [5]
— 163, — 4, — l'essence ou nature de la maladie et aux complexions *lire* l'essence et à la nature de la maladie et aux conditions [6]
— 166, — 19, — une ou deux fois en un jour *lire* une ou deux fois [7]
— 177, note 1, *supprimer* et qui probablement n'est pas d'Henri de Mondeville.
— 206, ligne 17, *au lieu de* Emothoïques *lire* Empiriques [8]

1. Édit. 1892 : « ad resistendum motibus violentis sanguinis et spirituum » ; — ms. 1487 : « ad resistendum spiritus sanguinis motibus violentis ». La leçon du ms. 1487 est conforme à la physiologie des anciens, pour lesquels circulait, dans les artères, du sang et l'esprit vital.

2. Édit. 1892 : « locatores » ; — ms. 1487 : « lecatores » ; — en vieux français, *leceour*, débauché, libertin (Du Cange).

3. Les mss et l'édit. 1892 disent : « Haly », mais les livres à Almansor sont de Razès, il y a donc erreur dans le nom de l'auteur, ainsi que le prouve la répétition de cette citation, p. 107.

4. Les mss et l'édit. 1892 portent par erreur « menstruum montium ». V. *mumia*, p. 859.

5. Édit. 1892 : « aut accidentium cum morbis inter se, aut accidentium cum morbo, ut si duo » ; — ms. 7139 : « aut a compositione accidentium inter se aut accidentium cum morbo ».

6. Éd. 1892 : « essentiam aut naturam morbi et ad complexiones » ; ms. 1487 : « essenciam et naturam morbi et ad cönes ».

7. Éd. 1892 : « quodsi *emorroydes alicui effluxerint* solummodo semel aut bis in die » ; ms. 1487 : « quodsi *alicui effluxerint emorroydes* solummodo semel aut bis ».

8. Le mot « emothoicorum » est dû probablement à des fautes de copistes pour « empiricorum ». — H. de M. applique inexactement les définitions données par Galien, des Empiriques, des Logiciens et des Méthodistes.

Page 213, ligne 26, *au lieu de* dans son ensemble pour quatre choses : d'abord pour la manière violente intolérable *lire* dans son ensemble. — Ce traitement est réprouvé d'abord pour la manière violente quatre fois intolérable

— 250, — 3, — points rapportés *lire* points rapprochés

— 277, — 7, — etc., *lire* etc., il faut noter que

— 322, — 11, — ᴁā ℔ *lire* ᴁā ℔ 1

— 337, — 5, — plissement *lire* pliement

— 352, — 11, — le point de suture *lire* le point

— 559, — 18, — fesses si cela *lire* fesses, cela

— 582, — 10, — de cour *lire* coquettes

— 658, — 35, — du encore *lire* du

— 668, — 41, — l'apostème *lire* l'apostème chaud

— 668, — 42, — d'olives chaudes *lire* d'olives

— 681, — 40, — molles *lire* dures

— 693, — 5, — si le malade n'a pas le temps d'évacuer, il fera du moins abstinence pendant douze heures, s'il a le temps *lire* si ce n'est pas l'occasion d'évacuer, qu'au moins le malade fasse abstinence pendant douze heures, s'il y a lieu

— 825, note 45, — altheaa *lire* althaea

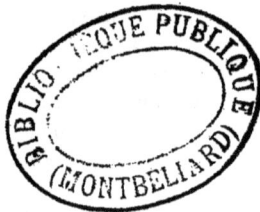

TABLE DES MATIÈRES

Deuxième Traité.

Des plaies.

TROISIÈME TRAITÉ.

*Du traitement de toutes les maladies qui ne sont ni plaies, ni ulcères, ni affections
des os et pour le traitement desquelles on a recours à la chirurgie.*

Cinquième traité.

Antidotaire

TABLE ALPHABÉTIQUE DES MATIÈRES

————————

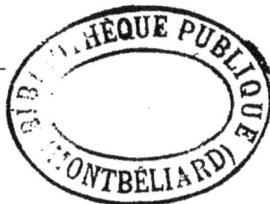

Coulommiers. — Imp. PAUL BRODARD.